THE LANGUAGE OF MEDICINE

제2판 의학용어

정 민 수 편저

계축문화사

정 민 수 PhD, MPH

- (현) 동덕여자대학교 보건관리학과 부교수
- 미국 하버드 의과대학 및 대나-파버 암 병원 종양의학과 연구위원
- 미국 하버드 대학교 보건대학원 박사후 과정
- 서울대학교 보건대학원 석사 및 박사 졸업
- 연세대학교 사회학과 및 법학과 졸업

[주요 논문]

Jo EB, Kwon RH, Jung M*. 2020. Contextual effects of social integration and disintegration on health status: evidence from South Korea. BMC Public Health, 20(1): 940.

Sohn M, Jung M*. 2020. Effects of empowerment and media use by women of childbearing age on maternal health care utilization in developing countries of Southeast Asia. International Journal of Health Services, 50(1): 32-43.

Sohn M, Jung M*. 2020. The influence of exposure to smoking in movies on cigarette cravings among adolescents: A contextual quasi-experimental model. Health Communication, 35(1): 83-88.

Jung M*. 2019. Risk factors of sexually transmitted infections among female sex workers in Republic of Korea. Infectious Disease of Poverty, 8(1): 6.

Sohn M, Lin L, Jung M*. 2018. Effects of maternal decisional authority and media use on vaccination for children in Asian countries. Medicina (Kaunas), 54(6): E105.

Jung M*. 2018. The effect of maternal decisional authority on children's vaccination in East Asia. PLoS One, 13(7): e0200333.

Kim J, Jung M*. 2017. Associations between media use and health information-seeking behavior on vaccinations in South Korea. BMC Public Health, 17(1): 700.

Jung M*. 2017. Effects of implementing the act of prohibition on sex trafficking on female sex workers' sexually transmitted infections. PLoS One, 12(8): e0182465.

Sohn M, Jung M*. 2017. Effect of viewing smoking scenes in motion pictures on subsequent smoking desire in audiences in South Korea. JMIR Public Health Surveillance, 3(3): e46.

Lin L*, McCloud RF, Jung M, Viswanath K. 2017. Facing a health threat in a complex information environment: a national representative survey examining American Adults' Behavioral Responses to the 2009/2010 A(H1N1) Pandemic. Health Education & Behavior, 45(1): 77-89.

Jung M*, Kwon D, Oh JY. 2017. Associated with differences in sexual risk-taking behaviors among migrants in South Korea. Journal of Immigrant and Minority

Health, 19(1): 24–32.

Jung M*. 2017. Breast, prostate, and thyroid cancer screening tests and overdiagnosis. Current Problems in Cancer. 41(1): 71–79.

Sohn M, Jung M*. 2016. Effects of public and private health insurance on medical service utilization in the National Health Insurance System: National panel study in the Republic of Korea. BMC Health Service Research, 16(1): 503.

Sohn M, Choi M, Jung M*. 2016. Working conditions, psychosocial environmental factors, and depressive symptoms among wage workers in South Korea. International Journal of Occupational and Environmental Health, 22(3): 209–217.

Jung M*. 2016. Exploring socio-contextual factors associated with male smoker's intention to quit smoking. BMC Public Health, 16: 398.

Jung M*. 2016. Implications of graphic cigarette warning labels on smoking behavior: an international perspective. Journal of Cancer Prevention, 21(1): 21–25.

Jung M*, Lin L, Viswanath K. 2015. Effect of media use on mothers' vaccination of their children in sub-Saharan Africa. Vaccine, 33(22): 2551–2557.

Jung M*. 2015. National cancer screening programs and evidence-based healthcare policy in South Korea. Health Policy, 119(1): 26–32.

Jung M*, Chan CK, Viswanath K. 2014. Moderating effects of media exposure on associations between socioeconomic position and cancer worry. Asian Pacific Journal Cancer Prevention, 15(14): 5845–5851.

Lin L*, Jung M, McCloud RF, Viswanath K. 2014. Media use and communication inequalities in a public health emergency: a case study of 2009–2010 pandemic influenza A virus subtype H1N1. Public Health Reports, 129(Suppl 4): 49–60.

Jung M*. 2014. Associations of self-rated health and socioeconomic status with information seeking and avoiding behavior among post- treatment cancer patients. Asian Pacific Journal Cancer Prevention, 15(5): 2231–2238.

Jung M*, Bigman-Galimore CA, Viswanath K. 2014. Contextual effects of community mobilization and communication capacity as a positive factor for self-rated health status: a multi-level analysis. International Journal of Public Health, 59(2): 289–299.

Jung M*. 2013. Associations of physical and sexual health with suicide attempts among female sex workers in South Korea. Sexuality and Disability, 31: 275–286.

Jung M*, Ramanadhan S, Viswanath K. 2013. Effect of information seeking and avoidance behavior on self-rated health status among cancer survivors. Patient Education & Counseling, 92(1): 100–106.

Faulkenberry R*, Jung M, Gray S, Viswanath K. 2013. Class, race and ethnicity and information avoidance among cancer survivors. British Journal of Cancer, 108(10): 1949–1956.

Jung M*. 2013. Cancer control and the communication innovation in South Korea: implications for cancer disparities. Asian Pacific Journal Cancer Prevention, 14(6): 3411–7.

Jung M*, Lin L, Viswanath K. 2013. Associations between health communication behaviors, neighborhood social capital, vaccine knowledge, and parents' H1N1 vaccination of their children. Vaccine, 31(42): 4860–4866.

Jung M*. 2013. Sexual behavior and condom use among gay men, female sex workers, and their customers: evidence from South Korea. PLoS One, 8(6): e66867.

Jung M*, Arya M, Viswanath K. 2013. Effect of media use on HIV/AIDS-related knowledg0e and condom use in sub-Saharan Africa: a cross-sectional study. PLoS One, 8(7): e68359.

Jung M*, Choi MK, Lee TR. 2014. Determinants of public phobia about infectious diseases in South Korea: effect of health communication and gender difference. Asia-Pacific Journal of Public Health, 27(2): 833–843.

Jung M*, Viswanath K. 2013. Does community capacity influence self-rated health? Multilevel contextual effects in Seoul, South Korea. Social Science & Medicine, 77: 60–69.

Jung M*, Chung DJ. 2013. Evidence of social contextual effects on adolescent smoking in South Korea. Asia-Pacific Journal of Public Health, 25(3): 260–270.

Jung M*. 2013. Framing, agenda setting, and disease phobia of AIDS-related coverage in the South Korean mass media. Health Care Manager, 32(1): 52–57.

Jung M*. 2013. Health disparities among wage workers driven by employment instability in the Republic of Korea. International Journal of Health Services, 43(3): 483–498.

Viswanath K*, Nagler RH, Bigman CA, McCauley MP, Jung M, Ramanadhan S. 2012. The communications revolution and health inequalities in the 21st Century: implications for cancer control. Cancer Epidemiology, Biomarkers & Prevention, 21(10): 1701–1708.

*: 교신저자

P R E F A C E

서 문

이 책은 필자가 하버드 보건대학(Harvard School of Public Health; HSPH)과 대나-파버 암 연구소(Dana-Farber Cancer Institute; DFCI)에서 박사후 과정과 연구위원 시절을 보낸 경험을 통해 만들어졌다. 특히 U.S. News & World Report에서 미국의 3대 암 전문병원으로 꼽는 DFCI에서 연구할 수 있었던 것은 개인적으로 큰 행운이었다. 여기서 환자들의 의무기록 데이터를 가지고 다양한 종양과 만성질환이 그들의 사회적 맥락과 어떻게 연결되는지 분석할 수 있었기 때문이다. 이 과정에서 의학용어와 기초 의학지식을 많이 배우고 습득하였다. 그리고 그 결실을 지도교수님 및 랩 동료들과 함께 권위 있는 국제학술지에 출간하였다.

동덕여자대학교에 부임하면서 담당하기 시작한 〈의학용어〉 강좌를 위해 필자는 2014년에 처음으로 이 교재를 만들었다. 당시 책을 쓰는데 있어서 D-E Chabner의 저술을 포함하여 국내외의 많은 의학용어 관련 문헌들을 참고하였다. 본 교재는 보건의료 관련 학부과정의 학생들이 기본적인 의학용어들을 효과적으로 학습하고 그와 관련된 병리학적이고 생리학적인 내용들을 공부할 수 있도록 구성되었다. 그래서 시중에 출시된 여타 의학용어 교재들과 달리 의학용어에 대한 배경설명이 많다. 대개 2학기에 걸쳐 1년 동안 배우는 과목이고 내용이 복잡하므로 필자는 수강생의 체계적인 용어 학습을 돕는 방향으로 챕터를 구성하고자 노력하였다. 그 동안 강의 현장에서 많은 피드백을 받았고 의료 현장의 변화도 있었다. 그래서 이번 개정판에는 일부 내용을 수정 · 보완하고 의무기록사가 보건의료정보관리사로 명칭이 변경된 시대적 배경도 반영하였다.

DFCI의 신축 건물인 Yawkey Center에 들어서면 비상구 계단에 빌딩의 골격이 되는 철제 빔들이 드러나 있다. 여기에는 DFCI에서 치료를 받았던 소아암 환자들의 이름이 층마다 쓰여 있다. 회복되어 집으로 돌아간 아이들도 있지만 그렇지 못한 아이들도 있었기에 병원에서 이들을 기억하기 위한 노력으로 만든 의미 있는 공간이다. 이 책에 있는 많은 의학용어들도 실상은 누군가의 소중한 가족이었을 환자들의 고통과 아픔, 희망이 교차하는 살아 있는 단어들이다. 우리가 의학용어 공부를 할 때 가져야 할 마음가짐이 아닌가 싶다. 매년 필자의 의학용어를 수강하는 동덕여대 보건관리학과 학생들, 계축문화사 주영일 대표님과 편집부장님께 심심한 감사의 말씀을 전한다.

2021년 6월

서울, 월곡동 연구실에서

정 민 수

CONTENTS

차 례

제 1 강

의학용어 학습을 위한 오리엔테이션

1) 신체에 대한 의학적 이해

2) 구조용어와 기능용어

3) 주요 장기별 의학용어

제1강 의학용어 학습을 위한 오리엔테이션

1) 신체에 대한 의학적 이해

의료 분야에 종사하기 위하여 의학용어를 배우는 경우 단순히 용어를 암기하기 보다는 의학의 큰 그림(big picture)과 개략적인 얼개를 파악한 후에 학습을 하는 것이 훨씬 효과적이다. 지식의 체계가 거미줄처럼 얽혀서 구조화되듯이 의학용어도 그러한 방대한 지식의 지도 안에서 유기적으로 자리매김할 때 장기기억에 저장되어 학습의 효율성을 배가할 수 있기 때문이다. 흔히 의학에서 생리학은 수학이고 해부학은 영어라고 표현한다. **생리학(physiology)**은 자동차 엔진처럼 신체의 보이지 않는 기능 부분을 담당하는데 이해중심이라서 수학 공부와 유사하다. 그러나 **해부학(anatomy)**은 자동차의 디자인처럼 눈에 보이는 부분이며 영어 공부와 유사해서 처음에는 다량의 암기가 필요한데 학습을 하다보면 큰 밑그림이 그려지고 어휘의 공통 구조가 눈에 들어오게 된다. 생리학 계열에는 immunology(면역학), microbiology(미생물학), pathophysiology(병리생리학), pharmacology(약리학), biology(생물학), biochemistry(생화학)이 있다. 해부학 계열에는 histology(조직학), embryology(발생학), pathology(병리학), neuroanatomy(신경해부학), cytology(세포학)이 있다.

생리학과 해부학은 의학의 기초로서 기본 원칙이 있는데 생리학의 원칙은 **항상성(home-ostasis)**이고 해부학의 원칙은 **정상성(normal anatomy)**이다. 항상성이란 TPR이라고 불리는 체온, 맥박, 호흡수, 그리고 혈액검사의 수치 등이 일정한 수치로 유지되어야 한다는 것이다(지제근, 2013: 760). 예를 들어 체온은 30도 이하이면 저체온증이고 40도 이상이면 고체온증으로 이런 경우 체온의 항상성을 유지시켜 주는 치료를 하게 된다. 정상성은 있어야 할 장기(organ)가 형태, 모양, 수에 있어서 올바르게 있는 것을 말한다. 이를 정상 해부학이라고 하며 정상성을 벗어나면 해부학적으로 문제가 있는 것이 된다. 따라서 생리학은 신체의 기능이고 해부학은 신체의 구조라고 볼 수 있다. 이 둘은 동전의 양면과 같은데 구조가 없이는 기능이 없고 기능이 망가지면 병적 상태의 조직변화를 통해 곧 구조도 망가지기 때문이다. 이것을 생명체의 사후 변동성이라고 부른다. 생화학이 인체 내에서 일어나는 화학반응을 공부하는 것이라면 병리학은 신체 조직의 질환을 연구하는 것이므로 임상의학의 핵심이 된다. 한편 사람이 질환에 걸리게 되면 가역적인(reversible) 경우에는 정상 상태로 돌아올 수 있다. 이를 위해 신체 구조에 대한 검사는 영상의학이 담당하고 신체 기능에 대한 검사는 진단검사의학이나 핵의학검사, 부하검사, 전기검사 등이 맡는다. 그러나 비가역적인(irreversible) 경우에는 심각한 질환으로 진전되게 되는데, 지방간을 방치해서 간경화가 되면 간암으로 악화될 가능성이 매우 높아지는 것이 그러한 예이다.

의학용어 공부는 주로 해부학에 기반하며 따라서 정상성의 원리에 따라 전문용어를 학습하게 된다. 그러나 무작정 주입하는 식의 암기 방법은 매우 비효율적이다. 예를 들어, 남자 구두의 경우 끈이 있는 구두는 모두 옥스퍼드(Oxford shoe)인데, 구두의 앞코가 새 날개처럼 펼쳐진 W 모양의 Wing tip, 구두 앞코 부분에 다른 가죽을 덧댄 Plain captoe, 구두의 앞코에 인디언 모카신처럼 U자 모양에 stitch가 들어있는 U-tip, 발등이 직선 모양인 Straight tip, 그리고 아무런 장식 없이 심플한 Plain toe와 배 모양으로 생겼고 배를 타기 위해 만든 신발인 boat shoe 등 종류가 다양하다. 반면 끈이 없는 구두는 슬립온(Slip-on)으로 여름에 신는 구두인데 그 종류를 보면, 끈 없이 편하게 신고 벗을 수 있는 것은 Loafer이고 술이 달린 것은 Tassel이다. Monk strap은 중세 수도사들의 신발에서 유래한 것으로 덮개가 끈 역할을 대신한다. 결국 우리가 단지 남자 구두라고만 알던 것에서 벗어나 다양한 종류를 살펴본 것처럼 신체의 부위별 용어를 훨씬 깊이 있게 전문적으로 공부하는 것이 의학용어 학습이므로 체계를 잡고 공부하는 것이 중요하다.

의학용어를 효율적으로 학습하기 위해서는 구조어인지 기능어인지를 구분하고 둘 간의 관계를 항상 연상하며 암기하는 것이 바람직하다. 이때 해부학적 그림을 그리면 더 좋다. 예를 들어, 각각의 장기를 단순히 암기하지 말고 장기의 구조에 따라 이 의학용어의 성격이 실질(parenchyma)인지 간질(interstitium)인지 나눠보고 장기를 기능에 따라 소화기계 용어인지 순환기계 용어인지 구분하며 수술의 편의에 따라 복막강 수술이 필요한지 후복막강 수술이 더 적합한지 생각해 보는 것도 좋다.

2) 구조용어와 기능용어

신체는 하나의 유기적 생명체로 발달해 왔으며 거의 모든 장기가 필연적인 존재 이유와 기능, 그리고 상호작용 관계를 갖고 있다. 따라서 의학용어는 이러한 신체의 구조기능적 긴밀성에 따라 핵심어와 파생어, 반대어, 유사어 등으로 체계적으로 세분화되어 왔다. 우선 대칭적 관계에 놓이는 단어들이 많다. **공생(symbiosis)**은 서로 다른 개체가 독립적으로 서로 협력하여 사는 것인데 **기생(parasitism)**[1)]은 협력이 아닌 일방적인 관계로 하나의 개체가 다른

1) 참고로 parasite는 기생충으로 기생과 혼동하지 말아야 한다.

개체에 의지하며 산다(지제근, 2013: 1610). 물론 엄밀하게 본다면 공생이 기생보다 더 큰 개념이라서 공생의 한 유형에 기생 관계가 포함된다고 볼 수 있다. 비슷한 예로 **멸균(antisepsis)**은 모든 미생물을 사멸시키는 것이지만 특정 병원균(pathogen)만 사멸시키면 **항균(antibiotics)**이다.[2] 그리고 **저산소증(hypoxia)**은 정상의 유효농도 보다 산소 분압이 낮아진 상태인 반면 **무산소증(anoxia)**은 산소가 전혀 없는 상태로 구분된다(지제근, 2013: 84; 지제근, 2004: 441). 접두사 pan-은 여러 부위에 넓게 걸치는 것을 의미하는데 범부비동염(pansinusitis)은 네 개의 부비동인 frontal, ethmoid, sphenoid, maxillary sinus 중에서 적어도 둘 이상에 염증이 생긴 것을 의미한다. 범혈구감소증(pancytopenia) 역시 pan-은 유사한 의미이다. 백혈병은 혈액을 구성하는 세 가지(RBC 적혈구, WBC 백혈구, Plt 혈소판)의 균형과 비율이 깨어진 상태로 범혈구감소증은 이 세 가지 구성요소가 모두 망가진 상태이다. 참고로 cyto는 세포를, -penia는 부족함을 뜻한다. 한편 접두사 arthr-는 관절을 의미하며 arthropathy는 관절질환으로 가장 큰 개념이다. Algia는 아픈 것을 의미하므로 arthralgia는 관절통이 된다. 마찬가지로 osteo-는 뼈(bone)를 의미하는데 osteomyelitis는 뼈와 그 내부의 bone marrow(골수)에 모두 염증이 있다는 뜻이다. 이처럼 인체의 특성상 의학용어는 인체의 구조와 기능 관계에 따라 학습할 경우 효율성을 배가할 수 있다.

몇 가지 사례를 통해서 의학용어의 성격을 더 살펴보자. 인체에는 오목한 부분과 볼록한 부분이 있다. 오목한 부분은 주로 어떤 구조물이 담기는데 신경, 인대, 혈관 등이 그러하다. 예컨대 fossa는 뼈의 우묵한 곳인 와(窩)이고 facet은 뼈의 작고 매끈하고 평평한 면이며 gyrus는 뇌의 표면에 존재하는 구부러진 이랑 같은 부위인 뇌회(腦回)이고 notch는 V자 형으로 새겨 파인 곳이다. 유사하게 fissure는 갈라진 홈 또는 열구(裂溝)이고 sinus는 만곡(bend)으로 우묵하게 들어간 곳이며 isthmus는 해협이란 뜻으로 파인 곳이다. 이들은 모두 **오목(concave)** 또는 오목한 면을 뜻하는 의학용어들이다. 반면 **볼록(convex)** 또는 볼록한 면과 관련된 용어들도 상당히 많다. Tuberosity는 뼈의 융기한 부분이며 bulb는 공 모양이고 ala는 돌기, crest는 샛갓이며 spine은 등마루나 돌기, 그리고 sulcus는 도랑(groove) 또는 뇌구(腦溝)이다.[3] 이들의 면은 인대(ligament)나 힘줄(tendon)이 붙는 자리이다. 인대는 뼈와 뼈를 연결하며 힘줄은 근육과 뼈를 연결한다. 뼈와 뼈 사이에 있는 인대는 골간 인대(interosseous ligament)라고 부른다.

---

2) 정상인의 소화기관에는 상당한 유산균이 들어 있는데 이 경우에 유산균은 인체에 꼭 필요한 미생물이다.

3) Sulcus는 호두 껍질의 나온 부분이고 들어간 부분은 gyrus라고 부른다. 뇌에도 같은 용어가 쓰인다.

인체의 면은 반드시 다른 기관과 연결되는데 오목한 면과 오목한 면을 연결하는 것은 **tract(도관)**이고 구멍과 구멍을 연결하는 것은 **canal(체내의 관, 운하)**이라고 부른다. 물론 구멍과 오목한 것은 다르다. 구멍(hole)의 경우 orifice는 원래 파이프의 구멍인데 사타구니(inguinal) 구멍이기도 하다. Hiatus는 탈장되어 벌어진 곳의 틈에서 말하는 구멍이고 aperture는 벌어진 틈의 구멍, openings는 입구, 주둥이를 말한다. 한편 신체에는 많은 공간(space)이 있다. **Bursa(활액낭)**는 근육 내의 공간이고 compartment(칸, 격실)는 윗부분이 막힌 공간으로 근육과 관련된다. **Dehydration**은 탈수를 통해 없던 공간이 새로 생겨난 곳으로 제3공간(third space)이라고 부른다(지제근, 2013: 418). 흉막에는 parietal pleura와 visceral pleura가 있는데 흉막 겉을 둘러싸고 있는 두 겹의 막으로 이 사이에 문제가 생겨 부풀어 오르는 것도 third space이다. 이것은 일종의 기능적인 문제로 인해 야기되는 인체의 질환이나 기능 부전이다. 한편 인체에는 덩어리(lump)로 된 부분도 많다. Nodule은 작게 튀어나온 혹이고 mass는 더 큰 혹을 말한다. **Polyp(용종)**은 소화관 벽에 붙어 있는 혹이고 소화관 바깥에 자라면 **diverticulum(게실)**이다. **Cyst(낭포, 낭종)**는 생체막 분열을 통해 주변 조직과 분리된 것으로 종종 농양이나 고름을 갖고 있으며 **granuloma(육아종)**[4]는 염증 때문에 조직이 자란 것으로 주로 폐결핵(pulmonary tuberculosis)이 원인이다. 참고로 인체에서 튀어나온 것의 총칭은 papillary(유두상)이라고 부른다. 한편 **atresia**는 관(管) · 공(孔) · 강(腔) 등에서 있어야 할 구멍이 없는 폐쇄증이며 **fistula**는 누관(瘻管)으로 질병 등으로 인해 막혀있어야 할 부위에 구멍이 생긴 것이다. Dactyl은 손발가락으로 동물의 경우 phalanx라고 부르며 혼용되기도 한다. 정상해부학은 개수 및 모양과 관련성이 깊기 때문에 polydactyly는 다지증으로, syndactyly는 합지증으로 분류한다. Necrosis는 사람 · 동식물의 조직이나 세포가 사멸하는 괴사(壞死)를 말하는데 caseous(치즈 모양의)와 non-caseous 유형으로 나뉜다. 후자에는 결핵(tuberculosis)과 나병(leprosy) 등이 있다.

3) 주요 장기별 의학용어

얼굴부터 살펴보면 눈을 뜻하는 의학용어는 **ophthalmo**이고 귀는 **auditory**, 그리고 코는 **nasal**이다. 참고로 lacrimal sac은 눈물 주머니이고 축농증은 sinusitis이다. 흉부의 경우 흉강은 pleural cavity이며 **thorax**는 thoracic과 같은 뜻으로 가슴(흉곽)이다. **기흉(pneumothorax)**은 흉막강 안에 가스나 공기가 괸 상태로 호흡곤란을 일으킨다. 기흉으로

4) 상처가 아물어가는 과정에서 생기며 주로 선홍색을 띤다(지제근, 2013: 696).

인해 벽쪽심장막(parietal pericardium)과 장막심장막(visceral pericardium) 사이의 얇은 공간에 물이 찰 수 있다. 호흡 과정은 **기관(trachea)**에서 **기관지(bronchus)**를 거쳐 **세기관지(bronchiole)**, 그리고 **허파꽈리(alveoli)**로 가게 된다. 앞서 우리는 간질과 실질을 배웠다. **폐렴(pneumonia)**은 **간질성(interstitium)**과 **실질성(parenchyma)**으로 나뉘는데 간질성 폐렴은 폐를 둘러싼 껍데기가 두꺼워진 것이고 실질성 폐렴은 폐 자체가 손상된 것이다.

심혈관계를 살펴보면 **관상동맥(coronary artery)**이 혈액을 공급하는데 **심근허혈(myocardial ischemia)**은 혈액의 일시적 공급중단이다.[5] **세동(fibrillation)**[6]은 심장의 빠르지만 효과적이지 못한 수축을 말하며 **협심증(angina pectoris)**은 심장 자체에 혈액이 충분하지 않게 제공되는 것을 말한다. 참고로 bradycardia는 매분 60 이하의 맥박인 서맥(徐脈)이고 tachycardia는 빈맥 또는 심계항진(心悸亢進)이다(지제근, 2004: 113).

Abdomen은 laparo-와 마찬가지로 복강을 의미한다(지제근, 2013: 1). **간담도계(hepatobiliary system)**에는 간 이외에 **담낭(gall bladder, 쓸개)**, **담도(biliary tract)**, **췌장(pancreas)** 등이 있다. 간에서 담즙이 만들어져서 담관에 저장된다. **간경변(liver cirrhosis)**은 간담도계 세포의 경화(hardening)이다. 정상 간은 **지방간(fatty liver)**에서 간경변을 거쳐서 간암으로 진행되는데 간경변이 생기게 되면 정상 간으로 되돌아갈 수 없는 비가역적인(irreversible) 상태가 되고 precancerous 단계에 놓이게 된다.

소화기계는 GI(gastrointestinal) tract이라고 부르는데 식도(esophagus)부터 항문(anus)까지를 말한다. 위(stomach)는 **주름(rugae)**이 있으며 **유문(pylorus)**과 **분문(cardia)**으로 되어 있다. HPB(hepatobiliary)는 liver, GB, pancreas를 의미한다. Enteric(intestinal)은 장(腸)의라는 뜻이며 소화기계 질환에는 장염(enteritis)과 장질환(enteropathy) 등이 있다. 소화기계는 **장간막(mesentery)**이라는 셀로판지 같은 것으로 둘러싸여 있는데 혈관이나 림프관이 지나가며 지방도 축적된다. 반면 위의 아랫부분인 greater curvature부터 복벽 안으로 처진 넓은 막은 omentum, 즉 장막이라고 부르는데 장막을 벗겨내면 장간막이 보인다. **콩팥(kidney, 신장)**은 체내의 노폐물을 걸러내서 **요관(ureter)**, **방광(bladder)**, **요도(urethra)**를 거쳐 몸 밖으로 배출한다. 여성의 경우 임신을 하게 되면 복강에 **양막강(amniotic cavity)**이 생기는데 모체와 태아는 혈관끼리 연결되어 **문합(anastomosis)** 상태가 된다.

혈관(vessel)을 살펴보면 **동맥(artery)**과 **정맥(vein)**으로 구성되는데 anteri/o는 동맥의 접

5) 보통 6시간 내에 혈액공급이 원상태로 되돌아오지 못하면 경색(infarction) 상태가 된다. 경색은 심장과 뇌에서만 나타나게 되는 조직의 비가역적인 불능이다(지제근, 2013: 835).

6) 심실 세동(心室細動)의 원어는 ventricular fibrillation이며 일종의 부정맥이다.

두어이고 phlebo는 정맥의 접두어이다. **색전(embolism)**은 혈관 안에 떠다니는 작은 덩어리로 혈관에 상처를 내거나 혈관을 막아서 ischemia를 일으키거나 더 심하면 infarction을 유발한다. 혈관이 자라서 생긴 종괴는 **angioma**이고 정맥에 생긴 염증은 **phlebitis**이다. Varix는 혈관이 늘어난 것인데 esophageal varix, 즉 식도정맥류는 주로 간경변 때문에 생긴다(지제근, 2004: 301). **Varicose vein**은 하지정맥류이다.

림프계통(lymphatic system)을 살펴보면 **lymphadenopathy**는 림프절병증으로 단순한 염증일 수도 있고 암일 수도 있다. 림프절염은 **lymphadenitis**이고 림프절종은 **lymphadenoma**이다. 한편 **lymphangitis**는 림프관염이고 **lymphoma**는 림프종으로 보통 양성(benign)인 경우가 많다.

한편 조직에는 네 가지 유형이 있는데 **connective tissue, epithelial tissue, muscle tissue, nervous tissue**가 있다. 이 중에서 **결체조직(connective tissue)**은 세포와 세포 밖의 단백질섬유, 그리고 주로 탄수화물로 된 부정형 물질로 이루어지며 뼈 · 힘줄 · 인대 · 연골 · 지방조직 등을 포함한다. 결체조직이 임상적으로 중요한 이유는 온 몸에 걸쳐 있으며 자가면역질환과 관련되기 때문이다. **Sarcoma**는 결체조직에 생긴 암인데 혈액 순환이 원활하지 않으면 암의 전이(metastasis)는 더디지만 그만큼 약의 효능도 떨어지게 된다(지제근, 2013: 1460).

참고로 신체에는 다양한 위치 관련 용어들도 존재한다. 예컨대 **ectopic**은 정상 위치가 아닌 상태로 전위의(displaced)라는 뜻이다. Ectopic pregnancy가 자궁외 임신인 이유이다. 반면 병리학적으로 **hamartoma**는 과오종(-腫)이라고 부르는데 조직의 정상 구성성분 중 일부가 지나치게 자라서 생긴 것으로 대체로 양성이다. 신체의 위치와 관련해서는 접두어가 많은데 peri-는 주변의, retro-는 뒤의, endo-는 내부의, para-는 옆의, trans는 통과하여 등이다. 그래서 endocardial은 '심장 내부의'라는 뜻이며 transcutaneous는 '피부를 통한' 또는 '경피(經皮)적'이라는 뜻이다.

지금까지 우리는 여러 의학용어들을 기능이나 구조, 또는 장기의 위치별로 나누면서 살펴보았다. 효과적인 학습을 위해서는 단어들을 가능한 그룹으로 묶고 해부학적 위치를 참고하는(그림을 그리는) 것이 바람직하다. 2강에서는 의학용어의 기본 구조를 통해 단어를 분석하고 용어의 의미에 대해 더욱 체계적인 접근을 하려고 한다.

제1강 문제풀이

1. 다음 중에서 폐를 둘러싸고 있는 두 겹의 막(membranes)은?
   ① pleura
   ② diaphragm
   ③ peritoneum
   ④ spinal cavity
   ⑤ thoracic cavity

2. 다음 중에서 생체막 분열을 통해 주변 조직과 분리된 것은?
   ① fistula
   ② cyst
   ③ bursa
   ④ polyp
   ⑤ canal

3. 작은 덩어리가 혈관 안을 떠다니다가 혈관을 폐쇄한 상태는?
   ① varix
   ② thrombosis
   ③ sarcoma
   ④ angioma
   ⑤ embolism

4. 다음 중에서 신체의 위치와 관련한 접두어로 옳지 않은 것은?
   ① peri – 주변의
   ② endo – 내부의
   ③ retro – 뒤의
   ④ para – 아래의
   ⑤ trans – 통과하여

정답	1. ① 2. ② 3. ⑤ 4. ④

제 2 강

의학용어의 기본 구조

1) 의학용어를 배우는 목적

2) 의학용어의 분석

3) 결합형 단어의 분석

제2강 의학용어의 기본 구조

1) 의학용어를 배우는 목적

의학용어를 효과적으로 공부하기 위해서는 첫째, 구성요소로 나누어서 어원을 따져보고 용어의 성분을 분석할 필요가 있다. 둘째, 신체의 구조 및 기능의 측면에서 생물학, 해부학, 생리학과 연결하여 의학용어를 이해할 필요가 있다. 예컨대 간염(hepatitis)의 경우 간에 생기는 염증을 통틀어 이르는 말이다. 발열 · 황달 · 전신 권태 · 소화 장애의 증상을 보이는데, 주된 원인은 음식물과 혈액을 통한 바이러스의 감염이며 그 밖에 약물, 알코올, 알레르기 따위가 원인인 것도 있다. 이처럼 간염의 생리적 특징을 이해한다면 용어를 더욱 효과적으로 학습하고 기억할 수 있다. 셋째, 철자 또는 발음이 같은 용어를 정확하게 이해할 필요가 있다. 예를 들면, ilium과 ileum은 발음은 같지만 전자는 **엉덩뼈(hip bone, 腸骨)**를, 후자는 **돌창자(small intestine, 回腸)**를 의미한다(그림 2-1).

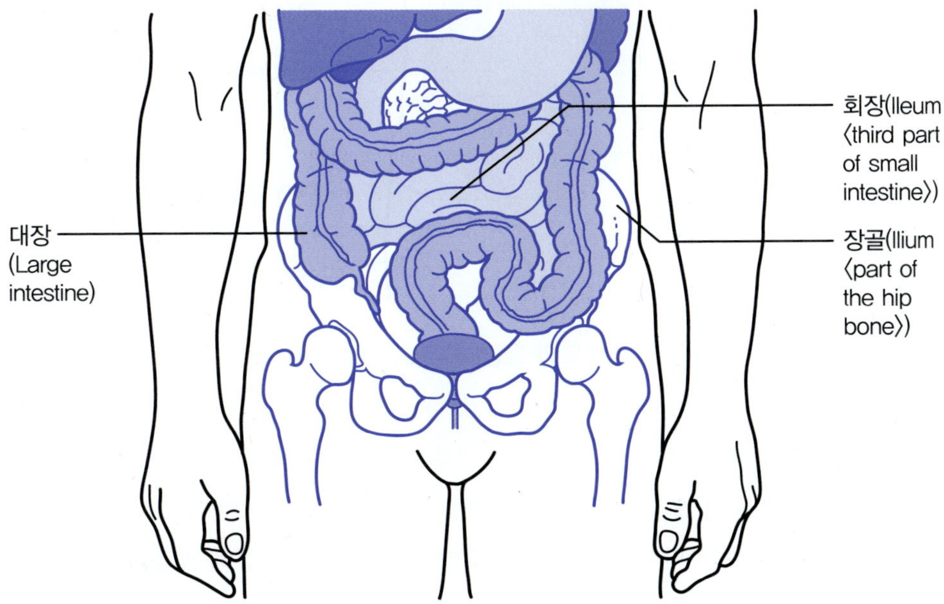

[그림 2-1] 의학용어의 동음이의어 사례(Chabner, 2013: 4, 수정보완)

장골(ilium)은 골반을 구성하는 뼈 중에 가장 큰 뼈로서 제일 상단부에 위치하며, 포유류, 조류를 포함한 대부분의 척추동물에 존재하지만 경골어류에는 존재하지 않는다. 파충류에도 뱀을 제외하고 대부분 엉덩뼈가 있으며, 특정 뱀 종류에는 엉덩뼈로 추정되는 작은 뼈가 있다. 반면, 회장(ileum)은 포유류, 파충류, 조류를 포함한 고등 척추동물에 존재하는 소장의 마지막으로서 굴곡이 심한 구간이다. 공장(jejunum)을 뒤따르며, 회맹판을 기준으로 맹장과는 구분된다. 맹장에 이어서 연결되는 소화기관은 대장이다. 어류의 경우 소장의 구간들이 뚜렷하지는 않으며 회장이라는 용어 대신 **뒤창자**(posterior intestine, distal intestine)라는 용어를 사용할 수도 있다.

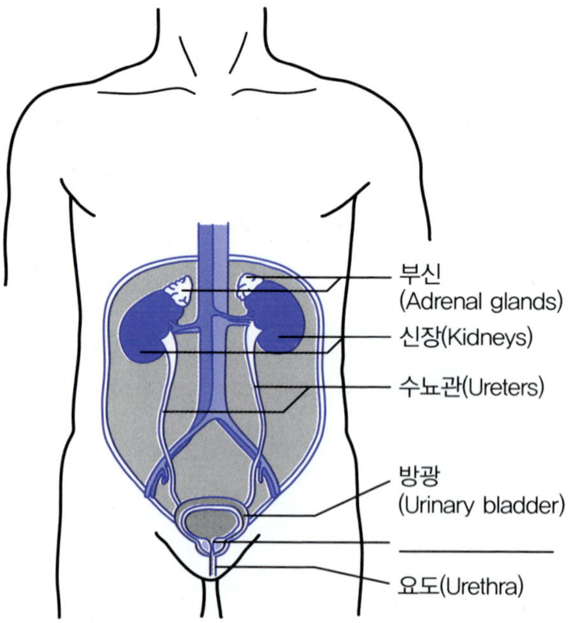

[그림 2-2] 요도와 요관(Chabner, 2014: 3, 수정보완)

한편, 발음이 비슷하여 그 뜻을 혼동하는 경우도 있다. 예를 들면, **요도(尿道, urethra, [juərí:θrə])**는 방광에 모인 오줌을 몸 밖으로 배출하는 기관이다. 신장에서 만들어진 오줌은 수뇨관을 통해 방광에 저장되어 있다가 일정한 양이 되면 요도를 통해 배출된다. 반면, **수뇨관(尿管, ureter, [juərí:tər])**은 오줌을 콩팥에서 방광까지 운반하는 섬유근육 조직으로 이루어진 관이다. 41-45cm 정도의 길이에 깔때기 모양으로 확대하는 콩팥에서 시작하여 방광 바닥부까지 이어진다(그림 2-2).

2) 의학용어의 분석

의학용어를 체계적으로 공부하기 위해서는 의학용어를 각 성분에 따라 분해하고 분석하는 방법을 익혀야 한다. 의학용어는 다음과 같은 구조로 이루어진다.

Root	어근	단어의 근간이자 뿌리가 되는 핵심의미
Suffix	접미사	단어의 끝부분
Prefix	접두사	단어의 시작부분
Combining vowel	결합모음	어근과 어근/접미사를 연결해 주는 모음
Combining form	결합형	어근과 결합모음이 합쳐진 형태

몇 가지 예를 들어보자. 혈액학(hematology, [hìːmətáləd ʒi, hèmə–])에서 어근 hemat는 혈액(blood)이라는 뜻이고 접미사 –logy는 학문이라는 뜻이다. 결합형 모음 o는 어근과 접미사를 연결한다. 심전도(electrocardiogram, [ilèktroukáːrdiəgræm])는 같은 논리로 electr(전기), cardi(심장), –gram(기록)의 뜻이 결합된 단어이다. 위염(gastritis, [gæstráitis]) 역시 같은 논리로 gastr(위), –itis(염증)이 결합되어 위염이 된다.

Gastroenterology라는 단어를 분석하여 보자.

어근	gastr	stomach	위
결합형 모음	o		
어근	enter	intestines	장
결합형 모음	o		
접미사	–logy	study of	학문

각 구성요소를 합치면 Study of the stomach and intestine, 즉 위장관학이라는 의미가 된다. 여기서 우리는 몇 가지 일반규칙을 도출할 수 있다. 첫째, 접미사의 첫 글자가 모음으로 시작하면 결합형 모음을 생략할 수 있다. 둘째, 두 개의 어근과 어근 사이에는 결합형 모음을 사용한다. 셋째, 신체와 관련된 어근이 두 개 이상이면 해부학적 위치의 순서에 따른다 (데이비스, 2008: 2–8).

3) 결합형 단어의 분석

단어	의미	용어구조	영어 의미	한글 뜻
incision	절개	in–	into	안으로
		cis/o	to cut	절개
		–ion	process	과정
cystoscopy	방광경 검사	cyst/o	urinary bladder	방광
		–scopy	process of visual examination	시각적인 검사 과정
excision	적출, 절제	ex–	out	외부로의
dermatitis	피부염	dermat/o	skin	피부
endocrine glands	내분비샘	endo–	within	– 안의
		crin/o	secrete	분비하다
cytology	세포학	cyt/o	cell	세포
hypodermic	피하의	hypo–	under, below	아래의
		derm/o	skin	피부

해설

Incision([insíʒən])은 벤 자극(상처)라는 뜻도 있지만 외과에서는 '절개(술)'을 의미한다. 반면, **Excision**([eksíʒən])은 '적출(摘出)술'을 의미한다. **Endocrine glands**([éndəkrin glænd])는 '내분비샘'이란 뜻이며 endocrinology([èndoukrənáləʤi])는 내분비학이란 의미이다. 참고로 내분비샘의 종류에는 thyroid([θáiərɔid], 갑상선), pituitary([pitjúːətèri], 뇌하수체)[1], 그리고 adrenal gland([ədríːnl glænd], 부신)가 있다. 외분비샘(exocrine glands)은 땀샘, 침샘, 눈물샘 등이다. 부신(副腎)은 콩팥 위에 위치한 내분비기관으로 겉질(피질)과 속질(수질)로 이루어져 있다. **Cystoscopy**([sistáskəpi])는 '방광경 검사법'인데, –scopy는 검사법을 의미하는 접미사이다. 예를 들어, endoscopy([endáskəpi])는 내시경 검사법이다. **Cytology**([saitáləʤi])는 '세포에 대한 학문'이란 뜻이며, **dermatitis**([də̀ːrmətáitis])는 '피부염'이란 뜻으로 아토피성 피부염(atopic dermatitis) 등이 대표적이다. **Hypodermic**([hàipədə́ːrmik])은 '피하(주사)의'라는 뜻이다.

1) 뇌하수체는 뇌의 가운데에 위치하는 내분비기관으로 시상하부의 지배를 받아 우리 몸에 중요한 여러 가지 호르몬들을 분비한다. 뇌하수체에서 분비한 호르몬들은 내분비계의 다른 기관들에 작용하여 호르몬 분비를 자극한다(송애랑 외, 2013: 457).

단어	의미	용어구조	영어 의미	한글 뜻
cardiology	심장학	cardi/o	heart	심장
		–logy	study of	–에 대한 학문
arthritis	관절염	arthr/o	joint	관절
		–itis	inflammation	염증
cephalic	머리의	cephal/o	head	머리
biopsy	생검	bi/o	life	생명
		–opsy	process of viewing	보는 과정
adenoma	샘종, 선종	aden/o	gland	샘
		–oma	tumor, mass	종양
carcinoma	암종	carcin/o	cancerous, cancer	암의, 암
cerebral	뇌의	cerebr/o	cerebrum	대뇌
		–al	pertaining to	–에 관한

해설

Adenoma([ædənóumə])는 위 · 장관 · 젖샘 · 침샘 등의 선상피(腺上皮) 조직에서 발생하는 '(양성) 종양'으로 'a benign epithelial tumor of glandular origin'이다. 같은 논리로 **Adenitis**([ædənáitis])는 aden+itis=gland(선)+inflammation(염증)으로 림프선염을 말한다. **Arthritis**([a:rθráitis])는 'inflammation of a joint or joints'로 통풍 · 류머티즘 등에 있어서의 '관절염'이다. **Biopsy**([báiapsi])는 생체에서 조직의 조각을 떼내거나 관(管)을 삽입해서 채취한 것을 조사하는 '생체 검사법'이다.[2] 예컨대 콩팥 생검(renal biopsy)은 수술 시 피부를 경유하여 콩팥 조직을 얻는 것이다. **Carcinoma**([kὰ:rsənóumə])는 cancerous tumor로 신체 상피세포의 '암', 즉 'any malignant tumor derived from epithelial tissue'를 말한다. Epithelial cells([èpəθí:liəl [selz])는 상피세포를 의미한다. **Cardiology**([kὰ:rdiálədʒi])는 '심장에 대한 학문', **Cephalic**([səfǽlik])은 머리 쪽을 한정하는 단어이다. **Cerebral**([sərí:brəl, sérə–])은 뇌 부분을 한정하는 단어로 cerebrovascular accident ([sə̀ri:brouvǽskjulər ǽksidənt]), 즉 뇌혈관 발작이라는 단어처럼 결합 용어로 종종 쓰인다. 참고로 위에서 vascul은 blood vessel, 즉 혈관이라는 뜻이다.

2) 생체 검사법은 질병의 원인이나 존재를 규명하기 위하여 살아있는 신체로부터 조직이나 체액을 추출하여 검사하는 것을 말한다.

단어	의미	용어구조	영어 의미	한글 뜻
electrocardiogram (EKG, ECG)	심전도	electr/o -gram	electricity record	전기 기록
electroencephalogram (EEG)	뇌전도	encephal/o	brain	뇌
diagnosis	진단	dia- gnos/o -osis	through knowledge state of	통하여 지식 -의 상태
erythrocyte	적혈구	erythr/o -cyte	red cell	붉은 세포
enteritis	장염	enter/o	intestine	창자
gastrectomy	위절제술	gastr/o -ectomy	stomach excision, removal	위 절제
gastrotomy	위절개술	-tomy	incision, cutting into	절개

해설

Electrocardiogram([ilèktroukáːrdiəgræm])은 '심전도(心電圖)'이며 ECG, EKG라고 불린다. 심전도란 심박동과 관련된 전위를 신체 표면에서 도형으로 기록한 것으로 부정맥과 관상동맥질환의 진단에 가장 많이 사용된다. 심전도 검사는 Electrocardiography이다. **Electroencephalogram**([ilèktrouenséfələgræm])은 '뇌전도(腦電圖)'이고 약자는 EEG이다. **Enteritis**([èntəráitis]), 즉 '장염'은 주로 gastroenteritis로 식중독(food poisoning)과 구분하기 어려운데 섭취한 음식물의 독성 물질 때문에 발생한 일련의 증후군을 말한다. **Erythrocyte**([iríθrəsàit])는 '적혈구'로 붉은색 납작한 원반 모양의 혈액세포로 혈관을 통해 전신조직에 산소를 공급하고 이산화탄소를 제거한다. 여기서 접미사 -cyte는 세포(cell)이다. **Gastrectomy**([gæstréktəmi])는 '위절제술'인데, 접미사 -ectomy는 excision의 뜻이다. **Gastrotomy**([gæstrátəmi])는 '위절개술'인데, 마찬가지로 -tomy는 incision의 뜻이다. 절제(resection, -ectomy)는 어떤 부위나 조직을 완전히 떼어내는 수술이고 절개(incision)는 절제와는 다르게 치료를 위해서 몸의 일부를 째어서 여는 것을 말한다. 한편, 절단(excision)은 조직 내부를 보기 위해 가르는 것을 말하는데, 절제(resection)와 혼동되어 사용하기도 한다. **Diagnosis**([dàiəgnóusis])는 환자 상태에 대한 충분한 정보를 얻은 후에 내려지는 '진단'이다.

단어	의미	용어구조	영어 의미	한글 뜻
prognosis	예후	pro–	before	이전의
hematology	혈액학	hemat/o	blood	혈액
hepatitis	간염	hepat/o	liver	간
oncology	종양학	onc/o	tumor	종양
osteitis	골염	oste/o	bone	뼈(골)
leukocyte	백혈구	leuk/o	white	하얀
neurology	신경학	neur/o	nerve	신경
nephritis	신장염	nephr/o	kidney	콩팥(신장)
hematoma	혈종	–oma	mass, collection	축적된 덩어리
pediatric	소아과의	ped/o	child	어린이
		iatr/o	treatment	치료

해설

Prognosis([pragnóusis])는 질병의 결과에 대한 '예후'를 말한다. Gynecology([gàinəkáləd3i])는 부인과학이며, **hematology**([hì:mətáləd3i])는 'the branch of medicine that deals with diseases of the blood and blood-forming organs'로 '혈액학'이다.[3] **Hematoma**([hì:mətóumə])는 혈액이 혈관으로부터 나와 장기 또는 피부 밑에서 응고될 때 생기는 '혈종(血腫)'이다. 이때 –oma는 종양(tumor)이면서 혈액의 축적된 덩어리인데, 같은 원리로 hepatoma는 간암을 의미한다. **Hepatitis**([hèpətáitis])는 'inflammation of the liver caused by a virus or a toxin'으로 '간염'이고 iatrogenic([aiætrəd3énik])은 의사의 진단이나 치료에 의하여 생겼다는 의미로 의원성이라는 뜻이며 iatrogenic disease는 의원성 질병(부작용)이다. **Leukocyte**([lú:kəsàit])는 혈액세포의 한 종류인 '백혈구'로 외부 물질이나 감염성 질환에 대항하여 신체를 보호하는 면역기능을 수행하는 세포를 말한다. **Nephritis**([nifráitis])는 '신장염'인데, 특히 급성 신장염은 신장에 염증이 생기는 전체적인 질환이다. 간질성 신염(interstitial nephritis)은 콩팥세뇨관 사이 결합조직의 염증이다. **Osteitis**([àstiáitis])는 'inflammation of a bone as a consequence of infection or trauma or degeneration'은 뼈 조직에 생기는 염증을 통틀어 일컫는 말로 '골염(骨炎)'을 뜻한다.

3) 이하 이 책에서 의학영어는 MedicineNet(http://www.medterms.com/script/main/hp.asp)을 참고했다.

단어	의미	용어구조	영어 의미	한글 뜻
radiology	방사선학	radi/o	X-ray	방사선
rhinitis	코염, 비염	rhin/o	nose	코
thrombocyte	혈소판, 혈전구	thromb/o	clot, clotting	응고
renal	신장의	ren/o	kidney	콩팥(신장)
resection	절제	re-	back	뒤의
sarcoma	육종	sarc/o	flesh	살
urology	비뇨기과학	ur/o	urinary tract, urine	요관, 요

해설

Renal([rí:nl])은 '신장(腎臟)의'란 뜻인데, 신장(kidney, 콩팥)은 배의 등 쪽에 쌍으로 존재하며 노폐물을 배설하고 체내 항상성을 유지하는 기관이다. 이것이 고장 나면 신부전(renal failure)이 되는데 혈액 속의 노폐물을 걸러내고 배출하는 신장의 기능에 장애가 온 상태이다. **Rhinitis**([rainάitis])는 'an inflammation of the mucous membrane lining the nose'으로 '비염(鼻炎)'이고 **sarcoma**([sa:rkóumə])는 'a usually malignant tumor arising from connective tissue', 즉 '육종(肉腫)'이란 뜻으로 사람의 몸을 지탱하는 뼈와 연부조직(근육, 지방, 혈관, 섬유조직 등)에서 발생하는 악성 종양(malignant tumor)을 통칭한다. 참고로 carcinoma는 상피세포에서 자라는 암이다. **Resection**([risékʃən])은 'surgical removal of part of a structure or organ'으로 '(뼈의) 절제'를 말하는데 절단(excision)과 혼용되어 사용하는 경우도 있다. 예컨대 gastric resection은 gastrectomy와 대개 같은 의미이다. **Thrombocyte**([θrάmbəsàit])는 'tiny bits of protoplasm found in vertebrate blood'으로 '혈소판(血小板)'이며 platelet([pléitlit])과 같은 단어이다. 혈소판은 말초 혈액 내에 존재하는 유형 성분의 한 종류로, 지혈 기전에 관여하는 인자인데, 혈전(thrombus)이란 혈관 속에서 피가 굳어진 덩어리를 말하며, 혈전증(thrombosis)이란 혈전에 의해 발생되는 질환을 말한다(송애랑 외, 2013: 75). 한편 resection은 기관이나 다른 구조의 일부를 떼어내는 절제술이며, excision은 몸의 일부를 날카로운 도구나 레이저 등을 사용하여 잘라내는 행위를 통칭하는 말이다(지제근, 2013: 570, 1421).

단어	의미	용어구조	영어 의미	한글 뜻
cardiac	심장의	–ac	pertaining to	–의
neural	신경의	–al	pertaining to	–의
arthralgia	관절통	–algia	pain	통증
nephrectomy	콩팥 적출술	–ectomy	excision, removal	절제, 들어내는
leukemia	백혈병	–emia	blood condition	혈액의 상태
cephalalgia	두통	cephal/o	brain	머리의
pathogenic	병원성의	–genic	producing	–의 생성에 관한
iatrogenic	치료에 기인하는, 의인성의	–genic	produced by	–에 의해 생성된
erythrocyte	적혈구	–cyte	cell	세포
carcinogenic	발암성의	–genic	produced by	–에 의해 생성된
electroencephalogram (EEG)	뇌전도	–gram	record	기록

해설

Cardiac([kά:rdiæk])은 '심장(병)의'라는 뜻으로 cardiac transplantation은 심장이식을, cardiac massage는 심장마사지를 말한다. **Arthralgia**([a:rθrǽldʒə])는 '관절통'을, cephalalgia([sèfəlǽlʒə])는 '두통'인데 –algia가 통증을 의미하는 접미사이기 때문이다. Erythrocyte([iríθrəsàit])는 적혈구이고 **nephrectomy**([nifréktəmi])는 신적출(腎摘出)(술), 즉 '콩팥 적출술'이다. 신장의 다른 이름은 콩팥인데 배의 등쪽에 쌍으로 존재하며 노폐물을 배설하고 체내 항상성을 유지하는 기관이다. **Leukemia**([ljukí:miə])는 백혈구계 세포가 종양성 증식을 하는 '백혈병'을 의미한다. **Carcinogenic**([kὰ:rsənədʒénik])은 '발암성의'라는 뜻이며 **pathogenic**([pæθədʒénik])은 '병원성의'라는 뜻이다. 병원성이라는 것은 어떤 미생물이 특정한 질병을 일으키게 할 수 있는 성질인데, 예를 들면 결핵균은 결핵증을 일으키는 병원성을 갖는다. **Iatrogenic**([aiætrədʒénik])은 의사의 진단이나 치료에 기인하는 질병이며 '의원성의'라는 뜻이다. 다시 말해 의료인에 의해서 환자에게 발생한 질병이다. **Electroencephalogram**([ilèktrouenséfələgræm])은 '뇌전도'이며 EEG라고 불린다. 참고로 hemoglobin([hí:məglòubin])은 '헤모글로빈'으로 척추동물의 적혈구 속에 다량으로 들어 있는 색소단백질이며 생체 내에서 산소를 운반하는 일을 한다(지제근, 2013: 732).

단어	의미	용어구조	영어 의미	한글 뜻
neurological	신경학적, 신경의	–ical	pertaining to	–의
excision	절제	–ion	process	과정
hepatoma	간암	–oma	tumor, mass, swelling	종양, 부기
nephrosis	신증	–osis	condition usually abnormal	비정상적 상태
osteotomy	뼈절개술	–tomy	process of cutting, incision	절개과정
enteropathy	장병증	–pathy	disease condition	질병의 상태
cystitis	방광염	–itis	inflammation	염증
endoscope	내시경	–scope	instrument to visually examine	보며 조사하는 기구
endoscopy	내시경 검사법	–scopy	process of visually examining	보며 조사하는 과정
gastroenterology	위장병학	–logy	study of	–에 대한 학문

해설

Cystitis([sistáitis])는 '방광염'으로 신장에서 생성된 소변이 요도로 배출되기 전에 저장되는 곳인 방광에 염증이 생긴 것을 말한다. **Hepatoma**([hèpətóumə])는 liver cancer, 즉 '간암'이다. 간암이란 간의 대부분을 차지하는 간세포에서 기원하는 악성 종양을 말한다. 넓은 의미로는 간에 생기는 모든 종류의 악성 종양이나 다른 기관의 암이 간에 전이되어 발생하는 전이성 간암까지도 포함한다. **Nephrosis**([nəfróusis])는 '신증(腎症, nephrotic syndrome)'인데 신장 내 세뇨관의 퇴행성으로 발생하며 혈청알부민의 감소가 특징이며 신염(nephritis)과는 구분된다. 소변으로 과잉의 단백이 상실되어 생기는 질환이며 증상에는 심한 단백뇨, 부종, 저알부민혈증, 감염에 대한 민감성 등이 있다. 특히 당뇨병성 신증(diabetic nephropathy)이란 당뇨병으로 인해 콩팥이 손상을 받아 기능을 잃는 당뇨병 합병증이다. **Leukocytosis**([ljù:kəsaitóusis])는 감염에 대항하여 백혈구가 비정상적으로 증가하는 상태인 '백혈구 증가(증)'이다.[4] **Enteropathy**([èntərápəθi])는 '장질환'을 **osteotomy**([àstiátəmi])는 '뼈절개술'을 말한다. 절골술은 골절단술로 뼈를 잘라서 각도와 위치를 재접합하는 방법인데 관절기능을 개선한다.

4) 참고로 –osis는 '약간 증가'를 –emia는 '과잉 증가'를 의미하는 경우가 많다.

단어	의미	용어구조	영어 의미	한글 뜻
anemia	빈혈	a–, an–	no, not, without	부정의 뜻
diagnosis	진단	dia–	through, complete	통하여, 완전한
hyperglycemia	고혈당증	hyper– glyc/o	excessive, above sugar	정상 이상의(초과) 당
endocrinologist	내분비학자	endo–	within	–안의
epigastric	상복부의	epi–	above, upon	–위의
autopsy	부검, 사체해부	auto–	self	자신의
epidermis	표피	–dermis	skin	피부
exocrine glands	외분비샘	exo–	out	밖
excision	절제	ex–	out	밖
hypoglycemia	저혈당증	hypo–	deficient, below, less than normal	부족한, 정상 이하의

해설

Anemia([əníːmiə])는 '빈혈(증)'[5]을 의미하며 **autopsy**([ɔ́ːtapsi])는 '사체 해부 또는 부검'이라는 뜻이다. **Epigastric**([èpəgǽstrik])은 상복부이고 **epidermis**는 생물의 표피를 말한다. **Exocrine glands**는 외분비선인데, 이것은 체표 및 소화관 내에 분비를 하는 선(腺) 조직으로 분비기능이 있는 상피세포로 구성되며 호르몬을 분비하는 내분비선에 대응된다. 참고로 소화관 내에서 분비물이 분비되는 것에는 침샘 · 위샘 · 장샘 · 이자가 있고 체표면에는 점액선 · 땀샘 · 피지선이 존재한다. **Hyperglycemia**([hàipərglaisíːmiə])는 '고혈당증'(多糖症)을 의미한다.[6] 반면, **hypoglycemia**([hàipouglaisíːmiə])는 'abnormally low blood sugar usually resulting from excessive insulin or a poor diet'으로 '저혈당증', 즉 혈액 중의 포도당(glucose)이 이상 감소하는 혈당감소증이다.

5) 빈혈은 순환 혈류중의 적혈구의 숫자가 감소하거나 헤모글로빈의 양이 감소하는 증상이다.

6) 우리 몸은 혈액 속의 포도당 농도인 혈당을 조절하는 능력을 가지고 있다(지제근, 2013: 683). 따라서 보통 식후 1시간이 지났을 때 혈당은 70~100mg/dL 정도로 유지되며, 이 수치보다 높더라도 140mg/dL를 초과하는 경우는 매우 드물다. 또 식후 2시간이 되면 혈당은 식사하기 전 수준으로 돌아간다. 하지만 당뇨병이나 다른 질환으로 인해 혈당을 조절하는 능력에 문제가 생기면 혈당이 높아져도 낮추지 못하게 된다. 이런 경우 혈당은 140mg/dL 이상으로 올라가게 되는데, 이를 고혈당증이라고 한다. 고혈당증인 경우 자주 허기가 지고 목이 마르며, 소변을 보는 횟수가 늘어난다. 또 시야가 흐려지기도 하고 피로하며 체중이 줄어드는 경우도 있다.

단어	의미	용어구조	영어 의미	한글 뜻
pericardium	심장막	peri–	surrounding	~주위의
		–um	structure	구조
prognosis	예후	pro–	before	전방에
resection	절제	re–	back, backward, again	뒤로, 다시
retinopathy	망막병증	–pathy	disease condition	질병의 상태
neurologist	신경과의사	neur/o	nerve	신경
retrocardiac	심장 후방의	retro–	behind	뒤에
nephrologist	신장병학자	nephr/o	kidney	콩팥
gastroenterologist	위장병학자	gastr/o	stomach	위
subhepatic	간 아래의	sub–	below, under	아래의
transhepatic	간 경유의	trans–	across, through	가로질러서
ovarian cysts	난소 종양	cyst	abnormal closed sac	종양
adenocarcinoma	선암	aden/o	gland	샘
urologist	비뇨기과 의사	ur/o	urine	요
hematologist	혈액학자	hemat/o	blood	혈액

해설

Pericardium([pèrəkάːrdiəm])은 심장을 싸고 있는 이중의 낭상막(囊狀膜)인 '심막(心膜)'을 말한다. **Ovarian cysts**([ouvέəriən sist])는 난소의 낭포로 '난소 종양'이다. 이것은 gynecologist([gài–nikάlədʒist]), 즉 부인과 의사가 치료한다. **Adenocarcinoma**([ædənoukaːrsənóumə])는 샘암종이다. **Retinopathy**([rètənάpəθi])는 '망막병증(網膜病症)'이다. 망막병증은 당뇨병에 의한 말초 순환 장애로 눈의 망막에 발생한 합병증이다. Ophthalmologist([àfθælmάlədʒist]), 즉 안과의사가 치료한다. **Neurologist**([njuərάlədʒist])는 '신경과 의사'로 뇌혈관 발작(CVA: cerebrovascular accident) 같은 질환을 치료한다. **Nephrologist**([nəfrάlədʒist]), 즉 '신장병학자'는 신부전(renal failure)을 치료한다. **Gastroenterologist**([gæstrouèntər–άlədʒist]), 즉 '위장병학자'는 염증성 장질환(IBD: inflammatory bowel disease)을 치료한다. **Urologist**([juərάlədʒist]), 즉 '비뇨기과 의사'는 방광염(cystitis)을 치료한다. **Hematologist**([hìːmətάlədʒist]), 즉 '혈액학자'는 철분 결핍성 빈혈(iron deficiency anemia)을 치료한다(지제근, 2013: 725).

[참고] 의학용어 학습에 해부학적 위치 활용하기

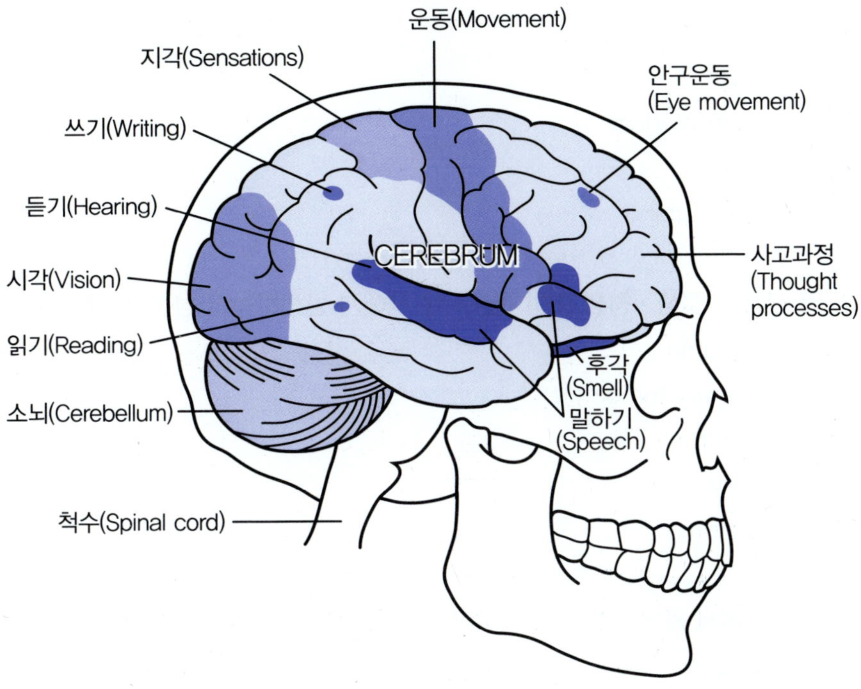

[그림 2-3] 뇌의 해부학적 위치와 영역별 기능(Chabner, 2013: 9, 수정보완)

의학용어는 방대하고 복잡한 용어들을 영어로 배워야 하는 어려운 과목이다. 따라서 효율적인 학습과 암기를 위해서는 신체의 해부학적 위치와 그에 따른 기능을 파악하면서 기억을 하는 것이 더 오래 머리에 남는다(예: 그림 2-3). 참고로 뇌는 외부 손상으로 인해 무산소 상태가 되면 최근 기억이면서 저장 기간이 짧은 것부터 머리에서 사라진다. 그래서 벌어진 일이나 이벤트를 기억하는 서술기억은 잘 사라진다. 그러나 자전거 타는 법과 같이 습관화 되는 절차기억은 머리에 오래 남는다. 습관화를 통해 뇌의 기저핵과 운동을 담당하는 소뇌에 기억이 각인되기 때문이다. 한편, 따스함과 포근함, 분노와 두려움 등 감성과 관련된 정서기억은 뇌의 한복판인 편도체에 보관된다. 이는 뇌질환으로도 타격을 잘 받지 않는데, 어머니에 대한 사무치는 그리움이 그런 종류의 기억이다.

제2강 문제풀이

1. 방광에 모인 오줌을 몸 밖으로 배출하는 오줌길은?
   ① urethra
   ② ureter
   ③ urinary bladder
   ④ kidney
   ⑤ adrenal gland

2. 위 · 장관 · 젖샘 · 침샘 등의 선상피 조직에서 발생하는 양성종양은?
   ① carcinoma
   ② malignant tumor
   ③ adenoma
   ④ arthritis
   ⑤ hematoma

3. 다음 중에서 용어구조와 그 의미가 올바르게 짝지어지지 않은 것은?
   ① cephal/o – head
   ② cerebr/o – cell
   ③ hepat/o – liver
   ④ path/o – disease
   ⑤ nephr/o – kidney

4. 체표 및 소화관 내의 선 조직으로 분비기능이 있는 기관은?
   ① endocrine gland
   ② kidney
   ③ liver
   ④ ureter
   ⑤ exocrine gland

정답	1. ① 2. ③ 3. ② 4. ⑤

제 3 강

신체에 관한 일반용어

1) 신체의 구조

2) 체강

3) 복부의 해부학적 구분

4) 척주의 구분

5) 신체의 방향과 면

6) 주요 어휘

제3강 신체에 관한 일반용어

1) 신체의 구조

신체의 조직적 구조는 세포(cells), 조직(tissues), 기관(organs), 계(systems)로 점차 큰 유기적인 덩어리를 이룬다.

1 세포

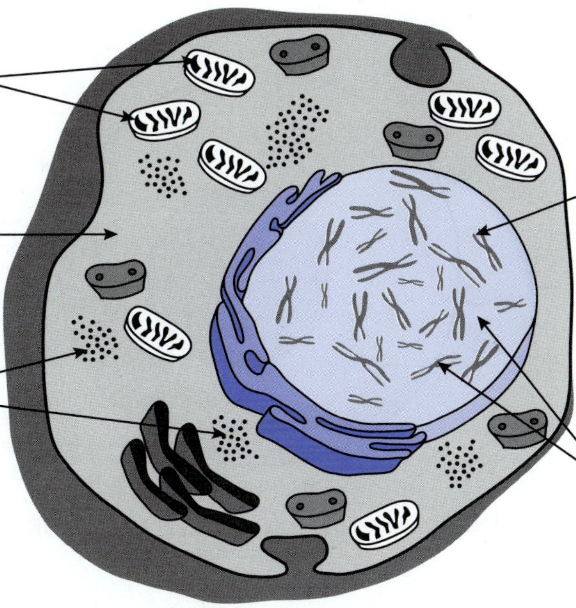

[그림 3-1] 세포의 주요 성분(Chabner, 2014: 34; 홍준현 외, 2013: 18을 수정보완)

※ 리보솜(ribosome)은 단백질 생산을 돕는 작은 과립이다(지제근, 2013: 1442). 미토콘드리아(mitochondria)는 기본적인 기능이 여러 유기물질에 저장된 에너지를 산화적인 인산화 과정을 통하여 생명활동에 필요한 아데노신삼인산(ATP: adenosine triphosphate)의 형태로 변환하기 때문에 세포의 발전소라고 할 수 있다. 한편 염색체(chromosomes)는 모양과 크기가 같은 쌍으로 2개씩 존재하는데 이는 어버이로부터 각각 한 개씩의 염색체를 받았기 때문이다. 이러한 2개의 염색체를 '상동 염색체'라고 한다(Chabner, 2014: 34-36을 참조).

세포는 살아 있는 생물의 기본 단위이다(그림 3-1). 세포는 그 각각의 구성 성분으로 물, 단백질, 당분, 산, 지방, 여러 광물질 등으로 이루어진 젤라틴 같은 물질을 포함하기 때문에 상동성(homology)을 지닌다. 세포의 구성요소에는 첫째, 세포를 둘러싸고 보호하는 구조로 물질의 이동이 가능한 **세포막(cell membrane)**이 있고, 둘째, 세포의 작용을 조절하고 세포생식을 지시하며 세포의 구조와 기능을 결정하는 핵(nucleus)이 있으며, 셋째, 핵 안의 막대 같은 구조인 **염색체(chromosomes)**가 있다. 염색체는 난자와 정자가 각기 23개를 가지며(그림 3-2) 이들이 결합하여 배아(embryo)가 되면 전체 46개의 염색체를 보유한다. 염색체에는 수천 개의 유전자(gene)가 있는데 각 유전자는 복잡한 배열 순서를 가진 **DNA(deoxyribonucleic acid)**로 이루어진다. 이것은 일련의 순서에 따라 배열되며 세포의 생식이나 단백질 생산 같은 세포의 활동을 지시한다.

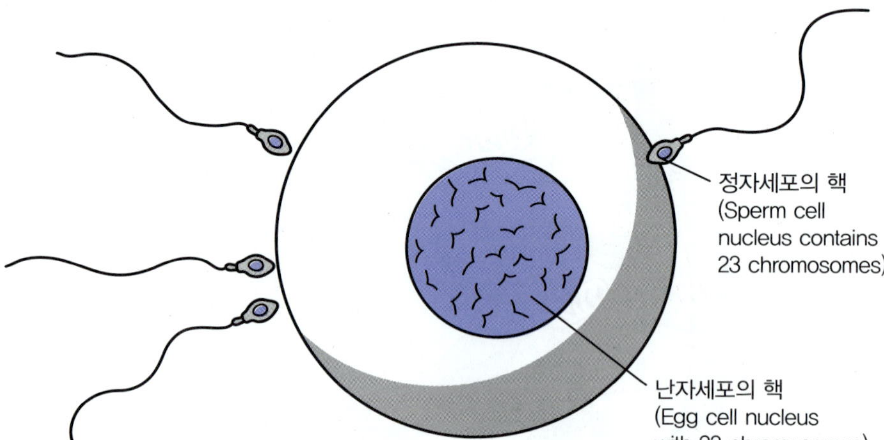

[그림 3-2] 난자와 정자(Chabner, 2014: 35; 홍준현 외, 2013: 19를 수정보완)

세포의 핵은 **핵형(karyotype)**이라고 불리는 염색체 구성을 통해 분류될 수 있다. 즉 염색체의 구조와 숫자가 정상인지 판단하는 일종의 염색체 지도이다. 염색체에 이상이 있을 경우에는 다양한 질환이 생길 수 있다. 다운증후군(Down syndrome)은 염색체가 비정상적인 아기로 정상수보다 많은 47개의 염색체를 가지는데 21번 염색체가 2개가 아닌 3개이기 때문이다. **세포질(cytoplasm)**은 핵 바깥에 있는 물질로 세포막에 의해 둘러싸여 있는데 신경세포에 흥분을 전달하는 등 여러 가지 일을 한다. 이것은 세포 내부를 채우고 있는 균일하고 투명한 점액 형태의 물질이다. 세포질을 구성하고 있는 것에는 우선 **마이토콘드리아(mitochondria)**가 있다(지제근, 2013: 1051). 이는 작은 소시지 모양으로 산소를 통해 음식물을 연소하여 에너지를 발생시키는 **이화작용(catabolism)**을 한다. 즉 마이토콘드리아는 에너지를 생산하는 신체의 동력장치 단위라고 할 수 있다. 다음으로 세포질에는 세망내형질로 불리는 **소포체(endoplasmic reticulum)**가 있다. 이것은 그물모양의 관에 연결되어 작은 것에서 큰 단백질까지 생산하는 **동화작용(anabolism)**을 한다. 이화작용과 동화작용을 합쳐서 대사작용(metabolism)이라고 하는데 이는 세포내 전체적인 화학과정이다. 다시 말해 동화작용은 단순물질을 복합물질로 바꿔서 생체 내 물질을 생성 · 유지하는 대사작용이고 이화작용은 반대로 복합물질을 단순물질로 바꿔서 생체가 이용가능한 에너지로 변환시키는 대사작용이다(지제근, 2013: 67).

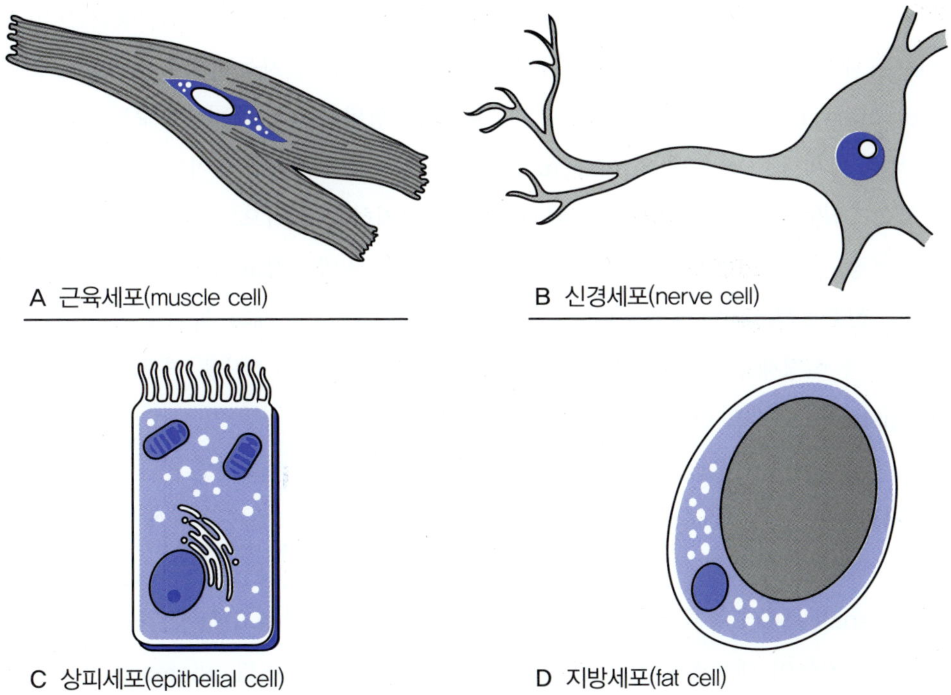

[그림 3-3] 세포의 네 가지 형태(Chabner, 2014: 38; 홍준현 외, 2013: 22를 수정보완)

세포는 네 가지 형태로 구분된다(그림 3-3). 첫째, **근육세포(muscle cell)**는 길고 가늘며 수축과 이완을 도울 수 있도록 섬유를 포함하고 있다. 둘째, **상피세포(epithelial cell)**는 보호기능을 갖고 있으며 정사각형의 납작한 형태이다. 셋째, **신경세포(nerve cell)**는 흥분 전달의 역할을 하며 길고 여러 가지 섬유성 확장력이 있다. 넷째, **지방세포(fat cell)**는 지방을 간직할 수 있도록 크고 비어 있는 공간을 가진다.

2 조직

조직(tissues)은 같은 종류의 세포집단으로 분화의 방향이 같고 구조와 기능이 비슷한 세포의 묶음들이다(지제근, 2013: 1659). 조직은 네 종류가 있다. 첫째, **상피조직(epithelial tissue)**은 신체의 외표면, 체강의 내표면, 기관의 외표면과 내표면을 모두 덮는 막성조직이다. 상피조직의 주된 기능은 신체의 표면을 보호하고 체액을 흡수·분비하며 감각의 작동을 유지하는 것이다. 둘째, **근육조직(muscle tissue)**은 골격근, 평활근, 심장근으로 구분되며 인체의 운동에 관여한다. 골격근(skeletal muscle)은 전신의 관절운동을 조절하며 횡문근(striated muscle)으로 뇌의 운동신경에 지배를 받는 수의근(voluntary muscle)이다. 평활근(smooth muscle)은 내장의 운동을 조절하며 자율신경계의 지배를 받아 자동적으로 움직이는 불수의근(involuntary muscle)이다. 횡문근은 가로무늬근, 평활근은 민무늬근으로도 불린다. 단, 심장벽에만 존재하는 심장근(cardiac muscle)은 횡문근(가로무늬근)이지만 불수의근이다. 셋째, **결합조직(connective tissue)**은 뼈와 연골을 지지하는 조직으로 혈액(적혈구, 백혈구, 혈소판, 혈장), 림프(림프구)와 같은 액상조직과 기타의 지방조직(adipose tissue)으로 나뉜다. 넷째, **신경조직(nervous tissue)**은 흥분을 전달하는데 세포체와 돌기로 구성된 신경원(neuron), 즉 신경세포와 신경교(neuroglia)로 구성된다. 인체 조직을 연구하는 학자는 조직학자(histologist)라고 한다.

3 기관

기관(organs)은 여러 종류의 조직이 모여서 일정한 형태를 갖추고 특정 기능을 하는 것으로 신체의 장기들이 대표적이다(지제근, 2013: 1176). 예를 들면, 위(胃, stomach)는 음식물을 일시적으로 저장하기도 하는 주머니 모양의 기관으로서 근육의 수축 운동에 의해 위벽에서 분비되는 위액과 음식물이 섞이는 공간이다. 내·외측은 점막 형태의 상피조직이고 중간층은 평활근조직으로 되어 있다. 그리고 위는 간(liver), 췌장(pancreas), 비장(spleen), 담낭(gallbladder)과 같은 복부 장기(abdominal viscera)의 하나이다.

4 계

계(systems)는 복합기능을 수행하기 위하여 함께 일하는 장기의 묶음이다(지제근, 2013:

1619). 예를 들면, 소화기계(digestive system)는 음식물의 섭취, 수송, 소화, 흡수, 배설이라는 일련의 과정을 아우르는 시스템인데 구강을 통해 음식이 섭취되면 인두와 식도를 거쳐 음식이 수송되고 위에서 간과 췌장 등에서의 분비물을 통해 음식이 소화되며 소장을 통해 영양분의 흡수가 일어나서 대장과 항문을 통해 분변의 배설에 이르게 된다. 인체를 구성하는 열 가지 시스템은 아래와 같다.

계통	계	주요 기능
Digestive	소화기계	소화기계(digestive system)는 음식물의 섭취, 수송, 소화, 흡수, 배설이라는 일련의 과정을 관장하는 시스템이며 넓게는 소화에 필요한 분비물이 제공되는 침샘, 간장, 췌장 등이 관여된다. 구강(oral cavity), 식도(esophagus), 위장(stomach), 간(liver), 소장(small intestine), 대장(large intestine), 직장(rectum) 등으로 구성된다.
Respiratory	호흡기계	호흡기계(respiratory system)는 인체에 산소를 공급하고 이산화탄소를 내보내는 역할을 하는 시스템으로 비강(nasal cavity), 인두(pharynx), 후두(larynx), 기관(trachea), 기관지(bronchus), 폐(lung), 그리고 실제 교환이 일어나는 폐포(pulmonary alveoli)까지 포괄한다.
Endocrine	내분비계	내분비계(endocrine system)는 신체의 성장과 생식, 대사 기능을 조절하는 호르몬을 분비하는 시스템으로 뇌하수체(pituitary gland), 갑상선(thyroid gland), 흉선(thymus gland), 부신(adrenal gland), 췌장(pancreas)이 관여된다.
Circulatory	순환기계	순환기계는 혈액의 체내 흐름을 관장하는데 심혈관계(cardiovascular system)로 불린다. 심장(heart)과 혈관(blood vessels)으로 구성되는데 심장은 혈액을 펌프질하고 혈액은 산소, 탄산가스, 영양분을 나른다.
Skin and sense organs	피부와 감각기계	피부계(integumentary system)는 외부 손상으로부터 신체의 깊은 조직을 보호하며 감각기관을 통해 통각, 압각 등 감각을 느낄 수 있도록 하며 비타민 D를 합성하는 기능을 한다.

계통	계	주요 기능
Urinary (Excretory)	비뇨기계(배설계)	비뇨기계(urinary system)는 질소 노폐물을 제거하며 혈액의 수분량과 전해질 등의 정도를 조절하는 시스템으로 신장(kidney), 요관(ureter), 방광(urinary bladder), 요도(urethra)를 포함한다.
Reproductive	생식기계	생식기계(reproductive system)는 종족을 생성하는 기능을 하는데 남성의 경우 음경(penis), 고환(testis), 음낭(scrotum), 전립선(prostate gland), 정낭(seminal vesicles) 등으로 이루어져 있고 여성의 경우 질(vagina), 난소(ovary), 자궁(uterus), 자궁관(uterine tube), 유선(mammary glands) 등으로 구성된다.
Nervous	신경계	신경계(nervous system)는 신체의 활동을 관장하고 외부 변화에 대응하는 시스템으로 뇌(brain), 척수(spinal cord), 신경(nerves)으로 이루어져 있고 근육과 감각 수용기를 활성화한다.
Musculoskeletal	근골격계	근육계(muscular system)는 환경에 대처하고 열을 생산하는 시스템으로 골격근(skeletal muscles)으로 구성된다. 골격계(skeletal system)는 연골(cartilages), 관절(joint), 뼈(bones)로 이루어져서 장기를 보호·지지하고 근육을 움직이도록 하며 뼈를 통해 혈액세포를 생성한다.
Lymphatic and immune	림프와 면역계	림프계(lymphatic system)는 면역에 관여하는 백혈구를 수용하는 시스템으로 흉관(thoracic duct), 림프절(lymph nodes), 림프관(lymphatic vessels)으로 이루어져 있다. 면역계는 면역반응을 통해 신체를 보호하는 시스템으로 흉선(thymus gland), 비장(spleen), 림프구(lymphocyte)로 구성된다.

2) 체강

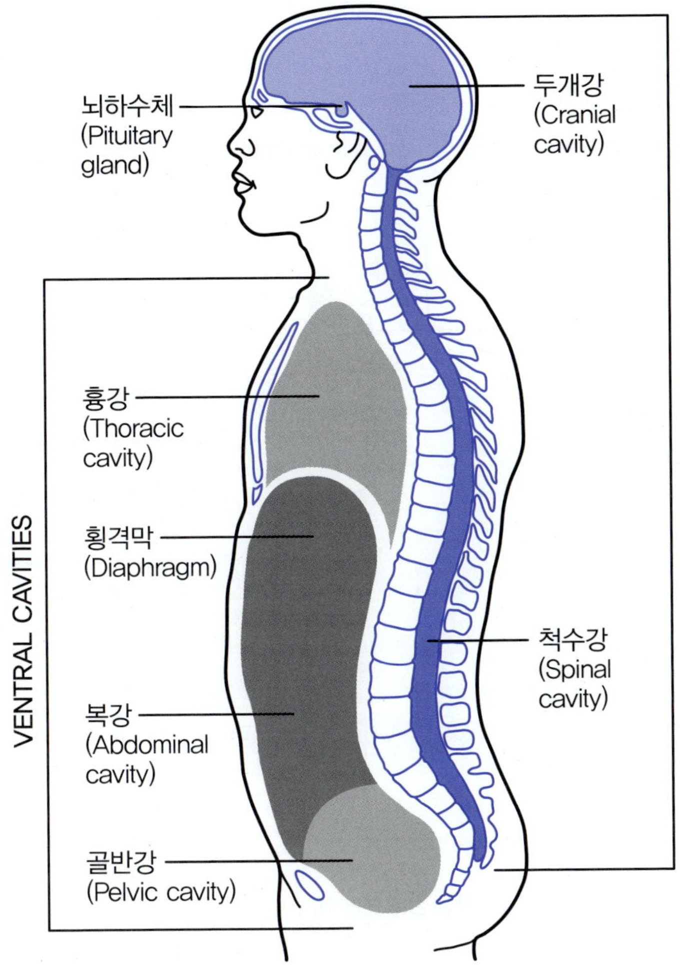

[그림 3-4] 인체의 체강(body cavity)

체강(體腔, body cavity)은 신체 내부의 공간으로 주로 내부장기(internal viscera)가 차지하고 있다(데이비스, 2008: 72). 크게 등쪽강과 복측강으로 나뉜다(그림 3-4).

- 등쪽강(dorsal body cavity)
  - 두개강(cranial cavity) & 척수강(spinal cavity)

- 복측강(ventral body cavity)
  - 흉강(thoracic cavity)
    - · 흉막강(pleural cavity)
    - · 종격(동)(mediastinum)
    - · 심장막강(pericardial cavity)
  - 복강(abdominal cavity) & 골반강(pelvic cavity)

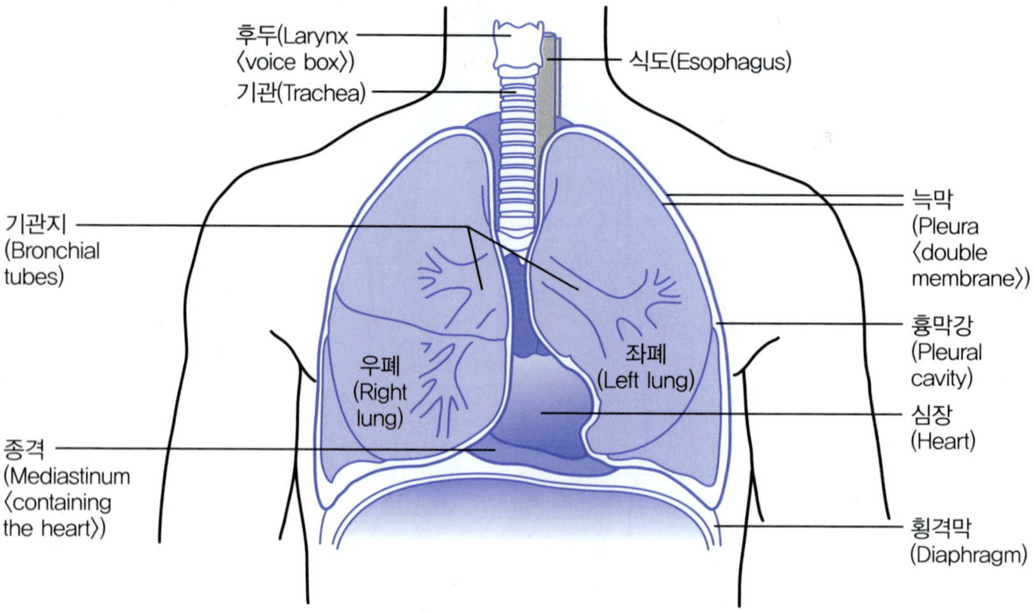

[그림 3-5] 가슴강(홍준현 외, 2013: 28을 수정보완)

각각의 체강에 포함된 장기들은 다음과 같다. 첫째, **두개강(cranial cavity)**에는 뇌와 뇌하수체가 있다. 두개강이란 뇌가 들어 있는 두개골 안쪽의 공간을 지칭한다. 둘째, **가슴강(thoracic cavity)**에는 폐, 심장, 식도, 기관, 기관지, 가슴샘, 대동맥 등이 있다(그림 3–5). 일반적으로 가슴강은 폐를 싸고 있는 2겹의 가슴막(pleura) 사이의 강인 가슴막강(pleural cavity)과 폐 사이의 부분인 종격동(mediastinum)으로 구분되며 가로막(diaphragm)은 가슴강과 복강을 구분하는 막이다(지제근, 2004: 4). 셋째, **복강(abdominal cavity)**에는 위, 작은창자, 큰창자, 지라[1], 간, 쓸개(담낭), 췌장이 있다(그림 3–6). 두 겹으로 복강을 싸고 있는 막

1) 지라(脾臟, spleen)는 복부의 횡격막 아래 왼쪽 상부에 위치하며 죽은 적혈구를 처리하고 백혈구와 림

은 복막(peritoneum)이며 콩팥은 후복강(retroperitoneal cavity)의 등뼈 양측에 위치한다. 넷째, **골반강(pelvic cavity)**은 복부 아래쪽 공간으로 방광, 요관 같은 비뇨기계 기관과 더불어 자궁 같은 생식기관을 포함하며 복강과 골반강은 하나로 묶어서 복부골반강(abdominopelvic cavity)으로 불린다.

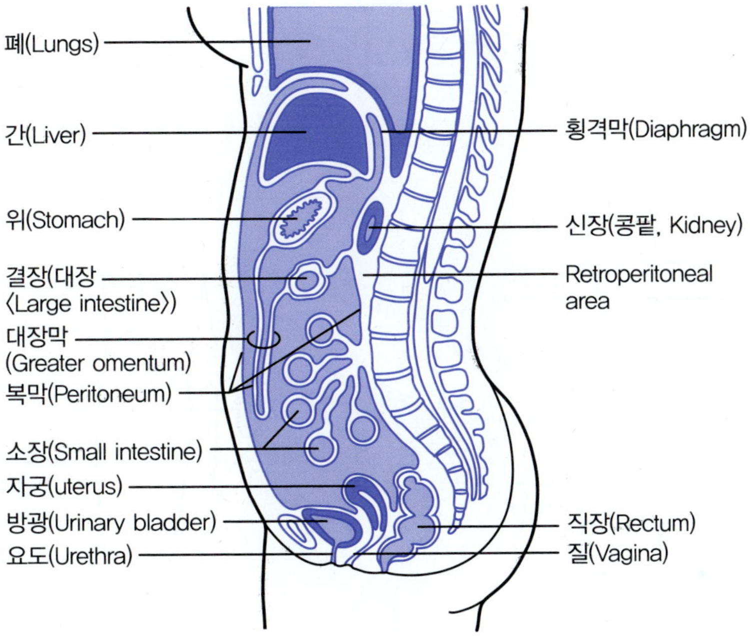

[그림 3-6] 복부의 측면과 장기들(홍준현 외, 2013: 29를 수정보완)

※ 복강 내 장기들을 복막(peritoneum)이 감싸고 있다.

마지막으로 **척수강(spinal cavity)**은 **척주(spinal column)** 내의 공간으로 **척수(spinal cord)**와 척수신경을 포함한다.[2] 가슴강, 복강, 골반강은 인체의 앞면에 있어서 배쪽 체강(ventral

프구를 생산한다. 그래서 지라(비장)는 간과 함께 혈액의 상태에 상당한 영향을 미치는 기관이다. 따라서 혈액과 관련된 질환이나 조혈작용의 문제가 따르는 질환에서 지라비대증(splenomegaly)이 나타나게 되는데 예를 들면 감염증이나 백혈병, 만성골수염, 골수이형성증후군, 빈혈, 대사 이상에 관련된 질환이 이를 야기한다(지제근, 2013: 1549).

2) 백혈병 중에서 급성림프모구성백혈병은 '시타라빈(Cytarabine)'과 '빈크리스틴(Vincristine)'이라는 두 개의 항암제로 치료한다. '시타라빈'은 척수강 내에 주사로 투여하고 '빈크리스틴'은 정맥에 주사로 투여된다. 그런데 '시타라빈'과 '빈크리스틴' 두 개의 항암제는 모두 무색투명한 액체로 용량만 다를 뿐 색상으로는 구분이 되지 않아서 간혹 바뀌어 투여되기도 한다. 문제는 '빈크리스틴'이라는 항암제는 정맥

cavity)으로 불리며 두개강과 척수강은 인체의 뒷면에 있어서 등쪽 체강(dorsal body cavity)으로 불린다(그림 3-7, 3-8).

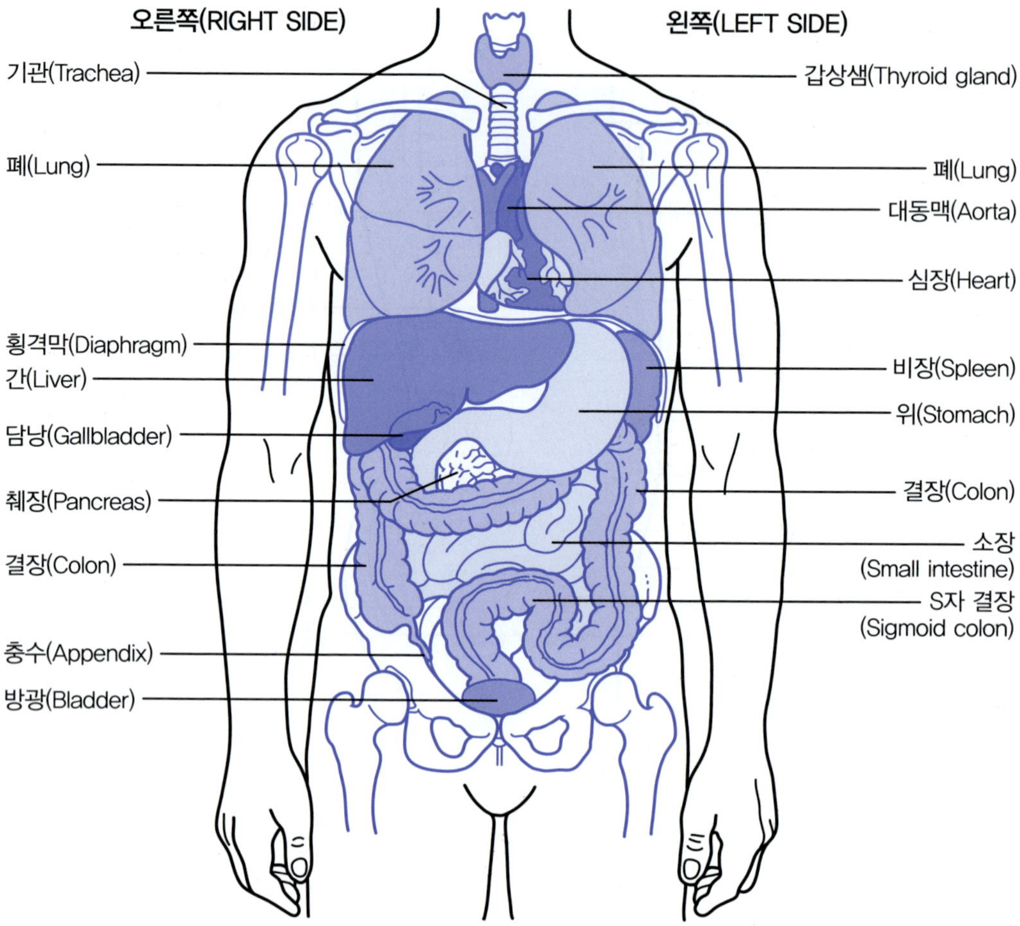

[그림 3-7] 흉강과 복강의 앞모습

이 아닌 척수강 내로 주입되면 대부분 사망하는 매우 위험한 항암제라는 것이다. 우리나라에도 '빈크리스틴'이 척수강 내로 주입되어 사망하는 사건이 거의 매년 발생하고 있다. 백혈병을 앓던 정종현(당시 9세)군도 레지던트 1년차였던 의사가 척수내강에 투입해야 할 시타라빈 대신 정맥에 주사해야 하는 항암제 빈크리스틴을 실수로 척수에 주사하여 사망한 것으로 추정된다. 이에 따라 의료사고가 일어나면 그 사실을 국가에 보고하고 국가에서는 실수인지 시스템 오류인지 분석해 재발하지 않도록 시스템을 재정비해 병원에 정착시키는 법인 '환자안전법(일명 종현이법)'이 발의되었다.

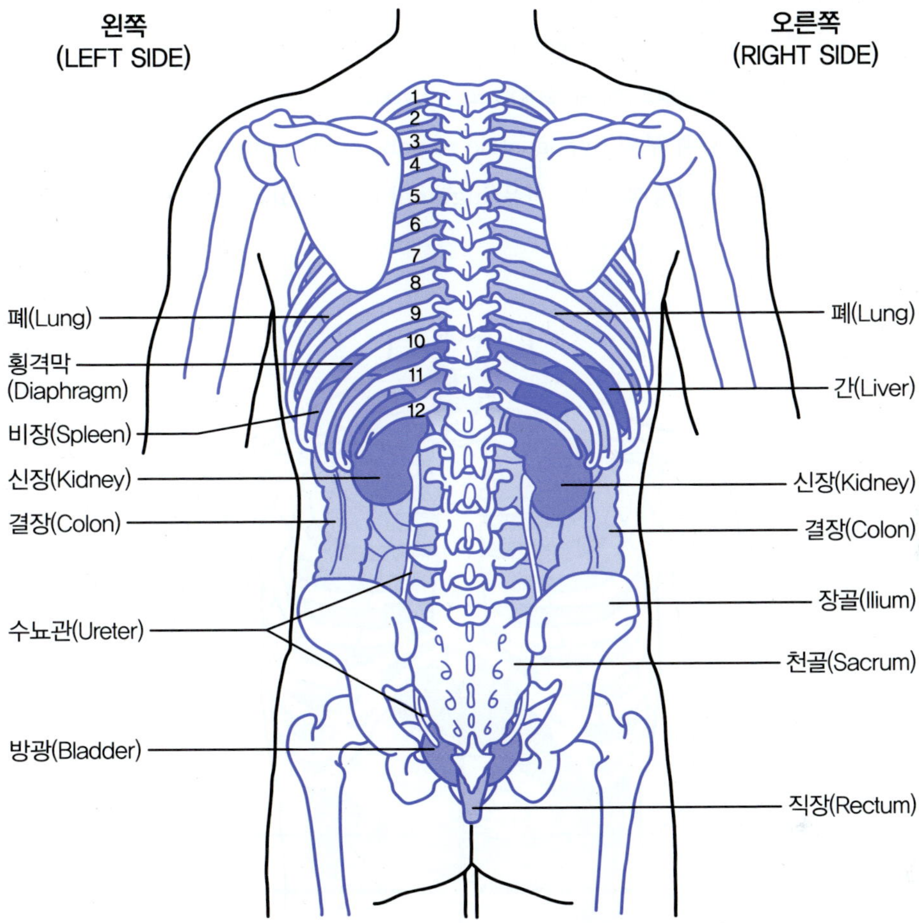

[그림 3-8] 흉강과 복강의 뒷모습

3) 복부의 해부학적 구분

해부학적인 이유에서 복부, 즉 복강과 골반강은 9개의 부위로 나뉜다.

- 위 배 부위(superior abdominal region 또는 epigastrium)
  - 명치 부위와 상복부(epigastric region)
  - 갈비뼈 아래 부위, 좌우(hypochondriac region)
- 중간 배 부위(middle abdominal region 또는 mesogastrium)

- 배꼽 부위(umbilical region)
- 옆구리 부위, 좌우(lumbar region)

• 아래 배 부위(inferior abdominal region 또는 hypogastrium)

- 하복 부위와 두덩뼈 부위(hypogastric region, pubic region)
- 사타구니 부위와 엉덩뼈 부위, 좌우(inguinal region, iliac region)

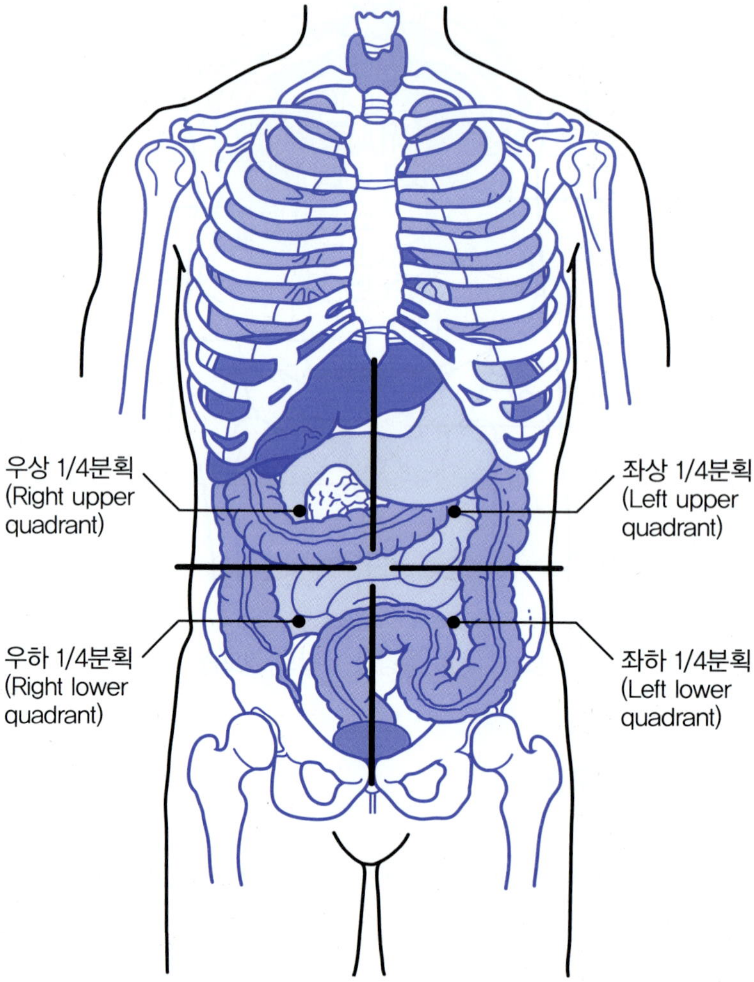

[그림 3-9] 복부의 해부학적 4분할도

한편 임상적인 이유에서 복부는 4개로 분할된다(그림 3-9).

- LUQ(left upper quadrant) : 좌상 ¼분획으로 주요 장기는 간의 좌엽, 비장, 소장과 대장의 일부분
- RUQ(right upper quadrant) : 우상 ¼분획으로 주요 장기는 간의 우엽, 담낭, 췌장, 소장과 대장의 일부분
- LLQ(left lower quadrant) : 좌하 ¼분획으로 난관, 난소, 요관의 일부분과 소장과 대장의 일부분
- RLQ(right lower quadrant) : 우하 ¼분획으로 난관, 난소, 요관의 일부분과 소장과 대장의 일부분이며 LLQ와는 달리 충수가 있음

4) 척주의 구분

척주(spinal column)는 목부터 꼬리뼈까지 이어진 각각의 척추(vertebra)로 구성되며 그 안에 척수(spinal cord)의 신경 조직이 들어 있다(송애랑 외, 2013: 342). 즉 척추뼈로 구성된 척주를 통해서 척수신경이 보호된다. 각각의 척추 사이에는 공간이 있는데 각각의 공간에는 **추간판(椎間板, intervertebral disk)**이라고 부르는 판이 있다. 이것은 평상시에는 외부 충격을 흡수하고 척수를 보호하는 역할을 하지만 파열이 되면 **추간판탈출증(herniation of intervertebral disk)**이 생겨서 심한 통증을 겪게 된다(그림 3-10).

척주의 구분	약어	부위
경부(cervical)	C1~C7	목부위에 7개의 경추로 구성된다.
흉부(thoracic)	T1~T12	가슴부위에 12개의 흉추로 구성된다.
요부(lumbar)	L1~L5	허리부위에 5개의 요추로 구성된다.
천추부(sacral)	S1~S5	엉치뼈 부위에 하나의 뼈로 합쳐 있다.
미추부(coccygeal)	C	꼬리뼈 부위에 하나의 뼈로 합쳐 있다.

참고로, 척주는 목뼈부터 꼬리뼈까지의 척추의 기둥모양의 집합으로 척추뼈 안에 척수가 들어가 있으며 중추신경계의 한 부분이어서 뇌의 신경작용을 사지로 전달해 준다. 반면, 척수는 척추의 관 속에 있는 중추신경 그 자체로 회색질의 신경 세포와 신경 섬유로 구성되어 있다(지제근, 2013: 1544).

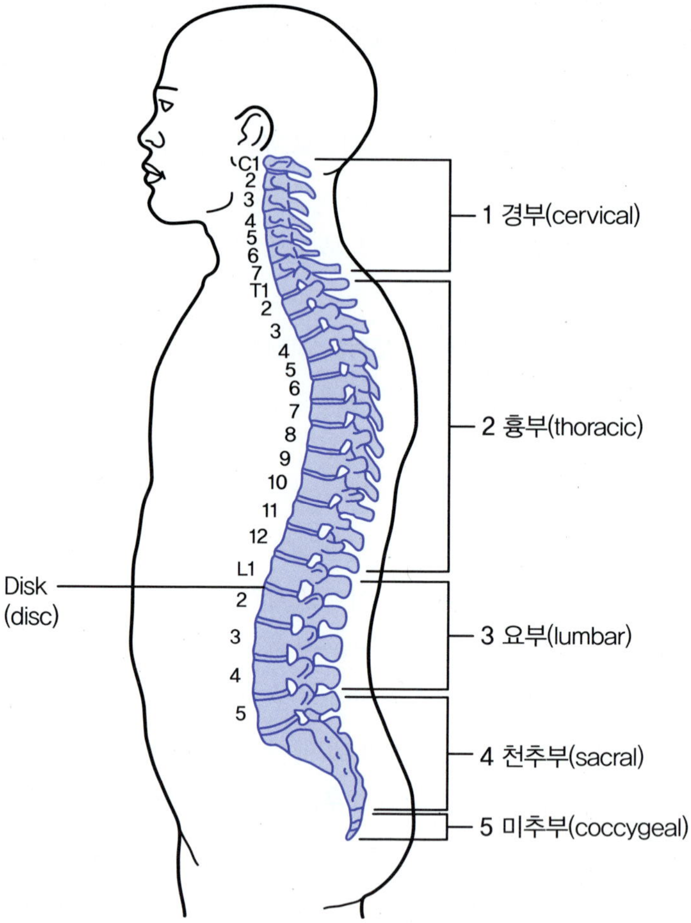

[그림 3-10] 척주의 해부학적 구분도

5) 신체의 방향과 면

신체의 위치와 방향을 나타내는 용어는 아래와 같다.

Superior, Cephalic Inferior, Caudal	위쪽, 머리쪽 아래쪽, 꼬리쪽	신체의 머리쪽, 장기의 위쪽 신체의 아래쪽, 머리에서 먼쪽
Anterior, Ventral Posterior, Dorsal	앞쪽, 복측 뒤쪽, 등쪽	신체나 장기의 앞면 신체나 장기의 뒷면

Medial Lateral Intermediate	안쪽 바깥쪽, 측면의, 옆에 중간	정중면에 가까운 쪽 정중면에서 바깥쪽 정중면과 측면구조 사이
Proximal Distal	가까운 쪽, 몸쪽 먼 쪽, 말단의	신체기시부나 사지가 몸통에 부착된 곳에서 가까운 쪽 신체기시부나 사지가 몸통에 부착된 곳에서 떨어진 쪽
Superficial Deep	얕은 부분의 깊은	신체표면에 가까이 신체표면에서 내부로 깊은 안쪽
Supine Prone	바로 눕기, 앙와위 엎드린, 복와위	등을 대고 바로 누움 배를 대고 누움

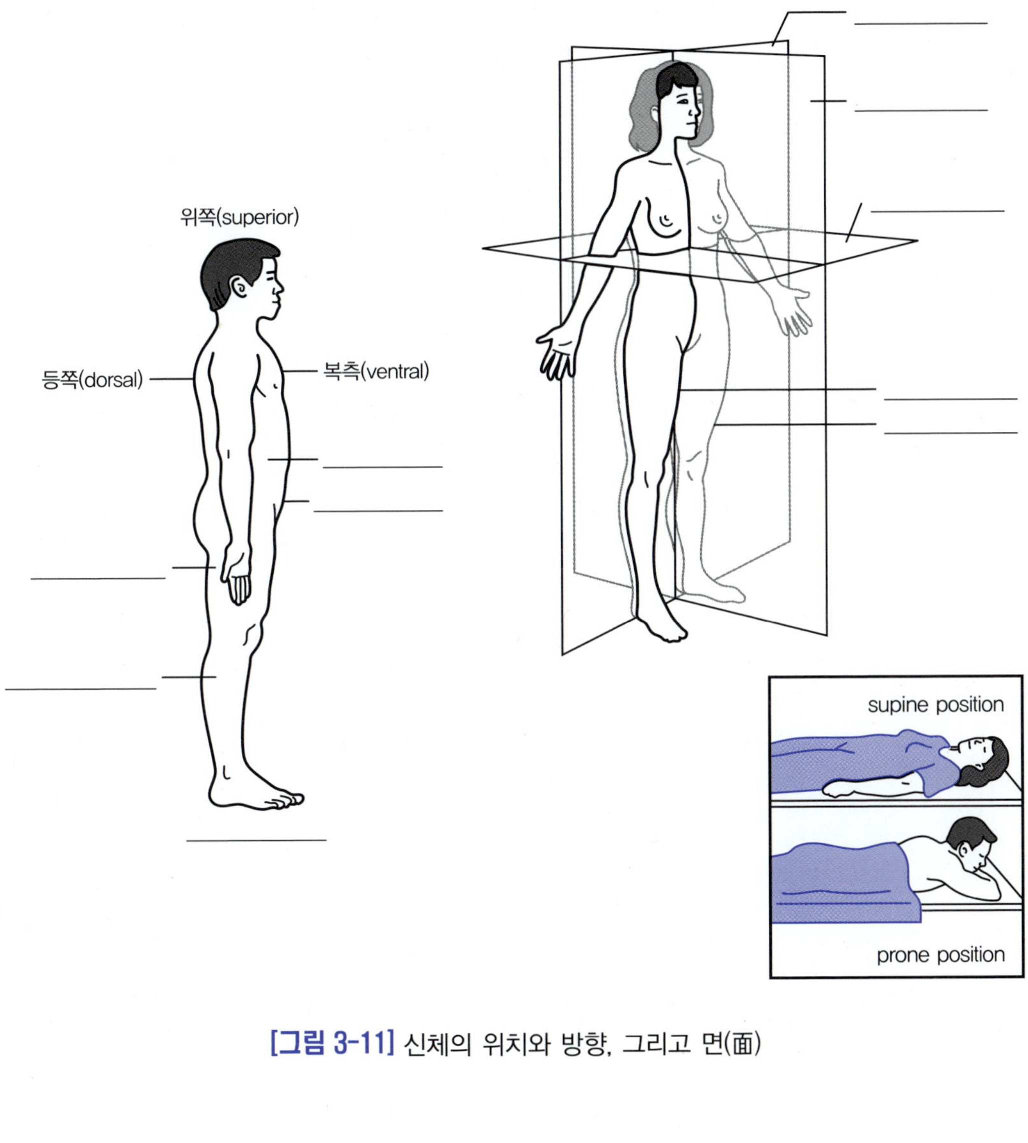

[그림 3-11] 신체의 위치와 방향, 그리고 면(面)

신체의 면(面)은 세 가지로 나뉜다(그림 3-11). 첫째, **이마면(frontal plane)**은 신체 혹은 장기를 앞뒤로 나누는 면으로 머리뼈의 관상봉합을 지나는 면이라는 의미에서 관상면(coronal plane)이라고 부르기도 한다. 둘째, **시상면(sagittal plane)**은 신체를 좌우대칭으로 나누는 정중면(median plane)에 평행되는 면으로 신체 또는 기관을 좌우대칭으로 이등분하는 면이라는 의미에서 정중시상면(midsagittal plane)이라고도 부른다. 셋째, **횡단면(transverse plane)**은 땅과 수평이 되게 신체를 나누는 면인 수평면(horizontal plane)이며 인체나 구조를 상하부로 나눈다. 한편 신체는 영상의학적 측면에서 여러 체위(體位, position)로 구분할 수 있다. 바로 눕는 자세는 **앙와위(supine position)**이며 엎드린 자세는 **복위(prone position)**, 옆으로 누운 자세는 **측위(lateral position)**, 그리고 환자가 침상의 머리 부분에서 수평면으로 50cm 가량 올려 앉은 자세는 **파울러위(fowler's position)**라고 부른다 (지제근, 2004: 580).

6) 주요 어휘

단어	의미	용어구조	영어 의미	한글 뜻
chondrosarcoma	연골육종	sarc/o	flesh	살
chromosome	염색체	chrom/o	color	색
		–somes	bodies	체
iliac	엉덩뼈의	ili/o	ilium	엉덩뼈
		–ac	pertaining to	~의
coccygeal	꼬리뼈의	coccyg/o	coccyx, tail bone	꼬리뼈
		–eal	pertaining to	~의
craniotomy	개두술	crani/o	skull	머리뼈
		–tomy	incision, cutting into	절개
distal	먼쪽의	dist/o	far	먼
dorsal	등의	dors/o	back portion of the body	등 부분
histology	조직학	hist/o	tissue	조직
		–logy	study of	학문
arthroscopy	관절경 검사법	–scopy	process of visual examination	보며 조사하는 과정

해설

Chondrosarcoma([kάndrousaːrkóumə])는 'a malignant neoplasm of cartilage cells' 즉, '연골육종'으로 연골종(chondroma)과 달리 연골에 생긴 악성종양(malignant tumor)이다. **Chromosome**([króuməsòum])은 'a threadlike strand of DNA in the cell nucleus that carries the genes in a linear order'로 '염색체'이고 **coccygeal**([kaksídʒiəl])은 꼬리뼈, '미골(尾骨, coccyx)의'이다. **Craniotomy**([krèiniάtəmi])는 '개두(開頭)(술)'이고 **iliac**([íliæk])은 '장골(腸骨, ilium)의'라는 뜻이다. **Arthroscopy**([aːrθrάskəpi])는 무릎의 찢어진 연골을 관찰하고 제거하는데 쓰이는 '관절경 검사법'이다. 같은 논리로 복강경검사법(peritoneoscopy)은 복부의 병든 조직이나 장기를 관찰하는 검사법이다.

단어	의미	용어구조	영어 의미	한글 뜻
abdominal	복부의	abdomin/o	abdomen	복부
		–al	pertaining to	~의
adipose	지방의	adip/o	fat	지방
		–ose	pertaining to, full of	~의, 가득찬
cervical	(자궁)목부의	cervic/o	neck	신체의 목, 자궁목
chondroma	연골종	chondr/o	cartilage	연골
		–oma	tumor, mass	종양
anterior	앞의	anter/o	front	앞
		–ior	pertaining to	~의
anabolism	동화작용	ana–	up	위
		bol/o	to cast(throw)	던지다
		–ism	process	과정
placenta	태반	placent		태반

해설

Abdominal([æbdámənl])은 '복부의', '복강의'라는 뜻이며 **adipose**([ǽdəpòus])는 '지방의', '지방질의'라는 뜻이다. **Anterior**([æntíəriər])는 '앞쪽에 있는', '앞면[부분]의'라는 뜻이다. **Anabolism**([ənǽbəlizm])은 단백질을 합성하는 '동화작용'이란 뜻으로 생물체 내에서 일어나는 물질 변화 중 간단한 물질로부터 복잡한 물질이 합성되는 화학 변화를 말한다. 그 반대는 이화작용(catabolism)이다. **Cervical**([sə́ːrvikəl])은 '목부위의(경부의)'이며 자궁경부암은 cervical cancer이다. **Chondroma**([kandróumə])는 연골(cartilage)에 생긴 양성종양(benign tumor)이다. **Placenta**([pləséntə])는 '태반'이다. 태반은 자궁에 연결된 원반 모양의 기관으로 중앙의 탯줄이 태아의 배꼽과 연결돼 있어 산모와 태아를 직접적으로 잇는데 태아와 산모에게서 각각 절반씩 온다. 태반은 태아가 자라는데 필요한 기능을 담당하는데 핵심 기능은 산모와 태아의 물질 교환이다. 산모의 산소와 양분을 태아에게로 전달하고 태아의 이산화탄소와 노폐물을 산모에게 전달한다. 이때 산모와 태반의 혈관 사이에는 조직액이 있어 산모의 혈액과 태아의 혈액은 섞이지 않는다. 태반은 영양분과 노폐물 교환에서 필터 역할을 하는 셈이다. Placentography는 x–ray로 태반 내부를 찍는 태반 조영술이다.

단어	의미	용어구조	영어 의미	한글 뜻
umbilical	탯줄의, 배꼽의	umbilic/o	navel, umbilicus	배꼽
ventral	배쪽의, 복측의	ventr/o	belly side of the body	신체의 복측
visceral	내장의	viscer/o	internal organ	내장기관
anabolism	동화작용	ana-	up	위
catabolism	이화작용	cata-	down	아래
hypochondria	건강염려증	hypo-	below	아래
		-ia	condition	상태
epigastric	상복부의	epi-	above	위
		gastr/o	stomach	위
		-ic	pertaining to	~의
intervertebral disk	척추 사이 원판	inter-	between	사이의
		vertebr/o	vertebra	척추
metabolism	대사작용	meta-	change, beyond	변화
tracheotomy	기관절개술	-tomy	incision	절개
tonsillectomy	편도절제술	-tomy	incision	절개
angioplasty	혈관형성술	-plasty	surgical repair	외과적 교정

해설

Umbilical([ʌmbílikəl])은 '배꼽의', '탯줄의'라는 뜻이며 **ventral**([véntrəl])은 '복부의(배쪽에 있는)'라는 의미이다. **Visceral**([vísərəl])은 '내장의', epigastric([èpəgǽstrik])은 '상복부의'이다. **Hypochondria**([hàipəkándriə])는 '건강에 대한 지나친 걱정'으로 정신의학적 증세이다. **Intervertebral disk**([intərvə́ːrtəbrəl disk])는 '추간판'이다. 돌출(bulge)된 추간판 연골을 제거하는 수술을 추간판절제술(discectomy)이라 부른다. 마찬가지로 **tracheotomy**([trèikiátəmi])는 '기관절개술'인데 trachea, 즉 숨통(windpipe)으로부터 이물질을 제거하는 수술로 응급시 기도를 확보한다. 참고로 수술 시에 하는 것은 기관내 삽관(endotracheal intubation)이다. **Tonsillectomy**([tànsəléktəmi])는 인두(pharynx)의 림프조직을 제거하는 '편도절제술'이고 **Angioplasty**([ǽndʒiəplæsti])는 'an operation to repair a damaged blood vessel or unblock a coronary artery'로 막힌 심장동맥을 뚫어주는 혈관형성술이다(지제근, 2013: 77).

단어	의미	용어구조	영어 의미	한글 뜻
inguinal	샅부의	inguin/o	groin	서혜부
lateral	측면의	later/o	side	옆(측면)
lumbosacral	허리엉치뼈의	lumb/o sacr/o	lower back, loin sacrum	허리 엉치뼈
medial	안쪽의	medi/o	middle	가운데
sacral	엉치뼈의	sacr/o	sacrum	엉치뼈
spinal	척추의	spin/o	spine, backbone	척추
pelvic	골반의	pelv/o	hip, pelvic cavity	골반강
posterior	뒤의	poster/o	back, behind	뒤
proximal	몸 중심부의	proxim/o	near	가까이
epithelial cell	상피세포	epi– thel/o	above, upon nipple	~위의 유두
thoracic	가슴의	thorac/o	chest	가슴
laryngectomy	후두절제술	–tomy	process of cutting	절제

해설

Inguinal([íŋgwənl])은 '사타구니(서혜부의)'이며 **lumbosacral**([lʌmbousǽkrəl])은 '허리엉치뼈의'라는 의미이다. **Epithelial cell**([èpəθíːliəl sel])은 'one of the closely packed cells forming the epithelium'으로 '상피세포'이고, **thoracic**([θɔːrǽsik])은 '흉부의'라는 뜻이다. 참고로 thoracotomy([θɔ̀ːrəkɑ́təmi])는 가슴을 열어 폐 조직을 제거하는 '개흉(開胸)(술)'이다. **Laryngectomy**([lærəndʒéktəmi])는 'surgical removal of part or all of the larynx'으로 발성기관(voice box)에 생긴 암종을 제거하는 '후두절제술'이다(지제근, 2013: 919).

제3강 문제풀이

1. 다음 중 세포의 주요 성분으로 단백질의 생산을 돕는 작은 과립은?
   ① mitochondria
   ② nucleus
   ③ chromosomes
   ④ ribosome
   ⑤ cytoplasm

2. 다음 중 폐 사이의 공간은?
   ① mediastinum
   ② pleural cavity
   ③ diaphragm
   ④ peritoneum
   ⑤ retroperitoneal cavity

3. 다음 중에서 간의 좌엽, 비장, 소장 등이 존재하는 복부 위치는?
   ① RLQ(right lower quadrant)
   ② LLQ(left lower quadrant)
   ③ RUQ(right upper quadrant)
   ④ LUQ(left upper quadrant)
   ⑤ umbilical region

4. 다음 중에서 신체의 위치와 방향을 나타내는 용어로 의미가 틀린 것은?
   ① superior – 위쪽
   ② inferior – 앞쪽
   ③ medial – 안쪽
   ④ distal – 먼 쪽
   ⑤ proximal – 가까운 쪽

정답	1. ④ 2. ① 3. ④ 4. ②

제 4 강

의학용어 분석

1) 기초 의학용어 분석하기

2) 어근

3) 접미사

4) 접두사

5) 관련 질환

제4강 의학용어 분석

1) 기초 의학용어 분석하기

여기서는 기초 의학용어의 다양한 접미사(suffix)를 중심으로 어떻게 결합형 의학용어가 만들어지는지 살펴본다. 이러한 학습은 시험이나 실무에서 모르는 의학용어가 나왔다 하더라도 그것을 접두사, 어근, 접미사 등으로 분해하여 뜻을 추리하는 능력을 키우는데 반드시 필요하다. 이 훈련을 통하여 스스로 의학용어를 학습할 수 있는 습관과 태도를 만들 수 있다. 기본적으로 어근과 접미사의 연결에서는 결합형 모음을 사용하며 어근과 모음으로 시작하는 접미사의 연결에는 결합형 모음을 생략한다.

물론 의학용어를 학습하려면 어느 수준까지는 기초 용어들을 충분히 암기해야 한다. 일정한 학습량이 되면 그때부터는 의학용어의 구조를 분리하여 의미를 유추하거나 단어를 결합할 수 있는 능력이 생긴다. 이러한 의미에서 자주 쓰이는 의학용어들을 몇 가지 배운 후에 어근부터 공부를 시작하도록 하자. 우리는 정상해부학이라는 것을 배웠다. 그에 따르면 개수와 모양이 중요한데 손가락의 경우 polydactyly는 손가락 개수가 많은 다지증이고 syndactyly는 손가락이 합쳐져서 개수가 작은 합지증이다. 그리고 carpal bone은 손목뼈이고 proximal phalanx는 손가락 끝의 지골이며 이 둘은 손바닥뼈, 즉 **중수골(metacarpal bone)**로 이어진다. 발목뼈(tarsal)도 같은 논리인데 중족골은 metatarsal bone이다. 의학용어를 학습하면 인체에 생기는 여러 가지 액체들이 등장한다. Ascites는 복강에 생긴 물인 복수(腹水)이고 임부(妊婦)의 양수(amniotic fluid)를 뽑아내는 것은 amniocentesis(양수천자)라고 부른다(그림 4-1).

인체는 종종 세균(bacteria), 바이러스(virus), 진균(fungus)에 감염되는데 sepsis는 혈액에 미생물이 있어서 열이 나고 혈압이 떨어지는 패혈증이고 bacteremia는 혈액 속에 세균이 존재하는 균혈증(菌血症)이다(그림 4-2). 질환을 진단할 때 자주 나오는 용어는 급성의(acute), 만성의(chronic), 양성의(benign), 악성의(malignant), 후천성의(acquired), 선천성의(congenital) 등이다. 질병으로 인해 조직은 죽거나 기능상의 문제가 유발된다. Necrosis는 농양(abscess)으로 인해서 조직, 세포가 사멸하는 괴사(壞死)이고 gangrene은 괴저(壞疽)인데 조직이 광범위하게 사멸한 것으로 당뇨의 합병증으로 나타날 수 있다. 인체의 장기가 제 기능을 다하지 못하는 것은 **부전(failure)**이라고 하는데 보통 정상 장기에서 부분적으로 망가지는 insufficiency 단계를 지나서 유발된다.

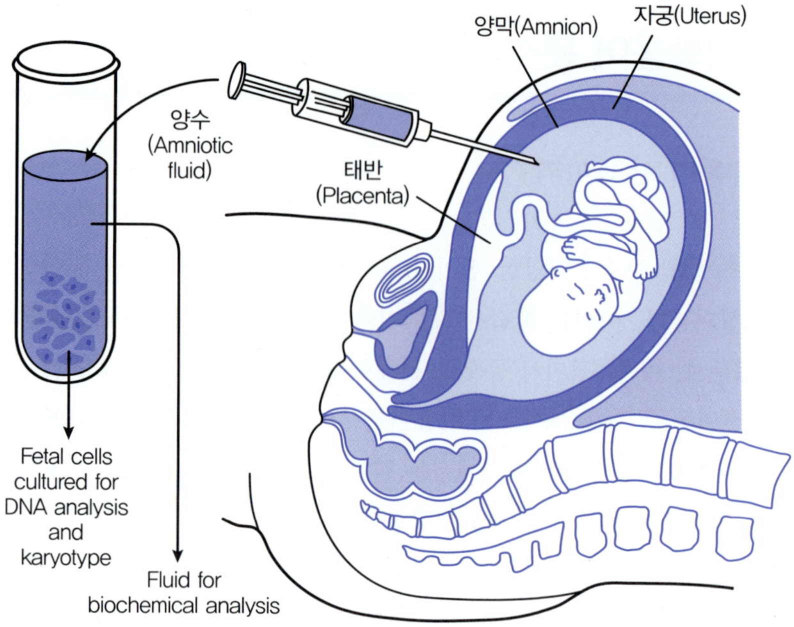

[그림 4-1] 양수천자(Chabner, 2014: 77; 홍준현 외, 2013: 59를 수정보완)

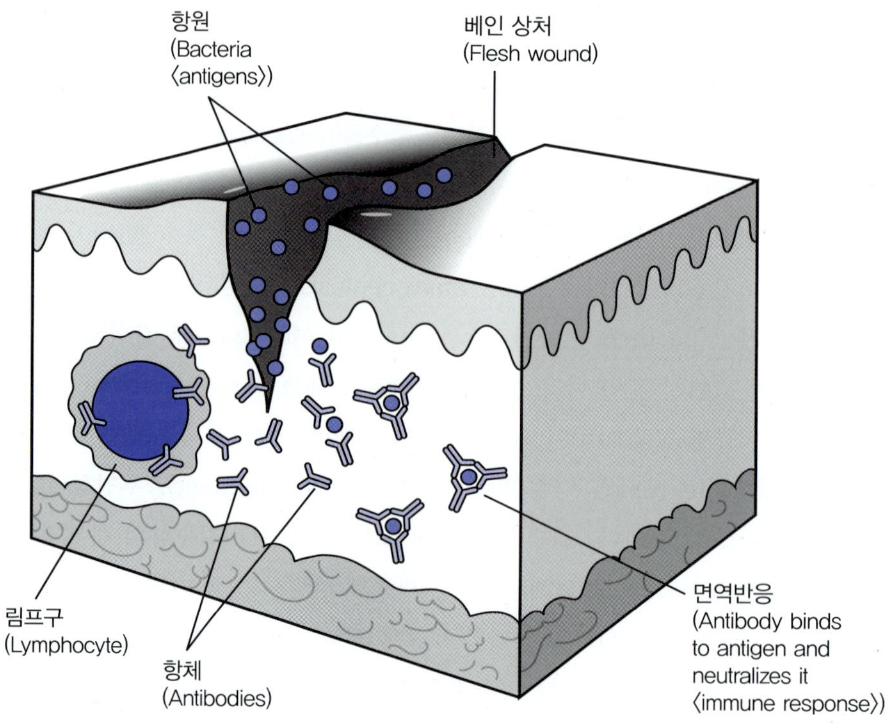

[그림 4-2] 항원과 항체, 그리고 신체의 면역반응

2) 어근

결합형	영어 의미	한글 뜻	응용
abdomin/o	abdomen	복부	abdominal pain
acr/o	extremities, top, extreme point	사지, 말단	lower extremities
acu/o	sharp, severe, sudden	급성	acute
aden/o	gland	샘	adenitis
amni/o	amnion	양막	amniocentesis
axill/o	armpit	겨드랑	cf) axilla
blephar/o	eyelid	눈꺼풀	blepharitis
angi/o	vessel	혈관	angina
arthr/o	joint	관절	arthrology
bronch/o	bronchial tubes	기관지	bronchocele
arteri/o	artery	동맥	cf) vein
carcin/o	cancer	암	carcinogenesis
chem/o	drug, chemical	약, 화학(약품)	chemotherapy

해설

어근(語根)은 한 단어에서 더 이상 나눌 수 없이 의미의 중심이 되는 요소로 여기에 접사나 어미가 붙어서 단어가 된다. 예컨대 **extremity**([ikstrémәti])는 '극도', '맨끝', '사지 중의 하나'라는 뜻으로 lower extremities는 '발'이고 upper extremities는 '손'이다. **Adenitis**([ædәnáitis])는 '(림프)선염'이고 **amnion**([ǽmniәn])은 '양막(羊膜)', 즉 태아를 둘러싸는 막이다. **Angina**(ændʒáinә)는 '통증궤양괴사입안염', 즉 목구멍에 생기는 급성 편도선염이고[1] angiocardiography([ændʒioukὰːrdiάgrәfi])는 '혈관 심장 촬영법'이다. Artery는 '동맥' vein은 '정맥'이고 **armpit**([άːrmpìt])는 '겨드랑이(액와)'인데 axilla와 같은 뜻이다. **Blephar**([bléfәr])는 '눈꺼풀', '눈썹'을 의미한다. **Bronchocele**([brάŋkәsìːl])은 '갑상선종'이고 **carcinogenesis**([kὰːrsәnoudʒénisis])는 '발암'이라는 뜻이다.

---

1) 참고로 일상에서 통용되는 협심증(狹心症)은 angina pectoris이며, 심장부 또는 흉골 뒤쪽에 발작적으로 일어나는 조이는 것 같은 동통을 주증상으로 하는 증후군이다.

결합형	영어 의미	한글 뜻	응용
chondr/o	cartilage	연골	chondritis
cyst/o	urinary bladder	방광	cystography
hydr/o	water, fluid	물, 수분	hydrocele
laryng/o	larynx, voice box	후두	laryngitis
lymph/o	lymph	림프	lymphocytosis
inguin/o	groin	사타구니, 서혜부의	cf) inguin
chron/o	time	시간	chronic
col/o	colon(large intestine)	결장(큰창자, 대장)	colonoscopy
ischi/o	ischium	궁둥뼈	ischiadic
lapar/o	abdomen, abdominal wall	배, 복부	laparoscope
encephal/o	brain	뇌	encephalotomy
mamm/o, mast/o	breast	유방	mammography
muc/o	mucus	점액	nasal mucus

해설

Cartilage([ká:rtəlidʒ])는 '연골'(gristle)이며 **chondritis**([kandráitis])는 '연골염'이다. **Cystography**([sistágrəfi])는 '방광 X선 조영(造影)[촬영]술'이고 **encephal**([inséfəl])은 '뇌'이며 **encephalotomy**([ensèfəlóumə])는 '뇌절개술'이다. **Groin**([grɔin])은 '사타구니', '성기'인데 참고로 **inguin**([íŋgwən–])도 '사타구니의(서혜부의)'라는 뜻이다. **Ischium**([ískiəm])은 '좌골', **laparoscope**([lǽpərəskòup])는 'a slender endoscope inserted through an incision in the abdominal wall in order to examine the abdominal organs or to perform minor surgery'로 개복술과 달리 복부를 절개하지 않는 '복강경 수술법'이란 의미이다. **Larynx**([lǽriŋks])는 '발성 기관(voice box)'이며 **laryngitis**([lærəndʒáitis])는 '후두염', **lymphocytosis**([lìmfəsaitóusis])는 '림프구 증가증'이다. 한편, **Mammography**([mæmágrəfi])는 '유방조영촬영술'이다. **Mucus**([mjú:kəs])는 식물의 진액 또는 동물의 '점액'인데 **nasal mucus**([néizəl –])는 '콧물'이다.

결합형	영어 의미	한글 뜻	응용
myel/o	spinal cord, bone marrow	척수, 골수	myelitis
path/o	disease	질병	pathology
my/o	muscle	근육	myocardial
nephr/o	kidney	콩팥	nephrosis
neur/o	nerve	신경	neurology
ophthalm/o	eye	눈	ophthalmia
ot/o	ear	귀	otolaryngologist
pulmon/o	lung	폐	pulmonary artery
oste/o	bone	뼈, 골	osteitis
pleur/o	pleura	가슴막	pleura
pneumon/o	lung, air	폐, 공기	pneumoencephalitis
peritone/o	peritoneum	복막	peritoneal
rect/o	rectum	직장	rectocele

해설

Myelitis([màiəláitis])는 '척수염', '골수염'이다. **Nephrosis**([nəfróusis])는 '신장병'인데 모양이 비슷한 단어들과 구분할 필요가 있다. 예를 들어 **necrology**([nəkráləd ʒi])는 '사망자 명단'으로 다른 뜻이다. 참고로 이 단어는 obituary(사망 기사)와 구별할 필요가 있다. **Nephralgia**([nifrǽld ʒiə])는 '신장통' **ophthalmia**([afθǽlmiə])는 '안염' **osteitis**([àstiáitis])는 뼈에 염증이 생긴 '골염'이다. 참고로 xerophthalmia([zìərafθǽlmiə])는 전신의 비타민 A 결핍에 의한 '안구건조증'이다. **Otolaryngologist**([òutoulæriŋgáləd ʒist])는 '이비인후과 의사'이고 pathology([pəθáld ʒi])는 질병에 대한 학문인 '병리학'이다. **Peritoneum**([pèritəní:əm])은 '복막' **pleura**([plúərə])는 '늑막', '흉막'이다. **Pneumoencephalitis**([njù:məensèfəláitis])는 '폐뇌염', pneumoconiosis([njù:məkòunióusis])는 '진폐증'이다[2]. 한편, **pulmonary artery**([pʌlmənèri á:rtəri])는 '폐동맥'이고 **rectocele**([réktəsì:l])은 직장이 빠져나온 '직장류'이다.

2) 진폐증은 눈으로 확인할 수 없는 아주 작은 먼지가 발생하는 작업장에서 일할 때 걸리기 쉽다. 장기간 흡입했을 때 흡입된 먼지가 폐에 쌓여 폐의 섬유화 등 불가역적 증상을 야기할 수 있다.

결합형	영어 의미	한글 뜻	응용
carp/o	wrist bones	손목뼈	carpal tunnel syndrome
cost/o	rib	갈비뼈	costotomy
cutane/o	skin	피부	cutaneous
dactyl/o	finger, toes	손가락, 발가락	dactylitis
glyc/o	sugar	당	glycemia
immun/o	protection	보호	immunology
flex/o	to bend	굴절	anteflexion
ox/o	oxygen	산소	hypoxia
son/o	sound	소리, 음	sonography
furc/o	forking, branching	갈라짐, 분기	furcula
cis/o	to cut	자름	incisor
gloss/o	tongue	혀	glossal
thel/o	nipple	유두	

해설

Carpal tunnel syndrome은 'a painful disorder caused by compression of a nerve in the carpal tunnel'으로 '수근관 증후군'이다. 수근관 증후군은 손목으로 내려가는 신경이 압박을 받거나 손목신경 자체에 염증 등이 나타나면서 손상되고 문제가 생기면서 손으로 신경전달이 안 되어 발병하는 질병이다. 손저림, 손목통증, 감각무딤과 함께 물건을 자주 떨어뜨리게 된다. 심하면 손이 저리고 타는 듯한 통증으로 숙면을 취하지 못하고 근육 마비 증상이 진행될 수 있다. **Costotomy**([kastátəmi])는 '늑골 절개(술)'이고 **cutaneous**([kjuːtéiniəs])는 '피부의' 또는 '피부를 해치는'의 뜻이다. **Dactylitis**([dæktəláitis])는 지염(指炎)이고 **furcula**([fəːrkjulə])는 새의 흉골 앞에 두 갈래로 난 V자 뼈에서 기원하는데 갈라진 뼈를 의미한다. **Glossal**([glásl])은 '혀의'이고 **glycemia**([glaisíːmiə])는 혈당증이다.[3] **Nipple**([nípl])은 '젖꼭지'이다.

3) 저혈당증(hypoglycemia)은 식사를 거르게 되면 종종 나타나게 되는 정상적인 현상이다.

결합형	영어 의미	한글 뜻	응용
−blast	embryonic, immature	배아의, 미성숙한	erythroblastosis
−lapse	to slide, fall, sag	빠짐	elapse
−mission	to send	보냄	emission
−or	one who	사람	
−plasia	development, formation	발달, 형성	hyperplasia
−plasm	development, formation	발달, 형성	cytoplasm
−partum	birth, labor	출산, 진통	postpartum, antepartum
−lysis	break down, separation, loosening	고장, 격리	paralysis
−meter	to measure	측정	audiometer
−physis	to grow	자람	hypophysis
−pnea	breathing	호흡함	dyspnea, apnea
−ptosis	fall, sag, prolapse	떨어짐, 처짐, 탈출	gastroptosis

해설

Embryonic([èmbriánik])은 '배아의', '미발달의'라는 뜻이며 **elapse**는 '시간이 경과하다'이고 **collapse**는 '붕괴하다'이다. **Paralysis**([pərǽləsis])는 '마비(반신불수)'인데 결합형 단어로는 소아마비(infantile paralysis)가 있다. **Emission**([imíʃən])은 '방출(방사)'의 뜻이다. **Postpartum**([pòustpáːrtəm])은 '출산(분만) 후의'이고 **antepartum**([æntipáːrtəm])은 반대의 의미로 '분만 전의'이다. **Hypophysis**([haipáfisis])는 'the master gland of the endocrine system'으로 '뇌하수체(pituitary gland)'이다(지제근, 2013: 798). 뇌하수체는 간뇌의 시상하부 아래쪽에 매달려 있는 내분비 기관의 하나로 다른 종류의 호르몬들의 분비를 조절한다(지제근, 2013: 798). **Dyspnea**([dispníːə])는 '호흡 곤란'이고 **apnea**([ǽpniə])는 그와 달리 호흡이 전혀 없는 '호흡 정지'이다(지제근, 2013: 490). **Gastroptosis**([gæstraptóusis])는 위가 아래로 처진 '위하수'이다.

결합형	영어 의미	한글 뜻	응용
ren/o	kidney	콩팥	renography
sarc/o	flesh	살, 육	sarcocarcinoma
thromb/o	clot	혈전	thrombocytopenia
tonsill/o	tonsil	편도선	tonsillotomy
trache/o	trachea, windpipe	기관	tracheotomy
trache/o	trachea, windpipe	기관	trachea
urethr/o	urethra	요도	transurethral
ven/o	vein	정맥	intravenous
splen/o	spleen	지라	splenoid
thorac/o	chest	가슴	thoracotomy
thyr/o	shield	방패, 갑상샘	thyroid gland
tox/o	poison	독소	toxic
-rrhea	flow, discharge	흐름, 분비물	diarrhea
-stasis	to stop, control	멈춤	hemostasis

해설

Renography([riːnágrəfi])는 '신장 촬영'이고 **sarcocarcinoma**([sɑ̀ːrkoukaːrsənóumə])는 횡문근 또는 가로무늬가 있는 근육에 생기는 '육암'이다. **Splenoid**([splíːnɔid])는 '비장 모양의'이고 **thoracotomy**([θɔ̀ːrəkátəmi])는 가슴을 절개하는 '개흉(술)'이다(지제근, 2013: 1648). **Thrombocytopenia**([θràmbəsàitəpíːniə])는 '혈소판 감소', **tonsillotomy**([tὰnsəlátəmi])는 '편도 절제술'이다. **Tracheotomy**([trèikiátəmi])는 '기관 절개(술)'이다. Thyr/o는 갑상샘을 의미하는 어근이며 **thyroid gland**([θáiərɔid glænd])는 '갑상선'이다(지제근, 2013: 1654). **Toxic**([táksik])은 '유독성의'이며 **trachea**([tréikiə])는 '기관(氣管)'이다.[4] **Diarrhea**([dàiəríːə])는 '설사'를 **hemostasis**([hiːməstéisis])는 '지혈'을 의미한다.

4) 기관에서 갈라져 나온 것을 기관지라 하며 그것에서 또 갈라져 나온 것을 세기관지라고 한다. 이 둘 모두에는 섬모와 점액이 있으며 공기의 노폐물들을 2차로 걸러내는 역할을 한다. 참고로 1차로 노폐물을 걸러내는 부위는 코의 털과 점막이다.

3) 접미사

접미사는 어근 뒤에 붙어서 의학용어의 복합적이고 구체적인 의미를 드러낸다. 종류에는 명사형 접미사(noun suffixes), 형용사형 접미사(adjective suffixes) 등이 있다. 기본 원리는 어근에 결합형 모음(combining vowel)이 붙어서 접미사와 합쳐지는 것인데 가장 많이 쓰이는 결합형 모음은 '–o–'이다. 다만 모음으로 시작되는 접미사 앞에는 이러한 결합형 모음이 중복되므로 생략한다(데이비스, 2008: 3장).

접미사는 크게 형용사형 접미사와 명사형 접미사로 나뉜다. 형용사형 접미사에는 gastr**ic**(위의), adip**ose**(지방의), aden**oid**(아데노이드의), esophag**eal**(식도의), cardi**ac**(심장의), tonsill**ar**(편도의), pleur**al**(흉막의) 등이 있다. 명사형 접미사에는 질환, 치료, 진단에 따라 다양한 종류가 있다. 우선 질환부터 살펴보면 –osis는 질환이 있는 상태로 kerato**sis**는 각화증, –algia는 통증으로 ot**algia**는 귀통증이다. 참고로 dynia 역시 통증을 의미한다. –malacia는 osteo**malacia**처럼 조직이 비정상적으로 부드러워지는 연화증이고 –emia는 혈액의 상태로 leuk**emia**는 백혈병이다. –cele은 장기의 탈출증으로 meningo**cele**은 수막탈출증이고 –iasis는 병적인 상태로 cholelith**iasis**는 담석증이다. –itis는 염증으로 appendic**itis**는 충수염이다. –pnea는 호흡(breathing)과 관련된 접미사로 dys**pnea**는 호흡곤란이다. 참고로 폐(lungs)에는 운동장애가 나타날 수 있는데 무기폐(atelectasis)는 폐의 확장이 불완전한 것이고 허탈(collapse)은 폐가 완전히 수축되어 기능을 못하는 것이다.[5] –oma는 종양으로 lip**oma**는 지방종이다. –uria는 소변의 상태로 glycos**uria**는 당뇨, –plegia는 마비(paralysis)로 hemi**plegia**는 반신마비이다. –stenosis는 협착(narrowing)으로 broncho**stenosis**는 기관지협착이다. 치료와 관련된 접미사의 예를 살펴보면 –ectomy는 절제로 disc**ectomy**는 추간판절제술이고 –pexy는 고정으로 colpo**pexy**는 질고정술이다. –otomy는 절개로 위절개술은 gastr**otomy**이다. 한편 –lysis는 박리술로 nephro**lysis**는 신장박리술이고 –rrhaphy는 봉합술로 colpo**rrhaphy**는 질벽봉합술이다. 마지막으로 진단 관련 접미사의 예를 살펴보면 –graph는 기록하는 도구를 말하는데 phonocardio**graph**는 심장음기록계이고 –graphy는 기록하는 방법으로 유방조영술은 mammo**graphy**이다. –metry는 계측법으로 algo**metry**는 통각 측정검사이다.

5) 참고로 폐는 '우삼좌이(右三左二)'라고 우측 폐는 세 개로 좌측 폐는 두 개로 나눠져 있다.

단어	의미	용어구조	영어 의미	한글 뜻
abdominocentesis, paracentesis	복강천자술	abdomin/o para–	abdomen near, beside, apart from	복부 가까이, 옆에
erythrocyte	적혈구	erythr/o –cyte	red cell	붉은 세포
leukocyte	백혈구	leuk/o	white	흰색
thrombocyte	혈전구, 혈소판	thromb/o	clot	응고
staphylococci	포도알균	–cocci	spherical bacteria	구균(복수형)
staphylococcus	포도상구균	–coccus	spherical bacterium	구균(단수형)
pleurodynia	가슴막통증	pleur/o –dynia	pleura pain	가슴막 통증
laryngectomy	후두절제술	laryng/o –ectomy	larynx, voice box excision, removal, resection	후두 절제, 적출
mastectomy	유방절제술	mast/o	breast	유방

해설

Erythrocyte([iríθrəsàit])는 '적혈구(赤血球)'이고 **thrombocyte**([θrámbəsàit])는 '혈소판'이다(그림 4–3). 이때 thrombo는 응고(clot)의 의미를 갖고 있다. 한편 인체는 다양한 박테리아에 감염될 수 있는데 **staphylococci**는 '포도알균'(복수)이고 **staphylococcus**는 '포도상구균'(단수)이다(그림 4–4). 이러한 균은 정상인의 피부와 콧속에 살면서 평소에는 해를 끼치지 않으나 피부에 상처가 생기면 감염증을 일으키며 특히 혈액 속으로 들어가면 생명을 위협할 수 있다. **Pleurodynia**([plùəroudáiniə])는 갈비사이근의 류마티스 또는 가슴막 자극에 의한 발작성 가슴통증인 '흉막통'인데 –dynia가 통증의 의미이기 때문이다(지제근, 2013: 1293). **Laryngectomy**([lærəndʒéktəmi])는 '후두절제(술)'이라고 하는데 후두(larynx)와 인두(pharynx)는 뜻과 더불어 해부학적 위치를 잘 구분해야 한다(그림 4–5, 4–6). **Mastectomy**([mæstéktəmi])는 유방에 생긴 선암종을 제거하는 '유방 절제(술)'이다(지제근, 2013: 992).

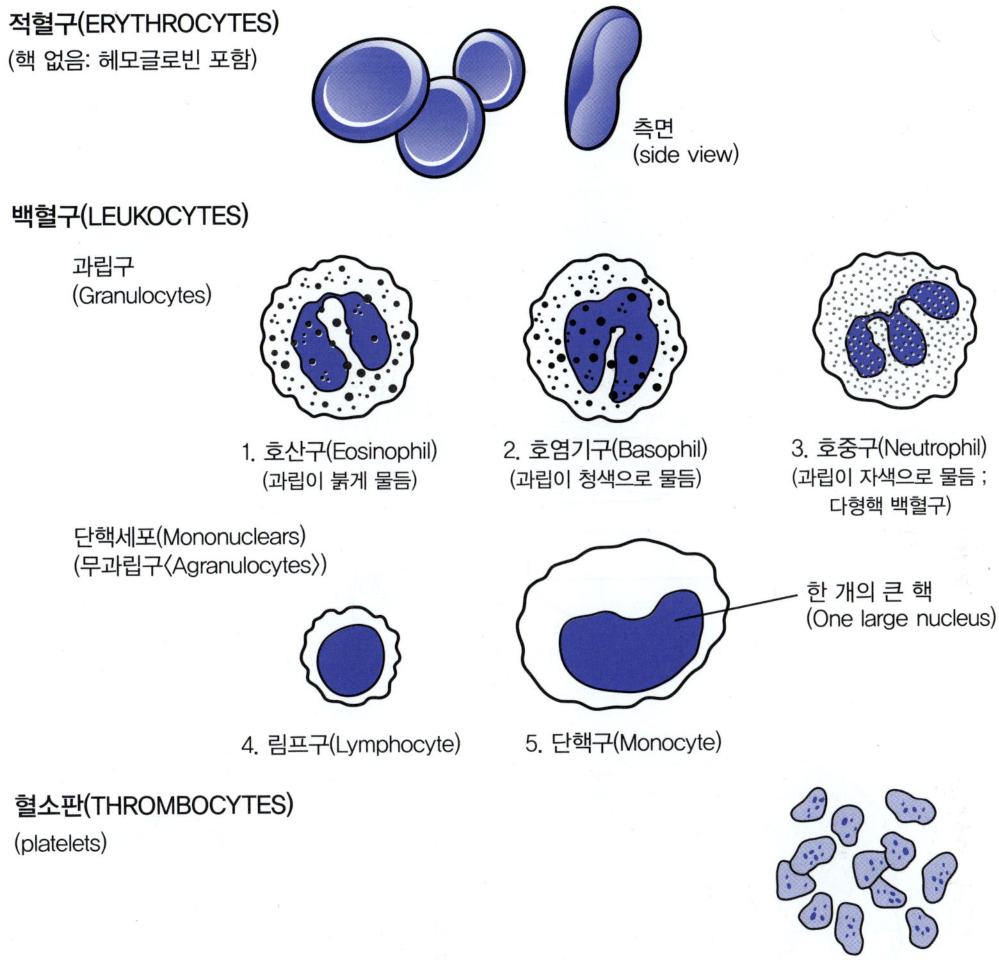

[그림 4-3] 혈액세포의 종류: 적혈구, 백혈구, 혈소판(홍준현 외, 2013: 61을 수정보완)

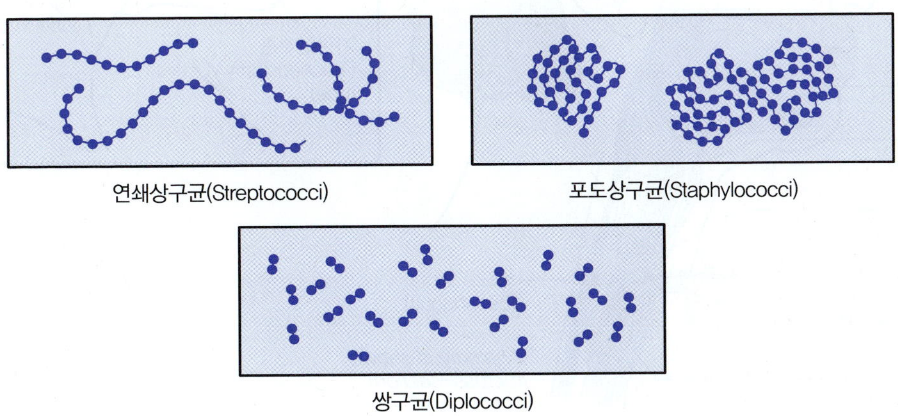

[그림 4-4] 구균의 세 가지 유형(Chabner, 2014: 85를 보완)

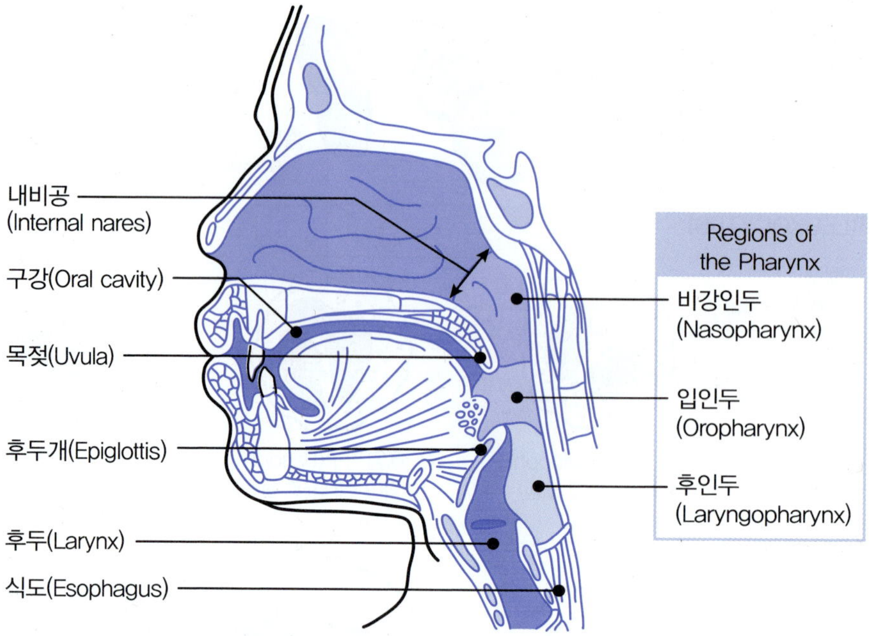

[그림 4-5] 구강과 인두(홍준현 외, 2013: 65를 수정보완)

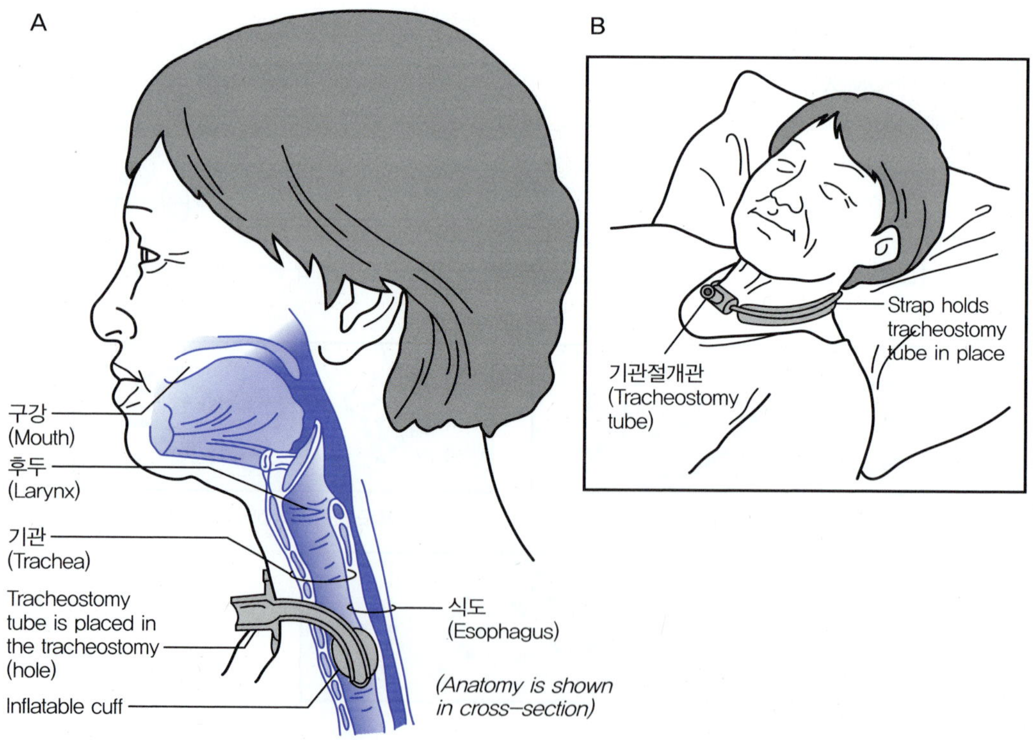

[그림 4-6] 기관절개술(tracheostomy) 후의 단면

단어	의미	용어구조	영어 의미	한글 뜻
arthralgia	관절통	arthr/o	joint	관절
		–algia	pain	통증
myalgia	근육통	my/o	muscle	근육
rectocele	직장류	rect/o	rectum	직장
		–cele	hernia	헤르니아
cystocele	방광류	cyst/o	urinary bladder	방광
thoracentesis, thoracocentesis	가슴강천자술	thorac/o	chest	가슴
		–centesis	surgical puncture to remove fluid	천자
amniocentesis	양막천자	amni/o	amnion	양막

해설

Otalgia([outǽldʒiə])는 '이통(귀앓이)', **myalgia**([maiǽldʒiə])는 '근육통(근육 류머티즘)'으로 통증이라는 의미의 –algia라는 접미사가 모두 붙는다. **Rectocele**([réktəsiːl])은 '직장 탈장'인데 탈장은 헤르니아(hernia)와 동의어이다(지제근, 2013: 1404). 신체에는 정상적으로 몸의 구획을 나누는 체벽이 있는데 이것이 비정상적으로 열려 있어(탈장구멍) 이곳으로 내부 장기가 빠져 나와 혹처럼 보이는 것을 탈장이라고 한다. 같은 논리로 **cystocele**([sístəsiːl])은 'hernia in which the urinary bladder protrudes through the wall of the vagina'로 '방광류'이다. 한편, **Thoracocentesis**([θɔ́ːrəkousentíːsis])는 가슴강 내에 고인 액체를 제거하는 '흉강천자'이고 **amniocentesis**([æmniousentíːsis])는 '양막천자(양수천자)'이다(지제근, 2013: 63). 이것은 천자술(paracentesis)과 같은 말인데 외과적으로 체내에 고인 액체를 제거하기 위해서 주사기를 사용하는 방법이다. 주로 한정된 공간 내에서 액체가 차 있을 때 그 내용물을 제거하여 통증을 차감하고 그 액체가 무엇인지를 진단하는 데 사용한다. 예컨대 속이 빈 바늘을 외과적으로 복벽을 뚫고 임신한 여성의 자궁에 넣어 양막낭에서 액체를 채취하는 양막천자는 양막액에 존재하는 태아의 세포는 물론, 양막액 자체를 검사하면 태아의 성별, 염색체이상이나 다른 잠재적인 문제점 등을 밝혀낼 수 있다. 이 방법은 임신 15~17주에 사용하며 비교적 통증이 없고 국부마취를 할 수도 있다.

단어	의미	용어구조	영어 의미	한글 뜻
ischemia	허혈	isch/o	to hold back	억제
		–emia	blood condition	혈액상태
angiogenesis	혈관형성	angi/o	vessel	혈관
		–genesis	condition of producing	생성
osteogenic	골원성의	oste/o	bone	뼈, 골
electroencephalogram (EEG)	뇌전도	electr/o	electricity	전기
		encephal/o	brain	뇌
		–gram	record	기록
myelogram	척수조형도	myel/o	spinal cord	척수

해설

빈혈(anemia)과 달리 **ischemia**([iskíːmiə])는 국소적 빈혈인 '허혈'이다. 둘은 모두 –emia라는 접미사를 갖는데 이것은 혈액상태를 의미한다. 허혈은 국소 빈혈이 심하여 해당 부위에 육안적으로 혈액이 있음을 거의 인정할 수 없는 상태를 말한다. 조직의 정상적인 혈류가 흐름을 잃고 산소 부족이 발생하며 혈관의 기계적 손상을 야기한다. 지방물질의 축적 등으로 혈관이 폐색되어 유발되기도 한다. 허혈은 출혈, 색전(embolus) 및 경색(infarction) 등에 의해 조직으로의 혈류공급이 중단되어 세포손상이 일어나기도 한다(지제근, 2013: 882). 즉, 허혈의 경우 빈혈과는 달리 뇌졸중(stroke)과 심근경색(myocardial infarction)의 가장 큰 원인이 된다.[6] **Angiogenesis**는 '새로운 혈관 형성'이라는 뜻이며 **osteogenic**([àstiədʒénik])은 '골원성의' 또는 '골형성의'라는 뜻이다. **Electroencephalogram**([ilèktrouenséfələgræm])은 '뇌전도', **myelogram**([máiələgræm])은 'X–ray film of the spinal cord and spinal nerve roots and subarachnoid space'으로 척수 둘레의 막 속에 염료를 넣은 후에 x–ray를 찍는 것이며 '척수 조영상'이다(지제근, 2013: 1087).

6) 주 증상은 어지럼증인데 뇌졸중과 심근경색의 가장 큰 원인이 되는 허혈은 피가 부족하다는 것에는 빈혈과 의미가 상통하지만 혈관이 막히거나 좁아져 혈류가 원활하지 못해 한 부분에 피가 부족해지는 것을 말한다. 예를 들어 국소의 동맥을 관찰한 경우, 혈전증, 색전증, 내막의 비후 등에 의해서 동맥관내가 폐쇄되었을 때에 나타날 수 있다. 증상은 동통, 창백, 맥박감소, 감각이상, 부기, 마비 등이다.

단어	의미	용어구조	영어 의미	한글 뜻
mammogram	유방조영상	mamm/o	breast	유방
electroencephalograph	뇌파계	-graph	instrument for recording	기록하는 기구
angiography	혈관조영술	-graphy	process of recording	기록법, 기록하는 과정
bronchitis	기관지염	bronch/o -itis	bronchial tubes inflammation	기관지 염증
tonsillitis	편도선염	tonsill/o	tonsil	편도선
blepharitis	눈꺼풀염	blephar/o	eyelid	눈꺼풀
ophthalmology	안과학	ophthalm/o -logy	eye study of	눈 학문
hemolysis	용혈	hem/o -lysis	blood break down, destruction, separation	혈액 파괴, 분리

해설

Electroencephalograph([ilèktrouenséfələgræf])는 '뇌파계(약어로 EEG)'인데 여기서 -graph는 기록이란 뜻으로 사진(photograph) 역시 같은 의미에서 영상의 기록이다. **Bronchitis**([braŋkáitis])는 '기관지염'이고 **tonsillitis**([tànsəláitis])는 '편도선염', 그리고 **blepharitis**([blèfəráitis])는 '안건염(눈다래끼)'[7]이다. 이 셋은 모두 부위만 다를 뿐 염증(炎症)의 일종인데 염증은 생체 조직의 손상에 대한 국소적인 방어보호 반응으로 혈액성분이 혈관벽을 통하여 조직으로 빠져나오는 현상이다. **Hemolysis**(hìːməláisis)는 'lysis of erythrocytes with the release of hemoglobin', 즉 '용혈(溶血)'인데 혈액 속 적혈구의 세포막이 파괴되어 그 안의 혈색소와 헤모글로빈이 유출되는 현상이다(지제근, 2013: 733).

7) 눈꺼풀은 눈 주위를 둘러싸고 있는 보호막이며 안구표면을 부드럽게 만드는 완충제 역할을 한다. 그리고 눈꺼풀 끝의 분비선에서는 맑은 기름들이 나와 눈물샘에서 만들어지는 수분층과 결막에서 생성되는 점액성분과 함께 눈물을 구성하고 각막표면에 잘 도포되어 있어서 외부자극을 줄이는 역할도 한다. 다래끼는 급성화농성염증으로 이러한 눈꺼풀의 피지 분비선에 염증이 생기는 병으로 포도상구균(staphylococcus)이 주원인이다(송애랑 외, 2013: 433).

단어	의미	용어구조	영어 의미	한글 뜻
osteomalacia	골연화증	oste/o	bone	뼈, 골
		–malacia	softening	연화
chondromalacia	연골연화	chondr/o	cartilage	연골
acromegaly	선단거대증	acr/o	extremities, top, extreme point	사지, 말단
		–megaly	enlargement	비대
splenomegaly	지라비대	splen/o	spleen	지라, 비장
myoma	근종	my/o	muscle	근육
		–oma	tumor, mass, collection of fluid	종양, 종괴
myosarcoma	근육종	sarc/o	flesh	육, 살
multiple myeloma	다발성 골수종	myel/o	bone marrow	골수
hematoma	혈종	hemat/o	blood	혈액

해설

Osteomalacia([àstioumәléiʃiә])는 칼슘 · 비타민 D의 결핍에 의한 '골연화(骨軟化)증'이며 **chondromalacia**는 '연골연화'이다. **Acromegaly**([ækrәmégәli])는 '선단 비대증'이다. **Splenomegaly**([splì:nәmégәli])는 '비종', '비장 비대증'이다.[8] 한편 **myosarcoma**는 '(횡문근) 육종'으로 근육에서 생기는 암이다.[9] 다발성 골수종(**multiple myeloma**)은 면역세포의 일종인 골수의 형질세포에서 기원하는 혈액암으로 노령층에서 주로 발생하며 비교적 만성경과를 보이고 항암제에 내성이 강한 질환이다. 혈종(**hematoma**: a localized swelling filled with blood)은 조직이나 조직강에 혈액이 채워진 종창(swelling)이나 덩어리이다(지제근, 2013: 726).[10]

8) 참고로 비장은 혈액 및 면역에 관한 장기이다. 위치는 왼쪽 갈비뼈 아래에 위(stomach)의 왼쪽 뒤에 있다. 크기는 보통 11cm 미만이다. 역할은 혈액 내 나쁜 물질을 걸러내고 면역 글로불린을 생성하여 몸 안의 병균과 싸우게 하고 노화된 적혈구를 제거하고 새로운 적혈구를 재생산하는 것이다. 비장 비대의 원인 질환은 간경변(간경화), 간염, 췌장질환, 전신 감염증, 악성종양, 백혈병 등이다.

9) 육종(肉腫)이란 뼈와 연부조직 및 결체조직, 연골이나 인대 같은 조직에서 생기는 암을 통칭한다.

10) 일반적으로 기관의 빈 공간 혹은 조직 내에 존재하며 혈관 벽의 손상 때문에 응고된 혈액의 국소적인 응어리를 말한다.

단어	의미	용어구조	영어 의미	한글 뜻
biopsy	생검	bi/o	life	생명
		–opsy	to view	보다
hydronephrosis	수신증	hydr/o	water, fluid	수분
		nephr/o	kidney	콩팥
necrosis	괴사	necr/o	death	죽음
		–osis	abnormal increase	비정상적인 증가
leukocytosis	백혈구증가증	leuk/o	white	흰색
		cyt/o	cell	세포
lymphocytosis	림프구증가증	lymph/o	lymph	림프
cardiomyopathy	심장근육병	cardi/o	heart	심장
		–pathy	disease condition	질병 상태
gastroptosis	위처짐	gastr/o	stomach	위

해설

Hydronephrosis([hàidrənəfróusis])는 'accumulation of urine in the kidney because of an obstruction in the ureter'로 '수신증(水腎症)'인데 요관과 신우(renal pelvis)의 접합부가 좁아져 배뇨가 어려워진다(데이비스, 2008: 341). **Necrosis**([nəkróusis])는 조직이나 세포의 사멸인 괴사(壞死)이고 **leukocytosis**([ljù:kəsaitóusis])는 '백혈구 증가(증)'인데 백혈구가 혈액순환계 내에서 비정상적으로 많아지는 것으로 심한 운동, 발작(예를 들어 간질), 강한 흥분, 에테르 마취, 에피네프린의 사용, 임신과 분만, 고산지대에 오를 때의 산소부족으로 인해 나타난다.[11] **Cardiomyopathy**([kà:rdioumaiάpəθi])는 심장 기능장애를 동반하는 심근 질환인 심근증(心筋症)이고[12] **gastroptosis**([gæstraptóusis])는 '위하수'인데 서 있는 상태에서 위(stomach)가 골반까지 처지는 경우로 피로감, 전신 쇠약감, 위의 팽만감이 증상이다.

11) 백혈구 증가증은 통계적으로 혈액 속에서 백혈구가 1㎣당 1만개 이상인 것을 의미한다. 이것은 염증과 기생충감염, 대사성 또는 화학적 독성 물질에 의한 중독, 백혈병 같은 만성병, 알레르기 질환 등에서도 나타난다(송애랑, 2013: 95).

12) 참고로 myoglobin은 헤모글로빈과 비슷한 근육의 색소 단백인 미오글로빈인데 극심한 운동에 의해 파괴되며 신부전(renal failure)을 일으킬 수 있다(지제근, 2004: 187).

단어	의미	용어구조	영어 의미	한글 뜻
erythropenia	적혈구 감소증	erythr/o	red	붉은
leukopenia	백혈구 감소증	-penia	deficiency	감소증
thrombocytopenia	혈소판 감소증	thromb/o	clot	혈전
acrophobia	고소공포증	-phobia	fear	공포증
agoraphobia	광장공포증	agor/a	marketplace	광장
achondroplasia	연골무형성증	-plasia	development, formation, growth	형성, 성장
angioplasty	혈관형성술, 혈관확장술	-plasty	surgical repair	형성술
blepharoptosis	눈꺼풀처짐증	-ptosis	dropping, sagging, prolapse	힘없이 늘어짐
arteriosclerosis	동맥경화증	arteri/o	artery	동맥
		-sclerosis	hardening	딱딱해짐

해설

Erythropenia(적혈구 감소증)는 **leukopenia**(백혈구 감소증), **thrombocytopenia**(혈소판 감소증)과 마찬가지로 -penia가 붙어서 특정한 '결핍'을 뜻한다. **Acrophobia**([ækrəfóubiə])는 '고소 공포증'이고 **agoraphobia**([ægərəfóubiə])는 '광장 공포증'인데 phobia가 '공포증'이기 때문이다. **Achondroplasia**([eikàndrəpléiʒiə])는 '연골 무형성(발육 부전)'인데 유전 질환의 하나로 왜소증을 유발한다. **Blepharoptosis**는 '안검하수'인데 윗눈꺼풀올림근의 힘이 약해서 윗눈꺼풀이 아래로 처지고 눈꺼풀 틈새가 작아진 상태를 말한다. 참고로 blephar는 '눈꺼풀' 또는 '눈썹'이다. **Arteriosclerosis**([aːrtìərioukliəróusis])는 'sclerosis of the arterial walls', 즉 '동맥경화증'이다(송애랑 외, 2013: 74).[13] 경화(sclerosis)는 다양한 용어에서 나타나는데 multiple sclerosis(약어로 MS)는 '다발성 경화증'이다.

13) 동맥경화증은 동맥의 탄력이 떨어지고 동맥에 혈전 등이 생기거나 하는 등 기타의 이유로 동맥이 좁아지고 딱딱해지는 질병으로 원인은 동맥의 혈관 벽에 지방 등 여러 가지 물질이 쌓였기 때문이다.

단어	의미	용어구조	영어 의미	한글 뜻
laparoscope	복강경	lapar/o	abdomen, abdominal wall	복부
		-scope	instrument for visual examination	보며 조사하는 기구
laparoscopy	복강경 검사법	-scopy	process of visual examination	내시경으로 들여다 보며 하는 검사
endoscope	내시경	endo-	within	~내의
gastroscope	위내시경	gastr/o	stomach	위의
enteroscope	장내시경	enter/o	intestine	창자
metastasis	전이	meta-	change, beyond	변화
		-stasis	stopping, controlling	정지
hemostasis	지혈	hem/o	blood	혈액

해설

Laparoscope([lǽpərəskòup])는 '복강경'이고 **laparoscopy**([læpərάskəpi])는 '복강경 검사(술)'이다(그림 4-7).[14] 위내시경 검사(gastroscope)는 소화기 질환의 진단에 가장 정확하고 중요한 검사법이고 장내시경(enteroscope)은 장 내부를 관찰, 검사하는 데에 사용하는 기구이다. 기관지경 검사(bronchoscope)는 기관지 내시경 기구를 이용해 큰 기도인 기관이나 기관지를 검사하는 것이다.[15] 참고로 **laryngoscope**([ləríŋgəskòup])는 '후두경'이다(지제근, 2013: 919).[16] **Metastasis**([mətǽstəsis])는 악성 종양이 원발 부위에서 다른 장기로 침범한 '전이'이며(지제근, 2013: 1031) **hemostasis**([hìːməstéisis])는 '지혈', '울혈(鬱血)'이다.

14) 복강경 수술이란 외과적 수술을 요하는 골반강 내의 질환을 개복 수술이 아닌 내시경을 이용하여 수술하는 방법이다. 복강경이라는 광학도구를 복벽의 작은 절개구를 통해 밀어 넣어 복강을 시각적으로 검사할 수 있게 하는데 이 기술은 오늘날 진단 정보를 얻는 것뿐만 아니라 쓸개절제, 충수절제, 자궁적출술, 탈장복구수술, 종양제거수술 등 많은 수술에 사용된다.

15) 기관지경 검사는 내시경의 일종으로 섬유광학 기술(즉, 구부릴 수 있고 빛을 가진 매우 미세한 필라멘트)을 이용해 인체 내부를 볼 수 있게 한다. 이 검사를 통해 큰 기도의 내부를 직접 보면서 암의 징후를 찾거나 필요시에는 폐액이나 조직에서 샘플을 채취할 수도 있다.

16) 후두경은 입속에 깊숙이 넣어 후두 부위를 관찰하는 데 쓰이는 거울인데 후두란 인두와 기관 사이에 있는 호흡 및 발성 기관, 머리의 뒷부분이다.

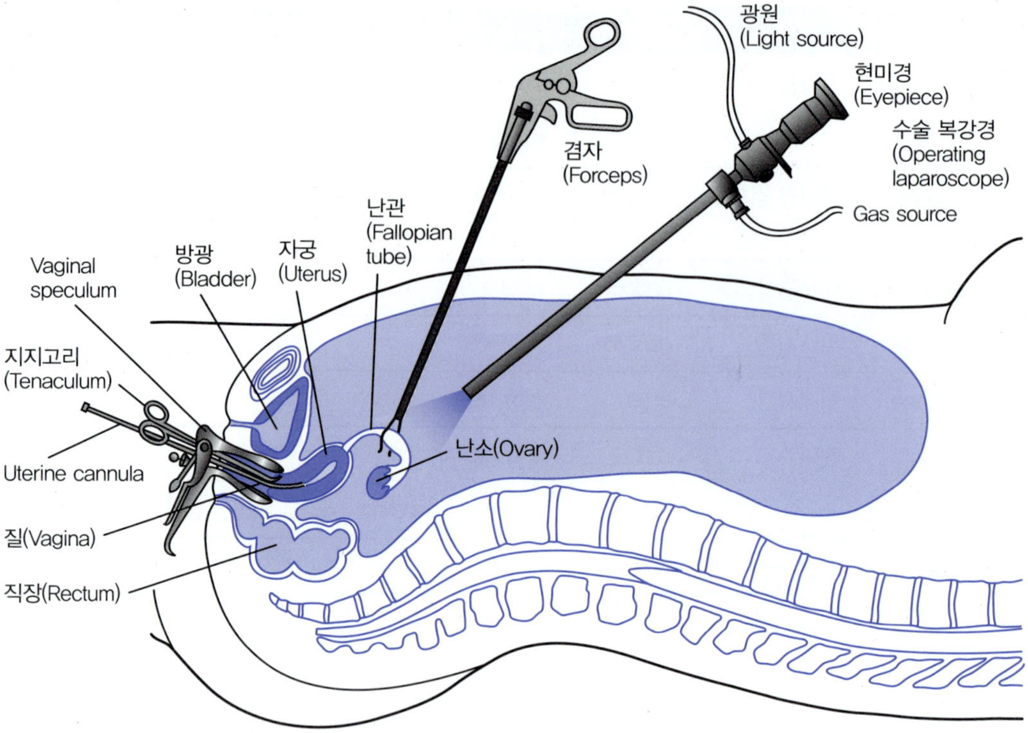

[그림 4-7] 복강경 검사법(Chabner, 2014: 87, 수정보완)

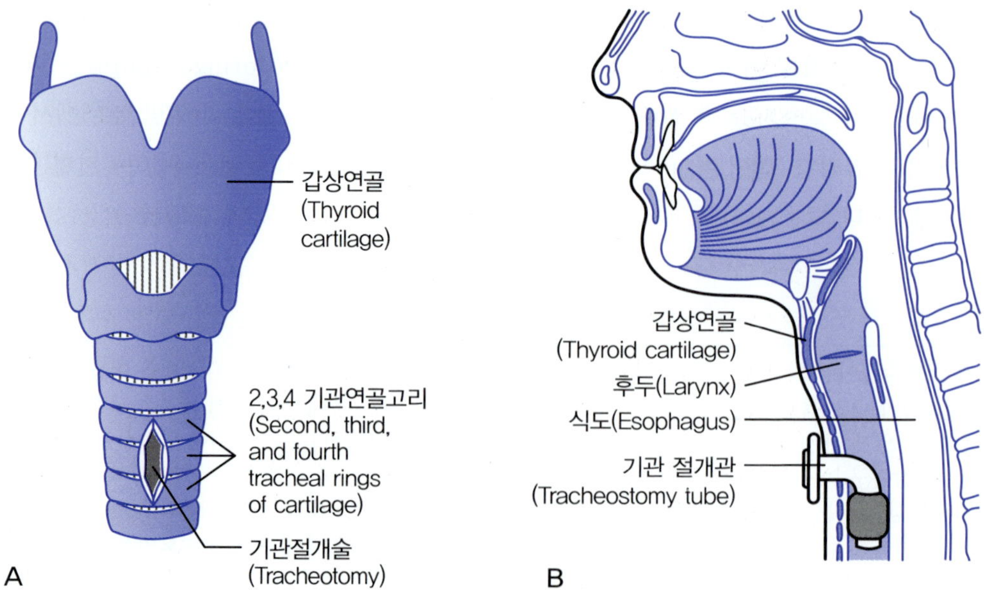

[그림 4-8] 기관과 기관조루술(Chabner, 2014: 88, 수정보완)

단어	의미	용어구조	영어 의미	한글 뜻
colostomy	결장조루술	col/o	colon(large intestine)	결장(큰창자)
		–stomy	opening to form a mouth(stoma)	입구를 만들어줌
tracheostomy	기관조루술	trache/o	trachea, windpipe	기관
radiotherapy	방사선치료법	radi/o	X–ray	방사선
physical therapy	물리치료	physical		물리적인
laparotomy	개복술	–tomy	incision, to cut into	절개술
hypertrophy	비대	hyper–	excessive, above	정상 이상의
		–trophy	nourishment, development	영양, 발달
atrophy	위축	a–, an–	no, not	없는
hypotrophy	발육부전, 영양장애	hypo–	deficient, less than normal	부족한, 정상 이하의

해설

Tracheostomy([trèikiástəmi])는 '기관형성술'(그림 4–8), **colostomy**([kəlástəmi])는 장 절제 후에 대변을 추출하기 위한 '인공항문 개설술'이다(그림 4–9).[17] 둘 모두 –ostomy라는 접미사를 갖는데 인위적으로 개구부(stoma)를 설치하는 수술로 예를 들어 회장조루술(ileostomy)은 장내 노폐물을 인위적으로 배출하기 위하여 복벽을 통해서 회장이나 결장에 외과적으로 개구부를 만든다. **Laparotomy**([læpərátəmi])는 '옆구리 절개술(개복술)'로 laparo가 배, 옆구리의 의미이다. 한편 신체에는 다양한 장기들의 탈출증(prolapse)이 존재한다(그림 4–10). **Hypertrophy**([haipəːŕtrəfi])는 세포의 수는 그대로인데 크기가 비대해지는 것이고 **atrophy**([ǽtrəfi])는 반대로 세포의 크기가 위축되거나 줄어드는 것이고 **hypotrophy**([haipátrəfi])는 발육부전이란 뜻이다. 이 셋이 모두 –trophy라는 접미사가 붙어서 세포의 크기 변화를 나타낸다면 –plasia라는 접미사가 붙는 단어들은 세포의 수 변화를 의미한다. 즉, **hyperplasia**는 과형성(증식)이고 **aplasia**는 무형성(형성부전), **hypoplasia**는 저형성(발육부전)이다.

17) 기관(trachea)은 사람이 숨을 쉬는 통로로 목의 전방에 위치한다. 기관형성술(tracheostomy)은 기관을 절개하여 환자가 상기도(인간이 숨을 쉬는 길 중 입에서부터 성대까지를 말함)를 통하지 않고도 직접 기관으로 외부의 공기를 흡입해서 숨을 쉴 수 있도록 하는 수술이다(지제근, 2013: 1671).

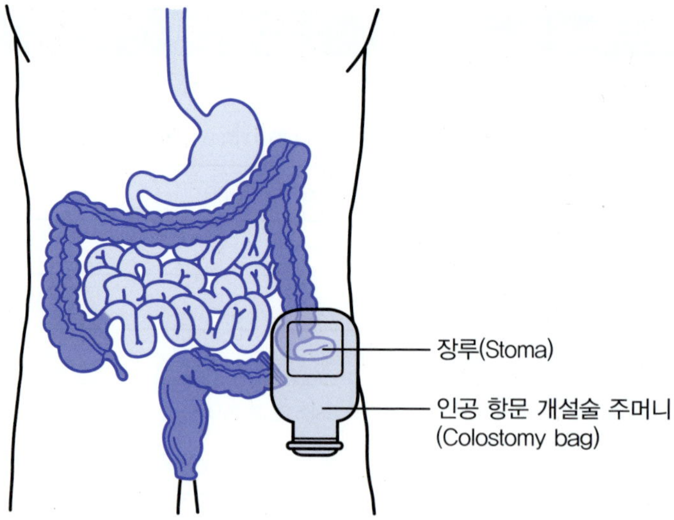

[그림 4-9] 장루와 인공항문개설술 주머니

※ 인위적으로 개구부(stoma)를 설치하는 수술로 장내 노폐물을 배출하기 위하여 복벽을 통해서 외과적으로 개구부를 만든다.

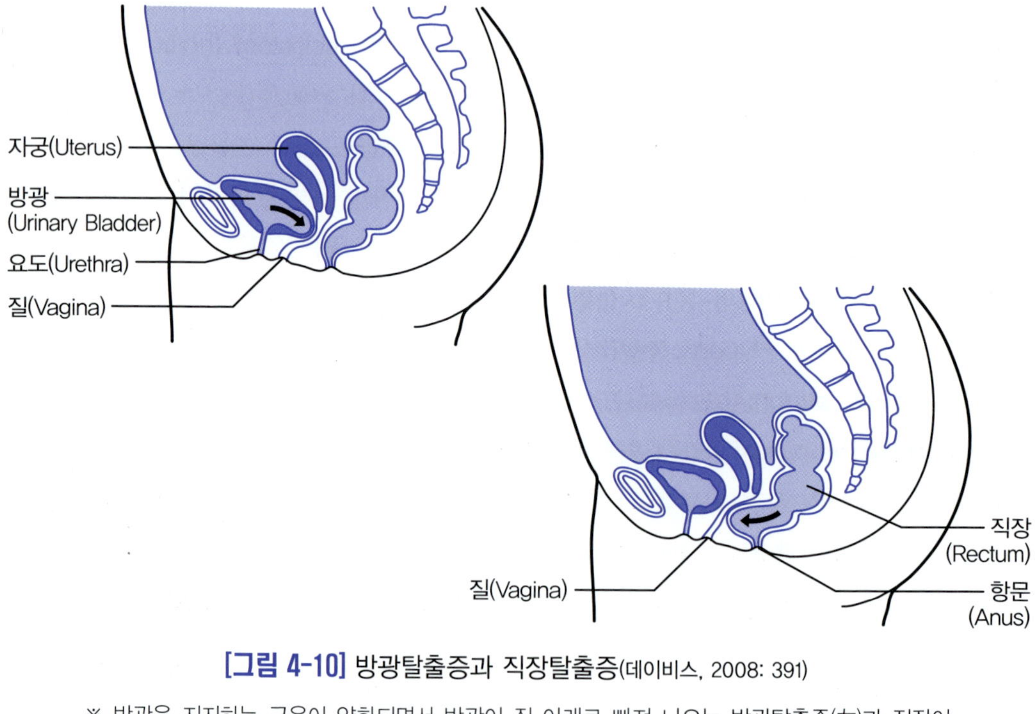

[그림 4-10] 방광탈출증과 직장탈출증(데이비스, 2008: 391)

※ 방광을 지지하는 근육이 약화되면서 방광이 질 아래로 빠져 나오는 방광탈출증(左)과 직장이 같은 이유로 탈출하는 직장탈출증의 단면도(右)이다. 장기가 탈출되면 정상적인 해부학적 위치를 벗어나 앞이나 뒤로 미끄러지게 되며 기능적 이상을 동반한다.

단어	의미	용어구조	영어 의미	한글 뜻
chemotherapy	화학요법	chem/o	drug, chemical	약, 화학(약품)
		–therapy	treatment	치료
leukemia	백혈병	–ia	condition	상태
pneumonia	폐렴	pneumon/o	lung, air	폐, 공기
arteriole	소동맥	–ole	little, small	축소형 어미
venule	소정맥	ven/o	vein	정맥
		–ule	little, small	축소형 어미
pericardium	심장막	peri–	surrounding	주변, 근처
		–um, ium	structure, tissue, thing	구조, 조직
nephropathy	신장병증	path/o	disease	질병
		–y	condition, process	상태, 과정
esophagus	식도	eso–	inner	내부의

해설

Chemotherapy([kèməθérəpi])는 '화학요법'이고 **leukemia**([ljukíːmiə])[18]는 백혈구계 세포의 종양성 증식인 '백혈병(白血病)'이다. 이것은 제대로 성숙하지 못한 백혈구가 대량으로 혈액 속에 존재하므로 백혈병이라 한다. 백혈구의 비정상적인 증식에 비해 정상적인 혈구 세포의 수는 극히 적어지게 되어 면역기능은 물론 산소 운반이나 영양 공급과 같은 기본적인 혈액의 기능을 수행할 수 없게 된다. 또한 비정상적인 백혈구는 자가 면역 질환과 유사한 반응을 일으켜 정상 조직을 파괴하기도 한다. 방사능 물질을 가까이 하거나 고압선 근처에 거주할 경우 걸릴 가능성이 높다고 알려져 있다. 혈관 관련 단어로 **arteriole**([aːrtíəriòul])은 작은 동맥이고 **venule**([vénjuːl])은 작은 정맥이다. 한편, **pericardium**([pèrəkáːrdiəm])은 '심장막(심막)'인데 –um은 신체 내에 어떤 구조물을 의미하며 **esophagus**([isáfəgəs])는 '식도(食道, gullet)'이다.

18) 영국식 영어에서 백혈병은 leukaemia이다.

단어	의미	용어구조	영어 의미	한글 뜻
adenoids	아데노이드	aden/o	gland	샘
		–oid	resembling	~을 닮은
pulmonary	폐의	pulmon/o	lung	폐
		–ary	pertaining to	~의
epidermoid	상피양의	epi–	above	~위의
		derm/o	skin	피부
adipose	지방의	adip/o	fat	지방
		–ose	pertaining to	~의
cardiac	심장의	–ac	pertaining to	~의
peritoneal	복막의	peritone/o	peritoneum	복막
		–al	pertaining to	~의
pleural	가슴막의	pleur/o	pleura	가슴막
laryngeal	후두의	–eal	pertaining to	~의

해설

Adenoid([ǽdənɔ̀id])는 '임파선의'라는 뜻으로 인두편도로도 불린다(그림 4–11). 인후두의 윗부분인 코인두의 뒷벽에 붙어 있으며 구개편도와 비슷한 림프조직 덩어리이며 특히 코인두 림프조직의 주름을 아데노이드라고 한다. 면역물질이나 항체가 이 림프조직 안에서 형성된다고 알려져 있는데 아동기 초기에 감염으로 인해 부종과 염증이 나타나면 아데노이드가 영구적으로 확대될 수 있기 때문에 편도제거술을 하게 된다. 참고로 편도(扁桃, tonsil)는 림프조직으로 된 작은 덩어리로 구개편도(palatine tonsil), 인두편도(pharyngeal tonsils), 혀편도(lingual tonsil)로 나뉜다. 한편 **Epidermoid**([èpidə́ːrmɔid])는 '표피 모양의'라는 뜻이며 **adipose**([ǽdəpòus])는 '지방(질)의'라는 의미로 adipose tissue는 지방 조직이다. **Cardiac**([kɑ́ːrdiæ̀k])은 '심장의'라는 뜻인데 cardiac arrest는 '심장(박동)의 정지'라는 뜻이다. 심장은 혈관의 순환관계에 종착점이자 출발점이 된다(그림 4–12).

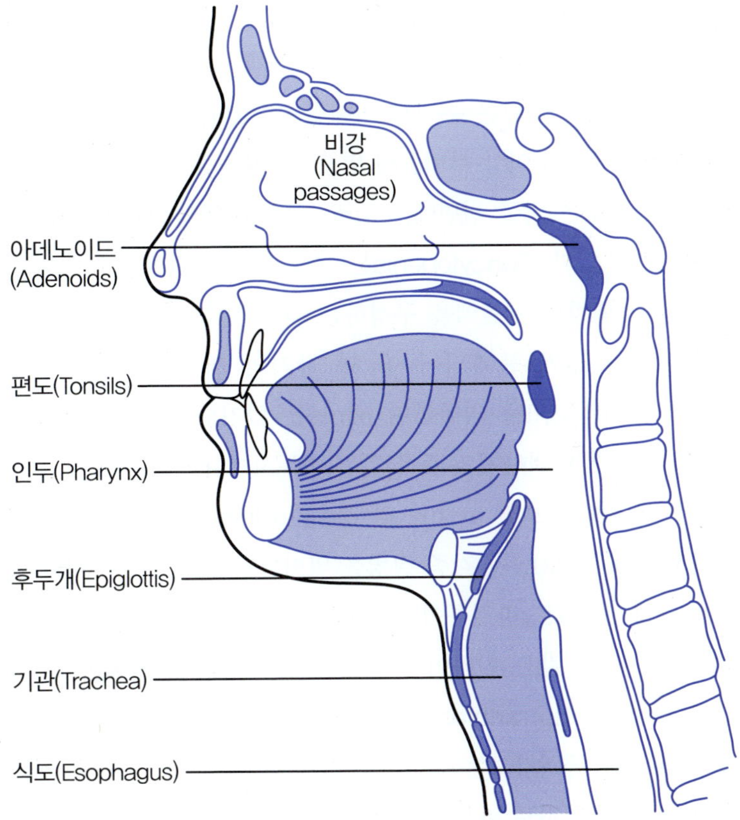

[그림 4-11] 인두편도(아데노이드)

※ 아데노이드는 콧구멍과 목구멍 사이에 위치하며 구개편도(tonsils)는 입을 벌렸을 때 보인다.

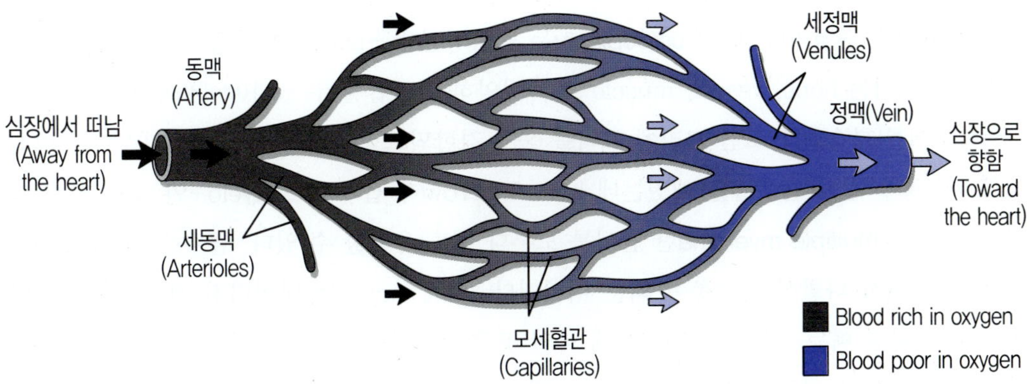

[그림 4-12] 혈관의 순환관계(Chabner, 2014: 82; 홍준현 외, 2013: 65를 수정보완)

4) 접두사

접두사(prefixes)도 접미사와 같은 논리로 이해할 수 있다. 예를 들어, pan-이라는 접두사를 보면 **pansinusitis**는 두 개 이상 부비동의 염증, 즉 축농증으로 말한다. 참고로 부비동은 총 네 개가 있는데 frontal은 얼굴 전면에, ethmoid는 눈 옆에, sphenoid는 눈 옆의 뒤에, maxillary sinus는 뺨에 있다. **Pancytopenia**는 재생 불량성 빈혈인데 백혈병(leukemia)의 경우 중요한 개념이다. 백혈병은 혈액을 구성하는 적혈구(RBC), 백혈구(WBC), 그리고 혈소판(Plt)의 homeostasis가 붕괴되어 이 세 가지의 비율 균형이 깨어진 상태이다. Pancytopenia에서 cyto는 cell을 의미하며 penia는 없거나 부족한 상태를 뜻한다. 결국 pan-은 몇 개 이상 또는 광범위하게의 뜻을 갖는 접두사이다.

접두사의 사례를 계속해서 보면 arthr-의 경우, **arthropathy**는 관절 질환을 총칭하는 것으로 범위가 가장 큰데 -pathy가 각종 질병을 의미하기 때문이다. **Arthritis**는 관절염이고 Arthralgia는 arthr + algia로 관절통이다. Neuralgia에서 neural이 신경(nerve)을 의미하므로 신경통이 되는 것과 같은 원리이다. 그러므로 -algia는 통증(pain)의 의미를 갖는다. **Arthrogram**은 관절검사이고 **arthroscope**는 관절경이다. 보통 -gram은 사진을 찍는 검사(조영상)이고 -scope는 들여다보는 검사(내시경)이다. 신체에는 뼈(bone)와 관련된 용어들도 매우 많다. Bone이 접두사로 바뀌면 osteo-가 쓰인다. **Osteology**는 골(骨)에 대한 학문이고(지제근, 2013: 1188) **osteitis**는 골염증이다. **Osteoarthritis**는 골관절염인데 조금 전에 배운 arthritis가 osteo-와 만나서 하나의 복합단어가 된 것으로 뼈에서부터 관절까지 염증이 온 상태를 말하고 정형외과에서는 줄여서 OA라고 부른다. **Osteomyelitis**는 뼈와 그 내부의 bone marrow에 염증이 함께 동반되어 나타난 것으로 피질(cortex)과 수질(medulla) 모두에 염증이 있는 상태인 골수염이다. 한편 **osteoplasty**는 골성형인데 -plasty가 형성의 의미를 갖는다. 이러한 접미사는 bone, vessel, muscle 모두 다양하게 결합될 수 있다(데이비스, 2008: 4장).

의학용어를 학습하다 보면 꼬리에 꼬리를 물고 결합되고 변형되는 단어들을 만날 수 있다. 방금 뼈, 골수 같은 단어들을 배웠는데 bone marrow가 접두사로 myelo-인 것을 알게 되었고, 따라서 **multiple myeloma**란 단어를 모른다 해도 유추할 수 있다. 골수종(myeloma)이 multiple하니까 다발성 골수종이 되는 이치이다. 이때 -oma는 덩어리진 것으로 tumor와 연관된다. 한편 뼈는 관절로 이어지는데 파인 곳과 동그랗게 나온 곳, 즉 ball and socket이 있고 관절 부위가 어긋난 것은 **dislocation**(탈구)이다. 이것은 관절 변형(deformity)의 일종이다. 이제 접두사 중심으로 사례를 더 살펴보자.

단어	의미	용어구조	영어 의미	한글 뜻
abnormal	이상	ab– norm/o –al	away from rule, order pertaining to	떨어져서 규칙, 순서 ~의
anteflexion	전굴	flex/o –ion	to bend process	굴절 과정
abductor	외향근, 외전근	duct/o –or	to lead, to carry one who	나름 사람
adductor	내전근	ad–	toward	향하여
adrenal gland	부신	ren/o	kidney	콩팥
ante cibum (a.c.)	식전	ante–	before, forward	앞에
antepartum	분만 전의	–partum	birth, labor	출산, 진통
antibiotic	항생제	anti– bi/o	against life	~에 반대하여 생명
antitoxin	항독소	tox/o	poison	독소

해설

Abductor([æbdΛktər])는 '유괴범'이란 뜻도 있지만 생리학에서는 '외전근(外轉筋)'이다. 외전근의 주된 기능은 모든 체중이 한쪽 하지에만 걸릴 때 골반을 수평으로 유지하는 것인데, 예를 들어 무지외전근은 발의 내측에 붙는 근육이다. 한편, **adductor**([ədΛktər])는 '내전근(內轉筋)'으로 철자 혼동에 주의해야 한다. **Adrenal gland**는 '부신(副腎)'으로 같은 말에는 suprarenal gland가 있다(그림 4–13). **Ante cibum**은 before meal이란 뜻이며 **antepartum**([æntipáːrtəm])은 '분만 전의', **antibiotic**([æntibaiátik])은 '항생 물질'이란 뜻이다. 참고로 penicillin, streptomycin 등 '–mycin'은 균류에서 채취한 항생 물질이란 뜻이다.

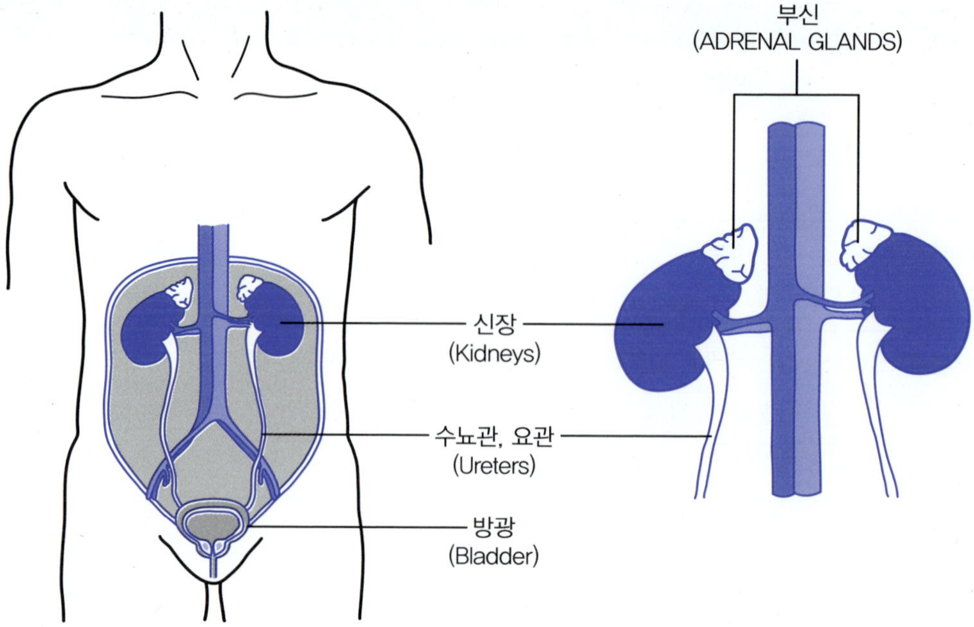

[그림 4-13] 신장과 부신

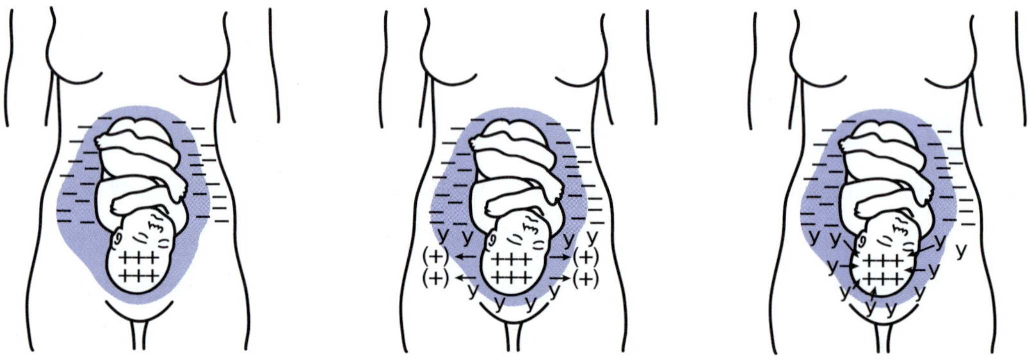

[그림 4-14] 모성과 태아 간의 Rh 항원–항체 반응(Chabner, 2014: 119, 수정보완)

※ 첫 임신 때 모체는 Rh–, 태아는 Rh+ 항원을 가지고 있다가 분만시 태아의 Rh+ 항원이 모체로 들어가지만 태아에게는 문제가 없다. 그러나 두 번째 임신에서 모체의 항체가 태아에게 침범해 적혈구를 파괴하며 면역글로불린을 공급받지 못하면 문제가 된다. 이는 자가면역(autoimmune) 반응의 일종이다. 이물질의 침입에 대하여 인체를 보호하는 정상면역과 달리 자가면역은 본인의 정상세포나 조직에 항체를 만들어서 염증을 일으킨다. 루푸스나 류마티스성 관절염이 대표적인 자가면역질환이다.

단어	의미	용어구조	영어 의미	한글 뜻
antigen	항원	-gen	producing, forming	생성
bradycardia	느린맥	brady-	slow	느린
		cardi/o	heart	심장
antibody	항체	anti-	against	~에 반대하여
autoimmune	자가면역	auto-	self, own	자가
		immun/o	protection	보호
bifurcation	이분	bi-	two	둘
		furc/o	forking, branching	갈라짐, 분기
bilateral	양측의	later/o	side	옆, 측면
congenital anomaly	선천성 이상	con-	with, together	함께
connective	결합의, 결체의	nect/o	to bind, tie, connect	결합, 묶음, 연결

해설

Antigen([æntidʒən])은 '항원(抗原)' 또는 항체 형성을 촉진하는 '항원성 약제'를 의미한다. 반면 **antibody**는 '항체(抗體)' 또는 '면역글로불린(immunoglobulin)'으로 생체의 면역계에서 혈액이나 림프 안에서 순환하면서 이물질인 항원 침입에 반응하는 방어물질이다(그림 4-14). **Bradycardia**([brædikά:rdiə])는 매분 60회 이하의 맥박인 '서맥(徐脈)'을 말한다. 서맥은 심장이 불규칙하게 뛰는 '부정맥(不整脈, cardiac dysrhythmia)'의 일종이다(송애랑 외, 2013: 54). 서맥성 부정맥은 비교적 흔한데 크게 동기능부전(sinus node dysfunction)과 방실전도차단(AV block)으로 분류하며 각각 굴심방(동)결절이나 방실전도계의 내인성 또는 외인성 기능 장애에 의해서 초래된다. 동기능부전은 주로 지속적으로 심한 동서맥(sinus bradycardia), 동정지(sinus pause 혹은 sinus arrest), 동방차단(sinoatrial block), 빈맥과 서맥의 반복성 발작(tachy-bradycardia) 등의 심전도 소견으로 나타난다. **Congenital anomaly**([kəndʒénətl ənάməli])는 '선천적인 이형(예외)'을 말한다.

단어	의미	용어구조	영어 의미	한글 뜻
dehydration	탈수	de–	down, lack of	결핍
		hydr/o	water, fluid	수분
diameter	지름, 직경	dia–	through, complete	~을 통하여
		–meter	to measure	측정
contralateral	대측의, 반대측, 교차적인	contra–	against, opposite	반대, 맞은편
diarrhea	설사	–rrhea	flow, discharge	분비물
dialysis	투석	–lysis	break down, separation, loosening	고장, 격리
dysplasia	형성이상증, 형성장애	–plasia	development, formation	형성
ectopic pregnancy	자궁외 임신	ec–, ecto–	out, outside	밖의
		top/o	place, position, location	장소, 위치

해설

Diarrhea([dàiərí:ə])는 '설사'이고 **dialysis**([daiǽləsis])는 '(신장) 투석'[19]을 말한다(송애랑 외, 2013: 218). 신장 투석이란 신장이 말기 신부전증 환자처럼 신장 기능의 95% 이상의 기능을 손실하여 더 이상 정상적인 신장 기능을 기대할 수 없을 때 혈액투석이나 복막투석을 통하여 인공적으로 혈액을 걸러주는 것이다. **Dysplasia**([displéiʒiə])는 '형성 이상(증)', '이형성(異形成)(증)'을 말하며 **ectopic pregnancy**([ektápik prégnənsi])는 수정란이 자궁이 아닌 다른 곳에 착상하는 것으로 '자궁외 임신'이다(그림 4–15).[20] 여기서 ectopic은 제 위치가 아닌 곳에 자리 잡았다는 displaced이다(cf. 자궁탈출증, 그림 4–16).

---

19) 브래태니카 사전에 따르면 신장투석은 다음과 같다: "separation of substances in solution by means of their unequal diffusion through semipermeable membranes".

20) 정상적으로 난자와 정자의 수정은 난관에서 일어난다. 이때 생기는 수정란은 난관을 지나 3일 내지 4일 후에 자궁으로 도달한다. 그러나 난관이 막혔다거나 손상된 상태에서는 수정란이 자궁으로 이동할 수가 없어서 난관에 착상하는 경우가 생기는데 많은 자궁외 임신이 이러한 기전으로 발생한다. 난관은 수정란이 자라기에 적당한 장소가 아니다. 따라서 수 주 후에 난관이 파열되거나 출혈이 일어날 수 있는데 이것은 매우 심각한 결과를 초래한다.

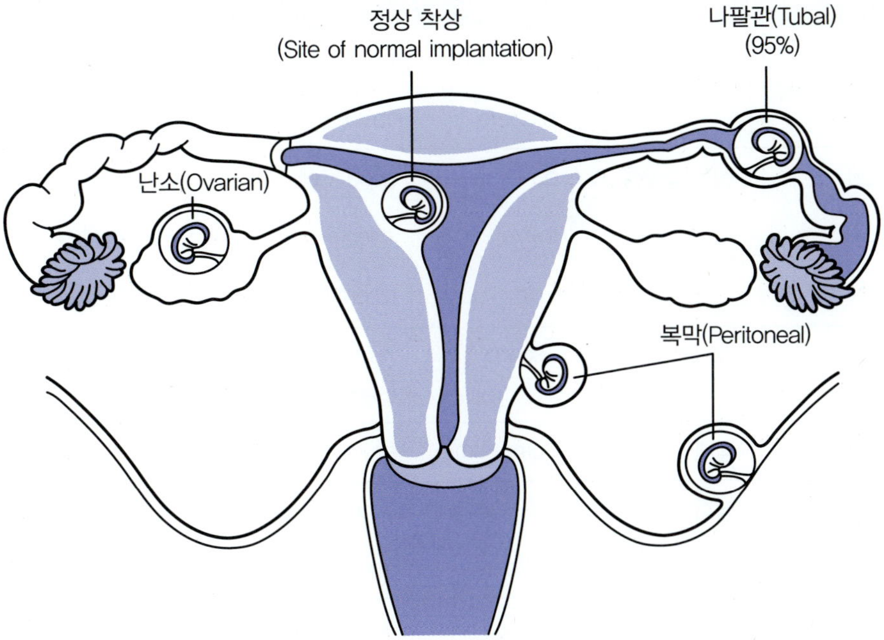

[그림 4-15] 정상착상과 자궁외 임신(홍준현 외, 2013: 79를 참고)

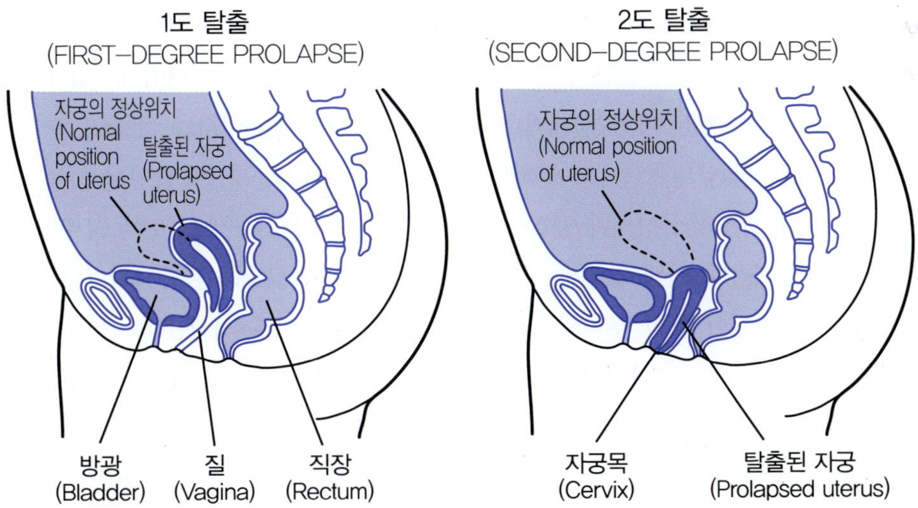

[그림 4-16] 자궁탈출증: 1도와 2도 탈출(Chabner, 2014: 11; 홍준현 외, 2013: 80을 수정보완)

단어	의미	용어구조	영어 의미	한글 뜻
endotracheal	기관내의	en–, endo– trache/o	in, within trachea, windpipe	~안의 기관
euthyroid	정상 갑상샘	eu– thyr/o –oid	good, well shield resembling	좋은 갑상샘 ~을 닮은
endoscope	내시경	–scope	instrument for visual examination	보며 조사하는 기구
endocardium	심내막	–um, –ium	structure, tissue, thing	구조, 물체
epithelium	상피	epi– thel/o	upon, on, above nipple	위의 유두
exophthalmia	안구돌출증	ex– ophthalm/o	out, away from eye	바깥 눈

해설

Endotracheal([èndoutréikiəl])은 '기관 내의'라는 뜻인데 endo는 '~안의'라는 의미로 쓰이기 때문에 용어 추리에 유용한 접두사이다. 예를 들어 **endocardium**([èndoukɑ́ːrdiəm])은 심장 내부를 싸고 있는 막인 '심내막(心內膜)'이다. **Epithelium**([èpəθíːliəm])은 '상피(조직)', '피막(표피 · 혈관 내벽 등)'을 뜻하며 **euthyroid**([juːθáirɔid])는 '갑상선 기능 정상의'라는 의미로 접두사 'eu'가 상태가 양호하다는 뜻을 갖기 때문이다. 갑상선의 상태가 나빠지는 것은 두 경우가 가능한데 갑상선 기능항진증(hyperthyroidism)은 갑상선기능에 이상이 생겨 갑상선 호르몬이 과잉 분비되는 상태이며, 갑상선 기능저하증(hypothyroidism)은 갑상선 호르몬이 부족하여 나타나는 증상으로 선천적으로 부족하여 나타나는 것을 크레틴증이라 부르고 성인에게서 오는 경우를 점액수종이라고 한다. 갑상선 기능항진증의 주된 증상은 체중감소, 피로감, 더위를 견디지 못하고 쉽게 흥분하며, 맥박이 빨라져 부정맥 증상이 나타날 수 있다. 반면, 갑상선 기능저하증의 주된 증상은 체중증가, 기억력과 집중력 저하, 맥박이 느리고 땀이 잘 나지 않는 것이다. **Exophthalmia**([èksafθǽlməs])는 눈이 비정상적으로 튀어나온 '안구 돌출'을 의미한다.

단어	의미	용어구조	영어 의미	한글 뜻
hemiglossectomy	반혀절제술	hemi–	half	반
		gloss/o	tongue	혀
		–ectomy	excision, removal	절제
insomnia	불면증	in–	not	~아닌
		somn/o	sleep	수면
hyperplasia	과형성, 증식	hyper–	excessive, above	과잉
		–plasia	development, formation	발달
hyperglycemia	고혈당증	hyper–	excessive, above	과잉
		glyc/o	sugar	당
		–emia	blood condition	혈액상태
hypoglycemia	저혈당증	hypo–	deficient, under	결핍, 이하
hypodermic	피하의	derm/o	skin	피부

해설

Hemiglossectomy([hèmiglaséktəmi])는 '반혀절제술'인데 혀 절제술이란 구강암 수술치료 방법 중 하나로 혀의 반측 이상을 절제한 경우는 발음 등의 기능회복을 위해 이식수술을 시행하며 결손된 혀 부위를 재건한다. 다만 구강암의 크기가 아주 작고 표면에 국한된 경우에는 혀의 절반 또는 일부분만 절제한다. **Hyperplasia**([hàipərpléiʒiə])는 (세포의) '과형성', '증식'을 의미하는데, hyper–는 과잉을 –plasia는 발달 또는 형성이라는 의미를 갖기 때문이다. **Hyperglycemia**([hàipərglaisíːmiə])는 다당증(多糖症), 즉 '고혈당증'을 말한다. 고혈당증이란 혈액 속의 포도당 성분이 많이 증가된 상태를 말하는데 보통 혈당이 180mg/dl 이상인 경우이다. 혈당이 높이 올라가는 것은 몸 안에서 인슐린이 부족하거나 음식물 섭취가 너무 많을 때 생길 수 있다. 인슐린은 당분을 세포 안으로 들어가게 하는 작용을 하는데 인슐린이 부족하게 되면 혈액 속에 당분이 쌓이게 되어 고혈당증이 된다. **Hypodermic**([hàipədə́ːrmik])은 dermo, 즉 피부의 아래(hypo)이므로 '피하(주사)의'라는 뜻이고 **insomnia**([insámniə])는 '불면증(sleeplessness)'을 말한다.

단어	의미	용어구조	영어 의미	한글 뜻
intercostal	갈비뼈 사이의	inter-	between	사이의
intravenous	정맥 내의	intra-	in, within	안의
		ven/o	vein	정맥
		-ous	pertaining to	~의
infracostal	갈비뼈 아래의	infra-	beneath	아래의
		cost/o	rib	갈비뼈
intramuscular injection (IM)	근육주사	muscul/o	muscle	근육
		-ar	pertaining to	~의
intravenous injection (IV)	정맥주사	intra-	within	안의

해설

Infracostal([ìnfrəkástəl])은 '늑골 아래에 있는(늑골 밑의)'이고 **intravenous**는 ven/o, 즉 정맥이라는 어근에 안쪽이라는 접두사 intra-가 붙어서 '정맥 내'라는 뜻이다. 한편, 주사에는 크게 네 가지가 있다. 피내주사(intradermal injection)는 흡수가 느리고 반응을 눈으로 볼 수 있는 것이 특징이며 치료보다는 질병의 진단(투베르쿨린)이나 예방(각종 백신)에 실시한다. 보통 아래 팔 안쪽 또는 위팔 바깥쪽에 놓는다. 피하주사(hypodermic injection)는 내복보다 흡수가 빠르며 또 소화액의 작용을 받지 않고 흡수 시에 간장에서 해독되지 않는 등의 이점이 있다. 때문에 내복하면 변화를 받는 인슐린이나 일부 지혈제, 비타민제, 강심제 등은 피하주사를 한다. 근육주사(**intramuscular injection**)는 피하주사를 하기에는 자극이 강하고 통증을 주며 흡수가 늦기 때문에 빠른 효과를 바라는 경우나 정맥주사가 불가능한 경우에 이용한다. 둔부(엉덩이)의 외둔근(엉덩이 바깥부분)으로 좌골신경을 건드리지 않도록 근육이 두꺼운 일정한 부위에 주사한다. 정맥주사(**intravenous injection**)는 약액이 1-2분 내에 심장을 거쳐 신체의 필요한 조직에 도달하므로 약효가 빨리 나타나고 또 그만큼 반응도 확실하다. 경구적으로 수분을 충분히 투여할 수 없는 경우에 수분이나 염분, 그 밖에 필요한 전해질을 보급하기 위하여 또는 출혈 후의 혈액보급을 비롯하여 해독제 등의 약제를 혈액 속에 주입하거나 빠른 약효를 기대할 경우에 쓰인다.

단어	의미	용어구조	영어 의미	한글 뜻
macrocephalic	대두증의	macro–	large	큰
		cephal/o	head	머리
neoplasm	신생물	neo–	new	새로운
		–plasm	development, formation	발달, 형성
malignant	악성의	mal–	bad	나쁜
metamorphosis	변태, 변형	meta–	change, beyond	변형, 넘어섬
		morph/o	shape, form	형태
		–osis	abnormal condition	비정상적인 상태
metastasis	전이	–stasis	to stop, control	멈춤
microscope	현미경	micro–	small	작은
neonatal	신생아의	nat/i	birth	출산

해설

Macrocephalic([mækrousəfǽlik])은 '대두(大頭)(증)의'이고 **malignant**([məlígnənt])는 '악성의'라는 뜻이다. 악성종양(malignant tumor)은 정상적인 조직 세포가 각종 물리적, 화학적, 생물학적 발암 물질의 작용 또는 그러한 요인들에 의해 돌연변이를 일으켜서 형성된 종양으로 왕성한 세포분열을 통해 증식되어 주위 조직을 파괴하고 침식한다. 또한 혈관이나 림프관을 따라 전이(**metastasis**)되어서 죽음을 초래한다. 상피성인 것을 암종(癌腫, carcinoma)이라고 하고 비상피성인 것을 육종(肉腫, sarcoma)이라고 한다. 한편, 세포는 성장(growth), 분화(differentiation), 그리고 정해진 죽음(apoptosis)의 과정을 밟거나 성장이 정지된 상태를 유지하며 이러한 과정은 엄격하게 조절을 받는다. 그러나 암세포의 경우 세포의 유전자 중 일부에 이상이 발생하여 이들 유전자의 산물인 단백질의 특성이 바뀌게 되고 그 결과로 세포의 성장 조절에 이상이 발생한다. 이러한 세포 성장 조절의 이상은 유전자의 변이, 즉 **metamorphosis**([mètəmɔ́ːrfəsis])를 동반한다. 한편, **neoplasm**([níːəplæzm])은 '신생물', '종양'이고 **neonatal**([niːounéitl])은 (생후 1개월 이내의) '신생아의'인데 참고로 postnatal은 '출생 후의'라는 의미로 구별된다.

단어	의미	용어구조	영어 의미	한글 뜻
pancytopenia	범혈구감소증	pan–	all	모든
		cyt/o	cell	세포
		–penia	deficiency	결핍, 감소증
parathyroid gland	부갑상샘	para–	near, beside, abnormal, apart from	가까이, 옆에, 비정상, 떨어져서
polymorphonuclear	다형핵의	poly–	many, much	많은
		nucle/o	nucleus	핵
paralysis	마비	–lysis	break down, loosening	고장, 풀림
periosteum	골막	oste/o	bone	뼈, 골

해설

Pancytopenia([pænsaitəpíːniə])는 '재생 불량성 빈혈(aplastic anemia)'인데 이것은 골수의 혈액세포 생성기능(조혈기능)이 감소하여 혈액 내 전체 혈구, 다시 말해 적혈구, 백혈구, 혈소판의 수가 감소하여 생기는 질환이다. **Parathyroid gland**([pærəθáirɔid glænd])는 '부갑상선'으로 위치는 목의 한가운데 앞으로 튀어나온 물렁뼈 바로 아래쪽에서 숨길 주위를 나비 모양으로 둘러싸고 있으며 갑상샘 뒤에서 부갑상샘 호르몬을 만드는 내분비기관이다. 부갑상샘에서 만드는 부갑상샘 호르몬은 혈액의 칼슘 이온 양을 조절하는 일을 한다. 그러나 부갑상샘 호르몬의 분비가 지나치면 골다공증과 다른 조직의 석회화(calcification)를 일으킨다. **Paralysis**([pərǽləsis])는 신체의 '마비'이고 **periosteum**([pèriástiəm])는 '골막(骨膜)'이다. 골막은 뼈의 표면을 싸고 있는 조밀한 섬유성 막인데 바깥쪽의 섬유층과 안쪽의 세포층으로 이루어져 있다. 바깥층은 주로 콜라겐으로 이루어져 있으며 신경섬유가 있어서 골막이 손상을 받았을 때 통증을 느끼게 된다. 바깥층에는 또 많은 혈관이 분포되어 있으며 그 분지(分枝)가 뼛속으로 뚫고 들어가 뼈세포(osteocyte)에 혈액을 공급한다. **Polymorphonuclear**([pàlimɔ̀ːrfounjúkliər])는 말초 혈액 내의 중성구가 완전히 분화된 상태로 세 개 이상의 분절된 핵이 가는 실에 의해 연결된 상태로 존재하는 '다형핵 백혈구(polymorphonuclear leukocyte)'이다.

단어	의미	용어구조	영어 의미	한글 뜻
postnatal	생후의	post–	after, behind	~후에
precancerous	전암의	pre–	before, in front of	~전의
relapse	재발	re–	back, again	다시
remission	경쾌, 완화, 차도	–mission	to send	보냄
prenatal	출생전의	nat/i	birth	출산
prodrome	전구증	pro–	before, forward	앞으로
		–drome	to run	달림
prolapse	탈출증	–lapse	to slide, fall, sag	빠져처짐
pseudocyesis	가임신	pseudo–	false	가짜의
		–cyesis	pregnancy	임신
retroperitoneal	복막뒤, 복막후방의	retro–	behind, backward	뒤의
		peritone/o	peritoneum	복막

해설

Prodrome([próudroum])은 어떤 병의 발병을 시사하는 증상이나 어떤 병이 발병하기 전에 나타나는 증상을 이르는 말인 '전구 증상'이다. 대표적으로 홍역(measles)의 3C는 기침(cough), 감기(coryza), 결막염(conjunctivitis)이다. **Prolapse**([proulǽps])는 (자궁 · 직장 등의 정상 위치에서의) '탈출(증)'이며 **pseudocyesis**([sjù:dousaií:sis])는 '가(假)임신', '상상 임신'을 말한다. 이것은 여자 스스로 임신이라고 믿음으로써 나타나는 의태(擬態) 임신인데 상상 임신은 실제로 임신하지 않았음에도 불구하고 월경의 중단과 함께 자궁 확장, 월경 기간의 휴지, 입덧, 젖의 분비와 같은 임신의 징후가 나타나며 그 원인은 심리 상태, 복부종양 형성, 호르몬 이상이다. **Remission**([rimíʃən])은 질병의 '경감(완화)', '병 등의 회복'을 의미하며 **retroperitoneal**([rètrəperitəní:əl])은 '복막 후방의'인데 복막 내의(intraperitoneal), 복막 경유의(transperitoneal)와 구분하여야 한다. 이들은 복막경유콩팥절제술(transperitoneal nephrectomy)처럼 다양한 수술 부위를 나타내는데 쓰인다.

단어	의미	용어구조	영어 의미	한글 뜻
retroflexion	후굴증	retro–	behind	뒤에
syndactyly, syndactylism	합지증	syn–, sym	together, with	~함께
		dactyl/o	finger, toes	손가락, 발가락
		–y	condition, process	상태
subcutaneous	피하의, 피부 밑의	sub–	under	아래의
suprathoracic	가슴위의	supra–	above, upper	위의
		thorac/o	chest	가슴
suprarenal gland	부신	supra–	above, upper	위의
synthesis	합성	the/o	to put, place	장소
symphysis	섬유연골결합	–physis	to grow	자람

해설

Retroflexion([rètrəflékʃən])은 '반전', '자궁 후굴'의 뜻인데 자궁이 정상보다 지나치게 뒤쪽으로 기울어진 상태로 불임증의 원인이 되기 쉽다. **Suprarenal gland**는 '부신(副腎)'으로 renal gland, adrenal gland와 같은 말이다.[21] **Syndactyly**([sindǽktəli])은 '합지(증)'을 말하는데 이것은 손가락이나 발가락이 분리되지 않고 두 개 혹은 그 이상의 수지가 서로 붙어 있는 것이다. 합지증은 태생 7-8주 사이에 정상적으로 수지간 분리가 이루어지지 못할 때 발생하며 상염색체성 우성유전을 한다는 보고도 있으나 그 원인을 알 수 없는 경우가 더 많다. 수부에서 가장 흔한 선천성 기형으로 2,000명당 1명 정도 발생하며 남자에게서 더 흔하다. 연부조직만 합지된 단순형과 뼈가 함께 합지되어 신경, 혈관 및 건의 이상을 동반하는 복잡형도 있다. 15~40%는 가족력을 가지고 있다. 연관 용어는 다지증(hyperdactylia)이다. **Symphysis**([símfəsis])는 '(뼈의) 결합(선)', '골유착'을 말한다(지제근, 2013: 1613).

21) 이것은 좌우 콩팥 위에 각각 한 개씩 있는 3각형의 작은 내분비선으로 피질(cortex)에서는 뇌하수체에서 분비된 부신피질자극호르몬의 자극을 받아, 코르티솔, 알도스테론 및 안드로겐 등의 스테로이드 호르몬을 만들고 수질(medulla)은 특수한 신경세포로 구성된 내분비기관으로 에피네프린, 노르에피네프린 등의 소위 카테콜아민들을 만든다(송애랑 외, 2013: 459-460).

단어	의미	용어구조	영어 의미	한글 뜻
tachypnea	빠른 호흡	tachy–	fast	빠른
transfusion	수혈	trans–	across, through	~을 통하여
		–fusion	to pour	퍼붓다
transurethral	요도경유의	urethr/o	urethra	요도
ultrasonography	초음파 촬영술	ultra–	beyond, excess	초과
		son/o	sound	소리
		–graphy	process of recording	기록법
unilateral	한쪽의	uni–	one	하나
hemiglossectomy	반혀절제술	–ectomy	excision, removal	절제
percutaneous	피부를 통한	cutaneous	affecting the skin	피부의
pancytopenia	재생 불량성 빈혈	–penia	deficiency	결핍, 감소증
antibiotics	항생물질	–biotic	relating to living organisms	생명에 대한
transurethral resection	요도 경유 절제	sect/o	to cut	자름

해설

Tachypnea([tækipníːə])는 급속한 호흡이고 **transfusion**([trænsfjúːʒən])은 'the introduction of blood or blood plasma into a vein or artery'로 수혈(blood transfusion)을 말한다. **Ultrasonography**([ʌltrəsənágrəfi])는 태아의 출생 전 초음파 이미지를 얻는 것이고 **hemiglossectomy**([hèmiglaséktəmi])는 혀에 생긴 암을 제거하는 수술이다. **Percutaneous**([pəːrkjuːtéiniəs])는 '경피적'이란 뜻으로 다양하게 활용되는데 percutaneous liver biopsy는 간 장애(hepatopathy)를 진단하는데 쓰인다. **Pancytopenia**([pænsaitəpíːniə])는 '재생 불량성 빈혈'이고 **antibiotics**([æntibaiátik])는 '항생 물질'로 포도상구균혈증(staphylococcemia) 치료에 사용된다. **Transurethral resection**은 '요도경유절제술'인데(지제근, 2004: 29) 양성 전립선 비대(benign prostatic hypertrophy)를 치료하는데 활용된다(그림 4–17).

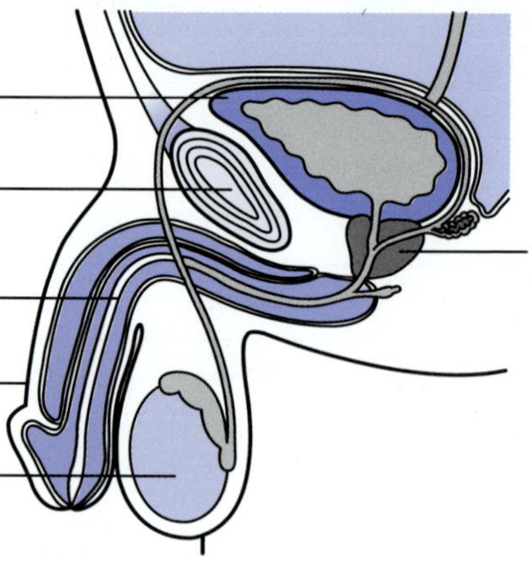

[그림 4-17] 전립샘(홍준현 외, 2013: 81을 수정보완)

5) 관련 질환

아래에서는 이 장에서 배운 단어들과 관련된 질환들을 좀 더 상세하게 살펴보고자 한다. 질환의 발병기전, 증상, 종류, 그리고 처치법 등을 알게 되면 특정 의학용어와 관련된 배경 지식이 풍부해져서 더 효율적으로 암기를 할 수 있으며 기억력도 배가되기 때문이다.

탈장(hernia)은 체강 안쪽을 덮고 있는 피막(복막 · 흉막 · 경막 등)이 장기 · 조직을 감싼 채로 선천적 또는 후천적으로 생긴 간극을 통해 탈출된 상태이다(지제근, 2013: 745). 복부에서 가장 많이 발생하는데 소장이 탈출한 것은 탈장(脫腸)이라고도 하며 방광이나 난소 등이 탈출되는 경우도 있다. 또 헤르니아는 아니지만 뇌 · 폐 · 추간판(椎間板) 등이 일탈하여 헤르니아 상태를 나타내는 경우도 있다. 탈장은 정상으로 포함되어 있던 강을 통해서, 장기 또는 장기의 근육성 막이 벌어져 나오는 것이다. 몇 종류가 있는데 **사타구니 허니아(inguinal hernia)**는 장의 일부가 샅의 아래쪽 음낭으로 빠져나오는 것이며 **열공 허니아(hiatal hernia)**[22]는 가로막의 식도 개구부를 통하여 위가 종격동[23]으로 빠져나오는 증상이다(지제근, 2004: 361). 한편 **방광류(cystocele)**는 방광이 질로 돌출하는 것이며 직장류(rectocele)는 직장이 질 쪽으로 돌출하는 증상이다. **배꼽내장탈장(omphalocele)**은 복강 내의 압력이 올라가

22) Hiatal([haiéitəl])은 무언가가 빠진 틈[사이]이라는 의미이다.
23) 종격동(mediastinum)이란 좌우 늑막강 사이의 흉곽 중앙에 위치한 폐를 제외한 공간이다.

게 되면서 그 부위의 복벽이 약해진 틈이나 배꼽이나 탯줄 부위로 내부 장기가 비정상적으로 돌출되는 증상이다. 뿐만 아니라 임신, 복수, COPD[24], 전립선 비대 등은 복강 내의 압력을 높여서 탈장을 발생시킬 수 있으며 무거운 물체를 든다든지, 오랜 기간 서서 일한다든지, 만성변비, 만성기침, 비만 등도 탈장의 원인이 된다.

혈구세포(blood cells)에는 알려진 것처럼 세 종류가 있다. 1) 적혈구(erythrocytes), 즉 RBC(red blood cell)는 골수에서 생성하고 모든 인체 세포에 산소를 나르는 역할을 한다. 2) 백혈구(leukocytes), 즉 WBC(white blood cell)는 골수에서 생성되는 과립백혈구(granulocyte)와 림프절과 지라에서 생성되는 무과립백혈구(agranulocyte)가 있다. 전자에는 알러지 상태에서 증가하는 호산구(eosinophils), 염증 발생시 활성화되는 호염기구(basophils), 식세포(phagocyte)를 통해 박테리아를 삼켜서 소화하는 호중구(neutrophils)가 있다. 후자에는 항체를 생성해 이물질 세포를 파괴하는 림프구(lymphocyte)와 식세포로 호중구가 이물질 세포를 공격한 후 파편을 삼켜 파괴하는 단핵구(monocyte)가 있다. 호중구가 백혈구의 약 60%로 가장 많고 림프구는 약 32%, 단핵구는 약 4%, 호염기구는 백혈구의 1% 미만이다. 이외에 3) 혈전구(thrombocyte, platelets, clotting cell)는 골수에서 생성되며 혈액응고에 필요하다.

구균(球菌, coccal bacteria)은 구슬처럼 생긴 모양의 박테리아로 streptococci(사슬알균), staphylococci(포도알균), 그리고 diplococcus(쌍구균) 등이 있다(지제근, 2013: 311). 사슬알균은 곡식의 낱알 모양이 연쇄적으로 붙어 있는 모양으로 류마티스염, 편도선염, 치아 감염 등을 일으킨다. 포도알균은 포도송이 모양으로 농양(abscess)[25], 다래끼(sty), 부스럼(swelling) 등을 일으킨다. 쌍구균은 락토파티루스과에 속하는 구균으로 세포가 언제나 2개씩 쌍으로 되어 있으며 드물게는 같은 것이 사슬 모양으로 된 것도 있다. 병원성(病原性)이며 폐렴쌍구균을 제외한 대부분이 그람음성균이다.[26]

편도염(扁桃炎, tonsilitis) 또는 편도선염은 염증 때문에 편도가 아픈 병을 말한다. 일반적으로 편도염이라고 하면 구개편도염을 말한다(송애랑 외, 2013: 172). 편도염은 구개편도의 어느

24) 만성 폐색성 폐질환(chronic obstructive pulmonary disease)이다.
25) 농양(膿瘍)은 화농성 염증이 생체 조직 내에 생겨 그 부분의 세포가 죽고 고름이 몰리는 질환이다.
26) 폐렴구균(streptococcus pneumoniae), 모락셀라 카타랄리스(moraxella catarrhalis), 임균(neisseria gonorrhoeae), 나이세리아 메닝자이티디스(neisseria meningitidis) 등이 대표적인 예이다.

한쪽이나 양쪽이 세균이나 바이러스, 특히 사슬알균(streptococcal)에 감염되어 생긴다. 보통 10~40세 사이의 사람들에게 발병하는데, 첫 증상은 목구멍이 붓고 아프면서 음식물을 삼키기 어려워진다. 심해지면 열, 두통, 요통, 목의 뻐근함, 구역질 등의 증상이 나타나며, 목구멍의 편도 옆에 고름이 모여 농양이 생긴다.

선단거대증(acromegaly)은 성장호르몬이 뇌하수체로부터 과잉분비되어 일어나는 내분비계 질환으로 주로 사춘기 이전에 손, 발, 코, 턱, 입술 등이 비정상적으로 커진다(지제근, 2013: 20). 성인은 뇌하수체 종양으로 인해 뇌하수체성장호르몬(somatotropin)이 과분비되어 생길 수 있다. 선단거대증은 거인증으로 알려진 비정상적인 성장과 관련이 있다. 선단거대증은 서서히 시작되는데, 손 · 발이 커지며 턱이 길어지고 코와 눈썹이 두터워져서 얼굴의 윤곽이 두드러지고 피부가 두꺼워지며 대부분의 내장도 커진다. 두통, 지나친 발한, 고혈압도 하나의 증상이다. 선단거대증 환자는 울혈성심부전이 잘 오는데, 특히 혈압이 높을 때 그렇다. 성장호르몬에 의한 근육의 과성장으로 힘이 빠져 근육약화가 자주 일어난다. 때때로 관절과 뼈끝이 너무 자라서 통증이 올 수도 있다. 뼈는 가늘어지고 골다공증(osteoporosis)처럼 변화된다.

연골무형성증(軟骨無形性症, achondroplasia)은 연골과 뼈가 모두 결함이 있어 팔, 다리가 정상 크기로 성장하지 못하는 유전성 질환이다. 지능은 정상이지만 사지는 짧은 난쟁이증(dwarfism)을 유발한다. 이 질환을 가진 성인의 평균 신장은 약 120-130cm이다. 팔다리가 짧으며, 머리가 크고 이마가 튀어나왔다. 대개 생명에는 큰 지장이 없다. 신생아 2만 명에서 4만 명 중에 한 명 꼴로 발생하며 태어나기 전에 초음파 검사로 확인이 가능하다. 연골무형성증은 상염색체에서 우성으로 유전된다(송애랑 외, 2013: 357).

편도(淋巴, adenoids)는 흔히 편도선이라고 부르는 목젖 양쪽에 위치한 구개 편도와 뒤쪽에 있는 인두 편도(아데노이드)로 구성된다. 편도 수술은 대개 구개 편도를 잘라내는 것을 말하는데, 7세 이전 어린이의 경우 아데노이드도 함께 발달해 있어 보통 편도 수술시 같이 절제한다. 단순히 편도선이 자주 붓고 목에 통증이 있는 정도는 굳이 수술이 필요 없다. 흔히 목이 아프거나 부으면 편도선염으로 생각하지만 모두 그런 것은 아니다. 편도선염 외에도 인두나 후두에 염증이 생겨 목에 통증이 느껴지는 경우도 있으므로 이 점도 고려해 수술을 결정해야 한다. 하지만 고열을 동반한 편도선염을 연 3-4회 이상 앓는다면 수술을 받는 것이 바람직하다. 또한 편도선염을 자주 앓아 편도가 비정상적으로 비대해진 경우에도 수술하는 것이 좋다. 편도가 지나치게 크면 중이염이나 축농증 등의 합병증이 발생할 확률이 높고 잘 낫지도 않는다. 따라서 이때는 편도 및 아데노이드 절제술을 받는 것이 바람직하다(지제근, 2013: 30).

항원과 항체(antigens and antibodies): 항원은 항체의 생성을 자극하는 세균이나 박테리아 같은 인체의 이물질이다. 항체는 항원의 출현에 반응해 백혈구에 의해 만들어진 단백물질이다.[27] 그리고 면역반응(immune reaction)이란 항원과 항체 사이의 반응을 말한다. **신생아 용혈성 질환(hemolytic disease of the newborn; HDN)**은 Rh+인 남성과 Rh−인 여성과 사이에서 임신된 두 번째 Rh+ 아기의 적혈구가 파괴되어 새로운 미성숙 적혈구를 만드는 상태로 **태아적모구증(erythroblastosis fetalis)**으로도 불린다(지제근, 2004: 407, 533). 한편 어머니에서 생산된 태아의 적혈구에 대한 항체가 태반을 건너와서 태아의 적혈구와 결합하여서 생기는 것은 용혈성 빈혈이다. 신생아의 혈액을 교환해 주는 교환수혈법으로 빈혈과 핵황달 증상을 치료할 수 있으며 현재는 자궁에 있는 태아에게도 교환 수혈법을 쓸 수 있게 되었다. 한편 Rh−인 산모가 Rh+인 태아를 임신함으로서 생기는 태아적아구증은 임신 직후 항Rh혈청을 주사하는 방법으로 막을 수 있다. 이 혈청은 산모의 몸으로 들어가는 태아의 적혈구를 파괴함으로서 산모가 태아의 Rh 인자에 대한 면역반응으로 항Rh항체를 생성하는 것을 억제한다.

자가면역(自家免疫, autoimmunity)은 몸에서 자신의 기관이나 조직을 외부에서 유래한 항원으로 인식, 면역반응을 일으키는 증상을 말한다(지제근, 2013: 141). 그래서 자신의 정상적인 세포나 조직에 대해 항체를 만들어 염증이나 손상의 원인이 된다. 원래 면역반응은 병원균 같은 외부의 항원에 대비해서 만들어진 체계이다. 하지만 자가면역으로 인해 스스로의 기관이나 조직을 공격하며 여러 질병들이 유발된다(지제근, 2013: 141). 예를 들어, 류마티스성 관절염(rheumatoid arthritis)[28], 전신성 홍반성 루푸스(systemic lupus erythematosus)[29], 갑

---

27) 박테리아, 즉 antigen(항원)이 다친 피부나 살(flesh wound)로 침투하면 이에 반응하여 lymphocyte(림프구, 즉 무과립성 백혈구)에서 antibody(항체)가 만들어진다. 그리고 이것은 항원과 결합하여 그것을 중성화시키는 면역반응을 한다.

28) 류마티스 관절염은 손가락, 손, 발, 손목, 발목, 무릎 등 여러 관절이 아프고 붓는 염증이 있으면서 근육, 피부, 폐, 눈 등에도 이상을 초래할 수 있는 전신적인 만성 염증성 질병이다.

29) 전신 홍반성 루푸스[전신 홍반성 낭창]은 머리글자만 따서 'S.L.E' 라고도 불리며, 세포핵의 특정 단백질에 대한 자가항체가 생성되고 면역계의 이상에 의해 자신의 세포나 조직이 파괴되는 '만성 염증성 자가 면역성 질환'이다.

상샘기능항진증(hyperthyroidism)[30] 등이 있다.

부신(副腎, adrenal gland)은 좌우 콩팥 위에 각각 한 개씩 있는 3각형의 작은 내분비선이다(지제근, 2013: 34). 동물에 따라 크기 · 모양 · 신경분포가 다르며 사람은 하나의 무게가 평균 4.5g 정도이다. 안쪽은 수질(adrenal medulla)로 이루어져 있고 바깥쪽은 피질(adrenal cortex)로 이루어져 있으며 성인의 부신은 피질이 거의 90%를 차지하고 있다. 부신피질에서는 뇌하수체에서 분비된 부신피질자극호르몬의 자극을 받아, 코르티솔, 알도스테론 및 안드로겐 등의 스테로이드호르몬을 만들고, 수질은 특수한 신경세포로 구성된 내분비기관으로 에피네프린, 노르에피네프린 등의 소위 카테콜아민을 만든다. 부신질환은 부신수질 질환과 부신피질 질환으로 나뉜다. 부신수질 질환으로 유일하게 알려진 것은 갈색세포종으로 이 경우 에피네프린과 노르에피네프린이 지나치게 많이 분비된다. 증상으로는 주기적으로 고혈압이 나타나고 가슴이 두근거리며, 땀을 많이 흘리고 망치로 두드리는 것 같은 심한 두통과 불안 등이 나타난다. 속이 메스껍고 토하기도 하는데 이는 약물요법으로 거의 치료된다. 부신피질 질환은 부신피질 호르몬의 과다분비로 인한 기능항진증과 과소분비로 인한 기능감퇴증으로 나누는데 후자는 에디슨병(Addison's disease)이라고 불린다. 부신피질 기능항진증은 양쪽 부신이 모두 커지는 선천성 질환이나 부신 종양 · 비대 등에 의한 후천성 질환 때문에 생긴다.

자궁외 임신(ectopic pregnancy)은 주로 자궁관(uterine tube), 난소, 복강 내에 착상(implantation)하는 것을 말한다. 다시 말해 자궁외 임신은 정상적으로 태아가 착상되어야 할 자궁내막이 아닌 다른 곳에 착상되는 임신이다. 통상적으로 전체 임신의 1% 정도로 추정되며 시험관 아기 같은 보조생식술의 증가 및 여러 원인에 의해 갈수록 빈도가 높아지고 있다. 소변을 통한 임신반응 검사는 양성인데 초음파상 자궁내막 안에 임신낭이 보이지 않는 경우 이 질환을 의심한다(송애랑 외, 2013: 257).

라이증후군(Reye syndrome)은 가벼운 감기 같은 증상이 수일에서 3주일 정도 계속되면서 갑자기 구토, 혼수, 경련 등을 일으키다가 단시간 내에 사망하는 질환이다(지제근, 2013: 1436). 우리 몸의 여러 장기 중 뇌와 간이 손상되는 매우 드문 질환이다. 불명확한 이유로 세포 안에서 에너지를 만드는 공장인 미토콘드리아가 그 기능을 멈추며 가장 심각한 문제는 뇌가

30) 갑상선기능항진증은 graves disease 또는 바제도병으로도 불린다.

붓고 간이나 다른 조직에 축적되어 있던 지방이 분해되는 것이다. 대개 3-12세 아이들에게서 발병한다.

선천성 이상(congenital anomaly)은 신체의 구조나 장기에 태어날 때부터 이상이 있는 것으로 합지증(syndactyly)이나 심장 결함(heart defect)이 그러한 예이다. 원인은 유전, 산모의 마약중독, 출생시 뇌손상 등이다.

섬유연골결합(symphysis)은 뼈의 표면이 연골판에 의하여 단단하게 결합된 관절의 한 형태로 두덩뼈(pubic symphysis)가 예이다.

제4강 문제풀이

1. 손가락이 오리발처럼 붙어 있어 개수가 적은 것은?

① polydactyly
② syndactyly
③ chondritis
④ lymphocytosis
⑤ nephrosis

2. 구개편도와 비슷한 림프조직 덩어리로 인두편도라고 불리는 것은?

① adenoid
② palatine tonsils
③ pharynx
④ epiglottis
⑤ trachea

3. 다음 중에서 뼈의 표면을 싸고 있는 조밀한 섬유성 막은?

① pericardium
② endocardium
③ periosteum
④ pleura
⑤ peritoneum

4. 신체의 장기가 다른 조직을 통해 돌출되거나 탈출된 상태는?

① achondroplasia
② syndactylism
③ tonsilitis
④ acromegaly
⑤ hernia

정답	1. ② 2. ① 3. ③ 4. ⑤

제 5 강

소화기계

1) 소화관

2) 소화기계의 해부생리적 구조

3) 주요 어휘

4) 관련 질환

5) 임상검사 및 처치에 관한 용어

제5강 소화기계

1) 소화관

소화기계는 **소화관(alimentary canal)**으로 구성되는데 입에서 항문까지를 말한다. alimentary canal은 체내에 영양분을 소화하는 관이라는 뜻인데 신체 조직적인 측면에서는 위장기관(gastrointestinal tract)으로 불린다. 소화관의 주요 기능은 첫째, 복합 음식물이 기계적 · 화학적으로 소화되거나 부수어지는 **소화(digest)**이다. 이 과정에서 효소(enzyme)는 소화의 화학반응을 가속시키고 복합영양소의 분해를 돕는다. 단백질은 **아미노산(amino acids)**으로, 탄수화물은 **당(glucose)**으로, 지방은 **지방산(fatty acids)**과 **중성지방(triglyceride)**[1)]으로 분해된다. 둘째, 소화된 음식물은 작은창자의 벽을 통과하는 도중 혈류 속으로 흡수(absorption) 된다. 앞서 본 것처럼 **이화작용(catabolism)**은 생체가 이용하는 에너지로 변환시키는 것이고 **동화작용(anabolism)**은 생체 내 물질을 생산하고 유지하는 것을 말한다. 셋째, 혈류 속으로 흡수되지 않은 남은 고형 노폐물질은 배설(elimination) 된다. 이를 대소변(feces)이라고 부른다.

2) 소화기계의 해부생리적 구조

1 구강

소화기계의 시작은 **구강(oral cavity)**이다(그림 5-1). 구강벽에는 빰(cheeks)이 있고 구강의 입구에는 얇고 물렁한 입술(lip)이 있다. 입천장의 앞면에는 경구개(硬口蓋)라고 불리는

1) 중성지방(triglyceride)이란 체내에서 여분의 칼로리가 전환되어 생성된 지방의 한 형태이다(지제근, 2013: 1689). 혈액 내 중성지방이 지나치게 높은 것은 동맥경화를 포함하여 심혈관질환의 독립적인 위험요인이 된다. 중성지방은 지방을 많이 섭취해서 증가하는 것이라기보다는(이 경우는 콜레스테롤 증가) 지방의 축적된 형태이다. 주된 원인은 몸 안에서 지방으로 축적되는 술이다. 알코올은 흔히 empty calorie로 불리는데 술이 내 몸에서 다른 음식들의 축적을 돕기 때문이다. 예컨대 소주 한 병은 밥 두 공기 분량의 지방이 몸에 축적되게 한다. 라면 한 개는 500kcal이고 이를 소비하려면 2시간 이상 걷거나 50분 이상 달려야 한다. 그런데 운동으로 이러한 칼로리를 소모시키지 못하면 칼로리가 중성지방으로 몸에 쌓이게 된다. 콜레스테롤은 체질의 문제인 경우가 많으나 중성지방은 술을 끊으면 수치가 바로 떨어지는 것이 일반적이다. 중성지방 수치를 높이는 다른 원인은 밥, 떡, 국수, 감자, 고구마 등에 많은 탄수화물이다. 오메가3를 섭취하면 중성지방 수치가 떨어진다는 보고도 있다.

단단입천장(hard palate)이 있고 입천장의 뒷면에는 연구개(軟口蓋)라고 불리는 근육성 조직인 **물렁입천장(soft palate)**이 있다. **목젖(uvula)**은 물렁입천장에 걸려 있는 작고 부드러운 조직이다. 혀(tongue)는 구강 바닥에 뻗어 있으면서 근육에 의하여 아래턱뼈에 부착된 조직으로 음식물의 맛을 구별할 수 있게 해주는 **유두(papillae)**가 있다. 주된 기능은 씹는 것인 **저작(mastication, chewing)** 기능과 삼키는 것인 **연하(deglutition, swallowing)**[2] 기능이다. 한편 입인두 벽 점막의 움푹 파인 양면에 위치하는 림프조직 덩어리는 **편도(tonsils)**이다.

COMBINING FORMS
1. bucc/o
2. cheil/o, labi/o
3. palat/o
4. palat/o
5. uvul/o
6. gloss/o, lingu/o
7. tonsill/o
8. gingiv/o
9. dent/i, odont/o

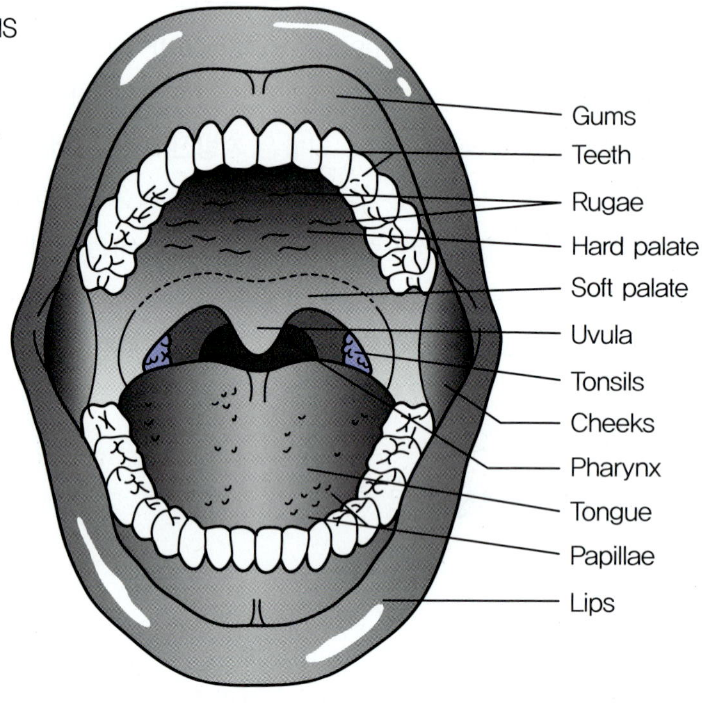

[그림 5-1] 구강과 주요 용어들(Chabner, 2014: 141; 홍준현 외, 2013: 85를 수정보완)

구강에는 치아와 잇몸도 있는데 치아가 담긴 치조를 싸고 있는 육 조직은 **잇몸(gum)**이고 **치아(teeth)**는 치아가 잇몸 위쪽 외부로 나온 부분인 **치아관(crown)**, 치아가 매몰된 부위인 **치아뿌리(root)**를 기본으로 한다(그림 5-2). 이것의 해부학적 구조를 좀 더 자세히 살펴보면 치아관의 맨 바깥쪽 보호층으로 조밀하고 흰 물질이며 인체에서 가장 단단한 부위는 **법랑질**

2) 참고로 식도의 운동 문제, 종양, 종창의 증상으로 연하 기능이 상실되는 것을 삼킴곤란(dysphagia)이라고 한다.

(enamel)이고, 법랑질 아래에는 치아관 전체에 뻗쳐 있으면서 노란색 뼈조직으로 구성된 **상아질(dentin)**이다(그림 5-3). 그리고 치아수(pulp)는 상아질 아래에 부드럽고 섬세한 조직으로 치아의 중앙부를 세우며 혈관, 신경말단부, 결체조직, 림프관이 포함되어 있다. 한편 **침샘(salivary glands)**은 구강 주변의 외분비샘으로 침(saliva)을 분비하는데 **이하선(parotid gland)**, **턱밑샘(submandibular gland)**, **혀밑샘(sublingual gland)**으로 구성되어 있다(그림 5-4).[3] 각각의 치아에는 별도의 이름이 있는데 절단면에 있으면서 음식을 주로 절단하는 기능은 **앞니(central incisor)**가 하고 질긴 음식을 찢는 것은 **송곳니(cuspid)**가, 그리고 음식을 으깨는 기능은 **작은어금니(premolar)**와 **어금니(molar)**가 담당한다. 참고로 **사랑니(wisdom teeth)**의 연원은 나이가 들면서 철이 들고 이치를 깨달아 가는 시기라는 의미의 older and wiser에서 생겨난 말이며 cut one's wisdom teeth는 '분별이 생기다'라는 뜻을 담고 있다.

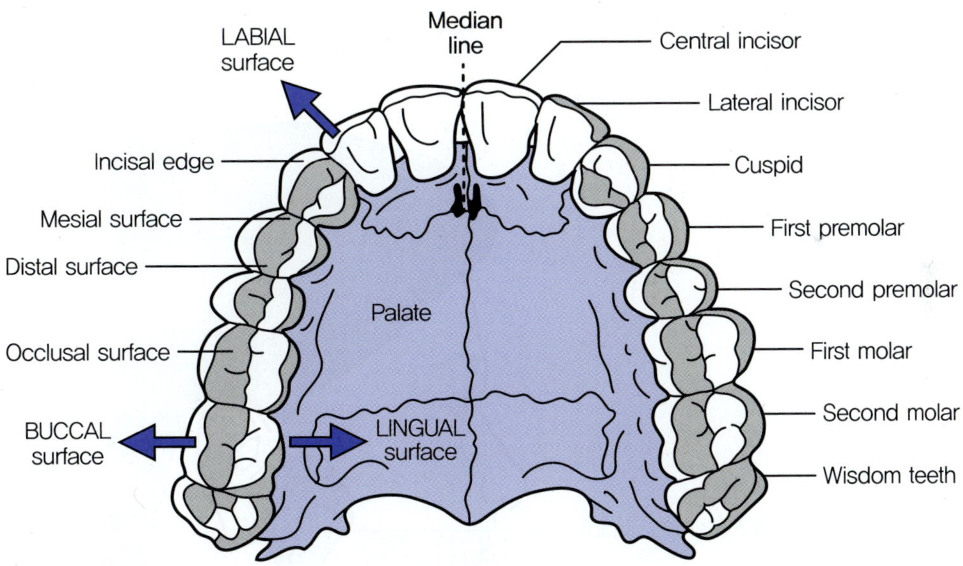

[그림 5-2] 영구치와 주요 용어들(Chabner, 2014: 141; 홍준현 외, 2013: 86을 수정보완)

※ 일반적인 성인의 치아의 개수는 32개이며, 위턱과 아래턱에 각각 16개씩 존재한다. 정중선을 기준으로 왼쪽 위턱, 오른쪽 위턱, 오른쪽 아래턱, 왼쪽 아래턱에 각각 8개씩 분포하고 있다. 인간은 성장하면서 치아 교환기를 거치며, 치아 교환기를 거치기 전 아동의 치아 개수는 각 사분면마다 5개씩 총 20개가 존재한다.

3) Parotid는 귀 밑에 있어서 이하선으로, submandibular는 악하선, sublingual은 혀 아래 있어서 설하선으로 부르기도 한다(지제근, 2004: 60).

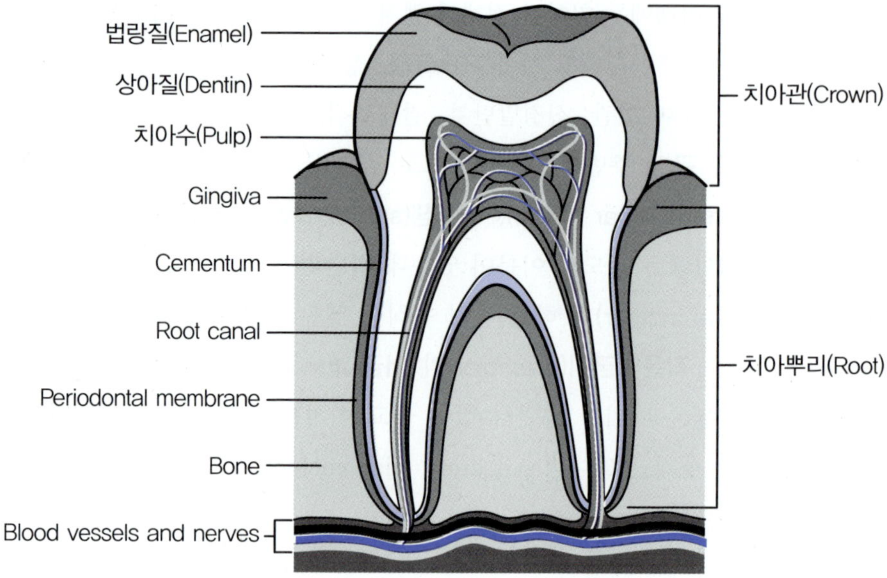

[그림 5-3] 치아의 단면도(홍준현 외, 2013: 86을 참고)

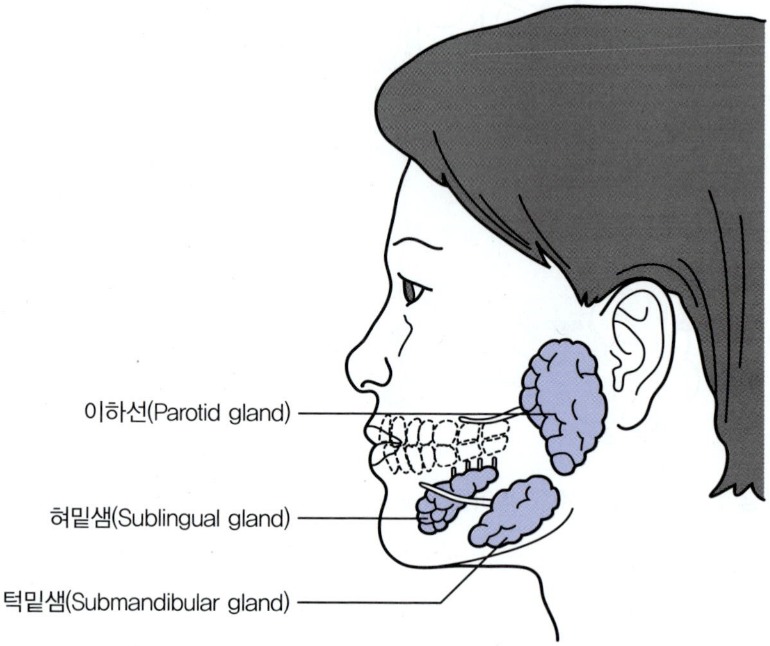

[그림 5-4] 타액선(홍준현 외, 2013: 87을 참고)

2 식도

목(throat)은 12cm 정도의 근육성 관으로 내면은 점막으로 덮여 있다. 그 안에는 코, 즉 비강으로부터 기관까지인 **인두(pharynx)**와 구강으로부터 식도까지의 통로인 **후두(larynx)**가 있다(그림 5-5). **후두개(epiglottis)**는 기관을 덮어 음식물이 기도로 가는 것을 방지한다. **식도(esophagus)**는 인두에서 위까지 이어지는 25cm 정도의 근육성 관으로 연동(蠕動)운동, 즉 **꿈틀운동(peristalsis)**을 한다. 이것은 식도와 기타 소화기계 관의 불수의적, 진행적, 율동적인 수축이다(지제근, 2013: 1252).

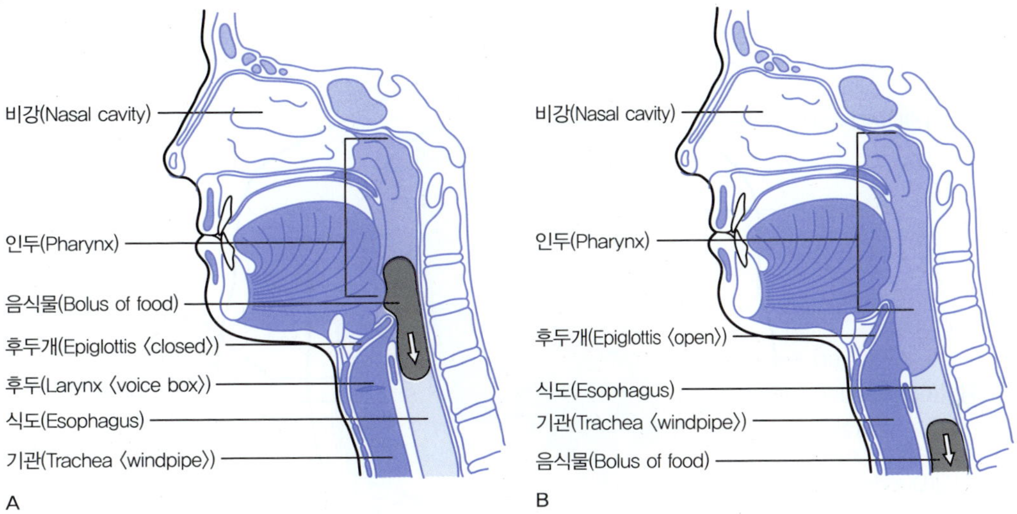

[그림 5-5] 인두(Chabner, 2014: 143, 수정보완)

3 위장

위(stomach)는 윗 부분인 바닥부(fundus), 가운데 부분인 몸통부분(body), 그리고 아랫부분인 날문(pylorus)으로 구성된다(그림 5-6). 위는 만곡(curvature)된 형태로 음식물이 머무는 공간이기 때문에 위의 입구와 출구를 조절하는 근육의 환인 두 가지 조임근(sphincter)을 가지고 있다. **들문조임근(cardiac sphincter)**은 식도와 위 사이에 위치하며 **날문조임근(pyloric sphincter)**은 위와 십이지장 사이에 위치한다(그림 5-7). 점막(mucosa)의 주름(rugae)은 **위산(hydrochloric acid)**[4]을 분비하는 소화샘을 가지고 있다. 이것은 음식물을 화학적이고 기계적으로 준비된 상태를 만들어 다음 단계인 **십이지장(duodenum)**에서 소화물들이 수월하게 받아들여져서 혈행(blood circulation) 속으로 더 잘 흡수될 수 있도록 역할을 한다. 한편 식도 최하부의 팽대부는 공동(antrum)이라 불린다.

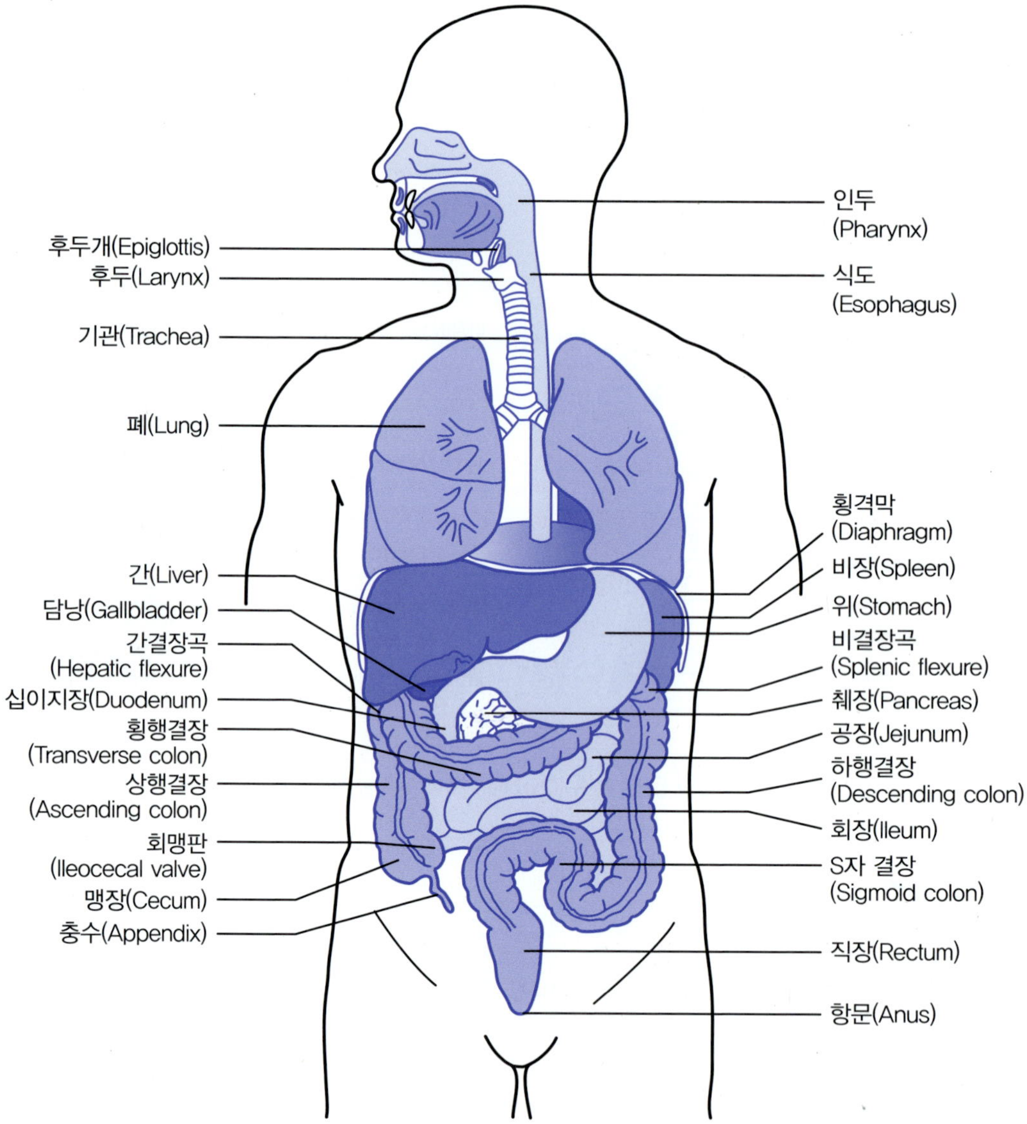

[그림 5-6] 소화기관(홍준현 외, 2013: 88을 수정보완)

4) 참고로 고형성분과 액체가 위로부터 입으로 역류하는 것을 위식도 역류(gastroesophageal reflux)라고 한다.

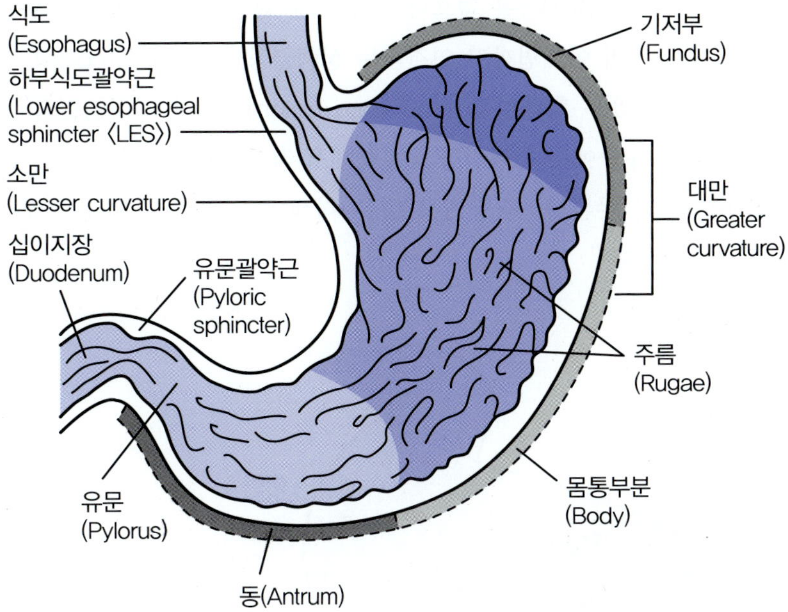

[그림 5-7] 위장(Chabner, 2014: 145; 홍준현 외, 2013: 89를 수정보완)

4 소장과 대장

소장, 즉 **작은창자(small intestine, small bowel)**는 길이가 6~7m이며 날문조임근으로부터 큰창자의 첫 부분까지를 말한다. 그 내부는 **융모(villi)**[5]로 되어 있는데 이는 작은창자 벽의 미세한 작은 돌기로 모세혈관을 통해 완전히 소화된 영양소가 혈류나 림프관으로 흡수된다(그림 5-8). 소장은 크게 세 부분으로 구성된다. 십이지장(duodenum)은 그 길이가 대략 25cm이며 위로부터 음식물을 받고 간과 쓸개로부터 담즙을 받으며 췌장으로부터 췌장액을 받아서 소화를 촉진시킨다. **빈창자(jejunum)**는 길이가 대략 2.5m이며 음식이 머무는 시간이 거의 없어서 빈창자라고 불린다. 회장(ileum)의 길이는 약 3.3m이며 대장으로 이어진다(지제근, 2013: 892).

대장, 즉 **큰창자(large intestine, large bowel)**는 회장의 끝부분에서 항문까지를 아우른다. 주된 역할은 혈류로 흡수되지 않은 액체 노폐물을 배설될 때까지 간직하는 것인데 대부분의 수분을 체내로 흡수하여 고형의 분변을 배출하게 된다. 맹장, 즉 **막창자(cecum)**는 우측에 있는 주머니 형태이며 **회맹판(ileocecal valve)**[6]에 의해 회장과 연결된다. 충수(appendix)는

---

5) villus의 복수형으로 장의 융모를 말한다.

6) 회맹판(ileocecal valve)은 돌기형 구조로 맹장과 소장의 경계 벽에 위치한다. 결장의 내용물이 회장으

막창자에 달려 있으며 뚜렷한 기능은 없으나 염증 또는 감염이 잘 일어나는 부위이다. 결장(colon)은 막창자에서 간의 아래면까지 연결되는 **상행결장(ascending colon)**, 왼쪽으로 비장까지 수평으로 뻗어 있는 **횡행결장(transverse colon)**, 그리고 **하행결장(descending colon)**으로 구성된다. 이 중에서 하행결장 끝부분에서 직장(rectum)까지는 특별히 **구불결장(sigmoid colon)**이라고 부른다. 직장에서 밝은 적색의 대변을 배설하는 것은 혈변배설(hematochezia)이라 한다.[7)]

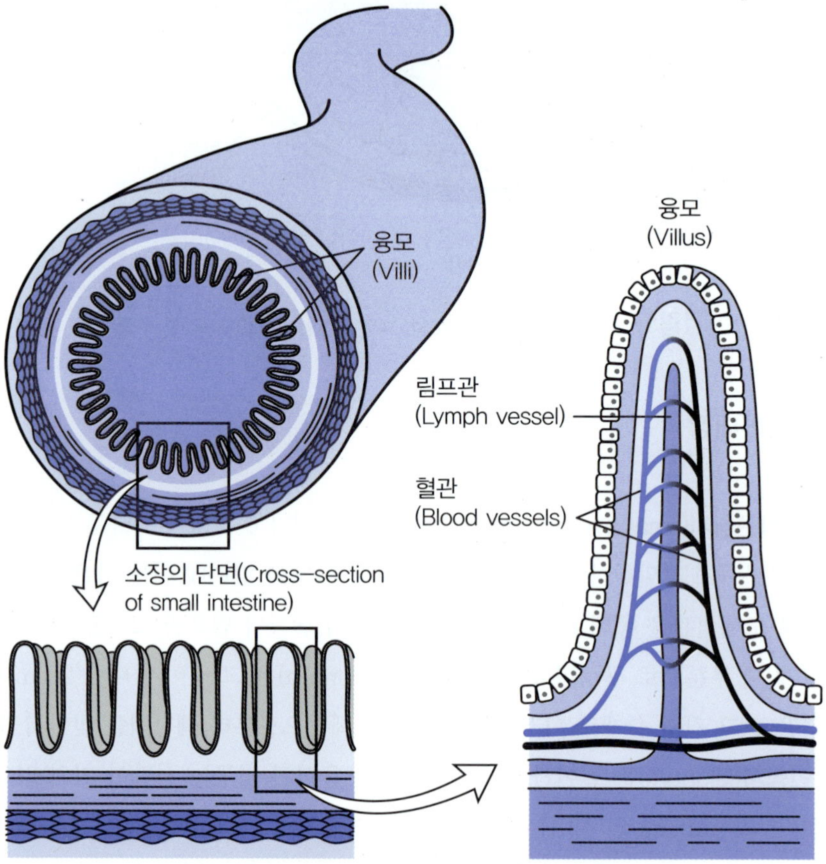

[그림 5-8] 소장의 단면과 융모(홍준현 외, 2013: 90을 수정보완)

로 역류하는 것을 방지하는 역할을 한다.

7) 혈변의 원인은 구분될 필요가 있는데 붉은 피가 명확하게 보이는 것은 대장 쪽의 출혈이 아니라 항문 근처의 출혈, 즉 치질로 인한 변비가 원인이다. 대장 쪽에서 출혈이 있을 경우에는 변이 검은색으로 나오게 되고 이럴 경우에는 대장암을 의심할 수 있다. 치질은 겉으로 돌출되는 수치질과 겉으로는 보이지 않는 암치질이 있는데 암치질은 통증이 느껴지지 않는 경우도 많다.

5 간 · 담 · 췌

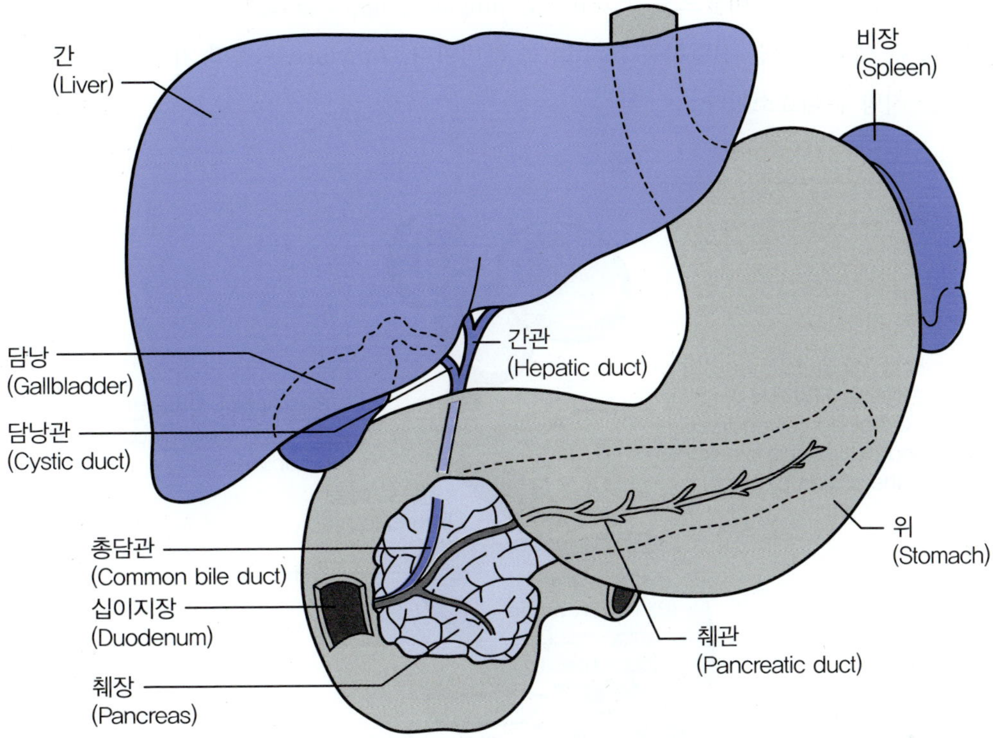

[그림 5-9] 간, 담낭, 췌장(홍준현 외, 2013: 91을 수정보완)

간 · 담 · 췌는 **간(liver)**, **쓸개(gallbladder)**, **췌장(pancreas)**을 아우르는 말이다(그림 5-9). 하나씩 살펴보면, 우선 간은 복부 우상부(RUQ)에 위치하며 짙은 황갈색의 **담즙(bile)**을 생산한다. 담즙색소에는 간에서 헤모글로빈이 파괴되어 나오는 노폐물질인 빌리루빈(bilirubin)이 포함된다(그림 5-10). 담즙은 **간관(hepatic duct)**, **담낭관(cystic duct)**, **총담관(common bile duct; CBD)**을 거쳐 십이지장으로 나간다(그림 5-11). **쓸개(gallbladder)**는 간 아래의 배 모양의 주머니로 담즙의 저장 및 농축을 담당한다. **췌장관(pancreatic duct)**은 십이지장에 이르기 전에 총담관과 만나 담즙과 췌장액이 혼합되어 담즙이 췌장효소가 지방을 소화시킬 수 있도록 하며 이를 **유화(emulsification)**라고 한다(그림 5-12). 이것은 지방의 큰 입자를 깨트리는 작용을 해서 소화 표면적을 증가시킨다. 장에서 간으로 가는 혈관은 **간문맥계(hepatic portal system)**라고 부른다.

간은 담즙을 생성하고, 혈당량을 정상으로 유지시키며[8], 혈액응고에 필요한 혈단백을 생성하며, 오래된 적혈구를 파괴하여 빌리루빈을 방출하며, 체내 해독작용도 담당한다. 한편, 췌장(pancreas)은 외분비샘으로 소화효소인 amylase, lipase를 분비하며 내분비샘으로 혈액으로부터 세포로 당을 전달하는 Insulin을 분비한다. Amylase는 녹말 가수 분해효소이고 lipase는 지방 분해효소이다.

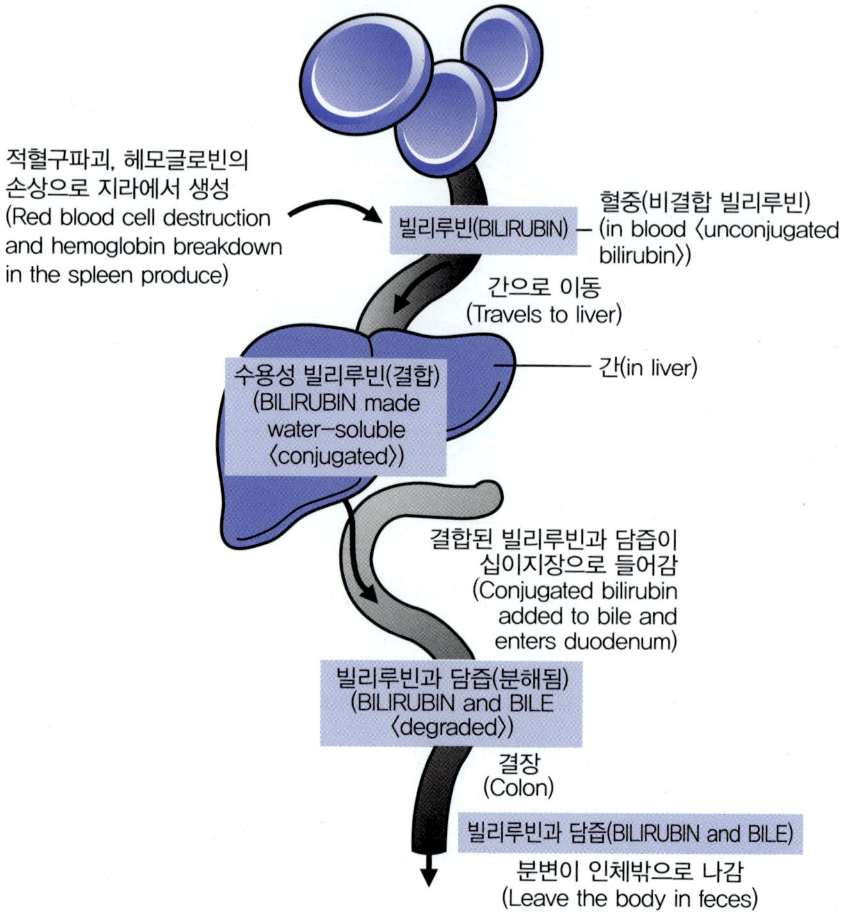

[그림 5-10] 빌리루빈의 역할과 기능(Chabner, 2014: 148, 수정보완)

※ 빌리루빈은 골수세포(骨髓細胞)와 간에서 만들어지며 적혈구의 헤모글로빈이 분해된 최종 산물이라서 그 양은 파괴된 적혈구의 양과 직접 관련이 있다.

8) 혈중의 glucose의 양이 과하면 간세포에 글리코겐으로 저장하고 부족하면 다시 체내로 환원한다.

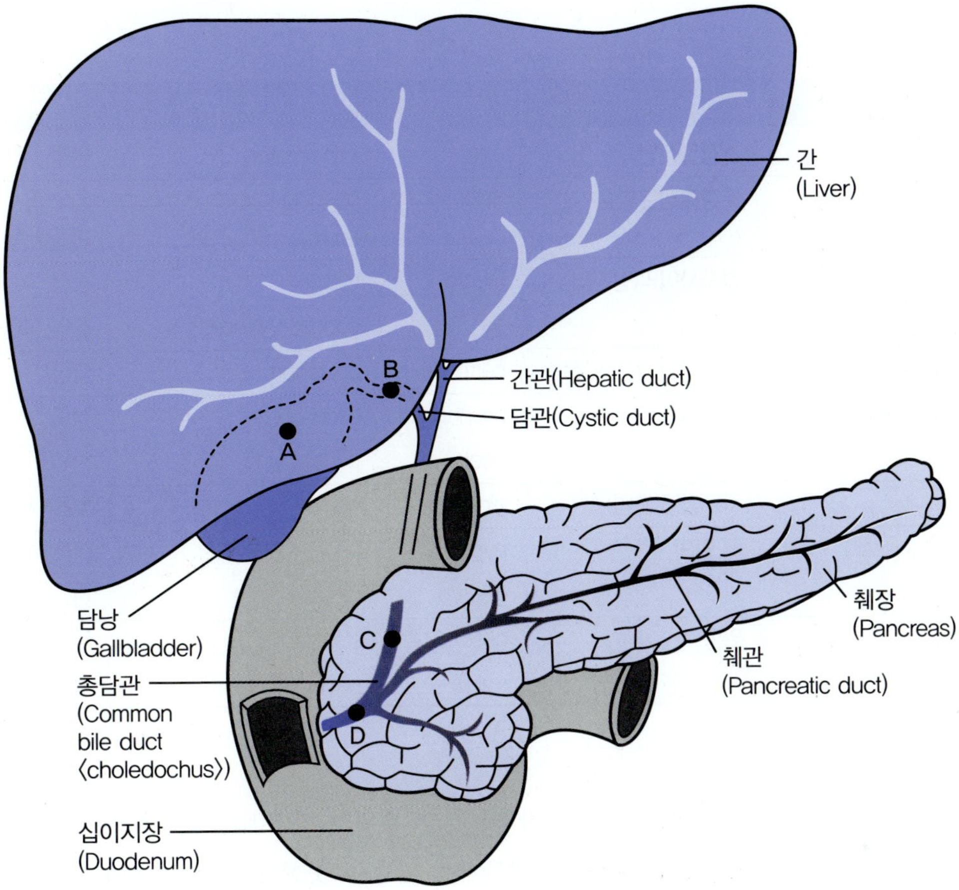

[그림 5-11] 담낭, 담관, 총담관과 담석의 발생부위(홍준현 외, 2013: 112를 수정보완)

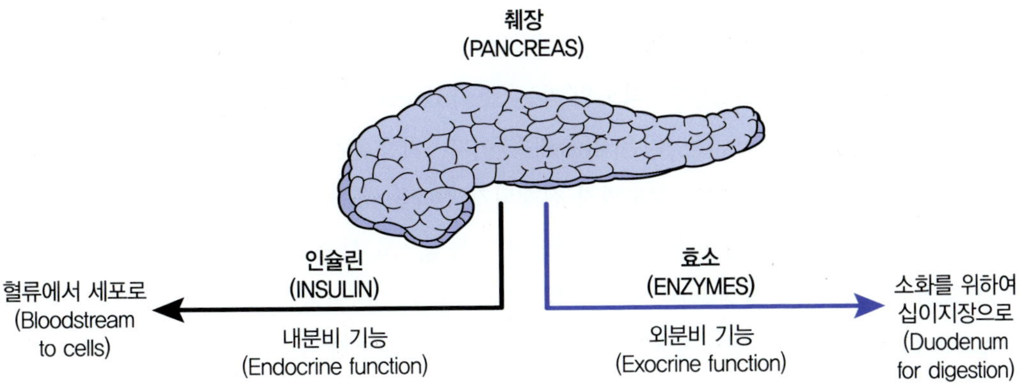

[그림 5-12] 췌장의 역할과 기능(Chabner, 2014: 148; 홍준현 외, 2013: 92를 수정보완)

3) 주요 어휘

단어	의미	용어구조	영어 의미	한글 뜻
enterocolitis	소장결장염	–itis	inflammation	염증
enterocolostomy	소장결장문합술	–stomy	opening to foam a mouth (stoma)	입구를 만들어줌
mesentery	창자사이막(장간막)	mes/o –y	middle condition, process	중간 상태, 과정
parenteral	비경구적, 장관외성	par(para)–	apart from	다른
esophageal	식도의	esophag/o –eal	esophagus pertaining to	식도 ~의
gingivitis	치은염(잇몸염)	gingiv/o	gums	잇몸, 치은
hypoglossal	혀 밑의	hypo– gloss/o	under, below tongue	아래의 혀
gastralgia	위통	gastr/o –algia	stomach pain	위 통증

해설

Enterocolitis([èntəroukəláitis])는 소장 및 결장 부위의 장염(腸炎)으로 접미사 –itis는 bronchitis, gastritis, neuritis의 사례들처럼 염증을 뜻한다. **Enterocolostomy**는 '소장결장문합술'인데 문합술(anastomosis)은 암이 발생한 부위를 절제하고 남은 부분을 이어 붙이는 시술이다. **Mesentery**([mésəntèri])는 '장간막'인데 내장을 지지(支持)하는 복막의 주름인 그물막(omentum; 網)과 구분해야 한다. 한편 jejunum은 공장(空腸)이다. **Parenteral**([pæréntərəl])은 약이 '비경구적(非經口的)'이라는 뜻으로 특히 주사약을 말한다. **Esophageal**([isɑ̀fədʒíːəl])은 '식도의'라는 뜻이고 esophageal cancer는 식도암이다. **Gingivitis**([dʒìndʒəváitis])는 '치은염(齒齦炎)'이다. 치주질환은 크게 치은염과 치주염으로 나누는데 유병률이 높고 어느 정도까지 진행되기 전에는 통증을 느끼지 못하기 때문에 침묵의 병이다. 치은염은 염증이 잇몸에만 국한된 잇몸병으로 사춘기 전후에서 잘 발생한다. 초기 증상은 출혈이고 점점 진행되면서 잇몸이 약간 붓고 색깔이 푸르게 변한다. 치주염(periodontitis)은 치은염이 방치되어 치아를 둘러싸서 보호해 주는 치조골로 확산된 것으로 풍치라고도 불린다. 주된 증상은 입에서 냄새가 나고 잇몸이 자주 붓고 고름이 나오며 찬 것을 먹으면 이가 시린다.

단어	의미	용어구조	영어 의미	한글 뜻
hepatoma	간암	hepat/o	liver	간
		–oma	tumor, mass	종양, 응어리
ileocecal sphincter	돌막창자 조임근	ile/o	ileum	회장
ileitis	회장염	–itis	inflammation	염증
ileostomy	회장조루술	–stomy	opening to from a stoma	입구를 만들어줌
gastrojejunostomy	위빈창자문합술	jejun/o	jejunum	빈창자
hepatomegaly	간비대	–megaly	enlargement	비대
choledochojejunostomy	총담관빈창자문합술	choledoch	bile duct	담관

해설

Hepatoma([hèpətóumə])는 '간암(肝癌)'으로 간에 생기는 암이다. 환자의 80–90%는 만성B형 간염보유자 또는 만성C형 간염보유자이다. B형 간염은 모든 신생아에게 백신을 접종하는 것이 중요하고 가족이나 어머니가 B형 간염 바이러스 감염 보유자일 경우에는 면역글로블린(HBIG)과 백신을 생후 12시간 이내에 접종해서 예방할 수 있다. C형 간염 바이러스는 아직 예방백신이 없다. 혈액으로 감염될 수 있으므로 불법적인 의료 시술이나 위생적이지 못한 피어싱과 문신을 피해야 한다. 알코올성 간경변증 환자도 간암에 걸릴 수 있으므로 과도한 음주는 피해야 한다. 치료는 간이식, 간절제술, 경동맥 화학 색전술, 고주파 열치료법 등이 있다. **Hepatomegaly**([hèpətoumégəli])는 '간비대', '간종(肝腫)'인데 –megaly라는 접미사가 비대하다는 뜻이다. **Ileocecal sphincter**는 '맹장 조임근'이고 **ileitis**([ìliáitis])는 '회장염(回腸炎)'이다. **Ileostomy**([ìliástəmi])는 '회장조루술(파스텔형성술)'인데 조루술은 복벽에 개구부(stoma)를 설치하는 수술로 회장에서 직접 복벽으로 통로를 만들어 인공항문을 만드는 외과적 기법이다(그림 5–13, 5–14, 5–15). 회장조루술과 결장조루술(colostomy)은 장내 노폐물을 인위적으로 배출하기 위하여 복벽을 통해서 회장이나 결장에 개구부(stoma)를 설치하는 외과적 수술이다. 남아있는 장의 길이에 따라 흡수율이 달라진다. **Gastrojejunostomy**는 '위공장문합술'이고 **choledochojejunostomy**는 '총담관공장문합술'이다(그림 5–16). 모두 외과적으로 절개된 장기의 일부를 다시 기능할 수 있도록 이어붙이는 처치이다. 한편, **대장내시경검사(colonoscopy)**는 대장암이나 폴립의 선별 검사이다(그림 5–17).

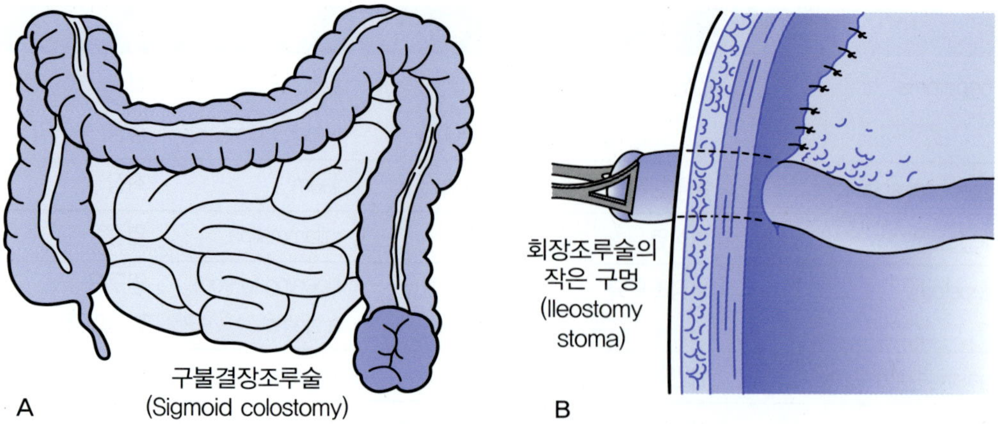

[그림 5-13] 구불결장조루술과 회장조루술(Chabner, 2014: 154, 수정보완)

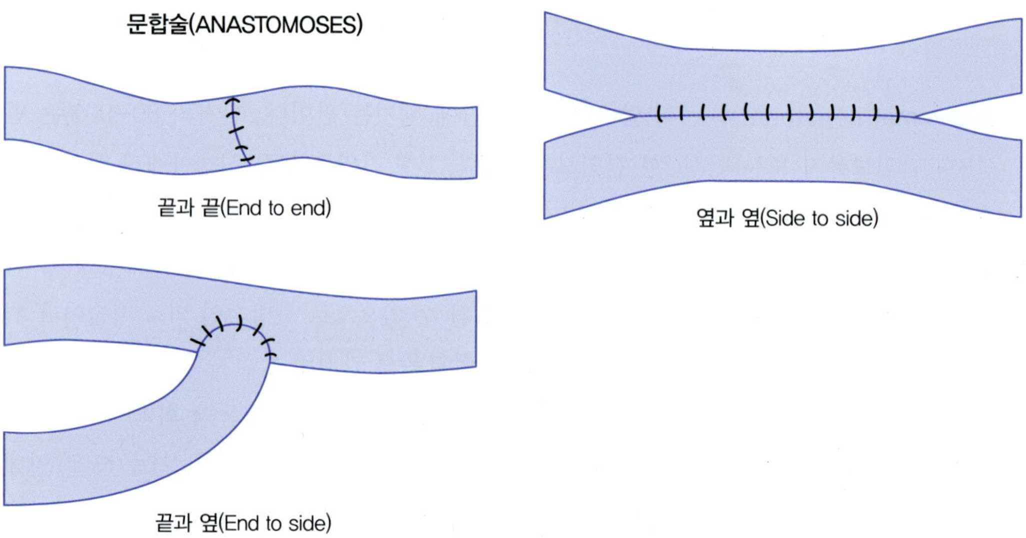

[그림 5-14] 문합술의 세 종류(홍준현 외, 2013: 99를 수정보완)

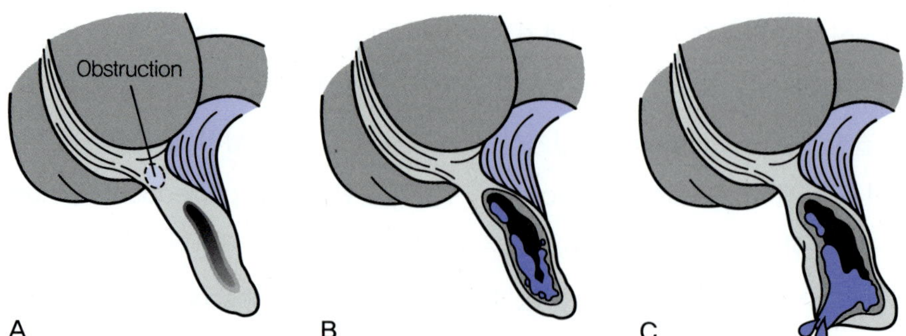

[그림 5-15] 충수염(Chabner, 2014: 153)

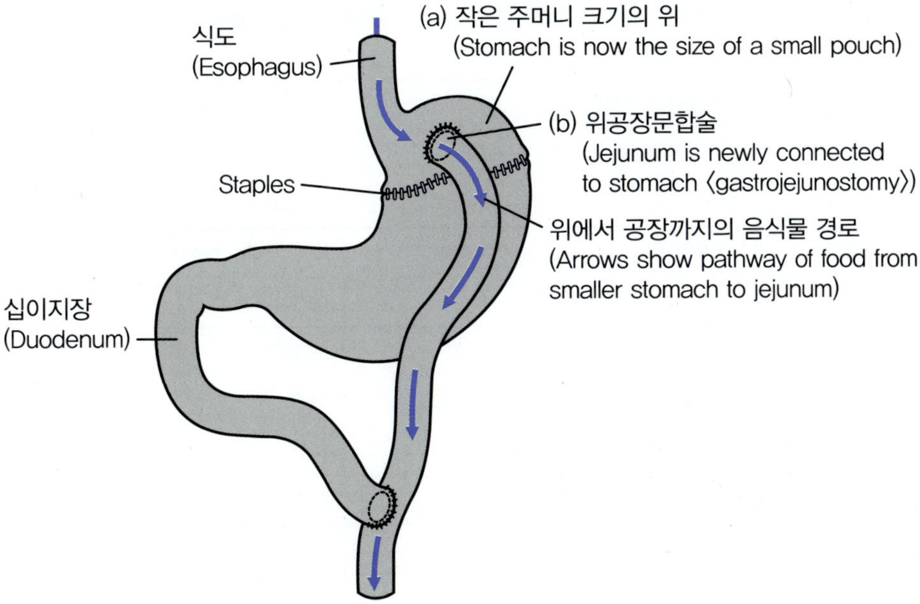

[그림 5-16] 위공장문합술(Chabner, 2014: 197, 수정보완)

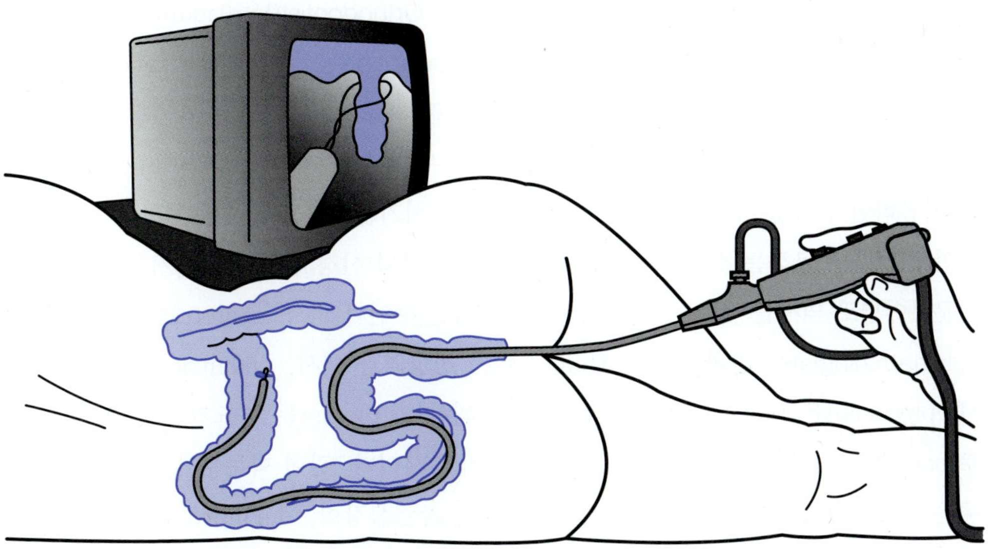

[그림 5-17] 대장내시경검사(Chabner, 2014: 198)

단어	의미	용어구조	영어 의미	한글 뜻
labial	입술의	labi/o	lip	입술
laparoscopy	복강경검사법	lapar/o	abdomen	복부
sublingual	혀밑의	sub– lingu/o	under tongue	아래의 혀
submandibular	턱밑의	mandibul/o –ar	lower jaw, mandible pertaining to	아래턱 ~의
orthodontist	치과교정의사	orth/o odont/o –ist	straight tooth specialist	바른 치아 전문가
periodontist	치주병의사	odont/o	tooth	치아
endodontist	근관치료의사	endo–	in, within	~내의
oral	입의, 경구적인	or/o	mouth	입

해설

Labial([léibiəl])은 '입술의'이고 **submandibular**([sΛbmændíbjulər])는 '하악선'으로 submaxillary와 같은 말이다. 치과학과 관련하여 **Orthodontist**([ɔ́:rθədάntist])는 '치열 교정의사', **periodontist**는 '치주병 의사'[9], **endodontist**는 'a dentist specializing in diseases of the dental pulp and nerve'로 '근관 치료의사'를 말한다. 근관 치료는 충치나 외부 자극에 의해 치아에 통증이 느껴지는 경우 치수를 제거하고 그 공간에 다른 재료를 밀봉하여 통증을 제거하고 치아의 기능을 유지시키는 수술이다. 신경 치료라고도 불리지만 신경을 치료하는 것은 아니고 오히려 치아 내부의 신경과 혈관을 제거하는 수술이다. 전문분야별로 의사를 더 살펴보면 gynecologist는 부인과 의사, obstetrician는 산과의사, ophthalmologist는 안과의사, orthopedist는 정형외과 의사, pediatrician은 소아과 의사, physician은 내과 의사, surgeon은 외과의사, urologist는 비뇨기과 의사이다. 참고로 oculist는 검안사(檢眼士)이고 dietician은 영양사이다. 관련 학문분야도 함께 익혀두면 좋은데 anesthesiology는 마취학, cardiology는 심장학, dermatology는 피부과학, otolaryngology는 이비인후과학, proctology는 항문과학이다.

9) 치주질환은 잇몸에 국한되는 치은염과 뿌리를 둘러싸고 있는 치조골에도 염증이 확산된 치주염 등을 통상 지칭한다.

단어	의미	용어구조	영어 의미	한글 뜻
palatoplasty	입천장성형술	palat/o	palate	구개
		–plasty	surgical repair	형성술, 성형술
pancreatitis	췌장염(이자염)	pancreat/o	pancreas	췌장, 이자
rectocele	직장류	rect/o	rectum	직장
		–cele	hernia	탈, 헤르니아
pharyngeal	인두의	pharyng/o	throat	목, 인두
peritonitis	복막염	peritone/o	peritoneum	복막
pyloroplasty	날문성형술	pylor/o	pyloric sphincter	날문조임근
sialadenectomy	침샘절제술	sialaden/o	salivary gland	침샘
sigmoidoscopy	구불결장경 검사	sigmoid/o	sigmoid colon	구불 결장
stomatitis	입안염	stomat/o	mouth	입

해설

Palatoplasty는 구개 부분의 질환을 치료하거나 수술 후 복원하는 '입천장성형술'이고 **pancreatitis**([pænkriətáitis])는 '췌장염'이다. **Pharyngeal**([fəríndʒiəl])은 '인두(부근)의'이고 **peritonitis**([pèritənáitis])는 '복막염'이다. 참고로 복부와 관련되는 용어들을 몇 가지 정리하면 무염산증(achlorhydria)[10]은 위내의 염산이 부족한 상태로 만성위염이나 위암의 증상이다. 식욕부진(anorexia)[11]은 암이나 간질환의 징후이며 병적 과식욕(bulimia)은 이 반대의 질환이다. 변비(constipation)는 분변의 배설이 어렵거나 지연되는 상태를 말하며 설사(diarrhea)는 급성감염, 독소, 소화관 염증이나 질병의 증상으로 묽은 변이 나오는 것이다. Borborygmus([bɔ̀ːrbərígməs])는 배에서 소리가 나는 증상이다. 장의 연동운동(peristalsis)에 문제가 있는 경우에는 대변을 통하게 하는 완하제(laxative)를 쓴다. 한편 **pyloroplasty**는 '유문성형술'이고 **rectocele**([réktəsiːl])은 '직장 탈장'이다. **Sialadenectomy**는 '침샘절제술'인데 이하선, 악하선, 설하선 등 입안으로 침을 배출하는 침샘과 그 도관 내에 결석이 발생하는 타석증(Sialolithiasis)의 경우에 치료 방법으로 쓰인다. **Stomatitis**([stòumətáitis])는 '구강염(口內炎)'을 지칭한다(지제근, 2004: 54).

10) 위산(胃酸)을 분비하는 위선(胃腺)에 문제가 생겨 발생하며 만성 위염이나 위암 또는 위를 절제한 뒤에 나타난다. 식욕 부진이나 팽만감, 트림, 설사 따위의 위염 증세를 보이며 빈혈도 일어난다.

11) 신경성 식욕부진증(anorexia nervosa)과 식욕이상 항진(bulimia nervosa)도 증가하는 추세이다.

단어	의미	용어구조	영어 의미	한글 뜻
amylase	아밀라아제	amyl/o	starch	전분
		–ase	enzyme	효소
biliary	담즙(담관)의	bil/i	gall, bile	담, 담즙
		–ary	pertaining to	~의
hyperbilirubinemia	고빌리루빈혈증	hyper–	excessive, above	과잉
		bilirubin/o	bilirubin (bile pigment)	빌리루빈 (담즙색소)
		–emia	blood condition	혈액상태
cholelithiasis	담석증	chol/e	gall, bile	담, 담즙
		lith/o	stone, calculus	돌, 결석
		–iasis	abnormal condition	비정상적 상태

해설

Amylase([ǽməlèis])는 소화 효소 중의 하나인 '아밀라아제'로 녹말을 말토스와 덱스트린으로 분해하며 침샘과 이자에서 생성된 침과 이자액에서 분비된다. **Biliary**([bílièri])는 '담즙'인데 **hyperbilirubinemia**는 '고빌리루빈혈증'으로 혈액 속 쓸개즙 색소인 빌리루빈[12]의 총농도가 정상보다 많아진 상태이다. 즉, 직접 빌리루빈과 간접 빌리루빈의 합인 총빌리루빈의 농도가 1.2mg/dL을 초과한 상태이다(지제근, 2004: 34). 빌리루빈이 황색이라서 고빌리루빈혈증은 황달(jaundice)로 나타난다. **Cholelithiasis**([kòuləliθáiəsis])는 '담석증'인데 담석은 담낭에 콜레스테롤, 담즙 색소, 칼슘염 등의 결정체와 약간의 단백질 성분이 엉킨 것이며 콜레스테롤로 인한 경우가 가장 흔하다. 담석이 생기는 것을 담석증(cholelithiasis)이라 칭하며 간과 담낭의 질환으로 인한 염증 및 물질의 정체가 원인이 될 수 있다. 담석증은 무증상에서 심하면 염증을 일으켜 담낭염(cholecystitis)을 초래하기도 하며 담석이 담관을 막게 되면 심한 통증을 일으키고 담즙의 분비를 방해하여 지방의 소화가 어려워질 수 있다. 담석은 저절로 제거되기도 하나 대부분 수술을 필요로 하며 이 경우 담낭도 함께 제거될 수 있다(송애랑 외, 2013: 189).

12) 빌리루빈(bilirubin)은 담즙 색소의 하나이며 적혈구의 헤모글로빈이 분해되어 생성된다. 주로 황갈색을 띠며 간에서 생성되는 담즙의 구성 성분이 된다. 대변의 색상은 빌리루빈에 기인한다. 빌리루빈은 담석, 황달의 원인이 될 수 있다.

단어	의미	용어구조	영어 의미	한글 뜻
gluconeogenesis	당신생	gluc/o	sugar	당
		neo–	new	신생물
		–genesis	condition of forming	생성
glycogenesis	글리코겐생성, 당원생성	glycogen/o	glycogen, animal starch	글리코겐, 동물성 전분
glycogenolysis	글리코겐분해, 당원분해	–lysis	break down, loosening	고장
lipoma	지방종	lip/o	fat, lipid	지방
		–oma	tumor, mass	종양, 덩어리
cholecystolithiasis	담낭결석증	cholecyst/o	gallbladder	쓸개, 담낭
		lith/o	stone, calculus	돌, 결석
sialolith	타석	sial/o	saliva, salivary	침

해설

Gluconeogenesis([glùːkouniːədʒénisis])는 단백질이나 지방으로부터 새로운 당분(糖分)이 만들어지는 '당신생'이며 **glycogenesis**([glàikədʒénisis])는 당원, 즉 '글리코겐 형성'이다. **Glycogenolysis**는 반대로 '글리코겐의 분해'이다. 이러한 작용은 모두 간에서 일어나는데 간세포는 혈당이 낮을 때는 글리코겐을 포도당(glucose)로 변화시키며 혈당이 높을 때는 그 반대 작용을 한다. **Lipoma**([lipóumə])는 성숙된 지방세포로 구성된 양성 종양으로 얇은 피막으로 둘러싸여 있는 '지방종'이다.[13] **Cholecystolithiasis**는 '담낭결석증', 또는 쓸개돌증이라 부른다. **Sialolith**는 '타석'인데, 참고로 sialoid([sáiəlɔ̀id])는 '타액 모양의'를, sialorrhea([saiælərí:ə])는 '타액 과잉 분비'를 말한다. 타석증은 침을 생산하는 기관인 침샘(타액선)이나 침샘으로부터 입안으로 연결된 부위(침샘관, 타액선관)에 석회물질, 이물질, 세균 등이 뭉쳐 침의 통로가 막혀서 생기는 질환이다.[14]

13) 지방종은 우리 몸 어느 부위에서나 발생할 수 있지만 보통 몸통, 허벅지, 팔 등과 같이 정상적인 지방 조직이 있는 피부 아래 조직에 가장 많이 발생한다. 연부조직에 생기는 양성 종양 중에서 가장 흔한 종양으로 주로 40대에서 60대 사이 성인에게 발생하나 어린이에게도 발생할 수 있다. 지방종의 특수한 형태로는 드물게 다발적으로 발생하는 가족성 지방종, 중년 남성의 목 쪽에 주로 발생하는 양성 대칭성 지방종(Madelung씨 병), 폐경기 이후 비만 여성에서 주로 발생하는 동통성 지방종 등이 있다.

14) 타석증의 정확한 원인은 알려져 있지 않으나 침의 정체, 침샘관의 염증, 손상 등이 원인으로 꼽히고 있다. 주로 생기는 부위는 턱밑 침샘인 악하선이 75%로 가장 많고 다음은 귀밑 침샘인 이하선이 약 20%,

단어	의미	용어구조	영어 의미	한글 뜻
steatorrhea	지방변증	steat/o	fat	지방
		–rrhea	flow, discharge	흐름, 분비물
lipase	리파아제	–ase	enzyme	효소
hematochezia	혈변배설	hemat/o	blood	혈액
		–chezia	elimination of wastes	노폐물의 배출
choledocholithiasis	총담관결석증	choledoch/o	common bile duct	총담관
		–iasis	abnormal condition	비정상적 상태
postprandial	식후의	post–	after, behind	~후에
		–prandial	meal	식사

해설

Steatorrhea([stiːətəríːə])는 지방의 흡수가 제대로 되지 않아서 지방이 대변에 섞여 나오는 '지방변(증)'이다.[15] **Lipase**는 지방을 분해하여 지방산과 글리세린으로 분해하는 효소인 리파아제이다. 동물의 이자액에 많이 있고 식물에서는 아주까리 종자에 많이 들어 있다. 주로 동물의 소화 효소로서 작용하며 각종 소화액에 분비되고 각종 조직 및 혈액에도 있으나 그 밖의 생물에도 있다. 담즙산염은 간에서 생성되어 쓸개에 저장되었다가 소화관으로 분비되는 지방의 물리적 분해를 돕는 물질로서 지방의 표면적을 늘려 라이페이스의 화학적 지방 분해 작용을 촉진시킨다. **Hematochezia**([hiːmətoukíziə)는 '혈변 배설'이고 **choledocholithiasis**는 '총담관결석증'인데 간이나 총담관(CBD) 안에 석회화된 돌이 생기는 것으로 담관(bile ducts)에 염증이 생기는 쓸개관염(cholangitis)이나 황달(jaundice), 췌장염(pancreatitis)을 야기할 수 있다. **Postprandial**은 '식후의', '만찬 후의'라는 의미이다.

그 밖에 다른 침샘에서 5% 정도이다. 타석이 생기면 아랫니가 아픈 것으로 착각할 수 있으며 레몬주스 같은 신 음식을 먹으면 통증이 더욱 심해지는 것이 특징이다. 신맛을 느끼면 침샘에서 침이 많이 분비되는데 돌 때문에 관이 막혀 침이 잘 흘러나오지 못해 통증을 느끼게 되는 것이다.

15) 지방변증은 과음이나 폭식 후에 변에서 지방이 섞여 나오는 것인데 대변을 보고 난 후에 물 위에 노란색, 주황색, 흰색 등의 띠가 떠다니면 지방변일 가능성이 높다. 대변은 영양분의 소화 및 흡수 과정을 다 거친 뒤에 남는 물질인데 여기에 지방이 섞여 있다는 것은 우리 몸이 정상적으로 지방을 분해하지 못했다는 뜻이다. 주된 원인은 흡수장애증후군(malabsorption syndrome)이다. 이는 췌장, 간, 담도 질환에 의한 것으로 지방의 소화 및 흡수가 되지 않아서 배출되는 증상을 보인다. 이외에 평소에 육류 등 기름진 음식을 많이 자주 섭취해도 지방변이 나타날 수 있다. 과다한 음주의 경우도 알코올 섭취가 지방을 흡수하는데 방해하기 때문에 지방변증의 원인이 된다(송애랑 외, 2013: 169).

단어	의미	용어구조	영어 의미	한글 뜻
bronchiectasis	기관지확장증	bronchi/o –ectasis, –ectasia	bronchial tubes stretching, dilation, dilatation	기관지 확장, 이완
lymphangiectasia	림프관확장	lymph/o angi/o	lymph vessel	림프 혈관
hematemesis	토혈증	hemat/o –emesis	blood vomiting	혈액 구토
hemolysis	용혈	hem/o –lysis	blood destruction, break down, separation	혈액 파괴, 분리
dyspepsia	소화불량	dys– –pepsia	bad, painful digestion	통증 있는 소화

해설

Bronchiectasis([brɑ̀ŋkiéktəsis])는 기관지의 일부분이 비가역적으로 확장되는 질병인 '기관지 확장증(氣管支擴張症)'이다. 기관지확장증이라는 것은 숨을 들이쉬고 내쉴 때 폐로 전달하는 통로인 기관지가 염증이나 분비물 등으로 폐쇄되었을 때 기관지가 탄성을 잃고 확장된 상태를 보이는 증상으로 가래나 출혈 등을 일으킨다. 마찬가지로 확장이란 의미의 접미사 −ectasia를 가진 **lymphangiectasis**([limfæ̀ndʒiéktəsis])는 '림프관확장증'이다. 이것은 선천적인 장애로 발생하거나 혹은 이차적인 소장 림프 배액의 차단으로 발생한다.[16] **Hematemesis**([hìːmətéməsis)는 궤양으로 인한 '토혈(吐血)'이고[17], **Hemolysis** ([hìːməláisis])는 적혈구의 파괴인 '용혈(溶血)'이다.

16) 이차적인 림프관 확장증의 원인으로는 복부 및 후복막의 암 혹은 임파종, 후복막 섬유화, 만성 췌장염, 장간막 결핵, 크론병, Whipple 병, 피부경화증, 소아지방변증, 협착심장막염, 전신홍반루푸스, 만성 울혈성 심부전 등이 있다. 환자는 지방변, 흡수장애, 림프구 감소증 그리고 단백질 소실을 겪게 된다. 부종과 저혈청단백, 저알부민혈증이 나타난다.

17) 토혈증이란 구토와 더불어 혈액이 입으로 나오는 경우를 말한다. 어떤 사람이 토혈을 했다고 생각될 경우에는 우선적으로 한 가지 가려내야 할 것이 있다. 출혈의 위치가 소화 기관(위, 식도 등)인지, 아니면 기관지나 목 부분인지를 확인하는 것이다. 왜냐하면 어떤 경우에는 토혈인 것 같지만, 단순히 오랜 기침으로 인해 가래에 섞여 피가 나왔을 수도 있기 때문이다. 이외에도 결핵이나 심각한 폐렴, 폐암 및 여러 폐 질환으로 인한 객혈일 가능성도 있다. 토혈증을 일으키는 질환에는 여러 가지가 있다. 첫째, 과음 후 구토를 많이 했을 때 일어날 수 있는 현상의 하나로, 위의 부분 점막이 찢어져 출혈이 심해 토혈을 일으키는 경우가 있다. 둘째, 위나 식도에 위치한 정맥류가 파열되어 큰 출혈을 일으키는 경우가 있다. 셋째, 여러 출혈성 궤양 등도 토혈의 중요한 원인이 된다.

단어	의미	용어구조	영어 의미	한글 뜻
polyphagia	다식증	poly– –phagia	many, much eating, swallowing	많은 삼키기
hemorrhage	출혈	–rrhage, –rrhagia	bursting forth of blood	피가 갑자기 흘러나옴
rhinoplasty	코형성술	rhin/o –plasty	nose surgical repair	코 외과적 교정
blepharoplasty	눈꺼풀 성형술	blephar/o	eyelid	눈꺼풀
proptosis	안구돌출	pro– –ptosis	before prolapse, fall, sag	전방에 늘어쳐짐
hemoptysis	객혈	–ptysis	spitting	뱉음
menorrhagia	월경과다	meno–	month, menstruation	달, 월경

해설

Polyphagia([pàliféidʒiə])는 다식증(多食症)이다.[18] **Rhinoplasty**([ráinouplæsti])는 '코 성형술(成形術)'이고 마찬가지로 외과적 교정인 –plasty의 의미가 붙은 **blepharoplasty**([bléfərouplæsti])는 안검, 다시 말해 '눈꺼풀성형술'이다. **Proptosis**([praptóusis])는 '안구 돌출증'이고 **hemoptysis**([himáptisis])는 혈액이 섞인 가래가 기침과 함께 나오는 각혈(喀血)이다(지제근, 2004: 20). 기침을 할 때 흉통을 동반하는 경우가 많으며 피의 색은 선홍빛이다.[19] **Hemorrhage**([hémәridʒ])는 '출혈' 또는 일반 용어로 '(사람이나 자산의) 국외 유출'이고 **menorrhagia**([mènəréidʒiə])는 '월경 과다(증)'이다.[20]

18) 다식증은 식욕이 병적으로 높아져서 음식을 아무리 먹어도 배부르지 않으며 정신박약자에게서 볼 수 있다. 반면, 폭식증은 음식을 엄청나게 먹은 후에 다 토해내는 것으로 일종의 식이장애이다. 한편 이식증은 먹을 수 없는 물질이나 음식재료로 볼 수 없는 것을 적어도 1개월 이상 지속적으로 먹는 것으로 4세 미만 어린아이에게서 주로 나타난다.

19) 각혈은 전체적인 양보다는 속도가 중요한데 시간당 150mL 정도의 속도로 피가 나온다면 질식의 위험이 있기 때문에 위험하다. 각혈의 양은 적지만 반복되는 경우에는 폐암, 기관지 확장증, 승모판협착증, 반복성폐경색증 등일 가능성이 있다. 고름 성분이 많은 객담이 객혈과 함께 나오는 경우는 폐렴, 기관지 확장증, 폐농양 등일 가능성이 높다.

20) 월경과다의 증상에는 상당량의 출혈, 응고된 핏덩어리, 많은 양의 생리대, 철분 결핍성 빈혈에 따른 피로, 호르몬의 불균형, 섬유종과 폴립, 감염, 자궁 내 세포의 이상증식 등이 있다.

단어	의미	용어구조	영어 의미	한글 뜻
menorrhea	정상월경분비	–rrhea	flow, discharge	분비
dysmenorrhea	월경곤란증	meno–	menstruation	월경
pylorospasm	날문연축	pylor/o	pyloric sphincter	날문조임근
		–spasm	sudden involuntary contraction	불수의적인 근육 수축
cardiospasm	들문연축	cardi/o	cardiac sphincter	들문조임근
cholestasis	담즙정체	chol/e	gall, bile	담, 담즙
		–stasis	stopping, controlling	정지, 조절
hemostasis	지혈	hem/o	blood	혈액
pyloric stenosis	날문협착	–stenosis	tightening, stricture, narrowing	좁아짐

해설

Menorrhea([mènərí:ə])는 '정상적인 월경'이고 **dysmenorrhea**([dìsmenərí:ə])는 '월경 곤란(증)'이다. **Pylorospasm**은 '날문연축'이고 **cardiospasm**은 '들문연축'인데 날문조임근 또는 들문조임근의 불수의적인 수축 증상이다. **Cholestasis**([kòuləstéisis])는 간 내외의 주요 담관(膽管)에 협착·폐색을 수반하지 않고 담즙(쓸개즙) 속 여러 성분의 혈중증가(血中增加)와 간 조직에 정체(停滯)를 일으키는 질환인 '담즙 울체(膽汁鬱滯)'이다.[21] **Pyloric stenosis**는 '유문협착(증)'(날문협착증)'인데 위의 아래 끝부분인 유문의 평활근섬유의 비후로 유문이 폐쇄성으로 좁아져 있는 상태를 말한다. 원인은 정확히 알려져 있지 않고 호르몬이나 신경이 발생에 매개되는 것으로 추측된다. 유문협착이 되면 위의 음식물이 정체되어 식후 구토와 만성적인 위정체로 위무력증이 초래된다. 증상으로는 식사 후에 구토 및 반복적인 폐렴, 식도염, 위장관출혈(토혈, 잠혈), 빈혈, 성장장애, 체중증가 불량 등이 나타나게 된다. 치료방법으로는 유문근 절개술, 유문 성형술이 시행되며 섭생은 저지방성, 반유동성 음식을 소량씩 자주 섭취하여야 한다.

21) 브리태니카 사전에 따르면 담즙 울체는 다음과 같다: "a condition in which little or no bile is secreted or the flow of bile into the digestive tract is obstructed". 임상적으로는 흔히 피부의 가려움을 호소하고, 생화학적 검사에서는 혈청빌리루빈·알칼리포스파다아제·콜레스테롤이 상승된다. 장해의 부위에 따라 간내담관의 장해, 모세담관벽(毛細膽管壁)의 장해, 간세포로부터의 담즙 분비의 기능적 장해로 나눌 수 있다. 급성 간염에서도 간내담즙울체를 일으킬 수 있는데, 원발성(原發性) 담즙성간경변이나 원발성 경화성담관염처럼 만성 경과의 간내담즙울체도 주목받아 난치병으로 지정되는 사례도 있다.

단어	의미	용어구조	영어 의미	한글 뜻
herniorrhaphy	허니아봉합술	hernio– –rrhaphy	hernia suture	허니아, 탈장 봉합
atresia	폐쇄	a– –tresia	not, without opening	~이 없는 열린구멍
esophageal atresia	식도폐쇄	esophag/o	esophagus	식도
biliary atresia	담도폐쇄	bil/i –ary	gall, bile pertaining to	담, 담즙 ~의

해설

Herniorrhaphy([hə̀:rniɔ́:rəfi])는 헤르니아 봉합이다(그림 5–18).[22] **atresia**([ətrí:ʒə])는 신체의 관(管)·공(孔)·강(腔) 등의 '폐쇄(증)'이고 따라서 **esophageal atresia**([isɑ̀fədʒí:əl ətrí:ʒə])는 식도폐쇄이다. **Biliary atresia**는 '담도 폐쇄(증)'인데 이는 간 바깥에 위치하는 담도의 전체 또는 일부분의 폐쇄로 담즙배설이 이루어지지 않는 질환이다. 아이에게 발생하는 경우 임신 말기부터 출생 직후, 또는 생후 1개월 전후에 간외 담도가 일부 또는 전부가 어떤 원인에 의해 폐쇄되어 담즙을 장관으로 배설할 수 없는 상태가 된다. 담도가 폐쇄되면 담즙이 내려가지 못하고 간에서 정체가 되면서 간조직에 손상을 주게 된다. 담도폐쇄로 나타나는 가장 첫 증상은 황달(jaundice)이다. 황달은 혈액 속의 노란 색소인 빌리루빈이 간에서 제대로 처리되지 못하면 간으로 들어온 빌리루빈은 담도가 막히면서 혈액 속에 축적이 되고 그 결과 황달이 생긴다. 소변에 빌리루빈 수치가 높아져 소변색이 검어지고 담도가 막혀 소장으로는 빌리루빈의 배출이 적게 되어 회색 혹은 흰색의 묽은 변을 보게 된다. 의학용어 접미사를 공부할 때 중요도가 높은 접미사들을 열거해보면 –emesis는 '구토', –ectasis는 '확장', –ptosis는 '처짐증', –lysis는 '용해' 또는 '파괴', –spasm은 '경련', 그리고 –stenosis는 '협착'이다.

---

22) 헤르니아 봉합술은 탈장(hernia)을 치료하는 기술이다. 탈장이란 복부 내장이 복막에 싸인 채 복벽의 구멍으로 빠져 나오는 병을 말한다. 체내의 장기가 본래의 부위에서 벗어난 상태를 가리키며 뇌, 폐, 근육 등에서도 보이나 복부에서 가장 많이 나타난다. 후천적인 원인의 대부분은 탈장이 일어난 부위를 받치고 있는 인대가 늘어난 경우이다. 가장 흔한 형태인 서혜부 탈장은 소아에게 많은데 서혜관의 폐쇄가 충분히 일어나지 않은 경우 소장의 일부가 이곳을 통하여 음낭속이나 주위 조직으로 탈출하는 상태이다. 증상은 헤르니아의 종류에 따라서 다르며 특별한 증세가 없는 경우도 많다. 때때로 일어서면 서혜부 등에 말랑말랑한 종루가 생기고 누우면 없어지는 특징이 나타나기도 한다. 오랫동안 이런 상태가 지속되면 탈장된 상태가 본래 위치로 돌아가지 않으며 그 주위에 혈액순환이 나빠져서 조직의 괴사를 일으키고 심하면 장폐색을 야기하게 된다. 일반적으로 복부의 헤르니아는 복압이 증가되는 경우에 팽륜과 불쾌감을 느끼게 한다. 또한 장관이 복강 내에 되돌아 갈 때 소리가 나는 수도 있다.

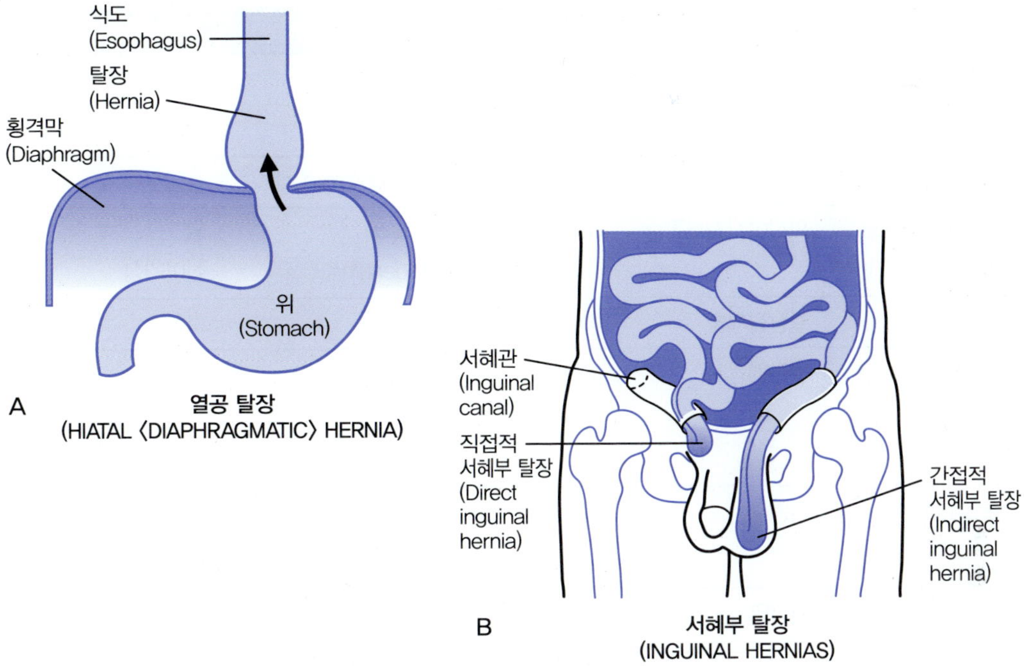

[그림 5-18] 열공 탈장과 서혜부 탈장(Chabner, 2014: 163; 홍준현 외, 2013: 108을 수정보완)

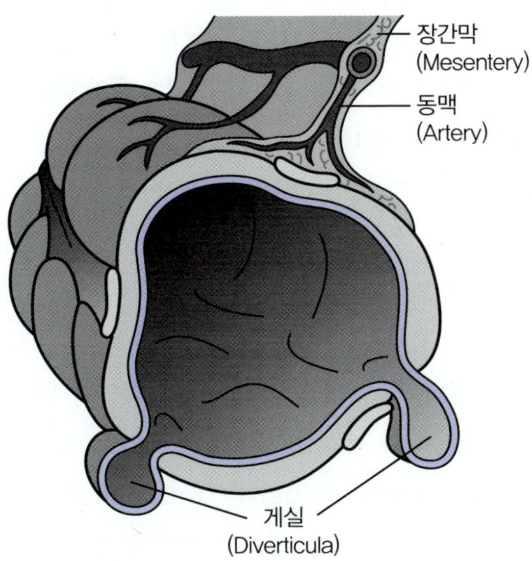

[그림 5-19] 게실

※ 게실은 위, 창자, 방광 등의 내부에 공간을 지닌 장기가 불룩하게 바깥으로 돌출되어서 끝이 막힌 주머니를 이루는 것인데(그림 5-19) 여기에 고름집이 형성되면 게실염(diverticulitis)이 된다(지제근, 2013: 470).

단어	의미	용어구조	영어 의미	한글 뜻
cholecystectomy	쓸개절제술	cholecyst/o –ectomy	gallbladder excision	쓸개, 담낭 절제
choledochal	총담관의	choledoch/o	common bile duct	총담관
gastroduodenal anastomosis	위십이지장문합술	gastro/o duoden/o	stomach duodenum	위 십이지장
colectomy	결장절제술	col/o	colon	결장
colonoscopy	결장경검사	colon/o –scopy	colon process off visually examing	결장 보며 조사하는 과정
dentalgia	치통	dent/i –algia	tooth pain	치아 통증
gastroenteritis	위장염	enter/o –itis	intestine inflammation	장, 창자 염증

해설

Cholecystectomy([kòuləsistéktəmi])는 '담낭 적출술'이고 **choledochal**은 common bile duct, 즉 '총담관의'이다. 참고로 cholecyst는 담낭이다. **Colectomy**([kəléktəmi])는 '결장(結腸) 절제(술)'이고 **colonoscopy**([kòulənáskəpi])는 '결장 내시술(內視術)'이다. 한편 **gastroduodenal anastomosis**([gæstrədju:ədí:nəl ənæstəmóusis])는 '위십이지장 문합(술)'이다. 위암 수술 등에 자주 쓰이는데 위암 발생시 정상 세포를 최대한 포함하되 발암 부위와 림프절을 광범위하게 절제하는 것이 원칙이다. 그래서 이 방법은 위하부(antrum)를 절제하고 남은 위를 십이지장과 문합하는 방법으로 주로 궤양 질환의 경우에 시행한다. 위 하저부의 antrum을 절제하므로 위동절제술이라고도 하며 위–십이지장 문합술이라고도 한다. 위동절제술은 위산생성의 강력한 자극제인 gastrin의 분비부위를 제거하는 수술이다. **Gastroenteritis**([gæstrouèntəráitis])는 'inflammation of the stomach and intestines', 즉 '위장염'인데 위에 염증이 생기는 것으로 젖먹이에게 생기는 장염은 주로 로타바이러스가 원인이다. 이는 2세 미만 영유아에게 잘 일어나며 그 이후에도 재감염을 일으킬 수 있다.

단어	의미	용어구조	영어 의미	한글 뜻
cecal volvulus	막창자의 염전	cec/o	cecum	막창자
celiac artery	복강동맥	celi/o	abdomen	복부
		–ac	pertaining to	~의
cheilosis	입술증	cheil/o	lips	입술
		–osis	condition (abnormal)	비정상 상태
buccal	볼의	bucc/o	cheek	빰
		–al	pertaining to	~의
cholelithiasis	담석증	chol/e	bile	담, 담즙
		lith/o	stone, calculus	결석
		–iasis	abnormal condition	비정상 상태
cholangiectasis	담관확장증	cholangi/o	bile duct	담관

해설

Cecal volvulus([síːkəl vάːlvjuləs])는 맹장(막창자)의 '축염', 즉 '염전(捻轉)'이다.[23] 이는 막창자가 어떤 이유로 인해 반대로 비틀려 꼬이거나 뒤틀려서 방향이 바뀐 증상을 말한다(그림 5-20). **Celiac artery**([síːliæk άːrtəri])는 대동맥에서 복부로 혈액을 나르는 '복강동맥'이다(cf. 그림 5-21). **Cheilosis**는 입술이 비정상 상태인 '입술증'이고 **cholelithiasis**([kòuləliθáiəsis])는 '담석증'이다. **Cholangiectasis**는 '담관확장증', 다시 말해 담관 낭종이다. 담관 낭종은 태어날 때 발생하는 일종의 선천적 질환으로 간외 담관 또는 간내 담관이 원형(낭포상) 또는 타원형(방추상) 모양의 풍선처럼 확장되는 질환이다. 우상복부 통증, 황달 및 만져지는 종괴(덩어리) 등의 증상을 일으킬 수 있다. 이것은 간에서 만들어진 담즙이 내려오는 담도가 늘어나 있어 기능을 못하는 것으로 황달, 복통, 고열 등이 생기게 된다. 진단은 초음파로 쉽게 진단되고, 늘어난 낭종을 완전히 제거하면 별다른 문제없이 치료된다. 담관 낭종은 선천적, 후천적 또는 선천적 기형에 의한 후천적 질환 유발 등의 학설이 많이 있으나 불확실하다. 그러나 최근 담도와 췌장관간의 이상 연결로 인한 췌장액의 역류가 중요한 원인이라는 설도 있다.

23) 브리태니카 사전에 따르면 염전은 다음과 같다: "volvulus is abnormal twisting of the intestines resulting in intestinal obstruction".

단어	의미	용어구조	영어 의미	한글 뜻
esophageal atresia	식도폐쇄	esophag/o	esophagus	식도
gastrojejunostomy	위빈창자 문합술	jejun/o –stomy	jejunum opening to form a mouth	빈창자 입구를 만들어줌
hepatomegaly	간비대	hepat/o –megaly	liver enlargement	간 비대
glossopharyngeal	설인의	gloss/o pharyng/o –eal	tongue throat pertaining to	혀 인두 ~의
glycolysis	해당(작용)	glyc/o	sugar	당
aphthous stomatitis	아프타성구내염	–ous stomat/o	pertaining to oral cavity	~의 구강

해설

Gastrojejunostomy는 '위빈창자 문합술'로 공장조루술(jejunostomy)을 위장까지 이어서 문합하는 것이다. **Glossopharyngeal**([glɑ̀soufərínʤiəl])은 '혀와 인두의'라는 뜻으로 혀부터 목의 인두까지 통칭할 때 쓴다. **Glycolysis**([glaikάləsis])는 '당분해' 작용을 말하며 **hepatomegaly**([hèpətouméɡəli])는 '간종(肝腫)', 다시 말해 간의 비대 증상이다. **Aphthous stomatitis**는 '구강염(구내염)'인데 참고로 아프타성 궤양(aphthous ulcer)은 입술의 안쪽 점막이나 혀의 가장자리나 모서리, 혀 밑의 점막, 구강점막 부분에 구형 혹은 타원형의 궤양이 한 개 혹은 여러 개가 나타나 고통스러운 염증을 동반하는 구강궤양의 일종이다. 아프타 궤양, 아프타 구내염, 아프타성 구내염, 아프타 입안염이라고도 불리며 보통 혓바늘이라고 불린다. 발병 원인은 아직 정확하게 알려져 있지 않지만 전염성은 없다.[24)]

24) 경증 아프타성 궤양은 궤양의 크기가 3~10mm 사이 정도이며, 가장 일반적으로 나타나는 아프타성 궤양이다. 궤양은 보통 주위에 노란색 내지는 회색빛의 홍반을 동반하며, 극심한 통증을 일으켜 삶의 질에 영향을 미치는 것이 두드러진 특징이다. 아프타성궤양의 발병 원인은 정확하게 알려져 있지 않지만, 신체 외상이나 스트레스, 수면 부족, 갑작스러운 체중 감소, 음식 알레르기, 면역체계에 대한 반응, 감귤류(오렌지, 레몬 등)와 비타민 B12와 철분, 엽산의 결핍이 아프타성궤양 발병의 요인이 될 수 있다. 혈관확장제(협심증 치료제)인 니코란딜과 기타 여러 형태의 화학요법 역시 아프타성궤양의 발병과 연결지을 수 있다. 최근에 한 연구결과에 따르면 우유 알레르기와 아프타성궤양이 깊은 상관관계가 있다고 한다. 아프타성궤양은 베체트병은 물론 크론병 환자에게서 관찰되는 증상이기도 하다.

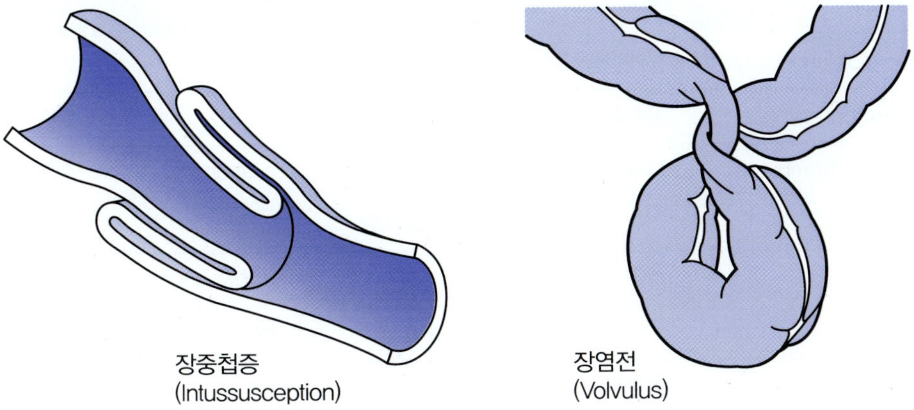

[그림 5-20] 장중첩증과 장염전(Chabner, 2014: 166; 홍준현 외, 2013: 111을 참고)

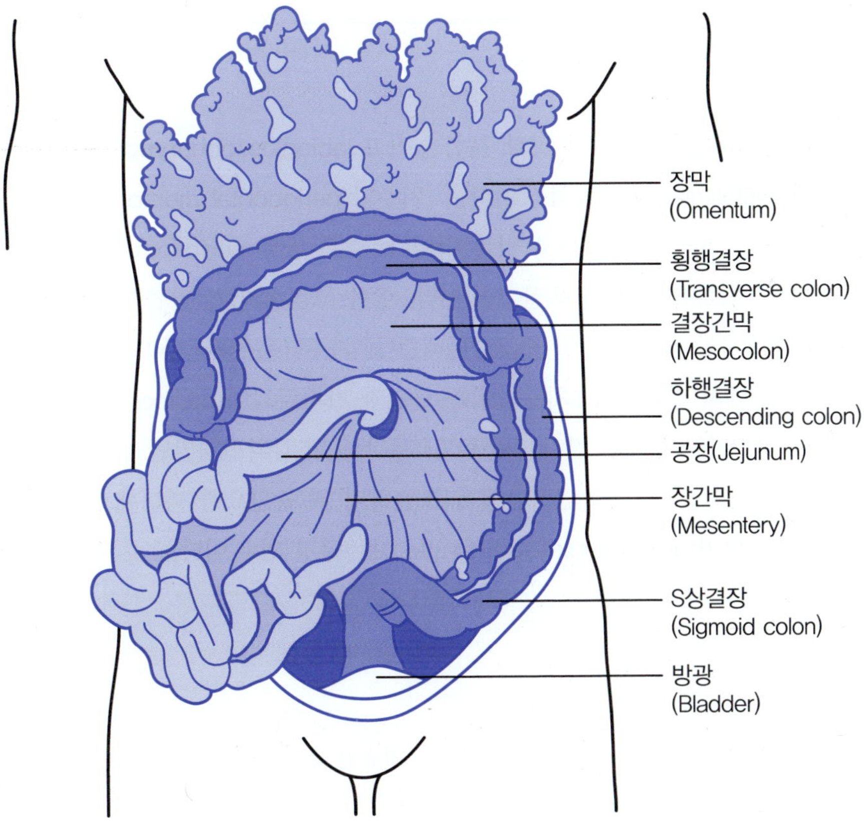

[그림 5-21] 장막(Chabner, 2014: 155, 수정보완)

단어	의미	용어구조	영어 의미	한글 뜻
cholecystojejunostomy	쓸개빈창자문합술	jejun/o	jejunum	빈창자
labioglossopharyngeal	구순설인의	labi/o	lips	입술
periodontal membrane	치주막	peri–	surrounding	주변
		odont/o	tooth	치아
sublingual	혀밑의	sub–	below, under	아래의
		lingu/o	tongue	혀, 설
lipase	리파제	lip/o	fat	지방
		–ase	enzyme	효소
cholecystolithiasis	담석증	lith/o	stone	돌(석)
oropharynx	입인두	or/o	mouth	입

해설

Cholecystojejunostomy는 '담낭 공장 문합술'이고 **labioglossopharyngeal**은 '구순설인의'이다. **Cholecystolithiasis**는 '담석증'이다.[25] 치주막(**periodontal membrane**)은 치아를 이루는 한 구조물로 치아를 둘러싸고 있는 막이다. 같은 말로 periodontal ligament라고도 부르며 이와 이틀[齒槽] 사이의 육질 조직이다. 이를 고정시키고, 인접한 이들을 서로 붙여주며, 이가 저작시의 압력에 견딜 수 있게 해준다. 치주막은 이를 둘러싸고 있는 여포성낭(follicular sac)에서 발달한다. 치주막에는 혈관과 자기감각(proprioceptive sensation : 신체 내부에서의 자극에 대한 감각) 및 촉각 · 통각 등의 감각신경말단이 있다. 감각신경말단은 저작 · 연하(嚥下)와 같은 근육운동을 조절하기 위해 필요한 피드백 정보를 중추신경계에 제공한다. 한편 **oropharynx**([ɔ:rəfæriŋks])는 '구강 인후'이다.

25) 담석 또는 쓸개돌은 담낭에 콜레스테롤, 담즙 색소, 칼슘염 등의 결정체와 약간의 단백질 성분이 엉킨 것이며 콜레스테롤로 인한 경우가 가장 흔하다. 담석이 생기는 것을 담석증(cholelithiasis)이라 칭하며, 간과 담낭의 질환으로 인한 염증 및 물질의 정체가 원인이 될 수 있다. 다른 이름으로는 담낭 결석, 총담관 결석, 간 내 담석 등으로도 불리며 주로 여성들에게 많이 일어난다. 담석증은 무증상에서 심하면 염증을 일으켜 담낭염을 초래하기도 하며, 담석이 담관을 막게 되면 심한 통증을 일으키고 담즙의 분비를 방해하여 지방의 소화가 어려워질 수 있다.

단어	의미	용어구조	영어 의미	한글 뜻
palatoplasty	입천장형성술	palat/o	palate	입천장
pancreatic	췌장의	pancreat/o	pancreas	췌장
		–ic	pertaining to	~의
splenic flexure	왼결장굽이(비결장곡)	splen/o	spleen	지라
		flex/o	to bend	굴절
proctosigmoidoscopy	직장구불결장경검사	proct/o	rectum	직장
		sigmoid/o	sigmoid colon	구불결장
pyloric stenosis	날문협착	pylor/o	pylorus	날문
rectosigmoidectomy	직장구불결장절제술	rect/o	rectum	직장
sialadenectomy	침샘절제술	sialaden/o	salivary gland	침샘
steatorrhea	지방변증	steat/o	fat	지방

해설

Palatoplasty는 '입천장 형성술'이다 **Proctosigmoidoscopy**는 '직장구불결장경검사'이고 **rectosigmoidectomy**는 '직장구불결장절제술'이다.[26] 같은 접미사 −ectomy가 붙어서 **sialadenectomy**는 '침샘절제술'이다. 이 수술은 침을 생산하는 기관인 침샘이나 침샘으로부터 입안으로 연결된 부위에 타석 등이 뭉쳐 침의 통로가 막혀서 생기는 질환인 타석증(sialolithiasis)을 치료할 때 쓰인다. 타석증은 과일이나 주스 등 신 음식을 많이 먹어서 침 분비가 증가하면 타석이 밀려 저절로 빠져 나오는 경우도 있지만 시간이 경과해도 호전되지 않으면 침샘절제술을 한다. 이것은 타석이 침샘관 시작점이나 침샘 내부에 위치할 때 전신 마취를 하고 경부 절개를 통해 침샘을 절제하는 방법이다. 구강저(혀와 잇몸 사이)에서 잘 만져지는 타석은 수술 부위에 국소 마취를 하고 구강 내를 절개하여 제거한다. **Splenic flexure**([splíːnik flékʃər])는 '비장(지라)의 주름'이고 **steatorrhea**는 브리태니카 사전에 따르면 'the presence of greater than normal amounts of fat in the feces which are frothy and foul smelling and floating'로 '지방변'이다.

26) 참고로 결장(結腸)은 대부분의 등뼈짐승이 갖고 있는 소화 기관의 마지막 부분이다. 몸으로부터 배변되기 앞서 대변으로부터 수분과 염분을 빼낸다. 구불 결장은 하행 결장 뒤와 직장 앞에 있는 대장의 일부이다. S상 결장 또는 S형 결장이라고도 불린다.

4) 관련 질환

아래에서는 소화기계 질병의 병리(pathology)와 증상(symptom)에 대해서 살펴본다. 질병의 주된 증상과 더불어 질병의 원인론(etiology)과 치료방법을 살펴보되 원인이 제대로 알려지지 않은 특발성(idiopathic) 질환도 함께 살펴본다.

아프타성 입안염(aphthous stomatitis)은 작은 궤양을 동반한 입의 염증으로 구각미란, 아구창(canker sore)[27] 등으로도 불린다(지제근, 2013: 102). 주로 입술 안쪽이 헐어 하얗게 되는 아프타성 구내염은 자가 면역 질환으로 치료 방법도 특별한 것이 없으며 1-2주 지나면 자연적으로 없어진다. 다만 헐어 있으므로 자극적인 음식이 닿으면 쓰라림이 있다. 따라서 구강 점막용 연고를 바르는 것이 권장된다.[28]

포진성입안염(herpetic stomatitis)은 헤르페스 바이러스 감염에 의한 입의 염증으로 열성수포(fever blister) 또는 단순포진(cold sore)[29]으로 불린다. **구강 백반증(oral leukoplakia)**은 구강 점막에 생기는 흰 플라크들이며 전암 상태(precancerous condition)를 나타낸다. 주로 담배와 술이 원인이다. **치주질환(periodontal disease)**은 잇몸과 치아 주변 뼈의 염증과 퇴화로 치태와 치석의 축적이 원인이며 농루증(膿漏症, pyorrhea)이라고도 부른다(송애랑 외, 2013: 171). 경우에 따라 gingivectomy, 즉 외과적 잇몸 조직 제거술이 처치된다.[30] 참고로 치아우식증(dental caries)은 흔히 말하는 충치, 즉 치아의 부패이다.

상부위장관(upper gastrointestinal tract) 질환을 살펴보면 **이완불능증(achalasia)**은 꿈틀운동이 어떠한 이유로 일어나지 않아 음식물이 식도를 통과하지 못하는 증상이고 **식도정맥류(esophageal varices)**는 식도의 먼 쪽 끝부분 또는 위상부의 정맥이 부풀어서 꼬이는 증

---

27) Canker는 입안 · 입술에 생기는 궤양이며 sore는 아픈 상처를 말한다.

28) 그런데 만약 성기 주변에도 저런 궤양이 나타났다면 베체트병을 의심해봐야 한다. 베체트병은 전신의 혈관에 염증을 나타내는 질환 중 하나로 증상으로는 만성적인 궤양이 구강과 성기에 자주 재발되고 눈과 피부 등에 다양한 증상을 나타내는 질병이다. 터키의 피부과 의사인 훌루시 베체트(Hulusi Behcet)가 1937년에 구강과 성기에 반복적인 궤양이 생기고 눈에 염증이 반복적으로 발생하는 환자 2명을 보고하면서 유래되었다. 베체트병은 지중해 연안, 중동지방 및 우리나라를 포함하는 극동지방에 많이 발생하는 것으로 알려져 있다.

29) Cold sore는 구순(口脣) 헤르페스로 감기나 열병으로 입가에 나는 발진이다.

30) 잇몸절제술은 웃을 때 잇몸이 너무 많이 보일 경우(소위 말하는 gummy smile) 치아가 더 드러나게 만들어주는 미용 수술이다.

상이다(그림 5-22).[31] **위암(gastric carcinoma)**은 Helicobacter pylori 감염을 동반한 만성 위염이 주요 위험요인이다. 위, 십이지장 점막의 미란 또는 병터인 **소화성 궤양(peptic ulcer)** 역시 Helicobacter pylori가 원인이다. 한편, 위로부터 액체성 물질이 입으로 되나오는 현상은 **위식도 역류(gastroesophageal reflux disease; GERD)**이다. 이는 역류성 식도염(reflux esophagitis)의 원인이 된다.

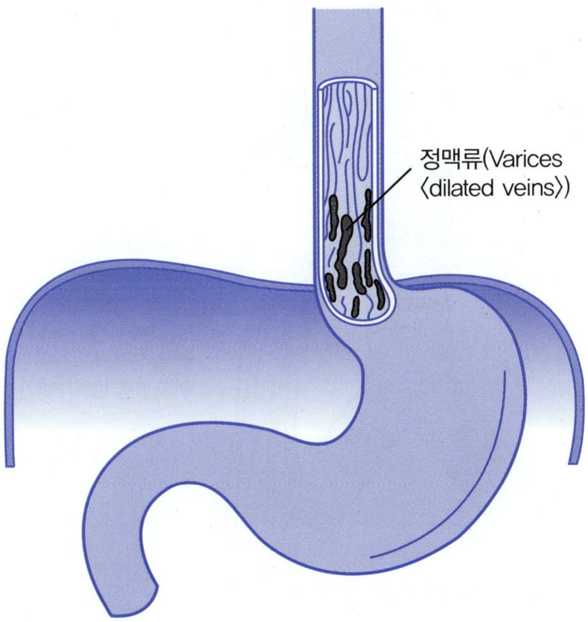

[그림 5-22] 정맥류(Chabner, 2014: 163, 수정보완)

하부소화관(lower gastrointestinal tract; small and large intestine) 질환에는 다음과 같은 것들이 있다. **누공(anal fistula)**은 항문 근처에 생기는 비정상적인 튜브 같은 통로이며(그림 5-24)[32] **결장폴립증(colonic polyposis)**은 결장점막에 폴립들이 돌출된 상태이다. 여기에는 여러 종류가 있는데 튀어나온(protruded) 것도 있고 자루가 있거나(pedunculated) 꼭지가 없는(sessile) 것 등이 다양하다. **염증성 장질환(inflammatory bowel disease; IBD)**은 설사, 심한 복통, 열, 식욕부진, 쇠약, 체중감소의 증상을 보이며 **이질(dysentery)**은 통증이 심한 장의 염증으로 흔히 결장에서 발생하는데 세균이나 아메바, 바이러스에 오염된 음식물 섭취

31) 식도정맥류 환자에게서는 정맥이 팽창한 dilated vein을 관찰할 수 있다.
32) 갈라진 틈(fissure)으로 농양(abscess)이 생길 수 있다.

로 인해 발생한다. **자극성 장증후군(irritable bowel syndrome; IBS)**은 스트레스와 긴장과 관련된 위장계 증상으로 설사, 변비, 팽대, 하복부 통증을 유발한다(지제근, 2013: 882). **궤양성 결장염(ulcerative colitis)**은 궤양이 동반된 결장의 만성 염증으로 직장 출혈을 동반하며 결장암의 위험요인이다.

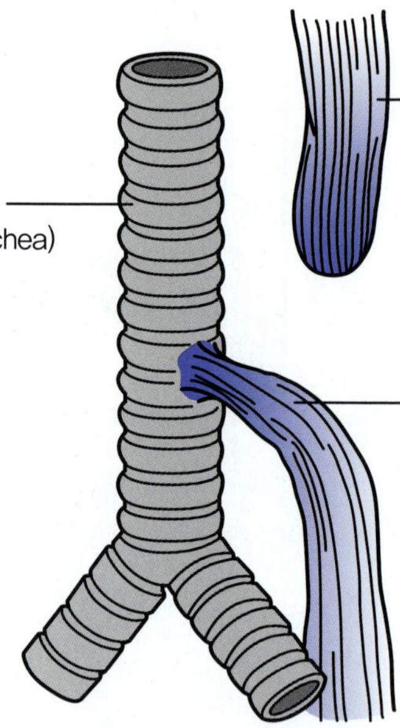

[그림 5-23] 식도폐색과 기관식도누공(Chabner, 2014: 190, 보완)

결장직장암(colorectal cancer)은 결장이나 직장, 또는 두 부위 모두에 발생한 샘암종으로 하부소화관 질환 중에서 가장 중한 것이다. 이것은 결장직장 점막에서 발생하는 악성종양으로 결장암과 직장암으로 구분할 수 있으며 원인은 불분명하지만 주로 가족력과 관련하여 발병한다. 결장직장암은 대부분 무증상으로 통상적인 건강진단 후 우연히 밝혀지게 되며 주 증상은 배변 후 화장지에 보이는 혈흔과 간헐적인 경련을 동반한 배변습관의 변화이다. 결장직장암의 치료는 조기진단시 절제수술과 재발방지를 위한 항암요법으로 이루어지며 예후는 좋다. 그러나 특정증상이 없이 진행되기 때문에 타 장기로 전이된 후에 진단되어 수술시점을 놓친 경우에는 예후가 좋지 않다. 미국은 매년 13만 명 이상이 결장직장암으로 진단되고 있으며 모든 암 진단의 약 15%를 차지한다. 그러나 최근 결장직장암 발생률은 조기진단에 따른 치료로 1985년 10만 명당 53명에서 1994년 10만 명당 44명으로 감소추세에 있다.

전반적으로 일생 동안 미국인의 약 1/17이 결장직장암에 걸린다고 볼 수 있다. 결장직장암의 특정한 발병원인은 아직 불분명하지만 임상적인 위험요인으로서 연령증가, 유전적 요인(결장직장암 및 용종의 가족력), 궤양성 대장염/다른 장기의 암(특히 유방암이나 자궁암, 난소암)의 병력, 염증성 및 용종성 장질환, 담낭절제수술, 대장폴립 등이 고려되고 있으며(그림 5-24) 지방 섭취, 육류 섭취, 알코올 섭취 등의 식습관도 악화요인으로 알려져 있다(송애랑 외, 2013: 185).

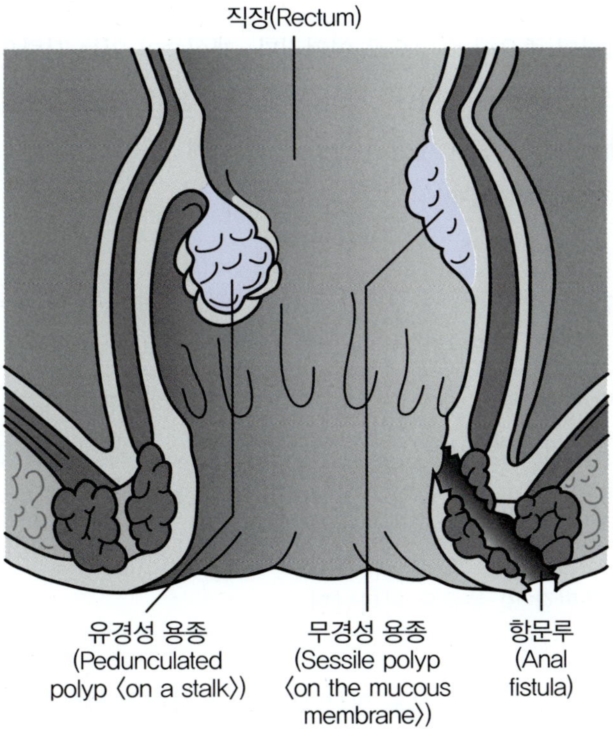

[그림 5-24] 대장 용종(Chabner, 2014: 164, 수정보완)

크론병(Crohn disease)은 회장 끝부분과 결장의 만성 염증이다. 유해한 박테리아에 지나치게 반응하는 면역체계로 유발되는 만성적인 장 질환이다. 사람의 면역체계는 외부의 침입자로부터 자신을 보호하는 데에 대부분의 시간을 쓰지만 이것이 때로는 부적절하게 작용하여 질병을 유발한다. 증상은 설사, 경련, 출혈 등이 있다. 유럽 계통 인종의 경우 약 100,000명 중 100-150명은 이 질병을 가지고 있다. 특히 유태인 조상을 가진 사람에게 흔하다(지제근,

2013: 383).

게실증(憩室, diverticulosis)은 복벽에 생기는 비정상적인 곁주머니인데 식도 · 소장 · 대장 등 주요 신체기관 벽에 생기는 작은 주머니인 게실에 장 내용물이 들어가 낭이 장 벽 밖으로 튀어나오는 상태를 의미하며 특히 대장에 많이 나타난다. 게실증은 별다른 증상을 동반하지 않으나, 이것이 염증을 일으키게 되면 게실염(diverticulitis)이 발생한다. 소장에서는 하나 혹은 많은 수로 발견되고 결장에서는 다발성게실증의 형태로 나타난다. 다발성게실증은 40대 이상의 연령층에서 5-10%의 비율로 발생하며 원인은 밝혀지지 않았지만 약한 장관 벽과 높은 장관 내 압력이 주요한 요인으로 여겨진다. 게실증이 있는 사람의 20% 정도는 염증으로 인해 게실염으로 진전하게 된다. 게실증 및 게실염의 예방을 위해서는 식이섬유소를 하루 15-20g 이상 섭취함으로써 대변의 양을 늘리고 배변을 원활하게 하여 대장 내부 압력을 낮춰야 한다(송애랑 외, 2013: 181).

치질(hemorrhoids)은 직장부분에 정맥류가 붓고 꼬인 상태로 항문 정맥에 압력이 가해지는 것이 원인이다. 치핵(pile)은 일반인들이 치질이라고 부르는 질환으로 항문 및 직장에 존재하는 치핵 조직이 항문 밖으로 빠져나오는 내치핵과 항문 밖의 치핵 조직이 부풀어올라 덩어리처럼 만져지는 외치핵을 아우른다. 치핵의 가장 흔한 증상은 출혈과 탈항인데 배변 시에 선혈이 묻어 나오는 경우가 많고 치핵이 진행될수록 항문의 치핵 조직이 밖으로 빠져 나와서 만져지기도 하며 아주 심한 경우에는 평소에도 항문 밖으로 나와 있기도 한다. 항문이 빠지는 것 같은 불편감 및 통증도 나타난다.

장폐색증(ileus)은 꿈틀운동 불능으로 인한 장의 폐색 상태를 말한다. 창자막힘증이라고도 불리는데 이는 위장관(gastrointestinal tract)의 정상 운동 기능에 장애가 온 것을 뜻한다. 장폐색증은 보통 장이 막힌 것을 가리킨다. 하지만 의학계에서 이 질환을 장마비(enteroplegia)라고 부를 때는 비물리적인 이유로 인한 위장관의 운동 저하로 정의한다. 그렇게 볼 때 장마비는 구조 이상으로 인한 운동 장애가 포함되지 않으므로 담석 장폐색증(gallstone ileus)이나 태변 장폐색증(meconium ileus)은 잘못 붙여진 이름이라 할 수 있다. 한편 **장중적증(intussusception)**은 장의 한 부분이 다음 부분으로 끼워 넣어지는 증상으로 창자겹침증이라고도 한다(지제근, 2004: 488). 마치 망원경의 안쪽 실린더가 바깥 실린더 속으로 포개져 들어가는 것과 같이 소장관의 일부분이나 대장관의 일부분이 인접 소장관의 다른 부분이나 대장관의 다른 부분 속으로 포개져 들어가 소장관이나 대장관의 일부가 막히는 소화관 질환이다. 2세 이전 영유아들, 특히 생후 12개월 이전 영아들의 돌막창자 부위에 가장 흔히 호발한다. 한편, **장축염전증(volvulus)**은 장이 저절로 꼬인 상태로 장폐색의 원인이 되며 심한통증, 구역질, 구토, 장의 소리가 들리지 않는 증상을 보인다. 장축염전증이란 소장이나 소장 이외의 위장의 일부가 꼬여져서 생기는 장폐쇄가 생기는 병을 말한다. 장축염전증은 축염전증, 장염전, 장꼬임증이라고도 한다. 장축염전증의 증상으로는 구토, 복통, 탈수, 흡수장애 등이 있으며 급성이나 재발성으로 올 수 있다. 축염전증은 소장의 중간 부분에도 생길 수 있고 십이지장 또는 위에도 생길 수 있다. **장축염전증**의 유병률은 500명의 출생 신생아들 중 한 명 정도이고 장축염전증의 25-40%는 생후 1주 내에 50%는 생후 1개월에 생기고 75%는 생후 1년 내에 발생한다. 그러나 장축염전증은 영유아기 아기들을 비롯해서 그 이후 소아와 성인에게도 발생할 수 있다. 이 병만 따로 생길 수도 있지만 선천성 횡격막 허니아, 위식도 역류, 소장 폐쇄, 거대결장, 장중적증, 게실, 위장에 생긴 선천성 기형 등의 병이 있을 때 동시에 생길 수도 있다.

복수(ascites)는 복강 내에 비정상적으로 장액성 액체가 축적된 상태로 복부의 종양, 염증성 질환, 간질환으로 인한 정맥성 고혈압, 심장부전의 증상 등이 원인이 될 수 있다. 환자는 대개 허리둘레 치수가 증가하여 알게 되며 주로 옆구리 쪽의 팽만이 심하게 나타난다. 복부 팽만이 점차 증가하면 호흡곤란을 느낄 수도 있다. 간경화 초기에는 증상이 없는 경우가 대부분이나 병증이 진행되어 간이 굳어감에 따라 간으로 가는 혈관의 압력이 높아져서 여러 가지 합병증이 발생한다. 이 합병증 중 배 안에 복수가 차는 현상도 생기는데 복수가 차는 이유는 간기능이 저하되면 우리 몸에 꼭 필요한 알부민 같은 단백질이 적게 만들어지고 문맥압 항진증이 합병되어 간 표면으로부터 땀방울과 비슷한 액체가 복강으로 흘러내리기 때문이다. 정상인의 경우 대부분의 액체들은 복막으로 흡수되지만 **간경화(liver cirrhosis)**의 경우 혈액 속에 알부민이 낮고 간 문맥압이 상승되어 복강 내에 물이 고이게 되는 것이다(지제근, 2004: 8). 즉, 우리 몸에 들어 온 염분이 체내에 쌓이게 되고 그 성분이 물을 끌어당겨 몸 안에 과다한 물이 축적되는 현상이다. 한편, 복수가 차는 이유의 약 70%는 간경화 때문이지만 암, 결핵, 심장질환, 신장질환에서도 복수가 발생할 수 있다. 간경화는 에스트로겐의 과잉을 통해 **여성형유방(gynecomastia)**을 야기하기도 한다(지제근, 2004: 357).

간 · 담 · 췌(liver, gallbladder, pancreas) 질환 중에서 대표적인 것은 **간경화(cirrhosis)**인

데 이는 간세포의 퇴행을 동반하는 만성 간질환이다. 원인은 영양실조를 동반한 알코올중독증, 감염, 독소이며 증상은 간세포의 기능이 저하되어 빌리루빈이 체외로 배설되지 못해 황달이 발생하는 것이다. 알코올성 간경화는 간의 실질에 비가역적인 만성 간 손상을 야기하는 것으로 광범위한 섬유화와 동반된 재생 결절을 포함한다. 간경변은 여러 종류의 원인에서 초래되지만 동일한 원인에 의해서도 병리학적 양상을 낳을 수 있다. 알코올성 간경변은 만성 음주로 생기는 여러 후유증 중 하나이다. 흔히 알코올성 지방간과 알코올성 간염과 같은 알코올 유인성의 간 손상을 동반한다. 한편 바이러스성 간염(viral hepatitis)은 바이러스에 의한 간의 염증으로 **A형 간염(hepatitis A)**은 감염된 물과 음식물에 의해 전파되며 급성이고 자기제어성을 갖는다. **B형 간염(hepatitis B)**은 혈액, 눈물, 침, 정액과 같은 체액을 통해 비경구적으로 전파된다. **C형 간염(hepatitis C)**은 혈액, 혈액제제, 사람과의 접촉에 의해 전염된다(지제근, 2004: 11).

황달(黃疸, jaundice)은 고빌리루빈 혈증(hyperbilirubinemia)에 의해 피부와 (눈의) 공막 위의 결막, 기타 점막들이 노랗게 착색되는 증상을 말한다. 고빌리루빈 혈증은 세포 외의 체액 속 빌리루빈의 수준을 증가시킨다. 황달인 경우 대개 혈장 내의 빌리루빈 농도가 1.5mg/dL를 초과한다. 이는 평상시의 수치인 약 0.5mg/dL의 3배에 해당된다. 황달에서 빌리루빈 수치가 상승하면서 우선 눈의 결막 색깔이 바뀐다. 그리고 황달이 생기면 간질환으로 인한 간세포의 기능부전으로 간이 빌리루빈과 담즙을 혼합하기 어렵게 된다. 즉, 담즙의 흐름이 막혀 빌리루빈과 담즙을 장으로 배설하는 것이 어려워지고 용혈로 혈중 빌리루빈 수치가 증가하는 것이다.

담낭염(膽囊炎, cholecystitis)은 쓸개에 염증이 생기는 증상으로 대부분 담석과 함께 발생한다(지제근, 2004: 323). 오른쪽 상복부의 통증, 발열, 메스꺼움, 오한을 일으킨다. 급성 쓸개염은 세균이 원인이 되는 경우가 흔하고 급성 쓸개염이 지속되거나 반복될 경우 만성 쓸개염으로 이어진다. 만성화될 경우 지방의 소화 불량과 산통(biliary colic), 메스꺼움, 구토 증상이 나타나며 치료를 위해서는 쓸개를 제거한다.

담석증(cholelithiasis)은 쓸개와 쓸개관에 담즙이 쌓여 딱딱하게 되는 질환이다. 담석(gallstone) 또는 쓸개돌은 담낭에 콜레스테롤, 담즙 색소, 칼슘염 등의 결정체와 약간의 단백질 성분이 엉킨 것이며 콜레스테롤로 인한 경우가 가장 흔하다. 담석이 생기는 것을 담석증이라 칭하며, 간과 담낭의 질환으로 인한 염증 및 물질의 정체가 원인이 될 수 있다. 다른 이름으로는 담낭 결석, 총담관 결석, 간 내 담석 등으로도 불리며 주로 여성들에게 많이 일어난다. 담석증은 무증상에서 심하면 염증을 일으켜 담낭염을 초래하기도 하며, 담석이 담관을 막게 되면 심한 통증을 일으키고 담즙의 분비를 방해하여 지방의 소화가 어려워질 수 있다. 담석은 저절로 제거되기도 하나 대부분 수술을 필요로 하며, 이 경우 담낭도 함께 제거할 수 있다(그림 5-25).

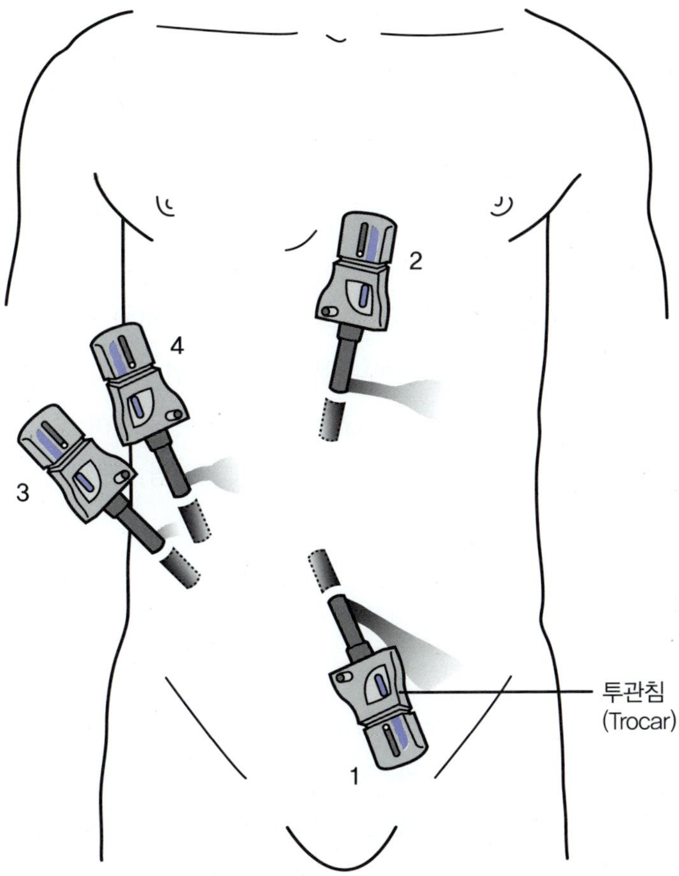

[그림 5-25] 복강경식 담낭절제술(Chabner, 2014: 168)

5) 임상검사 및 처치에 관한 용어

소화기계의 기초 임상 검사는 두 가지이다. 우선 **간기능 검사**(LFTs; Liver function tests)는

SGOT(serum glutamic oxaloacetic transaminase)[33], AST(aspartic acid transaminase)[34], SGPT(serum glutamic pyruvic transaminase), ALT(alanine transaminase) 등이 있는데 모두 혈청[35] 내 효소의 수준으로 간질환이 있는 경우 수치가 상승한다. 한편 ALP(alkaline phosphatase)는 혈청 내 효소검사로 간질환이나 암 등 여러 비정상 상태에서 수치가 상승한다. 그리고 **혈청 빌리루빈(serum bilirubin)**은 간질환이나 황달이 있는 경우 수치가 상승한다. 다음으로 **대변 분석(stool analyses)**은 대변을 배양하여 미생물을 검사하는 **대변배양검사(stool culture)**가 있고 대변 내 혈액의 존재를 확인하는 **진단변과이액시험 또는 잠혈검사(stool guaiac or hemoccult test)**가 있다. 이는 직장암(rectal cancer)의 중요한 진단법이다. **대변잠혈검사(stool occult blood test)**는 대변에 포함된 출혈을 판단하는데 쓰인다. 정상인의 변은 황갈색을 띠는데 소화관에 출혈이 있으면 변에 혈액이 섞이게 된다. 출혈이 극히 소량이라면 육안으로 확인할 수 없다. 그래서 시험지나 채취종이 위에 콩만한 크기로 변을 받아 시약을 첨가하면 색이 변하는데 이것으로 혈액이 변에 섞여 있는지를 판정한다. 이와 같이 육안으로 확인되지 않는 극히 미량의 혈액이 섞인 것을 잠혈이라고 한다. 잠혈반응 양성의 대부분은 궤양이나 치질에 의한 출혈이 많다. 육안으로 보아서 자장면과 같이 검은 변은 상부 소화기관의 출혈이 많고 검붉은 변이나 붉은 색을 띠면 소화관에서 생긴 출혈이 대부분이다. 상부 소화관 출혈은 위나 십이지장 궤양으로 생기는 출혈이 많고 그 다음이 위암이다. 하부 소화관에서 생기는 출혈은 치질이 대부분이나 결장암, 직장암, 궤양성 대장염이나 폴립도 출혈의 원인이 될 수 있다.

소화기계 임상처치에 대한 용어를 살펴보면 우선 X-ray 검사에는 Upper GI series(상부소화기 X-ray 검사)로 바륨을 입으로 삼킨 후 식도, 위, 작은창자를 X-ray로 찍는 것인 **바륨 삼킴(Barium swallow)**이 있고 Lower GI series(하부소화기 X-ray검사)로 황산 바륨을 관장으로 직장에 주입하여 직장과 결장을 X-ray로 찍는 검사인 **바륨 관장(Barium enema)**이 있다. 담관을 X-ray로 찍는 검사는 **담관조영술(cholangiography)**이고 염료를 입으로 준 후 쓸개에 농축시켜 X-ray 사진을 찍는 검사는 **경구쓸개조영술(cholecystography)**이다. **복**

33) SGOT는 serum glutamic oxaloacetic transaminase로 혈청 글루타민 옥살아세트산을 함유한 아미노기 전이 효소이다.

34) AST는 aspartic acid transaminase로 아스파르트산염 아미노기 전이 효소이다.

35) 혈청(血清, serum)은 혈액의 일부 성분으로 혈장에서 피브리노겐(혈액응고에 관여함)을 제외한 나머지 노란색 액체 성분을 말하며 여기에는 물과 포도당, 무기염류, γ-글로불린 등이 들어 있다. 혈액은 혈구(45%)와 혈장(55%)으로 구성된다. 혈구(고형물)는 적혈구, 백혈구, 혈소판을 포함하며 혈장(액체)은 피브리노겐과 혈청으로 이루어져 있다.

부 전산화 단층촬영술(CT scan of the abdomen)은 연속적인 X-ray 사진을 찍고 컴퓨터로 처리하여 내부장기의 횡단면의 영상을 얻는다. **내시경역행성담관췌장조영술(Endoscopic retrograde cholangiopancreatography; ERCP)**은 X-ray를 찍는 동안 내시경을 통하여 췌장관과 담관 속으로 염료를 주입하는 방법이다. 이러한 방법을 통해서 쓸개나 이자, 담관에서 담석이나 **석회돌(porcelain stone)**[36]을 발견하게 된다. 물론 석회는 이러한 부위가 아닌 신체의 다른 곳에서도 발견될 수 있다. 예컨대 **석회성건염(calcific tendinitis)**은 어깨 관절에 생기는 것이 아닌 어깨 관절의 힘줄에 돌이 생기게 되면서 통증을 유발하는 질환이다. 원인은 퇴행성으로 힘줄이 닳거나 힘줄에 혈류량이 줄어 칼슘이 침착하기 좋은 약산성으로 변화되면서 칼슘이 침착되어 생기는 질환으로 마치 칼로 찌르는 것 같은 통증이 격렬하게 와서 응급실에 오기도 한다. 석회성건염을 진단하는 방법은 환자의 진료를 통하여 과거력이 있는지 확인하고 검사를 한다. X-ray 촬영 및 초음파 검사 등을 통해서 진단이 가능하다. 치료 방법은 어깨 초음파를 이용해 석회돌을 제거하거나 주사기로 석회화된 부위를 흡인하거나 체외 충격파를 이용하여 칼슘덩어리를 부수는 치료를 한다.

복부 초음파검사(abdominal ultrasonography)는 소리파를 복부에 주사하여 복부 장기에 닿아 되돌아오는 반향반사를 기록하는 검사이다. 초음파 영상(ultrasound imaging)이란 우리 귀에 들리지 않는 높은 주파수의 음파를 인체 표면에서 인체 내부로 보낸 후 내부에서 반사되는 음파를 영상화시킨 것이다. **초음파검사(ultrasound examination, ultrasonography, sonography)**는 초음파 영상을 실시간으로 얻기 때문에, 장기의 구조뿐 아니라 운동까지도 관찰할 수 있으며 혈관 내부의 혈류도 측정할 수 있다. 인체에 해로운 방사선을 사용하지 않으며 통증 없이 신속하게 검사를 할 수 있어 환자가 가진 질환을 진단하거나 그 치료 경과를 판단하기에 매우 쉽고 편리한 영상검사법이다. 초음파검사는 간, 담낭, 췌장, 비장, 콩팥 등의 상복부 장기나 방광, 자궁, 난소, 전립선 등의 골반강 장기 외에도 갑상선, 유방, 음낭, 근골격계, 심장 등 다양한 인체 장기를 검사할 수 있다. 일반적으로 초음파검사를 하는 이유는 통증이나 염증이 있을 때 원인을 찾기 위해 검사를 하기도 하고 증상이 없는 환자의 종양을 조기에 진단하거나 방사선을 사용하지 않기 때문에 산전 태아를 평가하기 위해 사용한다. 도플러 초음파검사를 통해서 혈관의 협착 정도를 파악하거나 좁아진 혈관을 넓혀 주는 혈관성형술을 시행하거나 늘어난 정맥들로 인한 하지정맥류 수술의 대상을 결정할 때 사용

36) 석회(石灰)는 칼슘이 들어 있는 무기 화합물을 가리키는 용어로, 탄산염, 산화물, 수산화물이 가득한 물질이다. 라임(lime)이라고도 한다. 생석회와 소석회의 총칭이기도 하다.

한다.

자기공명영상(磁氣共鳴映像; magnetic resonance imaging, MRI) 또는 **핵자기공명 컴퓨터 단층촬영(nuclear magnetic resonance computed tomography, NMR-CT)**은 영상 기술 중 하나로 핵자기공명 원리를 활용한다. 자기파와 광선파를 이용하여 장기와 조직의 세 단면으로부터 영상을 얻는다. 자기장이 발생하는 자기공명 촬영 장치에 인체를 넣고 고주파를 발생시키면 신체의 수소 원자핵이 공명하게 된다. 이때 나오는 신호의 차이를 측정하고 컴퓨터를 통해 재구성하여 영상화시키면 우리가 볼 수 있는 자기공명영상이 된다. 자기공명영상은 자기장을 사용하기 때문에 인체에 유해한 X선 컴퓨터 단층 촬영(CT)과 달리 신체에 무해하다는 것이 특징이다. 또한 CT가 횡단면 영상이 주가 되는 반면 MRI는 방향이 자유롭다. CT는 뇌, 내장 등 인체의 기관을 10㎜ 간격으로 그 단면을 촬영하여 영상화(映像化)한다. 그래서 MRI는 암 진단 및 예방에 큰 진전을 가져왔다. 자기공명영상은 종래 X선 CT로는 화상을 얻기가 어려웠던 골반(骨盤) 내의 암 등에 대해 위력을 발휘한다. 그리고 종래의 CT는 조직이 변형하기 시작해야만 비로소 암이라는 것을 알 수 있었는데 이 장치로는 전암 증상(前癌 症狀) 단계에서 진단을 할 수 있다. 코일을 액체 헬륨으로 냉각해 강력한 자기장을 이용하는 초전도(超電導) 자기공명영상은 더욱 좋은 영상을 얻을 수 있다. 한편 간스캔(liver scan)은 방사능 물질을 정맥으로 주입하여 간세포로 흡수된 상태를 기록하는 검사이다.

기타 처치검사에는 굽어지는 튜브를 입 또는 항문으로 넣고 위장관을 찍는 방법인 **위장관 내시경(gastrointestinal endoscopy)**, 피부를 통해서 간에 바늘은 넣고 표본을 구하여 현미경으로 검사하는 **간생검(liver biopsy)**, 복부(복강)로부터 액을 뽑아내는 **복부천자술(paracentesis, abdominocentesis)**, 직장을 검사하는 **직장경(proctoscopy)**, 그리고 코를 통해 nasogastric tube(NG tube; 코위튜브)를 위와 작은창자의 윗부분으로 통과하는 **코위삽관(Nasogastric intubation)**[37] 등이 있다. 이 중에서 간생검은 간질환의 해부병리학적 진단을 위하여 바늘을 늑골간이나 복벽을 통해 간으로 삽입시켜 간 조직을 아주 소량 채취하는 것이다. 검사대상자는 황달이나 간종대가 있거나 만성간염, 간경변증, 간암 등의 간질환이 의심되는 경우이다. 이때 간생검은 질환의 원인 및 진단을 정확히 밝혀내고 이에 따른 치료방

37) 코위삽관은 기관내 삽관(endotracheal intubation)과 다른 것이다. 기관내 삽관은 의식이 소실된 상태에서 기도유지가 어려운 환자, 호흡부전증 환자, 수술을 위해 전신마취를 받는 환자에서 기도 확보와 호흡조절을 목적으로 기관 내에 튜브를 밀어 넣어 숨길을 확보하는 처치이다.

법을 결정하며 또한 앞으로의 예후판정에 아주 중요한 검사이다. 이외에 간염환자의 간염의 활성도 파악을 위해서(항바이러스 치료 결정과 치료에 따른 경과평가를 위해), 간이식환자의 치료 경과를 평가하는 데에도 쓰인다. **다빈치 위우회술(da Vinci Surgery)**은 체중 감량에 효과적이고 최소절개를 통한 수술이다. 이것은 표준 비만수술 치료인데 고도비만 환자도 최소절개수술을 할 수 있다. 또한 다빈치 로봇을 통한 복강경수술은 기존의 복강경 수술에 비해 수술 시간이 짧으며 합병증의 발생 가능성도 적으며 통증 감소, 출혈 감소, 흉터 감소, 빠른 일상 복귀의 장점을 갖고 있다.

폴립절제술(polypectomy)은 집게나 특수금속으로 된 올가미를 내시경에 있는 가느다란 구멍을 통해 집어 넣어 용종을 잘라내는 시술로 대장내시경검사(colonoscopy) 중에 시행할 수 있다. 다만 아스피린을 포함한 소염제나 심장질환 등으로 인해 혈전용해제를 사용하는 환자들은 용종 절제 후 출혈의 가능성이 많기 때문에 용종 절제의 가능성에 대비해서 아스피린은 대장내시경검사 일주일 전부터 기타 혈전용해제는 3일 전부터 복용을 중단해야 한다. 대장내시경 중에 용종뿐 아니라 선종도 종종 발견된다. **결장선종(colon adenoma)**은 대장이나 결장 표피에서 밖으로 자라난 조직이다. 선종은 크기가 다양하며 마치 콩이나 사마귀처럼 보일 수도 있고 때로는 버섯이나 손가락 모양의 돌기로 된 카펫 모양처럼 보일 수도 있다. 결장선종은 독립적으로 또는 군집하여 존재하며 아주 작은 크기에서 지름이 2cm 이상인 것도 있다. 이중 일부는 암으로 발전할 수 있다. 가장 흔한 두 가지 종류는 선종과 과형성 용종이다. 결장선종은 연령이 증가할수록 흔해지는데 직장암 발생 위험성이 증가되기 때문이다. 과형성 용종은 그 자체로는 직장암과 직접 연관이 없지만 크기가 거대할 때는 그 안에 선종을 포함할 가능성이 있다. 이들의 발생 원인은 명확하지는 않지만 쇠고기, 돼지고기 같은 육류 및 동물성 지방으로 된 고지방 식이, 식이섬유의 섭취 부족 등 건강하지 못한 생활습관이 배경이고 가족력도 있다. 따라서 폴립의 발생을 예방하기 위해서는 식이조절과 운동 등 건강행태를 실천할 필요가 있으며 소화의 과정에 대한 이해도 더 필요하겠다(그림 5-26).

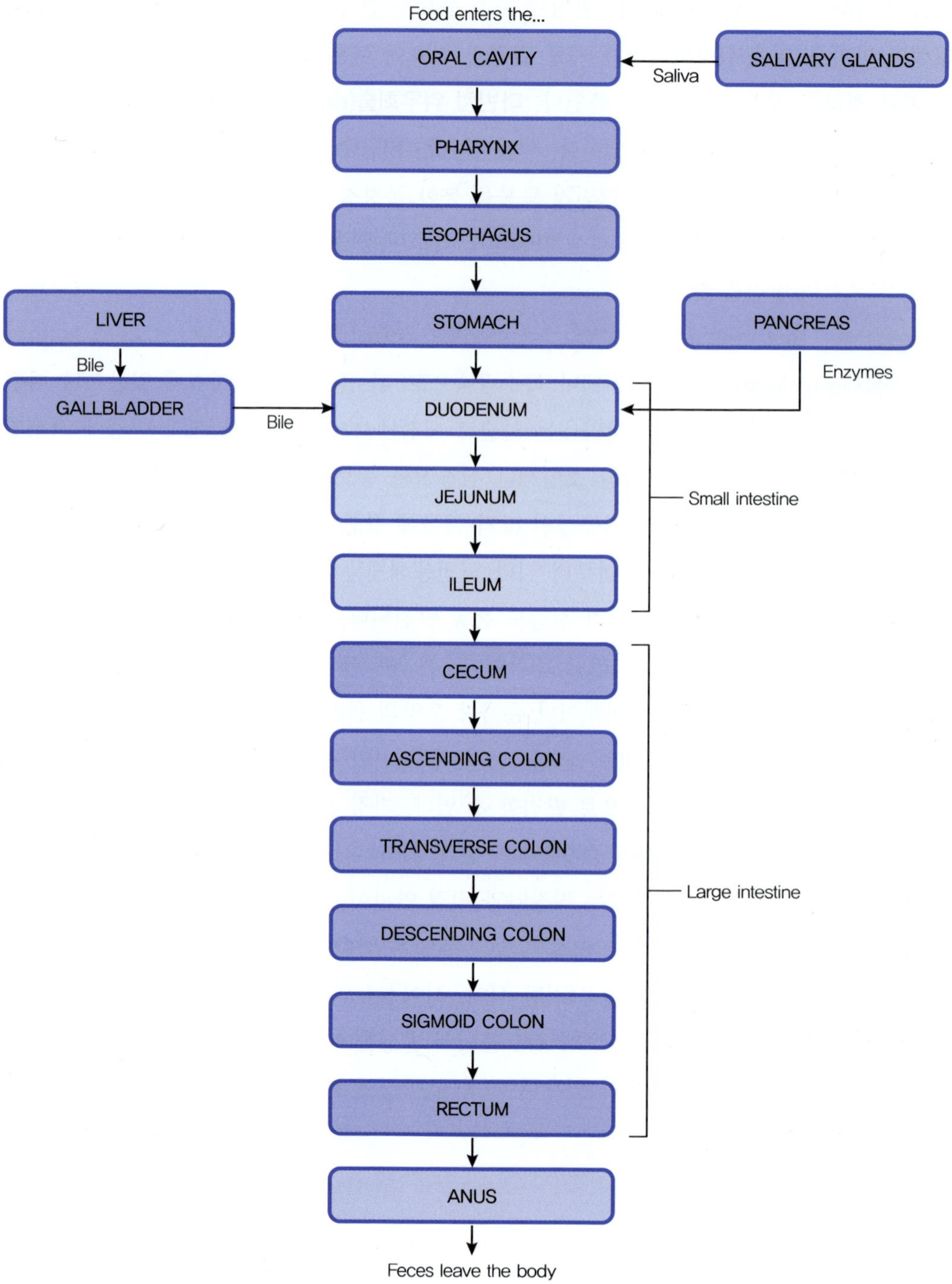

[그림 5-26] 소화의 과정(Chabner, 2014: 149; 홍준현 외, 2013: 93을 수정보완)

제5강 문제풀이

1. 다음 중 치아관 가장 바깥쪽의 단단한 보호층은?

① dentin

② enamel

③ gum

④ pulp

⑤ crown

2. 소화된 영양소와 수분흡수를 위해 융모(villi)가 자리하는 곳은?

① small intestine

② large intestine

③ larynx

④ pancreas

⑤ liver

3. 다음 중 large intestine에 속하는 것이 아닌 것은?

① cecum

② rectum

③ colon

④ duodenum

⑤ anus

4. 장이 저절로 꼬인 상태로 장폐색의 원인이 되는 것은?

① hemorrhoids

② ileus

③ intussusception

④ ascites

⑤ volvulus

정답	1. ② 2. ① 3. ④ 4. ⑤

제 6 강

비뇨기계

1) 소화관

2) 비뇨기계의 해부생리적 구조

3) 콩팥의 소변 형성

4) 주요 어휘

5) 관련 질환

6) 임상검사 및 처치에 관한 용어

제6강 비뇨기계

1) 소화관

에너지 생산을 위하여 음식물과 산소는 신체 내에서 세포와 결합을 하는데 이것을 이화작용(catabolism)이라고 한다. 그런데 이 과정에서 필연적으로 노폐물이 발생된다. 당과 지방의 경우에는 탄소(C), 수소(H), 산소(O)와 더불어 이산화탄소와 수증기의 형태로 된 물이 생성된다. 그리고 단백질의 경우에는 이들 이외에 **질소성 노폐물(nitrogenous waste)**까지 포함된다. 요약하면 이렇다.

- 당, 지방 : C, H, O → CO_2, H_2O
- 단백 : C, H, O, N(nitrogen) → CO_2, H_2O, 질소성 노폐물

탄소, 수소, 산소 등은 호흡을 통해서 체외로 배출되지만 질소성 노폐물은 그것이 불가능하므로 **요소(尿素, urea)**라고 불리는 간에서 암모니아로부터 형성되는 수용성 노폐물질 형태로 배설된다. 이것은 혈류를 타고 콩팥으로 가서 물, 염분, 산과 함께 혈류를 통과해 **콩팥세뇨관(kidney tubules)**을 거쳐 오줌으로 배설된다. 이때 신장(腎臟), 즉 콩팥은 중요한 역할을 하는데 크게 세 가지로 나뉜다. 첫째, 혈류로부터 요소를 제거하며, 둘째, 수분, **염(salts)**, **산(acids)**, **전해질(electrolyte)**[1]과 같은 체액 구성물질의 적절한 균형을 유지하고, 셋째, 내분비 기관으로서 신체 먼 부위에 작용하는 물질을 혈류로 분비한다. 특히 적혈구 생산에 관여하는 체액성 **조혈 인자(erythropoietin)**와 **레닌(renin)**의 분비를 통해 혈압 조절에 관여한다 (송애랑 외, 2013: 93).

---

1) 전해질(電解質)은 물에 녹은 상태에서 이온으로 쪼개져 전류가 흐르는 물질이다. 대표적인 전해질로는 염화나트륨, 황산, 염산, 수산화나트륨, 수산화칼륨, 질산나트륨 등이 있다. 염화나트륨은 고체 상태에서는 전류를 흘려보내지 않아 도체가 될 수 없지만, 수용액 상태에서는 전류를 흘려보내서 전해질이 될 수 있다. 강한 산과 염기와 가용성 염은 강한 전해질이 되고 약한 산과 염기는 약한 전해질이 된다. 반대로 이온으로 나누어지지 않아서 전류가 통하지 않는 물질을 비전해질이라 한다. 체내에서 각 전해질의 역할을 요약하면 첫째, 나트륨(Na)은 몸의 수분을 조절하고, 둘째, 칼륨(K)은 근육이나 신경 관계 작용을 조절하며, 셋째, 칼슘(Ca)은 골이나 치아를 형성하고 신경 자극의 전달을 도우며 혈액의 응고를 촉진한다. 마지막으로 클로라이드(Cl)는 체내의 각 조직에 산소를 공급한다.

2) 비뇨기계의 해부생리적 구조

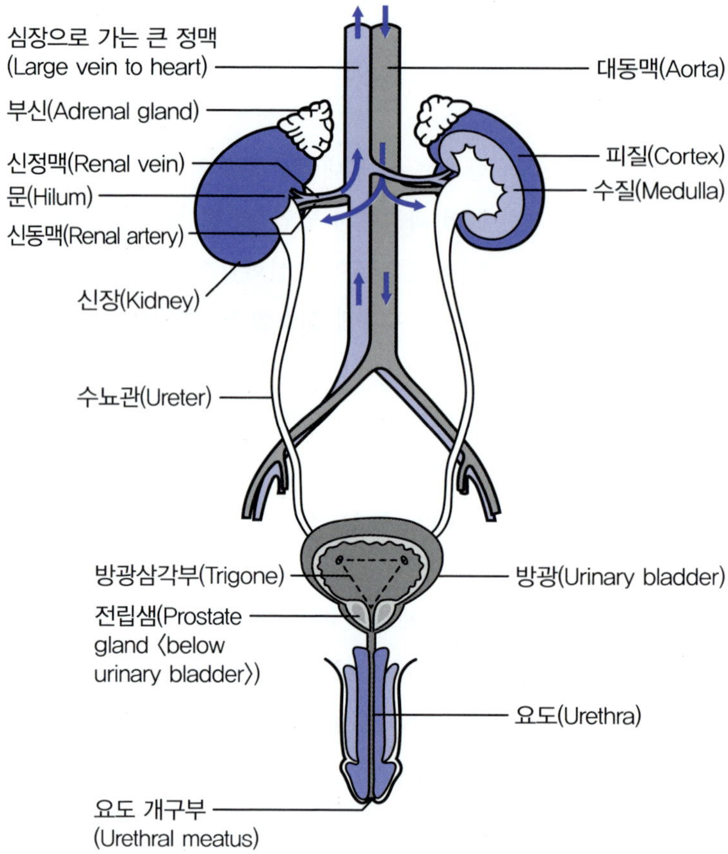

[그림 6-1] 남성의 비뇨기계

1 신장(콩팥)

신장(kidney)은 완두콩 모양의 주먹만한 크기에 약 130g의 무게를 지니며 후복강에서 등의 허리뼈부분, 즉 척주[2]의 좌우 양측에 2개가 위치한다(그림 6-1). 바깥쪽에는 **피질(cortex)**이 있고 안쪽에는 **수질(medulla)**이 있다. **신문(hilum)**은 신장 내측의 들어간 부분으로 혈관과 신

2) 척추는 등골뼈 '척'자와 망치 '추'자를 써서 등골에 있는 뼈 각각을 척추라고 한다. 반면, 척주는 등골뼈 '척'자와 기둥 '주'자를 써서 등골에 있는 뼈 전체가 이루는 기둥이다. 따라서 척주(脊柱, vertebral column)는 인체해부학에서 몸통의 뒤쪽에서 몸을 지지하는 기둥 구조물이다. 척주는 34개의 척추뼈(vertebra)로 구성되며 각각 척추원판에 의해 분리된다(엉치뼈와 꼬리뼈는 제외한다). 척주에는 척추관(spinal canal)이라 하는 공간이 있으며 그 안에 척수(spinal cord)를 둘러싸고 보호한다.

경이 지나가는 부분이다.

2 요관

요관(ureter)은 내면이 점막으로 되어 있는 두 개의 근육성 관으로 약 40~46cm이다. 주된 역할은 콩팥에서 방광으로 소변을 나르는 것이다.

3 방광

방광(urinary bladder)은 복강 내에 비어 있는 근육성 장기로 신축성이 있다. 소변을 일시적으로 저장하며 방광삼각(trigone)은 요관이 들어오고 요도가 나가는 방광 기저의 삼각형 영역을 말한다.

4 요도

요도(urethra)는 방광으로부터 소변이 배설되는 관이다. 해부학적 구조상 여성은 4cm 정도로 짧고 남성은 약 20cm이다. 요도의 바깥쪽 개구부는 **요도구**(urethral meatus, urinary meatus)라고 부른다.

3) 콩팥의 소변 형성

소변과 혈장은 그 구성성분이 전혀 다르다. 예를 들어 소변에는 포도당이나 단백질은 없고 암모니아와 크레아티닌은 다량 함유되어 있다. 한편 나트륨 · 칼슘은 소변이나 혈액 모두에 소량으로 존재한다. 소변의 형성은 먼저 많은 양의 혈액이 사구체 내의 모세혈관에서 여과되어 보먼주머니로 들어가는 것으로부터 시작된다. 이 과정에는 세 개의 장벽이 있는데, 첫째, 가장 안쪽에 존재하는 유창내피세포이고, 둘째, 그 내피세포의 기저막이며, 셋째, 가장 바깥쪽에 존재하는 문어발세포라 불리는 커다란 상피세포이다. 이 세 가지의 장벽들을 넘어야 비로소 보먼주머니로 들어가게 되는데 물질의 크기와 전기적 성질 등에 따라 여과 여부가 결정된다. 일단 보먼주머니로 들어온 여과물은 다시 신장세관을 통과하게 된다. 신장세관에서는 여과된 물질의 대부분이 재흡수되는데 구체적으로 보면 근위세뇨관에서는 여과된 포도당 모두, 수분 · 나트륨의 70%, 칼륨 · 염소 이온의 대부분, 그리고 약간의 요산과 40%의 요소를 재흡수한다.[3] 요약하면 다음과 같다.

- 대동맥(aorta) → 좌우 신동맥(renal arteries) → 콩팥 → 소동맥(arterioles) → 모세혈관(capillary)

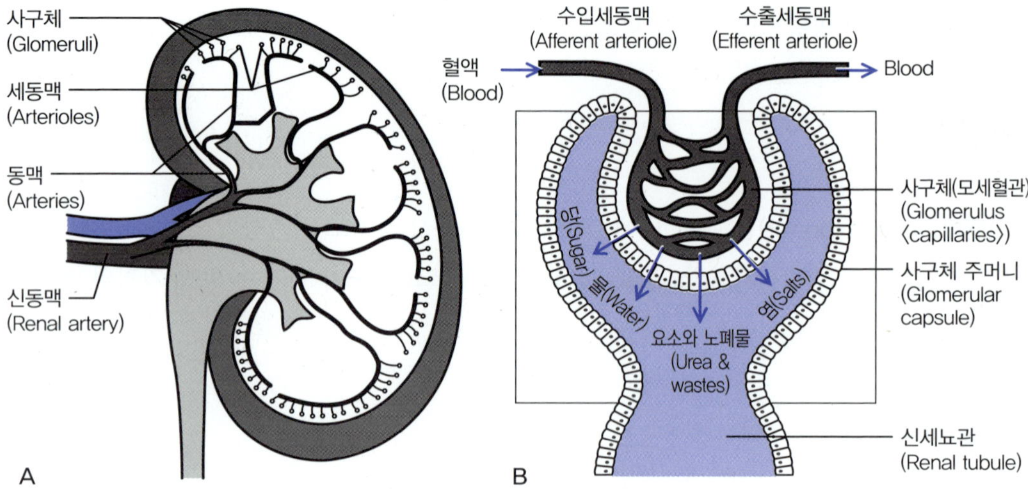

[그림 6-2] 사구체의 혈관과 사구체 주머니(Chabner, 2014: 218, 수정보완)

이 과정에서 신장을 통한 혈류의 흐름은 일정해야 하는데 이를 위해서 우리 신체는 레닌(renin)이라는 물질을 자동적으로 생산한다. 즉, 콩팥혈관의 혈압이 떨어졌을 때 콩팥이 내보내는 소동맥의 수축을 자극하여 혈압을 증가시키는 물질인 레닌이 작동하여 신장 혈류가 일정하도록 혈압을 유지시킨다. 한편 **사구체(絲球體, glomerulus)**는 작은 공 같은 모세혈관의 집합체로 신피질에 백만 여개가 있다(그림 6-2). 모세혈관이 뭉친 덩어리인 사구체를 감싸고 있는 두 겹의 주머니는 **사구체주머니(capsula glomeruli, glomerular capsule)**이다. 이것은 사구체와 직접 접하고 있는데 내엽은 매우 얇고 외엽은 비교적 두껍다. 내엽과 외엽 사이에는 공간이 있어 사구체를 통해 여과된 물질이 이 공간을 거쳐 외엽과 연결된 세뇨관으로 이동한다. 이 때 생성된 뇨가 '원뇨'이다.

---

3) 신장세관의 재흡수 능력은 정해져 있어서 예를 들어 정상인 경우에는 신장세관을 통과하는 포도당 모두가 재흡수되는 반면 당뇨병 등의 경우에는 혈중포도당의 농도가 상승되어 있어 신장세관이 흡수할 수 있는 양보다 더 많은 양이(또는 신장세관에서 흡수할 수 있는 속도보다 더 빠른 속도로) 신장세관을 통과하기 때문에 일부는 재흡수되지 못하게 된다. 다시 말해서 혈중농도와 사구체여과율에 의해 특정 물질의 신장세관 통과량(속도)이 결정된다.

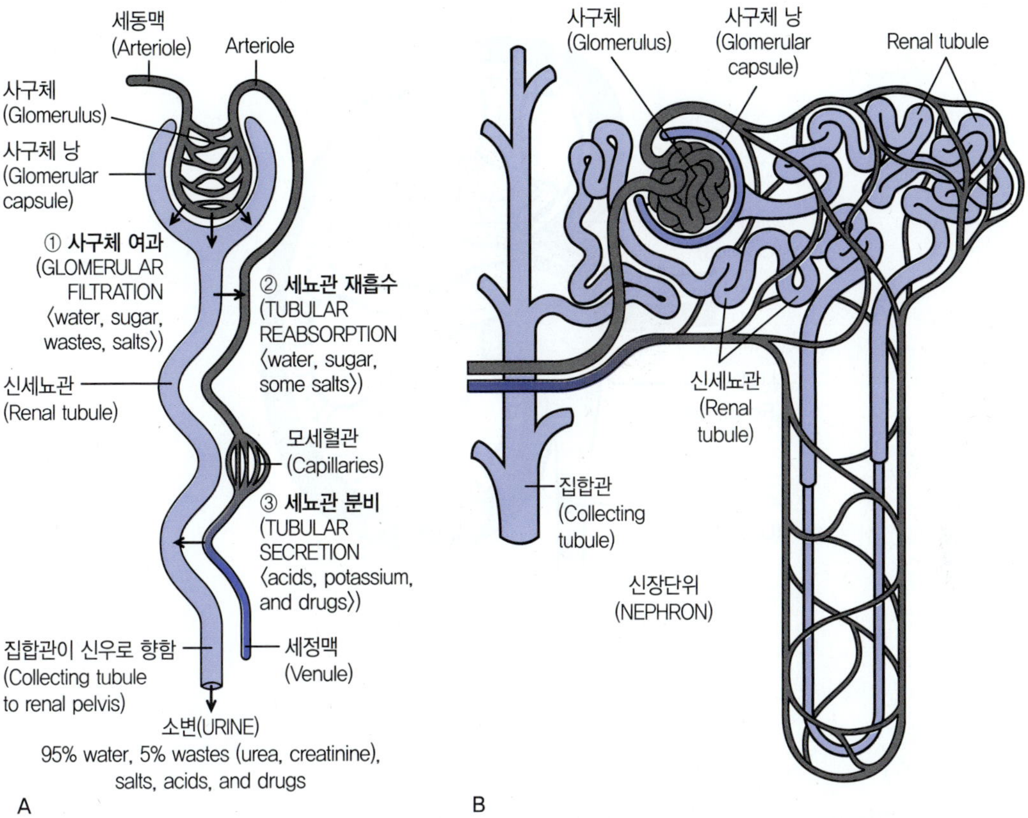

[그림 6-3] 콩팥의 소변 형성 단계(Chabner, 2014: 219; 홍준현 외, 2013: 134를 수정보완)

콩팥의 소변 형성은 결국 세 단계를 거친다(그림 6-3). 첫째, **여과(filtration) 단계**는 사구체의 벽에서 수분, 염, 당, 요소[4]가 혈액에서 분리되어 사구체 주머니(Bowman capsule)를 통과하는 것으로 단백이나 혈구 같은 큰 물질은 통과하지 못하고 혈액 내에 남게 된다. 둘째, **재흡수(reabsorption) 단계**는 사구체 주머니로부터 신세뇨관(renal tubules)을 통과하며 대부분의 수분, 모든 당분, 약간의 염분이 콩팥세관을 둘러싼 모세혈관으로 다시 들어가게 되는 과정이다. 셋째, **배뇨(micturition, voiding) 단계**는 노폐물이 소변으로 나오는 것인데 소변은 95%가 수분이고 나머지 5%는 요소, 크레아틴, 염분, 산 등이다. 소변은 집합관 → 콩팥깔대기(renal pelvis) → 요관(ureter) → 방광(urinary bladder) → 요도(urethra)를 거쳐 체외로 배출된다.

4) 크레아티닌과 요산을 말한다.

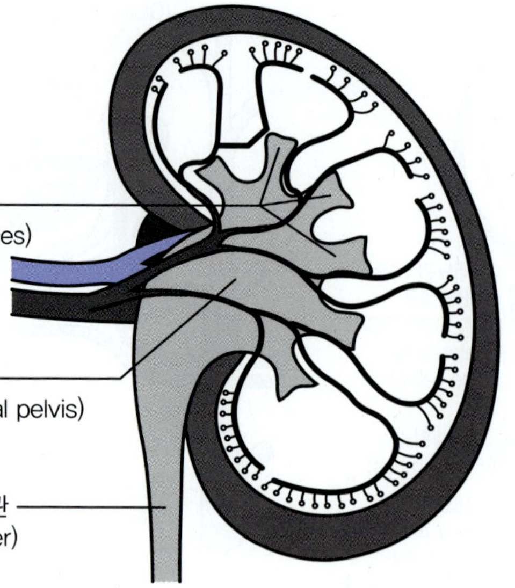

[그림 6-4] 콩팥의 단면도

[참고]

신우요관암(renal pelvis, ureter cancer)은 신배(renal calyx), 신우(renal pelvis), 누두(infundibulum) 전역에서 발생할 수 있으며(그림 6-4), 요관암은 하부요관에서 가장 많이 생기지만 중부요관과 상부요관에서도 발생한다. 신우와 요관, 신우와 방광에 동시에 암이 생길 수 있고, 신우와 요관의 요상피암 환자 중 15-50%에서는 방광 요상피암이 동반된다. 매우 드물게 신우요관암이 양쪽에서 발생하기도 한다. 비뇨기관은 소변을 생성, 운반, 배설의 기능을 가진 신장, 요관, 방광, 요도로 구성된다. 이 중 신장은 소변을 생성하는 신실질과 생성된 소변의 배출관인 신배와 신우로 나뉘는데, 한 쪽의 신장에는 8-12개의 소신배가 있고 이것들이 모여서 2-3개의 대신배를 형성하며 대신배는 다시 합쳐져 신우로 연결된다. 요관은 신우로부터 방광을 연결하는 관으로 길이는 25-30cm이며 완만한 S자 곡선을 그리며 하행한다. 따라서 좌우의 신장에서 만들어진 소변은 신배에서 신우로, 또 이곳에서부터 이어지는 요관으로 흘러가 방광에 저장된다. 신우와 요관의 점막은 요상피(이행상피) 세포로 덮여 있고, 그 바깥을 고유판(lamina propria)과 평활근이 덮고 있다. 직업적인 요인(화학발암물질 노출, 벤진, 베타나프틸라신 등), 특정 약제(진통제인 페나세틴 장기 복용), 흡연, 커피(하루 7잔 이상), 만성적인 염증이나 결석에 의한 반복적인 점막자극 등은 신우요관암과 요상피암의 발생확률을 높인다. 이러한 암에 걸리면 무통성 혈뇨, 통증, 종양이 요관을 막아 상부요로가 확장되는 수신증(hydronephrosis), 신장결석 등이 유발될 수 있다. 치료 후 문합술을 시행한다(그림 6-5).

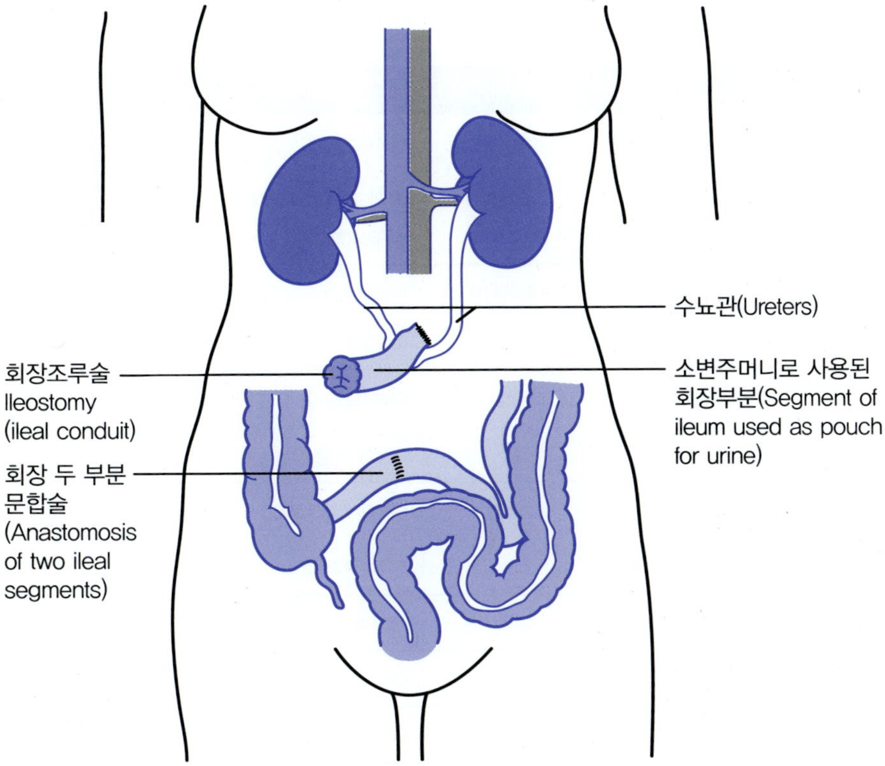

[그림 6-5] 요관회장문합술(Chabner, 2014: 225, 수정보완)

4) 주요 어휘

단어	의미	용어구조	영어 의미	한글 뜻
caliectasis	신배확장증	cali/o	calix(calyx)	신배
		–ectasis	stretching, dilation, dilatation	확장, 이완
cystourethrogram	방광요도 조영도	urethr/o	urethra	요도
		–gram	record	기록
caliceal	신배의	calic/o	calix(calyx)	신배
		–eal	pertaining to	~의
cystitis	방광염	cyst/o	urinary bladder	방광
		–itis	inflammation	염증
cystocele	방광류	–cele	hernia	탈, 헤르니아
cystectomy	방광절제술	–ectomy	excision	절제
cystostomy	방광조루술	–stomy	opening to form a mouth	입구를 만들어 줌

해설

Caliectasis는 '신배확장증'으로 신배 절제술(caliectomy, calicectomy)과 철자상 구분해야 한다. **Caliceal**([kèiləsí:əl])은 '신배의'(calyx)이며 **cystitis**([sistáitis])는 '방광염'이다. **Cystourethrogram**은 '방광요도조영도'이고 **cystocele**([sístəsi:l])은 '방광류(膀胱瘤)'이다.[5] **Cystostomy**([sistástəmi])는 '방광조루술'(膀胱造瘻術)인데 요로 우회술(urinary diversion)이라고도 한다. 이것은 도관으로 사용하기 위해 회장의 한 부분을 제거하고 한쪽을 요관과 연결하며 다른 한쪽은 복부에 개구부(stoma)를 만들어 소변을 계속적으로 체외기구(소변주머니)로 배설시키는 시술이다. 방광암 같은 질병이나 결손을 치료하는데 쓰이며 일시적 또는 영구적으로 소변을 체외로 배출시킬 수 있는 새로운 비뇨기계 통로를 만드는 시술이다.

5) 방광류는 여성에서 나타나는 질환으로 방광이 정상적으로 골반 조직 내에 자리 잡고 있지 않고 질을 통해 육안으로 흔히 돌출되어 발견되는 경우가 많으며 불완전배뇨가 동반되거나 배뇨증상이 지속되는 경우가 많아 발견시 수술적 교정이 필요하다. 방광류 교정술은 질, 요도 주변부 절개를 통하여 인체용 그물망을 탈출된 방광 아래쪽으로 삽입하는 수술로 삽입된 그물망의 경우 방광 아래 복벽의 지지대 역할을 강화해 준다.

단어	의미	용어구조	영어 의미	한글 뜻
glomerular	사구체의	glomerul/o	glomerulus	사구체
		–ar	pertaining to	~의
meatal stenosis	요도구 협착	meat/o	meatus	도관
		–al	pertaining to	~의
nephropathy	신장병증	–pathy	disease condition	질병 상태
meatotomy	요도구 절개	–tomy	incision	절개
paranephric	신주위의	para–	near, beside	옆에
		nephr/o	kidney	콩팥(신장)
nephroptosis	콩팥처짐증	–ptosis	fall, sag, prolapse	처짐
nephrolithotomy	콩팥절석술	lith/o	stones, calculus	돌, 결석

해설

Glomerular([gləmérjulər])는 '사구의', '신사구체의'이고 **meatal stenosis**(–stənóusis])는 '요도구 협착'이다. 참고로 요도협착증은 요도벽에 반흔이 생겨 요도내강이 좁아진 상태를 뜻한다. 선천적으로 내강이 좁아서 생기는 경우도 있지만 대개는 후천성으로 염증 후에 생기는 것과 외상 후에 생기는 것이 있다.[6] **Meatotomy**는 요도구를 확대하기 위한 '요도구 절개'이다. **Paranephric**([pærənéfrik])은 '부신의'이다.[7] 콩팥(kidney) 또는 신장(腎臟)을 의미하는 접두사는 **nephro–**인데, 이것은 척추동물에 있는 콩 형태의 배설 기관이다. 주된 역할은 혈액 속에서 요소와 같은 대사산물과 미네랄을 여과하고 물과 함께 오줌으로 배출하여 체액의 항상적 균형을 유지하는 것이다.

---

6) 염증 후에 생기는 것은 임질(gonorrhea)이 원인이므로 이것을 임질성 요도협착이라고 하며 외상에 의해 생기는 것을 외상성 요도협착이라고 한다. 요도협착이 심하면 오줌이 가늘어져서 배뇨 때 강한 복압이 필요하다. 이로 인해 요도염이 일어나고 요도 주위에 요침윤 · 농양이 발생할 때가 있다. 방광염 · 신우염 · 전립선염 · 부고환염 등의 합병증도 일어난다.

7) 부신(副腎, adrenal gland)은 좌우 콩팥 위에 각각 한 개씩 있는 삼각형의 작은 내분비선이다. 부신피질에서 분비되는 코르티솔은 스트레스에 대응하여 분비되며, 몸에 저장되어 있던 에너지 특히 포도당과 아미노산을 동원함으로써 당질대사에 밀접하게 관련되어 있어 당류 코르티코이드라고 부르기도 한다. 그리고 림프구 등의 면역계를 억제하는 등 면역계의 통솔에 주역을 담당하고 있다. 부신수질에서 나오는 카테콜아민은 스트레스에 대해 반응하는 호르몬으로 혈압을 상승시키고 심장의 박동을 증가시켜 혈액의 순환을 증대시키며 간과 지방조직 등에 저장되어 있는 포도당과 지방산 등의 에너지를 동원하여 근육 등 필요한 장기에 공급한다. 에피네프린과 노르에피네프린이 이에 해당된다. 흔히 싸우거나 도망가기 위한 급격한 에너지의 동원을 부신수질이 맡고 있으며, 코르티솔도 역시 에너지 동원에 기여하되, 불급하게 여겨지는 면역계를 일시 억제하고 있는 셈이다.

단어	의미	용어구조	영어 의미	한글 뜻
nephrosclerosis	콩팥경화증	–sclerosis	hardening	딱딱해짐, 경화
pyelogram	콩팥깔대기 조영상	–gram	record	기록
hydronephrosis	수신증	hydr/o	water	물
		–osis	condition (usually abnormal)	비정상적 상태
pyelolithotomy	콩팥깔대기절석술	pyel/o	renal pelvis	콩팥깔대기
renal ischemia	콩팥허혈	ren/o	kidney	콩팥
		isch/o	to hold back	억제
		–emia	blood condition	혈액 상태
renal transplantation	콩팥이식	ren/o	kidney	콩팥

해설

Nephrosclerosis는 'kidney disease that is usually associated with hypertension'으로 고혈압과 관련된 신장병인 '콩팥(신장)경화증'이다. 우리 신체는 섭취한 음식이 소화되면서 생기는 노폐물이 잘 배출되어야지 그렇지 않으면 독소가 체내에 쌓이는데 신장은 우리 몸을 순환하고 있는 혈액을 여과해서 노폐물을 소변과 함께 배설하는 역할을 한다. 신장이 하루에 여과하는 수분량은 140리터인데 그 중에서 소변으로 나오는 양은 1% 정도에 불과하고 나머지는 다시 세뇨관에서 흡수한다. 신장경화증은 신장에 모이는 세동맥에 동맥경화가 일어나는 질병으로 본태성 고혈압에 동반해서 일어나는 경우가 많다. 증상이 진행되면 신장기능이 저하되어 혈뇨나 단백뇨가 나온다. 신장염은 사구체에 염증이 생기는 질병으로 소변량이 감소하고 부종이 생기며 신우염은 신장에서 나온 소변을 모아 방광으로 보내는 부분인 신우에 염증이 생기는 질병으로 권태감, 발열, 소변이 탁해지는 증상이 나타난다. **Hydronephrosis**([hàidrənəfróusis])는 '수신증(水腎症)'인데 이는 한쪽 또는 양쪽의 신장이 붓거나 늘어나서 요도계가 막혀 소변이 내려가지 못하고 신장에 차게 되는 질환인데 방광에서 신장으로 역류가 되면서 나타난다(그림 6–6). 참고로 수뇨관증(hydroureter)은 선천적으로 요로계의 기형으로 요관의 내강이 넓게 확장된 상태로 복부 팽만, 발열, 배뇨통, 빈뇨, 혈뇨 등의 현상이 발생한다. 한편, **pyelolithotomy**는 '콩팥(신장)깔대기 절석술'이고 **pyelogram**은 (X선 사진의) '신우상(腎盂像)'이다.

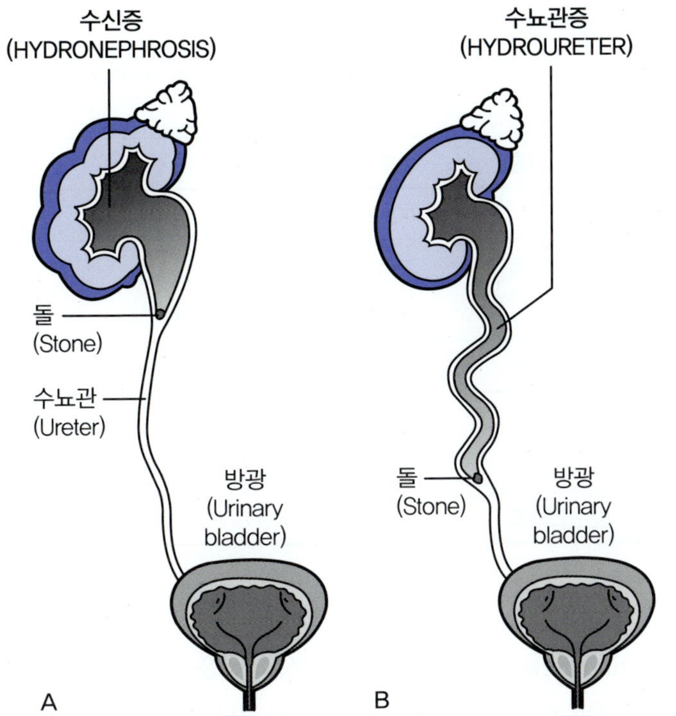

[그림 6-6] 수신증(Chabner, 2014: 224; 홍준현 외, 2013: 138을 수정보완)

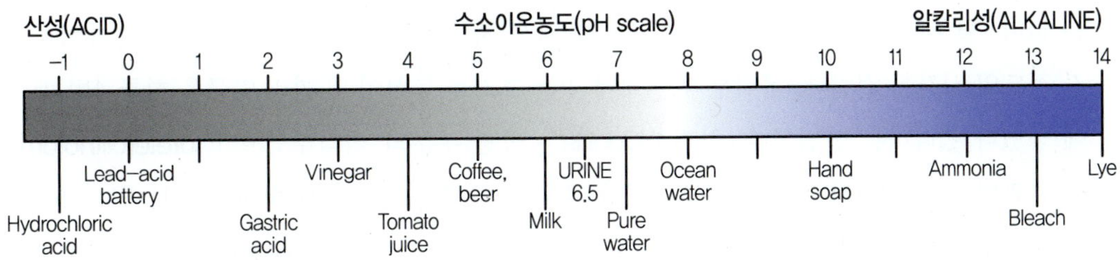

[그림 6-7] 수소이온농도(Chabner, 2014: 228, 수정보완)

※ ph는 수소이온농도 지수로 화학에서 물질의 산성과 알칼리성의 정도를 나타내는 수치로 사용된다. 수소 이온의 해리농도를 로그의 역수를 취해 나타낸 값으로 수소 이온(H+) 활동도의 척도이다(그림 6-7). 산성도(acidity)나 염기성도(alkalinity)의 척도로 사용된다.

단어	의미	용어구조	영어 의미	한글 뜻
renal dialysis	콩팥투석	dia– –lysis	through, complete break down, separation, loosening	~을 통하여 고장, 격리, 분해
urethroplasty	요도성형술	urethr/o	urethra	요도
trigonitis	삼각부염	trigon/o	trigone	방광삼각
ureteroplasty	요관형성술	ureter/o –plasty	ureter surgical repair	요관 외과적 교정
ureterolithotomy	요관절석술	lith/o	stones, calculus	돌, 결석
ureteroileostomy	요관회장문합술	ile/o	ileum	회장
urethritis	요도염	urethr/o	urethra	요도
urethral stricture	요도협착증	–al	pertaining to	~의

해설

Renal dialysis([ríːnl daiǽləsis])는 신장이 더 이상 기능을 하지 못할 때 정상 신장이 하는 일의 일부 기능을 대신해 주는 치료방법인 '신장 투석'이다. 말기 신부전증으로 신장이 약 95% 이상의 기능을 손실하게 될 때 보통 투석치료를 필요로 하게 되며 신장기능이 어느 정도 남아 있더라도 부종이 심하거나 부종이 없더라도 요독이 심하면 투석치료를 필요로 할 수 있다. 투석에는 혈액투석과 복막투석이 있는데 각각의 장단점이 있어서 어느 것이 더 좋다고 말할 수는 없다. 혈액투석은 일주일에 3번을 병원에 와서 치료를 받아야 하며 한번 치료에 대략 5시간 정도의 시간이 걸린다. 복막투석은 배에 있는 호스를 통하여 2L짜리 약물을 하루 4번 뱃속에 넣었다 뺐다하는 방법이다. 한편 **trigonitis**는 방광 부분의 '삼각부염'이고 **ureterolithotomy**는 요관의 돌을 제거하는 '요관절석술'이다. 이것은 오줌을 신장에서 방광으로 보내는 가늘고 긴 관인 요관에 든 결석을 방광을 가르고 빼내는 수술이다. **Ureteroileostomy**는 '요관회장문합술'이고 **urethritis**([jùərəθráitis])는 '요도염'이다.[8] **Urethral stricture**는 방광에서 몸 밖으로 소변이 배출되는 관인 요도가 좁아진 상태인 '요도협착증'이다.[9]

8) 비임균성 요도염(nongonococcal urethritis)이란 가장 흔한 성병으로 임질균을 제외한 다른 균에 의해 생긴 요도염을 말한다. 클라미디아, 유레아플라스마, 마이코플라스마, 포도상구균, 연쇄상구균, 대장균, 디프테리아, 폐렴구균, 결핵균 등 갖가지 세균에 의한 감염과 트리코모나스 같은 기생충, 칸디다와 같은 곰팡이, 그리고 물리화학적 자극에 의한 요도염이다.

9) 참고로 stricture는 일상용어로 쓰일 때는 혹평, 제한, 비평의 뜻을 가진다.

단어	의미	용어구조	영어 의미	한글 뜻
albuminuria	알부민뇨증	albumin/o	albumin	알부민
		–uria	urine condition	오줌의 상태
azotemia	질소혈증	azot/o	nitrogen	질소
ketonuria	케톤뇨증	keton/o	ketone bodies	케톤체
bacteriuria	세균뇨증	bacteri/o	bacteria	세균
polydipsia	다음다갈증	poly–	many, much	많은
		dips/o	thirst	갈증
		–ia	condition	상태
ketosis	케토시스, 케톤증	ket/o	ketone bodies	케톤체
nephrolithiasis	콩팥결석증	lith/o	stone	돌
		–iasis	abnormal condition	비정상 상태
nocturia	야뇨증	noct/i	night	야간

해설

Albuminuria([ælbjùːmənjúəriə])는 주로 신장 질환 증상인 '단백뇨(증)'이다. 알부민뇨증이란 오줌에서 알부민이 나오는 현상인데 정상인에선 요중에 알부민이 거의 검출되지 않는다. 따라서 오줌에서 알부민이 나온다는 것은 병적인 상태(특히 콩팥의)를 의미한다. 일반적으로 단백뇨의 의미로 쓰이기도 한다. 즉, 반드시 알부민이 아니더라도 일정량 이상의 단백질이 소변을 통해 나오는 것을 말한다. 대부분의 알부민뇨증에서 문제가 되는 경우는 신장이나 전신질환(신증후군, 급성 신염, 만성 신염, 신우 신염, 유전성 신염, 신장 종양, 고혈압, 울혈성 심부전, 당뇨병, 다발성 골수종, 루푸스, 소염 진통제 같은 약물)이 원인이 되어 단백뇨가 생긴다. 또한 운동 후나 오랫동안 서 있을 때 일시적으로 단백뇨가 나타날 수 있다. 이것은 단순성 단백뇨로 비교적 건강하고 증상이 없는 사람이면서 다른 신장 기능의 이상이나 전신질환 없다면 무방하다. **Azotemia**([èizoutíːmiə])는 '(고)질소혈(증)'인데 이것은 혈액에 단백질을 제외한 질소화합물인 요소(urea), 크레아티닌(creatinine) 등이 매우 높은 것을 말한다. **Bacteriuria**([bæktiərijúəriə])는 '세균뇨(細菌尿)(증)'이고 **polydipsia**([pàlidípsiə])는 당뇨병에 병발하는 '번갈다음(煩渴多飮)(증)'이다. **Ketosis**([kitóusis])는 '케톤증(症)'으로 당뇨병에 수반하는 수가 많다. **Nephrolithiasis**([nèfrəliθáiəsis])는 콩팥에 돌(요산, 칼슘염)이 있는 '신석병(腎石病)'(콩팥결석증)이다(지제근, 2013: 1110).

단어	의미	용어구조	영어 의미	한글 뜻
oliguria	핍뇨증	olig/o	scanty	소량
pyuria	농뇨	py/o	pus	고름, 농
lithotripsy	쇄석술	-tripsy	to crush	부수다
uremia	요독증	ur/o	urine(urea)	요(소변)
enuresis	유뇨증, 야뇨증	en-	in, within	안의
diuresis	이뇨	di-	complete	완전한
antidiuretic hormone	항이뇨호르몬	anti-	against	~에 반대하여
urinary incontinence	요실금	urin/o	urine	소변
		in-	not	부정의 뜻
		con-	with, together	함께
		tin-	hold	유지

해설

Oliguria([àləgjúəriə])는 '요량(尿量)감소(증)' 또는 '핍뇨(乏尿)(증)'이다. 핍뇨란 소변의 양이 정상보다 현저하게 줄어든 것을 말한다. 정상 성인의 소변량은 보통 남자는 1.5L, 여자는 1.2L 정도이다. 여기에 땀이나 수분 섭취량에 따라 조금 차이가 날 수 있다. 보통 하루에 500ml 이하이거나 시간당 30ml 이하일 경우에는 핍뇨, 100ml 이하이면 무뇨라고 여긴다. 신장염과 같은 신기능장애나 결석이나 종양으로 인한 요관 폐쇄, 수혈부작용, 심한 설사나 구토, 쇼크 등이 원인이 될 수 있다. 인공신장과 같은 방법을 이용하여 신체 내 노폐물을 제거하지 않으면 위험해질 수 있다. **Pyuria**([paijúəriə])는 '농뇨(膿尿)(증)'이고 **uremia**([juəríːmiə])는 '요독증', **enuresis**([ènjəríːsis])는 '유뇨증'이다. **Diuresis**([dàijuəríːsis])는 '배뇨 과다', '이뇨(利尿)'로 소변이 잘 나오게 하는 것을 말한다. 한편 **antidiuretic hormone**([æntidàijuərétik-])은 vasopressin 같은 '항이뇨 호르몬'으로 약어는 ADH이다. **Urinary incontinence**는 '요실금(尿失禁)'으로 소변을 가리는 능력을 잃어 의지에 관계없이 소변이 나오는 질병이다. 여성에 많은 것으로 알려져 있다. 참고로 변실금(便失禁, fecal incontinence)은 대변을 가리는 능력을 잃었을 때에 발생하는 소화기 질환이다(지제근, 2013: 827).

단어	의미	용어구조	영어 의미	한글 뜻
hematuria	혈뇨증	hemat/o	blood	혈액
dysuria	배뇨곤란	dys–	bad	나쁜
		–uria	urine condition	오줌의 상태
anuria	무뇨증	an–	not, without	~이 없는
urinary retention	요정체	urin	urine	뇨
glycosuria	당뇨증	glycos/o	sugar	당
polyuria	다뇨증	poly–	many, much	많은
perivesical	방광주위의	peri–	surrounding	주변
		vesic/o	urinary bladder	방광

해설

Urinary retention은 '요정체'인데 이를 일으키는 요인으로는 방광의 배뇨근 기능 결핍이나 방광요도 개구부의 협착 및 폐색, 요도폐색 및 요관 결석 등이다. 방광요도 개구부의 협착이나 폐색, 요도폐색의 가장 흔한 원인은 양성 전립선비대증, 요도협착, 요도 염좌, 방광경부 위축, 전립선암 등이다. 배뇨근 기능손상은 척수의 신경학적 손상으로 인해 요정체를 일으키는데, 척수 수막류, 은폐성 척추 이분증, 당뇨성 신경병증, 종양, 천추 척수손상 등에서 나타난다. 그밖에 생활양식, 수술, 약물 부작용에 의해 요정체가 초래된다. 만성적인 방광 과잉팽만은 배뇨할 시간이 없는 전문직에 종사하는 사람에게서 볼 수 있다.[10] 치골 상부 통증은 급성 요정체 환자가 경험하는 주요한 증상이다. 환자가 소변을 배출하지 않을 경우 치골상부 통증에 의해 급성 요정체와 신기능 부전에 의한 무뇨와 핍뇨를 감별할 수 있다. 그밖에 소변줄기의 빈약함, 배뇨지연, 복압증가, 빈뇨, 야뇨, 배뇨 후 소변이 똑똑 떨어짐, 방광이 가득 찬 느낌 등의 증상이 있다. **Dysuria**([disjuəríːə])는 '배뇨 장애' **anuria**([ənjúəriə])는 '무뇨증'이다. **Hematuria**([hiːmətjúəriə])는 '혈뇨'[11], **glycosuria**([glàikousjúəriə])는 '당뇨', **polyuria**([pàlijúəriə])는 '다뇨증'이고 **perivesical**은 '방광 주위의'라는 뜻이다.

10) 일반적으로 진정제, 항히스타민제제, 마약제제, 마취제와 같은 약물의 부작용으로 요정체가 초래되며, verapamil과 같은 칼슘 차단제와 ditropan과 같은 부교감신경 차단제도 요정체를 촉진시킨다.

11) 육안적 혈뇨는 소변을 보기 시작해서부터 끝날 때까지 붉은 오줌이 나오는 전 혈뇨, 시작 첫 부분만 붉게 나오고 후반부는 정상적인 색의 소변이 나오는 초기 혈뇨, 시작할 때는 정상이나 소변이 끝날 때쯤 붉게 나오는 종말 혈뇨로 구별할 수 있다. 대개 전 혈뇨인 경우는 그 원인 병변의 부위가 신장이나 요관 및 방광에 있을 때이고, 초기 혈뇨는 병변이 요도나 전립선에, 종말 혈뇨는 주로 방광경부에 병변이 있을 때 나타나게 된다(지제근, 2004: 589).

5) 관련 질환

아래에서는 비뇨기계 질병의 병리(pathology)와 증상(symptom)에 대해서 살펴본다. 질병의 원인론(etiology)과 치료방법을 살펴보되 소변의 배설 과정을 참고하여(그림 6-8) 특발성(idiopathic) 질환도 함께 살펴본다.

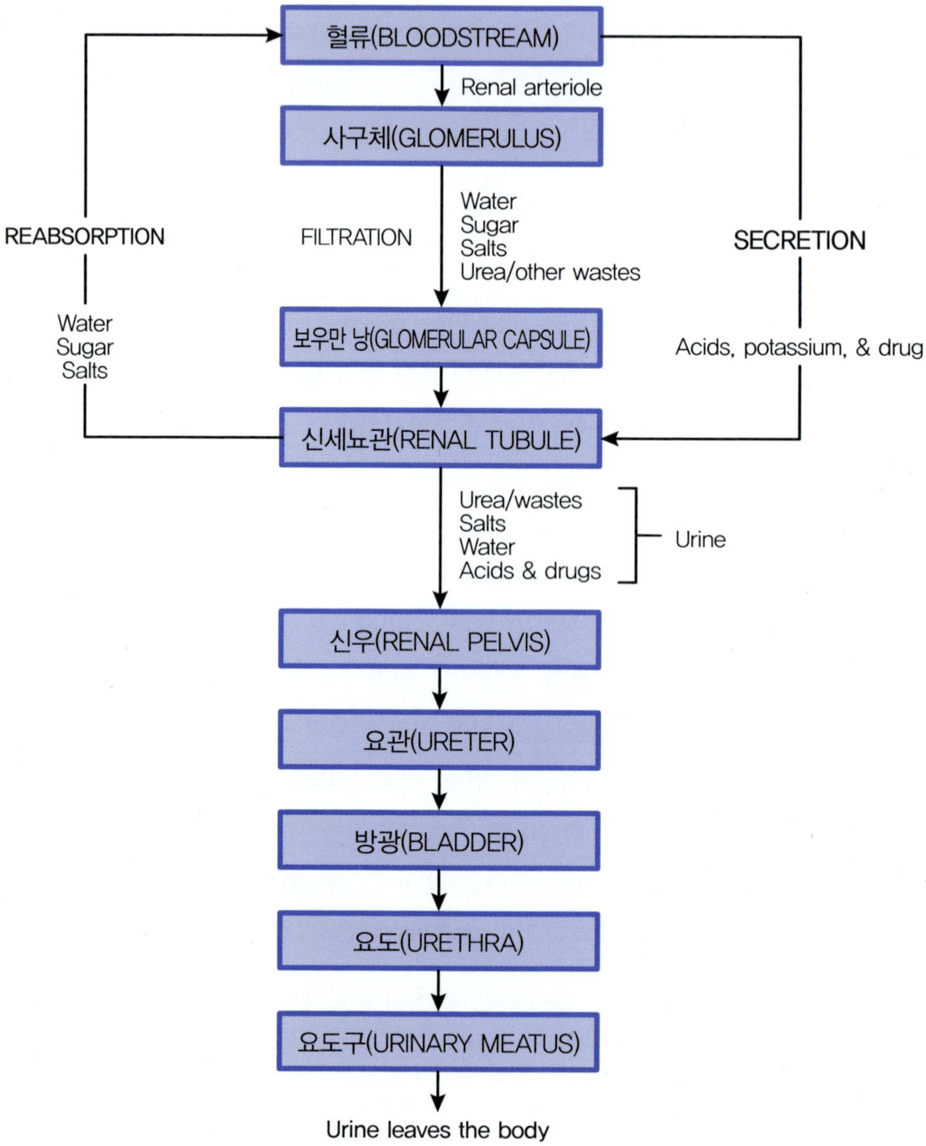

[그림 6-8] 소변의 배설 과정(Chabner, 2014: 220; 홍준현 외, 2013: 135를 수정보완)

급성 방광염(acute cystitis)은 요로계의 해부학적 · 기능적 이상 없이 세균이 침입하여 발생한 감염으로 염증이 방광 내에 국한되어 나타나고 다른 장기에는 염증이 없는 질환이다(송애랑 외, 2013: 215). 만성 방광염은 통상적으로 1년에 3회 이상 방광염이 발생하는 경우를 말하며, 지속적이면서 완치되지 않은 방광염을 의미한다. 급성 방광염의 일차적인 경로는 요도로부터의 상행 감염이며 여성에서 흔하다. 여성은 해부학적으로 요도가 짧고 장내세균이 회음부와 질 입구에 쉽게 증식하여 성생활이나 임신 시 세균이 용이하게 방광으로 상행성 감염(하부 기관에서 상부 기관으로의 감염)을 일으킬 수 있다. 급성 방광염은 세균 자체의 독성, 개개인의 세균에 대한 저항력, 요로계의 해부학적 및 기능적 상태에 따라 발생한다. 원인균은 80% 이상이 대장균이며, 그 외 포도상구균, 장구균, 협막간균, 변형균 등도 급성 방광염의 원인이 된다. 급성 방광염의 증상은 빈뇨(하루 8회 이상 소변을 보는 증상), 요절박(강하고 갑작스런 요의를 느끼면서 소변이 마려우면 참을 수 없는 증상), 배뇨 시 통증, 배뇨 후의 잔뇨감 등과 같은 방광 자극 증상이 특징적으로 나타난다. 하부 허리 통증 및 치골 상부(성기 위쪽의 돌출된 부분)에 통증이 발생할 수 있고 혈뇨와 악취가 나는 혼탁뇨가 동반되기도 한다. 방광염은 발열이나 오한 등의 전신 증상이 나타나지 않는 것이 특징이다.[12)]

신장 결석(腎臟結石, nephrolith, kidney stone)이란 신장에 결석이 생기는 증상을 말한다(송애랑 외, 2013: 211). 흔히 수분이 감소하여 무기질 농도가 증가할 때 결석의 발생이 쉬워지며 세균 덩어리나 세포 찌꺼기, 혈액 응고물 따위가 엉겨 핵(核)으로 작용하여 소변의 염류를 응집시키게 된다. 작은 결석은 무증상이며 오줌으로 배설되기도 하나, 결석의 크기가 증가할 경우 결석이 이동하는 도중 요로, 방광 및 요도와 같은 비뇨기계에 문제를 일으킬 수 있다. 특히 결석이 소변의 흐름을 차단할 경우 신장이 붓고 옆구리에 심한 통증이 유발되며 결석이 요로에 박혀 출혈을 일으키면 혈뇨 등의 증상이 나타난다. 이외의 증상으로는 탁뇨, 발열, 빈뇨, 배뇨통 등이 있을 수 있다. 예방을 위해서는 충분한 수분을 섭취할 것이 권고된다. 치료를 위해서는 염증을 완화시킨 후 결석을 용해하는 약물을 투여할 수 있으나, 때로는 외과적 수술로 제거해야 한다. 특히 결석은 치료 후 재발할 확률이 높으므로 결석 환자의 경우 식습관의 주의가 필요하다. 콩팥 결석(renal calculus)은 히포크라테스 시대에서도 언급될 만큼 인류에게 오랜 역사를 가진 만성적이며 자주 재발되는 질병이다. 콩팥결석(신결석)이란 신장의 내부에 생긴 결석인데 이것이 만들어져 요관 속으로 내려오면 요관결석이라 한다

12) 성관계를 처음 경험한 여성 중에는 배뇨시 요도가 화끈거리고 배뇨 끝에 피가 묻는 증세를 나타내는 경우가 있다. 이런 현상은 신혼 초에 많이 나타나 밀월여행성 방광염이라고 구분하고 있다.

(지제근, 2013: 1417). 이 신결석과 요관결석을 합해서 요로결석증이라고도 한다. 결석의 크기는 다양하여 쌀알만한 것부터 상당히 큰 것도 있고, 산호모양이나 사슴뿔 모양의 결석도 있다. 그러나 신장 속에서 결석이 어떻게 만들어지는지 정확하게 밝혀져 있지는 않다. 소변에는 원래 체내 대사 후에 생성되거나 남는 여러 가지 무기염류(인산염, 탄산염, 요산염, 수산염, 암모늄염 등)가 녹아있는데 이것들은 쉽게 고체가 될 수 있는 매우 불안정한 상태이다. 소변 속의 이런 무기염이 과포화상태가 되어 결정을 형성하므로 결석이 생성된다. 결석이 신우에 있으면 소변이 자주 보고 싶어지며 소변볼 때 통증이 있고 결석이 신우의 출구 및 요도로 이동하면 극심한 통증이 일어나서 신장, 허리, 방광까지 아프며 혈뇨가 나온다. 또한 큰 결석이 요관에서 막히면 소변이 정체되어서 발작을 일으키며 위험한 상태가 된다.

신장병증(nephropathy) 중에서 특히 당뇨병성 신장병증이란 당뇨병의 합병증으로 발병한 신장질환이다(지제근, 2013: 1110). 제1형 당뇨병 환자나 제2형 당뇨병 환자 모두에게서 발병할 수 있는데, 제1형 당뇨병은 인슐린의 생성이 줄어들어 발병하는 것으로 어린 나이에 발생하며 제2형 당뇨병은 체내에서 인슐린의 작용에 저항이 생겨 발병하는 것으로 흔히 말하는 당뇨병이다. 당뇨병성 신장병증 초기에는 별다른 증상이 없으며 진행이 되면서 극도의 피곤함, 구역, 구토, 소변량 감소 등이 나타난다. 신장의 손상이 발생하면 가장 먼저 소변에 단백질이 극소량 섞여 나오는데 이를 미세단백뇨(microalbuminuria)라고 하며 이것이 반복되면서 점차 신장 기능이 악화된다.

당뇨병 케톤산증(diabetic ketoacidosis)은 신체가 필요로 하는 것보다 훨씬 적은 양의 인슐린이 있을 때 일어나는 당뇨병의 합병증으로 케톤체가 혈액 중에 증가하여 뇨(尿) 중에 생성 · 축적된 상태이다. 당뇨병 케톤산증은 혈액을 산성화시키고 신체가 위험할 정도의 탈수를 일으킨다(지제근, 2013: 444). 당뇨병 케톤산증은 당뇨병이 적절하게 치료되지 않거나 다른 질환이 있을 때 나타난다. 당뇨(glycosuria)란 췌장에서의 인슐린(insulin) 생산의 부족이나 몸의 각 기관에 작용하는 인슐린의 효율이 떨어져서 나타나는 당질대사의 장애이다. 인슐린은 췌장의 랑게르한스섬(Langerhans islets)의 β세포에서 분비되는 호르몬으로 혈당이 상승하면 분비되어 혈중 포도당을 글리코겐의 형태로 바꾸어 준다. 정상적인 사람의 혈당은 공복시에도 70-100㎎/㎗로 유지되며, 식사 후에는 혈당량이 서서히 상승하여 30분에서 1시간 후에 최대치에 도달하였다가 식후 2시간에 혈당이 200㎎/㎗ 이상이 되면 당뇨병이라고 진단한다. 당뇨병은 크게 인슐린 의존성 당뇨병(Insulin-Dependent Diabetes Mellitus,

IDDM)과 인슐린 비의존성 당뇨병(Non-Insulin-Dependent Diabetes Mellitus, NIDDM)으로 나눈다. 제1형 인슐린 의존성 당뇨병은 인슐린 분비가 거의 없는 상태로 갑자기 발병하고 혈당의 변화가 매우 심하여 고혈당과 케톤증(ketosis)을 수반하므로 인슐린 투여가 절대적으로 필요하다. 당뇨병 환자의 약 10%를 차지하는 제1형은 어린이나 청소년기에 많이 발병하므로 청소년형 당뇨병이라고도 하며 원인이 아직 확실치는 않지만 유전, 자동면역, 또는 바이러스 등에 의한 것이라고 본다. 제2형인 인슐린 비의존성 당뇨병은 인슐린의 분비능력이 감소하거나 반응속도가 느려지는 상태로, 서서히 진행되고 혈당량의 변화가 적기 때문에 케톤증에 걸릴 확률이 적고 식이조절을 잘하면 인슐린을 투여하지 않아도 된다. 제2형은 35세 이후에 많이 발병하므로 성인형 당뇨병이라고 하며, 비만과 관계가 깊고 유전성이 강하므로 가족력과 관계가 깊다.

야뇨증(nocturia)은 배뇨를 조절할 수 있는 나이가 되어서도 소변을 조절하지 못하고 수면 중에 오줌을 싸는 것을 말한다(송애랑 외, 2013: 208). 대개 5세의 여자아이, 6세의 남자아이가 한 달에 2번 이상 밤에 오줌을 싸면 야뇨증이라고 진단할 수 있다. 5세 아동의 약 15%에게서 나타나며 이후 1년에 15% 정도 호전돼 사춘기에 이르면 약 2-5%만 야뇨증을 보인다. 야뇨증은 원발성(1차성)과 속발성(2차성)으로 크게 나눌 수 있다. 원발성 야뇨증이란 배뇨를 시작한 이후 한 차례도 야간에 소변을 가리지 못하는 경우를 말한다. 속발성은 최소한 6개월 이상 소변을 가리다가 어느 시점에 소변을 가리지 못하게 되는 경우를 말한다. 속발성 야뇨증은 정신과적 질병이나 원인, 방광의 구조적 문제 때문에 발생할 수 있다. 원발성보다는 속발성이 더 심각하다고 할 수 있다. 원발성 야뇨증은 복잡성 야뇨증과 비복잡성 야뇨증으로 나뉜다. 복잡성 야뇨증은 선천적으로 신장, 요관 및 방광의 기능과 형태에 이상이 있어서 발생하는 것을 말한다. 비복잡성 야뇨증은 신장, 요관 및 방광의 기능과 형태에 이상이 없을 때 나타나는 것을 가리킨다. 보통 야뇨증이라고 하면 가장 흔한 형태인 '1차성 비복잡성 야뇨증'을 뜻한다.

번갈다음증(煩渴多飮-, polydipsia)은 갈증이 심해 다량의 물이 마시고 싶은 증세이다. 다갈증 · 다음증 · 구갈(口渴)이라고도 한다. 하수체 간뇌계(下垂體間腦系)가 침상을 받아 수분대사에 이상이 초래되는 요붕증(尿崩症)의 경우에는 다뇨(多尿)로 인해 목이 탄다. 당뇨병에서는 체내에 포도당이 과잉으로 존재하기 때문에 수분을 필요로 함으로써 목이 타는 것을 느낀다. 이 밖에도 다량의 염분을 섭취했을 경우는 체액의 염분상승위험이 생겨 구갈을 느끼고, 또한 아트로핀 · 로트엑스 · 반사인 등 부교감신경마비(副交感神經麻) 작용이 있는 약제의 과량섭취에 따라서는 타액분비(唾液分泌)가 억제되어 구갈 또는 구내의 건조감을 느끼게 된다.

농뇨증(膿尿, pyuria) 또는 고름뇨란 고름이 섞인 오줌을 뜻한다. 남성에서는 고환, 부고환, 전립선, 정낭에 화농성 질환이 생겼을 때 발생할 수 있고 이외에 요도, 신장, 방광 등 비뇨기계에 화농성 염증이 발생하여 터진 경우에도 발생하게 된다(지제근, 2013: 1379). 때로는 혈액이 섞여 나오기도 하나 농뇨의 경우 백혈구의 비중이 현저히 높다는 데서 혈뇨와 구분된다. 농뇨의 진단은 소변을 원심분리하여 침전물을 현미경을 통해 관찰하였을 때 백혈구의 관찰 여부를 통해 결정된다.

유뇨증(enuresis)은 미국정신의학협회의 정신장애 진단 및 통계 편람인 DSM-IV에 따르면 반복적이고 불수의적으로 소변을 옷이나 방바닥에 보는 것이다(최소 3개월 동안 일주일에 2번 이상). 소아의 실제 나이나 발달 나이는 최소 5세이어야 한다. 정상적인 소변조절은 점진적으로 획득되며 신경근육발달, 인지발달, 사회정서적 요인, 유전적 요인 등의 영향을 받는다. 유뇨증의 원인은 아직 명확히 밝혀지지 않고 있지만 중추신경계의 미성숙, 방광의 부분적 기능장애, 사회정신적 스트레스 또는 심리적 갈등, 부적절한 대소변 가리기 훈련 등이 영향을 미치는 것으로 보인다(지제근, 2004: 344).

당뇨병(糖尿病, diabetes mellitus)은 인슐린 작용의 부족에 의한 만성 고혈당증을 특징으로 하면서 여러 특징적인 대사 이상을 수반하는 질환이다(송애랑 외, 2013: 474). 인슐린은 주로 탄수화물 대사에 관여하므로, 당뇨병은 탄수화물 대사의 이상이 기본적인 문제이나, 이로 인해 체내의 모든 영양소 대사가 영향을 받게 되므로, 또한 총체적인 대사상의 질병이라고 할 수 있다. 당뇨병은 현대에서 가장 중요한 만성 질병으로 꼽히며 특히 선진국일수록 발생빈도가 높다. 당뇨병은 크게 제1형 당뇨병과 제2형 당뇨병으로 분류한다. 제1형 당뇨병은 췌장 β 세포의 파괴성 병변에 의해 인슐린이 결핍되어 생기는 당뇨병으로, 다시 면역 매개형, 원인 불명형으로 나뉜다. 제2형 당뇨병은 인슐린 분비 저하와 인슐린 저항성으로 인해 생기며, 이 두 가지 인자의 관여 정도에 따라 인슐린 분비부족 우위 당뇨병과 인술린 저항성 우위 당뇨병으로 나뉜다. 이외에도 임신 중에 처음 발생하거나 진단된 모든 형태의 내당능 장애를 임신성 당뇨병이라고 하며, 정상과 당뇨병 사이의 혈당 농도를 보이는 경우를 경계형 당뇨라고 한다. 우리나라의 경우 제2형 당뇨병이 대부분이다. 제2형 당뇨병의 경우 초기에는 약으로 조절 가능하지만, 제1형 당뇨병의 경우 췌장에서 인슐린이 감소된 경우이므로 인슐린 주사를 이용한 치료가 필요하다. 제2형 당뇨병은 주로 성인에서 발생하고 제1형 당뇨병은 주로 소아에서 발생한다. 당뇨병은 인슐린 부족이나 인슐린에 대한 세포 저항으로 인한 고혈당이 근본적인 원인으로 고혈당이 지속됨에 따라 대사상의 변화가 초래된다. 인슐린 작용이 저하되면 과다한 당을 섭취하였을 때 일정한 혈당 수준을 유지하는 내당능력이 감소하므로 혈당이 높아지고 따라서 당을 소변으로 배설하는 포도당 낭비 현상을 보인다. 당뇨병 초기의 증상으로는 다뇨(polyuria), 갈증(polydipsia), 식욕항진(polyphagia), 체중감소를 들 수 있다. 임상적인 증상으로는 요를 통한 당의 배설(glucosuria), 고혈당(hyperglycemia), 결국 당부하검사의 이상(abnormal glucose tolerance test), 무력증(asthenia) 등이 있다. 한국에 많은 제2형 당뇨병의 경우 인슐린저항성으로 생기며, 이 때문에 초기에는 췌장에서 인슐린 분비를 늘림으로써 별다른 증상이 없지만, 췌장의 능력에 한계가 오게 되면 증상이 나타나기 때문에 진단이 늦어진다. 보통 이 기간이 5년 이상으로 알려져 있으며 따라서 당뇨진단 당시에 합병증이 이미 와 있을 수 있기 때문에 합병증에 대한 검사가 필요하다. 진단은 정맥혈의 혈장 포도당 농도를 기준으로 이루어진다. 서로 다른 날 2번 검사하여 공복시(보통 검사 전 8~12시간 금식 상태) 혈장 포도당 농도가 둘 다 126mg/dL 이상이면 당뇨로 진단한다. 일반적으로 정상 혈장 포도당 농도는 보통 100mg/dL 미만이며[13], 100-125mg/dL 사이를 경계형 당뇨병라고 한다. 경계형 당뇨병의 경우 당뇨로 진행하는 경우가 25-30%로 알려져 있으므로, 자주 혈당을 측정하여 당뇨병으로의 진행여부를 조기에 파악해야 한다. 흔히 사용하는 휴대용 혈당측정기의 경우 말초혈액을 측정하는 것이어서, 정맥혈의 혈장 포도당을 측정한 결과에 비해 혈당이 낮게 측정된다. 따라서 혈당 측정기로 혈당이 110mg/dL 이상으로 측정되면 병원에서 정확한 진단이 필요하다.

방광요관역류(vesicoureteral reflux)는 방광에 소변이 모이는 동안이나 소변을 보는 동안 소변이 방광에서 요관으로 거꾸로 이동하는 것을 말한다. 방광요관역류는 요로감염의 중요한 원인인데 왜냐하면 방광요관역류가 있는 환아에서는 방광의 소변이 쉽게 신장으로 거슬러 올라가므로 방광에 세균감염이 발생할 경우 신장까지 세균감염이 전파될 가능성이 크기 때문이다. 신장까지 세균감염이 파급될 경우 고열, 옆구리 통증과 함께 오한, 전신적인 근육통 등의 증상이 발생하고 구토 등의 소화기계 증상이 동반되기도 한다. 소아 환자들은 이런

13) 110 mg/dL을 기준으로 하기도 한다.

자신의 증상을 명확하게 표현하기 어려우므로 일반적인 감기 증상과 비슷한 고열 및 몸살로 병원을 방문하여 소변검사 등에서 이상을 발견하여 진단되는 경우가 흔하다. 방광요관 역류의 치료는 크게 두 가지로 나눌 수 있다. 첫째, 방광요관역류가 저절로 없어질 때까지 지속적으로 항생제 복용을 하는 방법이다. 역류의 자연 소실 가능성이 많은 경우는 우선 세균감염을 예방하기 위해 항생제를 복용하며 경과를 관찰하는데 이러한 항생제 복용은 역류를 치료하는 것이 아니고 역류가 저절로 없어질 때까지 신장으로의 세균감염을 막아주기 위한 예방적 치료라 할 수 있다. 둘째, 수술을 하는 방법이다. 방광요관역류가 매우 심한 경우 예방적 항생제를 복용함에도 불구하고 열성요로감염이 재발하는 경우 등에서는 수술로 역류를 없애주게 된다.

사구체신염(glomerulonephritis)은 신장에 실뭉치처럼 모세혈관이 덩어리로 이루어져 있는 사구체에 염증이 생기는 신장질환이다(송애랑 외, 2013: 210). 즉, 콩팥 사구체의 염증으로 사구체신염은 급성과 만성으로 구분된다. 급성 사구체신염은 전신성 · 특발성 질환으로 사슬알균감염으로 발생하고 만성 사구체신염은 고혈압, 알부민뇨증, 콩팥기능 상실이 주된 특징이며 요독증이 발생하기 때문에 투석이나 콩팥이식 수술이 필요하다. 급성은 비교적 치료가 잘되는 편이지만 재발을 반복하거나 치료시기가 늦어지면서 만성 사구체신염으로 진행되면 환자마다 치료예후가 달라지면서 신부전증(신장의 배설기능 저하)으로도 진행될 위험이 있다. 증상에는 첫째, 단백뇨 · 농뇨 · 혈뇨가 있다. 신장질환의 대표적인 증상은 단백뇨이다. 초기에는 사구체의 투과구멍이 확장되어 다량의 단백질이 빠져나가 소변이 탁하고 뿌옇다던지 거품이 많이 있게 된다. 둘째, 저알부민혈증 · 부종이다. 단백질이 소변으로 빠져나가면서 혈중 알부민 수치가 떨어지게 되면 저알부민혈증(정상치 3.8-4.8g/dL) 상태가 되어 부종 증상이 있게 된다. 혈액의 구성비율이 흐트러지고 삼투압현상으로 인해 수분과 전해질이 혈관 밖 간질조직으로 빠져나가 붓게 되는 것으로 얼굴과 다리에 주로 나타나고 손으로 눌러도 그 자국이 오랫동안 남아 있게 된다. 셋째, 고혈압인데 병증이 지속되면서 사구체 이상으로 노폐물을 잘 걸러내지 못하기 때문에 압력을 높여 신장으로 더 많은 양의 혈액을 보내기 위해 혈압이 올라가게 된다. 넷째, 만성피로감 · 전신권태감 · 식욕부진이다. 혈액이 노폐물을 걸러내지 못하고 독소와 노폐물 등을 함유한 상태에서 전신을 순환하기 때문에 신장기능 저하는 주변 장기들의 기능에 영향을 주고 전신적인 증상이 유발되게 된다. 또한 혈액을 통한 전신의 노폐물 회수와 영양 · 수분 · 산소 등의 충분한 공급이 어려워지면서 만성적인 피로감, 권태감 등과 함께 식욕부진 증상이 동반되기도 한다. 치료와 관련하여 급성일 경우에는 원인 질환 균을 치료하거나 충분한 안정을 취하도록 한다. 증상이 심하거나 병증이 심화된 경우에는 혈액의 삼투압을 맞추는 알부민 주사를 투여하거나 이뇨제 등을 통해 고혈압을 완화하면서 면역억제제(스테로이드 · 세포독성약제 · 면역글로불린 등)를 통해 염증을 가라앉히도록 치료를 한다. 그러나 면역억제 요법은 약제의 부작용이나 감염의 위험이 있다. 또한 사구체신염 환자마다 치료예후가 다른 양상을 보이는데 이는 염증을 완전히 막아내지 못하고 발생한 염증이 제대로 해결되지 못하고 있기 때문으로 볼 수 있다.

신장결석증(nephrolithiasis)은 신장에 결석(腎臟結石, kidney stone)이 생기는 증상을 말한다. 흔히 수분이 감소하여 무기질 농도가 증가할 때 결석의 발생이 쉬워지며 세균 덩어리나 세포 찌꺼기, 혈액 응고물 따위가 엉겨 소변의 염류를 응집시키게 된다. 작은 결석은 무증상이며 오줌으로 배설되기도 하나 결석의 크기가 증가할 경우 결석이 이동하는 도중 요로, 방광 및 요도와 같은 비뇨기계에 문제를 일으킬 수 있다. 특히 결석이 소변의 흐름을 차단할 경우 신장이 붓고 옆구리에 심한 통증이 유발되며 결석이 요로에 박혀 출혈을 일으키면 혈뇨 등의 증상이 나타난다. 이외의 증상으로는 탁뇨, 발열, 빈뇨, 배뇨통 등이 있을 수 있다. 예방을 위해서는 충분한 수분을 섭취할 것이 권고된다. 치료를 위해서는 염증을 완화시킨 후 결석을 용해하는 약물을 투여할 수 있으나, 때로는 외과적 수술로 제거해야 한다. 특히 결석은 치료 후 재발할 확률이 높으므로 결석 환자의 경우 식습관의 주의가 필요하다.

다낭성 콩팥 질환(polycystic kidney disease)이란 신장에 여러 물혹들이 자라면서 정상적인 신장 기능을 방해하는 질병을 말한다(데이비스, 2008: 340). 유전성 질환이고 성인이 될 때까지 보통 무증상이다. 주로 우성으로 유전되는 경우가 더 흔한데 약 400-1,000명 중 한명 꼴로 흔한 질환이다. 가장 심각한 합병증은 신부전인데 중년 이후에 주로 문제를 일으킨다. 통계에 따르면 40세 이하에서는 2% 미만에서 신부전을 가져오지만 70세 이후에서는 50-75%에서 혈액 투석이 필요한 신부전증을 유발한다. 신부전증이 생길 위험 조건으로는 첫째, 다낭성 신질환이 진단된 나이가 어릴수록 신부전의 위험이 높고, 둘째, 남성에게서 그 진행이 빠르며, 셋째, 다낭성 신질환 환자도 유전자 결함 위치에 따라 PKD1형과 PKD2형으로 나눠지는데 PKD1형이 PKD2형 보다 예후가 나쁘다. 다낭성 신질환의 증상으로는 고혈압, 잦은 신장감염, 혈뇨, 요도 계통에 돌이 생길 수 있고 옆구리가 아픈 증상이 나타날 수 있다. 또한 10%에서는 뇌 동맥류가 나타날 수 있는데 다낭성 신질환의 진단을 받은 환자가 심한 두통을 호소하는 경우 뇌혈관 사진을 찍어보는 것이 좋다. 그 외에도 낭종은 간에도 생길 수 있고 심장 밸브나 대장에도 혹이 생길 수 있다. 그러므로 다낭성 신질환의 가족력이 있는 경우는 초음파 검사를 통해서 물혹이 있는지 검사를 하는 것이 중요하다. 치료의 목표는 신부전증을 지연시키는 것이다. 따라서 다낭성 신질환을 가진 환자에서 고혈압이 생기면 약물치료로 적극적으로 치료하는 것이 중요한데 그 이유는 혈압조절이 신장 질환의 진행 속도를 늦추어 줄 뿐 아니라 뇌 동맥류가 터지는 것을 예방하기 때문이다. 또한 식이요법, 특히 저단백식사가 신장 질환의 진행에 일정한 도움을 준다는 연구가 있다. 일단 신장 기능이 심하게 저하되어 말기 신부전증에 이르면 혈액 투석이나 신장 이식을 고려해야 한다.

신세포암(renal cell carcinoma)은 10만 명당 3명꼴로 발생된다. 신세포암은 55세 이상에서 많이 발생하며 여자보다는 남자에게 더 많이 발생한다. 정상적인 신세포가 왜 암세포로 바뀌는지는 명확히 밝혀져 있지 않지만 흡연은 신세포암의 발생에 상당한 영향을 주는 것으로 알려져 있다. 투석을 요하는 신장질환 또한 신세포암 발생의 위험도를 증가시킨다. 증상은 과거에는 신세포암의 초기증상은 혈뇨, 측복통(옆구리 통증)이었다. 최근에는 건강검진이 보편화되고 다른 질환에 대한 검사 등으로 초음파를 시행하는 경우가 많아져 증상 없이 우연히 발견되는 경우가 많아졌다. 건강검진으로 발견된 신세포암의 경우 증상이 있어 발견된 경우보다 조기에 발견되는 경우가 대부분이어서 완치를 기대할 수 있는 경우가 많다. 대표적 증상들에는 혈뇨(血尿), 소변색 이상, 측복통(側腹痛), 요통(腰痛), 복통(腹痛), 체중감소(전체 체중의 5% 이상), 한 쪽 고환의 이상 비대 복부 비대 또는 시각의 이상, 창백, 추위에 대한 감수성 증가 등이다.

신우신염(pyelonephritis)은 세균감염에 의해 콩팥깔대기인 신우에 작은 고름집이 형성된 것이다(송애랑 외, 2013: 211). 급성신우신염이란 요로감염증 중에서 가장 심각한 질환으로 신장까지 세균에 의한 감염과 염증이 생긴 것을 말한다. 제대로 치료를 하지 않으면 심각한 합병증을 일으킬 수 있다. 증상으로는 심한 고열이 나면서 춥고 떨린다. 구역질이 나거나 토하게 되며 옆구리와 허리가 아프면서 심할 경우엔 몸살이 온다. 그러나 특징적인 증상과 소변, 혈액, 초음파 검사로 쉽게 진단할 수 있다. 정확한 치료를 위해 세균의 항생제 내성 검사를 하며 결과는 치료 중 확인되어 항생제 변경을 하기도 한다. 진단이 불확실하거나 치료에 반응이 없는 경우 또는 치료 도중 합병증이 생기는 경우 CT 등 정밀 검사를 시행하게 된다. 치료는 입원해서 주사 항생제로 치료하는 것이 원칙이다. 제때 발견하지 못하거나 치료가 안 되면 계속 재발하거나 만성 신우신염으로 진행할 수 있다. 항생제 치료로 대개 2-3일 내에 증상이 사라지면서 반응을 하게 된다. 합병증이 없는 경우 대부분 완치되며 신장 기능 장애나 만성 신장 질환으로도 진행하지 않는다. 하지만 일반적인 치료에 반응이 적고 자주 재발할 경우에는 신결석이나 요로의 구조적 이상 유무에 대한 정밀 검사를 시행하여야 한다. 고령이나 당뇨병이 있는 환자에서는 염증이 전신으로 퍼지는 패혈증 등의 합병증이 잘 일어나므로 주의해야 한다.

신부전(腎不全, renal failure) 또는 콩팥기능상실은 콩팥의 요배설 부전으로 콩팥이 망가져 생기는 병으로 만성과 급성으로 나눈다(송애랑 외, 2013: 212). pre-renal, renal, post-renal이 그것이다. 만성 콩팥기능상실은 말기 콩팥병(ESRD; End-stage renal disease) 또는 만성 콩팥 질환(CKD; Chronic kidney disease)으로 불린다. 만성신부전의 경우는 투석을 하거나 신장 이식을 하지 않으면 생명이 위태롭다. 신장이 기능을 잃게 되는 원인은 여러 가지이나 유전적인 다낭성 신이 원인이면 혈연 관계가 있는 가족이 모두 걸리는 경우도 있다.

신성 고혈압(renal hypertension)은 콩팥 질환으로 생긴 가장 흔한 이차성 고혈압이다(최고혈압 160mmHg 이상, 최저 95mmHg 이상). 신성고혈압의 경우 원인을 잘 치료하면 완치될 가능성이 높은데 특히 단측신성고혈압은 한쪽 신장의 병으로 고혈압이 된 경우이므로 수술 등의 외과적 치료로 치료될 수 있다. 이 신성고혈압의 원인은 신동맥 병변 신실질의 병과 신장 주위의 병으로 구분할 수 있다. 신동맥의 병변은 신장에 혈액을 보내는 신동맥에 내강이 좁아지는 병이 생겨 신장의 혈행을 악화시켜 고혈압이 발생하는 것을 말한다. 이렇게 신동맥의 이상으로 나타나는 고혈압을 특별히 신혈관성 고혈압(renovascular hypertension)이라 한다. 신실질의 병은 혈액을 정상으로 만드는 본체인 신장의 실질이 만성 신우신염, 수신증, 신위축, 발육부전신 등의 병으로 인해 고혈압이 되는 경우를 지칭한다. 또한 신장주위의 병으로는 신주위염, 상처에 의한 신장 주위의 혈종 등이 있는데 이로 인해 고혈압이 발병하기도 한다(지제근, 2013: 1418).

윌름 종양(Wilms tumor)은 아동기에 나타나는 콩팥의 악성종양이다(지제근, 2013: 1772). 윌름 종양은 태아의 신장 조직인 신원발성의 받침(nephrogenic rest)에서 유래한다. 한쪽 신장에서 발생하는 경우가 대다수이나 약 5%에서는 양쪽 신장에 다 발생하기도 한다. 이것은 소아의 신장에 생기는 종양으로 신세포암과는 조직학적으로 구별된다. 조직학적 형태에 따라 고전적 형태(예후가 좋은 조직형), 퇴행 형태(예후가 나쁜 조직형), 육종형 변이가 있다.

그러나 다른 소아암과 마찬가지로 윌름 종양의 원인은 밝혀져 있지 않다. 하지만 과오종, 비뇨기 · 골격계 기형, 선천성 반신거대증, 선천성 무홍채증 등과 같은 선천성 기형을 가지고 있는 경우에 발생률이 일반 소아에 비해 증가한다고 알려져 있다. 일반적 증상으로는 복부의 종괴, 고혈압, 혈뇨, 배뇨 장애, 체중감소, 요로계 감염, 설사 등의 증상들이 있다. 치료와 관련해서는 항암화학요법에 잘 반응하는 대표적인 종양이므로 일차적으로 수술로 종양을 제거한 후 항암화학요법을 시행하게 된다.

방광암(膀胱癌, bladder cancer)은 방광에서 발생하는 상피 악성 종양인데 방광은 비뇨기계에서 악성 암이 가장 잘 발생하는 부위로 50세 이상의 남성, 염료나 가죽에 노출되었던 산업장 근로자에게서 호발하며 주된 증상은 혈뇨, 배뇨곤란, 빈뇨이다. 방광암이란 방광 점막에 생기는 암으로 비뇨기과 영역의 암 중에서 발생 빈도가 가장 높다. 일반인에겐 다소 생소할 수 있으나 방광암은 2002년 기준 한국 남성 5대 암 가운데 하나로 위, 폐, 간, 대장암에 이어 발생 빈도가 다섯 번째로 높다. 주로 65세 이상의 고령층을 중심으로 흡연경력이 오래된 남성에서 발생하고 조직 형태는 다양하지만 이행상피세포암이 전체의 90% 이상을 차지하고 있다. 혈뇨가 가장 흔한 증상이다. 그러나 혈뇨의 정도는 암의 진행 정도와 반드시 일치하지 않고 육안으로 보이는 혈뇨로부터 소변검사에서 우연히 발견되는 현미경에서만 보이는 혈뇨까지 다양하다. 따라서 일단 어떠한 종류의 혈뇨라도 발견이 되면 방광암을 의심하여야 하며 특히 발생률이 높은 고령의 남성의 경우에는 비록 혈뇨의 원인이 요석이나 세균성 방광염 등 다른 원인으로 밝혀지더라도 방광암에 대한 검사를 하는 것이 좋다. 외국 통계에 의하면 65세 이상의 환자에서 발생한 혈뇨의 원인이 방광암인 경우가 4명 중 한명 꼴에 이른다. 또한 급뇨, 배뇨통, 빈뇨 등의 이른바 방광자극 증상이 있는 경우도 보통 염증성 질환을 의심하지만 방광암에 의한 경우도 종종 있다. 따라서 요배양검사에서 균은 자라지 않으면서 방광자극 증상이 지속될 때는 반드시 방광암의 가능성을 염두에 두어야 한다. 진단으로는 혈뇨 등 방광암이 의심되는 증상을 가지고 내원한 모든 환자들에게 소변검사와 요세포 검사를 시행한다. 소변검사 등에서 실제로 혈뇨인지가 판명되면 경정맥 신우조영술 검사를 한다. 요오드가 함유된 특수한 염색액을 환자의 정맥에 주입하면 주입된 조영제가 혈관을 따라 순환하다 콩팥에서 걸러져 방광에 모이면 엑스레이로 방광 내 덩어리의 음영을 확인할 수 있다. 이후 요도를 통하여 내시경을 방광에 삽입하여 방광암을 눈으로 관찰한다. 만약 이때 암으로 보이는 비정상적인 조직이 보이면 생검을 시행한다. 방광암의 자세한 병기는 다음과 같은데 방광상피내암은 방광의 가장 표면에 있는 상피세포에만 암이 존재하는 경우이고, Ta & T1은 암이 방광의 점막까지 침범하였으나 근육층까지는 침범하지 않은 경우이며, T2는 방광의 근육층까지 암세포가 침범한 경우이고, T3는 방광의 근육층을 뚫고 방광 주위의 연부조직을 침범한 경우이며, T4는 방광 주위 장기인 전립선이나 자궁, 질, 골반벽이나 복벽을 침범한 경우이다. 한편 표재성 방광암은 상피내암 및 T병기 a, 1에 해당한다. 방광암 환자의 약 75%가 여기에 해당한다. 대부분이 점막에 국한된 병변이며 상피내암을 제외하고는 대부분 악성도가 낮다(송애랑 외, 2013: 216).

요붕증(diabetes insipidus, DI)은 항이뇨호르몬의 부적절한 분비와 그에 대한 콩팥의 저항으로 발생하는 질병으로 주된 증상에는 다음다갈증, 다뇨증 등이 있다(송애랑 외, 2013: 470). 하수체 후엽의 장애에 의한 질병이며 심한 갈증과 다량의 배뇨가 특징이다. 병적인 내분비 상태로 심한 갈증과 매우 묽은 소변을 지나치게 많이 배설한다. 보통 하루에 4-5L 가량의 소변을 배설하며 심한 경우 15L까지도 배설한다. 요붕증은 근본적으로 항이뇨호르몬(antidiuretic hormone)이 결핍되었거나 그 작용이 방해를 받아 나타난다. 항이뇨호르몬은 시상하부에서 만들어지며 신장에서 수분의 재흡수와 소변의 생성을 조절한다.

6) 임상검사 및 처치에 관한 용어

크레아티닌 제거 시험(creatinine clearance test)은 혈중 크레아티닌 제거능력을 측정하는 검사이다(홍준현 외, 2013: 147). 혈액의 크레아티닌 농축양과 24시간 소변으로 배설되는 양을 비교한다. 크레아티닌의 혈중 농도는 신장기능의 지표이다. 정상치는 남성이 0.8-1.2mg/dL이고 여성은 0.5-0mg/dL이다. 이상치를 보이는 주요 질환에는 급성사구체신장염, 급성신부전, 만성사구체신장염, 만성신부전, 심부전, 요로폐쇄, 요독증, 신우신염, 울혈성심부전, 쇼크, 출혈, 화상, 탈수증, 거인증, 말단비대증이 있다. 크레아티닌은 요소질소나 요산과 마찬가지로 체내에서 에너지로서 사용된 단백의 노폐물이다. 크레아티닌은 근육 내에서 에너지로 사용된 후 크레아틴이나 크레아틴 인산으로 형성되어 혈중으로 유출되어 신장으로부터 요로 배설된다. 형성된 이후는 거의 일정하지만 근육량에 비례하므로 근육량이 적어지면 크레아티닌 양은 감소한다. 한편 크레아티닌은 신장의 사구체에서 여과되는데 일부는 세뇨관으로 배설된다. 노폐물의 일종이므로 배설에 장애를 보이는 경우는 신장기능이 저하되었음을 의미한다. 혈중 크레아티닌 측정은 신장기능이 정상인지 어떤지를 파악하는데 매우 중요하다. 크레아티닌 농도가 증가하면 증가할수록 신장장애가 크다는 것을 의미한다. 요소질소는 신장 이외의 요인에 의해서도 영향을 받으나 크레아티닌은 신장 이외의 영향을 잘 받지 않으므로 더욱 예민하게 장애의 정도를 반영한다. 하지만 극히 초기의 신장 기능 저하는 이 검사만으로는 불충분하여 신사구체기능의 변화를 더욱 정확하게 측정할 수 있는 크레아티닌 클리어런스 검사를 시행할 필요가 있다. 그 이유는 크레아티닌이 근육과 관련된 물질이라서 환자의 근육량에 따라 수치 차이가 크기 때문이며, 초기에 신기능이 저하될 때에는 신기능 저하에 비해 변화속도가 느리고 반대로 신기능이 많이 감소한 상태에서는 신기능 변화에 비해 크레아티닌 수치의 변화가 크기 때문이다.

혈액뇨질소(BUN; Blood urea nitrogen)는 혈액 중 요소의 양을 측정하는 검사이다. BUN 수치는 신장 기능의 장애가 있으면 증가하는데 정상치는 4-30mg/dL이다. 이상치를 보이는 주요 질환에는 신성에는 급성신장염, 만성신장염, 요독증, 신증후군, 신우후군, 신우신염, 신장결석, 신경색, 신종양이 있고 신전성에는 탈수증, 고열, 울혈성심부전, 쇼크, 광범위한 화상이 있으며, 신후성에는 요로결석, 요로종양, 전립선비대증이 있다. 정상인에서는 섭취된 단백은 체내에서 대사되어 대부분이 신장에서 최종적으로 요소로서 배설된다. 요소질소는 아미노산에서 만들어진 암모니아와 이산화탄소를 원료로 간에서 합성하여 만든 혈액 중의 요소에 포함된 질소 성분이다. 따라서 신장기능이 나빠지면 신장으로부터 이들의 배설이 잘 안되어 혈액 중에 정체되어 혈중 요소질소 농도가 높아진다. 요소질소는 신장의 사구체로 여과되어 요중으로 배설된다(홍준현 외, 2013: 147).

비뇨기계 영상 검사를 살펴보면 **컴퓨터 단층촬영(CT scans)**은 조영제를 넣거나 조영제 없이 콩팥의 횡단 X-ray를 찍으며 **정맥내 콩팥깔대기 조영술(IVP; intravenous pyelography)**은 **배설성 요로조영술(excretory urography)**이라고도 하는데 조영제를 정맥으로 주사해 넣으면 이것이 콩팥으로 가서 소변으로 여과되므로 X-ray로 염료가 채워지는 콩팥, 요관, 방광, 요도를 찍을 수 있게 된다. 다시 말해, 조영제를 정맥주사한 후 신장으로부터 조영제가 배출되는 것을 방사선으로 촬영하는 방법이다. 신장의 기능과 요로 즉, 신배, 신우, 요관 및 방광의 형태학적 이상유무를 동시에 알 수 있으므로 비뇨기과 영역에서는 가장 널리 일차적으로 이용되는 진단방사선학적 검사방법이다. **콩팥, 요관, 방광의 단순 X-ray 촬영술(KUB; Kidney, ureters and bladder)**은 염료를 사용하지 않고 복부골반 영역에서 콩팥의 크기·위치를 보여준다. **콩팔 혈관조영술(renal angiography)**은 조영제를 혈류 속에 주사하고 콩팥과 혈관을 X-ray로 찍는 것이다. **혈관조영술(angiography)**은 혈관 속에 엑스선 촬영 시에 보이는 물질을 넣고 엑스선 촬영을 하여 혈관의 모양을 진단하는 방법이다. 방사선을 이용한 혈관 검사이며 영상의학과 전문의가 체외에서 가는 도관(직경 2mm 내외)을 환자의 혈관 안으로 넣고 조영제를 주사해 엑스선 영상에서 혈관을 관찰한다. 이때 엑스선 영상에서 혈관의 이상 여부를 판단해 병명이나 병소의 위치, 병의 진행 정도를 확인한다. 혈관조영술 검사를 하는 가장 흔한 이유는 혈관의 폐쇄이다. 하지의 혈관이 막히면 걸을 때 통증을 유발하고 콩팥의 혈관이 막히면 고혈압을, 또한 뇌혈관이 막히면 중풍 같은 증상을 유발한다. 혈관 폐쇄의 가장 흔한 원인은 혈전과 동맥경화이다. 그 밖에 혈관의 일부가 풍선처럼 부풀어 올라 터지게 되는 동맥류의 검사에도 혈관조영술이 필요하다. 혈관조영술은 그 자체로도 치료에 이용할 수 있으며 또한 수술 전 검사로 수술의 방법과 수술 부위를 결정하는 데에도 이용한다. 한편 **조영제(contrast media, 造影劑)**란 위, 장관, 혈관, 뇌척수강, 관절강 등에 투입하여 자기공명영상(MRI) 촬영이나 컴퓨터단층(CT) 촬영과 같은 방사선 검사 때에 조직이나 혈관을 잘 볼 수 있도록 각 조직의 X선 흡수차를 인위적으로 크게 함으로써 영상의 대조도를 높이는 약품이다. 따라서 조영제를 사용함으로써 생체 구조나 병변을 주위와 잘 구별할 수 있게 해 주어 진단적 가치를 향상시킨다. 조영제는 일반적으로 음성조영제와 양성조영제로 나누어지는데, 음성조영제는 주위의 조직보다 X선을 더 많이 투과해서 영상을 나타낸다. 양성조영제로는 요오드 함유 조영제, 황산바륨 등이 있고, 음성조영제로는 공기 · 가스 · 탄산가스 등이 있다.

역행성 콩팥깔대기 조영술(RGP; Retrograde pyelography)은 방광경을 통하여 방광과 요관으로 직접 조영제를 넣고 X-ray를 찍는 것으로 정맥성 염료를 사용하기 어려울 때 이용한다(홍준현 외, 2013: 148). IVP 검사상 한쪽 또는 양쪽 신우, 신배, 요관의 영상이 만족스럽지 못하거나 불분명한 경우 신배의 미세한 변화와 요관의 폐쇄 및 협착 위치를 확인할 목적으로 시행한다. 요도를 통해 역행적 카테터 삽입하고 하부 요관에 직접 수용성 조영제를 주입 · 촬영하는 침습적인 검사 방법이다. 동시에 방광경 검사와 요 세포, 세균검사 등의 병리학적 검사의 병행도 가능하다.

배뇨성 요도 방광조영술(VCUG; Voiding cystourethrography)은 조영제로 방광을 채우고 환자가 소변을 배설할 때 방광과 요도를 찍는 것이다(홍준현 외, 2013: 149). VCUG는 점적 주입 방식으로 방광에 조영제를 충만시키고 배설시키면서 방광과 요도의 이상유무를 관찰하는 검사이다. 먼저 요도를 통하여 조영제를 방광에 주입하고 배뇨를 시행하면서 조영제의 움직임을 관찰한다. 만약 요도가 막혀 있으면 조영제의 배출이 잘되지 않을 것이며 방광과 요관 사이에 비정상적인 역류가 있으며 조영제는 도리어 방광에서 위로 거꾸로 올라갈 것이다. 방광에 조영제가 흡입되면 방광요관판(vesicoureteral valve)의 이상시 역류 현상이 관찰되며 이는 반복적인 요로감염을 유발할 수 있다.

콩팥 이식(renal transplantation)은 콩팥기능 상실이 있는 환자에게 신장을 이식하는 처치이다(그림 6-9).[14] 동인자간 이식(isograft=homograft)과 동종이식(allograft)이 있다(송애랑 외, 2013: 218).[15] 말기 신부전증이란 신체 내에서 여러 가지 중요한 역할을 하고 있는 신장이 비가역적으로 기능을 상실한 상태로 말기 신부전증으로 진단 받은 환자는 평생 신 대체요법을 받아야 하며 종류로는 혈액 혹은 복막 투석 등의 투석 요법과 신장이식 수술이 있다.

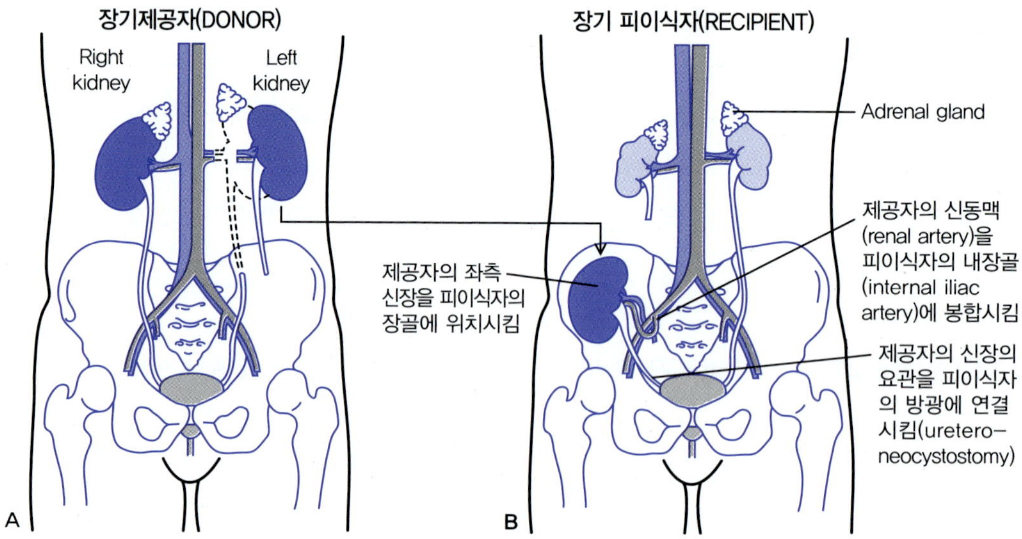

[그림 6-9] 콩팥 이식(Chabner, 2014: 236; 홍준현 외, 2013: 152를 수정보완)

---

14) 1954년 미국에서 처음 시작된 신장이식은 1979년 강력한 면역억제제의 개발로 활기를 띠면서 현재는 말기신부전증의 보편적인 치료법으로 자리 잡았다. 우리나라에서는 1969년 최초의 신장이식이 시행되었고 2000년 말까지 10,000명 이상이 신장이식을 받았으며 매년 1,000여명의 환자가 신장이식을 받고 있다. 2000년 2월 9일에는 "장기 등 이식에 관한 법률"이 입법화 되면서 생체는 물론 뇌사자 장기이식이 활발하게 이루어지게 되었다.

15) 장기이식의 종류에는 자신의 신체 일부를 특정한 곳에서 다른 곳으로 이식하는 자가이식(autograft), 심장이식, 콩팥이식 등과 같이 사람과 사람 간에 이루어지는 동종이식(allograft), 그리고 동물로부터 장기를 적출하여 인간에게 이식하는 이종이식(xenograft)이 있다.

만성신부전증이란 신장조직이 서서히 손상되어 회복이 불가능한 상태로 진행된 경우를 말하며 원인으로 당뇨병, 사구체 신장염, 고혈압, 선천성 질환 등이 있다. 만성신부전증의 상태가 되면 정상적으로 소변을 통해 배설되어야 할 노폐물들과 수분이 몸속에 축적되고 전해질의 균형이 깨지는 등의 변화가 일어나서 피로감, 식욕부진, 구토증, 야뇨증, 수면장애, 소화장애 등의 초기증상이 나타난다. 심하게 진행되는 경우 빈혈과 고혈압이 발생하며 호흡곤란, 심장장애, 경련, 혼수로까지 발전되어 생명에 위협이 될 수 있다. 다시 말해서 신부전증이 진행되어 신장기능이 정상의 10% 미만이 되면 투석이나 이식을 시행해야 한다. 치료방법에는 혈액 또는 복막투석과 신장이식 수술이 있다.

투석은 인공신장(혈액투석기)을 통해 혈액을 걸러서 노폐물을 제거하는 혈액투석과 복강에 투석액을 넣어 노폐물을 제거하는 복막투석 두 가지가 있다. 투석치료는 만성신부전증 환자의 생명을 유지시켜주는 중요한 치료이긴 하지만 요독증에서 완전히 벗어날 수 없으며 정상 신장기능의 13–17% 정도의 역할 밖에 하지 않는다. 따라서 투석치료를 받는 환자는 건강수준이 낮고 또한 투석을 받기 위해 상당한 시간을 할애하여야 하므로 정상적인 사회활동을 기대하기 어렵다. 신장이식 수술은 만성 신부전증에 대한 최선의 치료법으로 정상인(혹은 뇌사자)의 신장 중 하나를 떼어내어 신부전증 환자에 이식하는 방법이다. 건강한 성인은 신장을 하나 제공하더라도 나머지 한 개의 신장으로 건강하게 정상적인 수명을 누리며 살 수 있다. 다만 말기신부전증 환자 모두가 신장이식 수술이 가능한 것은 아니다. 악성종

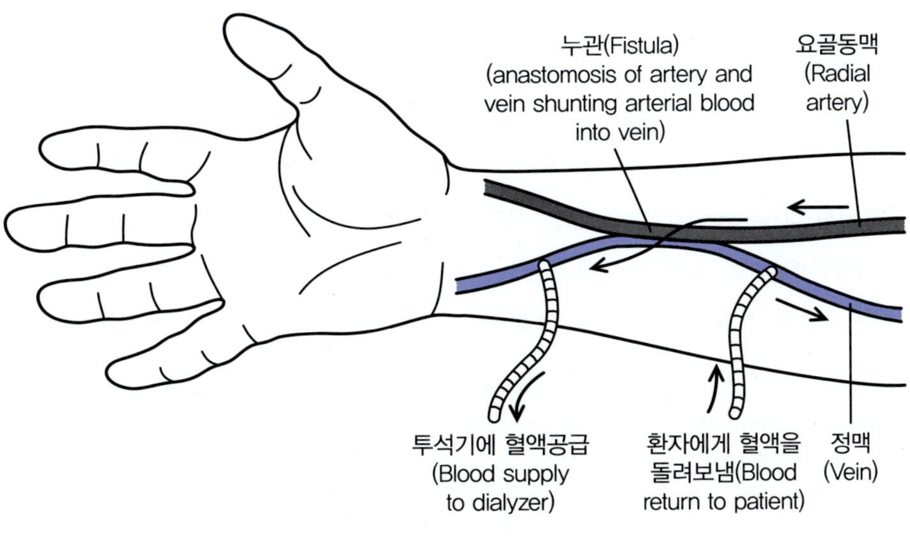

[그림 6-10] 혈액투석(Chabner, 2014: 234, 수정보완)

양, 약물 남용자, 간 경화증이나 만성 활동성 간염을 앓고 있는 경우, 급성 심혈관 질환(심근경색증, 뇌혈관질환, 심한 관상동맥질환), 활동성 감염 질환자 등인 경우에는 신장이식이 불가능하다. 하지만 일부 환자에서는 상위 질환이 호전된 후 정밀한 검사를 통하여 이식 가능 여부를 판단하여 이식을 시행할 수도 있다.

투석(dialysis)은 콩팥이 기능을 하지 못할 때 혈류로부터 요소 등을 제거하는 처치인데 **혈액투석**(hemodialysis)은 환자의 혈액을 기계에 연결된 투석기계에 통과시켜 특수한 투석기(필터)로 수분과 노폐물을 걸러낸 후 혈액을 다시 환자의 체내에 주입해주는 치료 방법이다(그림 6-10). 필터에는 현미경으로나 볼 수 있을 만한 아주 작은 구멍이 수없이 뚫려 있는 반투과막이 있으며 이 막을 경계로 혈액과 투석액이 반대 방향으로 흐르면서 노폐물을 제거한다. 이 구멍보다 작은 노폐물들은 구멍을 통과하여 제거되지만 더 큰 노폐물들은 구멍을 통과하지 못해서 제거되지 않는 원리이다. 혈액투석실에서 환자는 침대에 누워 두 개의 혈관 주사를 맞는다. 두 개의 주사 중 하나는 혈액을 빼는데 이용되고 다른 하나는 혈액 투석기를 통과한 혈액이 체내로 들어가는데 이용된다. 지속적으로 주사바늘로 찔러야 하므로 동정맥루라는 혈관준비를 해야 한다.[16] 혈액투석 치료시간은 1회 4시간씩 주 3회로 총 12시간 투석하는 것이 표준 혈액투석 치료이며 환자의 상태에 따라 시간과 횟수를 조절할 수 있다. 혈액투석을 받게 되면 신부전에 의한 불편한 증상들이 뚜렷하게 개선된다. 투석 치료전에 의식 장애나 경련이 있는 경우에 의식이 돌아오고 경련도 재발되지 않는다. 심한 구토나 두통도 해소되고 온 몸의 부종이나 호흡곤란도 없어진다. 하지만 모든 증상들이 호전되는 것은 아니고 일부는 투석치료로 호전되지 않는 것들도 있어서 약물치료나 수술 등 더 특수한 치료가 필요한 경우가 있다(지제근, 2013: 446).

한편 **복막투석**(peritoneal dialysis)은 복강카테터를 이용하여 수액을 복강 속으로 넣어 복강의 모세혈관에 있는 노폐물이 빠져나오도록 하는 것이다. 복막투석은 첨단 장비가 필요 없는 매우 간단하고 효과적인 치료 방법으로 혈액투석과 달리 혈액을 체외로 빼내지 않고

16) 혈액투석을 하기 위해서는 분당 200ml의 혈액을 빼내고 넣어 주어야 하는데 일반 말초 혈관으로는 충분한 혈액을 빼내기 힘들기 때문에 체내의 동맥과 정맥을 연결하여 주는 동정맥 문합 수술이 요구된다. 이러한 동정맥 문합 수술은 대부분이 손목 1-2인치 위에 부분 마취를 하여 수술장 내에서 이루어지며 접합된 정맥 혈관에는 동맥혈이 흐르게 된다. 동정맥루를 가지게 되면 팔의 정맥이 커지고 강해지게 되므로 만져보면 짜릿짜릿한 느낌이 혈관 위로 느껴지고 청진기로 청진하면 윙윙거리는 소리가 마치 천둥소리처럼 들린다. 이러한 느낌과 소리가 있어야 수술이 잘된 것이며 수술 후 매일 손으로 만져 보아 이러한 느낌과 소리를 확인하여 정상 기능을 파악할 필요가 있다.

시행된다(그림 6-11). 하복부에 삽입된 도관을 통해 환자의 복강 안으로 투석액을 주입시킨다. 이 치료에서는 복강을 이루는 막인 복막을 필터로 활용하여 혈액을 정화한다. 복강에는 윤활제 역할을 하는 50-100ml의 복수가 정상적으로 있고 환자의 체구에 따라 1-3리터의 투석액을 더 담을 수 있는 공간이 있다. 복막에서는 혈액의 공급, 정맥과 림프액의 배출이 원활하다. 또한 반투과성 막이기 때문에 수분과 용질이 통과할 수 있다. 복막투석에서는 수술로 삽입된 도관을 통해 복강에 투석액이 주입되고 요독과 용질이 확산에 의해 이동된다. 확산은 농도 경사에 따라 혈액에서 투석액으로 또는 그 반대로 진행된다. 수분은 투석액에 첨가된 삼투 물질(일반적으로 포도당)을 통해 삼투 작용으로 제거된다. 일정 시간이 지나면 투석액을 배액하고 새 투석액으로 대체한다. 지속적으로 이루어지는 복막투석은 간헐적으로 시행되는 경우가 많은 혈액투석보다 콩팥의 기능에 더 가깝다. 따라서 환자가 혈액 내 요독

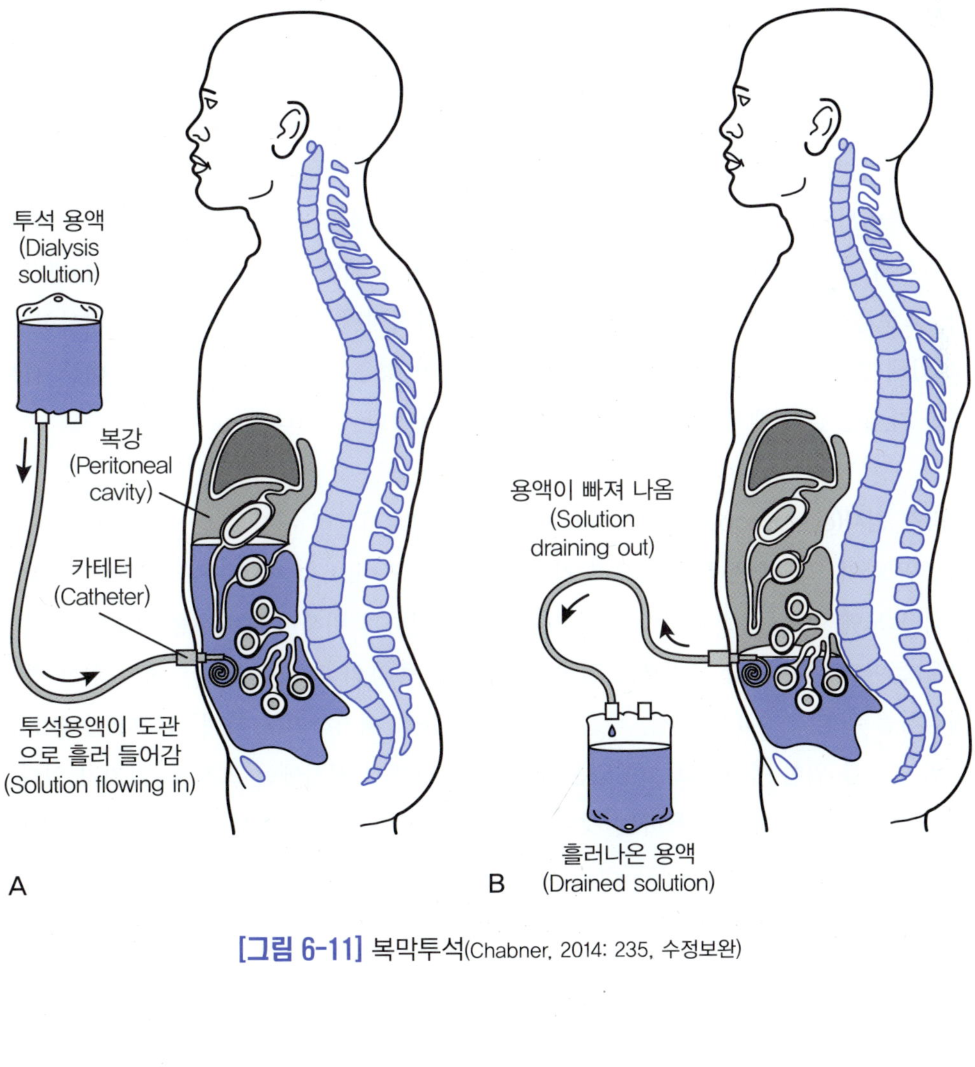

[그림 6-11] 복막투석(Chabner, 2014: 235, 수정보완)

이나 수분의 큰 변화 없이 훨씬 안정된 상태를 유지할 수 있다. 복막투석은 주로 자가 치료 형태로 이용되며 가정이나 직장에서 환자가 직접 시행하는 경우가 많다.

체외충격파 쇄석술(ESWL; Extracorporeal shock wave lithotripsy)은 충격파가 요로석을 부수어 작은 조각으로 소변과 함께 빠져나갈 수 있게 하는 처치이다(홍준현 외, 2013: 150). 신장, 요관, 방광 등 요로에 생긴 결석을 수술을 하지 않고 외부에서의 충격파만으로 깨서 흘러내리게 하는 방법으로 마취나 통증이 없는 칼을 안대는 수술로 결석치료의 신기원을 이룬 방법이다. 요로결석은 신장, 요관 혹은 방광 등의 비뇨기계에 결석이 생긴 병적 상태로 일반적으로 10명 중 약 1.2명에서 일생을 사는 동안 적어도 한번 이상 발병할 수 있는 매우 흔한 질환이다. 대부분의 요로결석은 신장에서 만들어지나 움직인 정도에 따라 신장, 요관 또는 방광에서 발견된다. 결석의 크기나 위치에 따라 그 증상이 다양하지만 옆구리에 통증이 오고 구토 증세와 피가 섞인 소변을 보게 되는 등의 증상으로 병원을 찾게 된다. 요로에 생긴 결석은 초기에 치료하지 않고 내버려두면 계속 커질 뿐만 아니라 결석에 의한 요로폐색과 이차적인 염증으로 인하여 신장 기능 저하를 가져와 건강을 크게 해치게 된다. 결석은 신장 내의 작은 신배 안에서 소변의 성분이 농축되어 형성된 작은 결정에 소변의 무기성분이 계속하여 붙어서 생성된다. 이러한 결석은 움직여서 위치에 따라 특징적인 증상을 나타낸다. 방광결석의 경우는 잔뇨와 염증의 결과로 방광 안에서 위와 같은 과정을 통하여 생기기도 한다. 요로결석의 발생 원인은 많은 경우 명백히 밝혀지지 않으나 일부에서는 대사성 이상으로 인해 결석이 생긴다. 이와 같은 대사성 결석인 경우 무기질 대사 과정에 대한 검사를 포함한 자세한 결석 대사 검사를 함으로써 재발을 예방할 수 있다.

방광경 검사(cystoscopy)는 방광경을 이용한 방광의 시각적 검사로 빈 금속튜브를 요도입구로 삽입하여 요도를 통해 방광으로 가게 한다(그림 6-12). 소변이 지나오는 길 중 방광으로부터 요도에 이르는 길에 병이 있지 않는지를 확인하기 위하여 내시경을 요도로 삽입하여 방광을 들여다본다. 방광 사진으로 결석, 출혈부위, 종양의 위치 등을 확인하기 위한 경우와 조직검사를 위한 조직표본 채집, 작은 결석, 종양 등을 제거하기도 하며 카테터 삽입이나 출혈부위 응고를 위한 목적으로 시행되는 검사이다. 방광경 검사에는 크게 두 가지가 있다. 하나는 부드러운 내시경을 사용하는 것이고 다른 하나는 딱딱한 내시경을 사용하는 것이다. 일반적으로 진단을 위해서는 부드러운 것을 사용하고 수술 등 치료의 목적으로 사용할 때에는 딱딱한 내시경을 사용한다. 참고로 요도관법(urinary catheterization)은 유연한 관으로 된 기구를 요도를 통해 방광으로 넣어 소변을 빼내거나 방광으로 세척액을 넣을 때나 방광을 불릴 때 이용한다(그림 6-13).

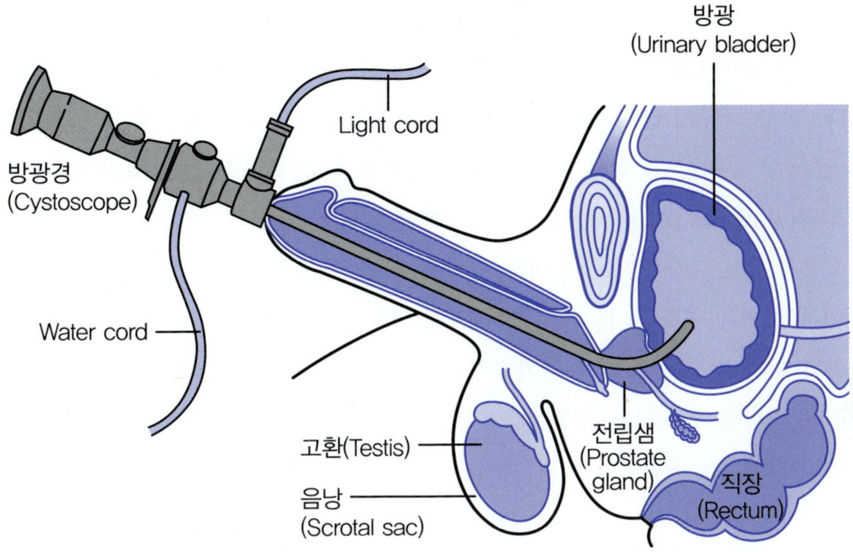

[그림 6-12] 방광경 검사(Chabner, 2014: 233, 수정보완)

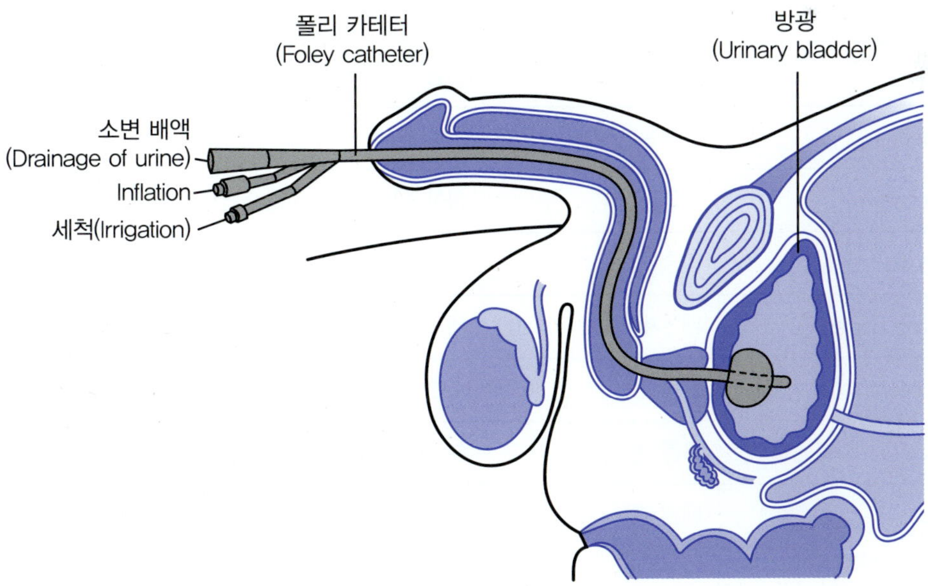

[그림 6-13] 방광 검사의 폴리 카테터(Chabner, 2014: 236; 홍준현 외, 2013: 152를 수정보완)

요분석(urinalysis) 검사는 여러 가지 병리적 상태를 통해서 소변의 비정상적 이상을 알아내기 위한 것이다. **수소이온농도(pH)**는 화학에서 물질의 산성, 알칼리성의 정도를 나타내는 수치로, 수소 이온의 해리농도를 로그의 역수를 취해 나타낸 값으로 수소이온(H+) 활동도의 척도이다. pH값의 단위가 없다고 해서 임의로 크기를 정하는 것은 아니다. 수소이온의 활동도에 근거하여 값이 나온다. 산성도(acidity), 염기성도(alkalinity)의 척도로도 사용할 수 있다. 한편 요중에 **단백질(protein)**이 섞여 나오면 사구체가 깨어져 있는 것인데 알부민이 신세뇨관으로 들어갈 수 있고 소변 속으로 나오게 된다. **포도당(glucose)**이 소변에서 검출되면 당뇨병(diabetes mellitus)이다. 이는 혈중의 당이 과잉되어서 소변으로 쏟아져 나온 것이며 신세뇨관이 사구체막을 통해서 여과된 당을 재흡수하지 못하는 것이다. **비중(specific gravity)**은 소변의 농도를 물과 비교하는 것인데 당뇨병 환자의 경우 정상 요비중치보다 높고 신장염 환자의 경우 소변이 희석되어 비중이 낮다. **케톤체(ketone bodies)**는 세포가 에너지 대신에 지방을 연료로 사용할 때에 혈액과 소변에 케톤이 축적되는데 비정상적으로 지방이 분해되면 케톤뇨증이 나타난다. 혈중 케톤의 존재는 혈액의 산성분을 증가시키기 때문에

단어	의미	설명
Color	색	정상 소변은 노란색, 밀짚색 혈액이 섞이면 검붉은색, 갈색
pH	수소이온농도지수	정상 소변은 약산성(pH 6.5), 방광감염시 알칼리성
Protein	단백질	주로 사구체막이 깨져 알부민뇨증인 경우 양성
Glucose	포도당	정상 소변에서는 미검출, 당뇨병인 경우 양성
Specific gravity	비중	소변 속의 노폐물, 광물질, 고형성분을 반영
Ketone bodies	케톤체	세포내 지방의 이화작용 분해물질
Sediment	침사	소변내 비정상 입자(세포, 박테리아, 결정체) 존재
Pus	고름, 농	혼탁한색을 띔, 콩팥과 방광감염인 경우 양성
PKU (Phenylketonuria)	페닐케톤뇨증	효소 결핍의 선천성 장애를 가진 영아에게 발생
Bilirubin	빌리루빈	간, 쓸개 질환이 있는 경우 양성

(acidosis) 아주 위험하다. **농뇨(pyuria)**는 혼탁한 색을 띤다. **페닐케톤뇨증(phenylketonuria)**은 phenylalanine이란 아미노산을 tyrosine이란 아미노산으로 변환시킬 때 phenylalanine hydroxylase이란 페닐알라닌 수산화효소가 필요한데 이것이 결핍된 것으로(지제근, 2004: 549) 정신발육 지연(mental retardation)을 낳을 수 있다. 저단백 식이요법을 통해 이를 예방하는 처치가 필요하다. 한편 질병이 있는 간은 혈액으로부터 빌리루빈(bilirubin)을 제거하기 어려워지고 과잉 증가된 빌리루빈이 소변 속에 나타난다.

참고로 여성의 비뇨기계는 생식기 계통을 제외하고는 남성과 동일하다(그림 6-14).

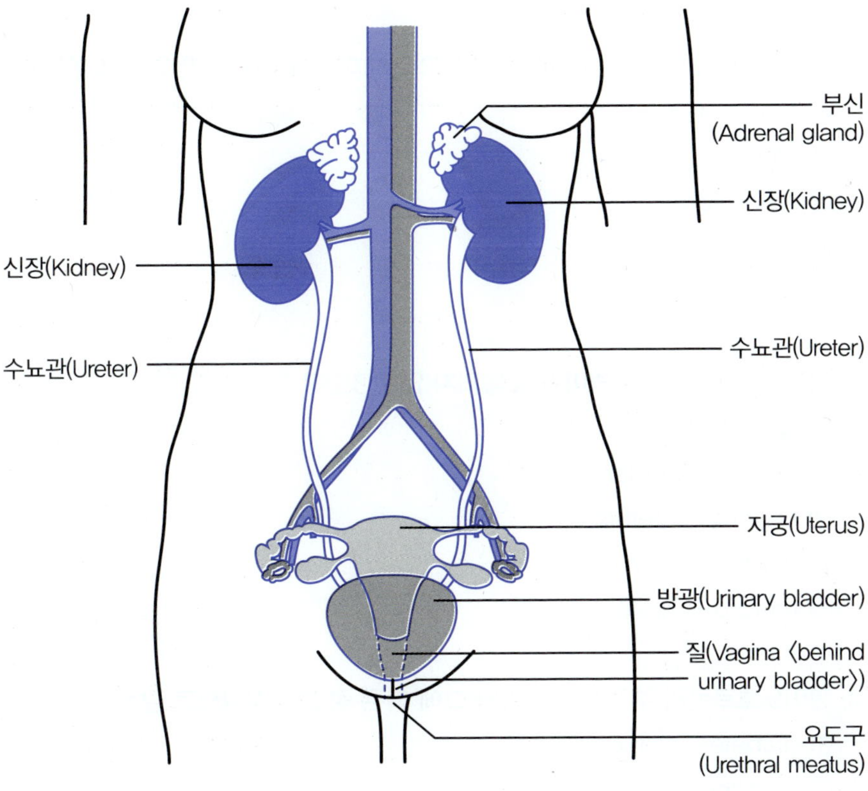

[그림 6-14] 여성의 비뇨기계

제6강 문제풀이

1. 콩팥에서 방광까지 소변을 운반하는 기관은?
   ① prostate gland
   ② kidney
   ③ urethra
   ④ urinary bladder
   ⑤ ureter

2. 네프론에서 만들어진 소변이 일시적으로 모이는 깔때기 모양의 구조물은?
   ① renal calyx
   ② hilum
   ③ renal pelvis
   ④ ureter
   ⑤ medulla

3. 다음 중에서 단어의 의미가 호응되지 않는 것은?
   ① vesico – urethra
   ② cysto – bladder
   ③ urethro – urethra
   ④ nephro – kidney
   ⑤ uretero – ureter

4. 항이뇨호르몬의 부적절한 분비와 그에 따른 콩팥의 저항으로 발생하는 질병은?
   ① diabetes insipidus
   ② bladder cancer
   ③ renal failure
   ④ Wilm's tumor
   ⑤ glomerulonephritis

정답	1. ⑤ 2. ③ 3. ① 4. ①

제 7 강

여성생식기계

1) 유성 생식

2) 여성생식기계의 구성요소

3) 월경과 임신

4) 여성생식기계의 호르몬 상호작용

5) 주요 어휘

6) 관련 질환

7) 임상검사 및 처치에 관한 용어

제7강 여성생식기계

1) 유성 생식

생식세포(gamete)인 여성의 **난자(ovum)**와 남성의 **정자(sperm)**에는 인체에 필요한 염색체의 절반이 있으며 이들이 하나로 결합하는 것이 **유성 생식(sexual reproduction)**이다. 생식세포는 남녀의 생식샘(gonads)에서 생산되는데 여성은 **난소(ovary)**이고 남성은 **고환(testis)**이다. 난소는 난자를 생산하며 호르몬(estrogen, progesterone)을 분비한다. 난자가 난소를 떠나면 난관(uterine tube)을 따라 자궁(uterus)으로 이동하며 성교(coitus)를 통해 정자와 결합하여 **수정(fertilization)**하게 된다. 그 후 **배아(embryo)**가 자궁 내에 착상되고 **태아(fetus)**로 성장하여 40주 후에는 모체 밖으로 나오게 된다.

> **[임신(Gestation, Pregnancy) 과정]**
> 난소에서 난자(Ovum) 생산 → 자궁관(Uterine, Fallopian tube)에서 수정(Fertilization) → 배아(Embryo), 태아(Fetus; 2개월 후)가 자궁 내에서 40주 동안 성장발달

여성의 **월경(menstruation)**은 사춘기(puberty)부터 폐경기(menopause) 사이의 가임기간에 수정이 일어나지 않아 호르몬의 변화로 자궁벽이 떨어져 출혈을 일으키는 현상이다. 그러나 임신이 되면 수정란은 자궁에서 **태반(placenta)**을 통해 모체로부터 각종 영양소를 공급받으며 성장하게 된다. 태반에서는 에스트로진과 프로제스테론으로 불리는 호르몬도 분비된다. 이 두 호르몬은 여성의 임신과 월경, 2차 성징에 관여한다. 이처럼 여성 생식기계(기관, 호르몬, 질환)를 연구하는 학문은 **부인과학(gynecology)**이라 부르며 임신과 태아의 분만에 관한 학문은 **산과(obstetrics)**라 한다.

2) 여성생식기계의 구성요소

여성의 **골반강(pelvic cavity)**에 있는 여성생식기계의 구성요소들은 다음과 같다(그림 7-1). 자궁(uterus)은 약 7cm의 근육성 기관으로 앞으로 구부러진 전굴(anteflexion) 형태이며 방광과 직장 사이에 위치한다. 난소(ovary)는 한 쌍의 아몬드 형태로 하복부에 위치한

다. **자궁관(uterine tube, fallopian tube)**은 난소에서 자궁까지를 연결시켜 주며 막힌주머니, 즉 맹낭(Cul-de-sac)은 복강 내 자궁과 직장 사이에 위치하며 암 발생 여부를 검사하는 부분이다. **질(vagina)**은 자궁에서 인체 밖까지의 근육성 관을 말하며 **바르톨린샘(Bartholin gland)**은 질 윤활액을 생산하고 분비하는 2개의 작은 구형의 샘이다. **음핵(clitoris)**은 민감하고 발기할 수 있는 조직으로 질 입구 앞의 요도구 위쪽에 위치한다. **회음(perineum)**은 질 입구와 항문 사이를 말하며 분만시 절개한다.[1)]

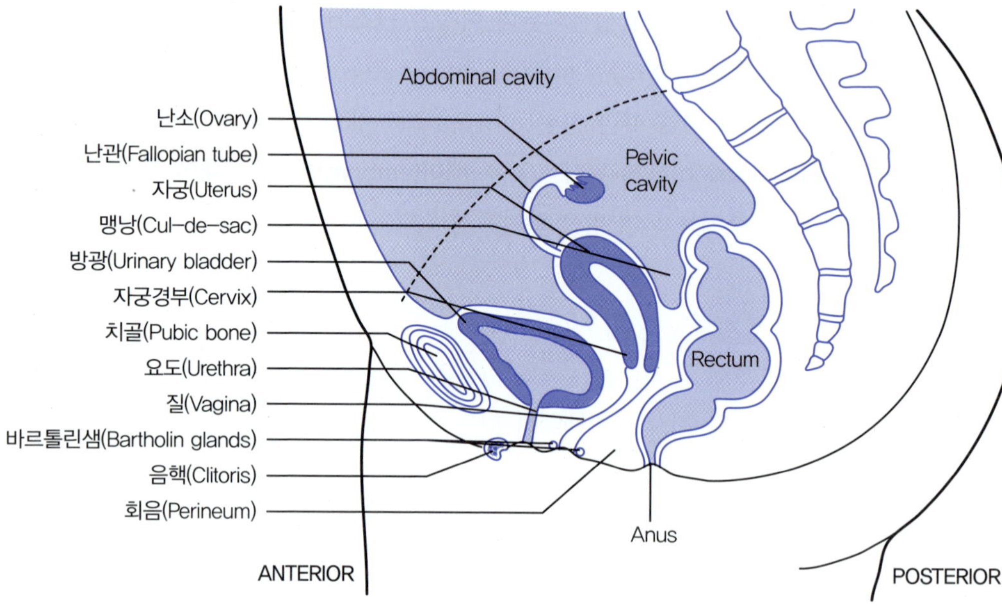

[그림 7-1] 여성의 생식기계

한편 자궁은 근육성 벽의 형태로 내부에는 점막으로 혈관이 분포되어 있다. 자궁바닥(fundus)은 위쪽 둥근 부분이고 체(corpus)는 중간 부분이며 자궁목(cervix)은 자궁 아래쪽 좁은 부분으로 입구는 7.3cm의 질과 연결된다. 자궁의 점막상피로 된 부분은 세 가지로 구분되는데 **자궁내막(endometrium)**은 특수점막상피로 된 안쪽 부분이고 자궁근층(myometrium)은 중간 근육층이며 **자궁외막(perimetrium)**은 바깥 막성조직층이다.

기타 관련 용어들을 더 살펴보면 인대(ligament)는 자궁 양편에서 난소를 유지하며 **그라**

1) 여성의 외부생식기(external genitalia)는 통칭하여 외음부(vulva)라고 부른다. 상세하게 살펴보면 대음순(labia majora)은 질의 외부 입술 부분이고 소음순(labia minora)은 대음순보다 작은 내부 입술이며 처녀막(hymen)은 질 입구를 부분적으로 덮고 있는 점막이다. 이외에 음핵과 바르톨린샘이 있다.

프난포(graafian follicle)는 난소 내에서 난자를 가지고 있는 수많은 낭이다. 배란(ovulation)은 난자가 성숙하여 여포가 터지고 난소로부터 방출되는 것을 말하며 **황체(corpus luteum)**는 터진 여포가 피나 지방물질로 차게 된 것이다. **난관채(fimbriae)**는 자궁관의 끝으로 안쪽의 털을 이용해 난자를 쓸어가는 역할을 한다(그림 7-2).

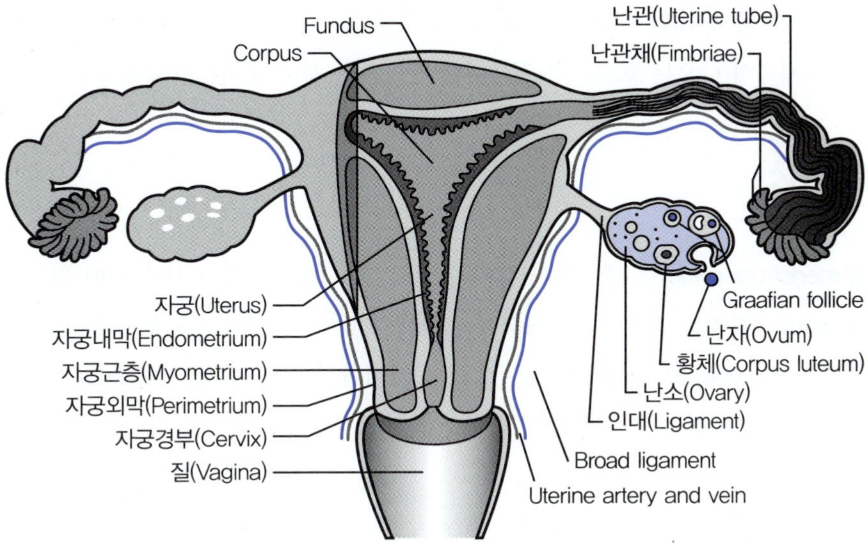

[그림 7-2] 여성의 자궁과 생식계(Chabner, 2014: 260, 수정보완)

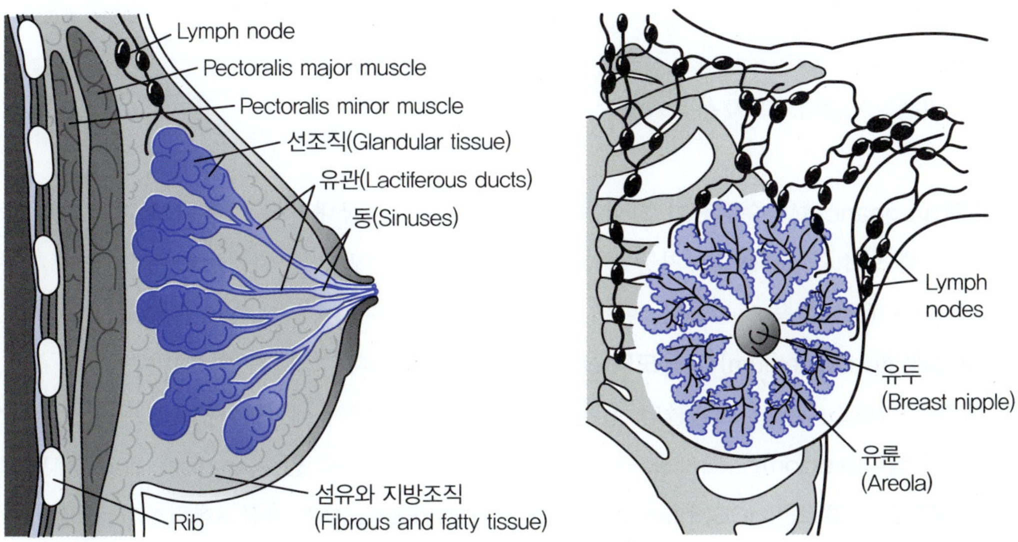

[그림 7-3] 여성의 유방(Chabner, 2014: 261, 수정보완)

다음으로 여성의 가슴 앞부분에 있는 2개의 **유선(mammary glands)**인 유방(breast)을 살펴보면 크게 **샘조직(glandular tissue)**, **섬유와 지방조직(fibrous and fatty tissue)**, 그리고 **유관(젖샘관; lactiferous ducts)**과 **굴(sinuses)**로 이루어진다(그림 7-3). 샘조직은 사춘기에 호르몬의 분비를 통해 발달되며 굴은 유두로 젖을 보내는 기능을 한다. 유두(breast nipple, mammary papilla)는 유두 주위에 어두운 색의 부분인 젖꽃판(areola)과 함께 유방의 봉우리를 형성한다. 임신 중 난소와 태반에서 나오는 호르몬이 샘조직을 자극하여 유방이 발달하며 출산 후 뇌하수체에서 나오는 호르몬이 젖분비를 자극하여 젖이 분비된다(데이비스, 2008: 378).

3) 월경과 임신

월경주기(menstrual cycle)는 개인마다 차이가 있지만 보통 28일이며 사춘기 때 월경의 시작을 초경(menarche)이라고 한다. 각 월경주기는 아래와 같이 네 단계로 구성된다. 한편 **월경전 증상군(PMS; premenstrual syndrome)**은 수정이 일어나지 않아 난소와 황체에서 Estrogen과 Progesterone의 생산을 중지하여 우울증, 유방 압통, 과민성 등을 느끼게 되는 것이다(홍준현 외, 2013: 158).

[여성의 월경주기] (그림 7-5 참조)

- **1~5일** : 월경기간으로 퇴화된 자궁내막세포, 샘분비물, 혈액성 액질이 질을 통해 나감
- **6~12일** : 그라프난포에서 에스트로젠이 방출되어 자궁내막이 재건
- **13~14일** : 약 14일 째 되는 배란기로 난포가 터지고 난자가 자궁관으로 감
- **15~28일** : 빈 난포가 노란색 물질로 차 황체가 되고, 황체는 에스트로진과 프로제스테론을 분비하여 자궁내막의 재건을 자극함

임신(pregnancy)은 수정란이 자궁관을 따라 내려와 자궁내막에 착상되는 것으로 시작된다. 이때 난소와 황체에서 자궁내막의 혈관과 근육의 발달을 지지하도록 Estrogen과 Progesterone을 계속 생성한다. 한편, 태반(placenta)은 자궁벽에 형성된 혈관성 기관으로 **자궁내막(endometrium)**과 **융모막(chorion)**으로 구성된다(그림 7-4). 태반을 통해 산모와 태아의 영양소, 산소, 노폐물의 교환이 일어난다. 융모막이 배아를 싸고 있는 가장 바깥 막이라면 **양막(amnion)**은 배아를 싸고 있는 가장 안쪽 막으로 **양수(amniotic fluid)**를 담고 있다. **융모성선 호르몬(HCG; human chorionic gonadotropin)**은 임신 3개월까지 황체의 호르몬 분비를 자극하는 태반 자체의 호르몬인데 임신이 의심되는 여성의 소변에서 검출된다. 프

로제스테론은 태반의 발달을 유지시키며 일정 수준 이하가 되면 유산이나 불규칙한 월경을 낳기 때문에 주의가 필요하다. 자궁은 임신 중에 태아의 성장에 따라 골반강에서 점차 커져 상복부까지 확대된다. 분만 후에 자궁으로부터 태반이 떨어져 나오는 것은 **후산(afterbirth)** 이라고 한다. 참고로 **제대혈(臍帶血, cord blood)**은 탯줄의 조직에 있는 혈액으로 조혈 줄기세포가 다량 함유되어 있다.[2)]

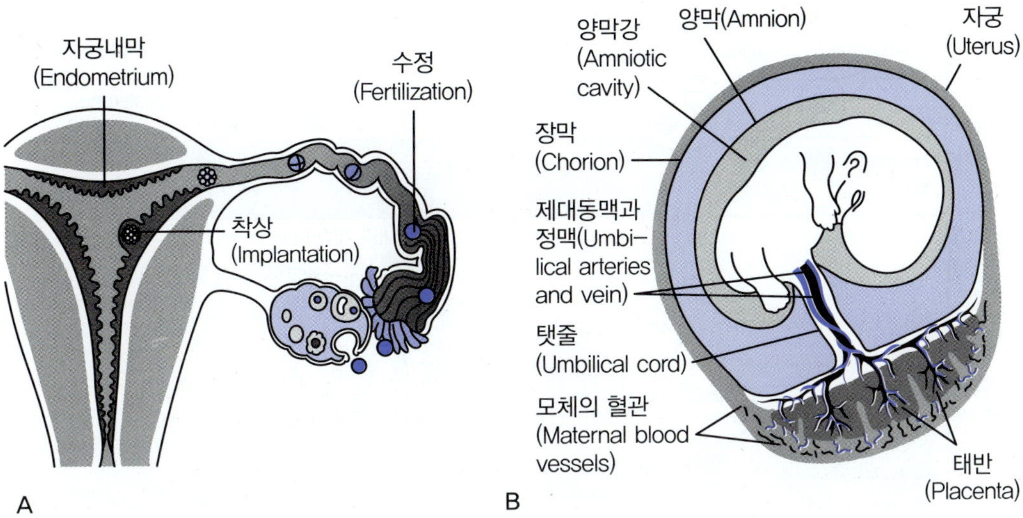

[그림 7-4] 배아의 착상과 태반(Chabner, 2014: 263; 홍준현 외, 2013: 163을 수정보완)

4) 여성생식기계의 호르몬 상호작용

여성의 월경과 임신에는 에스트로진과 프로제스테론 이외에 뇌하수체에서 분비되는 **난포자극호르몬(FSH; follicle-stimulating hormone)**과 **황체형성호르몬(LH; luteinizing hormone)**의 영향도 받는다(그림 7-5). 이들은 난자의 성숙과 배란을 자극하는 뇌하수체 호르몬으로 negative feedback이라는 호르몬 상호작용 원리에 따라 작동된다. 다시 말해, 임신 중에는 에스트로진

2) 제대혈은 백혈병이나 재생 불량성 빈혈 등 난치성 혈액 질환을 근본적으로 치료하는 방법 중에 하나인 조혈 줄기세포 이식에 쓰이고 줄기세포의 공급원으로서 골수 및 줄기세포 동원 말초혈과 함께 사용된다. 제대혈은 혈액을 제공하는 사람의 부담이 거의 없어서 효과적인 공급원이라고 할 수 있다. 지금까지는 간엽계 줄기세포는 골수 중에 존재하는 것만 보고되었으나 제대혈도 간엽계 줄기세포의 공급원으로서 뼈나 연골의 조직 공학적 재생 또는 재생 의료에 적용할 수 있는 가능성이 나타났다. 또한 신경 세포와 간 세포, 표피 세포 등 훨씬 광범위한 범위의 조직을 재생할 수 있어서 세계 각국에서 많은 연구를 진행 중이다.

과 프로제스테론 호르몬이 높게 유지되어 FSH와 LH의 생성을 막아 더 이상 새로운 난자가 성숙하거나 배란되지 않는다. 이러한 원리를 적용하여 피임약은 에스트로진과 프로제스테론을 다량 함유하여 FSH와 LH의 방출을 막아서(shut off) 임신이 안 되게 한다.[3] 이외에 다른 피임법에는 자궁 내에 코일 장치를 삽입하여 착상(implantation)을 막는 **자궁내 장치(IUD; intrauterine device)**[4]와 자궁경부 바깥에 삽입하여 정자의 출입을 막는 격막(diaphragm) 등이 있다.

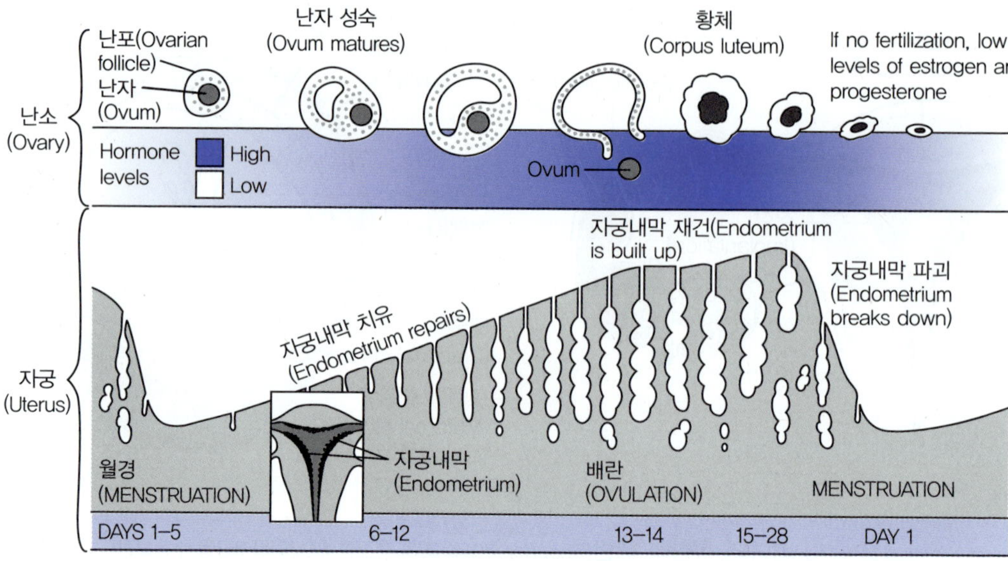

[그림 7-5] 월경의 주기(Chabner, 2014: 262; 홍준현 외, 2013: 162를 수정보완)

폐경기(閉經期, menopause)는 여성의 월경이 완전히 멈추는 시기로 **갱년기(更年期, climacteric)**라고도 한다. 대개 45–55세(평균 51세) 사이에 나타나며 어떤 여성은 수술이나

3) 피임약의 주성분은 여성 호르몬인 에스트로젠과 프로제스테론이다. 따라서 피임약은 우리 몸의 호르몬상태를 인위적으로 조절하여 임신 상태와 비슷한 환경을 조성함으로써 배란이나 착상이 이루어지지 않게 유도한다. 그러나 부작용으로 임신 중 경험하는 증상이나 임신에 따르는 합병증 발생 위험이 있다. 최근에 출시되는 최저함량 피임약은 이런 부작용이 매우 적은 것으로 알려져 있다. 참고로 피임약의 흔한 부작용으로는 점상출혈 및 주기적 출혈, 유방의 긴장감, 무월경, 정서변화, 메스꺼움, 체중변화(감소 및 증가), 두통이 있다.

4) 자궁내 피임장치인 IUD는 플라스틱 몸체에 실이 붙어 있어 여성이 스스로 제거가 가능하다. 이것은 자궁내막에 국소적인 이물 반응을 유발하여 수정을 방해함으로써 3–5년 동안 피임 효과를 볼 수 있다. 시술법은 질을 통해 자궁으로 삽입하며 자궁 경부의 국소 마취 및 확장술을 시행하는 경우도 있으나 반드시 필요한 것은 아니다. 한편 IUD 장치를 한 여성이 이것을 하지 않은 여성에 비해 자궁경부암 위험이 절반 이하로 낮다는 연구결과가 학술지 Lancet에 게재된 바 있다.

조기 난소기능부진으로 일찍 폐경이 되기도 한다. 지난 12개월간 지속적으로 월경이 없었다면 폐경기에 접어들었다고 볼 수 있다. 폐경기 동안 에스트로겐과 프로게스테론이라는 호르몬의 생산이 서서히 줄어든다. 폐경기에는 체내 에스트로겐이라는 호르몬이 줄어들기 때문에 얼굴이 붉어진다거나 질이 건조해지고 뼈가 약해져 골다공증이 생길 수 있다.[5] 이런 증상들을 예방하거나 치료하기 위해 사용되는 방법 중 하나가 호르몬 치료이다. 호르몬 치료는 에스트로겐 단독요법 또는 에스트로겐과 프로게스틴 병용요법을 사용한다.

조기 폐경(premature menopause) : 35세 이전
지연 폐경(delayed menopause) : 58세 이후
인공 폐경 : 수술로 난소 제거 또는 방사선 치료로 난소기능이 부전되어 나타남

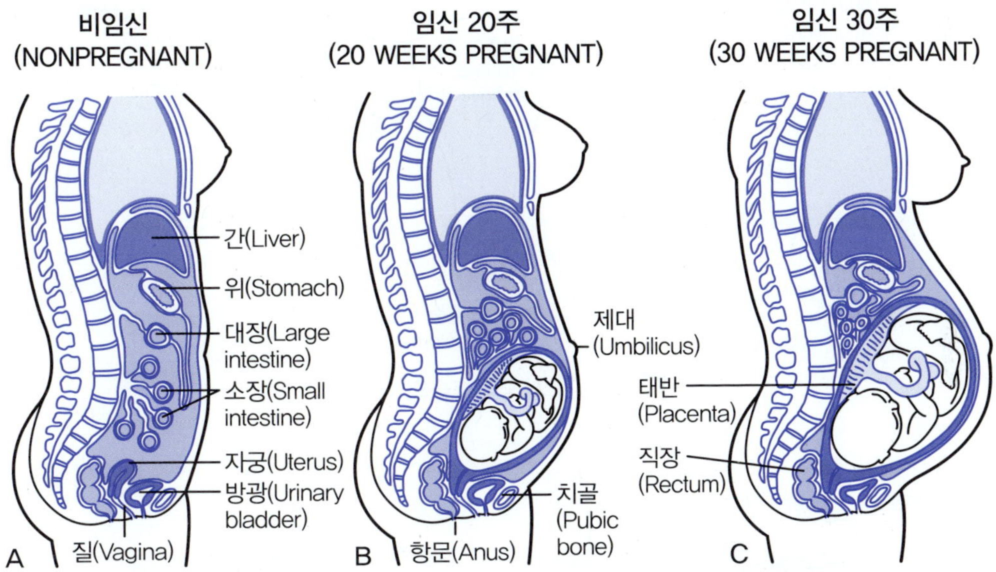

[그림 7-6] 임신의 단계와 자궁의 변화(Chabner, 2014: 264, 수정보완)

참고로 **전자궁 적출술(total hysterectomy)**은 자궁과 난소 전부를 제거하는 것으로 '수술적 폐경'이라고도 알려져 있으며 난소를 수술로 제거하여 모든 난소 호르몬이 없어진다(그림 7-7,

5) 이외에 폐경기의 증상은 다음과 같다: 생리주기가 불규칙하거나 생리량이 변하는 경우, 얼굴, 목, 가슴 등에서 열이 난다고 느끼거나 붉어지는 증상이 나타나는 경우, 저녁에 땀이 나고 잠들기가 곤란하다고 느끼거나 피로하고 스트레스나 긴장감을 느끼는 경우 등

7-8). 이런 상황에서의 호르몬 대체요법은 소량의 에스트로겐과 천연 프로게스테론 크림을 정상적인 생리학적 양으로 매달 24일에서 26일간 사용하는 방법을 쓴다. 많은 여성들이 난소를 제거 받은 후 테스토스테론 부족까지 겪게 되어 활력이 떨어지고 우울해지며 성욕을 잃는다.

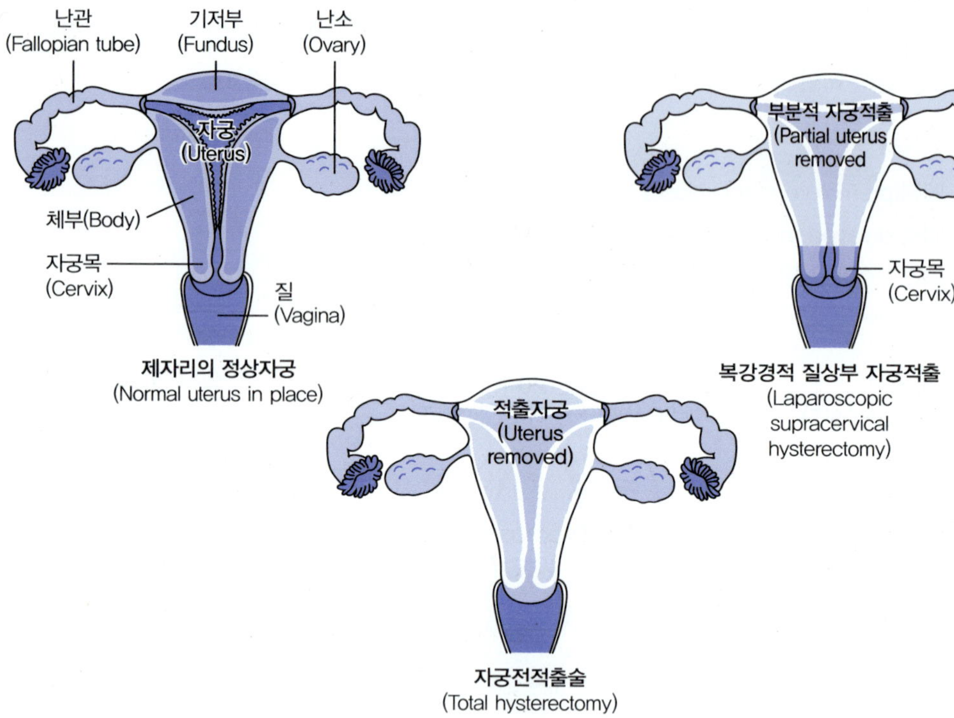

[그림 7-7] 자궁적출술의 유형들

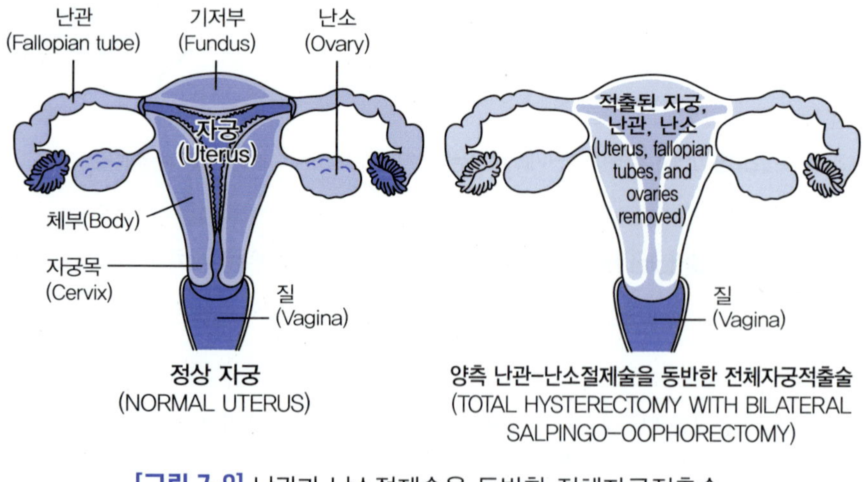

[그림 7-8] 난관과 난소절제술을 동반한 전체자궁적출술

5) 주요 어휘

단어	의미	용어구조	영어 의미	한글 뜻
endocervicitis	속자궁목염	endo-	in, within	안의
		cervic/o	cervix, neck	경(목)
		-itis	inflammation	염증
choriogenesis	융모발생	chori/o	chorion	융모막
		-genesis	condition of producing, forming	생성
colporrhaphy	질봉합술	colp/o	vagina	질
		-rrhaphy	suture	봉합
chorionic	융모막의	chorion/o	chorion	융모막
		-ic	pertaining to	~의

해설

Endocervicitis는 '자궁목염'으로 자궁경부 안의 염증을 의미하는 질환이다. 약물 치료를 통해서 염증을 제거하는데 자궁목 부분이 헐면서 만성적으로 염증에 잘 걸린다면 그 부분을 고주파 치료하기도 한다. **Choriogenesis**는 '융모발생'이고 **chorionic**은 '융모막의'이다. 융모막(絨毛膜, chorion)은 동물의 장막(漿膜)으로 수정란에서 발생하여 태아나 양수를 싸고 있는 난막의 일부를 이루는 막이다. 수정란이 자궁에 착상하면 알의 표면을 싸는 융모막으로부터 무수한 돌기가 발생하여 자궁 내벽으로 들어오고 임신의 경과와 더불어 융모는 더욱 발달하여 그 속에 혈관이 나타나 태반(placenta)을 형성한다.[6] 융모막을 채취하여 태아의 상태를 파악하는 것을 융모막 채취 검사(chorionic villi sampling)라고 한다. **Colporrhaphy**([kalpɔ́ːrəfi])는 '질벽 봉합술'이다.

6) 융모막 조직이란 태반 조직으로서 수정란에서 유래되기 때문에 태아와 거의 유사한 염색체 구성을 함유하고 있다. 융모막 채취 검사는 임신 초기인 9-11주에 할 수 있고 그 결과도 양수 검사보다 빨리 알 수 있다. 검사 시행 전에 초음파 검사로 태아의 심박동 유무, 임신낭의 수, 크기, 성장이 적절한지 등을 확인하고 융모막의 위치 등을 확인한 후 부분 마취로 산모의 자궁경관을 통해 가느다란 관(catheter)을 삽입하여 태반의 조직을 흡입해내거나, 산모의 복벽을 통해 주사침을 삽입하여 태반 조직을 흡입해낸다. 채취된 융모 조직으로부터 직접법 및 배양법을 통하여 염색체 분석, DNA 분석 및 효소 분석이 가능하고, 특히 염색체 이상이 발견되었을 경우 오진의 가능성은 거의 없다고 알려져 있다. 더욱이 임신 초기에 조기진단이 가능하므로 태아의 기형이 확인되어 치료적 유산이 불가피한 경우에 임신 중기의 임신 중절로 인한 위험성이나 합병증 발생을 줄일 수 있다는 큰 장점이 있다. 융모막 검사의 합병증으로는 태아 손실, 출혈, 감염, 양막 파열 등이 올 수 있고 양수 천자에 비해 태아나 산모에게 모두 안전한 방법으로 간주된다(홍준현 외, 2013: 164-165).

단어	의미	용어구조	영어 의미	한글 뜻
colposcopy	질경검사법	-scopy	process of visually examining	보며 조사하는 과정
culdocentesis	막힌주머니천자	culd/o	cul-de-sac	막힌 주머니
episiotomy	회음절개술	episi/o	vulva	외음부
		-tomy	incision, to cut into	절개술
galactorrhea	젖흐름증	galact/o	milk	젖
		-rrhea	flow, discharge	흐름, 분비물
gynecomastia	여성형 유방	gynec/o	woman, female	여성
		mast/o	breast	유방
		-ia	condition	상태
hysterectomy	자궁절제술	hyster/o	uterus, womb	자궁
		-ectomy	excision, removal	절제
lactogenesis	유즙형성	lact/o	milk	젖
amniotic fluid	양수	-tic	pertaining to	~의

해설

Colposcopy([kalpáskəpi])는 '질경검사'이고 **culdocentesis**는 자궁외 임신을 했을 때나 난관 파열 확인에 쓰이는 '막힌주머니천자'(맹낭천자)이다.[7] **Episiotomy**([ipiziátəmi])는 '회음절개(술)'이다. 태아 머리가 분만되기 직전에 회음부는 큰 저항으로 작용하므로 회음절개를 통해 태아의 분만이 용이해진다. 또한 회음부 열상이 생기는 것을 막거나 줄일 수 있다. **Galactorrhea**([gəlæktərí:ə])는 유루증(乳漏症)인데 이것은 비정상적으로 유즙을 함유하는 분비물이 한쪽 또는 양쪽 유방으로부터 분비되는 증상을 말한다. 이러한 현상이 출산 후 또는 모유 수유 중지 후 6개월 이상 지속될 때 비정상적이라고 할 수 있다. 유루증은 고프롤락틴혈증(hyperprolactinemia)에 의해 발생되므로 이 질병의 원인이 유루증을 일으킨다.[8] **Gynecomastia**([gàinəkoumǽstiə])는 '여성화 유방'이고 **hysterectomy**([hìstəréktəmi])는 '자궁적출(술)'이다. 한편, 접두사 lacto-는 '젖'이므로 **lactogenesis**는 '유즙형성'이다.

7) Cul-de-sac은 '맹낭'인데 질(vagina)과 직장(rectum) 사이 복강의 일부분이다.

8) 고프롤락틴 혈증은 혈액 속에 프롤락틴이라는 호르몬 수치가 정상 이상으로 증가하는 현상이다. 인체 내에서 프롤락틴은 유즙을 분비하고 유지하며 생식 기능과 성욕을 감소시키는 것이기 때문에 궁극적으로 수유를 유지하고 임신을 억제하는 작용을 한다.

단어	의미	용어구조	영어 의미	한글 뜻
mammary	유방의	mamm/o	breast	유방
		–ary	pertaining to	~의
mammoplasty	유방성형술	–plasty	surgical repair	외과적 교정
mastitis	유방염	mast/o	breast	유방
mastectomy	유방절제술	–ectomy	excision	절제
amenorrhea	무월경	a–	not, without	~이 없는
		men/o	month, menstruation	월, 달, 월경
dysmenorrhea	월경곤란	dys–	bad, painful	통증 있는
oligomenorrhea	희발월경	olig/o	scanty	소량
menorrhagia	월경과다	–rrhagia	bursting forth of blood	피가 갑자기 흘러나옴
metrorrhagia	자궁출혈	metr/o	uterus	자궁
menometrorrhagia	월경성 자궁출혈	meno–	menstruation, menses	월경

해설

Mammary([mǽməri])는 '유방(모양)의'인데 mammo–가 유방을 의미하기 때문이다. 따라서 **mammoplasty**([mǽməplæ̀sti])는 '유방성형술'이다. 여기에는 유방확대술, 유방축소술, 유륜하수, 유방재건술 등이 있다. **Mastitis**([mæstáitis])는 '유선염(乳腺炎)' 또는 '유방염'이다. **Amenorrhea**([eimènərí:ə])는 '월경 불순' 또는 '무월경(無月經)'이고 **dysmenorrhea**([dìsmenərí:ə])는 '월경 곤란'이다. 일반적으로 접두사 a–는 존재 자체가 없음을 의미하고 dys–는 기능상의 문제이다. **Oligomenorrhea**([àligoumènərí:ə])는 '희발 월경'(稀發月經)이다.[9] 한편 **menorrhagia**([mènəréidʒiə])는 '월경 과다'이다.[10] 자궁 근종(fibroid)이 종종 그 원인이 된다. **Metrorrhagia**([mi:trəréidʒiə])는 '자궁 출혈'이고 **menometrorrhagia**는 '월경성 자궁출혈'이다.

9) 희발월경은 여러 가지 원인이 있지만 우선 여성호르몬 분비의 부족이나 불균형 등 기능적 원인이 가장 많다. 기능적 원인이라는 것은 환자의 몸 상태를 의미하는데 시상하부 및 뇌하수체의 이상, 내분비 기능장애, 갑상선기능의 이상 등이 원인이 되어 발생하고 난소기능부전과 무배란이 원인인 경우도 많다. 그 밖에도 인공유산시술을 자주하거나 자궁결핵 등으로 자궁내막의 많은 부분이 소실되면 희발월경이 올 수 있다.

10) 월경의 지속 일수가 일주일 이상이고 출혈이 지나치게 많으며 핏덩어리가 나오기도 하는 증상을 월경과다라고 한다. 일주일 이상 월경이 지속되거나 하루에 10개 이상의 생리대를 사용하고 있다면 정상적인 생리 출혈이 아닌 과다 출혈이다. 월경과다는 철분결핍성 빈혈을 초래해 건강에 악영향을 준다.

단어	의미	용어구조	영어 의미	한글 뜻
lactation	유즙분비	lact/o	milk	젖
perimetrium	자궁외막	peri–	surrounding	주변
		metri/o	uterus	자궁
		–um	structure, tissue	구조, 조직
endometriosis	자궁내막증	–osis	abnormal condition	비정상적 상태
myometrium	자궁근육층	my/o	muscle	근육
myomectomy	근종절제술	myom/o	muscle tumor	근종양
neonatal	신생아의	neo–	new	새로운
		nat/i	birth	출생
		–al	pertaining to	~의
obstetric	산과학의	obstetr/o	midwife	산파

해설

Lactation([læktéiʃən])은 '젖의 분비' 또는 '수유(젖먹이기)'이다. 참고로 suckling은 젖먹이, 유아(乳兒)이다. **Endometriosis**([èndoumìːtrióusis])는 '자궁내막증(子宮內膜症)'이다. 이것은 자궁 안에 있어야 하는 자궁내막조직이 자궁 밖에도 존재하는 질병으로 주로 난소, 자궁인대, 장, 복막이나 분만절개부위에 생긴다. 월경주기에 따라 호르몬의 영향을 받으면 자궁내막이 부풀어 오르게 되므로 난소낭종 등을 형성하게 되고 그 속에 월경혈이 차게 되므로 여러 가지 증상을 일으킨다. 월경통, 성교통, 불임증이 흔하다.[11] 참고로 자궁내막 세포는 여성호르몬의 영향을 받기 때문에 임신을 하게 되면 자궁내막증세가 현저히 감소한다. 한편, **myometrium**은 '자궁근육층'이고 **myomectomy**는 '근종절제술'이다. **Neonatal**([nìːounéitl])은 출생 후 4주까지, 다시 말해 생후 1개월 이전의 '신생아의'이다.

11) 자궁내막증은 가임기 여성의 5%에 해당할 정도로 빈번하게 발생한다. 쉽게 설명하면 자궁 안에 있어야 할 자궁내막 세포가 자궁을 탈출하여 복강 내에서 서식하는 것을 말한다. 자궁내막세포는 수정란이 착상할 때까지 여성호르몬의 영향으로 성장하지만 착상이 일어나지 않으면 월경을 통해 몸 밖으로 배출된다. 이런 자궁 내막세포가 난소와 나팔관에 부착하여 자라나게 되면 난소에서 배란이 되지 않아 불임을 초래한다. 불임 여성의 30% 이상이 자궁내막증을 갖고 있을 만큼 자궁내막증은 불임을 일으키는 아주 큰 요인이다. 따라서 빨리 치료를 받지 않으면 정상적인 임신이 어렵게 된다.

단어	의미	용어구조	영어 의미	한글 뜻
perineorrhaphy	회음봉합술	perine/o	perineum	회음부
oogenesis	난자발생	o/o	egg	난자
bilateral oophorectomy	양측 난소절제술	bi–	two	둘
		later/o	side	측면
		oophor/o	ovary	난소
ovum	난자, 난	ov/o	egg	난자
ovarian	난소의	ovari/o	ovary	난소
anovulatory	무배란성	an–	not, without	~이 없는
		ovul/o	egg	난자
oophoritis	난소염	phor/o	to bear	지니다, 품다
salpingectomy	난관절제술	salping/o	uterine tubes, oviducts	자궁관

해설

Perineorrhaphy는 출산 등으로 지나치게 넓어진 질 입구를 의학적으로 좁히는 '회음봉합술'이다. **Oogenesis**([òuədʒénəsis])는 '난자 발생'이고 **bilateral oophorectomy**([bailǽtərəl òuəfəréktəmi])는 '양측 난소절제술'이다. 폐경에 가까워진 여성이 전자궁절제술(total hysterectomy)을 시행 받는 경우 일측 또는 양측 난소난관절제술을 함께 시행하는 경우가 많은데 양측 난소난관절제술을 받는 경우에는 수술적 폐경이 오므로 호르몬 치료가 병행된다. **Ovum**([óuvəm])은 '난자'이고 **ovarian**([ouvɛ́əriən])은 '난소의'이다. **Anovulatory**([ænάvjulətɔ̀:ri])는 '무배란의', '배란을 억제하는'의 뜻이고 **oophoritis**([òuəfəráitis])는 난소에 생기는 염증인 '난소염'이다. 여기에는 만성 난소염과 급성 난소염이 있다. 난소에 염증이 단독으로 발생하는 일은 드물며 대개는 난관염과 그 주위의 염증, 즉 골반내 염증에 합병하여 나타난다. 난관염에서 전이되어 난소 주위 복막염을 일으키고, 난소 주위와 난소 자체에 염증이 퍼져 주먹 크기만한 난관농양 · 난소농양을 형성하는 수가 있다. 난소는 난관, 광간막의 뒷면, 곧은창자 등과 한덩어리가 되어 유착하며 농양을 만든다. **Salpingectomy**([sælpəndʒéktəmi])는 '난관 절제(술)'인데 정관 · 난관절제수술은 성공률은 높지만 더 이상 출산을 원치 않는 사람들만 선택할 수 있는 피임법이다.

단어	의미	용어구조	영어 의미	한글 뜻
uterine prolapse	자궁탈출증	uter/o	uterus	자궁
vaginal orifice	질 입구	vagin/o	vagina	질
vaginitis	질염	-itis	inflammation	염증
vulvovaginitis	외음부 질염	vulv/o	vulva	외음부

해설

Uterine prolapse는 '자궁탈출증'이다. 자궁(uterus, womb)은 골반 근육, 인대 및 기타 조직에 의해 알맞은 위치에 고정되어 있다. 자궁이 정상 위치에서 나오는 것을 탈출증이라 부른다. 탈출증(herniation)은 신체의 일부가 제 위치에서 떨어져 나오거나 미끄러져 나오는 것을 말한다. 탈출증은 골반 근육과 연결 조직이 약화되면 발생한다. 자궁은 질 안쪽까지 부분적으로 떨어져 나와 눈에 띄는 덩어리나 돌출을 만든다. 이를 불완전 탈출증이라 부른다. 완전 탈출증은 자궁 조직 일부가 질 밖으로 떨어져 나온 것을 말한다. 골반 장기 탈출증(pelvic organ prolapse)은 일반적으로 질 원개 탈출증(vaginal vault prolapse)을 수반한다. 질 원개 탈출증은 질의 상부가 형태를 잃고 질관 안쪽이나 질 바깥쪽으로 축 늘어질 때 발생한다. 골반탈출증은 방광, 소변을 몸 밖으로 배출시키는 질 옆에 있는 관인 요도, 직장 등 다른 골반 기관들이 처지거나 미끄러지는 현상을 수반할 수도 있다. 경미한 골반탈출증을 앓고 있는 여성은 눈에 띄는 증상이 없을 수 있다. 그러나 자궁이 원래 위치에서 더 많이 떨어져 나오면 방광이나 내장 등 다른 골반 기관에 압력을 가하게 된다. 골반탈출증은 매우 흔한 증상이며 나이가 들면서 질환이 발생할 위험이 높아진다. 골반탈출증은 1회 이상 질을 통한 분만을 경험한 여성에게서 발생할 수 있다. 정상적 노화나 폐경기 이후의 에스트로겐의 부족 또한 골반탈출증의 원인이 된다. 만성 기침, 무거운 것 들기, 비만도 골반저부에 미치는 압력을 증가시킨다. 드물기는 하지만 골반탈출증은 골반내 종양이 원인일 수도 있다. **Vaginal orifice**([vædʒənl ɔ́(:)rəfis])는 '질 입구'이고 **vaginitis**([vædʒənáitis])는 '질염'이다. **Vulvovaginitis**([vʌlvouvædʒənáitis])는 '외음부 질염'인데 질에서 분비물이 나오며 가렵거나 빈뇨가 나오는 병적인 질 분비물 증상과 생리적 백대하가 나오는 외음부 질염 증상, 그리고 장내 세균이나 연쇄상구균의 분비물에 배양된 비특이적 외음부 질염 증상 등으로 나뉜다. 일반적으로 외음부 질염의 원인에는 가르네렐라 바지날리스, 칸디다, 트리코모나스 등이 원인균이다.

단어	의미	용어구조	영어 의미	한글 뜻
menarche	초경	–arche	beginning	시작
pseudocyesis	가임신	pseudo–	false	가성의
		–cyesis	pregnancy	임신
primigravida	초임부	primi–	first	처음
		–gravida	pregnancy	임신
primiparous	초산부의	–parous	to bear, bring forth	(아이를) 낳다
dystocia	난산	–tocia	labor, birth	진통, 출산
oxytocia	급속분만	oxy–		급한
cephalic version	머리회전술	cephal/o	head	머리
		–version	act of turning	회전
pyosalpinx	농자궁관증	py/o	pus	고름
		–salpinx	uterine tube	자궁관
leukorrhea	질분비물	leuk/o	white	흰
		–rrhea	discharge	분비물

해설

Pseudocyesis([sjù:dousaií:sis])는 '가임신', '상상임신'이다.[12] 분만(confinement)과 관련된 용어들을 살펴보면 **primigravida**([pràimigrǽvədə])는 초임부(初姙婦)이고 **primiparous**([praimípərəs])는 '초산(初産)의'이다(그림 7–9). **Dystocia**([distóuʃə])는 '이상 분만', '난산'이고 **oxytocia**는 '급속분만'이다. 참고로 oxytocic([àksitóusik])은 해산 촉진제(분만 촉진약)이다. **Cephalic version**은 '머리회전술'이다. 다른 말로 둔위회전술이란 임신말기에 태아가 역위(둔위, 엉덩이가 아래로 있는 자세)로 있을 때 산모의 복부를 손으로 밀거나 조절하여 태아 위치를 정위(두위, 머리가 아래로 있는 자세)로 교정시키는 것이다(참고: 그림 7–10).[13] **Pyosalpinx**는 '농자궁관증'인데 salpinx는 난관(salpingo)이란 뜻이다. **Leukorrhea**([lù:kərí:ə])는 '백대하'(냉)이다.

12) 상상임신(想像姙娠, pseudocyesis)은 여자 스스로 임신이라고 믿음으로써 나타나는 의태(擬態) 임신을 말한다. 상상임신은 실제로 임신하지 않았음에도 불구하고 월경의 중단과 함께 자궁 확장, 월경 기간의 휴지, 입덧, 젖의 분비와 같은 임신의 징후가 나타나며 그 원인으로는 심리적 상태, 복부 종양 형성, 호르몬 이상이 있다.

13) 분만(labor)은 자궁 경부의 확장, 태아의 출산, 태반의 배출이라는 세 과정으로 이루어진다. 분만 과정에서 산도(birth canal)를 지나는 중에 머리태위(cephalic presentation) 상태의 태아는 정상분만 된다.

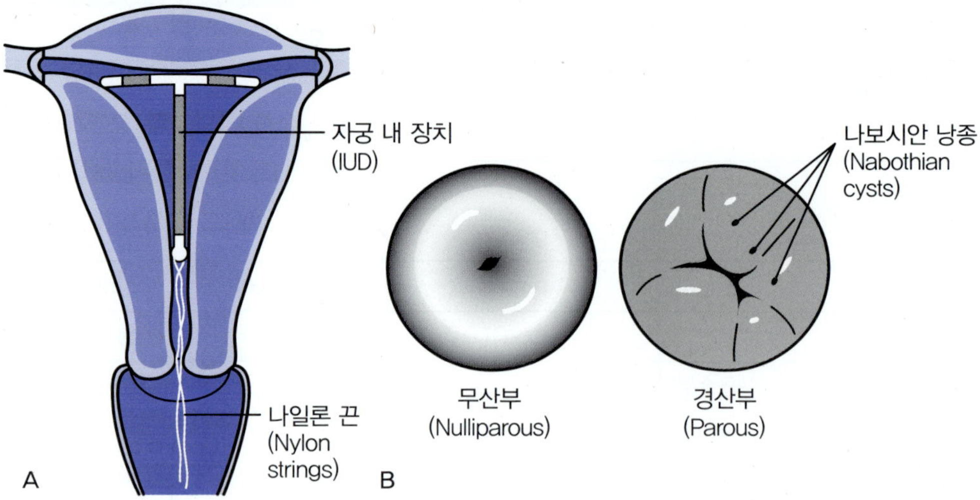

[그림 7-9] 출산경험에 따른 자궁경부의 모습(Chabner, 2014: 273, 수정보완)

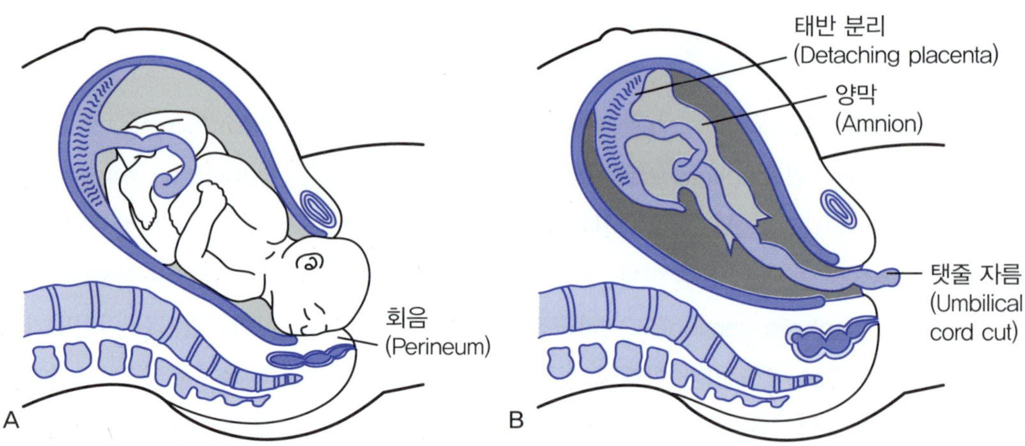

[그림 7-10] 두정태위(Chabner, 2014: 264; 홍준현 외, 2013: 172를 수정보완)

단어	의미	용어구조	영어 의미	한글 뜻
antenatal	출산 전의	ante–	before, forward	이전
involution of the uterus	자궁 퇴축	in– vol	in	~안에 굴리다
anteversion	전경	ante–	before, forward	이전
dyspareunia	성교통	dys– pareunia	painful	통증 성교
endometritis	자궁 내막염	endo–	within	~내에
intrauterine device	자궁내 피임장치	intra–	within	~내에
multipara	경산부	multi–	many	많은
multigravida	경임부	–gravida	pregnancy	임신
nulligravida	미임부	nulli–	no, not, none	없는

해설

Antenatal은 '출생 전의'이고 **anteversion**([æntivə́ːrʒən])은 자궁의 '전경(前傾)'이다. **Dyspareunia**([dìspərúːniə])는 '성교 불쾌증'이고 **endometritis**([èndoumitráitis])는 'inflammation of the lining of the uterus'로 '자궁 내막염'이다. **Involution of the uterus**는 '자궁 퇴축'이다(지제근, 2013: 876). 참고로 분만직후에는 자궁 저부가 배꼽 아래로 내려와 있지만 약 24시간이 경과하면 자궁하부분이 단단해지므로 저부는 이로 밀려서 배꼽까지 올라가며 치골봉합 약 15㎝ 위에 있게 된다. 그 후 매일 1㎝ 가량 하강되어 10–12일이 지나면 치골봉합 위에서 만져지지 않는다. 처음에는 자궁 근육이 수축으로 작아지지만 그 후에는 차차 자가 분해된다. 이것은 임신 중에 커졌던 자궁 근육 세포의 원형질이 효소의 작용으로 분해되어 혈액에 흡수된 후 신장으로 배설되는 것이다. 자궁혈액 순환도 견축으로 인해 감소되어 자궁 혈관 내에 혈전이 생긴 후 퇴화한다. **Multipara**([mʌltípərə])는 둘 이상의 아이를 낳은 여성인 '경산부(經産婦)'이고 **multigravida**([mΛltigrǽvədə])는 두 번 이상의 임신 경험이 있는 여성인 '경임부(經姙婦)'이다. 반면, **nulligravida**는 '미임부'이다. 참고로 **nullipara**([nʌlípərə])는 출산 경험이 없는 '미산부'이고 **primipara**([praimípərə])는 '초산부'이다.

6) 관련 질환

여성생식기계의 대표적인 질환은 암종이다. 암은 종류에 따라 차이가 있으나 병기에 따른 치료방법과 예후는 공통점도 있다. 암은 정상세포 조직이 경증, 중증도, 중증, 그리고 상피내암으로 발전하는 과정을 거치며 최후에는 침윤성 암이 된다(그림 7-11).

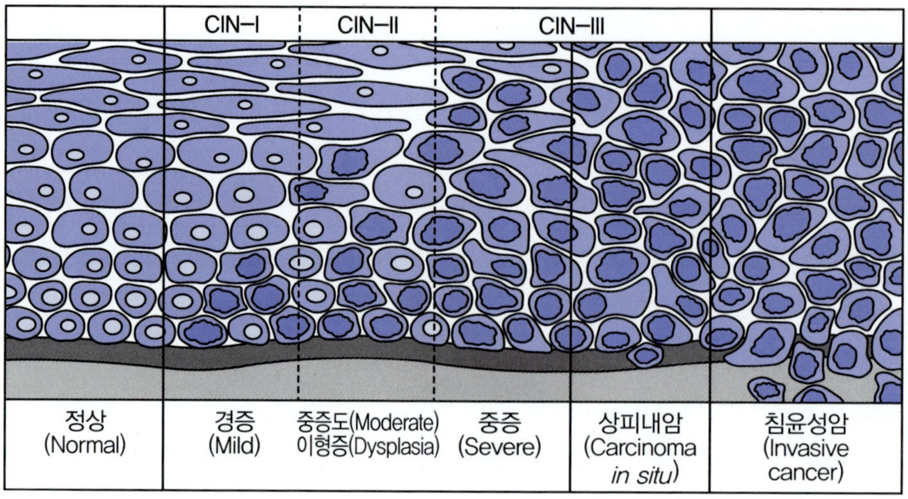

[그림 7-11] 암의 병기(Chabner, 2014: 274; 지제근, 2004: 428, 수정보완)

자궁목암(carcinoma of the cervix, cervical cancer)은 어린 연령에 성 관계를 한 여성, 많은 성교 상대를 가진 여성, 성병의 병력, 인체유두종 바이러스(HPV: human papilloma virus) 감염시에 호발한다(홍준현 외, 2013: 176). 진단을 위해서 파파니콜라오우 도말검사(pap smear; papanicolaou smear)를 시행한다. 이것은 호흡계 · 소화계 · 비뇨생식계 등에서 나오는 다양한 체내 분비물을 염색 · 도말하여 몸에서 떨어져 나온 세포들을 검사한 후 암의 여부를 알아내는 검사법이다. 파파니콜로 염색은 자궁목에 생기는 초기 단계의 암을 발견하는 데 특히 믿을 만한 검사이다. 이 검사를 위해서는 대개 실험염색과 검사를 위한 2가지의 표본이 필요한데 하나는 흡입기나 설압자(舌壓子)를 이용하여 얻어낸 질분비물 표본이고 다른 하나는 암세포가 흔히 성장하기 시작하는 자궁목의 표면을 긁어낸 것이다. 자궁목에서 얻은 표본은 매우 정확한 판단의 단서를 제공해주며 질분비물 표본을 통해서도 믿을 만한 결과를 얻을 수 있고 또한 질분비물 표본에서는 자궁목의 암세포들뿐만 아니라 자궁속막(자궁의 점막)과 난소의 암세포들도 발견해낼 수 있다. **자궁목염(cervicitis)**은 자궁목에 생긴 염증이고 **자궁목미란(cervical erosions)**은 자궁 점막 위 붉은 살 같은 반점으로 질분비물이 발생한다. **유섬유종(fibroids)**은 자궁내의 양성종양인데 특히 **평활근종(leiomyomata, leiomyomas)**은 섬유조직과 근육으로 이루어져 있다. 이것은 자궁의 근육세포에서 생기는 종양으로 자궁에서 가장 흔히 발생하는 양성 종양이며 호르몬 특히 에스트로겐의 영향을 받는 일종의 호르몬 의존성 종양이다. 여성에게 비교적 흔한 질병으로 가임기 여성의 약 25-35%에서 발견되며 특히 35세 이상의 여성들이 빈번하게 발생한다.

자궁내막암종(carcinoma of the endometrium, endometrial carcinoma)은 자궁내막의 악성 종양[14]인데, 특히 **자궁 선암종(adenocarcinoma)**은 폐경기 이후의 출혈이 주요 증상이다 (지제근, 2004: 257-258). 자궁내막암은 자궁 경부가 아닌 자궁의 체부에 발생하는 암으로 폐경 이후에 주로 발생한다. 자궁내막암은 자궁 안의 조직이 비정상적으로 과잉 증식하는 질환이다. 우리나라 여성암의 1-2%를 차지하고 있으며 대부분 50대에서 발생하나 20-30대에서도 볼 수 있으며 주증상은 비정상적인 자궁 출혈, 하복부 통증, 질 분비물 증가, 월경 과다 등의 비특이적 반응이다. 자궁내막암은 부인암 중 여성 호르몬인 에스트로진과 가장 관계 깊은 암이다. 에스트로진은 임신과 출산에 필요하지만 안전 장치인 황체 호르몬의 보호 작용 없이 에스트로겐만이 작용할 경우 자궁내막은 과도한 증식을 하기 때문이다. 비만, 당뇨, 미산부, 만성 무배란성 월경, 폐경이 늦은 여성, 유방암 치료제로 타목시펜을 사용하는 경우, 폐경 후 프로제스틴을 함유하지 않는 에스트로겐 보충 요법시, 다낭성 난소증후군 등은 자궁내막암의 위험인자로 볼 수 있다. 자궁내막암의 진단은 질초음파, MRI 등으로 간접적으로 할 수 있고 확진은 다른 부위의 암과 마찬가지로 조직검사를 통해 이루어진다. 진단을 위해서 **이완 및 소파술(D&C; dilation and curettage)**을 실시한다. 소파술(搔爬術)이란 태아가 모체 밖에서 생명을 유지할 수 없는 시기에 태아와 그 부속물을 인공적으로 모체 외부에 배출시키는 수술이다. 질 출혈과 함께 초음파상 자궁내막이 두꺼워져 **자궁내막증식증(endometriosis)**[15]이 의심되는 경우 내막암을 배제하기 위한 소파술(자궁경검사 및 자궁내막검사)을 시행하여 자궁내막의 증식 유무를 확인해야 한다. 참고로 자궁내막증(子宮內膜症)은 자궁 내부를 감싸고 있는 조직으로 임신을 위해 수정란을 착상하고 월경을 배출하는데

---

14) 자궁경부 상피내 신생물(cervical intraepithelial neoplasia; CIN)이다.

15) 자궁내막조직이 난소, 막힌주머니, 골반의 복막과 작은창자를 포함한 비정상적인 부위에서 발견되는 질환이다.

자궁 내부에 있어야 할 조직이 자궁 외부인 자궁 표면, 난소, 나팔관, 장, 방관 등에 뿌리를 내리고 증식하는 경우이다. 젊은 여성에게 흔히 나타나는데 생리나 생리 직전에 생기는 심한 진행성 통증, 성교통, 배변시 통증, 배뇨시 통증의 증상이 있다. 자궁내막증이 불임의 원인이 되기도 하는데 이는 자궁내막이 자궁과 난소, 나팔관, 장, 방광 등 주위 조직에 붙어 버리기 때문이다. 특히 불임 환자의 40%에서 자궁내막증이 나타난다.

자궁절제술(hysterectomy)은 다양하고 광범위한 자궁 질환을 치료하기 위해 시행된다. 종류는 다음과 같다(송애랑 외, 2013: 247). **부분 자궁절제술**(subtotal hysterectomy)은 자궁경부 상부 자궁적출술로도 알려져 있는데 자궁을 제거하지만 자궁경부는 손상되지 않고 그대로 남겨 둔다. 일부 환자의 경우 자궁경부를 남겨두면 수술 후에도 성기능을 유지할 수 있다. **완전 자궁절제술**(total hysterectomy)은 자궁과 자궁경부를 모두 제거하는 수술이다. 질은 손상되지 않고 그대로 완전하게 유지된다. 가장 일반적으로 사용되는 자궁절제술이다. **림프절 제거**(lymph node removal)는 자궁암, 자궁경부암 또는 난소암 등 악성 질환의 치료를 위해 자궁절제술을 진행하는 경우 함께 시행된다. 림프절은 질환의 위치와 상태에 따라 특정 부위에서 제거된다. 림프절을 제거하면 암의 상태 또는 진행 단계를 판단하는데 도움이 되며 방사선 치료나 화학치료를 추가할지 아니면 어떤 항원보강제(항암제) 치료를 진행할지에 대한 의학적 의사결정에 도움을 준다. 한편, 난관과 난소는 환자 상태, 연령 등에 따라 자궁 절제술 중 제거하기도 한다. 난소를 제거하면 **난소절제술**(ovariotomy, ovariectomy, oophorectomy)이고 난관과 난소를 제거하면 **자궁난관 난소절제술**(hysterosalpingo-oophorectomy)이다. 대부분의 자궁절제술은 **개복술**(laparotomy)을 하는데 **질자궁절제술**(vaginal hysterectomy)[16]은 외부 절개를 하지 않으며 또한 수술 후 흉터를 남기지 않도록 질을 통해 자궁을 제거하는 것이다. 환자 상태가 양성이고 자궁이 정상 크기이고 질환이 자궁에만 한정되어 있으면 대부분 이러한 최소 절개를 통한 접근방식을 사용한다. 복강경을 이용한 자궁절제술의 종류는 다음과 같다.

- **복강경 전자궁절제술**(total laparoscopic hysterectomy; TLH)은 복부에 3-5 군데의 최소 절개를 통해 복강경 기구를 삽입하여 자궁과 자궁경부를 제거한다.
- **복강경 부분자궁절제술**(laparoscopic supracervical hysterectomy; LSH)은 복부에 3~5

16) 전자궁절제술은 자궁 옆의 조직, 질의 상부(약 1인치), 골반 림프절을 제거한다. 난관과 난소 또한 경우에 따라 제거한다.

군데의 최소 절개를 통해 복강경 기구를 삽입하여 자궁을 제거하지만 자궁경부는 손상시키지 않고 그대로 남겨 둔다. 조직분쇄기(morcellator)를 사용하여 최소 절개지 중 한 곳을 통해 자궁을 제거한다.

- **질식전자궁절제술**(total vaginal hysterectomy; TVH)은 질 내 깊숙한 절개를 통해 자궁과 자궁경부를 제거한다. 자궁탈출증 치료를 위한 수술적 접근이다.
- **복식전자궁절제술**(total abdominal hysterectomy; TAH)은 복부를 길게 절개하여 자궁과 자궁경부를 제거하는 수술이다.

최소 절개를 통한 질식자궁절제술과 복강경 자궁절제술은 복식자궁절제술에 비해 합병증이 적고 입원 기간 단축과 조기 회복 등 환자에게 중요한 혜택을 제공한다. 반면 이런 수술만이 갖는 단점도 있다. 질식자궁절제술의 경우 좁은 수술 공간 때문에 골반 장기를 제대로 볼 수 없어 수술에 제약을 받는다. 또한 환자가 다음과 같은 추가 질환이 있으면 질을 통한 수술은 어렵다. 한편 근치자궁절제술은 자궁과 자궁경부를 폭넓게 제거하는 수술이다.

자궁내막염(endometritis)은 자궁내막에 병균이 침입해서 염증이 생긴 경우이다. 소파수술의 후유증 혹은 분만 후 자궁경부가 열린 상태에서 질 내에 있던 병균들이 자궁내막으로 들어가 염증을 일으킬 수 있다. 이런 경우 열과 함께 하복부에 통증이 있을 수 있으며 적절한 치료를 하지 않은 경우 자궁내막이 영구적으로 손상을 받아 유착을 일으켜 임신을 방해할 수 있다(지제근, 2013: 526).

근종절제술(myomectomy)은 **자궁근종**(fibroid, hysteromyoma, myoma of the uterus) 치료를 위한 수술이다(그림 7-12). 자궁근종은 부인과 영역에서 가장 흔한 종양으로서 35세 이상 부인의 20% 내외에서 볼 수 있다. 난소기능이 활발할 때 잘 발생하며 폐경기 이후에 발생하는 일은 거의 없고 기존의 근종도 위축되어 에스트로진 의존성 종양으로 분류된다. 근종은 주로 자궁체부에서 빈발하며 드물게 자궁경부에서도 발생한다. 특히 경부근종시에는 방광 및 요도를 압박하여 요저류를 일으키기가 쉽다. 특징적인 증상은 주로 월경과다의 형태로 나타나며 특히 점막하근종인 경우 심하다. 출혈은 종양에 자궁내막 면적의 증대와 울혈의 결과에 기인하며 이때 소파술을 시행하여 선암종(adenocarcinoma), 용종(polyp), 자궁내막과형성(endometrial hyperplasia), 기능성 인자(functional factor) 등과 감별한다. 근종절제술은 자궁근종이 불임의 원인이 된다고 생각될 경우나 생식력의 보존이 요구되는 경우에 시행한다. 근종절제술은 시행한다고 하여 확실히 임신이 되는 것은 아니며 15-45%의 재발 가능성이 있고 수술중 과다한 출혈로 인하여 불가피하게 자궁을 제거하여야 할 경우도 생길 수 있다.

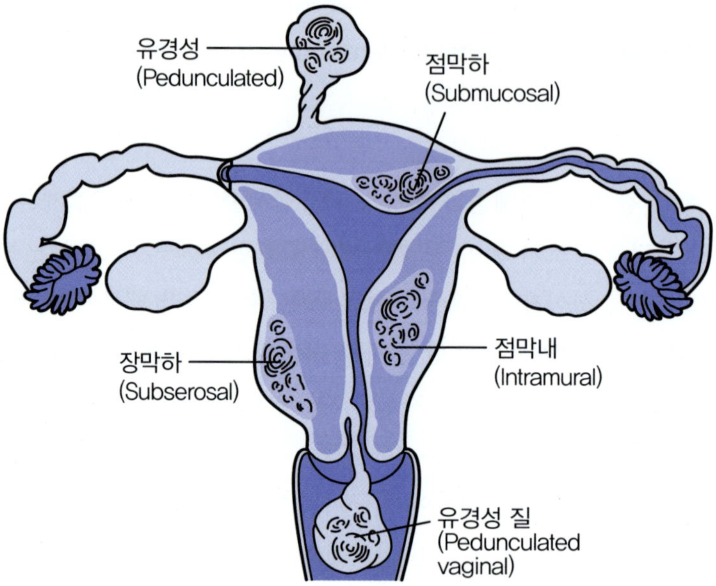

[그림 7-12] 자궁근종이 생기는 위치(Chabner, 2014: 276, 수정보완)

난소(ovaries)와 관련된 질환으로 **난소암종(ovarian carcinoma)**은 난소의 **악성종양(adenocarcinoma)**이며 치사율이 높지만 초기에는 무증상이다. 난소암의 정확한 원인은 알려지지 않았다. 관련된 위험요인으로는 낮은 출산력, 이른 초경, 늦은 폐경, 미혼, 불임, 유방암 · 자궁내막암 · 대장암의 기왕력 및 석면이나 활석 등에의 노출의 경우 난소암의 위험이 증가하고 경구피임약을 5년 이상 복용하는 경우 위험이 감소되는 것으로 알려져 있다. 난소암의 약 5-10% 정도가 유전적인 성격을 가지며 모친이나 자매가 난소암에 걸린 경우 난소암의 위험이 더 높아지는 것으로 알려져 있다. 난소암은 상당히 진행하기까지 증상이 없는 경우가 많다. 간혹 증상이 나타나더라도 복부 팽만감 및 불편감, 복통, 소화불량, 대소변시의 불편감 등의 비특이적 증상이 나타나서 다른 질환으로 오인하여 진단이 늦어지는 경우가 많다. 이외에 비정상 질출혈, 빈뇨, 배뇨곤란, 대하증, 오심, 구토, 변비, 요통 등이 있을 수 있다. 질병의 진행에 따라 복수, 복부 종괴, 체중감소 등의 증상이 나타나기도 한다. 난소암이 의심되는 경우 내진을 하는데 복부의 종괴 유무 및 크기, 형태를 검사하게 되며 필요하다고 여겨지면 초음파 검사로 난소의 혹을 파악한다. 또한 단순한 양성 물혹인지 암인지를 감별하기 위해 혈액검사로 CA125라는 종양 표지인자를 확인하게 된다. CA125 종양 표지인자는 비교적 난소암에 특이도가 높아 상피성 난소암의 80% 정도에서 증가된 수치를 보인다. 하지만 자궁근종, 자궁선근증, 자궁내막증, 골반염, 임신 초기, 생리중에도 상승할 수 있고 초기 난소암의 경우 50% 정도에서만 증가를 보여 단독 검사만으로 난소암의 조기 진단에 활용하기는 힘들다. 따라서 CA125 종양 표지인자는 임상적으로 주로 치료에 대한 반응을 추적하는데 사용한다. 난소암의 치료에는 수술, 항암화학요법, 방사선치료가 있다. 수술로 종양을 최대한 떼어내고 이후 조직검사 결과 및 병기에 따라 항암제를 6-9차례 가량 투여하게 되고 필요시 방사선 치료를 실시한다.

난소낭종(ovarian cyst)은 난소의 안에 수분이 비정상적으로 축적되는 혹으로 **낭선종**(cystadenoma)과 **낭선암종**(cystadenocarcinoma)이 있으며 **유피낭**(dermoid cyst)은 미성숙한 난자세포에서 발생하여 여러 종류의 세포(피부, 머리털, 치아, 연골 등)로 이루어진다(홍준현 외, 2013: 179). 난소란 자궁 양 옆에 두 개 있는 작은 장기로 배란(난자를 만들고 배출하는 일)과 여성호르몬 생성을 담당하는 중요한 장기이다. 그 과정에서 혹이 잘 생기고 이것을 난소낭종이라고 한다. 대개의 난소낭종은 작고 양성이다. 그러나 큰 혹들은 통증이나 염전(꼬이는 현상) 등의 문제를 일으킬 수 있다. 난소에는 난포라고 하는 물집이 매달 생겨나고 여기에서 여성호르몬과 난자가 생성된다. 그런데 때로 이 난포가 혹으로 변하는 수가 있다. 두 가지 종류가 있는데 기능성 낭종은 난포가 제대로 성숙하지 못하고 난포를 배출하지 못할 때 생긴다. 이런 종류의 혹은 대개 1-3개월 내에 스스로 소멸되는 경우가 많다. 난포성 낭종은 배란이 된 후에도 난포가 혹처럼 남아 있는 경우이며 역시 수주 내에 없어진다. 대부분의 난소낭종은 기능성 낭종이며 가임기 여성에게 생긴다. 난소낭종은 무증상이지만 때때로 골반통증이나 불규칙한 하혈이 있다. 통증이 생기는 경우는 혹이 주변장기나 골반을 누르거나 혹이 터지면서 피가 나는 경우이다. 드물게는 혹이 꼬이면서 심하게 아픈 경우도 있다. 이 경우에는 응급 수술이 필요할 수도 있다. 기타 가능한 증상으로는 혹이 방광을 눌러서 소변 볼 때 불편하다거나 구토, 설사 등이 있다.

자궁관(fallopian tubes)과 관련된 질환에는 **골반내 감염증**(PID; Pelvic inflammatory disease)이 있다(송애랑 외, 2013: 239). PID는 미생물 감염에 의해 자궁경부내 상부의 생식기에 염증이 야기된 질환이다. 즉 자궁, 난관, 난소, 복막 및 인접 조직 등을 침범하는 염증성 질환을 말하며 보통 하부 성기에 침입한 각종 세균이 상향 이동해 발생하는 속발성 질환이다. 대부분 난관염에서부터 시작되며 이차적으로 골반기관의 임파 혹은 혈행성 감염으로 난소와 골반 복막으로 퍼져나가는 양상을 보인다. 많은 예외는 있으나 일반 경향은 급성으로 시작하여 완전히 치료되거나 혹은 계속 재발되는 만성과정으로 이행한다. 원인에는 성병을 일으키는 것으로 알려진 임균, Chlamydia, Mycoplasma, 매독 등이 있으며 그 외에 다수 종의 미생물[17]에 의한 화농성 감염이나 결핵에 의한 골반 감염 등이 있다. 증상은 많은 경우에 골반과 하복부에 심한 통증, 복벽근 강직, 압통을 보이며 심해지면 복부 팽만, 오심과 구토, 고열, 백혈구과다증, 허탈감, 악액질이 온다. 체온은 40도까지 상승할 수 있고 맥박이 현저하게 증가한다. 주로 월경 직후의 하복부 동통을 호소하면 골반염증성 질환을 의심한다.

유방(breast)과 관련한 질환에는 우선 **유방암(carcinoma of the breast)**이 있다. 이것은 젖샘과 유관에서 발생하는 악성종양으로 일차적 치료의 목적으로 절제를 하는데 **덩어리절제술(lumpectomy)**은 작은 원발성 종양과 주변 조직을 절제하는 방법이며 **변형근치유방절제술(modified radical mastectomy)**은 피부와 유두를 포함한 유방 조직 전체와 겨드랑이 밑에 있는 액와림프절을 절제하는 수술법이다. 유방암은 그 특성상 한 군데가 아닌 유방의 여러 곳에서 다발적으로 발생할 수 있다. 따라서 변형근치유방절제술은 유방의 다른 부위에 혹시 있을지 모를 미세유방암을 제거한다는 장점이 있다. 흉근을 남기기 때문에 차후 유방재건술이 가능하다는 장점도 있다. 일반 근치유방절제술은 유방암 전이를 막기 위해 모든 유방조직과 대흉근(가슴에 있는 삼각형의 큰 근육), 소흉근(윗가슴 밑에 자리잡은 작은 근육)과 겨드랑이 림프절을 모두 제거하는 근치유방절제술을 했었다. 그러나 이 경우 피부 아래쪽으로 늑골 형태가 드러날 정도로 유방이 거의 없어지게 되어 미관상 나쁘고 추후 미용적 재건수술도 불가능해 개인의 고통도 컸다. 오늘날에는 대흉근까지 유방암이 침범하지 않은 경우에는 변형근치유방절제술을 시행한다. 수술에는 대흉근만 남기는 방법과 대흉근 및 소흉근을 모두 남기는 방법이 있다. 흉근이 남기 때문에 미용상으로 우수하며 추후에 유방재건술이 가능하다는 장점이 있다.

17) E-coli를 포함한 그람 음성 호기성균. streptococcus, enterococcus를 포함한 그람 양성 호기성균, anaerobic cocci, bacteroides를 포함하는 혐기성균 등을 말한다.

유방암의 감시림프절 생검(sentinel lymph node biopsy; SNB)은 유방내의 암으로부터 림프액이 처음으로 배액되어 암세포의 전이가 가장 먼저 이루어지는 림프절을 말하며 대부분 겨드랑이 림프절에 있다. 따라서 감시 림프절에 암 세포가 전이되어 있는지를 알면 남아있는 다른 림프절의 상태도 예견할 수 있다. 즉, 감시 림프절에 암 세포가 없다면 나머지 림프절들도 암 세포가 없다고 볼 수 있다. 유방암 환자에게서 겨드랑이 림프절의 전이 여부를 확인하면 환자의 정확한 병기와 예후를 예측하고 수술후 항암치료 여부를 결정하는데 도움을 준다. 감시림프절 생검은 방사선 동위원소와 장비를 이용하여 비교적 간단한 시술로 정확하게 겨드랑이 림프절 전이 유무를 확인할 수 있도록 해주기 때문에 림프절 전이가 없는 환자에서는 기존의 광범위한 림프절 절제를 시행하지 않으므로 여러 가지 합병증을 피할 수 있다. 물론 감시림프절 생검에서 암세포가 발견되면 안전하게 추가로 나머지 림프절을 절제한다.[18)]

유방암 치료를 위해서는 종양의 크기, 호르몬 수용체 유무, 림프절 전이 여부, 폐경 여부 등이 중요한 참고가 된다. 유방암 세포핵 내에는 **에스트로진 수용체(estrogen receptor, ER)**와 **프로게스테론 수용체(progesteron receptor, PR)**가 있다. 암세포 안에 여성 호르몬이 결합하는 부위(호르몬 수용체)가 있기 때문이다. 모든 호르몬 요법은 ER 단백질을 표적으로 하고 PR 자체가 치료의 표적은 아니지만 PR은 에스트로겐에 의해 유도되는 물질이며 PR 양성인 종양이 ER 표적으로 하는 치료에 더욱 잘 반응하므로 PR은 ER의 기능을 나타내는 지표이다. 세포내의 에스트로겐 수용체와 에스트로겐의 일종인 에스트라디올(estradiol)이 결합해 **종양성장인자(tumor growth factor; TGF)**를 만들어 암 증식을 촉진하여 발생하게 되는 호르몬 수용체가 양성인 경우 치료방법은 몸속의 에스트로겐 양을 적게 하고 에스트로겐 수용체에서 기능을 약화시키는 요법 즉, 시상에서부터 뇌하수체, 부신피질, 난소 및 유방암에 이르기까지 에스트로겐 호르몬 생성 과정을 차단하여 호르몬 양을 줄이는 항호르몬 요법을 시행하며 타목시펜(tamoxifen)이 대표적이다. 호르몬수용체가 음성인 경우 타목시펜과 같은 항호르몬치료를 하지는 않는다.

---

18) 유방암의 경우 수술시 거의 대부분 액와림프절 절제술(axillary lymph node dissection)을 시행한다. 임상적으로 림프절 음성인 경우에도 약 30% 정도가 수술 후 액와림프절 양성으로 나타나기에 실시하는데 운동신경 손상으로 인한 신경병증과 림프부종의 부작용을 가져온다. 참고로 림프부종은 현대의학에서 난치병성 증상으로 간주된다.

유방재건술(trans-rectus abdominis musculocutaneous flap; TRAM)은 유방암 절제수술과 동시에 유방을 재건해 주는 추세에 따라 삽입물을 사용하거나 자가조직을 이용하는 방법으로 시술된다. 유방의 크기가 크지 않고 젊고 마른 여성의 경우, 복부 등에 사용할 만한 여유 조직이 없는 경우, 자가조직을 이용하기를 꺼리는 경우에는 유방 확대술과 유사한 방법으로 남아 있는 근육과 피하 조직 밑에 유방 삽입물을 넣는다. 유방 피부를 많이 제거하게 된 경우에는 조직을 늘려주는 조직 확장기를 이용하여 적당한 크기의 유방 삽입물을 넣을만한 크기가 되면 유방 삽입물로 교체해 주게 된다. 반면, 자가조직을 사용하는 경우에는 주로 복부근육과 함께 복부의 조직을 옮겨주며 때때로 필요에 따라 미세수술로 조직을 혈관과 함께 옮기기도 한다.

유방내의 섬유낭포성 변화(fibrocystic change in the breast)는 유선조직과 액체의 작은 낭으로 흔한 양성 유방 질환이다. 유방에 응어리가 만져지면서 유방이 아프고 분비물이 나올 때 주로 발견된다. 섬유낭포성 질환의 원인은 여성 호르몬의 분비의 변화 때문이다. 여성의 유방은 정도의 차이는 있지만 호르몬 특히 에스트로겐, 프로게스테론 및 프로락틴에 민감히 반응하는 유선과 섬유질들로 이루어져 있다. 매달 여성의 신체는 임신의 가능성에 대비하는데 이는 비단 자궁만이 아니고 유방도 마찬가지다. 그래서 유방도 젖을 만들 준비를 갖추기 위해 여성 호르몬에 의해 유방의 구성 성분인 유방 섬유질과 유선이 변화하면서 유방이 더 커지고 풍만해 지는 것이다. 특히 스트레스 등에 의해서 여성 호르몬의 분비가 균형을 잃게 되고 이러한 불균형이 계속되면 유선과 섬유질이 비대해지면서 유방통을 일으키는 섬유 낭종성 질환이 된다. 만약 임신이 되지 않으면 자궁의 내막은 깎여 나가면서 생리를 하게 되고 유방은 정도의 차이는 있지만 압통과 풍만감이 소실된다. 어떤 여성은 이런 생리적인 유방의 변화에 의한 유방통의 증상이 심해서 병원을 찾게 되기도 한다. 섬유낭포성 질환은 주로 20세 후반부터 50세까지 폐경기 전 여성에서 일어난다. 특히 몸이 피곤하거나 스트레스를 받은 여성에서 많이 발생한다. 통증은 한쪽 유방, 혹은 유방의 한 부분(겨드랑이에 가까운 유방)에서 느껴질 수 있다. 그리고 유방 촉진 시에는 경계가 불분명한 덩어리가 주로 겨드랑이에 가까운 부위에서 만져지기도 한다. 이 덩어리는 월경 이전에 점점 커지다가 월경이 끝나면 원상으로 복귀된다. 어떤 여성에서는 유방에 작은 염주알을 뿌린 것 같은 작은 혹들이 만져지거나 심한 경우는 크기가 다양한 낭포(물주머니)가 만져지는 경우가 있어 유방이 아프면서 덩어리가 만져지면 유방암의 대표적인 증세로 판단하여 두려움에 떨게 된다. 대부분의 섬유낭포성 질환은 유방암으로 변화할 가능성이 거의 없다. 섬유낭포성 질환은 유방 X-

선 촬영, 유방 초음파 검사 및 세침 흡입 세포 검사법으로 쉽게 유방암과 감별 진단을 할 수 가 있다. 섬유낭포성 질환에서 나타나는 유방 통증과 응어리가 만져지는 증상은 충분한 비타민 E의 섭취와 더불어 프로제스트론 크림을 유방에 발라 유방통을 완화시킬 수 있다. 그리고 유방통이 심하면 통증을 유발시키는 에스트로젠을 차단시키는 항에스트로젠 약제로 치료할 수 있다.

임신과 분만(pregnancy and delivery) 관련 용어로 우선 **유산(abortion)**은 태아가 생존할 수 있는 시기에 이르기 전에 임신이 종결되는 것으로 여러 종류가 있다. **자연 유산(spontaneous abortion)**은 자연적으로 일어난 유산인 반면, 유발 유산(induced abortion)은 의도적으로 일으킨 유산이다. **치료적 유산(therapeutic abortion, medical abortion)**은 임부의 정신적, 육체적 건강이 임신을 지속시킬 수 없을 때나 태아의 생명이나 삶에 심한 장애가 확인된 경우의 유산이며 **습관성 유산(habitual abortion)**은 3회 이상 연속적으로 자연유산이 발생하는 경우이다. **계류 유산(missed abortion)**은 죽은 태아가 적어도 4주 이상 자궁 내에 머문 상태이고 **불가피 유산(inevitable abortion)**은 대량의 자궁출혈 등으로 피할 수 없는 유산을 말한다. 다음으로 임신과 분만 관련 질환에는 다음과 같은 것들이 있다. **융모막암종(choriocarcinoma)**은 임신 또는 유산 후 나타나는 자궁의 악성종양이고 **자궁외 임신(ectopic pregnancy)**은 자궁 이외의 부분에 수정란이 착상하는 것이다. 약 90%가 **자궁관 임신(oviduct, tubal pregnancy)**으로 파열되면 심한 출혈이 발생한다. **불임증(infertility)**은 자손의 생산 능력이 감소 또는 상실하는 것이며 **자궁내 태아사망(intrauterine fetal death; IUFD)** 중에서 **사산(stillbirth)**은 사망한 태아를 분만하는 것이다. 한편 **급속분만(precipitate labor)**은 진통 시작부터 분만까지 2~3시간 이내인 분만을 말한다.

아두골반불균형(cephalopelvic disproportion)은 태아의 머리가 엄마 골반의 출구보다 큰 상태로 제왕절개의 적응증이다. 참고로 출산을 앞둔 태아는 머리가 밑으로 향하는 것이 정상이다. 이와 반대로 된 자세를 '둔위(역아)'라고 말한다. 이 경우 분만 시에 머리가 아닌 엉덩이부터 나오게 되어서 위험하다. 둔위는 임신 28주 전 산모의 25%에게 발견되는 흔한 현상이며 임신 32주에 7% 가량으로 낮아진다. 이 중 3-4%는 만삭이 되더라도 둔위가 유지된다. 출산예정일이 가까워지면 태아는 자궁 안에서 회전을 하며 머리를 아래로 전향한다. 태아 등뼈의 축은 산모의 등뼈의 축과 같거나 비슷한 방향으로 위치하며 고개를 깊이 숙여 턱을 가슴에 붙이는 자세를 취하는 것으로 알려져 있다. 둔위의 태아는 이와 반대로 자리를 잡고 있어 분만 시에 산모나 태아에 미치는 위험성이 매우 높다. 둔위분만의 경우 태아의 머리가 골반에 걸려 사망할 수 있고 어깨부위가 걸려 신경이 파열돼 출산 후 아기의 팔이 마비되는 경우가 발생하는 것으로 보고된다. 따라서 자연분만이 아닌 제왕절개술로 분만하는 것이 일반적이다. 하지만 최근에는 역아회전술(둔위교정술)을 선택하는 산모가 늘고 있다. 역아회전술은 가벼운 복부 마사지를 통해 태아의 위치를 교정함으로써 자연분만 시도를 가능하게 하는 방법으로 임신 36주부터 시행할 수 있다.

태반조기박리(abruptio placentae, placental abruption)는 임신 후반기에 주로 발생하는 합병증으로 정상적으로 착상된 태반의 일부 또는 전체가 태아의 출산 이전에 자궁으로부터 분리되어 떨어지는 것이다(홍준현 외, 2013: 181). 태반조기박리는 매우 위험한 합병증이며 전주산기 사망의 15%를 차지한다. 태아는 보통 3명에 1명꼴로 사망하며 원인은 50% 이상이 조산 때문이고 자궁 내의 저산소증이 원인이다. 태반조기박리의 정확한 원인은 아직 밝혀져 있지 않지만 기전은 자궁내막의 영양 공급 및 태반에 혈액 공급을 하는 자궁 동맥의 변성 때문이다. 자궁 동맥의 변성은 태반 가장자리의 탈락막 괴사를 초래하여 태반 분리와 출혈을 야기시키고 태반 분리는 처음에는 적은 면적에서 발생하다가 늦게는 탈락막으로부터 박리된다. 이러한 자궁 동맥의 변성은 자간전증이나 자간증 임부에서 발생률이 높아 임신성 고혈압과 연관성이 있는 것으로 보이며 갑자기 자궁 크기가 줄어든 경우나 양수과다증에서 많은 양의 양수가 갑자기 소실되거나 쌍태 분만에서 첫 아기가 분만된 후에 올 수 있다. 또한 초임부보다 산모의 나이가 많을수록 출산 횟수가 많을수록 많이 발생하며 그 외에 유산, 조산, 산전출혈, 사산 또는 신생아 사망의 기왕력이 있는 사람에게 2배 이상 높게 나타난다. 주된 증상은 암적색의 질 출혈과 복통, 저혈량 쇼크, 소변량 감소, 혈액 응고 장애 등이다. 통증은 경하거나 심하며 자궁 부위에 국한하거나 자궁의 복부에 광범위한 부위로 확대된다.

포상기태(hydatidiform mole)란 정자와 난자가 수정하여 태반을 형성하게 될 때 비정상적으로 융모가 과다 증식하면서 수포성 변성을 일으켜 작은 낭포를 형성하는 일종의 자궁 종양이다. 포상기태는 융모막 융모의 낭성 퇴화로 인한 다낭성 덩어리이며 임신성 융모상피 질환(gestational trophoblastic disease)의 일종이다. 포상기태의 태아는 수정란 발육 도중에 사망하여 소멸하는 경우가 대부분인데 원인은 명확하게 밝혀지지 않았지만 태아의 염색체 이상 발생과 관계가 있다. 그리고 비타민 A의 섭취 부족이나 고령 임신, 단백질, 엽산 부족, 영양 부족 등이 위험 요인이다. 주된 증상은 질 출혈과 임신 중 과도한 입덧이다. 골반통증이나 복강 내 출혈에 의한 심한 복통이 일어나기도 하고 비정상적인 세포의 증식으로 자궁이 커지기 때문에 개월 수에 비해 배가 더 빠르게 나오는 것처럼 보인다. 포상기태는 임신호르몬 수치와 초음파로 진단할 수 있는데 혈중 융모성선자극호르몬의 증가가 정상 임신에 비해 과도히 증가되면 포상기태가 의심된다. 절박 유산, 계류 유산, 자궁근종 등과 감별이 필요하며 확진은 소파 수술을 통하여 제거한 조직으로 조직검사를 시행한다. 치료를 위해서는 자궁 크기에 관계없이 흡입 소파술을 시행한다. 간혹 수술 중 영양막 세포의 전이 예방 및 수술 후 악성화 빈도의 감소를 위해 포상기태 제거 전이나 제거 중에 예방적 항암치료도 한다. 포상기태의 치료 후 수개월에서 수년이 지나서 융모상피암이라는 악성 질환이 발생하는 수가 있다.

자궁경부무력증(incompetence of cervix uteri)은 자궁경부가 짧아져서 통증 없이 자궁이 열리는 질환이다. 자궁목 내부가 무력하여 유산을 유발한다. 보통 진통이 있으면 자궁경부가 짧아지지만 자궁경부무력증은 통증이 없이 짧아지는 것이 특징이다. 자궁경부의 길이는 대개 2.5cm 이하일 때 짧아져서 위험하다고 말하는데[19], 원인은 자궁경부에 0기 암이 생겼거나 원인이 불명인 경우이다. 치료는 일단 자궁경부를 줄로 묶는 수술인 맥도날드 수술이나 쉬로드카 수술을 하는 것인데 다만 자궁경부에서 출혈이 있거나 자궁 수축이 관찰이 안 되는 경우 또는 양막이 터지는 경우는 불가능하다.[20] 수술 시에는 임질이나 클라미디아 검사를 해서 염증이 없는 것도 확인한다. 다만 쌍둥이거나 과거력이 전혀 없는 산모인데 자궁경부 길이가 짧은 경우에는 이러한 수술이 별로 효과가 없다.

자간전증(preeclampsia)은 고혈압, 단백뇨, 부종의 세 가지 증상을 동반하는 상태이고 **자간증(eclampsia)**[21]은 임신 20주부터 출산 후 첫 일주일에 발생하는 혼수와 경련성 발작이다. 이 질환은 고혈압과 과다한 수분저류, 단백뇨 증상의 복합으로 발생하며 가벼운 자간전증은 임신 마지막 주에 많이 생기고 대개 치료도 쉬우나 심한 자간전증은 임산부나 태아의 생명을 위협할 수 있다. 원인은 임산부가 태아에 대해 면역 반응을 일으키기 때문이라고 추측하고 있다. 그 이유는 첫 임신이나 재혼한 새 남편과의 임신, 다태 임신 등에서 많이 나타나기 때문이며 가족력도 있다. 또한 비만이거나 만성 신장 질환, 당뇨병, 고혈압 등이 있는

---

19) 자궁경부 길이는 정상적으로 임신 25주인 경우 3.5cm 정도이며 만삭으로 갈수록 점점 짧아진다.
20) 위 세 경우에는 수술을 해도 소용이 없고 곧 분만이 임박했을 수 있다는 뜻이기 때문이다.
21) 자간전증을 임신중독증이라고 부르기도 한다(지제근, 2004: 423).

임산부에게서 더 흔히 나타난다. 진단은 정상 혈압이었던 여성이 임신 20주 이후에 최고 혈압이 140mmHg, 최저 혈압이 90mmHg 이상, 소변 중에 단백질이 30mg 이상 나오면 자간전증이 의심된다. 특히 고혈압은 임신중독증의 중요 지표로 확장기 혈압이 중요한데 90mmHg 이상이면 비정상으로 간주된다. 그리고 중증의 자간전증에는 단백뇨도 나타난다. 위험요인은 첫 아기가 쌍생아이며 가족력을 갖고 있다면 자간전증으로의 발전할 확률이 높다. 가벼운 자간전증의 경우는 집에서 휴식을 취하며 혈압과 소변 검사, 혈액 검사와 태아의 상태를 검진 받아야 한다. 중증인 경우에는 마그네슘 설파제를 사용하여 자궁 혈류의 흐름을 증가시키고 발작의 예방을 도와야 한다. 임신중독증의 예방을 위해서는 임신 28주까지는 매달, 36주까지는 2주에 1회, 그 후에는 매주 산전 진찰을 통해서 임신중독증의 증상 및 징후가 있는지 살피는 것이 바람직하다. 한편 자간전증은 고혈압과 단백뇨와 함께, 손과 얼굴 부종이 나타나며 때로 혈액 응고 및 신기능, 간기능 이상으로 인해 빠른 속도의 경련 상태가 나타나는 자간증으로 진행될 수 있다. 갑자기 혈압이 160/110mmHg 이상으로 올라가며 위통증, 두통, 그리고 검사 결과의 변화가 온다. 중증의 자간전증의 진단은 수축기 혈압이 160mmHg 이상 또는 이완기 혈압이 110mmHg 이상, 24시간 동안 소변 내 단백질이 4g 이상 존재할 경우 24시간 동안 정상 소변의 양이 500mL 이하로 줄어든다. 그리고 시야 혼탁, 상복부의 통증과 함께 경련이 동반되면 자간증으로 진단할 수 있다.

전치태반(placenta previa)은 태반이 본래 위치를 벗어나 자궁목 통로를 막거나 자궁벽 아래쪽에 착상되는 증상이다(그림 7-13). 전치태반은 태반이 자궁경부의 안쪽을 덮고 있거나 가까이에 위치한 경우를 말하며 자궁경부와 태반의 위치관계에 따라 여러 가지로 분류한다. 위험요인은 다임신부, 고령, 과거에 제왕절개술이나 인공유산을 시행한 경우, 과거 자궁내막의 염증성 또는 위축성 질병, 흡연이다. 통증 없이 질 출혈이 되는 것이 전형적인 증상이다. 출혈되는 양에 따라 위험성은 달라지는데 경미한 출혈에서부터 산모의 생명을 위협하는 대량 출혈까지 다양할 수 있다. 질 출혈이 있는 경우는 전치태반을 항상 의심하여야 하며 전치태반이 의심되는 경우는 질경으로 관찰한 후 초음파로 전치태반을 확인한다. 치료를 위해서는 대량 출혈인 경우 저혈액량에 의한 쇼크 등이 올 수 있기 때문에 응급 제왕절개술이 필요할 수 있다. 경미한 출혈이라면 일단 입원 관찰한 후, 산모와 태아의 안녕(安寧)이 확인되고 더 이상의 출혈이 없다면 퇴원 가능하며 가능한 임신을 37주 이후까지 지속하기를 바라며 최소한 34주까지는 지속하는 것이 좋다. 왜냐하면 신생아의 성숙이 이루어져야 하기 때문이다. 임신을 성공적으로 지속하여 분만을 하게 되는 경우 방법은 제왕절개술이며 유착태반과 동반되는 경우 출혈이 심한데 여러 가지 방법을 동원하여 지혈을 시도하지만 실패하는 경우는 자궁적출술을 시행할 수 있다. 대개 임신 30주 이전의 전치태반은 임신이 지속되면 태반이 위로 이동하게 된다. 그러나 임신 30주 이후에 전치태반은 분만까지 전치태반이 되기 쉽다. 전치태반으로 인한 출혈은 산모 사망의 한 원인이 될 수 있으나 현재는 수혈, 수술법의 발달, 집중 치료 기술의 발달 등으로 사망률이 많이 감소되었다. 태아의 경우 조산의 위험이 많았고 이러한 조산은 신생아 사망의 주요 원인이 되며 그 외 기형과의 연관성이 정상 임신보다 높다고 보고되고 있다(지제근, 2013: 1284).

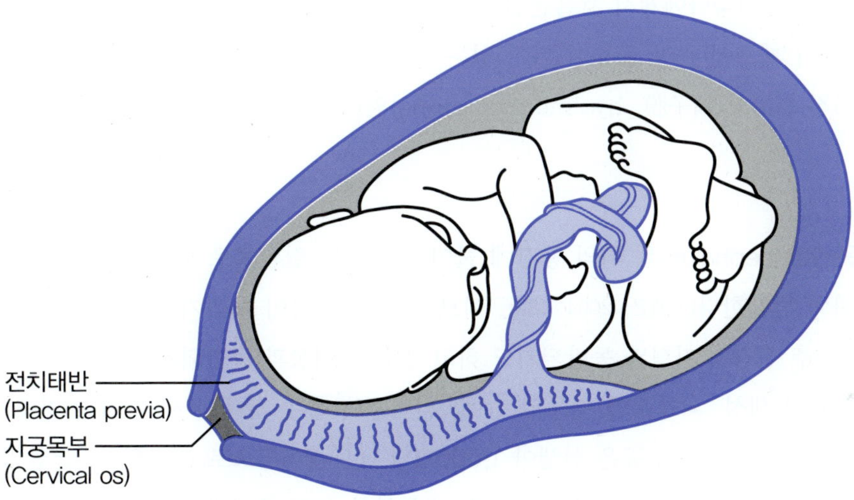

[그림 7-13] 전치태반(Chabner, 2014: 280; 홍준현 외, 2013: 183을 참조)

다운증후군(Down syndrome)은 정신지체, 낮게 붙은 귀, 왜소한 체격을 갖는 염색체 이상의 질환이다. 이것은 유전병의 일종으로 21번 염색체가 정상보다 많은 경우에 나타나는 질병이다.[22] 나이 많은 산모가 첫 출산 할 때 특히 많이 발생하는 것으로 알려져 있다. 대부분 합병증으로 인해 20세 이상 살기가 힘들다고 하나 최근에는 수명이 많이 연장되었다. 백혈병, 심장 기형 등이 동반되는 경우가 많다.

---

22) 일명 천사병이라고도 불리는데 이는 다운증후군에 걸린 아이는 천사처럼 봉사정신과 인내심이 강하기 때문에 붙여진 별명이다.

태아적모구증(erythroblastosis fetalis), 즉 **신생아 용혈성 질환**은 어머니에서 생산된 태아의 적혈구에 대한 항체가 태반을 건너와서 태아의 적혈구와 결합하여 생기는 용혈성빈혈을 이르는 말이다(지제근, 2013: 555). 즉 신생아나 태아의 적혈구의 항체가 어머니의 몸에서 만들어져서 이것이 태반을 통해서 태아에게 넘어가면 태아의 적혈구와 결합을 하고 이 항체와 결합한 적혈구는 파괴되어서 결국 빈혈이 생긴 것을 태아적모구증이라고 한다. Rh 적모구증과 ABO 적모구증으로 나눌 수 있다.

초자막 질환(hyaline membrane disease)은 미숙아의 호흡기 문제인 호흡곤란증후군(respiratory distress syndrome)이다(홍준현 외, 2013: 184). 실제 임신 29주 이전에 태어날 경우 약 60%의 미숙아에게서 호흡곤란 증세가 나타난다. 이들의 방사선 사진을 찍어 보면 모세기관지나 폐포에 하얀 물질이 퍼져 있는 것이 보인다. 이 물질은 섬유소가 많은 단백질로 이루어진 초자막(硝子膜, hyaline membrane)인데 그래서 이 질병을 초자막 질환이라고 한다.

수두증(hydrocephalus)은 뇌의 공간에 물이 축적되는 질환으로 뇌와 뇌척수액의 순환 문제로 인하여 발생한다(지제근, 2004: 182). 이로 인하여 뇌압이 올라가고 여러 증세가 나타난다. 다른 중추 신경계 기형과 동반되기도 하고 염색체 이상과 동반되기도 한다. 수두증은 뇌척수액의 과잉 생성, 뇌척수액 이동의 장애, 뇌척수액 흡수 장애의 세 가지 원인에 의해 발생할 수 있다. 선천성 수두증은 신생아 1,000명당 0.5–2.5명으로 추정된다. 급성 수두증은 두개강 내압이 빠르게 상승하고 두통, 구토, 유두부종 등의 증상과 징후가 나타나며 만성 수두증은 두개강 내압 상승이 서서히 사라지면서 정상압이 되지만 뇌실 확장은 그대로 잔존한다. 의사 표현을 못하는 신생아기, 영아나 유아기에는 머리둘레의 확장, 눈동자가 아래로 가라앉는 증상, 안구가 안쪽으로 몰리는 동안신경 마비, 잠이 늘면서 잘 먹지 않고 늘어짐 등 다양한 증세를 보일 수 있다.

핵황달(kernicterus)은 신생아 혈중 빌리루빈이 높아져 뇌손상이나 정신지체를 일으키는 질환이다. 황달이 심한 경우를 핵황달이라 부르며 간접 빌리루빈이 뇌의 구조물에 침착되어 신경학적 증상을 일으키는 질환이다. 혈청 내에 빌리루빈 수치가 높아질수록 핵황달의 위험성은 증가하지만 만삭아인 경우는 혈청 빌리루빈이 18–20mg/dl 이하에서는 드물게 나타난다. 반면 미숙아인 경우에는 이보다 낮은 농도의 빌리루빈 수치에서도 핵황달이 올 수 있다.

신생아는 간이 미숙하여 적혈구가 파괴될 때 나오는 물질에 의해 노랗게 황달이 나타나게 되는데 이것은 생리적인 현상으로서 대부분 10일 이후에 자연히 없어지게 된다. 그러나 생리적인 황달이 아닌 경우에는 황달을 일으키는 독성 물질이 혈관을 타고 뇌에 들어가서 뇌성마비, 경련, 지능장애, 청력손실 등의 신경학적 합병증을 유발한다. 특히 미숙아, 염증, 출생 전후에 합병증이 있었던 아기들에게 잘 발생한다. 또 신생아에게 저산소증이나 산성증 등이 있을 때 발생하기 쉬우며 뇌저부의 피질하핵이 침해되기 쉽다. 혈청 빌리루빈치가 20mg/dl 이상이면서 치료를 받지 못한 신생아 중의 약 1/3에서 핵황달이 발생하며 심한 신경 증상을 보인 신생아 중에서 약 75%가 사망하고 생존자 중에서도 약 80%가 신경학적 후유증을 남기게 되므로 예후가 좋지 않다. 증상으로는 1~2일간 근육 긴장저하, 식욕부진, 피부와 눈의 흰자위 부분이 노랗게 되고 아기가 축 처져있거나 건드려도 잘 반응하지 않는 현상과 젖을 잘 빨지 않고 정상적인 신경 반사가 나타나지 않으며 몸이 경직되고 근육의 힘이 떨어지는 현상 등이 있다. 핵황달이 진행됨에 따라 경련과 째지는 것 같은 울음 등이 나타나며 신경 증상이 나타나면 대부분 사망하지만 생존하더라도 심한 후유증을 남기게 된다. 이런 증세는 Rh식 혈액형 부적합 임신(어머니가 Rh−이고 태아가 Rh+인 경우) 외에 ABO식 혈액형 부적합 임신에서도 볼 수 있다. 핵황달을 예방하기 위해서 우선 원인에 관계없이 간접 빌리루빈 수치를 낮춰줘야 하는데 광선 요법[23]과 교환 수혈 등을 이용한다.

아프가 점수(Apgar score)는 출산 1분과 5분 후에 영아의 신체상태를 측정하는 점수제도이며 다음의 5개 항목에 대하여 0, 1, 2점을 부여한다(그림 7-14): 심박동률(heart rate), 호흡(respiration), 색깔(color), 근육강도(muscle tone), 자극에 대한 반응(Response to stimuli). 아프가 점수는 1952년 마취과 의사 버지니아 아프가가 방금 출산한 신생아의 건강상태를 빠르게 평가하기 위해 만든 점수 시스템이다. 아프가는 산부인과에서 분만 시 마취가 신생아에게 어떤 영향이 있는지 알아보기 위해 이런 점수 시스템을 고안하였다. 아프가 스코어는 신생아를 다섯 가지 항목에 따라 한 항목에 최소 0점, 최대 2점을 주고, 이 점수를 다 합해서 상태를 평가하게 된다. 즉, 아프가 스코어 총점의 범위는 0점에서 10점까지이다(지제근, 2004: 330). 영어권에서는 아프가(APGAR)를 Appearance(모습), Pulse(맥박), Grimace(찡그림), Activity(운동), Respiration(호흡)의 약자로 설명하기도 한다. 검사는 보통 출산 1분 후와 5분 후에 이루어지며 점수가 낮을 경우 어느 때건 다시 반복할 수 있다.

---

23) 광선 요법은 간접 빌리루빈이 420−470㎚ 파장 사이의 푸른빛을 흡수하여 분해되는 현상을 이용해서 실시하는 요법으로 약 1-3일간의 광선 요법을 시행하면 빌리루빈의 수치를 낮출 수 있다.

3점 이하는 치명적으로 낮은 점수, 4점에서 6점은 약간 낮은 점수, 7점에서 10점은 정상 점수로 해석한다. 1분 검사 시에 낮은 점수를 받았을 경우 신생아는 의학적 도움이 필요하다. 하지만 이것이 꼭 장기적인 문제가 생길 것을 뜻하지는 않는다. 만약 5분 검사, 그리고 추후 검사(10분, 15분, 20분 등)에서 아프가 점수가 3점 이하일 경우 신생아는 장기적인 신경학적 손상을 입을 가능성이 있다. 또한 뇌성마비(cerebral palsy)의 가능성도 존재한다. 하지만 아프가 점수의 목적은 신생아가 응급 조치가 필요한가를 알아보기 위한 것으로 장기적 예후를 알아보려는 목적으로 설계된 것은 아니다. 아프가 점수 10점은 일시적 청색증 때문에 흔치는 않으며 9점인 아기와 10점인 아기는 본질적으로 다른 것은 별로 없다. 일시적 청색증은 고도가 높은 곳에서 태어난 아이의 경우 흔하게 나타난다. 페루에서 행해진 연구 결과 해수면 고도에 가까운 데서 태어난 아기와 높은 고도(4340m)에서 태어난 아기의 아프가 점수는 1분 점수는 확실하게 차이가 났으나 5분 점수는 거의 같은 것으로 나타났다. 산소 포화도(oxygen saturation) 역시 높은 고도에서 더 낮았다.

APGAR SCORING CHART

SIGN	0	1	2
Heart rate	Absent	Below 100	Over 100
Respiratory effort	Absent	Slow, irregular	Good, crying
Muscle tone	Limp	Some flexion of extremities	Active motion
Response to catheter in nostril (tested after oropharynx is clear)	No response	Grimace	Cough or sneeze
Color	Blue, pale	Body pink, extremities blue	Completely pink

[그림 7-14] 아프가 점수표

7) 임상검사 및 처치에 관한 용어

파파니콜라오우 도말검사(pap smear)는 질경을 삽입한 후 주걱(spatula)을 이용해 자궁목과 질의 내막세포를 긁어내어 세포도말 표본을 현미경으로 분석하여 자궁암과 질암을 조기 진단하는 검사이다(그림 7-15).

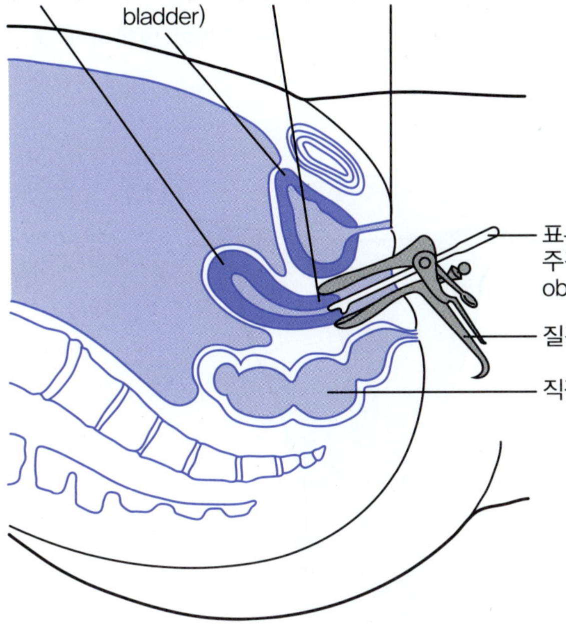

[그림 7-15] 파파니콜라오우 도말검사(Chabner, 2014: 282, 수정보완)

임신검사(pregnancy test)는 hCG(human Chorionic Gonadotropin)의 유무를 확인하는 혈액 또는 소변검사이다(홍준현 외, 2013: 166). 임신테스트기는 임신테스트에 사용하는 기기로서 임신후 체내에서(수정 후 약 7일후) 분비되기 시작하는 hCG 호르몬을 소변 중에서 감지하여 임신여부를 알려주는 기기로서 흐르는 소변에 바로 적셔 검사할 수 있도록 개발되었다.

방사선 검사(X-ray) 중에서 **자궁관조영술(hysterosalpingography)**은 자궁과 자궁관속으로 조영제를 주사한 후 X-ray를 찍는 것이다. 약자로 HSG라고 하는데 자궁경관에서 자궁강 내에 조영제를 주입하고 자궁강의 크기와 형상, 난관(나팔관)의 소통성, 골반복막의 상황, 유착의 유무, 난소종양의 유무 등을 x-선상으로 진단하는 방법이다. 실시 시기는 월경 종료 후 4, 5일째이며 임신이 의심될 때는 하지 않는다. 한편 **유방조영술(mammography)**은 X-ray로 유방을 촬영하는 것이다.

초음파 검사(ultrasound) 중에서 **골반 초음파촬영술(pelvic ultrasonography)**은 골반내 영역의 장기에 음파를 보내어 그 반향음파를 기록하는 것이며 **질을 통한 초음파검사(transvaginal ultrasound)**는 sound prove를 질에 넣어 골반의 구조를 가까이 명확하게 볼 수 있는 새로운 기법이다.

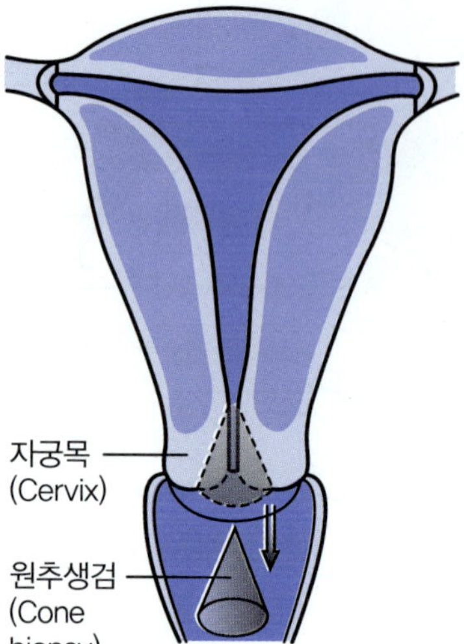

[그림 7-16] 원추조직절제술

부인과 처치검사(gynecological procedure)를 살펴보면 **흡인(aspiration)**은 바늘로 강이나 주머니로부터 흡입하여 액체를 끌어내는 것이며 유방질환 환자를 평가하는데 흡인 생검(aspiration biopsy)이 유익하다. **소작술(cauterization)**은 화학물질이나 전열기구로 비정상적인 조직을 파괴하는 것으로 자궁목 형성장애나 자궁목 미란의 치료에 쓰인다. **질경검사법(colposcopy)**은 질경을 이용하여 질과 자궁목을 보는 검사이고 **원추조직절제(conization)**는 진단을 위하여 자궁의 경부를 원뿔모양으로 절제하는 방법이다(그림 7-16). 아주 진행이 적은 자궁경부에 생긴 암의 치료에 사용된다. **한냉수술 또는 냉동외과수술(cryosurgery, cryocauterization)**은 얼려서 조직을 파괴하는 것이며 **막힌주머니천자(culdocentesis)**는 질을 통하여 바늘로 막힌주머니에서 액을 뽑아내는 것이다. **확장 및 긁어냄(D&C; dilation and curettage)**은 크기별 프로우브 셋트를 삽입하여 자궁경부를 확장시킨 다음 자궁 속의 물질이나 한 부분을 제거하기 위하여 자궁내막을 긁어내는(소파술, scraping) 수술이다(그림 7-17).

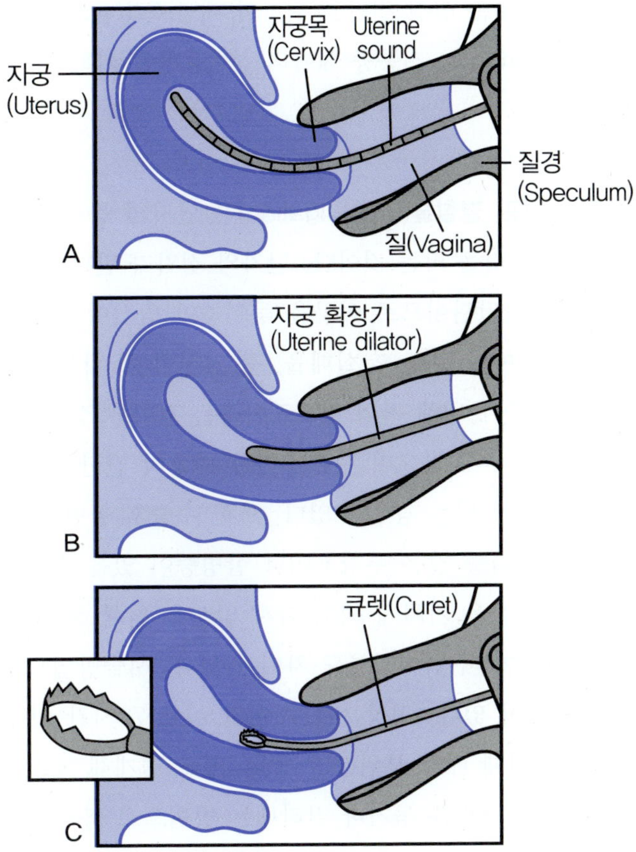

[그림 7-17] 소파술(Chabner, 2014: 285, 수정보완)

조직 이상 진단을 하기 위하여 자궁 내벽을 긁어내게 되는데 이 시술은 임신 첫 3개월간 임신 중절을 하기 위하여 사용되는 치료적 부인과학(婦人科學)이기도 하다. 자궁 확장과 소파술은 조직의 이상이나 이물질 제거와 진단을 위하여 사용된다. 비정상적인 자궁 출혈을 해결하기 위한 경우, 다낭성 난소 증후군과 같은 질환을 가진 여성의 커진 자궁을 제거하기 위한 경우, 비정상적인 질 출혈을 일으키는 자궁의 조직을 제거하기 위한 경우, 낙태하기 위한 경우 등의 많은 부인과적 문제에 적용된다. 한편 **장기적출(exenteration)**은 내부장기의 절제이며 **복강경검사(laparoscopy)**는 배꼽 가까이에 작은 절개를 넣고 복강경을 삽입하여 복강을 보는 검사로 자궁관 결찰 등에 사용된다. **유산(abortion)**은 태아가 모체로부터 분리되어 생명을 유지할 수 있는 시기 이전에 임신이 끝나는 것이며 **양막천자(amniocentesis)**는 양수를 분석하기 위하여 복부를 통해 양막을 천자하는 것이다. **융모막융모 샘플링**

(chorionic villus sampling)은 산전 진단을 위하여 태반조직(융모막 융모)을 표집하는 것이다. **태아감시(fetal monitoring)**는 진통중 태아의 심박동률을 기록하는 전기기구를 이용하는 것이다.

자궁관 결찰술 또는 난관 결찰술(tubal ligation)은 난자의 통로인 난관을 수술로 절제하여 정자와 난자가 만나는 것을 막는 것이다. 난자와 정자가 만나서 수정란이 된 후 자궁으로 향하게 되는 장소가 나팔관이므로 이곳을 묶어놓아 임신이 되지 않도록 하는 것이다. 피임효과는 아주 높은 편이며 수술 후 실패율, 즉 임신이 될 확률은 0.4% 정도이다. 피임효과면에서는 다른 방법들에 비해 거의 영구적이라는 것이 특징이다. 수술 후 생리주기나 성기능에도 전혀 영향을 주지 않으며 수술방법이 비교적 간단하다. 그러나 간혹 수술을 하고 나서도 자궁외 임신이 되는 경우가 있다. 또한 수술후 골반이 불편하다든지 난소 낭종의 생성이나 월경량 과다증 같은 부작용이나 합병증이 있을 수 있다. 또한 정관수술보다는 조금 복잡한 수술과정을 거치게 되고 다시 임신을 원해 복원시술을 할 경우는 비용과 시간 그리고 시술방법에 따라 성공률도 차이가 있다. 시술방법으로는 우선 제왕절개시 난관결찰술을 하는 방법이 있다. 정상분만 24시간 이후 72시간 이내에는 자궁저부가 배꼽 부위에 위치해 있어 이때 배꼽 부위를 2-3cm 정도 절개해 국소마취로 간단히 수술할 수가 있다. 비임신시에는 난관을 묶거나 잘라내는 방법으로 봉합하거나 전기로 소작하는 방법이 사용된다.

임신중 처치 또는 검사(procedures during pregnancy) 중에서 **제왕절개술(Cesarean section)**은 복부절개를 하여 자궁속의 태아를 꺼내는 수술로 적응증은 아두골반불균형, 태반조기박리, 전치태반, 태아곤란증, 태아저산소증, 볼기태위, 어깨태위 등이다. 제왕절개(帝王切開)는 질을 통한 출산이 산모나 태아의 생명에 위협을 가할 수 있을 경우에 시술하는데 분만율은 국내의 경우 최근 수년간 35-40% 수준이다. 미국의 경우 제왕절개 분만율은 25% 정도이며 한때 이전의 제왕절개 분만 산모에서 자연분만을 많이 시도하면서 제왕절개 분만율이 감소하였으나 최근 다시 증가하는 추세이다. 장점은 난산, 태아 가사, 둔위 등의 이상 태위, 전치태반이나 태반 조기 박리 등의 출혈을 동반한 태반 이상 등의 경우, 출산에 따른 위험 감소의 필요시이다. 특징은 출산의 고통이 없으나 출산 후에 고통이 많다는 점이다. 또한 출산시 회음근육에 힘을 주지 않으므로 근육의 이완이 자연분만보다 덜하다. 단점으로는 산모의 감염위험, 과다출혈, 방광손상, 장기손상, 마취에 따른 합병증 발생, 향후 임신 혹은 출산시 자궁적출의 위험성 증가, 불필요한 수혈 등 모성사망률이 질식분만의 2-4배 이상이다. 각종 합병증은 5-10배 높다. 산모와 신생아의 상호작용이나 모유수유 및 가족애 형성의 기회 지연 등도 단점에 포함된다. 제왕절개 분만이 필요한 경우는 이전 임신에서 제왕절개 분만을 한 경우, 태아위치 이상(두위, 즉 머리가 산도를 향해 있는 것, 이외의 자세로 있는 경우), 태아 곤란증(태아가 자궁 내에서 저산소혈증이나 산증으로 인해 태아 심장박동의 이상이 있는 경우), 난산(정상적인 분만 진행 과정을 넘어서 지연되는 경우), 전치태반 모체 감염의 경우(분만 당시의 생식기 헤르페스 감염, 후천성면역결핍증 감염 등의 경우) 등이다.

회음절개술(episiotomy)은 회음부의 자연적, 불규칙한 열상을 방지하고 분만을 쉽게 하도록 분만 제2기 말에 회음부를 절개하는 것이다(지제근, 2004: 375). 회음절개란 분만시 태아의 머리가 나오기 직전 질의 입구를 넓혀주어 태아가 잘 빠져 나오고 산모의 회음부 열상을 막기 위해 시행하는 외과적 시술이다. 회음절개는 힘겨운 출산을 쉽게 하기 위해 처음 시작되었으며 원활한 분만을 위해 필요한 절차였다. 하지만 최근에는 아기가 너무 커서 회음부의 열상이 우려되는 경우, 또는 겸자분만이나 흡입분만을 해야 하는 경우, 견갑출산(출산 중 태아의 어깨가 산도에 걸리는 경우)에 시행한다.

골반계측법(pelvimetry)은 산도를 통해서 태아가 통과할 수 있는지 용적을 확인하기 위하여 산모 골반의 크기를 측정하는 것이다. 임상적인 방법과 방사선학적 검사법으로 골반을 계측하는 방법이 있다. 이 검사를 시행하는 이유는 태아가 산모에게서 정상적인 **질식분만(vaginal delivery)**이 가능한가를 알아보기 위함이다. 정상적인 질식분만이 가능하기 위해서는 산모의 골반모양이 기형이 아니어야 하며 골반의 반경이 태아의 가장 큰 머리반경보다 커야 한다.

쉬로드카 수술(Shirodkar opreration)은 조기진통을 방지하기 위하여 불완전하거나 무력증이 있는 자궁목 입구에 쌈지봉합(purse-string suture)을 해주는 수술이다. 자궁경부의 힘이 약해지는 것을 자궁경부무력증이라고 하는데 자궁경부무력증은 임신중기 이후 자궁이 조기에 열리고 양수가 터지면서 조산에 이르게 한다. 유산이나 습관성 조산의 주요 원인이 되는 질환인 자궁경부무력증은 모든 분만의 0.05-2.0% 정도를 차지하며 조산의 10% 정도가 자궁경부무력증에 의한 것이다. 또한 임신 중반기 태아 손실의 20-25% 정도를 차지한다.

자궁경부무력증이 있으면 태아가 있는 상부로부터 힘을 받아도 자궁 문이 열리지 않게 자궁 입구를 동여매듯이 봉합하는 수술을 한다. 그 방법에는 **맥도날드(McDonald) 방법**과 **쉬로드카(Shirodkar) 방법**이 있는데 기술적으로 큰 차이는 없지만 구분한다면 이렇다. 맥도날드 수술은 임신 12-16주에 시행하며 짧아진 자궁경부를 실로 꿰매고 자연분만시에 이 실을 잘라낸다. 반면 자궁경부가 선천적으로 짧은 경우에는 쉬로드카 수술을 하는데 이것은 개복술을 통해서 배 안에서 자궁경부를 묶어주는 수술이다. 이 수술은 맥도날드 수술보다 더 어려울 뿐더러 자연분만이 불가능하고 반드시 제왕절개술로만 분만을 할 수 있다. 그래서 보통 맥도날드 수술이 안 되는 사람만 쉬로드카 수술을 한다.

제7강 문제풀이

1. 임신 중 모체로부터 각종 영양소를 공급받는 혈관조직은?
   ① umbilical cord
   ② placenta
   ③ amnion
   ④ chorion
   ⑤ uterus

2. 난자가 성숙하여 여포가 터지고 난소로부터 방출되는 것은?
   ① infertility
   ② corpus luteum
   ③ graafian follicle
   ④ ovulation
   ⑤ implantation

3. 죽은 태아가 적어도 4주 이상 자궁 내에 머문 상태의 유산은?
   ① missed abortion
   ② habitual abortion
   ③ inevitable abortion
   ④ spontaneous abortion
   ⑤ medical abortion

4. 태반의 본래 위치가 비정상적인 증상은?
   ① abortion
   ② hydatidiform mole
   ③ placental abruption
   ④ eclampsia
   ⑤ placenta previa

정답 1. ② 2. ④ 3. ① 4. ⑤

제 8 강

남성생식기계

1) 남성 생식세포

2) 남성생식기계의 해부생리적 구조

3) 주요 어휘

4) 관련 질환

5) 임상검사 및 처치에 관한 용어

제8강 남성생식기계

1) 남성 생식세포

정자(spermatozoon, sperm cell)는 남성 생식세포로 머리 부분은 유전적 핵물질(염색체)을 포함하며 꼬리부분은 **편모**(flagellum)로 이루어져 운동성을 가진다. 이들은 여성의 난관까지 갈 수 있는 정도의 영양분만 가지고 있는데 1회 사정(ejaculation)에 약 3억 개의 정자를 방출한다. 그러나 이 중에서 오직 1개의 정자만이 난자를 뚫고 들어가 **수정**(fertilization)을 할 수 있다. 여러 개의 난자가 난관에 있는 경우 쌍둥이, 세쌍둥이, 네쌍둥이 등이 생길 수 있다. 남성 생식기계는 **테스토스테론**(testosterone)이라 부르는 남성 호르몬을 분비하며 사춘기 이후 일생 동안 수십억 개의 정자를 생성한다. 테스토스테론은 수염, 굵은 목소리, 음모 등 남성의 신체적 특징을 만들며 **정낭**(seminal vesicle), **전립선**(prostate gland), **고환**(testes) 등이 잘 발달하여 정자에 생존력을 부여하게 된다(홍준현 외, 2013: 197).

2) 남성생식기계의 해부생리적 구조

음경(penis)은 요도를 통해 몸 밖으로 연결된 발기 조직이다(그림 8-1). **음경귀두**(glans penis)는 음경의 끝인데 두 겹의 주름인 **포피**(foreskin)로 덮여 있다. 남성 생식선(gonads)의 핵심은 **고환**(testis, testicle)인데 1쌍으로 이루어져 있으며 배아 발생시 콩팥 부분에서 발달한다. 고환(睾丸)은 정자를 생성하는 타원형 모양의 기관으로 음낭 안에 위치하고 있으며 정소(精巢)라고도 한다.[1] 고환은 복강 안에서 생성되어 태아의 성장에 따라 음낭 속에 자리한다. 이것은 신생아의 약 14%에서 볼 수 있으나 음낭에 자리 잡는 것이 불완전한 채로 태어나는 경우도 적지 않다. **음낭**(scrotum)은 고환이 정자 형성을 할 수 있도록 인체 밖의 낮은 온도에 고환을 노출시키며 **정세관 또는 세정관**(seminiferous tubules)은 고환 내면에 있는 좁고

1) 고환은 백막(白膜)이라는 결합조직에 감싸여 있으며 정자를 생산하는 세정관(細精管)이 붙어 있다. 세정관의 내부에는 원형의 세포가 겹겹이 겹쳐져 있으며 관벽(管壁)에 접한 이 세포가 증식과 분열을 반복하여 정자가 되므로 세정관의 중심에는 완성된 정자를 많이 볼 수 있다. 이 정자는 세정관에서 부고환과 수정관을 거쳐 요도로 보내진다. 고환에는 그 외에도 세정관의 벽에 접한 세포와 결합조직 안에 간질세포(間質細胞)가 위치하고 있다. 이러한 세포는 정자형성에 중요한 역할을 하며 간질세포는 2차 성징(性徵)과 관계된 남성 호르몬을 분비하는 기관이다(송애랑 외, 2013: 276).

꼬인 관의 큰 덩어리로 정자를 생산하는 세포가 있는 고환의 실질조직이다. 반면 **부고환(epididymis)**은 정세관에서 형성된 정자가 모이는 고환 위의 큰 관으로 정자가 운동성을 가지며 일시 저장된다(그림 8-2).[2]

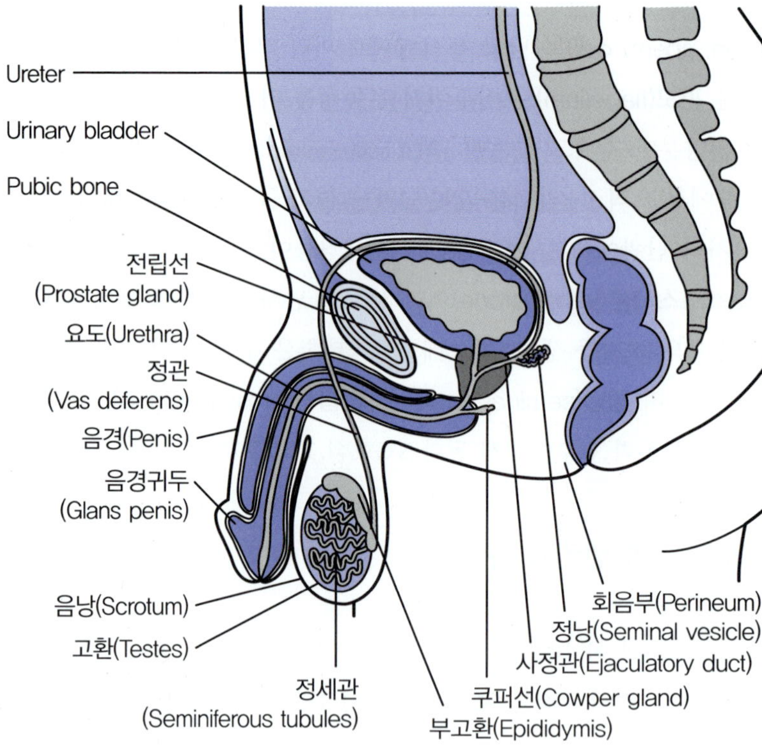

[그림 8-1] 남성의 생식계통

정관(vas deferens)은 정낭에서 나온 관과 합하여 **사정관(ejaculatory duct)**을 이루고 정자를 요도로 보낸다. **정관절제술(vasectomy)**은 정관을 자르고 묶어주는 남성의 보편적인 불임 시술이다.[3] **정낭(seminal vesicle)**은 방광 하부에 위치한 2개의 샘으로 요도와 합하는 사정

2) 부고환(副睾丸) 또는 부정소(副精巢)는 남성 생식 기관의 일부이며 모든 수컷 포유류에 존재하는 기관이다. 이것은 각 고환에서부터 수정관에 이르는 수출관들을 연결해주는 빽빽하게 꼬아진 가느다란 관이다(지제근, 2013: 543).

3) 정관절제술은 현존하는 방법 중 가장 안전하고도 효과적이며 간단한 영구피임법이다. 특히 여성에서의 난관결찰술과 비교하여 볼 때 보다 안전하고 시술시간이 짧으며 비용면에서도 저렴하다. 정관절제술은 정자의 통로인 정관을 막아 고환에서 계속 만들어지는 정자가 몸 밖으로 나오지 못하게 하는 수술이다. 정액 중 정자는 5-10%만을 차지하므로 정관절제술 후에도 정액량의 차이는 실제로 느끼기 어

관으로 열려 있으며 정자에 영양분을 공급하고 사정액을 늘리는 짙은 당분성 노란물질을 분비한다. **전립샘(prostate gland)**은 정관이 요도로 들어가는 부분에 요도의 위 끝부분을 싸고 있다.[4] 이것은 정액의 일부분인 짙은 유백색의 액을 분비하여 정자의 운동을 돕고 사정시 정자의 방출을 돕는 근육성 조직이다. **쿠퍼샘(Cowper gland) 또는 요도구샘(bulbourethral gland)**은 전립샘 바로 밑에 있어 요도로 용액을 분비하며 **회음부(perineum)**는 항문과 고환 사이의 골반강 바닥 부분이다.

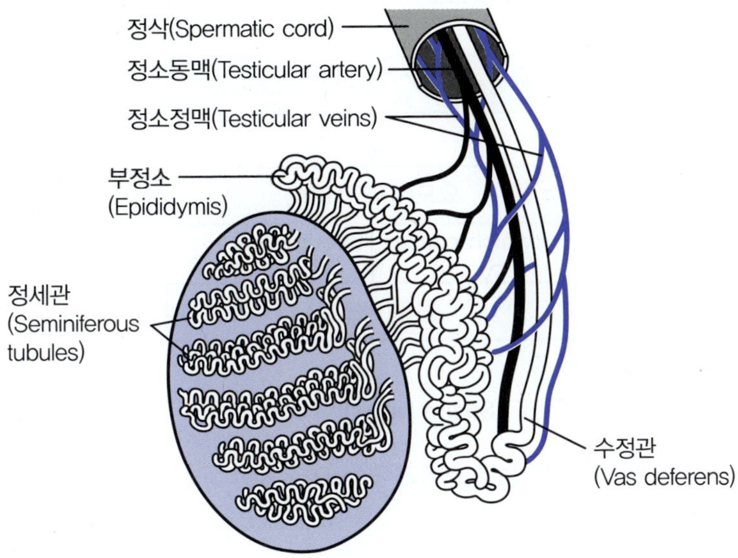

[그림 8-2] 고환과 부고환의 구조(Chabner, 2014: 314, 수정보완)

남성 생식기계의 핵심인 정자가 만들어지는 과정을 정리하면 다음과 같다(그림 8-3). 고환의 정세관에서 정자가 만들어져서 수정관과 사정관을 거쳐 요도를 통해 체외로 배출된다.

렵다. 정관절제술은 양측성 부분적 정관절제술(bilateral partial vasectomy)이라고 하는 것이 정확하나 정관절제술로 통용되고 있다.

4) 전립선에서 만들어지는 전립선액은 정자가 죽지 않도록 영양소를 공급하며 사정되었을 때 정액이 굳지 않도록 액체 상태를 유지시킴으로써 정자가 활발하게 운동할 수 있도록 돕는다. 또한 여성의 질 속은 산성이며 전립선액은 알칼리성이다. 이는 질 내부로 사정된 정액의 전립선액 덕분에 질 내부의 산성을 중화시켜 정자를 죽이지 않고 살아 있게 하는 중요한 역할을 한다.

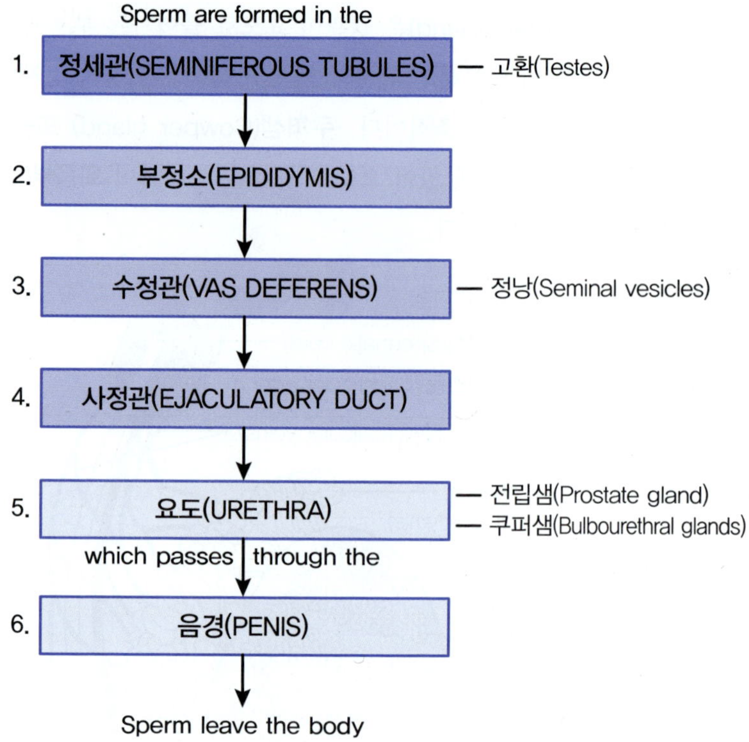

[그림 8-3] 정자 형성과정(Chabner, 2014: 315, 수정보완)

[참고]

쌍둥이는 한 배에서 자란 둘 이상의 태아이다. 쌍둥이는 **일란성(MZ: monozygotic)** 혹은 **이란성(DZ: dizygotic)**으로 분류된다. 이에 반해 자궁 안에 홀로 있는 태아를 단생아라고 부른다. 쌍둥이는 대략 세계 인구의 1.9% 정도로 추정된다. 이 중 일란성 쌍둥이는 천만 명 정도이다(세계 인구의 0.2%, 쌍둥이의 8%). 자궁 크기의 한계 때문에 스트레스를 받은 쌍둥이는 단태아에 비해 평균적으로 3주 정도 빨리 출생한다. 이러한 미숙아는 건강에 이상이 생기기 쉽기 때문에 종종 쌍둥이는 특별한 조치를 필요로 한다. 이란성 쌍둥이는 두 개의 난자가 두 개의 서로 다른 정자와 수정된 후 동시에 자궁 벽에 착상했을 때 형성된다. 이란성 쌍둥이가 같은 염색체 지도를 가질 확률은 매우 적다. 동갑인 이란성 쌍둥이의 외모는 서로 비슷할 수도 있고 다를 수도 있다. 혹은 동성이거나 이성일 수도 있다. 노산인 경우 이란성 쌍둥이를 출생할 확률이 높아서 산모가 35세 이상인 경우 이란성 쌍둥이의 출생률은 두 배가 된다. 최근 의학기술의 발달로 이란성 쌍둥이의 출생률이 눈에 띄게 높아졌다. 일란성 쌍둥이는 수정란이 두 개로 나뉠 때 형성된다. 일란성 쌍둥이는 대부분 동성이며 외모가 비슷하게 태어난다. 수정란이 둘로 나뉘는 것은 유전적인 특징보다는 전 세계적으로 인종에 상관없이 1000번 중에 3번의 비율로 발생하는 변칙으로 간주된다. 둘로 나뉜 수정란은 한 자궁 안에서 두 명의 태아로 자란다. 대부분의 일란성 쌍둥이는 태반을 공유하지만 드물게 각자 태반을 가지는 경우도 있다. 수정란이 조금 늦은 시기에 분리되면(약 9–12일) 거울상 쌍둥이가 된다. 이 쌍둥이는 거울로 본 것처럼 각자의 오른쪽과 왼쪽이 닮았다. 한명이 오른손잡이라면 다른 한쪽은 왼손잡이가 되는 식이다. 일란성 쌍둥이는 수정되고 분리될 때 돌연변이가 일어나지 않는 이상 유전적으로 거의 비슷하며 동성이다. 일란성 쌍둥이는 지문까지는 아니지만 외모가 비슷하다. 유전학적으로 보면 일란성 쌍둥이의 자녀끼리는 사촌이라기보다는 서로 형제자매에 가깝다. 배아가 나뉘는 정확한 원인은 아직 알 수 없다. 일란성 쌍둥이는 거의 동일한 DNA를 가지고 태어나지만 성장하면서 다른 환경에 노출되면서 상이한 성격을 소유하게 된다. 이것을 후성학적 변이라고 부른다. 3세부터 74세 사이의 쌍둥이 80쌍을 연구한 자료에 따르면 어릴수록 후성학적 차이가 적게 나타나며 나이가 들수록 그 차이가 커진다.

3) 주요 어휘

단어	의미	용어구조	영어 의미	한글 뜻
androgen	남성호르몬, 안드로젠	andr/o	male	남성
cryptorchism	잠복고환, 고환정체	crypt/o orch/i	hidden testis, testicle	잠복한 고환
balanitis	귀두염	balan/o –itis	glans penis inflammation	음경귀두 염증
cryogenic surgery	냉동외과수술, 한랭수술	cry/o –genic	cold pertaining to producing, produced by	한랭 ~에 의해 생성된
epididymitis	부고환염	epididym/o	epididymis	부고환
gonorrhea	임질	gon/o –rrhea	seed flow, discharge	종자 분비물

해설

Balanitis([bælənáitis])는 '귀두염(龜頭炎)'으로 남성의 성기 끝인 귀두에 생기는 염증이다. 귀두와 함께 포피에 염증이 생기는 경우도 많다. 귀두염은 흔한 증상으로 모든 연령대에서 나타날 수 있다. 귀두염이 생기면 생식기 끝이 빨갛게 되고 자극을 받으면 따가운 증상이 나타난다. 귀두염은 포경수술을 받지 않은 사람에게 훨씬 흔하다. 주로 곰팡이나 세균 감염에 의해 생긴다. 귀두염의 증상은 피부가 빨갛게 되고 포피 아래에서 점성이 높은 덩어리진 분비물이 나온다. 타는 듯한 느낌과 가려움증도 있다.[5] 유사 질환은 연성하감(chancroid)이다. **Cryogenic**([kràiədʒénik])은 '저온을 필요로 하는', '극저온의'이며 **cryosurgery**([kràiəsə́ːrdʒəri])는 '냉동외과 수술', '한랭수술'로 조직을 파괴하기 위해 빙점 아래의 온도를 이용하는 방법이다. 이것은 파킨슨병 치료 시에 시상의 신경세포절을 파괴할 때나 전이암의 진행을 막기 위해 뇌하수체를 파괴할 때, 그리고 피부의 다양한 암이나 병변 치료시 사용된다.[6]

5) 치료는 희석된 aluminium acetate로 하루 2회 15분씩 적셔두는 것이다. 국소용 니스타틴 또는 imidazole cream을 바르며 심한 세균감염이 의심될 땐 항생제를 복용한다.
6) 안과에서는 박리된 망막 부위를 치유하거나 백내장을 제거할 때도 이용된다.

단어	의미	용어구조	영어 의미	한글 뜻
hydrocele	음낭수류	hydr/o	water, fluid	액
		–cele	hernia	탈, 헤르니아
seminiferous tubules	정세관	semin/i	semen, seed	정액
seminal vesicles	정낭	–al	pertaining to	~의
orchiectomy	고환절제술	orchi/o	testis, testicle	고환
		–ectomy	excision, removal	절제
anorchism	무고환증	an–	not, without	~이 없는
orchitis	고환염	–itis	inflammation	염증
prostatitis	전립샘염	prostat/o	prostate gland	전립샘
prostatectomy	전립샘절제술	–ectomy	excision, removal	절제
spermolytic	정자용해의	sperm/o	spermatozoa, semen	정자
		–lytic	destruction, separation	분리

해설

Hydrocele([háidrəsiːl])은 '음낭 수종', '고환류'이고 **orchiectomy**([ɔ̀ːrkiéktəmi])은 '고환 적출', '고환 절제술'이다. **Anorchism**은 '무고환증'이고 **orchitis**([ɔːrkáitis])은 '고환염'이다. **Prostatitis**([pràstətáitis])는 '전립선염'이고 **prostatectomy**([pràstətéktəmi])는 '전립선 절제술'이다. **Seminiferous tubules**은 '정세관'이고 **seminal vesicles**은 '정낭'이다. **Spermolytic**([spæzməlítik])은 '정자용해의(spermatolysis)'인데 용혈은 hemolysis이다. 참고로 사정액은 유백색의 약간 노란색을 띠며 밤꽃 냄새와 비슷한 비린내가 나는 끈적끈적한 액체로 1회 사정량은 2–3cc이다. 정액이 만들어지는 곳은 대부분 정낭과 전립선이며 실제로 수태에 결정적 역할을 하는 정자의 용적은 0.02ml에 불과하다. 나머지는 정자의 보호 내지 정자의 운동성을 도와주는 분비액이다. 정액은 5분 이내에 반고체성의 젤리 모양으로 응고된다. 이는 정액 중 정낭에서 분비되는 효소의 정액 중 전립선에서 분비된 단백분해 효소의 작용에 기인한 것이다. 정액이 용해가 잘 되지 않으면 정자의 운동성이 저하되어 불임의 원인이 될 수 있다.[7]

7) 참고로 정자는 사정 후에 질 내에서 40분에서 4시간, 자궁 내에서는 7–14일, 나팔관에서는 3일간 살 수 있다. 그러나 정자가 여성 생식기 내에서 임신능력을 가질 수 있는 시간은 대체로 3일로 본다.

단어	의미	용어구조	영어 의미	한글 뜻
oligospermia	정자부족증	olig/o	scanty	소량
		–ia	condition	상태
varicocele	정맥류	varic/o	varicose veins	정맥류성 정맥
vasectomy	정관절제술	vas/o	vessel, duct	도관
aspermia	무정액증	a–	not, without	~이 없는
spermatogenesis	정자형성	spermat/o	spermatozoa, semen	정자
		–genesis	formation	형성
teratoma	기형종	terat/o	monster	기형
		–oma	tumor	종양
testicular	고환의	test/o	testis, testicle	고환
azoospermia	무정자증	zo/o	animal life	동물의 생태

해설

Oligospermia([àligouspə́ːrmiə])는 '정자 과소증'이다. 정상은 정액량이 3ml 이상, 운동성이 60% 이상, 정상 형태가 60% 이상, 정자 수가 6백만/mℓ 이상인 경우인데 정자의 수가 2백만/mℓ에서 4백만/mℓ일 때 정자부족증이라고 한다. **Aspermia**([əspə́ːrmiə])는 무정액증으로 남성불임의 가장 중요한 원인이다. 정자수는 동일인에서도 때에 따라서 차이가 많으나 임신에 필요한 정상치는 정액 1mℓ당 2×107개 이상, 전체 사정액 중에는 108개 이상이 요구된다. 정자는 고환에서 생성되어 길이 360–600㎝의 부고환을 통과하는데 평균 12일(3–21일) 동안 성숙되면서 수태능력을 갖춘다. 따라서 고환에서 정자형성(spermatogenesis)에 이상이 있거나 생성된 정자가 통과하는 경로가 폐쇄(ductal obstruction)되면 무정자증이 된다. **Spermatogenesis**([spəːrmætədʒénisis])는 '정자 발생'이다. **Teratoma**([tèrətóumə])는 '기형종'이고 **testicular**([testíkjulər])는 '고환의' '고환 모양의 덩이줄기가 있는'이다. **Varicocele**([vǽrəkousiːl])은 '정삭정맥류'이고 varicose veins은 하지정맥류이다. **Vasectomy**([væséktəmi])는 '정관절제(술)'이고 **azoospermia**([eizòuəspə́ːrmiə])는 '무정자'이다.

단어	의미	용어구조	영어 의미	한글 뜻
testosterone	테스토스테론	ster/o	steroid	스테로이드
		-one	hormone	호르몬
orchiopexy	고환고정술	-pexy	fixation, put in place	고정
vasovasostomy	정관문합술	-stomy	new opening	새 통로를 만듦

해설

Testosterone([testástəròun])은 '남성 호르몬의 일종'이다. **Orchiopexy**는 '고환고정술'인데 정형외과의(orthopedic)와 철자상 혼동하지 말아야 한다. 고환고정술은 고환의 성장과 기능 보존을 위해 정류고환을 음낭 내에 외과적으로 고정시키는 것이다. 고환은 복강에서 음낭으로 내려온 장기로서 몸속보다 낮은 온도에 있어야만 고환의 본연의 기능인 성호르몬 생산기능과 정자생산을 원활히 할 수 있기 때문이다. **Vasovasostomy**는 '정관문합술'[8] 인데 정관 절제(vasotomy)와 철자상 유사하므로 주의가 필요하다. 참고로 정관 절제는 국소 마취로 시행되는 간단한 피임 방법으로 수술 후에는 고환과 요도의 연결 통로가 끊어짐으로써 고환에서 생성되는 정자는 더 이상 정액으로 합류할 수 없게 된다. 통상 남성의 정관 절제가 여성의 나팔관 절제(salpingectomy)보다 훨씬 더 빈번하게 시행되는데 여성이 하는 것보다 간단하고 안정성에서 월등하기 때문이다. 수술은 먼저 음낭 속에 있는 양쪽의 고무줄처럼 가늘고 둥근 줄기인 두 개의 정관을 엄지와 검지로 만지면서 찾아 절단한다. 그러면 정자의 통로가 차단되어 더 이상의 생식능력을 잃게 된다. 음낭의 표피가 마취되면 음낭을 만지는 느낌은 있지만 통증은 느끼지 못한다. 양쪽 정관을 찾아내 연결된 혈관이나 신경조직으로부터 섬세하게 분리해 분리된 양쪽 단면은 혹시 나중에 결합하는 일이 생기지 않게끔 각각 1cm 정도 잘라낸다. 절단된 정관의 단면을 봉합하고 전기소작기로 점막을 응고시켜 재개통되는 것을 확실하게 방지해 준다. 절개 없이 음낭 표면에 있는 미세한 구멍을 통해 정관을 밖으로 끄집어내 정관을 절단하고 봉합하는 방법인 '무도정관수술'로 수술의 완성도를 높인다. 정관 절제를 받은 후에도 고환에서 계속 정자는 만들어지지만 이는 부고환에서 수일간 저장되었다가 정관 절제를 받은 사람이 의식하지 못하는 가운데 몸에 흡수되어 소멸된다. 그리고 정관 절제 후에도 정액의 양은 변하지 않는다.

8) 브리태니카 사전에 따르면 정관문합술은 다음과 같다: "vasovasostomy is a surgical procedure that attempts to restore the function of the vas deferens after a vasectomy."

4) 관련 질환

고환(testes)과 관련하여 **고환암(carcinoma of the testes)**은 고환의 악성종양인데 종류에는 **정상피종(seminoma)**, **기형종(teratoma)**, **기형암종(teratocarcinoma)**, **태생 배아암종(embryonal carcinoma)** 등이 있다(지제근, 2004: 40). **음낭수류(hydrocele)**는 음낭 안에 맑은 액이 든 낭의 형성이고(지제근, 2004: 399) **고환의 염전(testicular torsion)**은 정삭이 꼬여 고환에 혈액공급이 되지 않는 상태로 생후 1년 이내나 사춘기에 흔히 발생한다(그림 8-4). **배아암종(embryonal carcinoma)**은 생식세포에서 생기는 암종의 하나로 대부분 고환에서 발생한다(송애랑 외, 2013: 284).

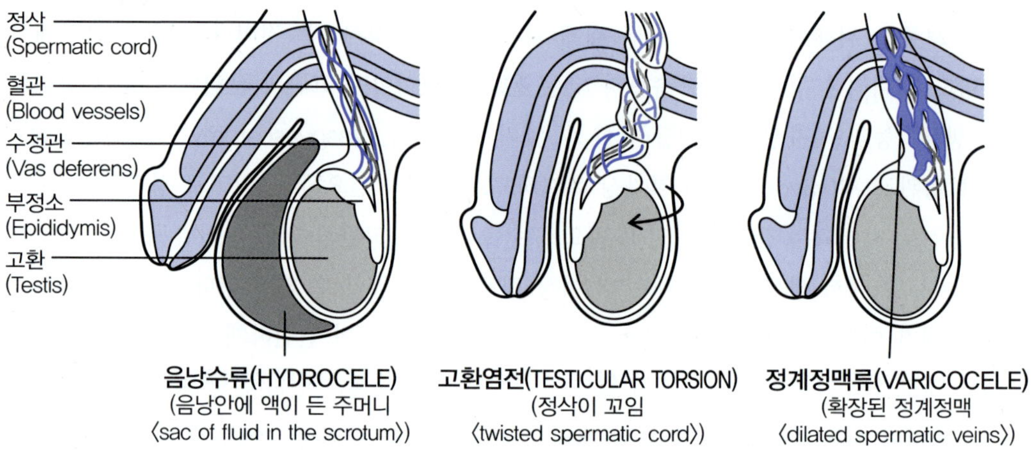

[그림 8-4] 음낭수류와 정계정맥류(Chabner, 2014: 320, 수정보완)

정계정맥류(varicocele)는 정계정맥의 흐름이 지연되어 혈관류가 생기는 질환이다(지제근, 2004: 453). 고환은 외형적으로 정삭이라는 구조물에 매달려 있다. 정삭에는 고환에 혈액을 공급하는 동맥, 고환으로부터 정맥혈을 이동시키는 정맥, 고환으로부터 생성된 정자가 이동하는 정관이 통과한다. 이 부위의 정맥을 정계정맥이라고 한다. 한편 하지정맥류는 varicose veins이다. 정계정맥류가 생기면 고환 내에 정자 형성에 이상이 온다. 이것은 고환의 온도 상승에 의해 나타나는 것으로 대개 정자감소증 보다는 정자의 운동성 저하를 초래하여 불임의 원인이 될 수 있다. 그리고 고환 내 정맥혈의 저류로 인해 여러 노폐물 · 산화물 등이 음낭 통증과 같은 증상을 야기할 수 있다. 아울러 고환 암의 발생 빈도도 증가한다. 정계정맥류는 음낭 진찰에 의해 대개 진단이 되나 필요한 경우는 음낭 초음파를 통하여 진단이 가능하다. 정계정맥류의 치료 적응증으로는 정액검사상 이상이 있는 경우 불임 가능성을 피하기 위해, 일상생활에 지장을 주는 음낭 통증의 증상이 다른 원인을 모두 제거해도 지속되는 경우, 미용적 목적으로 음낭 내의 정맥류 교정을 위한 경우 등이다. 정계정맥류의 치료 방법은 궁극적으로 정맥류 혈관의 제거이다. 즉 절개를 통한 수술적 방법이 최선이다. 참고로 정삭정맥류는 고환 가까이에 생긴 부풀고 확장된 정맥으로 정자부족증이나 무정자증과 관련된다.

고환종(seminoma)은 고환의 정세관 상피로부터 발생하는 악성종양으로 양성은 비교적 드물고 악성이 많은데 그 중에서도 가장 많은 것이 정상피종이다. 성기능이 왕성한 연령층인 20-40세에 호발하며 이환 평균연령은 35세이다. 원인은 정확하게 알려져 있지 않지만 가족력이 있는 경우나 태어나기 전까지 고환이 음낭까지 내려오지 않은 잠복 고환의 경우 고환종에 걸릴 위험성이 증가하는 것으로 보고되고 있다. 선천적 원인 중 가장 흔한 것은 정류고환이다. 고환종양 환자의 7-10%가 정류고환의 과거력이 있으며 그 원인은 생식세포의 변화, 온도의 상승, 혈류장애, 내분비 장애, 생식선의 이상발육이다. 고환종의 주된 증상은 고환에서 단단한 덩어리가 만져지며 대부분 통증이 없이 서서히 커지는 것이다. 약 10%에서는 고환 내 출혈이나 경색으로 인한 급성동통을 동반하기도 한다. 그 외에 요통이 가장 흔한 증세이며 기침과 호흡곤란, 식욕부진, 오심과 구토, 뼈의 통증과 하지부종 등이 나타날 수 있다. 음낭수종이 동반되거나 드물게는 여성형 유방이 나타난다. 종류에는 전형고환종(classic seminoma)[9], 역형고환종(anaplastic seminoma)[10], 정모세포고환종(spermatocytic seminoma)[11] 등이 있다. 고환종의 치료는 고환종의 종류와 병기 등에 의해서 결정된다. 수술적 치료에는 우선 근치적 고환적출술이 시행되어 고환암의 진단이 이루어지고 종류가 결정된다. 고환종은 후복막림프절로 단계적으로 전이를 잘하기 때문에 후복막림프절 절제술도 중요한 치료이다. 이것은 주로 병기가 낮은 비정상피종에서 적용되며 병기가 높은 비정상피종에서는 항암제 투여 후에 경우에 따라 시행할 수 있다. 한편 고환종 중에서 정상피종은 방사선에 대한 감수성이 매우 높은 것으로 알려져 있다. 저병기 정상피종의 대부분은 근치적 고환적출술과 후복막에 방사선요법으로 대부분 치료가 잘 된다. 병기가 높은 고환암의 경우에는 여러 가지 항

9) 85%에서 고환이 커지고 정상 고환보다 10배까지 커질 수 있다. 현미경 소견에서 모양과 크기가 같은 균일한 종양세포와 림프구 침윤, 육아종 형성이 관찰된다. 출혈이나 괴사는 드물다.
10) 종양세포들의 크기와 모양이 불규칙하고 핵의 염색 정도도 일정하지 않으며 거대세포 종양의 출현과 세포분열이 전형고환종보다 흔하다.
11) 전형고환종보다 훨씬 늦은 40대 이후 특히 65세 이후에 많다. 종양의 성장속도는 전형유형보다 느리고 전이도 드물다. 따라서 예후는 매우 좋다. 림프구 침윤이나 육아종 형성은 없다.

암제를 병용투여하는 병합화학요법으로 많이 치료한다. 고환암은 항암제 투여에 대한 반응이 우수하여 치료율이 높다.

잠복고환(cryptorchism, cryptorchidism)은 고환이 음낭 내에 위치하지 않고 덜 내려온 증상으로 불임과 고환암의 위험요인이다. 잠복고환은 선천적으로 생기는데 태생기에 고환은 원래 복강 내에 있다가 점점 하강하게 되어 임신 후반기에는 음낭 안에 위치하게 된다(송애랑 외, 2013: 283). 그러므로 잠복고환은 조산아에서 더 흔하다. 조산아의 30%, 정상 분만아의 3% 정도에서 잠복고환이 동반된다. 잠복고환이 있더라도 출생 후 첫 3개월 이내에 고환이 아래로 내려오는 경향이 있다. 하지만 출생 6개월 이후에는 거의 내려오지 않는다.[12] 그러므로 정상 분만아의 경우 출생시 약 3%인 잠복고환의 빈도는 만 1세에 약 1% 정도로 감소한다. 하지만 1세 이후에는 거의 자연 하강이 이루어지지 않으므로 이때까지 고환이 내려오지 않았다면 수술을 고려해야 한다. 정상적으로 고환은 음낭 내에 위치하는데 음낭은 피부에 여러 주름이 있어서 본인의 체온보다 약 1-2도 낮은 온도를 유지한다. 이러한 시원한 환경은 고환의 정상적인 발달에 중요하다. 고환이 음낭에 위치하지 않은 상태로 오래 지나면 생식세포의 성장에 지장을 주게 된다.[13] 한편 퇴축고환이란 고환이 오르락내리락 하는 증상이다. 잠복고환과는 달리 음낭까지의 길이는 충분하지만 고환을 잡아당기는 근육(고환올림근)의 반사가 증가되어 고환이 위로 올라가는 경우이다. 잠복고환이 생후 즉시 발견되는 것과 비교하여 퇴축고환은 고환올림근의 반사가 심해지는 만 5-10세에 흔하다.[14]

정자 과소증(oligospermia)은 정자의 수가 2백만㎖에서 4백만㎖일 때이다. 참고로 정상은 정액량이 3ml 이상, 운동성이 60% 이상, 정상 형태가 60% 이상, 정자 수가 6백만㎖ 이상이다. 원인은 음낭수류, 정류고환, 꽉 끼는 옷을 자주 입는 경우, 더운 환경에서 주로 지내거나 사우나를 과도하게 즐기는 것 등이다. 또한 정계정맥류가 있는 경우 정자형성에 이상이 생겨 정자부족이 유발되기도 한다. 남성불임으로 진단 받은 환자의 약 30% 이상에서 정계정맥류를 갖고 있으며 이차성불임(첫째 아이 출산 이후로 아이가 생기지 않는 경우)의 경우는 약 80%

12) Kim KS et al. Incidence, risk Factors and spontaneous descent of cryptorchidism. Korean J Urol 2003;44:1203-7.

13) 음낭 내에 위치하지 않지만 건강한 고환이 존재한다면 이 고환을 주변 구조물로부터 박리하여 충분한 길이를 확보한 후 음낭에 내려주는 방식으로 치료한다.

14) Hack WW et al. Previous testicular position in boys referred for an undescended testis: further explanation of the late orchidopexy enigma? BJU Int. 2003;92:293-6.

에서 정계정맥류가 발견된다. 주된 증상은 불임이다. 진단은 일차적으로 정충검사이며 정충검사에 이상이 있는 경우 호르몬검사, 정관촬영, 고환조직생검, 초음파촬영 등을 시행한다.

무정자증(azoospermia)은 남성불임의 가장 중요한 원인이다. 정자수는 동일인에서도 차이가 많으나 임신에 필요한 정상치는 정액 1㎖당 2×107개 이상, 전체 사정액 중에는 108개 이상이다(송애랑 외, 2013: 281). 정자는 고환에서 생성되어 길이 360-600㎝의 부고환을 통과하는 평균 12일(3-21일) 동안 성숙되면서 수태능력을 갖춘다. 따라서 고환에서 정자형성(spermatogenesis)에 이상이 있거나 생성된 정자가 통과하는 경로가 폐쇄(ductal obstruction)되면 무정자증이 된다. 무정자증의 원인은 고환 자체의 이상과 시상하부-뇌하수체-생식선계(hypothalamic-pituitary-gonadal axis)의 이상에서 오는 내분비성 생식선부전증(endocrine hypogonadism)으로 나눌 수 있다. 무정자증의 진단은 정액검사 외에 고환생검법(testicular biopsy)이 필수적이다.[15] 치료는 전신요법 · 약물요법 · 외과요법 · 인공수정 등으로 나눌 수 있는데 원인에 따라 적절한 방법을 선택한다. 전신요법은 원인요소 제거, 생활환경 조절, 음식물이나 기호품 조정, 피로 예방 등이다.[16]

전립샘(prostate gland)과 관련한 질환으로 **전립샘암종(carcinoma of the prostate)**은 전립샘의 악성종양으로 50세 이후에 흔히 발생한다.[17] 전립선은 남성에게만 있는 장기로서 정액의 일부를 만들어낸다(그림 8-5). 이것은 치골(하복부에서 만져지는 골반을 형성하는 뼈의 하나) 뒤에 위치하며 방광 아래 측에 있으면서 직장에 인접해 있다. 전립선암의 약 90%는 자신의 몸에서 만들어지는 남성호르몬에 의해 증식한다. 그 때문에 남성호르몬의 작용을 억제함으로써 암 증식을 막고 암세포의 일부를 사멸시킬 수가 있다. 전립선암의 원인은 아직 확실히 알려져 있지 않지만 지방성분이 많이 함유된 음식을 많이 먹으면 전립선암에 걸

15) 고환생검법은 경피적 천자생검(transcutaneous needle core biopsy)이 흔히 쓰이며 성숙된 정자세포의 정량분석에 따라 정자형성기능저하증(spermatogenic arrest), 정자형성기능결여증(spermatogenic aplasia), 정상 고환조직으로 분류한다.

16) 약물요법은 내분비성 생식선부진증에 효과가 큰 치료법으로서 융모막성고나도트로핀(HCG) · 황체형성호르몬(LH) · 여포자극호르몬(FSH) · 테스토스테론(testosterone) 등의 호르몬 제제, 칼리크레인(Kallikrein) 등의 효소제제, 비타민 A · B · C · E 등의 비타민 제제, L-아르긴(L-argine) · 글루타민(glutamine) 등의 아미노산 제제 등을 쓴다. 외과적 치료는 생식기 이상의 교정, 정계정맥류의 결찰술, 폐쇄성 무정자증의 교정수술 등이 있다.

17) 전립선암은 미국이나 유럽에서는 남성 암사망자의 약 20%를 차지하는 빈도 높은 암이지만 우리나라에서는 약 1.2%로 비교적 빈도가 낮다. 그러나 식생활의 서구화 및 고령화 사회로의 이행에 따라 빈도가 증가하는 추세이다.

릴 확률이 높아진다고 한다. 전립선암은 요도를 둘러싸듯이 존재하기 때문에 전립선암이 발생하면 그 증식에 의해 요도가 압박되어 각종 증상이 나타난다. 증상으로서는 배뇨곤란, 빈뇨, 잔뇨감, 야간다뇨, 요의절박[18], 하복부불쾌감 등이다. 암이 요도 및 인접하는 방광 내로 진전된 경우에는 그 부위에서 출혈하여 육안적으로 혈뇨를 보게 되기도 한다. 암이 방광으로 옮겨가면 방광자극증상이 심해져 요실금 상태가 된다. 또한 요관이 막히게 되면 신장에서 만들어진 소변이 방광에까지 흐르지 못하고 신장에 고이게 되면 수신증에 걸리게 된다. 그리고 전립선암은 진행되면 림프절이나 뼈로 잘 전이하기 때문에 그에 따른 증상이 나타난다. 뼈 전이가 광범위하게 퍼지게 되면 골수에서 혈액을 만들기가 곤란해지므로 빈혈이 되며 더 진행되면 혈액 중에 지혈을 담당하는 성분이 부족해 소화관 출혈 등이 나타난다. 전립선암이 직장수지검사(digital rectal exam, DRE: 그림 8-6)에서 딱딱한 결절로 만져질 때는 그곳을 침생검하지만 전립선 중심에 발생한 암이 크기가 0.5ml 미만인 경우는 진단에 어려움이 있으며 이런 경우 직장경유 초음파 검사가 도움이 된다. 중요한 것은 **혈중 전립선특이항원(prostate specific antigen, PSA) 검사**이다. PSA는 전립선 상피세포에서 만들어지는 효소로 전립선에만 있어 전립선암이나 전립선 비대증이 있을 때 혈중 PSA치가 증가하여 전립선암의 진단이나 추적관찰에 중요한 지표로 사용한다.[19]

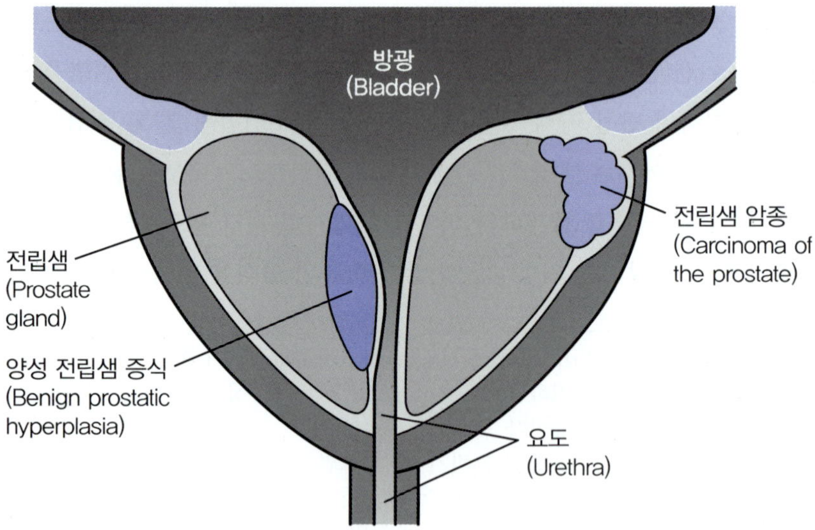

[그림 8-5] 전립샘암과 전립샘비대증

18) 화장실에 가고 싶다고 느낀 후부터 화장실에 갈 때까지 소변을 참지 못하는 상태이다.
19) PSA로 초기 진단이 가능한데 정상 PSA 수치는 4.0ng/mL이다.

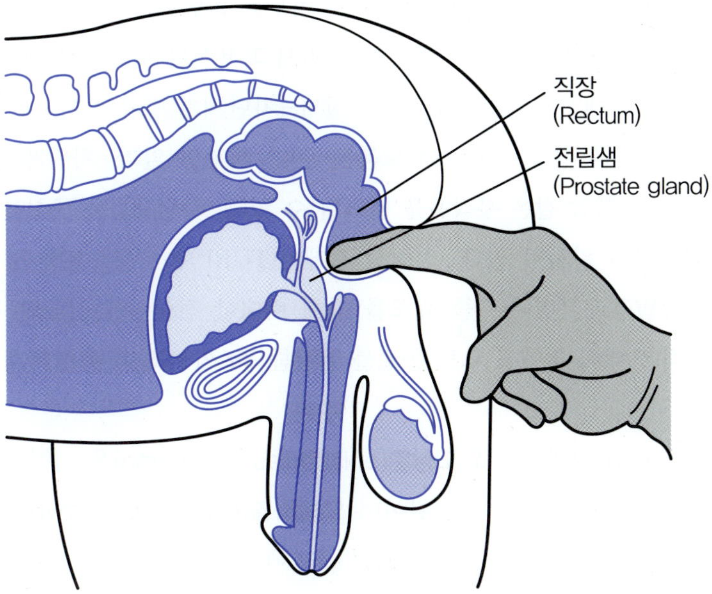

[그림 8-6] 직장수지검사(Chabner, 2014: 321을 참조)

양성 전립선 비대증(benign prostatic hyperplasia, BPH)은 60세 이후에 흔히 발생하는 전립샘 증식(prostatic hyperplasia)의 일종으로 요로폐쇄가 주 증상이다(그림 8-5). 남성 생식기관의 일부인 전립선은 정자와 섞여 정액이라는 액체를 만든다. 즉 전립선 비대증은 전립선이 비대해지면서 방광 하부의 소변이 나오는 길을 막아 요도의 소변 흐름이 막히거나 감소된 상태이다(데이비스, 2008: 366). 양성 전립선 비대증은 남성 배뇨장애로 전립선의 크기가 증가하여 배뇨를 힘들게 하는 질환이다. 전립선은 소변을 방광에서 이동시키는 관(요관)을 둘러싸고 있다. 사춘기 동안에 전립선은 균등하게 팽창된다. 그러나 나이가 들수록 샘의 요도 옆 부위에 집중하여 비대가 진행되는데 샘이 점점 커지면서 방광에서 소변이 나오는 흐름을 방해하므로 방광은 소변을 비우기 위해 더 힘들게 일을 해야 한다. 양성 전립선 비대증의 원인은 아직 명확하게 밝혀지지 않았다. 주된 증상은 배뇨증상과 하부요로 증상이다. 증상이 약하게 나타나기 때문에 배뇨를 시작하는데 어려움을 느끼거나 배뇨 후에도 계속해서 소변이 나오며 소변을 다 본 후에도 개운치 않고 다시 보고 싶은 증상이 나타나게 된다. 그리고 방광에 남아 있는 소변에 세균이 성장하여 요로감염이 생길 수 있다. 그리고 남겨진 소변이 신장 쪽으로 거꾸로 역류하는 증상이 장기화되면 신부전 증상이 나타나기도 한다. 양성 전립선 비대증 진단을 위해서는 직장수지검사를 시행하여 전립선의 크기, 모양, 경도 등을 확인한다. 또한 소변검사를 통해 혈액과 감염이 있는지 여부를 확인한다. 전립선 비대증을 치료하기 위해 증상이 심하지 않다면 경과를 관찰해 보면서 좌욕이나 배뇨습관 개선, 수분 섭취량 조절, 식이요법 등을 시행한다. 약물 치료로는 알파−차단제가 방광의 기저부 근육을 이완시키고 남성의 배뇨 능력을 향상시키는 데 도움을 준다. 하지만 알파−차단제는 어지러움, 피로감 그리고 과도한 저혈압 같은 부작용을 일으킬 수 있다. 수술요법은 증상을 개선시키는데 효과적이지만 합병증의 위험이 있다. 전립선 절제술(TURP)은 가장 흔히 사용하는 시술이다. 외과의사가 망원경과 전기루프를 요도를 통해 비대한 전립선에 삽입한 후 전기루프가 여분의 전립선조직을 태워 없애고 요도 통로를 열어줌으로써 배뇨를 용이하게 한다.[20]

음경(penis)과 관련된 질환으로 **요도상열(epispadias, epispadia)**은 선천적으로 남성요도의 입구가 음경의 위쪽 표면에 있는 질환이며 **요도하열(hypospadias, hypospadia)**은 반대로 선천적으로 남성의 요도구가 음경의 아래쪽 표면에 있는 질환이다. 요도하열에서는 외요도구가 회음부에서 귀두까지의 음경 복측에 비정상으로 위치한다. 요도하열은 요도 및 요도해면체 결손을 초래하는데 발생빈도는 300명의 남아 중 한명으로 보고되고 있으며 임신중 약물복용으로 인해 증가추세에 있다. 발생원인은 확실하지 않으나 유전적 요인과 남성호르몬 요인이 작용하는 것으로 알려져 있다. 비정상적 외요도구의 위치에 따라 귀두부 요도하열, 관상구부 요도하열, 음경부 요도하열, 회음부 요도하열로 분류된다. 신생아나 영아에서는 특이한 증상이 없지만 소아나 성인은 요선을 겨냥하기 어렵고 흩어진다. 요도하열 환자에서 다른 비뇨기계 선천성 이상소견이 증가한다고 하지만 모든 환자에서 배설성요로조영술을 시행할 필요는 없고 신장 및 요관의 선천성 이상이 의심되는 경우에만 시행한다. 요도경 및 방광경은 내부기관의 발달여부를 확인할 수 있고 회음부나 음경음낭부의 요도하열에서는 소실의 증대소견이 관찰된다.

포경(phimosis)은 남성의 성기 귀두를 싸고 있는 포피부분만 제거하는 수술이다. 목욕만 잘해줄 경우 특별히 필요하지 않으며 포경 수술 후에는 귀두가 항상 노출된 상태로 유지되기 때문에 마찰에 둔감해져 지루증을 불러올 가능성도 있다.

---

20) 한편 경요도 극초단파 열치료(TUMP)는 극초단파 안테나를 요도로 삽입하여 전립선에 열을 가하는 방법으로 지나치게 자란 조직을 파괴할 수 있다. 이 시술은 TURP보다 비용이 덜 들고 합병증이 적으며 입원할 필요도 없다. 하지만 수술을 받은 환자의 약 절반 정도가 4년 이내에 추가 치료를 받을 수 있다.

성병(STI; Sexually Transmitted Infections)과 관련하여 **클라미디아 감염**(chlamydia infection)은 남성의 요도 및 여성의 질과 자궁목으로 세균(chlamydia trachomatis)이 침입한 질환이다. 남성에게서는 배뇨곤란과 음경에서 희고 맑은 배설물이 생기는 비임균성요도염이 발생하고 여성에게서는 보통 무증상이나 일부 노란색의 자궁목내막 분비물이 발생한다.

임질(淋疾, Gonorrhea)은 생식기 점막에 임균 감염에 의한 염증이 생기는 대표적인 성병이다. 남성에게서는 배뇨곤란과 더불어 요도에서 노란색 점액농성의 분비물이 나오며 여성에게서는 보통 무증상이나 일부의 경우 직장과 요도의 분비물 및 자궁관염(PID)이 발생한다. 보통 감염된 사람과 성관계 1-2주 후에 농, 고름이 있는 소변을 보게 되며 소변을 볼 때 따끔거리는 증상이 있다. 감염 시에 항생제로 치료가 가능하지만 자가 치료보다는 병원을 방문하는 것이 안전하다. 비임균성 요도염 및 임질은 성병 중 가장 흔한데 요도에서 누런 콧물 같은 농이 나오거나 소변을 볼 때 따끔거리거나 요도에 열감을 나타낸다. 요도염은 병을 일으키는 원인균에 따라 임질과 비임균성 요도염으로 나뉘는데 비임균성 요도염이란 임균 이외의 원인으로 생긴 요도염을 망라한 것이다. 이는 클라미디아, 유레아플라스마, 마이코플라스마, 포도상구균, 연쇄상구균, 대장균, 디프테리아, 폐렴구균, 결핵균 등 갖가지 세균과 단순포진바이러스(HSV), 트리코모나스, 칸디다증 바이러스, 기생충, 곰팡이 그리고 물리화학적 자극에 의한 요도염을 총칭한 것이며 선진국에서는 임균성 요도염보다 훨씬 많은 것으로 밝혀져 있다. 임질은 임질균 감염에 의한 질환이다. 임질균은 원두커피 모양의 구균으로 항상 쌍을 지어 다니기 때문에 쌍구균이라고 부르는데 임균은 건조한 상태, 낮은 농도의 살균액이나 비눗물을 만나면 짧은 시간 내에 죽는 특징이 있다. 남자가 임질에 걸리면 1-14일(평균 3-5일) 안에 증상이 나타난다. 이렇게 요도염을 구분하는 이유는 치료 방법에 차이가 있기 때문이다. 임질은 비임균성 요도염에 비해 증상이 나타나는 것이 빠르고 뚜렷하다. 그러나 근래에는 항균제의 오남용에 따른 세균의 변이와 혼합감염의 증가로 인해 양자 간의 구별이 애매한 경향이 있다. 여성의 비임균성 자궁경부염은 대부분 증상이 없으며 더구나 여성의 질 내부엔 여러 가지 세균이 항상 존재하기 때문에 현미경 검사로는 진단이 어려운 특징이 있다. 이러한 요도염을 제대로 치료하지 않으면 남자의 경우 부고환염에 의해 불임이 될 수도 있고 여자의 경우 골반염, 난관협착으로 인한 자궁외 임신이나 불임증, 신생아 결막염의 원인이 되기도 한다. 또한 임질의 치료에는 페니실린을 사용하며 비임균성 요도염인 경우에는 테트라사이클린이라는 항생제가 사용된다.

음부포진(Herpes genitals)은 단순포진바이러스(HSV)로 인한 성기의 점막과 피부의 감염으로 물집을 동반한 발적과 궤양이 주증상이며 헤르페스 바이러스에 의하여 발생하는 전염성 질환이다(데이비스, 2008: 391-392). 헤르페스 바이러스에는 1형과 2형 두 가지가 있다. 1형 헤르페스 바이러스는 주로 구강 헤르페스의 원인이 되고 2형 헤르페스 바이러스는 주로 성기 헤르페스의 원인이 된다. 두 바이러스 모두 구강 및 성기 헤르페스를 일으킬 수 있다. 구강 헤르페스는 키스를 통하여 전염된다. 성기 헤르페스는 성교를 통하여 전염된다. 그러나 이들 중 약 60%는 자신이 헤르페스에 걸려 있고 다른 사람에게 전염시킬 수 있다는 사실을 모른다. 우리나라에서 정확한 통계는 없지만 문화적인 차이로 구강 헤르페스는 이보다 좀 적을 것으로 생각된다. 헤르페스 바이러스는 매우 약하기 때문에 변기, 목욕탕, 수건 등을 통해서는 전염되지는 않는다. 일반적인 상식과는 달리 헤르페스는 증상이 없는 상태에서도 전염될 수 있다. 보통 피부는 바이러스가 뚫고 지나가기 어렵기 때문에 주로 구강 점막 또는 요도나 성기의 점막을 통하여 전염된다. 헤르페스 바이러스에 감염된 후 금방 증상이 생기는 경우도 있지만 몇 달이나 몇 년 후에 증상이 발생하는 경우도 있다. 헤르페스의 증상은 사람에 따라 매우 다양하게 나타난다. 느끼지 못할 정도로 아주 경미한 경우도 있고 아주 심한 경우도 있다. 헤르페스를 보균하고 있는 사람 중 약 20%는 아무런 증상이 없다.

연성하감(chancroid)은 성 접촉을 통해 전염되며 바실루스속 연성하감균(Haemophilus ducreyi)이 원인인 생식기 부위의 급성 국부질환이다. 감염되면 3-5일 후 감염된 자리에 통증을 동반한 얕은 궤양이 나타나는 것이 특징이다. 이 궤양은 감염성 매독의 특징적인 병소인 경성하감(硬性下疳)과 대조적으로 연성하감이라고 부른다. 연성하감이 나타난 후 그 부분의 림프절이 커지고 염증이 생긴다. 술폰아미드계 약품이 이 미생물의 성장을 억제하는데 특히 에리트로마이신과 스트렙토마이신이 효과적이다.

질염(vaginitis)의 다른 명칭은 트리코모나스 감염증(질편모충증)이다. 질편모충증은 질편모충(질트리코모나스, trichomonas vaginalis)에 의해 유발되는 원충성 감염성 질환이다. 주로 남녀 간의 성적 접촉(sexual intercourse)에 의해 전파되며 세계적으로 가장 흔한 성병이다. 성교에 의하여 전파되지만 때로는 환자가 사용한 변기나 옷 등의 접촉에 의해서도 감염될 수 있다. 질편모충에 의한 감염은 심각하게 생각되지 않았으나 최근에는 후천성면역결핍증의 전파에 있어 위험인자로 알려졌으며 임산부의 감염에서는 태반의 조기박리, 조산, 저체중아 출산 등과 같은 심각한 합병증을 일으키는 것으로 알려져 있다. 질편모충은 성병이므로 남녀 모두에서 감염될 수 있다. 잠복기는 4-28일로 추정되며 여성에서의 증상은 외음부나 질의 소양증, 작열감, 쓰라림 등이 있으며 질분비물의 양이 증가되거나 냄새가 나고 때로 녹황색을 띄기도 한다. 생리 직후에 이런 증상이 악화될 수 있다. 남성에서는 대부분 무증상을 나타내지만 전립선, 정낭과 같은 상부비뇨생식기에 감염되면 증상을 나타내기도 한다. 질분비물을 슬라이드에 도말하여 원충을 확인하거나 배양 검사를 통해 진단할 수도 있다. Metronidazole이라는 항생제의 경구 치료가 가장 좋은 치료법으로 알려져 있다.

쌍태아(twins)에는 두 종류가 있다. **일란성 쌍태아(identical twins)**는 한 개의 정자와 한 개의 난자의 수정으로 생기며 공동의 태반을 가진다. 그래서 외모가 매우 유사하다. 반면 **이란성 쌍태아(fraternal twins)**는 분리된 난자와 분리된 정자의 수정으로 생기며 태반 역시 분리되어 있다. 따라서 형제 · 자매 정도로만 외모가 비슷하며 성별 역시 다를 수 있다.

5) 임상검사 및 처치에 관한 용어

전립샘특이항원검사(PSA test)는 혈액 내 전립샘특이항원 수준을 측정하는 것으로 전립샘 증식이나 암종의 경우 수치가 상승한다(홍준현 외, 2013: 208). 전립샘특이항원이란 정상적으로 전립선에서 생성되는 물질로 전립선 암종 등과 같은 질환에서 혈중치가 상승하여 암을 진단할 때 사용한다. 과거에는 전립선암을 초기에 진단하기 어려웠는데 이 검사를 진단에 이용하게 된 이후 전립선암의 조기진단이 가능해졌다. 일반적으로 건강검진에서 PSA의 수치가 4ng/ml 이상이면 전립선암의 가능성이 있으나 그렇다고 해서 반드시 전립선암은 아니다. 오히려 전립선염, 전립선 비대증이 심한 경우, 배뇨곤란이 심한 경우 등에도 PSA의 수치는 높아진다. 일반적으로 특별한 증상이 없이 PSA의 수치가 4 이상인 경우에는 경직장 전립선 초음파, 신체검진 및 문진 등의 과정을 거쳐 한번은 전립선 조직검사를 받아서 암의 가능성을 배제한 후 PSA의 수치를 주기적으로 추적관찰을 하는 것이 권장된다. 통계에 의하면 전립선 특이항원이 상승한 경우 60-70%는 암이 아닌 원인에 의한 것이다.

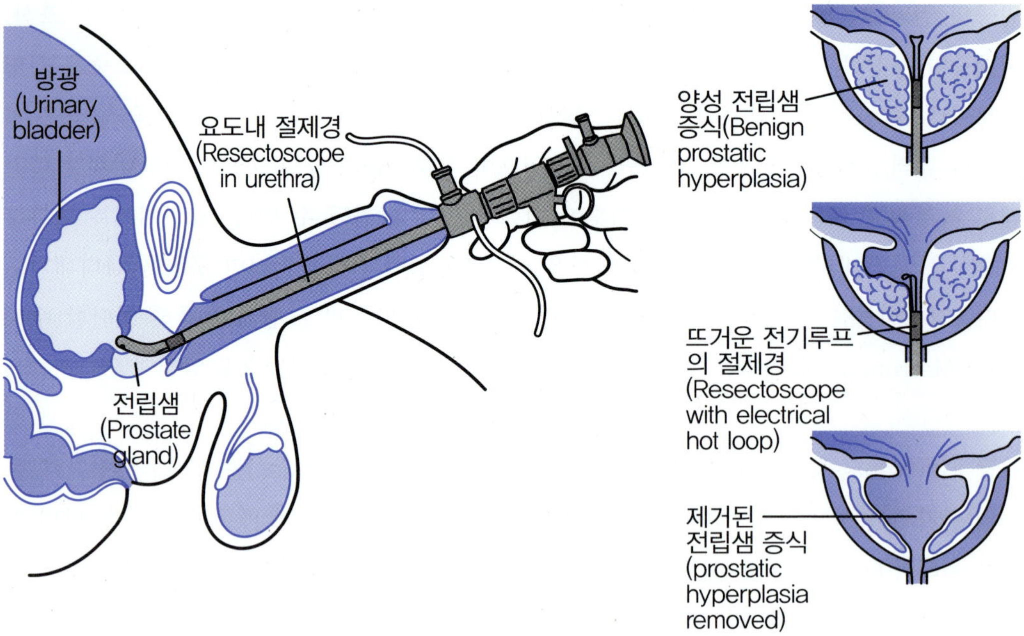

[그림 8-7] 요도경유전립샘절제술(Chabner, 2014: 325; 홍준현 외, 2013: 209를 참고)

요도경유전립샘절제술(transurethral resection of the prostate, TURP)은 카테터를 통해 특수내시경을 요도 속으로 삽입하고 전립선의 부분을 전기소작법(electrocautery), 한랭발생(cryogenic) 기법으로 제거하는 시술이다(그림 8-7). 양성 전립선 비대증은 주로 40세 전후의 남성에서 나타나기 시작하며 60세 이상 남성의 50% 이상, 80세 이상일 경우 90%에서 증상이 나타난다. 처음에는 요류(urinary stream)의 힘과 굵기가 감소하고 배뇨시작이 늦어지며(지연뇨, hesitancy) 폐색이 진행되면 빈뇨, 야간빈뇨, 급박뇨 등의 증상이 나타난다. 이러한 전립선 비대가 오래 지속되면 배뇨 증상으로 인한 생활의 불편함뿐 아니라 요로감염, 혈뇨, 결석, 나아가 급성요폐, 콩팥 기능의 이상까지 나타날 수 있다. 요도경유전립샘절제술은 요도를 경유하여 전립선 조직을 칼로 도려내는 것이므로 개복술이 아니며 요도를 통해 비대해진 전립선 조직을 절제하는 수술이다.

정액검사(semen analysis)는 수정능력 검사를 위해 정관절제술의 시행 후 검사하는 것이며 정자세포의 수, 운동성, 형태를 현미경적으로 검사한다. 보통 정자수가 2,000만/ml 이하일 경우 불임으로 본다. **거세술(castration)**에는 고환절제술과 난소절제술이 있으며 **포피절개술(circumcision)**은 음경 포피를 제거하는 수술이다. **정관절제술(vasectomy)**은 양쪽 정관을 잘라 제거하고 끝을 봉합하고 결찰하여 방전요법이나 금속클립으로 막는 수술이다(그림 8-8).

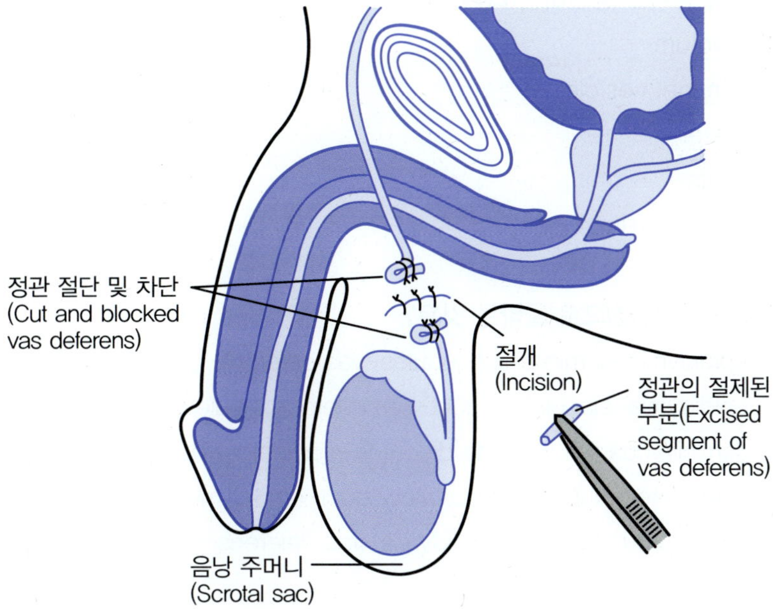

[그림 8-8] 정관절제술(Chabner, 2014: 326; 홍준현 외, 2013: 209를 참고)

제8강 문제풀이

1. 다음 중 정자를 생산하는 타원형 모양의 기관은?
   ① scrotum
   ② seminal vesicle
   ③ ureter
   ④ testis
   ⑤ vas deference

2. 정자의 형성과정으로 올바른 것은?
   ① epididymis–seminiferous tubules–vas deferens–ejaculatory duct–urethra
   ② epididymis–ejaculatory duct–seminiferous tubules–vas deferens–urethra
   ③ seminiferous tubules–vas deferens–ejaculatory duct–epididymis–urethra
   ④ seminiferous tubules–ejaculatory duct–epididymis–vas deferens–urethra
   ⑤ seminiferous tubules–epididymis–vas deferens–ejaculatory duct–urethra

3. 고환이 음낭 내에 위치하지 않고 덜 내려온 증상은?
   ① cryptorchism
   ② oligospermia
   ③ anorchism
   ④ aspermia
   ⑤ phimosis

4. 전립선의 과잉 비대한 상태로 요로폐쇄가 주된 증상인 질환은?
   ① chancroid
   ② vaginitis
   ③ gonorrhea
   ④ benign prostatic hyperplasia (BPH)
   ⑤ carcinoma of the prostate

정답	1. ④ 2. ⑤ 3. ① 4. ④

제 9 강

신경계

1) 신경계통의 구조

2) 뇌의 구조

3) 척수와 수막의 구조

4) 주요 어휘

5) 관련 질환

6) 임상검사 및 처치에 관한 용어

제9강 신경계

1) 신경계통의 구조

신경계(nervous system)는 인간이 자신을 둘러싼 환경으로부터 자극을 받아들이고 반응하는 것과 관련된 계통이다(그림 9-1). 사람과 같은 척추동물은 신경원이라 불리는 **중추신경계**(central nervous system; CNS), **말초신경계**(peripheral nervous system; PNS), **자율신경계**(autonomic nervous system)와 같은 신경망으로 감각을 수용하고 몸을 조절한다. **신경**(nerve)이란 현미경적으로 미세한 신경세포(nerve cell)가 모여 육안으로 보이는 신경다발이다. 신경계의 구조와 정의는 다음과 같다.

- 중추신경계(CNS) : 뇌와 척수로 구성[1]
- 말초신경(PNS) : 신경, 신경절, 신경총으로 구성
- 자율신경(ANS) : 내장기관과 피부의 작용을 조절하는 교감신경과 부교감신경
- 뇌척수막 : 중추신경계를 싸고 있는 3개의 섬유상막, 경막, 지주막, 연막으로 구성
- 뇌척수액(CSF) : 뇌와 척수의 항상성을 유지하고 떠 있게 하는 투명한 수용성 매질
- 신경원 : 신경계의 구조적 기능적 세포(신경세포라고 함)
- 운동신경원 : 활동전위를 중추신경계에서 근육 또는 분비선으로 보냄(원심성)
- 감각신경원 : 활동전위를 효과기에서 중추신경계로 보냄(구심성)
- 신경 : 신경섬유의 다발(신경원의 신장된 부위)
- 신경총 : 신경들의 수렴 또는 망
- 체성운동신경 : 골격근육을 지배하는 신경
- 자율운동신경 : 평활근, 심장근 그리고 분비선을 지배하는 신경(수축과 억제)
- 신경절 : 중추신경계밖에 존재하는 신경세포체의 집단
- 핵 : 중추신경계내에 신경원 세포체의 집단
- 신경로 : 중추신경계의 부위를 상호 연결하는 신경섬유의 다발

신경계는 뉴런과 지지세포로 이루어져 있다. 감각수용기와 연결된 뉴런을 감각 뉴런이라 하고 운동반응기와 연결된 뉴런을 운동 뉴런이라 한다. 감각 뉴런과 운동 뉴런은 뇌와 척수

1) 회백질과 백질이 뼈와 뇌척수막으로 싸여 있다.

에 있는 연합 뉴런에 연결되어 있다. 연합 뉴런은 감각 뉴런을 통해 전달된 감각을 파악하고 운동 뉴런을 통해 몸을 움직이게 한다. 연합 뉴런이 있는 뇌와 척수를 합해 중추신경계라고 한다.

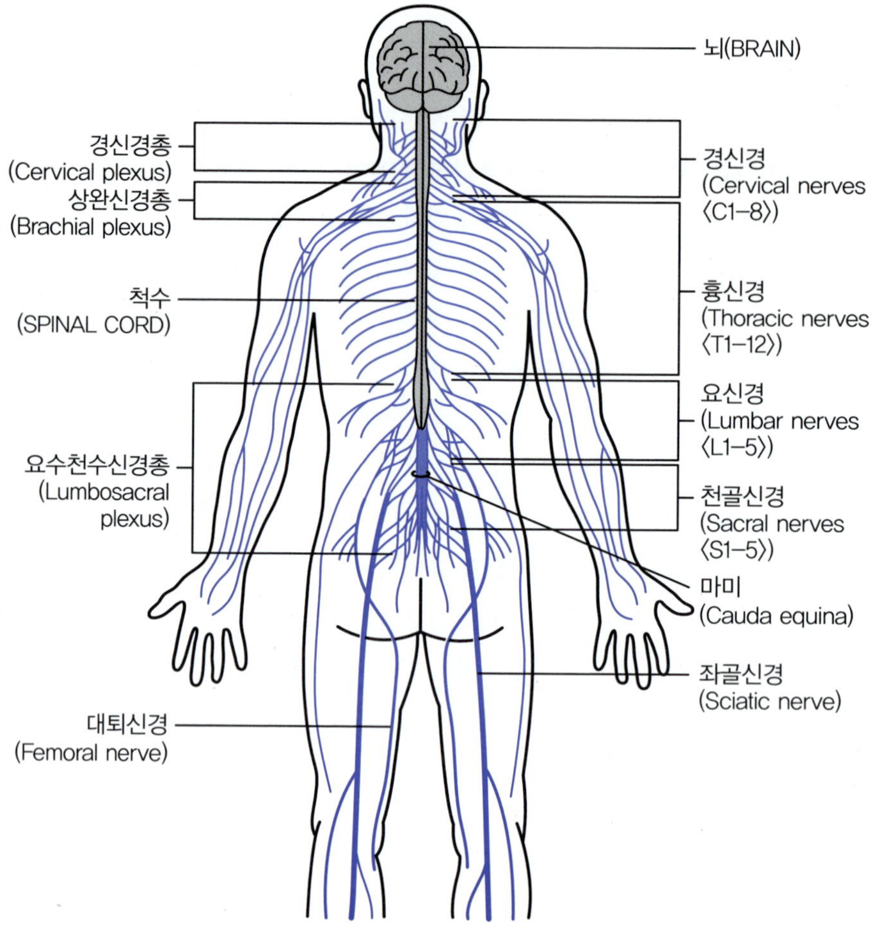

신경계통

척추동물의 중추신경계는 **뉴런(neuron)**이라 불리는 특수한 세포로 된 신경망을 사용하여 신체의 다양한 활동을 통합하고 조절한다. 신경조직은 신경원과 지주조직으로 이루어져 있다. **신경원(neuron)**은 신경의 활동을 주관하는 개개의 신경세포로 신경세포체와 그곳에서 나오는 돌기로 구성되는 형태적 단위이다. 동시에 신경원은 물리적 · 화학적 자극에 반응하는 흥분성과 다른 조직에 전달하는 전도성을 지닌 기능적 단위이다. 한편 **신경교(neuroglia)**

는 흥분을 전달하지 않는 신경계의 간질세포로 지지 · 결합 기능 및 감염과 상해로부터 보호하는 식작용을 한다. 신경교에는 세 가지 종류가 있다.

- **성상세포(astrocyte)** : 신경세포와 모세혈관 사이에 수분과 염분을 전달
- **소교세포(microglia)** : 아주 작고 많은 돌기가 가지처럼 나와 있는 식세포
- **핍돌기 아교세포(oligodendroglia)** : 수초를 생성하고 혈류로부터 잠재적인 해로운 물질이 신경세포로 통과하는 것을 조절하는 돌기가 적은 세포

신경교는 중추신경계의 지주조직이며 말초신경계의 지주조직은 백색결합조직으로 되어 있다. 신경세포는 세포체와 신경세포돌기로 이루어진다. 세포체에는 핵과 세포소기관이 있고 세포체에서 뻗어 나온 신경세포돌기는 축색돌기와 수지상돌기로 나뉘며 축색돌기는 길게 이어져 여러 갈래로 나뉘어 감각 기관이나 운동 기관에 연결된다.

중추신경계는 뇌(brain)와 척수(spinal cord)[2]로 이루어지며 말초신경계는 뇌 · 머리 · 목 사이의 흥분을 전달하는 12쌍으로 된 **뇌신경(cranial nerves)**[3]과 척수 · 가슴 · 복부 · 사지의 흥분을 전달하는 31쌍의 **척수신경(spinal nerves)**으로 이루어진다. 즉, 중추신경계는 뇌와 척수로 이루어진 신경계통이고 말초신경계는 중추신경계에서 갈라져 나와 몸의 각 기관에 연결되는 신경계통이다(지제근, 2004: 104). 자율신경계는 주로 평활근의 운동과 분비샘의 활동을 지배하여 신체 내부의 환경을 일정하게 유지하는 역할을 한다. 자율신경계는 불수의적으로 기능하며[4] 중추신경계로부터 흥분을 전달하는 **원심성 신경(efferent nerves)**이다. 여기에는 스트레스나 위기시에 신체를 자극하는 **교감신경(sympathetic nerves)**과 이와 반대의 **부교감신경(parasympathetic nerves)**이 있다(그림 9-2).[5] 두 신경은 대부분 쌍으로 신체 기

---

2) 척수(spinal cord)와 척주(vertebral column)는 성장률이 다르다. 이러한 이유로 성인의 척수는 미측 말단부 L1-L2 추공간 부근에 위치한다. 요천추신경(lumbosacral nerve)은 각 척추 높이와 대응하는 추간공에 도달하지 못하고 먼 거리를 주행해야 한다. 신경들이 무리를 이루어 길게 연장된 모습이 말의 꼬리와 유사하여 마미(cauda equina)라고 한다. 마미는 요천추 척주관 내의 뇌척수액(cerebrospinal fluid) 안에 위치한 말초신경의 무리이다. 요천추 영역의 골절이나 외상에 의해서 마미의 손상이 유발될 수 있지만 척추는 손상되지 않는다. 마미의 손상은 근육 마비, 위축, 감각의 변화, 반사의 저하를 초래한다. 일반적으로 과도한 반사와 관련된 강직(spasticity)은 척수의 손상과 동반되어 나타난다.

3) 머리 · 목 · 가슴 · 복부의 흥분을 전달하는 10번째 뇌신경은 미주신경(vagus nerve)이다(지제근, 2004: 187).

4) 자율신경이란 이름은 대뇌의 직접적인 지배를 받지 않는다는 의미로 붙여진 것이나 실제는 시상하부와 그 밖의 여러 중추신경의 지배를 받아 어느 정도 의식적인 조절이 가능하다.

5) 교감신경 계통은 교감신경(sympathetic nerve, SNS)이라고도 불리며 부교감신경(parasympathetic nerve) 계통과 함께 자율신경계통을 이루는 원심성 말초신경계이다. 교감신경은 부교감신경과는 길항 관계에 있어 교감신경이 흥분하면 맥박 증가, 혈압 상승, 소화 억제 등 몸이 위험한 상황에 대처할 수 있는 긴장된 상태가 되는데 이러한 반응을 싸움-도주 반응(fight-or-flight response)이라 한다. 이 반응에

관과 연결되어 있어 서로 길항적인 작용을 한다. 자율신경계는 중추신경계 밖에서 뉴런을 한번 교체한 후 말초에 이르며 중추신경으로부터 자극을 전달받으면 교감신경은 **노르에피네프린(norepinephrine)**을 분비하고 부교감신경의 경우 **아세틸콜린(acetylcholine)**[6]이 분비된다.

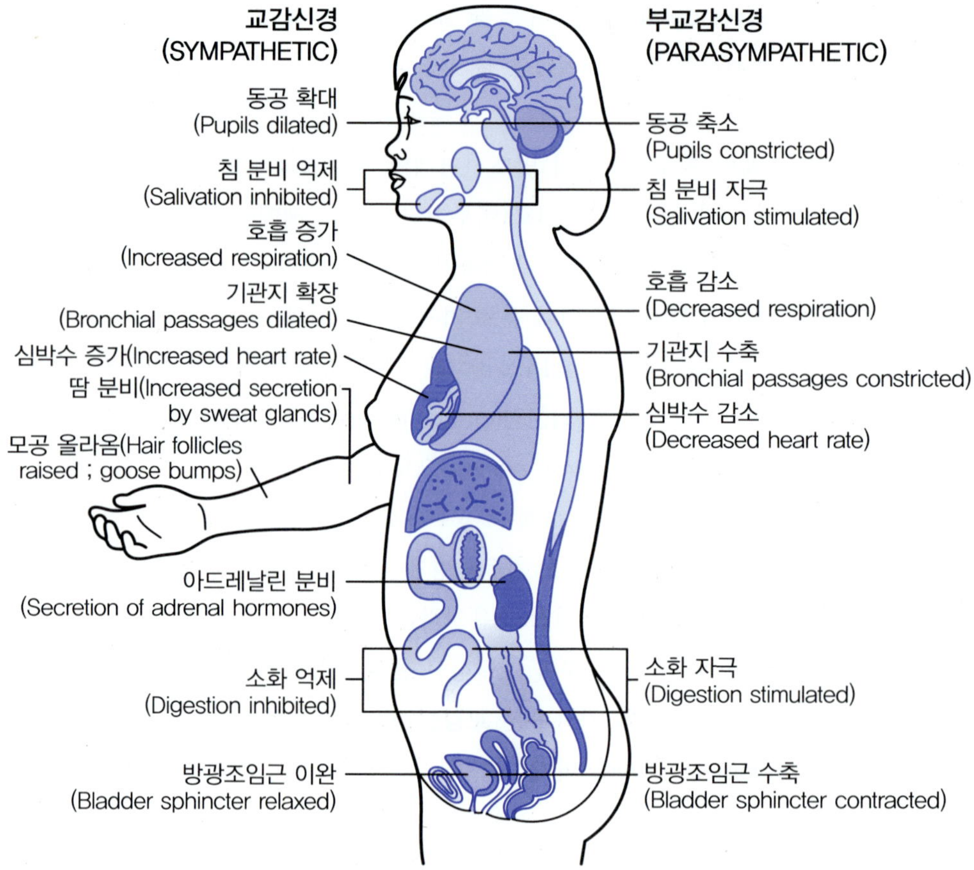

[그림 9-2] 교감신경과 부교감신경(Chabner, 2014: 347, 수정보완)

따라 흉수 위에서 나오는 경부 교감신경은 경부와 뇌의 혈관에 분포하며 안구 돌출, 타액 분비를 일으킨다. 또한 제1-4 흉수에서 나오는 교감신경은 심장에 분포하여 맥박 증가, 혈압 상승, 관상동맥 확장 등을 일으키며 제5 흉수와 제1 요수로부터 나오는 내장 교감신경은 흉부 내장의 혈관을 수축시켜 위장에서의 소화운동과 소화 효소분비를 억제한다. 제1-4 요수에서 나오는 교감신경은 결장, 방광의 민무늬근 이완, 괄약근 수축, 혈관 수축 등을 일으킨다. 제3 흉수와 제4 요수로부터 나오는 것은 피부 혈관의 수축, 입모근의 수축, 땀 분비 촉진 등을 일으켜 갑상선, 부신수질, 이자 등의 분비에 관계한다. 중추는 척수의 흉요부측각에 있으며 혈관이나 내장에 들어간다. 이때 척수에서 기관까지는 두 개의 뉴런으로 연결되는데 척수에 가까운 뉴런을 절전 뉴런, 기관에 가까운 뉴런을 절후 뉴런이라 부른다. 일반적으로 교감신경은 절전 뉴런이 절후 뉴런보다 상대적으로 짧다. 부교감신경의 경우 이와 반대이다.

6) 아세틸콜린은 신경전달물질이면서 강력한 혈압 강하제이기도 하다.

말초신경계통은 뇌나 척수의 중추신경계에서 나와 온몸에 나뭇가지 모양으로 분포하는 신경계이다(그림 9-3). 말초신경계는 동물의 신경계 일부로서 중추신경계통과 함께 동물의 행동을 제어한다. 말초신경계의 주된 역할은 외부 기관과 중추신경계를 연결하여 외부의 자극을 감지해 중추신경계로 전달하거나 중추신경계에서 오는 반응을 기관에 전달하는 것이다. 중추신경계와는 다르게 뼈나 뇌혈관장벽으로 보호되지 않아 기계적 충격이나 병원체로부터의 감염 위험에 노출되어 있다.

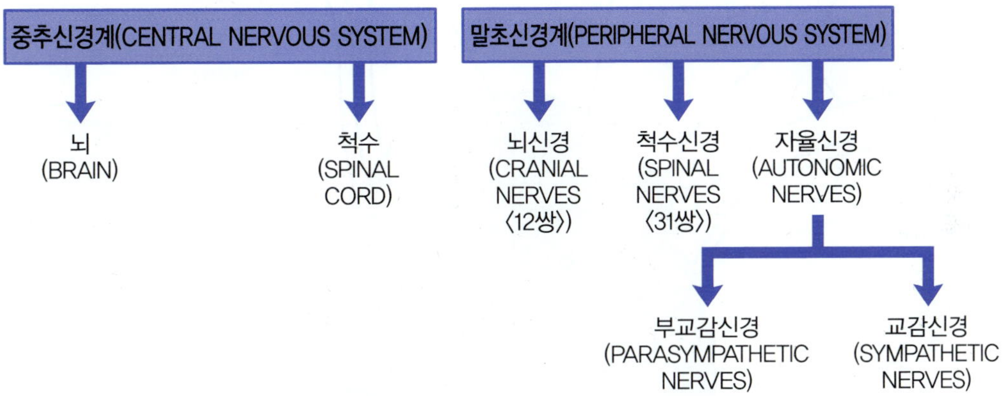

[그림 9-3] 중추신경계와 말초신경계(Chabner, 2014: 347을 참조)

말초신경계에는 체성신경계와 자율신경계가 있다. **체성신경계**는 우리의 의식과 관계하는 신경으로 뇌신경과 척수 신경이 여기에 속한다. 척수 신경은 척수에서 나와 몸의 각 부분에 분포하는 신경으로 사람은 모두 31쌍의 척수 신경이 있다. 척수 신경은 감각기에서 들어오는 감각 신경과 운동기로 나가는 운동 신경으로 구성되어 있다. 반면 **자율신경계**는 말초신경계 중에서 감각이나 운동과는 관계없이 내장 등의 불수의근에 분포하는 신경계이다. 자율신경계에는 교감신경과 부교감신경이 있으며 서로 길항적으로 작용한다. 자율신경계의 최고 중추는 간뇌의 시상하부에 있으며 체성신경계와 마찬가지로 구심성 신경으로 전달된 정보를 중추에서 처리하고 원심성 신경에 의해 내장의 여러 기관을 조절하고 있다. 원심성 신경(운동신경)은 중추신경이나 뇌의 명령을 신체의 각 부위로 전달하는 신경이다. 반대로 구심성 신경은 신체의 각 부위에서 받아들인 자극을 중추신경이나 뇌로 전달한다. **구심성 신경 또는 감각성 신경(afferent nerve, sensory nerve)**은 자극수용기로부터 뇌와 척수로 흥분을 나르는 말초신경이고 **원심성 신경 또는 운동성 신경(efferent nerve,** motor nerve)은 중추신경계로부터 근육과 선의 반응을 일으키는 장기로 흥분을 전달하는 신경이다(그림 9-4).

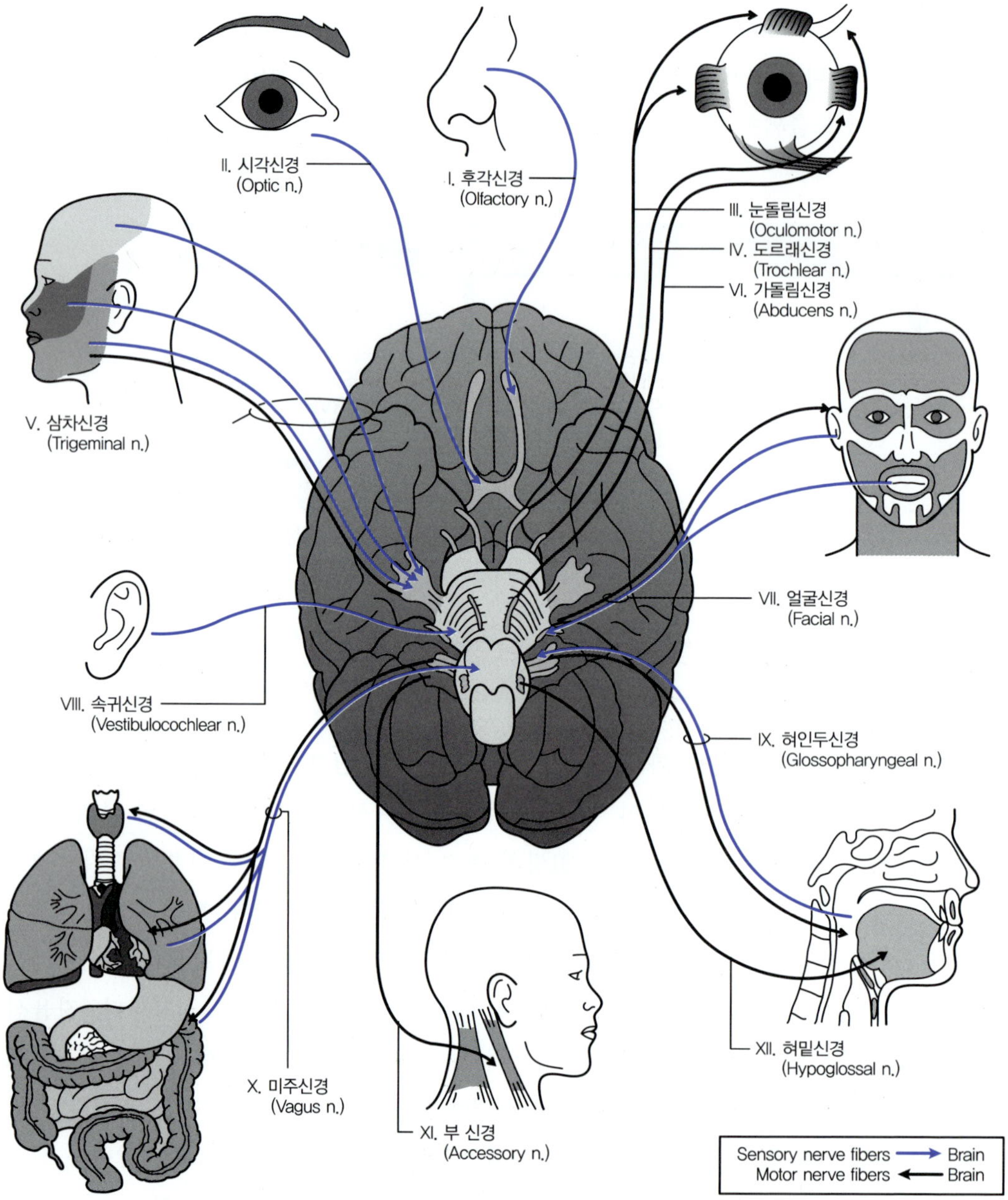

[그림 9-4] 감각성 신경과 운동성 신경(Chabner, 2014: 346을 참조)

교감신경은 척수의 중간 부분에서 나와 척수의 양쪽에 염주알 모양으로 늘어선 교감신경절에서 다른 뉴런으로 교대되어 여러 내장 기관에 분포한다. 부교감신경은 중뇌와 연수, 척수의 꼬리에서 나와 각 내장 기관에 분포하는데 중뇌에서 나오는 동안 신경과 연수에서 나오는 안면 · 설하 · 미주 신경 및 척수에서 나오는 선수 신경으로 구성된다.

신경흥분(nervous impulse)은 전기적 에너지가 방출되어 신경세포의 길이를 통해 지나갈 때의 에너지이다(그림 9-5). 수용기(receptor)에는 근육과 혈관 같은 내적 수용기와 감각기관 같은 외적 수용기가 있다. 이들은 신경흥분을 받아 척수에 있는 신경세포의 복합망에 전달한다. 그러면 신경계의 중심부분 내에서 흥분이 인식 · 해석되어 신체 모든 부분에 뻗쳐 있는 신경세포로 전달된다.

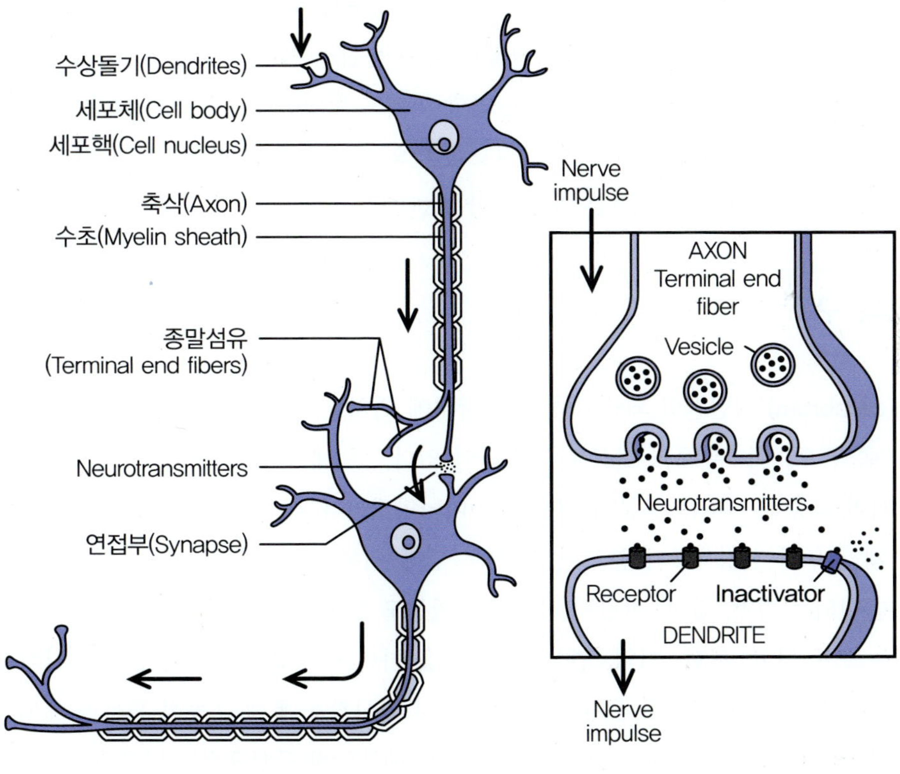

[그림 9-5] 신경세포의 구조(Chabner, 2014: 348, 수정보완)

자극(stimulus)은 신경원의 **수상돌기(dendrites)**라고 불리는 수용분지섬유의 흥분파로 시작하여 수상돌기를 따라 오직 한 방향으로 움직이고 흥분은 세포체(cell body)에 도달한다. 그리고 세포체로부터 뻗친 중심돌기인 축삭(axon)에서 흥분을 받아 다음 신경세포로 원심적인 방법에 의해 흥분을 전달한다(지제근, 2013: 423). 그 후 **종말섬유(terminal end fibers)**를 경유하여 **연접부(synapse)**에서 아세틸콜린과 에피네프린 등 시냅스 신경전달물질이 방출되어 다른 신경원으로 흥분이 이동한다.

마지막으로 **혈뇌장벽(blood-brain barrier)**은 혈액과 뇌세포 사이의 보호관문이다. 모세혈관(capillary)의 세포들 틈으로 물질은 **선택적 투과(selectively permeable)**를 한다. 그런데 중추신경계(CNS)에서는 모세혈관에 그런 틈들이 없다. 그렇기 때문에 많은 물질들이 혈액에서 조직액으로 나가지 못한다. 이렇게 뇌로 통하는 모세혈관을 이루는 팽팽한 벽을 혈뇌장벽(blood-brain barrier)이라고 한다. 꼭 필요한 물질들은 단백질을 통한 능동수송에 의해 혈뇌장벽을 이동한다. 예를 들어 포도당(glucose)은 **포도당 수송단백질(glucose transporter)**에 의해 뇌로 들어오게 되고 뇌의 대사산물로 나온 물질들 역시 수송단백질을 통해 뇌 밖으로 버려진다. 뇌로 가는 독성 물질을 막는 역할 외에도 혈뇌장벽은 뉴런과 그 뉴런을 둘러싼 용액과 정교한 균형을 유지하여 뇌에서 정보 전달의 방해가 없도록 원활하게 한다. 즉 혈뇌장벽은 뇌를 둘러싼 용액의 변화를 막는 역할을 한다.

2) 뇌의 구조

대뇌(cerebrum)는 인간의 뇌중에서 제일 상부에 위치한 기관이다. 뇌의 부위 중에서 가장 크며 왼쪽과 오른쪽 두 개의 반구로 구성되어 있다. 두 개의 반구는 뇌들보로 연결되어 있다. 대뇌의 표층을 이루는 부분의 회백질을 대뇌피질이라 하며 이곳에는 주름이 많이 있고 140억 개 정도의 신경세포가 분포한다. 이로 인해 외부로부터의 자극을 느껴 반응하게 된다. 또한 대뇌는 기억, 감정, 판단의 정신적인 활동도 함께 하고 있다.

대뇌는 모든 사고, 판단, 기억, 연상, 분별 등을 하며 구심성 뇌신경을 통해서 감각흥분이 대뇌피질에 등록될 때 지각의 근거가 되며 원심성 뇌신경을 통해 운동성 흥분을 대뇌로부터 근육과 샘에 전달하여 운동하고 활동을 지시한다. 해부학적 구성요소는 다음과 같다.

- 대뇌피질(cerebral cortex) : 대뇌의 바깥 신경조직
- 대뇌이랑, 회(convolutions, gyri) : 주름진 부분의 올라온 곳
- 열구, 틈새, 열(fissure, sulci) : 주름 잡혀 들어간 곳

• 대뇌반구(cerebral hemispheres) : 대뇌를 반으로 나눈 것으로 각각 4개의 엽

대뇌반구의 표면에는 불규칙하게 생긴 다수의 두꺼운 주름(대뇌회)이 있다. 주름과 주름 사이의 홈은 대뇌구라고 한다. 주름이나 홈의 내부 구조는 가장 바깥층에 신경세포가 집적된 피질이 있고 그 내부에는 세포에서 나온 돌기(신경 섬유)가 다발로 이루어진 수질(髓質)이 있다. 가장 심층부에는 신경세포 집단인 대뇌 기저핵이 존재한다.

대뇌는 **전두엽 · 두정엽 · 후두엽 · 측두엽**의 네 영역으로 크게 구분된다(그림 9-6). 각 부분에 있는 주름이나 홈에는 각각 다른 이름이 붙어 있다. 브로드먼은 대뇌피질을 주름 내부의 세포 구조 차이에 따라 52개 영역으로 분류하여 번호를 매겨 부를 것을 제안했는데 많은 학자들이 이를 이용하였다. 폴 브로카에 의해 발견된 **언어 중추**는 운동령 앞쪽 아래에 있으며 운동성 언어 중추라고 불린다. 이곳은 말하거나 쓰는 작용을 지배하는 장소이다. 예를 들어 어떤 내용을 표현하려고 할 때 그에 걸맞은 말이나 문자 선택이 여기서 행해진다. 이에 비해 측두엽 뒤쪽, 두정엽 아래쪽에는 지각성 언어 중추가 있다. 여기에서는 귀로 들은 말이나 눈으로 본 문자의 의미와 내용을 인식하는 작용을 한다. 대뇌는 좌우의 두 반구로 나뉘어 있다. 왼쪽과 오른쪽은 뇌량(腦梁)을 통과하는 신경에 의해 서로 결합되어 있으며 서로 정보나 명령을 교환한다.

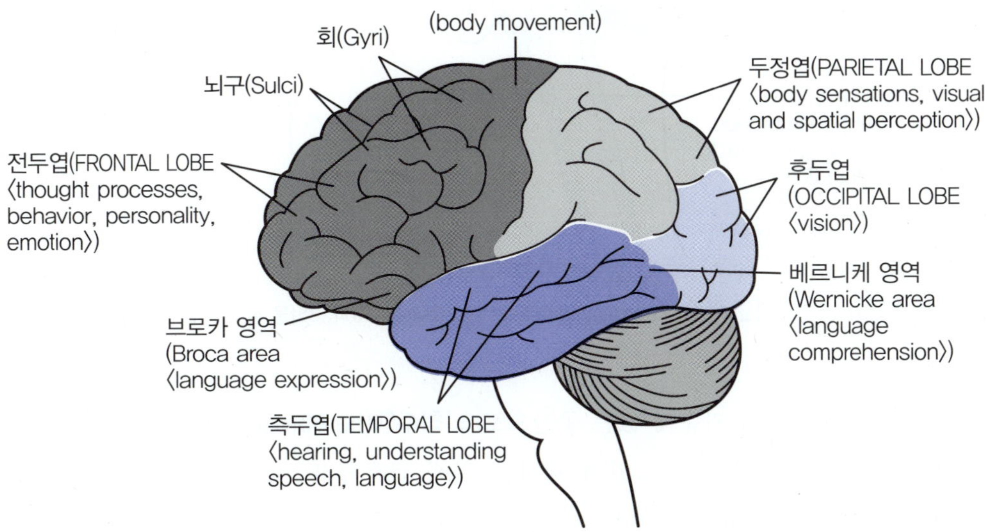

[그림 9-6] 대뇌반구의 구성과 기능별 영역

그러나 어떤 종류의 기능에 대해서는 한쪽 반구에만 존재하는 것이 있다. 예를 들면 피부의 촉각이나 골격근의 수의 운동 등은 우반신은 왼쪽 반구, 좌반신은 오른쪽 반구의 지배를 받고 있다. 따라서 대뇌피질의 왼쪽 반구에 이상이 있으면 우반신의 피부 감각이나 운동에 이상이 생기지만 좌반신에는 거의 영향이 없다. 이는 대뇌피질과 피부, 근육을 연락하는 신경이 연수를 이동하는 도중에 교차하여 반대쪽으로 이동하기 때문이다. 한편 어떤 기능이 모두 한쪽에 한정된 경우가 있다. 예를 들면 언어 기능은 왼쪽 반구에 국부적으로 존재하며 이에 대응하는 오른쪽 반구의 피질에는 언어 중추로서의 기능이 거의 없다. 반대로 공간 지각이나 공간적 기억 등은 오른쪽 반구에 존재한다.

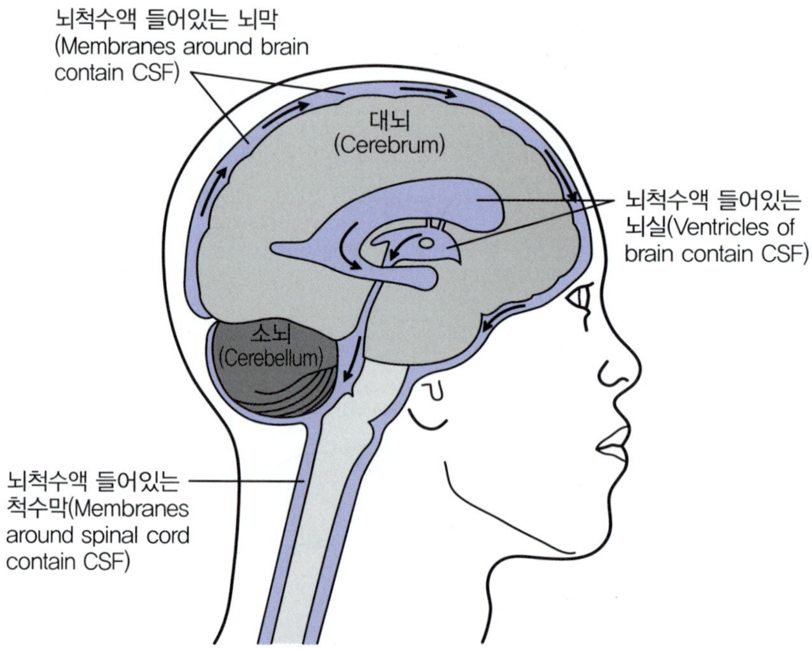

[그림 9-7] 뇌실과 뇌척수액(Chabner, 2014: 351을 참조)

뇌실(ventricle)은 대뇌 가운데 있는 공간으로 **뇌척수액(cerebrospinal fluid)**이 차 있다(그림 9-7). 뇌척수액은 진단이나 압력 제거를 위해 척추천자(lumbar puncture, spinal puncture)를 통해 뽑아내기도 한다. 뇌척수액(腦脊髓液)은 수액이라고도 부르며 뇌와 척수를 싸고 있는 연막과 지주막 사이에 있는 지주막 하강 및 뇌실을 채우고 있는 액체를 말한다(지제근, 2004: 107). 이것은 뇌와 척수를 뇌척수강 내에 부유시키는 것으로 외부로부터의 기계적 충격을 완화하여 뇌와 척수를 보호하는 역할을 하며 뇌와 척수의 조직액을 대신하기도 한다. 뇌척수액은 무색 · 투명하며 약알칼리성으로 전체 양은 100–150ml이다. 조성은 림프와 거의 같으나 단백질은 매우 적다. **시상(thalamus)**은 간뇌에 위치한 회백질의 큰 덩어리로 수용기로부터 대뇌로 가는 흥분의 연결센터이며 감각성 흥분을 통합하고 모니터링 한다. 시상은 간뇌의 일부분이며 대뇌피질로 연결되는 경로이다. 이 경로의 수는 대뇌피질이 원래 보내는 신경망의 10배 정도이다.

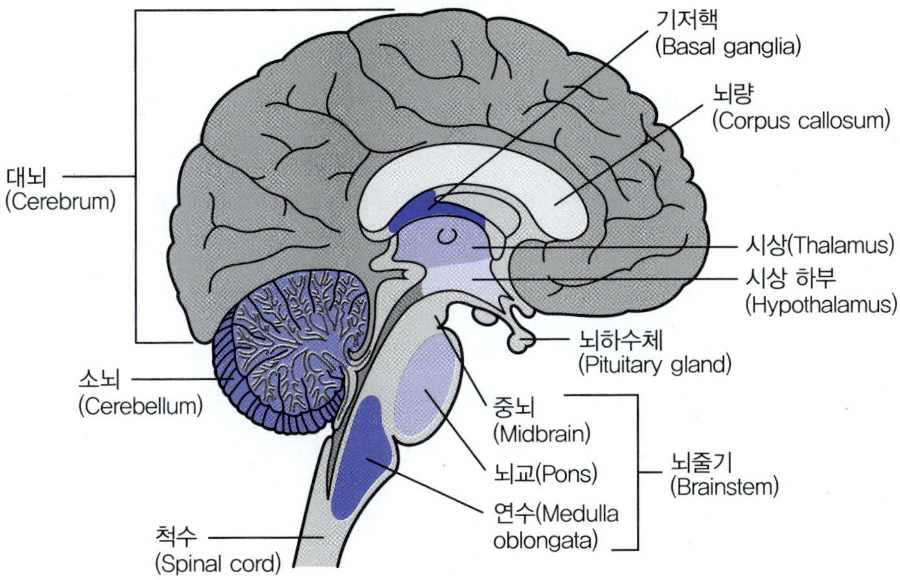

[그림 9-8] 뇌의 구성요소(홍준현 외, 2013: 220을 수정보완)

시상하부(hypothalamus)는 체온, 수면, 식욕, 성욕, 감정을 조절하는 뉴론이 존재하는데 뇌의 바닥에 있는 뇌하수체의 호르몬 분비를 조절하는 역할을 한다(그림 9-8). 이것은 교감 · 부교감신경계의 활동을 통합한다. 시상하부는 간뇌에 위치하고 있는 자율기능의 조절을 담당한다. 시상하부는 또한 교감신경 · 부교감신경 · 내분비 기능을 전체적으로 조정한다.[7] **소뇌(cerebellum)**는 뇌의 뒷부분 아래쪽에 위치하며 기능은 수의적인 움직임의 조정을 돕고 균형 · 자세 · 근긴장을 유지시킨다. 소뇌(小腦)는 감각 인지의 통합과 운동근육의 조정과 제어에서 중요한 역할을 담당하는 뇌의 부분이다. 소뇌는 가로 10cm, 세로 5cm, 높이 3cm,

7) 시상하부는 뇌하수체와 문맥계로 연결되어 있어 시상하부에서 뇌하수체의 빠른 조절이 가능하다.

무게는 약 150g 정도이며 위쪽은 대뇌 반구의 후두엽에 접해 있지만 거기에는 경막이 들어 있어 두 부위를 구분한다. 소뇌는 양쪽으로 크게 부풀려 있는데 이 부분을 소뇌 반구라고 한다. 소뇌의 작용은 골격근의 활동 조절을 하는 것이다. 운동을 어떻게 몇 가지 근육으로 할 것인지에 대해서는 대뇌피질의 전두엽이 관장하지만 실제로 운동이 시작되고 나서 그 계획대로 여러 활동이 실현되도록 피드백 기구로 관여하는 것은 소뇌이다. **간뇌(間腦, diencephalon)**는 항상성의 중추로 뇌줄기와 대뇌 사이에 존재한다. 간뇌는 시상, 시상하부와 뇌하수체와 송과샘을 포함하는 내분비조직으로 나뉜다(데이비스, 2008: 409-410).

뇌교 또는 교뇌(pons)는 소뇌와 대뇌를 뇌의 다른 부분과 연결해 주는 신경섬유이다(지제근, 2004: 116). 이것은 뇌간(brain stem)의 일부이며 중뇌(midbrain) 바로 밑에 위치한다. 뇌교는 신경정보를 전달해 주거나 **소뇌(cerebellum)**로부터 정보를 받아들이는 중간 교통로로서 진화된 것이다. 소뇌와 함께 후뇌(後腦)를 형성하며 후뇌의 복측부에 융기되어 있어서 포유류에서는 연수와 뚜렷이 구별된다. **수뇌 또는 연수(medulla oblongata)**는 뇌의 최하부이며 척수의 바로 윗부분으로 척수와 뇌의 다른 부분을 연결하면서 신경로가 교차하는데 신체 내부활동을 조절한다. 척수보다 팽대한 원통 모양을 하고 있으므로 뇌구(腦球)라고도 한다. 생명에 직접 관계되는 폐 · 심장 · 혈관 등의 운동을 지배하고 있다. 연수는 호흡센터로서 화학물질이나 다른 자극에 반응하여 호흡기계의 근육을 조절하고 심장센터로서 심박동이 너무 빠를 때 느리게 조절하며 혈관운동신경센터로서 혈관벽의 근육에 수축과 이완의 영향을 주어 혈압을 조절한다.[8)]

3) 척수와 수막의 구조

척수(spinal cord)는 신경계 중추 가운데 척추(등뼈) 안에 들어 있는 부분이다. 척수는 수뇌로부터 허리뼈까지 뻗쳐 있는 신경조직의 기둥인 **척주(vertebral column)**와 두 번째 허리뼈 아래에 신경섬유가 부채모양으로 펼쳐진 곳인 **마미(cauda equina)**[9)] 등으로 구성된다. 척수는 등뼈를 세로로 관통하는 구멍인 척주관에 채워져 있다. 등뼈는 30개 정도 되는 추골(椎

8) 연수에는 호흡중추 · 순환중추 · 순환조절중추 · 내장기능의 자율반사중추 · 연하중추 · 발한중추 등이 있으며 미주신경핵은 생명유지에 중요한 작용을 하는 자율반사에 관계하고 설인신경핵은 연하운동에 관계한다. 그 밖에 소화기의 작용에 대해서는 침의 분비를 관장하는 중추를 비롯하여 구토중추가 있고 눈물을 분비하는 반사중추도 있다. 연수는 길이 약 2.5cm 되는 작은 부분이기는 하지만 생체의 자동제어중추로서 생명의 유지에 직접 관여하는 중요한 부분이다(지제근, 2004: 290).

9) 제1요추 이하의 척주관 속에 다발을 이루어 존재하는 신경 섬유군을 마미(馬尾)라고 한다.

骨)이 연결되어 있으며, 인접하는 추골과는 두 개의 관절, 추간 원판 및 많은 인대로 결합되어 있다. 인대로 결합된 연결 부분의 좌우 양쪽에는 각기 하나의 구멍(추간공)이 뚫려 있어 여기에서 척수 신경이 척주관 바깥으로 나간다. 척수는 사지와 신체의 아랫부분에 영향을 주는 모든 신경을 운반하며 **회백질(gray matter)**은 흥분을 뇌로 전달하고 전달 받는 안쪽이며 **백질(white matter)**은 척수의 바깥쪽이다(그림 9-9). 척수의 표층은 신경섬유 다발로 된 백질이 있고 내부는 나비가 날개를 펼친 듯한 모양의 회백질(신경세포 집단)이 있다. 백질에는 많은 신경섬유의 축색(axon)을 둘러싼 흰색의 초(sheath)인 미엘린초가 있다. 이것은 지방질 · 단백질 · 수분으로 구성되어 중추신경계와 말초신경계의 신경섬유를 여러 겹으로 감싸고 있다(지제근, 2004: 209).

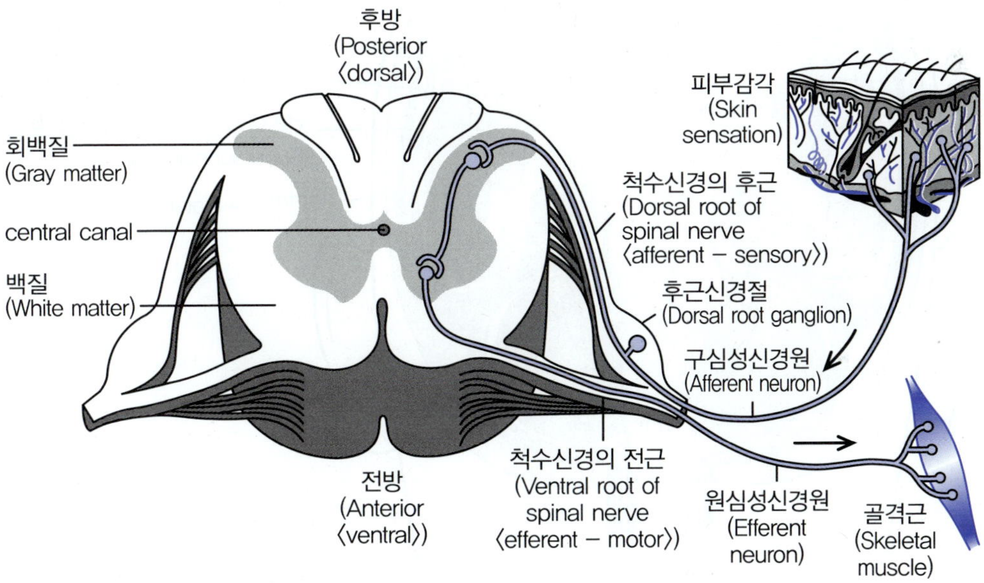

[그림 9-9] 척수의 백질과 회백질(Chabner, 2014: 353을 참조)

수막(meninges)은 뇌와 척수를 감싸고 있는 세 층의 결체조직막이다(그림 9-10). 첫 번째 수막은 **경막(dura mater)**으로 뇌의 빽빽하고 질긴 가장 바깥쪽 수막으로 혈액이 뇌조직으로 드나드는 통로이다. 참고로 **경막하강(subdural space)**은 경막의 아래쪽 공간으로 혈관을 포함한다. 두 번째 수막인 **거미막(arachnoid membrane)**은 거미줄 같은 섬유로 다른 막에 느슨하게 붙어 있다. 참고로 **지주막하 공간(subarachnoid space)**은 섬유와 세 번째 막 사이에 있으며 뇌척수액이 들어 있다. 세 번째 수막은 **연막(pia mater)**으로 뇌와 척수의 가까운 곳에 있으며 섬세한 결체조직으로 되어 있어 혈관의 공급이 풍부하다(지제근, 2004: 21-22). 즉, 골(skull) 밑에 경막(dura mater)이 있으며 그 아래에 거미막(arachnoid mater)[10]이 있고 다시 그 밑에 연막(pia mater)[11]이 있다. 그리고 다음에 뇌가 나타난다. 지주막하에는 뇌에 영양을 공급하는 굵은 혈관이 분포한다. 이 혈관이 터지면 지주막하 출혈이 된다. 경막을 중심으로 해서 경막 밖에 뼈와 접한 부위가 **경막외부(epidura)**이며 경막 아래에 경막과 지주막 사이가 **경막하(subdura)**이다. 이곳은 머리를 부딪치거나 다쳤을 때 출혈이 잘 되는 부위이다.

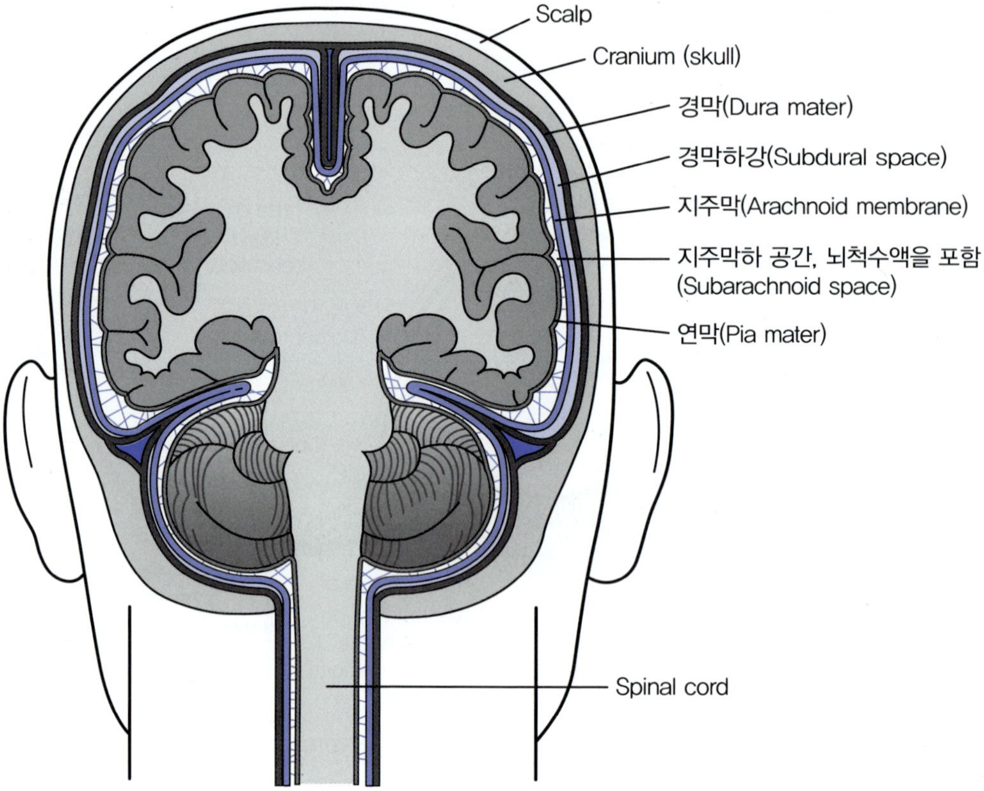

[그림 9-10] 뇌의 수막(Chabner, 2014: 354를 참조)

머리에 가는 주요 혈관이 터지면 경막 외부로 잘 터지며 이때 한 번 다치고 나서 잠깐 의식을 잃는다. 그리고 다시 의식이 얼마 동안 돌아왔다가 재차 의식 불명의 상태가 나타난다.

---

10) 지주막이라고도 부른다.
11) 유막이라고도 부른다.

이렇게 의식이 잠시 명료해지는 것을 lucid interval이라고 한다(지제근, 2013: 959). 이러한 lucid interval(명료기간)은 경막외 출혈의 약 50%까지 관찰이 된다. 이 때문에 머리를 다친 후에 곧 의식이 회복되었다고 해서 안심할 수가 없다. 이에 반하여 경막하 출혈은 내부의 뼈에서 뇌 속으로 연결하는 정맥에서 출혈을 하므로 뇌를 누르는 압력의 형성이 서서히 이루어진다. 따라서 시간이 갈수록 두통이 심해지며 의식 장애가 생기게 되고 심지어는 머리를 다친 병력이 뚜렷하지 않은 증상도 나타난다. 지주막하 출혈은 뇌의 표면에 있는 동맥에 동맥류가 터져서 지주막하로 출혈을 하는 것이다. 지주막하는 뇌척수액이 순환하는 곳이므로 척추와도 연결이 되어 있어서 척수액 검사를 하면 피가 섞인 것을 볼 수 있다. 대개 뇌 속에 한 군데가 큰 핏덩어리를 형성하기 보다는 전체로 퍼지게 된다. 갑자기 심한 두통과 더불어 의식 불명이 올 수 있으며 반신불수는 잘 발생하지 않는다.

4) 주요 어휘

단어	의미	용어구조	영어 의미	한글 뜻
cerebellar	소뇌의	cerebell/o	cerebellum	소뇌
		–ar	pertaining to	~의
subdural hematoma	경막밑 혈종	sub–	below, under	아래의
		dur/o	dura mater	경막
		hemat/o	blood	혈액
		–oma	tumor, mass	종양
cerebellospinal	소뇌척수의	spin/o	spine, backbone	척주
		–al	pertaining to	~의
cerebrospinal fluid	뇌척수액	cerebr/o	cerebrum	대뇌
cerebral cortex	대뇌피질	cortex	cf) cortic/o	피질
epidural hematoma	경막위 혈종	epi–	above	위

해설

Cerebellar([sèrəbélər])은 운동기능과 평형감각을 조절하는 소뇌의 형용사형인 '소뇌의'이고 **cerebellospinal**([sèrəbéləspáinl])은 뇌와 함께 중추신경계를 구성하는 신경세포 집합체인 척수가 더해져 '소뇌척수의'이다. 참고로 cerebrospinal([səri:brouspáinl])은 '뇌척수의', '중추신경계의'이다. 한편, **cerebrospinal fluid**는 뇌척수를 싸고 연막과 지주막 사이에 있으면서 지주막 하강 및 뇌실을 채우고 있는 액체인 '뇌척수액'이다. **Subdural hematoma**([sΛbdjúərəl hì:mətóumə])는 '경막하 혈종'인데 이것은 경막과 지주막 사이 공간에 혈액이 응고된 경우를 말하며 흔히 뇌좌상이나 열상과 관련이 있다. 두통, 의식의 변화, 동공의 산대, 안구의 편위, 반신마비나 중추성 안면마비 등이 나타난다. 원인은 정맥 출혈에 의한 것이 많으므로 증상의 발현과 진행은 어느 정도 느리며, 출혈량 및 혈관의 크기에 따라 다양하다. 혈종을 제거하는 수술로 치료한다. **Epidural hematoma**([èpidjúərəl hì:mətóumə])는 '경막위(경막밖) 혈종'으로 혈종이 두개골의 내면과 경막 사이에 형성되는 경우를 말하며 전체 두부외상의 약 0.5%, 두부외상으로 사망한 예의 5–15%에서 발생한다. 의식의 변화(의식이 있는 동안에는 두통, 구토, 현기증, 불안), 반신마비와 동공 확대가 나타난다.

단어	의미	용어구조	영어 의미	한글 뜻
encephalitis	뇌염	encephal/o	brain	뇌
		–itis	inflammation	염증
encephalopathy	뇌병증	–pathy	disease condition	질병 상태
anencephaly	무뇌증	an–	not, without	~이 없는
		–y	condition, process	상태
encephalomalacia	뇌연화증	–malacia	softening	연화
neuroglial cells	신경아교세포, 신경교세포	neur/o	nerve	신경
		gli/o	glue	신경계의 지지, 결합부분
glioma	신경교종	–oma	tumor	종양
leptomeningitis	연수막염, 연뇌막염	lept/o	thin, slender	가느다란
		mening/o	membranes, meninges	수막

해설

Encephalitis([ensèfəláitis])는 '(기면성) 뇌염'이고 **encephalopathy**([ensèfəlápəθi])는 '뇌장애', '뇌병'이다. **Anencephaly**([æninséfəli])는 '무뇌증(無腦症)'인데 이것은 대뇌 반구가 아예 없거나 흔적으로 남아 있고, 그 위를 덮고 있는 두개골이 없는 것이 특징인 선천성 기형이다. **Encephalomalacia**([ensèfəlouməléiʃə])는 뇌의 세포들이 죽어 연화(軟化)되는 '뇌연화'이다. **Neuroglial**는 '신경교의'이고 neuroglia는 '신경교', '신경 지지질'이다. 참고로 신경교세포(神經膠細胞, glial cell)는 뇌 속에 가장 많이 분포되어 있는 세포이다. 신경교세포의 크기는 신경세포의 1/10 정도이나 수적으로는 약 10배 정도로 수천억 개가 될 것으로 추정된다. 이 세포들은 그 자체로는 신경충격을 생성시키지 못하지만 신경원들이 고유의 기능을 수행하는 데 도움을 주며 뇌 조직이 손상되었을 때 이를 회복시키는 중요한 기능을 한다. 신경교세포도 형태에 따라서 핍돌기 신경교세포(oligodendroglia), 성상 신경교세포(astrocyte), 미세 신경교세포(microglia) 및 방사 신경교세포(radial glia)로 나뉜다. **Glioma**([glaióumə])는 '신경교종'인데 뇌와 척수의 내부에 있으면서 신경조직의 결합 · 지지 · 영양 등의 작용을 하는 신경교의 종양(腫瘍)을 말한다. 한편 **meningitis**([mènindʒáitis])는 '수막염', '뇌막염'이다. 참고로 lept/o는 얇은, 가느다란의 뜻이다.

단어	의미	용어구조	영어 의미	한글 뜻
meningeal	수막의	mening/o	membranes, meninges	수막
		–eal	pertaining to	~의
meningioma	수막종	–oma	tumor	종양
meningomyelocele	수막척수류	myel/o	spinal cord	척수, 골수
		–cele	hernia	탈, 헤르니아
myoneural	근신경의	my/o	muscle	근육
myelogram	척수강 조영상	myel/o	spinal cord	척수, 골수
		–gram	record	기록
poliomyelitis	회색질척수염	poli/o	gray matter	회색질
neuropathy	신경병증	neur/o	nerve	신경
polyneuritis	다발성 신경염	poly–	many, much	많은
neuroanastomosis	신경문합술	–osis	abnormal condition	비정상 상태

해설

Meningeal([menínd ʒiəl])은 '수막의', '뇌막의'이고 **meningioma**([mənìndʒióumə])는 뇌를 압박하는 '수막종'이다. 이것은 뇌 또는 척수의 수막 표피세포나 결합조직에서 발생하는 종양으로 일반적으로 양성이다. **Myelocele**([máiələsìːl])은 '척수류(척수 헤르니아)', '골수류'이다(그림 9–11). **Myoneural**([màiənjúərəl])는 '근육과 신경의', '근신경의'인데 myo–가 근육을 의미하기 때문이다. **Myelogram**([máiələgræm])는 '척수조영상'이고 **poliomyelitis**([pòulioumàiəláitis])는 '척수 회백질염', '척수성 소아마비'로 폴리오라고도 부른다. 폴리오 바이러스는 환자의 인두 · 후두의 분비물 및 분변 속에 배설되고 다른 사람의 구강 · 인두 또는 장관점막으로 침입한다. 신생아가 어머니로부터 받은 항체(抗體)는 약 6개월이면 효력이 소실되는데 폴리오 바이러스에 감염된 사람의 대다수는 불현성(不顯性) 감염의 양상을 띠고 무증세로 경과한다. 그러나 5–10%에서는 소화기장애나 뇌막자극증세, 마비를 보인다. 폴리오 바이러스에 한번 이환되면 그 바이러스형의 면역은 영구히 얻는다. **Neuropathy**([njuərápəθi])는 '신경장애', '신경병질'이고 **polyneuritis**([pàlinjuəráitis])는 여러 개의 말초신경에서 동시에 발생하며 다른 부위로 옮아가는 신경의 염증인 '다발 신경염'이다(지제근, 2013: 1305). 한편 **neuroanastomosis**는 '신경문합술'이다.

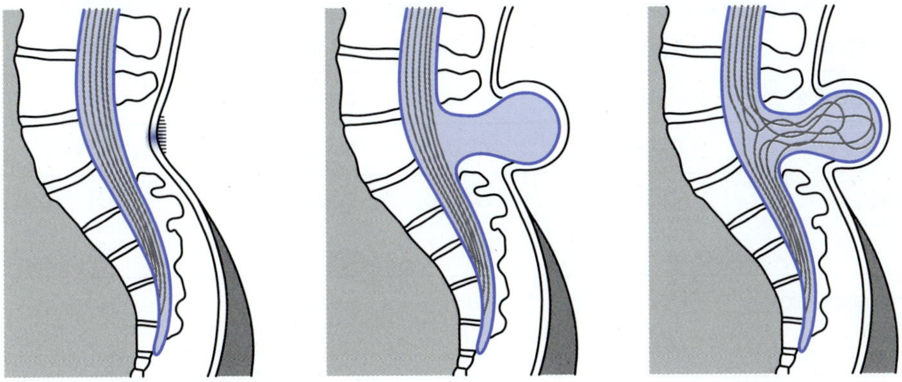

[그림 9-11] 수막탈출증과 척수수막탈출증(Chabner, 2014: 363, 수정보완)

※ 수막탈출증은 신체 바깥으로 뇌척수액(CSF)이 든 돌출된 수막이 생기는 질환이고 척수수막탈출증은 수막탈출증이 나타난 혹 주머니에 척수 조직까지 함께 포함된 것으로 신체 마비를 동반한다. 이들 질환은 척추뼈 중 일부가 융합되지 못한 숨은척추갈림증(spina bifida occulta)에서 진전되는 것들이다(데이비스, 2008: 175).

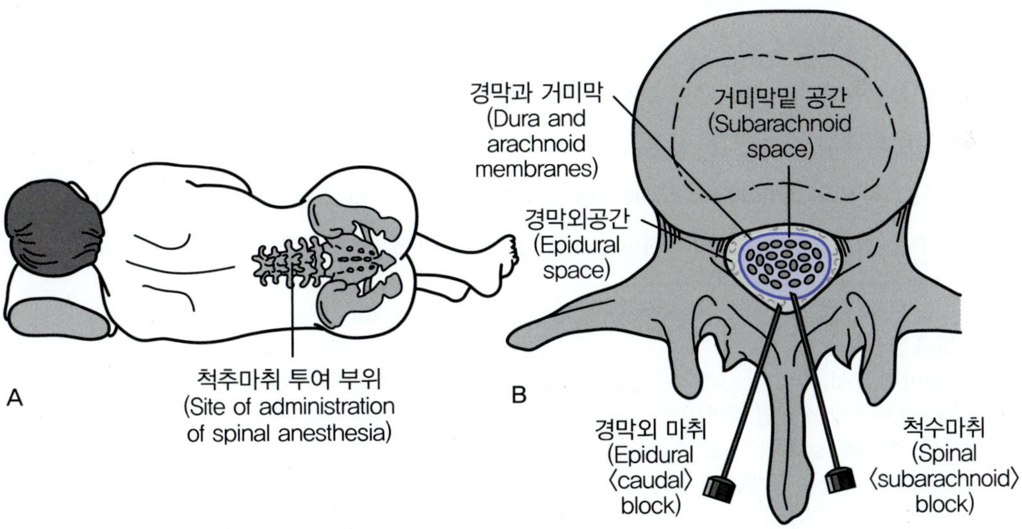

[그림 9-12] 척수마취의 자세와 경막외차단(Chabner, 2014: 361을 참조)

단어	의미	용어구조	영어 의미	한글 뜻
neurorrhaphy	신경봉합술	-rrhaphy	suture	봉합
cerebellopontine	소뇌교의	pont/o	pons	다리
radiculopathy	신경근병증	radicul/o	nerve root	신경뿌리
thalamic	시상의	thalam/o	thalamus	시상
		-ic	pertaining to	~의
intrathecal injection	경막내 주사	intra-	within	안의
		thec/o	sheath meninges	싸고 있는 초수막
vagal	미주신경의	vag/o	vagus nerve	미주신경
vagotomy	미주신경 절단술	-tomy	incision	절개

해설

Neurorrhaphy는 '신경봉합술'이고 **cerebellopontine**는 '소뇌교의'이다. 뇌교(pons)는 뇌간(brain stem)의 일부이며 중뇌(midbrain) 바로 밑에 위치하는데 신경정보를 전달해 주거나 소뇌(cerebellum)로부터 정보를 받아들이는 중간 교통로의 역할을 한다. 한편 **radiculopathy**는 '신경근병증'인데 이것은 척수에서 갈라져 나온 감각신경이나 운동신경 뿌리에서 발생하는 신경계의 손상으로 보통 감각신경분절이 지배하는 곳을 따라 방사통이 동반되고 근육위축 등도 나타나는 질환이다.[12] **Thalamic**([θəlǽmik])은 간뇌의 대부분을 차지하는 회백질부로 많은 신경핵군으로 이루어져 있는 시상(視床, thalamus)의 형용사형인 '시상의'이다. **Intrathecal injection**은 '경막내 주사'이고(그림 9-12)[13] **vagal**([véigəl])은 '미주 신경의', **vagotomy**([veigátəmi])는 '미주 신경 절단'이다(지제근, 2013: 1731).

---

12) 참고로 신경근 혹은 신경뿌리(radiculopathy)는 척수를 둘러싸고 있는 경질막 낭(dura sac) 내에 있는 말초신경이다.

13) 경막외마취(epidural block)와 척수마취(spinal block)를 비교하면 척수마취는 경막(dura)을 뚫지만 경막외마취는 경막 직전인 경막외 공간(epidural space)에 마취제를 투여한다. 경막외 공간으로 약을 주입하면 DRG(dorsal root ganglion)까지 약이 흡수된다. 여기는 척수 가지가 뻗어나가면서 집합하는 장소로 몸의 감각을 중재한다. DRG가 약에 의해 마취되면 이것이 관장하는 몸의 부위는 감각을 느끼지 못하게 된다. 척수마취의 장점은 시술이 비교적 쉽고 시간도 적게 걸리며 마취 발현이 빠르다는 점이다. 경막외마취의 장점은 카테터를 경막외 공간에 거치하여 지속적인 통증 조절을 할 수 있으며 배꼽 이하 전체가 아닌 부분 마취가 가능하고 수술을 위한 마취만이 아닌 통증클리닉의 측면에서 외래에서도 널리 이용된다는 점이다. 척수마취의 단점은 약이 직접 경막 내로 들어가 척수 가지에 영향을 주기 때문에 부작용이 발생할 경우 더 신속하고 치명적이라는 점이다. 경막외마취의 단점은 시술이 상대적으로 더 어렵고 시간도 오래 걸리며 마취 발현도 상대적으로 더 느리다. 그리고 실수로 경막을 뚫을 경우 뇌척수액이 굵은 바늘로 인해 새어나오게 되어 중증의 두통을 유발할 수 있다.

단어	의미	용어구조	영어 의미	한글 뜻
neuralgia	신경통	–algia	pain	통증
causalgia	작열통	caus/o	burning	불타는 듯한
analgesia	무통각증	alges/o –algesia	excessive sensitivity	통증에 대한 과잉감각
cephalalgia	두통	cephal/o	head	머리
comatose	혼수의	comat/o –ose	deep sleep pertaining to	깊은 잠 ~의
anesthesia	무감각, 지각마비, 마취	esthesi/o –esthesia	feeling, nervous sensation	신경감각
hyperesthesia	지각과민	hyper–	excessive, above	과잉
paresthesia	감각이상, 지각이상	par–	abnormal	비정상
bradykinesia	운동완만	brady– kines/o –kinesia	slow movement	느린 움직임

해설

Analgesia([ænəldʒíːziə])는 '무통각' 또는 '통각 상실'이다. 선천성 무통각증은 무한증(congenital insensitivity to pain with anhidrosis, CIPA)을 수반하는데 이것은 통점 · 냉점 · 온점 등의 감각(압력 제외)을 뇌에서 인지하지 못하는 유전성 질환이다. CIPA 환자는 일상생활에서 피곤함, 허기, 배설 본능, 성욕 등은 정상인과 같이 느끼지만 고통, 뜨거움, 차가움과 같은 감각은 인지하지 못한다. 합병증, 수명, 건강과는 연관이 없으나 상처가 나도 인지할 수 없기 때문에 상당한 주의가 요구되는 유전 질환이다. Neuralgia([njuərǽldʒə])는 일정한 신경의 경로를 따라 발작적으로 일어나는 심한 통증인 '신경통'이다. Causalgia([kɔːzǽldʒiə])는 사지에 상처를 입은 직후나 몇 주일 후에 말단부에 일어나는 매우 심하고 뜨거운 아픔인 '작열통(灼熱痛)'인데 철자상 두통(cephalalgia)과 혼동하지 말아야 한다. Comatose([kámətòus])는 '혼수상태의', '몹시 졸리는'이고 anesthesia([ænəsθíːʒə])는 보통 수술을 하기 위해 몸의 의식, 감각, 운동을 차단하고 반사행동이 없는 상태로 유지시키는 것인 '마취 (상태)' 또는 '무감각증'이다. 한편 hyperesthesia([hàipərisθíːʒə])는 '지각 과민(증)'이고 paresthesia([pærəsθíːʒə])는 '지각 이상', bradykinesia은 '동작 완만'이다.

단어	의미	용어구조	영어 의미	한글 뜻
hyperkinesis	운동과잉, 운동 항진증	kinesi/o, –kinesis	movement	움직임
kinesiology	동력학, 운동학	–logy	study of	학문
epilepsy	간질	–lepsy	seizure	발작
narcolepsy	발작성 수면	narc/o	stupor, sleep	수면
dyslexia	읽기곤란증	dys–	bad	나쁜
		lex/o	word, phrase	낱말
		–ia	condition	상태
hemiparesis	한쪽부전마비	hemi–	half	반
		–paresis	slight paralysis	경미한 마비
aphasia	실어증	a–	not, without	~이 없는
		–phasia	speech	언어
hemiplegia	한쪽마비	–plegia	paralysis	마비

해설

Akinetic은 '근육운동기능의 상실'이고 **hyperkinesia**([hàipərkiníːziə])는 '운동 과잉', '과활동'으로 hyperkinesis도 같은 말이다. **Kinesiology**([kinìːsiάlədʒi])는 '운동과학', '신체 운동학', '운동 요법'이다. 그리고 **epilepsy**([épəlèpsi])는 의식상실과 함께 전신 경련이나 자율신경기능의 발작성 증세 등을 보이는 뇌의 발작적 질환인 '간질'이다(지제근, 2004: 12). **Narcolepsy**([nάːrkəlèpsi])는 발작적으로 수면상태에 빠지는 병인 '수면 발작'이다. 카타플렙시(cataplepsy)라는 병과 함께 발생하는 경우가 많다. 나르콜렙시는 뇌염이나 뇌종양, 뇌출혈 때문에 발생하기도 하며 이런 질환과 관계없이 자발적으로 나타나기도 한다. 주증상은 갑자기 잠이 드는 것으로 버스나 전철에 있거나 강의나 회의 중에도 쉽게 잠에 빠지게 된다. **Dyslexia**([disléksiə])는 듣고 말하는 데에는 어려움이 없지만 문자를 판독하는 데에 이상이 있는 '난독증'(독서장애)이다. 한편 **hemiparesis**는 '반부전마비'이고 이때 paresis([pəríːsis])는 전신부전마비이다. 그리고 **aphasia**([əféiʒə])는 대뇌의 손상에 의해 어릴 때부터 습득한 언어의 표현 또는 이해가 장애되는 상태인 '실어증'이다(지제근, 2004: 350). **Hemiplegia**([hèmiplíːdʒiə])는 '반신불수', '반신마비'이다.

단어	의미	용어구조	영어 의미	한글 뜻
paraplegia	대마비, 양측마비	para–	near, beside, two side	가까이, 양쪽
quadriplegia	사지마비	quadri–	four	넷
apraxia	행위상실증	–praxia	action	활동, 행동
neurasthenia	신경 쇠약증	–sthenia	strength	세기, 힘
syncopal	실신의	syncop/o	to cut off, cut short	차단, 가로막다
ataxia	운동실조증	tax/o	order, coordination	명령, 지시, 조정

해설

Paraplegia([pærəplíːdʒiə])는 'paralysis of the lower half of the body', 즉 하반신이 운동 마비 상태인 '대마비(對痲痺)', '양측하지마비'이다. **Quadriplegia**([kwὰdrəplíːdʒiə])는 'paralysis of both arms and both legs', 즉 '사지마비'(tetraplegia)이다. 사지마비란 척수 신경이 손상을 받아서 신경증세가 발생하여 양쪽 팔과 다리의 움직임이 약하거나 전혀 못 움직이는 상태이다. **Apraxia**([əprǽksiə])는 '행동 불능' 또는 '구어실행장애'이다. 그리고 **neurasthenia**([njὺərəsθíːniə])는 '신경 쇠약(증)'(nervous breakdown)이다. –sthenia에 부정관사 a–가 붙으면 쇠약, 무력증, 허약 체질을 의미한다. 한편 **syncope**([síŋkəpi])는 뇌로 가는 혈액의 문제로 인해 생기는 의식의 상실인 '실신'이다. **Ataxia**([ətǽksiə])는 'inability to coordinate voluntary muscle movements', 즉 '운동실조'인데 운동실조증이란 자율적 근육 행동을 하려고 할 때 근육들의 협조관계가 잘 이루어지지 않으면서 일어나는 증상이다.

5) 관련 질환

1 선천성 장애(congenital disorders)

척추갈림증(척추 피열, spina bifida)은 척추 간의 불완전한 결합으로 생긴 척주의 선천성 결함으로 신경관 결손(neural tube defect)의 하나이다. 두 가지 종류가 있는데 **잠재척주갈림증(spina bifida occulta)**은 명백한 척수손상 없이 척주의 척추골에 하나 또는 그 이상의 구멍이 있는 증상이다. 척추 병터가 피부로 덮여 있어 X-ray 검사로만 명백히 알 수 있다. 반면 **낭상척추갈림증(spina bifida cystica)**은 다시 두 종류로 나뉜다. 수막 또는 척수를 보호하는 덮개가 수막류라고 불리는 액에 있는 척추골의 구멍을 통해 나오는 증상은 **수막류(meningocele)**이다. 그리고 수막과 척수가 모두 돌출하는 수막척수류(meningomyelocele)는 가장 심한 정도의 척추피열로 척수 자체가 등을 통해 돌출하는 것이다. 수막류와 수막척수류는 집합적으로 척추피열의 징후라고 알려져 있고 신생아 천명 가운데 한명 꼴로 나타난다.

수막척수류(myelocele)는 낭류 속에 신경 조직이 있는 경우로 대부분 다양한 신경학적 결손을 가지고 있어 적절한 치료가 필요하다(송애랑 외, 2013: 314). 또한 80-90%에서 수두증과 소뇌의 일부가 두개강 내에서 상부 경추 쪽으로 빠져 나오는 척추 기형을 동반하고 발 및 발목관절의 기형, 선천성 고관절 탈구 등 다양한 선천성 질환을 동반하기 때문에 보다 정밀한 진단과 치료가 요청된다. 수막척수류의 흔한 증상은 뇌에 액체가 축적되는 뇌수종이다. 수막척수류를 가지고 태어난 어린이의 대부분이 뇌수종을 가지며 shunting 시술을 통해 조절된다. 이 시술은 뇌 안의 액체의 축적을 제거하여 뇌손상, 발작, 실명의 위험을 줄인다. 수막척수류는 일차 신경배 형성에 실패하여 처음부터 닫히지 않거나 혹은 일단 형성되었던 신경배가 파열되어 생긴다. 신경관이 형성되지 않으면 주변 외배엽의 이동 및 분리도 함께 되지 않아 뼈나 근육 등이 제대로 자리잡지 못하고 신경관 측면에 위치하면서 중심선 결손을 만든다. 결과적으로 신경판의 신경관 형성 장애는 피부, 뼈, 근육, 인대 경막 등이 중심선 결손을 통해 외부로 노출되어 개방성 척수 이분증을 초래한다.

수두증(hydrocephalus)은 뇌에 뇌척수액이 비정상적으로 축적되는 질환이다. 뇌와 척수의 뇌척수액 순환이 부전되어 그 압력으로 뇌실에 뇌척수액이 축적된다. 주된 증상으로는 구토, 기면(lethargy), 두통, 비대해지는 머리, 발작 등이 있다. 영아의 경우 머리가 커지고 얼굴이 작아지며 성인은 뇌종양이나 감염이 발생한다. 뇌수종은 뇌척수액의 분포가 불균형한 결과이다. 뇌수종의 유형으로는 뇌실계 내에서 뇌척수액 흐름이 차단되었을 때 발생하는 폐쇄성 뇌수종, 뇌척수액 흡수가 불충분할 때 발생하는 비폐쇄성 뇌수종, 그리고 머리 내부 압력이 거의 혹은 전혀 증가하지 않은 채 뇌척수액의 양이 증가하는 경우인 정상압 뇌수종이 있다. 영유아의 경우에는 두개골 뼈가 아직 완전하게 닫혀 있지 않아 뇌수종을 명확하게 구분할 수 있다. 아이의 머리가 비정상적으로 커지고 머리의 숫구멍(fontanel)이 팽팽해지거나 부풀어 오를 경우 뇌수종일 가능성이 크다.

뇌실확장증(ventriculomegaly)은 뇌실이 늘어난 상태로 수두증, 뇌위축, 발생이상형 뇌실확장 등과 연관된다. 뇌실확장증은 대개 측뇌실이 10mm 이상인 경우를 말한다. 태아 뇌실확장증의 원인으로는 척수수막류, 뇌량형성부전, 선천성 감염 등이 있으며 태아 염색체의 이상이 동반되기도 한다. 뇌실확장증은 신생아의 동반기형 유무 등의 예후를 판정하는 데 중요한 척도이며 이를 위하여 태아 MRI 검사를 시행하기도 한다.

작열통(causalgia)은 사지에 상처를 입은 뒤 그 직후나 몇 주일 후에 말단부에 일어나는 매우 심하고 뜨거운 아픔(burning pain)이다. 상처 부위에 화끈거리는 통증, 이질통, 부종, 색깔 변화, 운동 제한, 근육 위축이나 골다공증 증상 등 비정상적 반응이 나타나는 것을 복합부위통증증후군(CRPS: complex regional pain syndrome)이라고 하며 만성통증상태로 분류된다. 1993년 국제통증연구학회(IASP)에서는 이를 두 가지 유형으로 나누었다. 복합부위통증증후군 1형은 유해한 손상이나 사고 후에 국소통증, 감각 변화, 이질통, 체온의 비정상, 발한신경의 이상, 피부색의 이상 부종 등을 보이는 임상증상이며 한 개의 신경에만 국한하지 않고 생각보다 극심한 통증의 형태를 나타낸다. 직접적인 신경손상은 없고 가장 흔한 형태의 CRPS로서 반사성교감신경 위축증(reflex sympathetic dystrophy)이라고도 한다. 복합부위통증증후군 2형은 총상이나 교통사고로 인한 직접적인 말초신경 손상을 입고 화끈거리는 통증이나 이질감이 오는 작열통을 말한다. 원인은 신경조직의 자극과 비정상적인 흥분이 혈관과 피부에 영향을 주는 비정상적인 자극이다. 신경, 뼈, 관절, 때로는 근육, 건, 인대의 손상 결과로도 생길 수 있다.

기면증(嗜眠症, narcolepsy)은 발작적으로 졸음에 빠져드는 신경계 질환이자 수면장애이다. 한국표준질병사인분류에는 신경계통의 질환, 즉 수면 장애(sleep disorders)이자 발작성 수면 및 탈력발작(narcolepsy and cataplexy)으로 등록되어 있다. 2009년 5월 보건복지부는 기면증을 희귀 · 난치성 질환으로 지정하였다. 주된 증상은 졸음과 함께 무기력감을 함께 느끼게 되며 선잠이 들어 환각에 빠지게 되는 것이다. 밤에 충분히 잔다고 해도 낮에 이유 없이 졸리는데 발작적인 수면 후에 깨어나면 잠이 덜 오는 것을 느끼지만 얼마 후 다시 졸음이 온다. 이 때 운동근육이 이완되어 쓰러지는 탈력발작(cataplexy)이나 잠이 들거나 깨려고 할 때 전신근육이 마비되고 자신도 모르게 어떤 행동을 하게 되는 수면마비 등의 증세가 함께 나타나는 경우도 있다. 자동행동증세와 악몽, 우울증 등이 동반되기도 한다. 기면증은 스트레스와는 관련이 없으며 자가면역질환으로 추정된다. 원인은 뇌의 시상하부에서 각성을 유지하는데 필요한 호르몬인 히포크레틴(hypocretin)의 분비가 저하되기 때문이다. 유전적 요인도 강한 편인데 환자의 직계 가족은 발병률이 40배 정도 높다. 완치가 불가능하지만 약물치료 등을 통해 호전될 수 있다. 야간에 실시하는 수면다원검사(PSG)와 주간에 실시하는 다중수면잠복기검사(MSLT)를 이용해 진단한다. 잠이 쏟아지는 증상은 중추신경 각성제를, 탈력발작은 항우울제를 투여하며 카페인이나 탄수화물의 섭취를 줄여야 한다.

2 퇴행성 · 유전성 장애(degenerative and hereditary disorders)

근위축성 측삭경화증(筋萎縮性側索硬化症, amyotrophic lateral sclerosis; ALS)은 척수와 뇌간에 있는 운동신경원의 퇴행이 특징인 진행성 질환이다(홍준현 외, 2013: 402). 주된 증상은 골격근의 약화, 삼키고 말하기 어려움, 호흡곤란, 사지마비 등이다. 대뇌 및 척수의 운동신경세포만 선택적으로 사멸되므로 '운동신경원 질환'으로도 부른다. 1930년대 미국 프로야구 뉴욕 양키스 선수였던 루 게릭이 이 병을 진단받고 2년 만에 사망하였다. 그 후 '루게릭병(Lou Gehrig's Disease)'이라고도 한다. 일 년에 십만 명당 1–2명 발병하며 남성이 여성에 비해 1.4–2.5배 정도 더 발병률이 높다. 약 10%는 유전적인 특징을 나타내지만 대부분은 산발적으로 발병된다. 다른 퇴행성 신경계 질병과 마찬가지로 아직 발병 원인이 명확하게 밝혀지지는 않았다. 주된 가설에는 운동 신경으로의 신호전달 역할을 하는 글루타민산의 양이 지나치게 많아져 운동 신경을 파괴한다는 글루타민산 과잉설, 신경을 성장시키거나 손상 세포를 회복시키는데 필요한 영양 성분이 결핍되어 운동 신경이 파괴된다는 신경영양인자 결핍설, 21번 염색체에서 원인 유전자의 돌연변이가 확인되므로 유전적으로 나타난다는 유전성설이 있다.

간질(epilepsy)은 뇌기능의 급성적이고 진행적인 장애이다. 뇌 안의 전기활동이 비정상적이고 갑작스럽게 과잉 방출된다. **긴장-간헐 발작(Tonic-clonic seizure)**은 급작스런 의식상실, 땅에 쓰러짐, 긴장성 수축에 이은 간헐성 수축을 특징으로 한다. 반면 **소발작간질(petit mal seizure)**은 일시적인 의식 혼탁, 환경에 대한 접촉 상실이 특징이다(데이비스, 2008: 174). 간질(癎疾)은 뇌전증(腦電症)으로도 불리는데 신경 세포의 불규칙한 흥분으로 뇌에 전기가 발생해 발작과 경련을 일으키는 질환이기 때문이다. 간질은 환자가 통제할 수 없는 다양한 증상들을 야기하는 뇌 속의 전기적 활동이 반복적으로 일어난다. 대뇌의 어떠한 부분에서 이 활동이 일어나는가에 따라서 증상이 달라지지만 보편적으로 나타나는 임상 증상은 간질성 경련, 발작, 단일 수축, 그리고 종종 의식소실 등이다. 간질은 원인불명의 특발성 간질(idiopathic epilepsy)과 원인이 확인된 후천성 간질(acquired epilepsy)로 나뉜다. 특발성 간질은 종종 유전성을 띄는데 간질 환자의 친척은 일반인보다 5배에서 10배까지 발병할 확률이 높다. 어린 연령층에서 처음 발견되는 간질은 주로 특발성 간질이다. 후천성 간질은 종양과 같은 보다 심각한 뇌의 장애를 의미하는 경우일 수 있다. 또한 간질은 심각한 두뇌 손상, 동맥경화, 심지어는 급성 중독으로 인해서도 발생할 수 있다.

알쯔하이머병(Alzheimer disease; AD, senile dementia of the Alzheimer type)은 중년에 정신 능력이 황폐해지는 치매(dementia)가 주된 특징인 진행성 뇌질환이다(그림 9-13). 노화의 과정 속에서 뇌조직이 기능을 잃으면서 점차 정신 기능이 쇠퇴하는 병이다. 이 병의 특징은 기억력과 정서면에서 심각한 장애를 일으키기 때문에 현대 의학에서는 불치의 병으로 인식되고 있다. 알츠하이머병과 치매를 동일시하는 경우가 있으나 치매는 알츠하이머병에 의해서만 생기는 것이 아니라 고혈압, 당뇨병, 심장질환 등과 같은 성인병이 원인이 되어 발생한다. 이는 노인에게 주로 나타나는 치매의 주요 원인 가운데 하나이며 병리조직학적으로는 뇌의 전반적인 위축, 뇌실의 확장, 신경섬유의 다발성 병변과 초로성 반점 등의 특징을 보인다. 임상적인 특징은 기억 · 판단 · 언어 능력 등 지적인 기능의 점진적인 감퇴, 일상생활능력 · 인격 · 행동양상의 장애 등이다. 발병 초기에는 이름 · 날짜 · 장소와 같은 것들이 기억에서 사라지고 심해지면 화장실을 가거나 요리를 하거나 신을 신는 일 등의 일상생활조차도 잊게 된다. 이와 함께 우울증세, 인격의 황폐, 격한 행동 등의 정신의학적인 증세도 동반된다. 발병 후 서서히 죽음에 이르는 기간은 6-8년 정도이지만 사람에 따라 20년이 넘는 경우도 있다. 현재 원인을 노화나 유전적 요인으로 보는데 원인염색체는 14번 염색체이다.

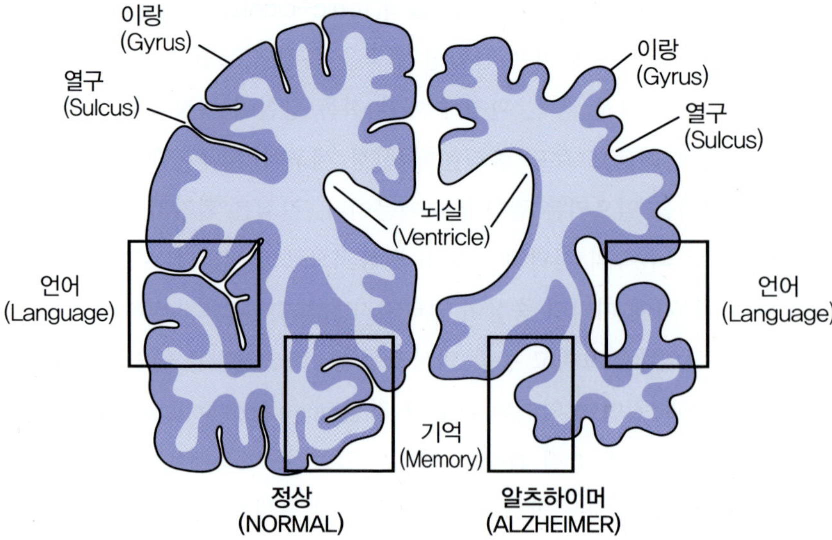

[그림 9-13] 알츠하이머병(Chabner, 2014: 364를 참조)

신경근병증(radiculopathy)은 신경근이 만성적으로 손상을 받아서 말초에 통증이 유발되는 질환이다.[14] 신경근병증은 보통 30-50세 연령의 사람들에게서 많이 일어난다. 대부분의 신경근병증은 추간판질환에 의해 발생한다고 알려져 있다. 추간판탈출은 척수신경을 직접 압박하게 되는 경우가 많고 요추의 추간판탈출은 바로 아래 분절의 신경근 압박이 가장 심하게 나타난다. 또한 척추강직증, 척추앞굽음증과 같은 퇴행성 척추질환에 의해서도 신경근병증이 유발될 수 있다. 주된 증상은 방사통이다. 이는 팔이나 다리 끝으로 뻗치는 것 같은 통증으로 해당하는 신경분절을 따라 통증이 퍼지는 것이다. 이 통증은 간혹 대상포진 후 신경통과 유사한 양상을 보이기도 한다. 신경근증 환자는 물리치료, 진통제, 근육 이완제, 비스테로이드성 소염제, 경막외 신경차단술, 후관절 주사, 고주파 신경근 차단술, 단기간의 침상안정 등의 비수술적 치료로 호전될 수 있다.

헌팅톤 무도병(Huntington chorea)은 뇌의 퇴행성 변화로 오는 유전성 신경장애로 주된 증상은 기이하면서 갑작스럽고 불수의적인 춤추는 것 같은 움직임이다(지제근, 2013: 770). 이것

14) 신경은 중추신경과 말초신경으로 크게 나뉘는데 척수에서 분지하는 말초신경 줄기 중 척수 접합부를 신경근이라고 한다. 이 신경근은 얇은 막으로 보호되어 있기 때문에 디스크와 같은 것에 의해 쉽게 압박이 된다.

은 4번째 염색체의 유전적 결함이 원인으로 지목되는 우성 유전병이다. 보통 30–50세 사이에 발병한다. 염색체 4p16.3에 위치하는 헌팅턴(Huntington) 유전자에는 CAG 세 개의 코돈이 반복되어 나타나는 특이한 서열이 존재하는데 정상인은 19회 정도 반복하지만 헌팅턴병 환자에게서는 40회 이상 나타난다. 또한 이러한 반복 횟수는 헌팅턴병이 발병하는 나이와 반비례한다. 운동 증상은 대개 안면 경련과 함께 시작되고 나중에는 떨림이 신체 다른 부위에까지 퍼져서 환자의 의사와 상관없이 비틀리는 운동으로 발전한다.[15] 점차 경련이나 비틀리는 증상이 환자의 걷기, 말하기, 그리고 다른 자발적인 운동을 더욱 더 방해하게 된다. 특히 새로운 운동습관을 형성하는 능력이 쇠퇴한다. 그 결과로 환자가 사망했을 때 뇌의 총무게는 정상이었을 때보다 15–20% 정도 감소하기도 한다. 헌팅턴병 환자들은 또한 여러 가지 심리적 장애를 겪는데 여기엔 우울증, 기억장애, 불안, 환각과 망상, 판단력의 쇠퇴, 알코올 중독, 약물 남용, 그리고 완전한 무반응성에서부터 분별없는 난잡한 성격 장애 등이 포함된다.

마비(palsy)는 운동기능의 완전하거나 부분적인 상실이다. **뇌성마비(cerebral palsy)**는 임신, 주산기 동안의 대뇌 손상으로 부분적 마비, 근육의 조정이 결핍되는 질환이다. **벨마비(Bell palsy)**는 얼굴신경의 장애로 한쪽 얼굴이 마비되는 질환이다. 이것은 안면 신경마비(facial nerve palsy)의 하나인데 증상은 수 시간 또는 수일 내에 완전마비 또는 부분마비로 나타난다. 대개 한쪽에만 증상이 나타나는 편측성이고 얼굴의 이상감각이나 얼굴의 비뚤어짐으로 나타나는 경우가 많다. 이마에 주름을 잡을 수 없고 눈이 감기지 않으며 마비된 쪽의 입이 늘어지고 물을 마시거나 음식을 먹을 때 마비된 쪽으로 새어 나오게 된다. 간혹 마비된 쪽에 신경통과 같은 통증이 있는 경우도 있다. 벨 마비 즉, 특발성 안면 신경마비는 약 60–70%가 저절로 회복된다. 자연적 회복은 약 10일 안에 증상이 호전되어 평균 1.5개월 만에 완쾌되는 경우와 2개월 정도 지나야 회복되고 안면근육 쇠약의 후유증이 남는 두 경우가 있다. 한편 람세이 헌트(Ramsay–Hunt) 증후군은 대상포진 바이러스가 원인일 경우가 많으며 예후는 벨 마비보다는 좋지 않다. 원인이 한 가지인 경우에는 증상의 경과 및 결과가 좋고 살리실산제, 비타민 B1 등을 투여하는 약물요법을 비롯하여 온열 요법, 전기 요법, 마사지 등이 치료에 이용된다. 최근에는 부신피질 스테로이드 호르몬제를 이용한 약물요법이 치료 효과를 나타내고 있다.

---

15) 무도병이란 의미의 chorea는 무용술이란 의미의 choreography와 어원이 같다. 무도병의 비틀리는 움직임이 때로는 약간 무용 같아 보이기 때문이다.

중증근무력증(myasthenia gravis)은 뼈에 부착되어 있는 골격근의 재발성 근무력이 특징인 만성 자가면역질환이다(지제근, 2004: 472). 항체가 아세틸콜린의 능력을 막아 눈가의 근육, 얼굴, 혀, 사지의 근수축을 저해한다. 이 질환은 신경근육접합부에 있는 아세틸콜린 수용체의 숫자가 줄어들면서 발생하는 질환으로 변동이 있는 근력약화가 특징이다. 우리 몸의 수의적 운동은 대뇌에서 신경을 통해 근육으로 명령을 전달하여 일어난다. 중증근무력증의 증상은 근육을 사용할수록 심해지며 아침보다 오후에 악화되고 휴식을 취하게 되면 다소 호전되는 경우가 많다. 증상이 심한 경우에는 호흡마비까지도 초래할 수 있다. 항콜린에스터레이스의 투여를 통해 증상을 호전시킬 수 있으며 스테로이드, 면역글로불린, 면역억제, 혈장분리교환술 그리고 가슴샘절제술을 통해 치료할 수 있다.

다발성 경화증(多發性硬化症, multiple sclerosis; MS)은 중추신경계에 있는 신경원의 미엘린초가 파괴되고 딱딱한 조직의 플라크가 대치되는 질환이다. 주된 증상은 신경계 무능력, 감각이상, 근무력, 불안정한 걸음걸이, 마비 등이다. 다발성 경화증의 특징은 백질 내 혈관주위의 염증세포 침윤이다. 이러한 중추신경계의 침윤은 자가면역 체계의 이상으로 인한 것으로 추정된다. 흔한 징후로는 레미테 징후(Lhemitte sign)가 있다. 이는 목을 구부리면 척수를 따라 전기가 오르는 듯한 느낌을 받는 것을 말하며 말이집의 탈락이 일어난 뒤 신경섬유의 자극으로 유발되는 것으로 알려져 있다.

파킨슨병(Parkinson disease)은 떨림, 근무력증, 행동이 느려지는 증세를 보이는 후반기에 일어나는 뇌신경의 퇴행 질환이다(송애랑 외, 2013: 319). 도파민의 부족으로 발생하여 서서히 진행되며 주된 증상으로는 웅크린 자세, 발을 끄는 걸음걸이, 근육강직, 손의 떨림 등의 운동장애가 있다. 주로 흑질(substantia nigra)에서 불완전한 도파민의 생성과 작용으로 운동신경 피질의 자극이 감소되어 일어난다. 심각한 인식 장애와 미약한 언어 장애도 발생하는데 만성적이고 진행적이다. 일본뇌염, 뇌매독, 이산화탄소 중독, 망간 중독이나 윌슨병에 걸렸을 때도 나타날 수 있다. 파킨슨병의 직접적인 원인은 특히 흑질과 편도체에 있는 뉴런들이 서서히 죽어가는 것이다. 대부분의 다른 심각한 신경학적이거나 심리학적 장애들과 달리 파킨슨병은 유전 가능성이 비교적 낮다. 대개의 환자들에겐 파킨슨병에 걸린 친척들이 없다. 일란성 쌍둥이 중 한 사람이 이 병에 걸린 경우 다른 한 사람도 그럴 확률은 10%도 되지 않는다.

투렛증후군(Tourette syndrome)은 불수의적이면서 경련성이 있는 신경에 장애로 통제되지 않는 음성이나 씰룩거리는 운동을 주된 특징으로 한다(홍준현 외, 2013: 237). 틱(tic)이라는 눈꺼풀이나 안면근육의 연축으로 시작된다. 이 질환은 신경학적인 유전병으로 어떤 행동을 하게 되거나 소리를 내는 등의 경련을 일으키는 것이 특징이다. 투렛증후군 환자는 평범한 수준의 지능과 소득 수준을 지니고 있는 경우가 많다. 증세는 나이가 들수록 차츰 나아진다. 투렛증후군의 증세가 극히 심하여 생명을 위협하는 경우에는 뇌수술을 하여 이를 치료할 수도 있다. 하지만 대부분의 경우엔 굳이 수술을 할 필요가 없고 약물 치료 등의 다양한 치료법을 통하여 경련을 조절할 수 있다.

3 감염성 장애(infectious disorders)

대상포진(帶狀疱疹, herpes zoster, shingles)은 말초신경계를 침범하는 바이러스성 질환이다. 물집, 수포와 통증이 피부에 띠모양으로 번진다(지제근, 2013: 1502). 수두에 걸린 후 **수두 바이러스(herpes varicella-zoster)**의 재활성화로 발생한다. 대상포진은 수포를 동반한 발진이 몸의 한 쪽에 주로 줄무늬 모양으로 나타나는 것이 특징이다. 이는 수두를 일으키기도 하는 **수두 · 대상포진 바이러스(varicella zoster virus; VZV)**에 의한 것이다. 수두 · 대상포진 바이러스는 아무런 증상 없이 신경 세포 안에 숨어 있을 수 있다. 수두에 감염된지 한참 후에 이 바이러스는 세포막을 깨고 나와 신경 섬유를 따라 이동해 해당 신경에 근접한 피부에 바이러스성 감염을 일으킨다. 이 바이러스는 감염된 신경 부분에 속한 한 개 이상의 신경절에서부터 나와 같은 피부신경절 내에서 확산되며 통증을 동반한 발진을 유발한다. 항바이러스제는 대상포진 특유의 발진이 발견된지 72시간 내에 7-10일 동안의 투여를 하면 통증과 발병기간을 감소시킬 수 있다.

수막염(髓膜炎, meningitis)은 뇌의 수막에 생기는 염증이다(송애랑 외, 2013: 315). **화농성 뇌막염(pyogenic meningitis)**은 수막알균성 또는 사슬알균성 세균이 원인이고 **바이러스성 수막염(viral meningitis)**은 바이러스가 원인이다. 주된 증상은 열과 수막자극현상(두통, 눈부심, 경부강직)이다. 원인은 바이러스, 세균, 결핵 등인데 세균성 뇌수막염은 가장 치명적이다. 비교적 더디게 병세가 진행하며 인플루엔자균 · 수막염균 · 폐렴균 · 대장균 등 화농균의 침투로 인해 발생한다. 또한 심한 후유증을 남기기도 한다. 그리고 바이러스성 수막염은 여름과 가을에 주로 발병하고 가장 흔한 편인데, 증상이 가벼운 편이라 대개 저절로 낫는 경우가 많다. 또 결핵성 수막염은 페니실린 G접종으로 예방하고 항결핵제로 치료할 수 있다. 수막염의 증상은 열감기와 비슷하여 고열이 나고 두통과 구토를 일으킨다. 증상이 심하면 피부에 발진이 생긴다. 또한 뇌염이나 척수염으로 번질 수도 있기 때문에 등뼈, 목뼈, 척추뼈에 통증을 느끼기도 한다. 일반적으로 여름에 가장 많이 발명하며 특히 3-6세의 어린아이에게 많이 나타난다.

회색질척수염(poliomyelitis)은 급성 회백수염, 급성 척수전각염, 척수성 소아마비 또는 하이네-메딘병이라고도 불린다(지제근, 2013: 1300). 폴리오 바이러스 감염에 의해 뇌간이나 척수전각(spinal ventral horn)의 운동신경세포가 파괴되는 것이 특징이며 장애가 일어난 신경세포가 지배하는 근육의 이완성 마비와 위축을 일으킨다. 폴리오 바이러스는 8-17nm의 크기로 장내 바이러스(enterovirus)에 속한다. 폴리오 바이러스는 항원성이 다른 제1형부터 제3형까지 세 종류가 있고 이들은 모두 마비성 폴리오나 수막염(meningitis)을 일으킨다. 물론 폴리오 바이러스에 감염됐다고 해서 반드시 신경마비가 오는 것은 아니다. 감염 후 아무런 증상 없이 지나가든가 혹은 가벼운 소화기 증상이나 감기 증상만을 나타내는 경우가 대부분이다. 마비를 일으키는 예에서는 먼저 쉽게 피로감을 느낀다거나 발열, 두통, 인후통, 오심, 구토, 근육통 등의 증상이 나타난다. 그리고 수막자극증상(meningeal irritation symptom), 즉 목덜미 부분의 경직이 나타나며 결국 의식장애가 일어난다.

뇌염(腦炎, encephalitis)은 뇌막염과 달리 뇌 실질을 침범함으로써 발열, 두통과 함께 의식장애와 경련(간질 발작), 기타 국소신경학적 장애를 보이는 질환이다(지제근, 2013: 521). 그러나 뇌막염과는 달리 두통이 극심하지는 않다. 만약 열이 나면서 의식이 혼미해지거나 경련을 보인다면 뇌염일 수 있다. 바이러스 뇌염은 대개 약물치료에 잘 반응하지 않기 때문에 심각한 후유증을 남기며 심한 경우 사망에 이를 수 있다.

인체면역결핍 바이러스 뇌질환(HIV encephalopathy)은 AIDS로 인한 뇌질환 또는 치매이다. AIDS 환자의 60%에서 신경학적 기능부전이 발생하며 뇌염, 치매, 뇌종양, 기타 감염성 질환이 동반된다.

4 기타 질환

대표적인 신생물성 장애(neoplastic disorder)에는 **뇌종양(brain tumors)**이 있다. 이것은 뇌조직과 수막의 비정상적 성장으로 그 종류에는 **신경교종(glioma)**과 **수막종(meningioma)** 등이 있다(지제근, 2004: 284). 이들은 뇌부종과 수두증의 원인이 된다. 그리고 25-30%는 다른 암의 전이로 인해 발생한다. 뇌종양(腦腫瘍)은 두개골 안에서 만들어지는 고체 신생물로 뇌나 척주관 안의 종양을 두루 가리키며 뇌질과 뇌막에 발생하는 종양의 총칭이다. 뇌세포에서 자란 종양이라서 혈관을 비롯해 신경이나 뇌막 등에서 발생하며 두개골에서 발육하는 신생물을 모두 아우른다. 증상은 생기는 부위에 따라 다른데 보통 두통, 구토, 팔다리의 운동 이상(경련과 마비), 시각 장애 증세를 보인다.

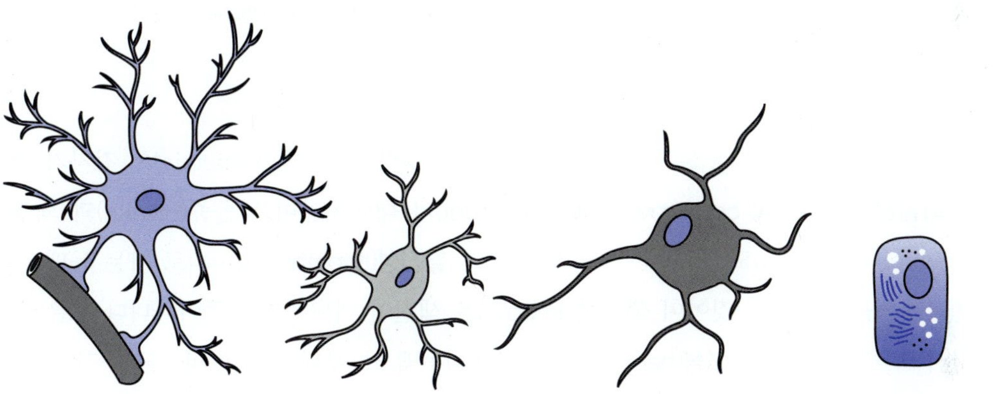

[그림 9-14] 신경교세포의 종류(송애랑 외, 2013: 294-295를 참고)

신경교종(glioma)은 신경원과 신경교세포인 성상세포, 핍지세포, 상의세포에서 발생되는 종양이다(그림 9-14). 반 이상이 악성이며 양성인 분화형 신경교종도 시간이 경과하면 악성화 되는 경향이 있다(지제근, 2013: 679). 신경교종의 대부분은 주위 정상 조직 내로 침투하여 자라고 세포의 성장 제어가 소실되어 빠른 성장을 보이며 수술로 완전히 제거하는 것이 힘들어 방사선치료나 항암화학치료 등의 적극적인 치료에도 불구하고 단시간 내에 재발하여 예후가 나쁜 경우가 많다.

수막종(meningioma)은 두개강내 종양의 약 30%를 차지하며 척수의 경우 25% 정도에 해당한다. 다발성으로 발생하는 경우는 드물며 보통 신경섬유종증과 연관되어서 나타난다. 발생 원인은 뇌막에 외상으로 인한 만성 염증성 반응, 바이러스 감염, 방사선에 의한 유전자 손상 등이다(송애랑 외, 2013: 324). 22번 염색체의 소실이 가장 흔히 관찰되는 소견이며 악성 수막종의 경우 10번 염색체의 소실이 특징이다. 증상은 강직성 하지 마비, 정신 기능 장애, 두통, 경련, 후각 소실 등이다. 종양이 전후방으로 성장하면 후각장애, 제3 뇌신경마비, 뇌하수체 결핍의 소견과 두통, 정신장애가 나타난다. 후두부에 생길 경우 청각 관련 증상이 흔하고 삼차신경, 안면신경의 장애가 동반된다.

외상성 장애(traumatic disorders)에는 뇌조직의 구조적 손상 없이 24시간 이내에 회복되는 일시적 뇌기능부전인 **뇌진탕(cerebral concussion)**과 직접적인 외상으로 뇌조직이 멍들고 24시간 이상 신경학적 결손이 지속되는 **뇌타박상(cerebral contusion)**이 있다(송애랑 외, 2013: 319; 지제근, 2013: 262).

혈관 장애(vascular disorders)에는 대뇌 혈액공급 장애, 즉 허혈(ischemia)이 갑자기 발생하는 **뇌혈관 사고(CVA; cerebrovascular accident)**가 대표적이며 뇌졸중(stroke)과 뇌경색증(cerebral infarction)도 있다(데이비스, 2008: 265). **혈전성(thrombotic)**은 뇌로 가는 동맥 혈전이 혈관폐색을 일으키는 것이며 **색전성(embolic)**은 색전이 대뇌동맥을 돌아다니다 작은 혈관에 가서 막히는 것이고 **출혈성(hemorrhagic)**은 대뇌동맥으로부터 혈액이 방출되는 것이다. 위험인자에는 고혈압, 당뇨병, 심질환, 그리고 흡연, 비만, 약물남용, 콜레스테롤 등이 있다.

뇌졸중(腦卒中, stroke, apoplexy)은 뇌혈류 이상으로 인해 갑작스레 유발된 국소적인 신경학적 결손 증상을 통칭하는 말이다(그림 9-15).[16] 뇌졸중은 크게 뇌경색과 뇌출혈로 분류된다. 뇌는 체중의 2%이지만 뇌로 가는 혈류량은 심박출량의 15%나 되고 산소 소모량은 몸 전체 산소 소모량의 20%나 된다. 게다가 뇌는 에너지원으로 포도당만을 사용하므로 에너지 공급이 잠시만 중단되어도 쉽게 괴사가 일어난다. 따라서 뇌혈류의 이상은 뇌손상과 밀접한 관련이 있다. 대략 3시간 이내에 병원을 찾아야 막힌 혈관을 뚫거나 뇌경색으로 진행되지 않도록 할 수 있다. 혈전용해제는 뇌졸중 증상이 최초 발생한 이후 3시간 이내에 인체에 투여될 때 뇌세포의 괴사를 최소한으로 막을 수 있고 뇌출혈의 부작용을 줄이면서 효과가 극대

16) 미국에서는 cerebrovascular stroke이라는 용어를 더 많이 쓴다.

화되므로 이를 뇌졸중의 골든타임이라고 부른다. 뇌졸중 중에서 출혈뇌졸중(hemorrhagic stroke)은 뇌동맥의 파열로 야기되며 색전뇌졸중(embolic stroke)은 색전(embolus)이 뇌동맥을 막아서 나타난다. 반면 혈전뇌졸중(thrombotic stroke)은 죽상판(atheromatous plaque)이 뇌동맥을 막아서 발생한다.

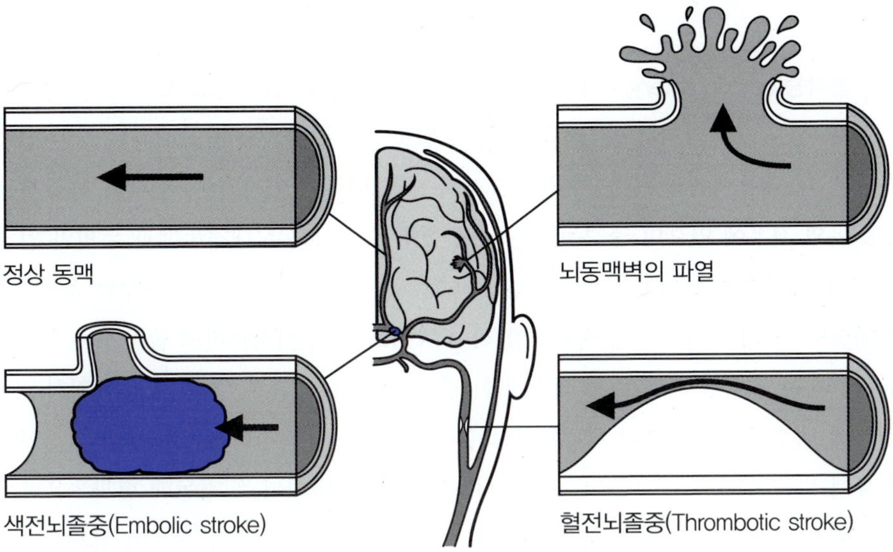

[그림 9-15] 뇌졸중의 종류들(Chabner, 2014: 369; 홍준현 외, 2013: 239를 수정보완)

뇌경색(腦梗塞, cerebral infarction)은 뇌의 혈관이 막혀 뇌의 일부가 죽는 질병이다(지제근, 2013: 263). 위험 인자는 혈전을 잘생기게 하는 모든 생활습관이며 고혈압이 가장 흔하다. 주로 겨울철에 고령층에서 잘 발생하는데 이유는 겨울철에 혈관이 추위로 인하여 수축하며 특히 화장실에서 대변을 보다가 혈압이 높아지거나 목욕탕에서 쓰러지는 일이 많기 때문이다. 대개 뇌의 좌우 어느 한 편에서 생기므로 한 쪽 팔다리가 마비되는 것이 가장 전형적인 증상이다. 치료는 항혈전 치료로 혈전을 녹이는 약물을 쓰는 것이 가장 중요하지만 시간의 제한이 있다. 즉 뇌출혈의 위험이 따르므로 항혈전 치료는 3시간 이내에 하는 것이 바람직하다.

뇌동맥류(cerebral aneurysm)는 뇌동맥의 일부가 꽈리처럼 부풀어 오르는 병으로 출혈이 일어나기 전까지는 자각증상이 없는 경우가 대부분이며 지주막하출혈을 일으켜 심각한 신경학적 후유증을 초래할 수 있는 뇌혈관 질환이다. 뇌동맥류의 90% 정도는 뇌지주막하 출혈이며 7%는 주위 뇌신경이나 뇌조직을 압박하여 증상이나 징후를 유발시킨다. 뇌동맥류가 파열되어 뇌지주막하 출혈이 야기되면 머리를 꽝 치는 느낌과 함께 심한 두통을 경험한다. 약 45%는 5-10분 정도 정신을 잃는데 이는 뇌동맥류가 파열되면 갑자기 뇌압이 상승하여 잠시 뇌혈류가 중지되기 때문이다. 뇌동맥류 파열시 15% 정도는 출혈이 심하여 회복하지 못하고 사망한다. 의식이 돌아오면 오심과 구토를 하고 뇌막자극증(meningismus)을 보여 경부강직(neck stiffness), Kernig 징후 등을 보인다.[17)]

경동맥 협착증(carotid artery stenosis)은 심장에서 나온 혈액을 뇌로 보내 주어 뇌가 원활하게 기능할 수 있도록 에너지를 공급하는 혈관인 경동맥이 좁아지고 딱딱해지는 질환이다. 경동맥이란 흉곽 내 대동맥에서 목을 지나 안면과 두개골 내로 들어가 뇌에 혈액을 공급하는 주된 혈관으로 목의 좌우에 있으며 총경동맥은 뇌에 혈액을 공급하는 내경동맥과 두피와 얼굴에 혈액을 공급하는 외경동맥으로 나뉜다(지제근, 2013: 238). 경동맥 협착증은 대부분 동맥경화증에 의해 발생한다. 오래된 파이프에 찌꺼기가 끼여 파이프 안이 지저분하고 좁아지는 것처럼 뇌에 혈액을 공급하는 경동맥에 주로 콜레스테롤, 중성지방, 칼슘 등이 침착해 동맥경화성 병변이 생겨 경동맥 내강이 좁아지거나 완전히 막히는 경우 또는 동맥경화성 병변에서 색전이 떨어져 나와 혈류를 타고 뇌동맥으로 흘러 들어가서 뇌경색을 유발한다.[18)] 경동맥 혈관초음파는 비침습적이고 협착의 정도 및 협착부위 등을 비교적 쉽게 평가할 수 있기 때문에 경동맥 협착증이 의심되는 환자에 있어 가장 많이 사용되는 검사이다. 경동맥 협착증의 치료 목적은 뇌경색의 예방이다. 치료 방법은 약물 요법, 경동맥내막 절제술 또는 경동맥 스텐트 삽입술이 이용된다.

6) 임상검사 및 처치에 관한 용어

뇌척수액 검사(cerebrospinal fluid analysis)는 뇌와 수막의 질환이 의심될 때 시행하는데 뇌척수액 표본의 세포검사, 세균의 도말검사, 배양검사 등이 있다. 뇌척수액(CSF)은 많은 혈관들을 가지며 뇌의 작은 공간과 방(뇌실)들을 싸고 있는 특별한 조직인 맥락얼기에 의해 생성되고 분비되는 투명한 물 같은 여과액이다. 뇌척수액은 뇌와 척수 주위를 흐르며 중추신경계를 감싸고 보호한다. 뇌척수액은 지속적으로 생성 · 순환되며 혈액계로 흡수되며 하루

---

17) 뇌동맥류는 인구의 약 1%에서 발견되며 뇌동맥류성 지주막하출혈은 인구 10만 명당 약 10-20명 정도 발생한다.

18) 경동맥 협착증이 있더라도 뇌경색이 생기지 않았다면 아무 증상이 없을 수도 있다. 만일 증상이 나타난다면 일시적 시력소실, 어지럼증, 한쪽 팔 · 다리의 마비, 언어장애 등의 안구 혹은 신경증상이 나타날 수 있다. 때로는 상기 증상이 발생했다가 저절로 소실되는 일과성 허혈 발작이 생길 수도 있다.

에 약 500mL가 생산된다. 뇌척수액은 뇌로부터 거대분자, 독소, 대부분 혈구의 분리를 유지하는데 도움을 준다. 뇌척수액이 뇌와 척수를 둘러싸기 때문에 뇌척수액 검사는 중추신경계에 영향을 미치는 다양한 조건들을 진단하는데 있어서 매우 가치가 있다(홍준현 외, 2013: 241). 뇌척수액 검체는 소변이나 혈액보다 얻기가 힘들지만 그 결과는 중추신경계 증상의 원인을 더 직접적으로 보여줄 수 있다.[19] 뇌척수액 검체는 요추천자 및 척추천자를 통하여 허리에서 채취한다.

X-ray와 관련하여 **뇌혈관조영술(cerebral angiography)**은 조영제를 동맥 속에 주입하고 X-ray를 찍는 것이며 **뇌의 전산단층촬영(computed tomography; CT)**은 X-ray를 이용하여 뇌의 컴퓨터 횡단면 사진을 만드는 것이다. 이때 조영제는 혈관으로부터 혈뇌장벽을 통하여 뇌조직으로 누출시킨다. **척수조영술(myelography)**은 조영제를 요추천자를 통하여 지주막하강으로 넣고 척수의 사진을 찍는 것이다. 초음파(ultrasound) 검사와 관련하여 **뇌초음파 검사법(doppler/ultrasound studies)**은 초음파를 이용하여 목동맥과 뇌동맥 혈류의 흐름을 보고 혈관폐색 여부를 검사하는 것이다.

자기영상(magnetic imaging)과 관련하여 **뇌의 자기공명영상 검사(magnetic resonance imaging; MRI)**는 자기파를 이용하여 뇌의 이마면, 횡단면, 시상면의 영상을 얻는 것으로 연조직의 조사 시에 유용하다. 방사선 검사(radioactive studies) 중에서 **뇌스캔(brain scan)**은 방사능 물질을 정맥으로 주입하여 특수 스캐너로 뇌조직 통과와 흡수를 기록하는 것이다. **양전자방출 단층촬영술(positron emission tomography scan; PET scan)**은 양전자를 내는 동위원소를 정맥으로 주입하여 당과 결합한 방사능물질의 흡수를 모니터에 기록한다.[20] 양

19) 예를 들어 뇌막염이나 뇌염에서는 혈액 뇌장벽이 손상될 수 있으며 백혈구 및 적혈구, 그리고 많은 양의 단백질이 뇌척수액으로 들어갈 수 있다. 길랭-바레증후군 및 다발경화증 같은 중추신경계에 영향주는 면역질환도 뇌척수액에서 발견될 수 있는 항체를 생성한다. 백혈병 같은 암도 뇌척수액 백혈구를 증가시킬 수 있으며 악성 종양으로 비정상 세포가 나타날 수 있다.

20) 양전자방출 단층촬영(PET)은 양전자 단층촬영이라고도 부르며 양전자 방출을 이용하는 핵의학 검사방법 중 하나로 양전자를 방출하는 방사성 동위원소를 결합한 의약품을 체내에 주입한 후 양전자 방출 단층 촬영기를 이용하여 이를 추적하여 체내 분포를 알아보는 방법이다. 암 검사, 심장 질환, 뇌 질환 및 뇌 기능 평가를 위한 수용체 영상이나 대사 영상도 얻을 수 있다. 음전하를 가지고 있는 전자와 물리적 특성이 유사하지만 정반대로 양전하를 가지고 있는 것을 양전자라고 한다. 이러한 양전자는 방사선의 한 종류로서, C-11, N-13, O-15, F-18 등의 방사성 동위원소에서 방출되는데 이러한 원소들은 생체의 주 구성 물질이기 때문에 이를 이용하여 의약품을 만들 수 있다. 최근에는 양전자 단층촬영 스캐너와 컴퓨터 단층촬영(CT) 스캐너를 하나로 결합시킨 양전자/컴퓨터단층촬영(PET/CT) 스캐너가 널리 보급되어 있다. 양전자/컴퓨터단층촬영은 컴퓨터 단층촬영 스캐너의 첨가로 해부학적 정보 제공과 함께 좀

전자방출 단층촬영(PET)은 하나의 전신 영상을 시행하여 최대한 빠른 시간 내에 병기를 결정하여 환자의 생존율 향상에 기여한다.[21]

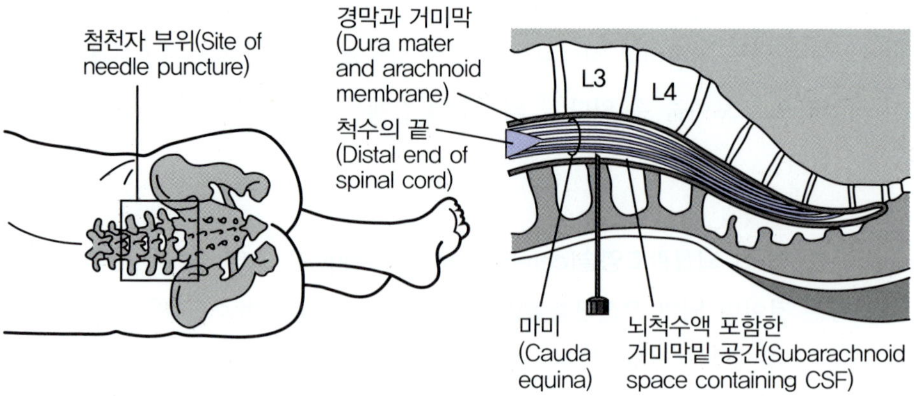

[그림 9-16] 척추천자(Chabner, 2014: 373; 홍준현 외, 2013: 243을 참고)

기타 처치에는 뇌의 전기적 활동을 기록하여 발작활동, 뇌종양, 뇌의 기타질환과 손상을 검사하는 **뇌파검사(EEG; electroencephalography)**,[22] 뇌척수액을 두 개의 허리뼈 사이에서 뽑는 검사인 **척추천자(lumbar puncture, spinal puncture)**(그림 9-16),[23] 그리고 입체정위

더 정확한 영상 보정이 가능하여 기존 양전자 단층촬영에 비해 영상 화질이 한층 우수하다. 의학용 영상기술의 시초는 1972년 X선을 이용한 엑스선 전산화 단층촬영으로 볼 수 있다. 그 전까지는 2차원적인 단면만을 볼 수 있었던 영상기술이 X선 단층촬영 기법을 통해 3차원으로 영상화할 수 있게 된 것이다. 이 기술을 시작으로 많은 2세대 영상기술이 발전하게 되는데 이러한 기술로는 핵의학 부분에서 발전한 방사성 동위원소를 이용한 PET와 핵 자기공명 원리를 이용한 자기공명영상(MRI)이 있다. MRI는 자기장에 의해 특정 에너지준위를 얻는 원자핵의 위치를 측정하는 방법인 반면 PET는 양전자를 방출하는 방사성 동위원소를 의약품에 결합하여 이의 체내 분포를 알아보는 방법이다.

21) 가장 많은 연구가 이루어진 것은 골전이 평가에 있어서의 PET의 유용성으로 원발 종양의 종류에 따라 차이는 있으나 대부분에 있어 기존에 흔히 사용하던 전신 골주사검사(whole body bone scan)보다 우수한 것으로 평가되고 있다. 이는 골주사 검사가 종양에 의한 이차적인 변화, 즉 골형성 반응이 풍부한 경우에 골전이를 잘 보여 주는 반면 PET의 경우 종양 자체를 보여주기 때문에 더 정확한 면이 있다.

22) 뇌파검사는 뇌의 자발적인 전기활동을 파악하기 위한 비침습적인 검사이다. 대뇌 겉질에서 기원하는 전류는 많은 신경세포의 동시 활성화를 통한 전기의 흐름으로 나타나는데 이를 두피에 붙인 전극을 통해 기록하는 검사를 뇌파검사라고 한다. 검사 목적은 뇌의 기능적 이상이 있을 때나 발작이 발생하거나 의심될 때 도움이 되는 검사이며 기타 신경계를 침범하는 감염이 있거나 독성 또는 대사질환이 있을 때이다. 또한 뇌사자의 뇌사판정도구로도 사용된다(송애랑 외, 2013: 327).

23) 척추천자(LP)는 뇌척수액(CSF)을 생화학적, 미생물학적, 세포학적으로 분석할 때 사용하는 진단방법이다. 요추천자의 대부분의 일반적인 목적은 뇌수막염이 의심되는 경우 뇌척수액을 모으는 것이다. 뇌척수액을 모을 수 있는 다른 방법이 없기에 요추천자 방법을 사용한다(지제근, 2004: 582). 지주막하출

고정기를 이용하여 머리뼈에 고정할 때 3차원적으로 측정하여 뇌수술 표적의 위치를 정하는 **정위적 뇌수술(stereotaxic neurosurgery)**이 있다.

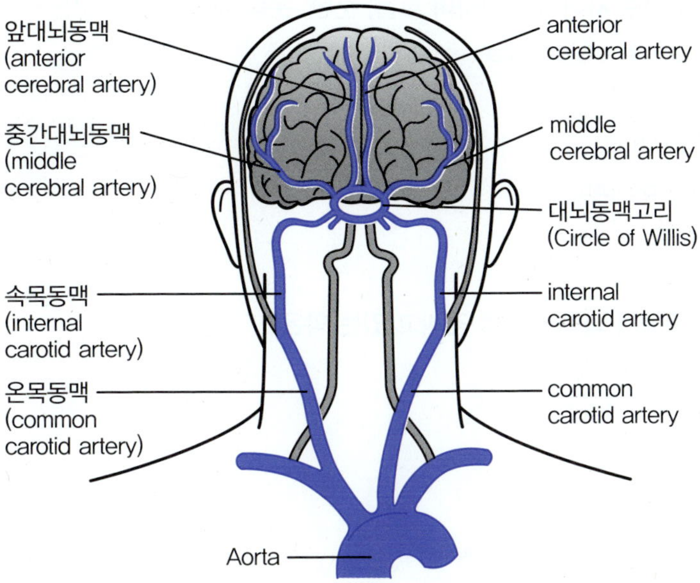

총경동맥과 구성요소(Chabner, 2014: 375를 참조)

뇌 구조	기 능
Cerebrum(대뇌)	사고, 성격, 감각, 운동, 기억
Thalamus(시상)	감각자극의 중계 장소; 인식과 의식 조절
Hypothalamus(시상하부)	체온, 수면, 식욕, 감정, pituitary gland(뇌하수체)의 조절
Cerebellum(소뇌)	수의운동의 조정과 평형
Pons(다리뇌, 교뇌)	눈과 얼굴에 전달되는 뇌신경 연결 등
Medulla oblongata(숨뇌, 연수)	몇 가지 신경로가 좌에서 우로, 우에서 좌로 교차한다; 심장, 혈관, 호흡계통을 통제하는 중추가 들어 있다.

[참고] 뇌의 부위와 기능

혈(蜘蛛膜下出血), 수두, 양성 뇌고혈압 진단을 받은 환자들은 이 검사에서 제외된다. 요추천자는 뇌척수액으로 약을 집어넣는 방법으로 사용될 수 있다. 특히 척수마취나 화학치료에 사용한다(지제근, 2013: 960).

제9강 문제풀이

1. 교뇌와 척수 사이에 위치하며 호흡, 순환, 운동 기능을 하는 곳은?
   ① medulla oblongata
   ② cerebrum
   ③ thalamus
   ④ cerebellum
   ⑤ pons

2. 다음 중에서 뇌와 척수를 감싸고 있는 막은?
   ① pia mater
   ② dura mater
   ③ meninges
   ④ thalamus
   ⑤ arachnoid membrane

3. 뇌에 CSF가 비정상적으로 축적되는 질환은?
   ① epilepsy
   ② CVA
   ③ causalgia
   ④ hydrocephalus
   ⑤ meningocele

4. 뇌의 퇴행성 변화로 얼굴과 사지의 근육이 불수의적으로 움직이는 질환은?
   ① parkinson disease
   ② palsy
   ③ radiculopathy
   ④ huntington chorea
   ⑤ herpes

정답	1. ① 2. ③ 3. ④ 4. ④

제 10 강

심혈관계

1) 심장계통

2) 혈액순환

3) 심장

4) 주요 어휘

5) 관련 질환

6) 임상검사 및 처치에 관한 용어

제10강 심혈관계

1) 심장계통

심장은 온몸에 혈액을 보내 산소와 영양소를 전달하는 펌프작용을 한다(그림 10-1). 오른쪽 심장은 온 몸을 돌고 돌아온 혈액을 받아 폐로 보내며 폐에서는 혈액 속의 이산화탄소를 산소로 교환해준다. 산소가 풍부해진 혈액은 다시 왼쪽 심장으로 돌아와 심장의 펌프작용에 의해 몸 전체로 보낸다. 심장이 온 몸에 끊임없이 혈액을 공급하는 일을 하기 위해서는 다른 신체 기관과 마찬가지로 산소와 영양소가 필요하다.

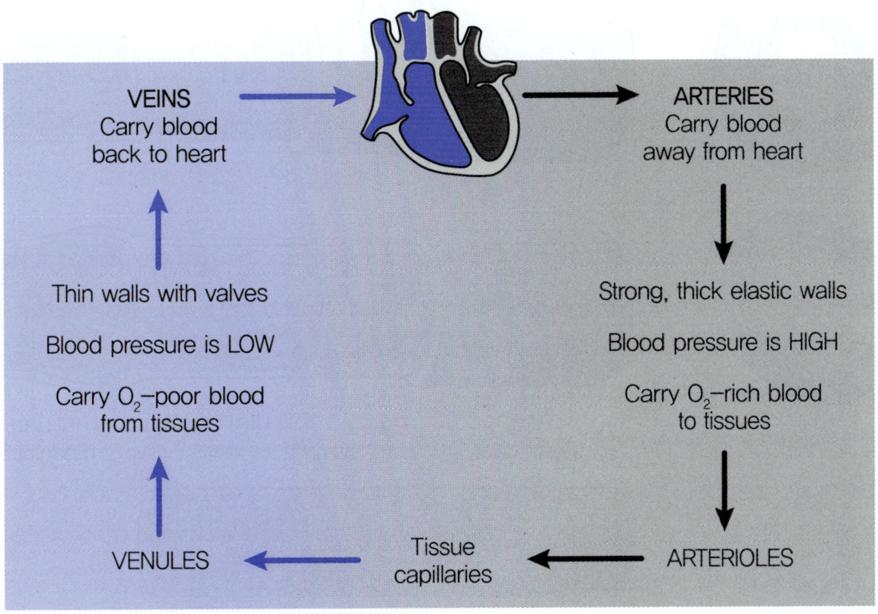

[그림 10-1] 혈액의 순환(Chabner, 2014: 399; 홍준현 외, 2013: 250을 참고)

심장 자체에 혈액을 공급해주는 심장혈관은 **관상동맥(coronary arteries)**이다(송애랑 외, 2013: 49). 관상동맥은 심장근육 표면에 위치하며 3개의 주요 혈관으로 되어 있고, 이 혈관들은 점차 더 많은 가지로 갈라지게 된다. 좌측 관상동맥은 하행동맥과 회선관상동맥으로 나뉘어져 좌측 심장에 혈액을 공급하며 우측 관상동맥은 우관상동맥으로 심장의 우측과 후방에 혈액을 공급하게 된다. 이미 배운 것처럼 이화작용은 저장에너지가 활동에너지로 전환되는 것이며 세포에서 음식물과 산소가 결합할 때 일어나는 화학적 반응이다. 심장맥관계는 혈액, 혈관, 심장으로 이루어져 음식물과 산소를 장기와 신체의 세포로 나른다. 이때 폐의 혈관은 산소를 흡수하고 소장의 혈관은 소화기계로부터 음식물을 흡수한다. 그리고 혈관은 탄산가스나 요소와 같은 세포의 노폐물을 수송하며 이런 물질이 인체로부터 제거될 수 있는 장소인 폐와 신장으로 나른다.

2) 혈액순환

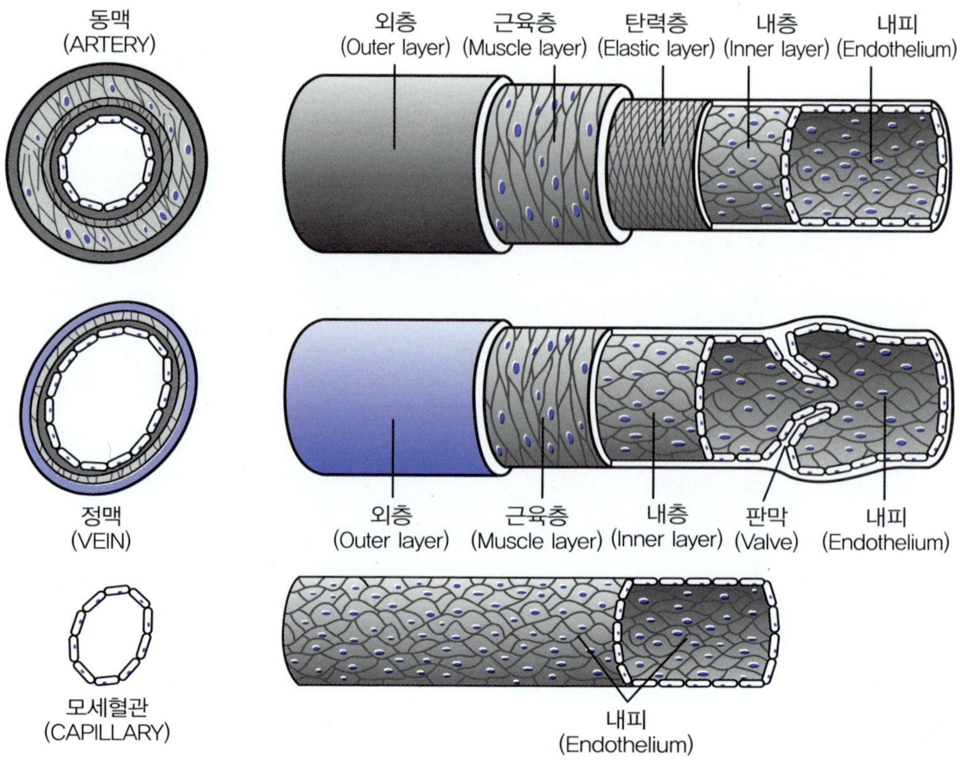

[그림 10-2] 정맥과 동맥(Chabner, 2014: 399, 수정보완)

혈관(血管, blood vessel)은 피를 보내는 가느다란 관이다(그림 10-2). 혈관의 총 길이는 120,000km이며, **동맥(arteries)**, **정맥(veins)**, **모세혈관(capillaries)**으로 나뉜다(지제근, 2013: 189). 동맥은 산소나 영양을 함유한 혈액을 심장에서 온몸으로 보내는 관으로 점차 가늘어져 모세혈관으로 이행하며 여기에서 조직 사이에 물질 교환을 하고 다시 모여 정맥이 되어 심장으로 돌아간다. 따라서 동맥에 흐르는 혈액은 압력이 높고 굵은 동맥일수록 혈액이 흐르는 속도도 빠르기 때문에 이에 적응하여 동맥관벽도 정맥과는 달라진다. 동맥 내의 혈액은 상완부에서 최저 80mmHg, 최고 120mmHg의 혈압이 관찰되는데 대동맥에서 가장 높고 동맥이 가늘수록 낮아진다.[1] 이는 관벽에 강한 탄력성이 있기 때문에 박동을 했을 때는 확장하여 압력을 늦추고 심장 이완기에는 수축하여 압력을 유지하기 때문이다. 어떤 원인으로 탄력성이 나빠지면 관벽은 확장되지 못하고 저항하게 되어 혈압은 비정상적으로 높아지며 **동맥경화증(arteriosclerosis)**이 된다.[2] 혈관벽의 가장 안쪽은 한 겹의 엷은 상피세포로 덮여 있는데 이를 내피라고 한다. 내피 바깥쪽에는 결합 조직층이 있어 동맥의 경우 탄성 섬유가 많이 분포하고 있다. 그 바깥쪽에는 두꺼운 근육층이 있다. 이것은 주로 고리 모양의 민무늬근으로 되어 있고 미주 신경과 교감 신경이 분포하고 있다.

뇌나 척수에서 전달되는 명령에 의해 근육이 수축하면 혈관 내강이 좁아져 혈류가 빨라진다. 근육층 바깥쪽은 결합 조직으로 된 외막으로 에워싸여 있는데, 굵은 동맥의 경우는 탄성 섬유가 풍부하게 분포하고 있다. 정맥관 내에는 심장에서의 압력이 미치지 않지만 직립 자세에서는 중력 때문에 상당한 압력이 작용한다.[3] 이것은 근수축 등으로 인해 혈액이 심장을 향해 흐르기 때문이다. 이들 압력은 혈액을 역류시키는 힘으로 작용하기 때문에 역류를 방지하기 위해 정맥에는 정맥판이 발달해 있다. 이것은 특히 사지(四肢)에 많으며 두경부(頭頸部)에는 없다. 혈관벽의 민무늬근에 분포하는 신경 가운데 미주 신경(vagus nerve, 부교감 신경)은 혈관을 확장시키며 교감 신경은 수축시키는 작용을 한다. 이 둘은 모두 자율 신경으로 그 중추는 간뇌의 시상 하부에 있으며, 여기에서 온몸의 상태에 적응하도록 명령이 내려진다. 그러나 평상시에 혈관벽의 수축과 확장을 조절하는 것은 연수에 있는 혈관 운동 중추이다. 이 중추를 매개로 여러 가지 반사적 조절이 일어난다.

혈관을 구성요소별로 살펴보면 동맥(artery)은 심장으로부터 혈액을 나르는 큰 혈관이며 동맥의 벽은 **결합조직(connective tissue)**이자 탄력섬유(elastic fiber)로 되어 있으

---

1) 혈압은 혈액이 심장에서 밀려나올 때의 압력이다. 심장이 이완될 때 심실 내압은 0이 되는데, 동맥 내압은 결코 0이 되는 일이 없다.

2) 혈액이 동맥에서 흐르는 속도는 대동맥부에서 초속 20~60cm이고 혈관 지름이 좁아질수록 관벽의 마찰 저항 때문에 속도가 떨어진다. 혈액이 심장을 나온 뒤 다시 심장으로 되돌아오기까지의 시간은 그 혈액이 어디를 흐르는지에 따라 다르지만 팔꿈치 근처에서 측정하면 약 18초 정도이다.

3) 예를 들어 발등을 재면 정지하고 있을 때 혈압이 80~100mmHg이나 된다. 그러나 걷기 등의 운동을 하면 혈압이 급속히 저하되어 30~40mmHg가 된다.

며 동맥의 안쪽 내면은 **내피(endothelium)**와 **상피세포(epithelial cell)**로 이루어져 있다(지제근, 2013: 349). **소동맥(arteriole)**은 동맥의 작은 분지로 모세혈관으로 혈액을 보낸다. **모세혈관(capillary)**은 한 개의 상피세포 두께를 지닌 벽을 가지는데 소동맥으로부터 인체 세포로 산소와 영양분이 풍부한 혈액을 나른다. **소정맥(venule)**은 정맥보다 가는 혈관으로 노폐물은 소정맥을 타고 심장으로 돌아온다. 마지막으로 **정맥(vein)**은 조직으로부터 심장으로 노폐물이 가득 찬 혈액을 보낸다. 여기에는 탄력섬유가 거의 없고 결합조직도 적어서 동맥에 비해 혈압이 아주 낮은데 정맥의 **판막(valve)**은 혈액의 역류를 막는 역할을 한다.

[참고] 혈관의 문(門, porta)

하나의 기관에 혈관이 분포할 때 종종 특정한 곳으로 드나든다. 이곳을 문(門)이라 한다. 하나의 기관 주위에 많은 혈관이 들어있는 경우도 있다. 기관 속에 침입한 동맥은 잇달아 가지가 가늘게 갈라지는데, 그때 다른 가지와 전혀 연락이 없는 동맥을 종(終)동맥이라 한다. 종동맥이 절단되면 그것이 분포하는 영역의 조직에는 산소나 영양이 전혀 보급되지 않기 때문에 조직 속의 모든 세포가 죽어 버린다. 대부분의 중요한 장기 안에는 종동맥이 되어 있다고 볼 수 있다. 이에 대해 다른 동맥에서 온 가지 사이에 말단에서 연락이 있는 경우 이 연락을 문합(吻合)이라 한다. 하나의 동맥이 절단되어도 그 분포 영역에는 다른 동맥에서 문합을 통해 혈액이 보내지기 때문에 조직이 사멸하는 일은 없다. 동맥은 보통 단 한번 모세혈관을 거쳐 정맥이 되어 심장으로 돌아오는데, 예외적으로 두 번 모세혈관을 거친 뒤에 심장에 돌아오는 경우가 있다. 이것을 문맥계(文脈系, portal system)라고 하며, 처음의 모세혈관과 두 번째 모세혈관 사이를 연결하는 혈관을 문맥이라 한다. 문맥계에서는 물질 교환이 연달아 두 차례 행해지는 것이 특징이다. 문맥계에는 다음과 같은 것이 있다. 간(肝)문맥계에서 장에 분포하는 동맥은 장벽에서 모세혈관이 되어 영양소를 흡수한 뒤 문정맥(門靜脈)이 되어 간에 들어가며, 여기서 다시 한번 모세혈관이 되어 간세포에 영양소를 전달한 다음 간정맥이 되어 심장으로 돌아간다. 신(腎)문맥계에서 신동맥은 신소체에 들어가 모세혈관이 되어 많은 혈액 성분을 방출한 뒤 모여서 문맥이 된다. 이것이 요(尿)세관 주위에서 다시 모세혈관이 되어 필요한 성분을 재흡수한다. 그 후 신정맥이 되어 심장으로 돌아간다. 하수체(下垂體) 문맥계에서 하수체 동맥은 하수체 아래에서 모세혈관이 되어 간뇌 시상 하부에서 신경분비 물질을 흡수한 다음 모여서 문맥이 된다. 이어서 전엽(前葉)으로 가서 다시 한번 모세혈관이 되어 신경분비 물질을 방출한다. 그리고 하수체 정맥이 되어 심장으로 돌아온다.

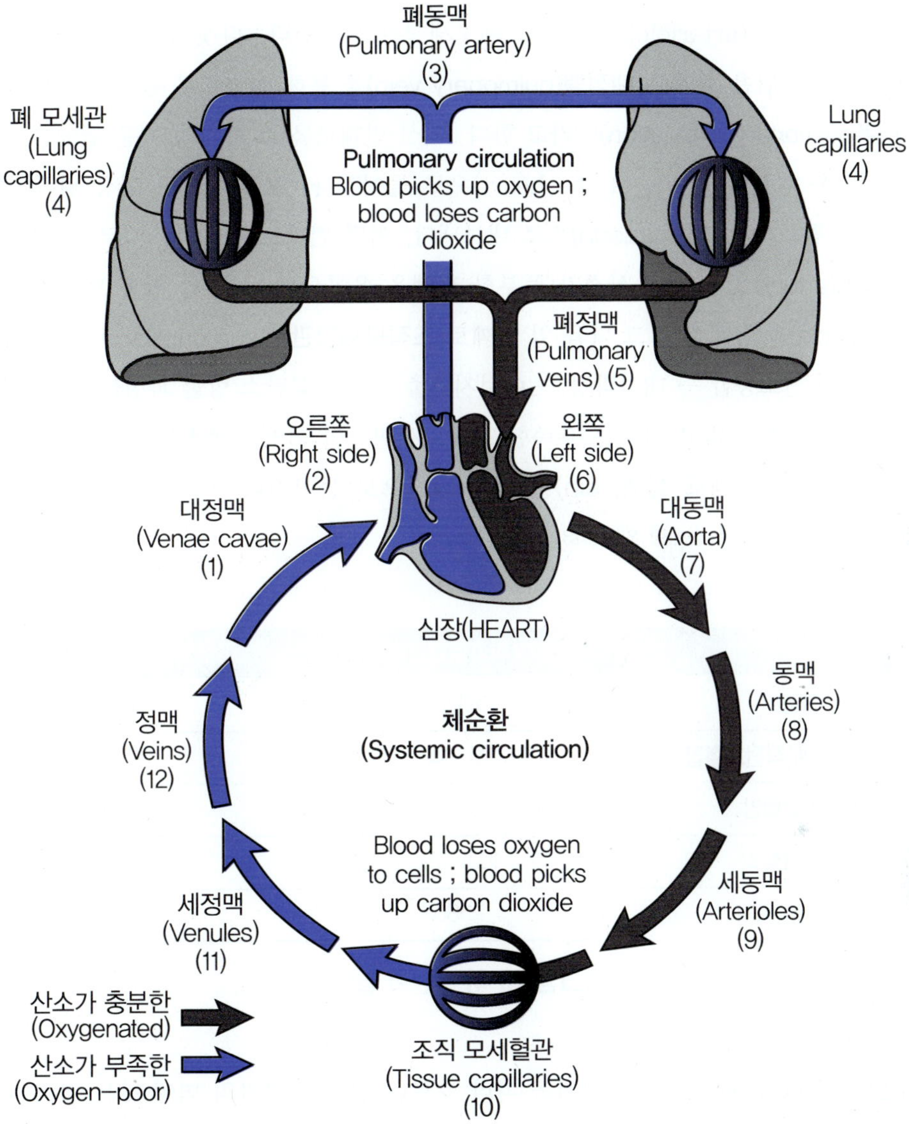

[그림 10-3] 전신순환과 허파순환(Chabner, 2014: 400, 수정보완)

혈액순환(circulation of blood)이란 동맥, 소동맥, 정맥, 소정맥, 모세혈관이 심장과 함께 순환계를 구성하는 것을 말한다(그림 10-3). 여기에는 대략 열 두 단계가 있는데 첫 번째로 조직세포에 산소를 준 후 혈액은 **대정맥(vena cavae)**을 통해 심장으로 간다. 두 번째로 산소가 부족한 혈액은 오른쪽 심장(right side of the heart)으로 들어간다. 세 번째로 두 개의

폐동맥(pulmonary artery)을 따라 좌우의 폐로 들어간다. 네 번째로 폐(lung) 속에서 동맥은 계속 나뉘어 소동맥(arteriole)을 이루고 폐모세혈관으로 간다. 다섯 번째로 폐모세혈관을 통과하며 산소를 담은 혈액은 **폐정맥(pulmonary vein)**을 통해 심장으로 돌아온다. 여기까지를 **폐순환(pulmonary circulation)**이라고 한다. 여섯 번째로 산소를 가득 채운 혈액은 폐정맥으로부터 왼쪽 심장(left side of the heart)으로 들어간다. 일곱 번째로 심장 왼쪽 근육이 심장 혈액을 펌프하여 **대동맥(aorta)**으로 내보낸다. 여덟 번째로 대동맥은 여러 개의 가지로 나뉘어 **동맥(artery)**을 이루며 산소가 풍부한 혈액을 온몸으로 나른다. 아홉 번째로 동맥은 **소동맥(arteriole)**을 통과하고 그 다음 열 번째로 **조직모세혈관(tissue capillary)**으로 세분화되어 조직세포에 산소공급 → 대사과정 → 에너지방출 → 이산화탄소 방출 과정을 거친다. 열한 번째로 이산화탄소가 많고 산소는 부족한 조직모세혈관의 혈액이 **소정맥(venule)**에 다다르고 마지막인 열두 번째로 **정맥(vein)**을 통해 심장으로 돌아간다. 이것을 **체순환(systemic circulation)**이라고 한다(송애랑 외, 2013: 70).

분류	수축기(최고혈압), mmHg	이완기(최저혈압), mmHg
정상	≤120	≤80
고혈압 전단계(직전고혈압)	120–139	80–89
1단계 고혈압	140–159	90–99
2단계 고혈압	160–179	100–109
고혈압성 위기	≥180	≥110

[그림 10-4] 성인의 혈압

혈압(血壓, blood pressure)은 혈관을 따라 흐르는 혈액이 혈관의 벽에 주는 압력이다(그림 10-4). 달리 말해 혈액이 동맥벽에 부딪치는 힘이고 주요한 생명 징후이기도 하다. 심장 박동에 따라 혈압은 최고혈압(수축기 혈압)과 최저혈압(이완기 혈압)을 넘나들며 변한다. **혈압계(sphygmomanometer)**로 측정하는데 혈압은 대개 120/80과 같이 쓰며 120은 수축기 혈압, 80은 이완기 혈압을 나타낸다. 혈압은 심박출량과 혈류의 저항에 기인하며 심장으로부터 멀어질수록 낮아진다(지제근, 2013: 188).

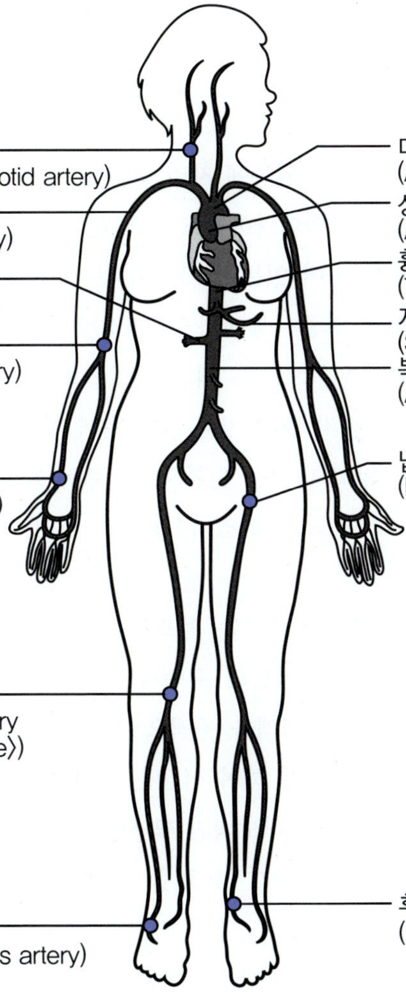

[그림 10-5] 신체의 맥박 지점(Chabner, 2014: 401을 참조)

혈압은 소동맥을 지나면서 가장 급격하게 떨어지며 모세혈관과 정맥을 지나면서 더욱 떨어진다. 중력의 힘에도 불구하고 순환이 계속적으로 일어나는 것은 정맥의 판막과 근육의 수축 덕분이다. 일반적으로 혈압은 팔 윗부분에서 측정된 압력을 의미한다(그림 10-5). 정확히 말하자면 혈압은 팔꿈치 안쪽의 상완동맥에서 측정된 값이다. 상완동맥은 심장에서 나온 혈액을 전달하는 팔 윗부분의 큰 혈관이다. 혈압의 단위는 mmHg이며 정상 혈압은 수축기 혈압이 120–130mmHg, 이완기 혈압이 80–85mmHg 내외이다. 이보다 일정 수준 이상 높아지면 고혈압, 낮아지면 저혈압이라고 한다.

3) 심장

심장(心臟, heart) 또는 염통은 가슴의 왼쪽에 자리 잡고 있는 근육질 기관으로 혈액을 받고 보내는 역할을 하는 인체의 순환 기관이다(지제근, 2013: 717). 심장은 자기 주먹만한 크기이며 근육으로 구성되어 있으나 속이 비어 있는 장기이며 무게는 약 250-300g이다. 심장은 양쪽 허파 사이의 공간에 위치하며 정중선상에서 볼 때 2/3가 왼쪽으로 치우쳐 있고 횡격막 위에 얹혀 있다. 심장의 경계는 위쪽으로는 제2늑연골, 오른쪽으로는 흉골의 약간 오른편, 왼쪽으로는 제3에서 제5늑연골까지 걸쳐 있다. 심장은 인체에 퍼져 있는 총 80,000km 이상 되는 혈관으로 날마다 쉬지 않고 혈액을 순환시킴으로써 물질대사를 비롯하여 인체가 살아있도록 하는 데에 결정적인 역할을 하고 있다. 심장은 내막, 중막, 외막으로 이루어져 있다.

심장이 혈액을 내보내는 작용은 역학적으로는 펌프와 거의 같다(그림 10-6). 즉, 심방이 확대되어 정맥에서 혈액을 빨아들인다. 심방의 수축과 심실의 확대에 의해 혈액은 심실로 빨려 들어가고 이어서 심실이 수축하여 혈액을 동맥으로 내보내는데 이때 심방은 확대되고 다시 정맥에서 혈액을 빨아들인다. 이렇게 하여 심장은 태생기에 활동을 개시하고 나서 죽을 때까지 이 운동을 계속한다. 심실에서 내보내진 혈액량을 심박출량이라 한다. 건강한 사람이 안정된 상태에서 1회에 60-80㎖, 1분간 약 5L를 내보낸다. 이 양은 체표 면적에 비례하며 $1m^2$당 2~3L이다.

심장은 인체에 아주 강한 영향을 미치고 있다. 그 이유는 바로 심장 한 기관이 몸 전체에 큰 영향을 미치기 때문이다. 혈액은 우리 몸을 돌면서 산소를 전달하고 이산화탄소를 흡수하며 여러 영양물질을 공급한다. 그 혈액이 만약 멈추면 이산화탄소의 흡수 기능이나 여러 영양물질의 공급이 중단된다. 그렇기 때문에 심장이 잘못되면 몸 전체가 아주 치명적인 영향을 받는다. 심장은 조그마한 충격에도 심전도가 많이 변화하기 때문에 제일 조심해야 하는 부위이기도 하다. 심장 바깥쪽은 두 겹의 막으로 에워싸여 있는데, 이를 장막성(漿膜性) 심막(pericardium)이라고 한다(지제근, 2013: 1246). 하나는 심장 근육에 밀착해 있으며 심장 윗부분의 혈관이 드나드는 부분(심저)에서 구부러져 다시 심장 전체를 에워싼다. 이 두 겹의 막 사이 틈새를 심막강이라 하며 내부에는 약간의 활액이 들어 있다. 바깥쪽 심막에는 많은 결합 조직 섬유가 붙어 있는데 그 때문에 섬유성 심막이라 한다. 심장 좌우의 양 측면은 폐의 벽측 흉막과 인접해 있다.

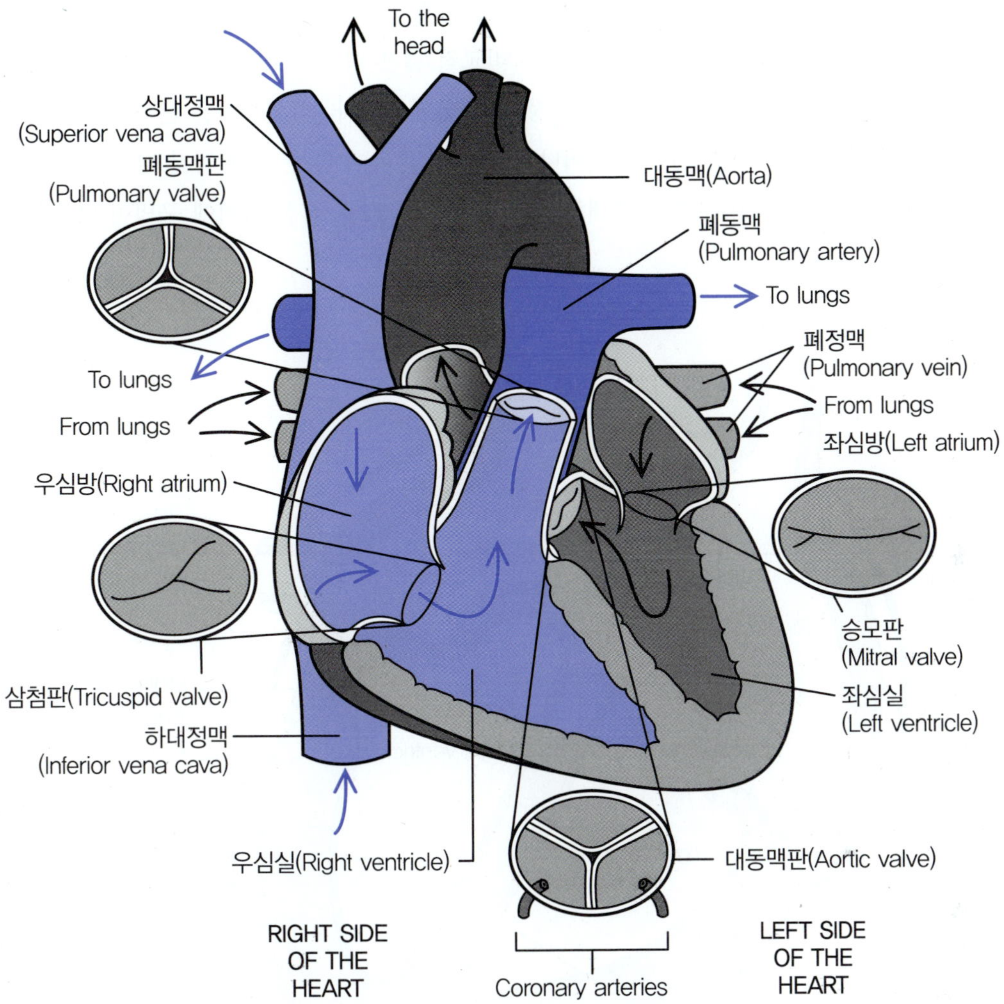

[그림 10-6] 심장의 구조(홍준현 외, 2013: 252를 참고)

심장은 2심방 2심실로 구성되어 있다(그림 10-7). 첫 번째 방은 우심방과 우심실로 온 몸에서 들어온 혈액은 상하 대정맥에 의해 우심방으로 돌아가며 심실과의 경계인 방실판(房室瓣, atrioventricular valve)을 통해서 우심실로 유입된다(송애랑 외, 2013: 45-47). 여기서 밀려나오면 폐동맥을 통해서 폐로 보내진다. 우심실과 폐동맥의 경계에는 폐동맥판이 있다. 두 번째 방은 좌심방과 좌심실이다. 폐에서 나온 혈액이 네 개의 폐정맥에서 좌심방으로 돌아오면 심실과의 경계인 방실판(이첨판)을 통해서 좌심실로 들어가고 여기에서 밀려나오면 대동맥으로 유출되어 온몸으로 보내진다. 좌심실과 대동맥과의 경계에는 대동맥판(aortic valve)이 있다. 이 두 개의 방은 심방과 심실이 인접해 있고 좌우를 구획하는 막을 각각 심방중격(中隔) · 심실중격이라 한다. 심방중격은 비교적 엷은 막으로 태생기에 아래위에서 뻗어나와 중앙부에 구멍이 남는데 출생후 1년 정도 되면 폐쇄된다. 심실중격은 근육으로 된 두꺼운 벽으로 태생기에 심첨(心尖)에서 뻗어나와 위쪽에 근육이 없는 곳에 약간 남을 뿐으로 좌우가 완전히 분리된다. 이 분리가 제대로 형성되지 않고 좌우 심실 사이에 구멍이 남는 상태가 심실중격 결손이다.

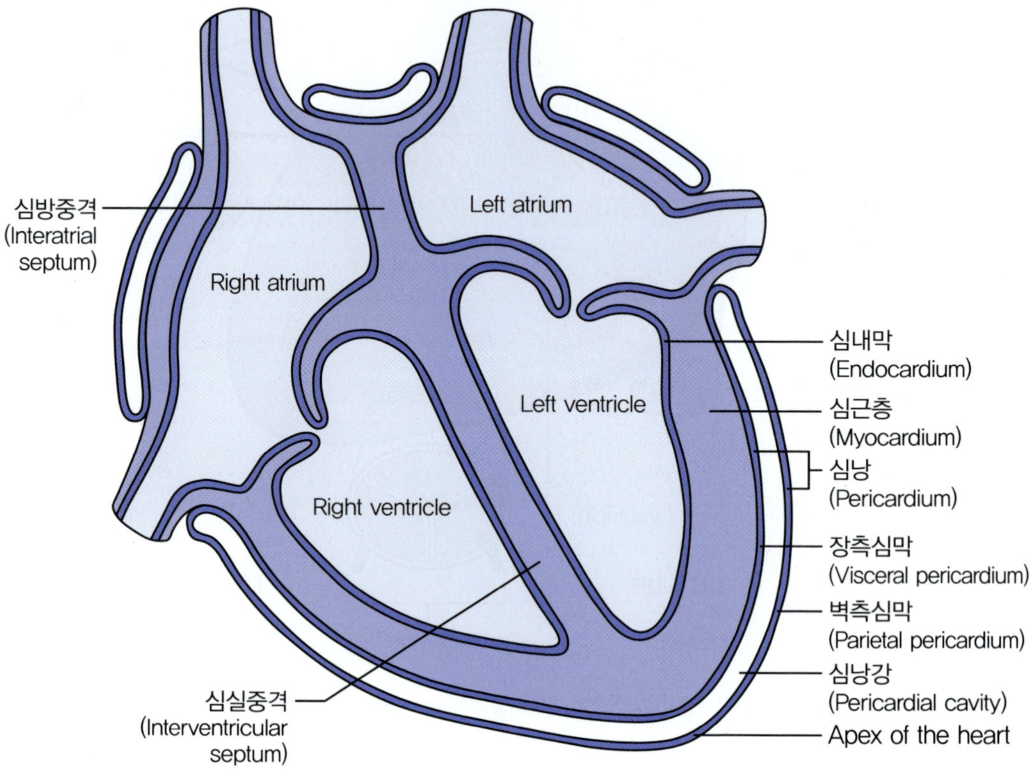

[그림 10-7] 심장의 2심방 2심실 구조

심방과 심실벽은 심장에 독특한 근육(心筋)으로 되어 있다. 완성된 심장의 심방은 약 절반 정도가 원래의 심방(심근벽을 가진 심방)이고 나머지 부분은 원래는 정맥관이었던 것이 심방에 받아들여진 것이다. 그래서 이 부분은 벽이 엷다. 심실벽은 모두 심근으로 되어 있는데, 좌심실 벽은 우심실 벽보다 3-4배나 두껍다. 우심실은 혈액이 폐에만 도달할 정도의 힘으로 밀어내면 되지만 좌심실은 온몸에 혈액이 전달되도록 강한 힘으로 혈액을 밀어내야 하기 때문이다. 심실 내면에는 심근이 불규칙하게 융기해 있는데 이를 육주(肉柱)라고 한다. 그 중 몇 개는 특히 잘 발달하여 손가락 모양으로 돌출해 있으며 이를 유두근(乳頭筋, papillary muscle)이라 한다. 유두근 끝에는 이첨판이나 삼첨판의 끝부분이 뻗어 나온 건삭(腱索, chordae tendinae)이 붙어 있다. 심방이나 심실 내면은 심내막(endocardium)이라 하며 한 겹의 얇은 막으로 덮여 있다.

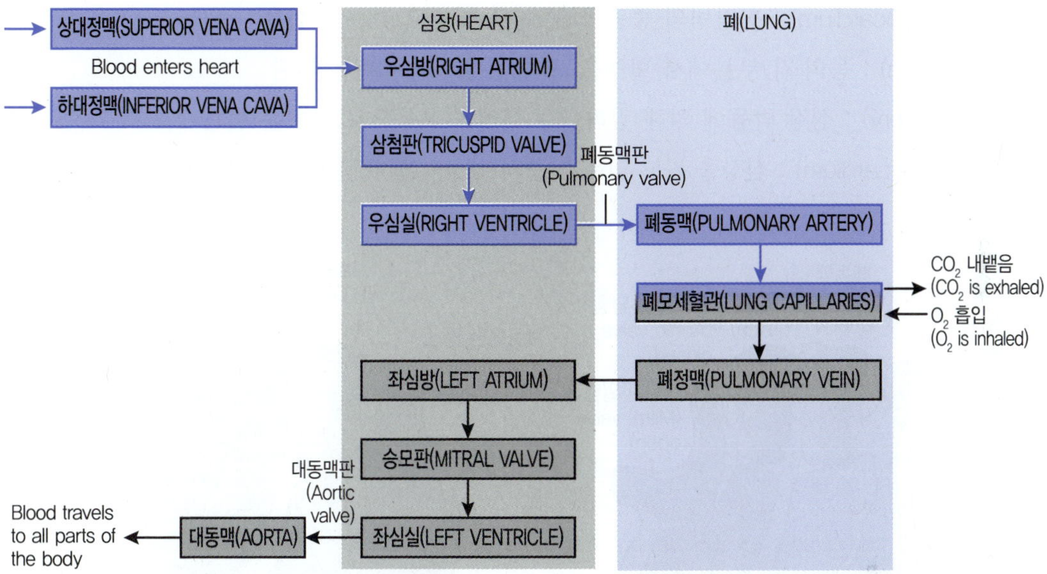

[그림 10-8] 심장의 혈액순환(Chabner, 2014: 404; 홍준현 외, 2013: 254를 참고)

심장 내부에는 혈액이 흐르고 있는데 이 혈액에서 심근 등이 산소나 영양을 받아들이는 것은 거의 불가능하다(그림 10-8). 그것은 혈액이 빠른 속도로 흐르고 있기 때문에 두꺼운 근육으로 된 내부와의 사이에서 물질 교환을 할 시간적 여유가 없어서이다. 심근의 영양은 관상동맥에 의해 보충된다. 이 동맥은 대동맥에서 대동맥판(aortic valve) 바로 근처까지 가지가 갈라지며 대동맥의 첫 가지이다. 관상동맥은 좌우 2개가 나오는데 약 60% 정도의 사람에게서 오른쪽 관상동맥이 약간 굵고 길다. 관상동맥은 심방과 심실 사이의 경계에 있는 홈(관상구)을 따라 달리며 그 도중에 심방과 심실로 가지를 보낸다. 관상정맥(coronary vein)은 동맥과 거의 나란히 달리며 심장 뒷면에 있는 관상정맥동(coronary sinus)에 모여 우심실로 들어간다.

- 대동맥(aorta) : 심장의 좌심실에서 온몸으로 혈액을 보내는 혈관

- 대정맥(vena cava) : 전신에서 모인 혈액을 심장의 우심방으로 보내주는 혈관
- 심방(atrium) : 심장에서 정맥과 연결되어있는 부분
- 심실(ventricle) : 심장에서 동맥과 연결되어있는 부분
- 반월판(semilunar valves) : 우심실과 폐동맥 및 좌심실과 대동맥 사이에 있음
- 삼첨판(tricuspid) : 우심방과 우심실 사이에 있음
- 이첨판(bicuspid) : 좌심방과 좌심실 사이에 있음
- 심근(myocardium) : 심장벽의 중층(심근층)을 이루고 있는 두꺼운 근육
- 정맥(vein) : 몸의 각 부분에서 혈액을 모아 심장으로 보내는 혈관
- 동맥(artery) : 심장 박동에 의해 밀려나온 혈액을 온몸으로 보내는 혈관
- 심막(pericardium) : 심장을 싸고 있는 이중의 낭상막(囊狀膜)으로 심낭(心囊)이라고도 함

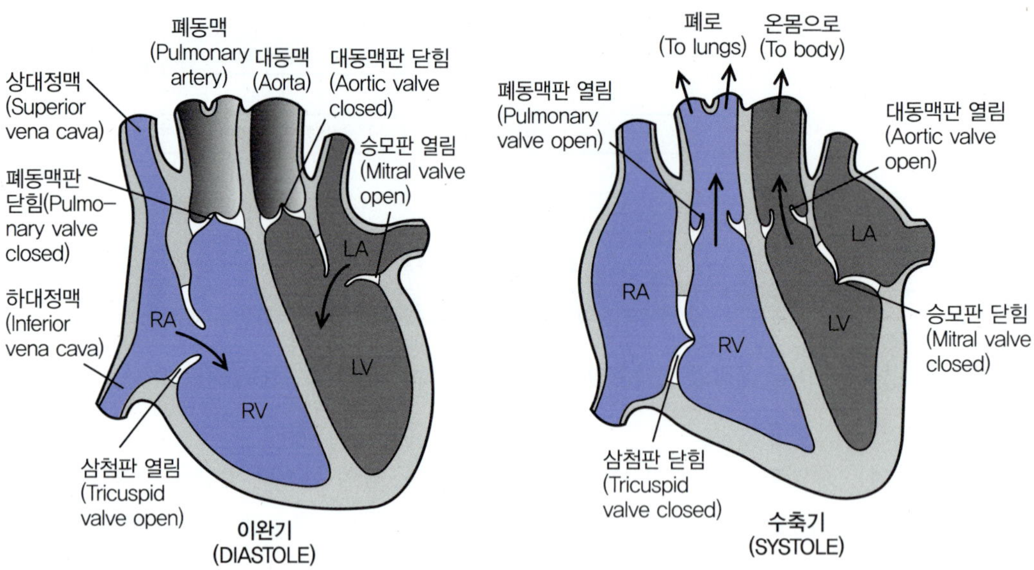

[그림 10-9] 심장의 이완기와 수축기(Chabner, 2014: 405; 홍준현 외, 2013: 255를 참고)

심장은 **가슴강(thoracic cavity)** 내에 복장뼈 바로 뒤와 폐 사이에 위치한다(그림 10-9). 심장은 4개의 방으로 이루어진다. **심방(atrium, pl: atria)**은 위 2개의 방이고 심실(ventricle)은 아래 2개의 방이다. **상대정맥(superior vena cava)**은 신체의 윗부분의 피가 돌아오는 곳이고 **하대정맥(inferior vena cava)**은 신체 아랫부분의 피가 모아지는 곳이다. 우심방(right atrium)은 전신의 피를 나르는 얇은 벽을 지닌 오른쪽 윗방이다. **삼첨판**

(tricuspid valve)은 우심실이 수축할 때 혈류가 한 방향으로 가도록 한다. 우심실(right ventricle)은 심장의 오른쪽 아랫방이다. 폐동맥판(pulmonary valve)은 우심방이 수축할 시에 역류를 방지하며 폐동맥(pulmonary artery)은 폐모세혈관으로 피를 보낸다. 폐정맥(pulmonary vein)은 산소가 가득한 피를 양쪽 폐로부터 심장으로 되돌려 보내며 좌심방(left atrium)은 산소를 받은 혈액이 폐정맥으로부터 들어오는 곳으로 심장의 왼쪽 윗방이다. **승모판(mitral valve)**은 좌심실 수축 시에 역류를 방지하며 좌심실(left ventricle)은 심장의 왼쪽 아랫방이다. 대동맥판(aortic valve)도 좌심방 수축 시에 역류를 방지하며 대동맥(aorta)은 온몸으로 혈액을 내보낸다(지제근, 2013: 718-719).

심장의 사이막, 즉 **중격(septum, pl: septa)**은 두 개의 심방 사이의 벽인 **심방중격(interatrial septum)**과 두 개의 심실 사이의 근육성 벽인 **심실중격(interventricular septum)**으로 나뉜다. 심장의 세 개의 층(layer)에는 심장과 혈관의 내면을 덮고 있는 **심내막(endocardium)**, 중간층으로 근육층이며 가장 두꺼운 **심근층(myocardium)**, 그리고 심장을 싸고 있는 섬유성 막성낭인 **심장막(pericardium)**이 있다. 여기에 다시 내장쪽 심장막(visceral pericardium)과 벽측 심장막(parietal pericardium)이 있다.

한편 **심장의 전도계(conduction system of the heart)**에는 동방결절, 방실결절, 히스속, 심전도가 있다. **동방결절(sinoatrial node, SA node)**은 심방박동(pacemaker)이라고도 부르는데 심박동의 기시부이며 전기적 흥분이 시작되는 장소로 우심방 위쪽의 작은 근육이다. **방실결절(atrioventricular node; AV node)**은 심실중격의 뒷부분으로 흥분파를 특수 근육섬유다발(히스속)로 보낸다. **히스속(bundle of His)**은 좌우심실로 흥분파를 전달하여 심실을 수축시킨다(그림 10-10). **심전도(electrocardiogram; EKG)**는 심장이 박동할 때 심근의 전기적 변화를 조사하는데 사용하는 기록이다(그림 10-11). P파는 SA node로부터 AV node로 전기적 흥분이 지나갈 때이며 QRS파는 히스속과 방실벽을 통해 흥분파가 지나갈 때이다. T파는 전기적 회복기로 심실이 이완될 때이다.

심박동과 심음(heartbeat and heart sounds)은 이완기와 수축기로 구분된다. **이완기(diastole)**는 심실이 이완되어 대정맥과 폐정맥으로부터 혈액이 심장으로 들어올 때를 말하는데 삼첨판과 승모판이 열리고 폐동맥판과 대동맥판이 닫힌다(지제근, 2013: 718). 반대로 **수축기(systole)**는 좌우심실벽이 수축하여 혈액을 폐동맥과 대동맥으로 내보낼 때인데 삼첨판과 승모판이 닫히고 폐동맥판과 대동맥판이 열린다. 한편 맥박(pulse)은 동맥벽을 통해 느껴지는 심박동이고 잡음(murmur)은 비정상적인 심음을 말한다.

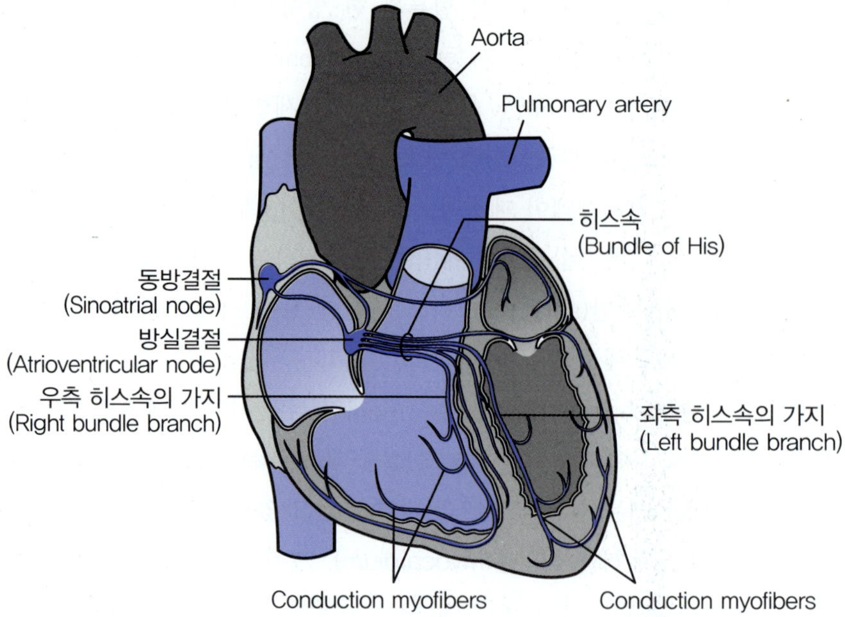

[그림 10-10] 심장의 전도계와 히스속(Chabner, 2014: 406을 참조)

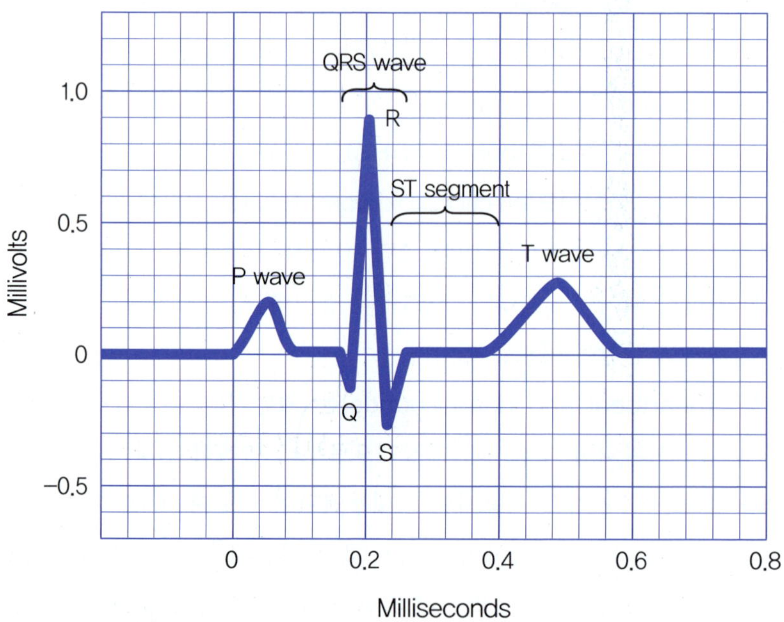

[그림 10-11] 심전도(Chabner, 2014: 407; 데이비스, 2008: 255)

4) 주요 어휘

단어	의미	용어구조	영어 의미	한글 뜻
angiogram	혈관조영상	angi/o	vessel	혈관
		-gram	record	기록
endarterectomy	동맥내막 절제술	end/o	in, within	안의
		-ectomy	excision	절제
arterial anastomosis	동맥문합술	arteri/o	artery	동맥
arteriography	동맥조영술	-graphy	Process of recording	기록법
angioplasty	혈관형성술	-plasty	surgical repair	수술적 치료
aortic stenosis	대동맥협착증	aort/o	aorta	대동맥
arteriosclerosis	동맥경화증	arter/o	artery	동맥
		-sclerosis	hardening	경화
atherosclerosis	죽상경화증	ather/o	yellowish plaque fatty substance	노란색 플라크 지방물질

해설

Angiogram([ǽndʒiougræ̀m])은 '혈관조영상'이고 **angioplasty**([ǽndʒiəplæ̀sti])은 '혈관형성술'이다. **Aortic stenosis**는 'abnormal narrowing of the aortic valve'인 '대동맥판막 협착증'이고 **arteriosclerosis**([aːrtìəriouskliəróusis])는 '동맥경화증'이다. 한편 **arterial anastomosis**([aːrtíəriəl ənæ̀stəmóusis])는 '동맥문합술'인데 이때 문합이란 'a natural or surgical joining of parts or branches of tubular structures so as to make or become continuous'를 의미한다. **Arteriography**([aːrtìəriágrəfi])는 '동맥조영술'이고 **endarterectomy**([endàːrtəréktəmi])는 '동맥내막 절제술'이다. **Atherosclerosis**([æθərouskliəróusis])는 '아테로마성 동맥경화증'으로 'a stage of arteriosclerosis involving fatty deposits inside the arterial walls, thus narrowing the arteries'이다. 동맥경화는 고혈압이 계속되면 일어나기 쉬우며 콜레스테롤이 과다 증가하면 이것이 혈관 내벽에 침착되어 아테로마성 동맥경화가 일어난다.

단어	의미	용어구조	영어 의미	한글 뜻
atheroma	죽종	-oma	tumor	종양
cardiomyopathy	심장근육병	my/o	muscle	근육
		-pathy	disease condition	질병상태
atrial	심방의	atri/o	atrium, upper heart chamber	심방
atrioventricular	방실의	ventricular	of or relating to a ventricle	심실의
brachial artery	팔동맥	brachi/o	arm	팔
cardiomegaly	심장비대	cardi/o	heart	심장
		-megaly	enlargement	비대
bradycardia	느린맥	brady-	slow	느린
tachycardia	빠른맥	tachy-	fast	빠른
hypercholesterolemia	고콜레스테롤 혈증	hyper-	excessive	초과한
		cholesterol/o	cholesterol	콜레스테롤

해설

Atrial([éitriəl])은 'of or relating to a cavity or chamber in the body'로 '심방의'이다. **Atrioventricular**([èitriouventríkjulər])은 'relating to or affecting the atria and ventricles of the heart'로 '심방 · 심실의'이다. **Brachial artery**는 '팔동맥'으로 'the main artery of the upper arm'이다. **Cardiomegaly**([kà:rdiəmégəli])는 '심장비대'(megalocardia)로 'an abnormal enlargement of the heart'이다. **Cardiomyopathy**([kà:rdioumaiápəθi])는 고혈압이나 선천성 심장병과 같은 특정 질환에 의한 것이 아닌 원인 불명의 심장근육 병터이다(지제근, 2013: 235). **Bradycardia**([brædiká:rdiə])는 'abnormally slow heartbeat'으로 '서맥'이다. 반대로 **tachycardia**([tækiká:rdiə])는 'abnormally rapid heartbeat'로 '빈맥'(심계항진)이다. **Hypercholesterolemia**([hàipərkəléstərəlí:miə)는 'the presence of an abnormal amount of cholesterol in the cells and plasma of the blood'로 '고콜레스테롤혈'이다. 이는 콜레스테롤의 과잉섭취나 콜레스테롤 대사장애로 인해 혈액 속의 콜레스테롤이 정상치를 넘는 상태이다.

단어	의미	용어구조	영어 의미	한글 뜻
coronary arteries	심장동맥	coron/o	crown circle	관
cyanosis	청색증	cyan/o	blue	푸른
myxoma	점액종	myx/o	mucus	점액
hypoxia	저산소증	ox/o	oxygen	산소
pericardiocentesis	심장막천자	pericardi/o –centesis	pericardium surgical puncture to remove fluid	심장막 천자
phlebotomy	정맥절개술	phleb/o	vein	정맥
phlebitis	정맥염			
arrhythmia	부정맥	rhythm/o	rhythm	리듬
sphygmomanometer	혈압계	sphygm/o	pulse	맥박

해설

Coronary arteries는 'the artery that branches from the aorta to supply blood to the heart', 즉 '심장동맥'이다. **Cyanosis**([sàiənóusis])는 'a bluish discoloration of the skin and mucous membranes', '치아노제', '청색증'이며 **myxoma**([miksóumə])는 '점액종'으로 'a benign tumor of connective tissue containing jellylike material'이다. **Hypoxia**([haipάksiə])는 '저산소증'으로 'oxygen deficiency causing a very strong drive to correct the deficiency'이다. **Pericardiocentesis**([pèrəkὰːrdiəsentíːsis])는 '심막천자'이다. **Phlebotomy**([fləbάtəmi])는 'surgical incision into a vein'로 '사혈', '정맥절개술', '정맥 절개'이다. **Phlebitis**([flibáitis])는 'inflammation of a vein', 즉 '정맥염'이다. **Arrhythmia**([əríðmiə])는 'an abnormal rate of muscle contractions in the heart'으로 '부정맥'이다. 부정맥(不整脈, cardiac dysrhythmia)은 심장이 불규칙하게 뛰는 것을 말한다. 심장은 어른이 1분에 60회 정도 규칙적으로 뛰지만 지나치게 빠르거나 늦으면 부정맥일 수 있다. **Sphygmomanometer**([sfìgmoumənάmitər])는 '혈압계', '맥압계'로 'a pressure gauge for measuring blood pressure'이다.

단어	의미	용어구조	영어 의미	한글 뜻
stethoscope	청진기	steth/o	chest	가슴(흉부)
		–scope	instrument for visual examination	보며 조사하는 기구
thrombolysis	혈전용해	thromb/o	clot	엉긴 덩어리
		–lysis	break down, separation	파괴, 분리
valvuloplasty	판막성형술	valvul/o	valve	판막
mitral valvulitis	승모판염	–itis	inflammation	염증
valvotomy	판막절개술	–otomy	incision	절개
vasoconstriction	혈관수축	vas/o	vessel	혈관
vasodilation	혈관확장	vas/o	vessel	혈관
venipuncture	정맥천자	ven/i	vessel	정맥

해설

Stethoscope([stéθəskòup])는 '청진기', '…을 청진기로 진찰하다'이며 'a medical instrument for listening to the sounds generated inside the body'이다(그림 10–12). **Thrombolysis**([θrambáləsis])는 '혈전 용해'이며 'the process of breaking up and dissolving blood clots'이다. **Valvuloplasty**는 '판막성형술'이며 balloon valvuloplasty는 '풍선판막성형술'이다. **Mitral valvulitis**([máitrəl vælvjəláitis])는 'inflammation of located in or near the mitral valve'이다. **Valvotomy**([vælvátəmi])는 'incision into a stenosed cardiac valve to relieve the obstruction'으로 '판막절개술'이다. **Vasoconstriction** ([vèizoukənstríkʃən])은 혈관의 지름이 감소하는 '혈관수축'이다. 순환계는 압력이 높은 동맥과 압력이 낮은 모세혈관 및 정맥으로 구성되어 있고 그 사이에 세동맥이 수축된 상태를 혈관수축이라고 한다(지제근, 2013: 1737). **Vasodilation**([vèizoudiléiʃən])은 'dilation of blood vessels'로 '혈관확장'이다. **Venipuncture**([vénəpʌŋktʃər])는 '정맥천자'로 'puncture of a vein through the skin in order to withdraw blood for analysis or to start an intravenous drip or to inject medication or a radiopaque dye'이다.

단어	의미	용어구조	영어 의미	한글 뜻
vascular	혈관의	vascul/o	vessel	혈관
venous	정맥성의	ven/o	vein	정맥
ventriculotomy	심실절개술	ventricul/o	ventricle, lower heart chamber	심실(아래쪽방)
interventricular septum	심실중격, 심실사이막	septum	a dividing partition between two tissues or cavities	격막, 중격

해설

Vascular([væskjulər])는 '도관의', '혈관의'이며 'of or relating to or having vessels that conduct and circulate fluids'이다. **Venous**([víːnəs])는 '정맥의'이며 'of or contained in or performing the function of the veins'이다. **Ventriculotomy**는 '심실절개술'이다. **Interventricular septum**은 '심실사이중격'인데 septum이란 'a dividing partition between two tissues or cavities'이다.

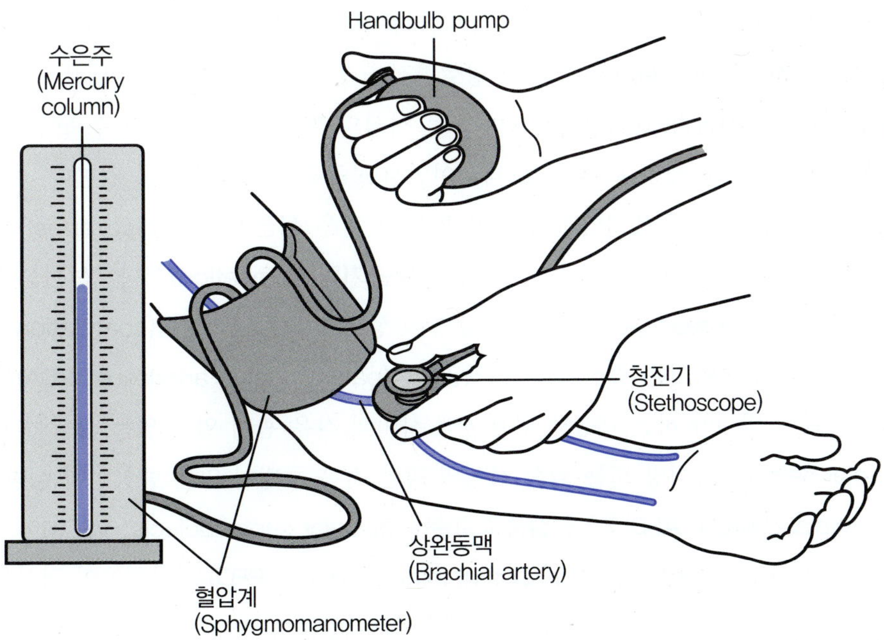

[그림 10-12] 청진기를 이용한 혈압의 측정

5) 관련 질환

1 심장

심장병(心腸病, heart disease)은 심장과 관련된 질환을 모두 아우르는 말이다. 유형을 살펴보면 우선 관상동맥질환은 심장이 계속적으로 운동할 수 있도록 심근에 산소와 영양분을 공급하는 관상동맥의 혈류폐색과 관련된 포괄적인 상태를 말한다. 종류에는 협심증과 심근경색이 있다. 이는 허혈성 심질환에도 해당한다. 심부전은 심장에서 신체의 대사요구에 따른 필요한 만큼의 혈액량을 방출하지 못하는 경우를 말한다. 원인은 관상동맥질환, 고혈압, 심장판막질환, 심근병증 등이다. 염증성 심장질환에는 류마티스성 심장질환(rheumatic heart disease), 감염성 심내막염(infective endocarditis), 심낭염(pericarditis), 심근염(myocarditis), 매독성 심질환 등이 있다. 감염성 심내막염은 세균이 원인으로 원인균에 따른 항생제 치료가 필요하다. 심장판막질환은 심장 판막에 기능적 또는 구조적으로 비정상적인 문제가 생겨 혈액의 흐름을 방해하는 것으로 승모판막질환, 대동맥판막질환 등이 있다(데이비스, 2008: 251–252).

부정맥(arrhythmias)은 비정상적인 심장의 리듬이고(지제근, 2004: 227–229) **심방실 차단(heart block, atrioventricular block)**이란 방실결절을 통한 히스속으로의 흥분전도가 적절하지 못한 상태이다. **된떨림(flutter)**이란 심방 또는 심실의 빠르지만 규칙적인 수축이고 **잔떨림(fibrillation)**이란 빠르고 제멋대로의 비효과적이면서 불규칙한 심장 수축을 말한다. 여기에는 두 종류가 있는데 심장의 움직임이 갑자기 멈추는 것은 **심장마비(cardiac arrest)**이고 여러 유형의 부정맥과 관련된 가슴의 불편감은 **두근거림(palpitation)**이다. **선천성 심질환(congenital heart disease)**은 출산시 심장의 이상이고 **대동맥협착증(coarctation of the aorta)**은 대동맥이 좁아지는 증상이다. **동맥관개방(patent ductus arteriosus; PDA)**은 정상적 출산 후 즉시 닫혀야 하는 대동맥과 폐동맥 사이의 작은 관이 열려 있는 증상이다. **중격결손(septal defects)**은 심방 또는 심실 사이의 막에 작은 구멍이 있는 증상인데 **심방중격결손(atrial septal defects; ASDs)**과 **심실중격결손(ventricular septal defects; VSDs)**이 있다(지제근, 2004: 318–319). **지속성 난원공(persistent foramen ovale; PFO)**은 난원공이 정상인 경우 출생전 또는 출생 직후에 폐쇄되어야 하나 계속 열려 있는 상태이다. 참고로 심장박동조율기(pacemaker)는 특정한 형태의 심장병 환자의 심장박동을 대신 맡아서 주기적인 전기충격을 발생시키는 전자심장 보조기구이다(그림 10-13).

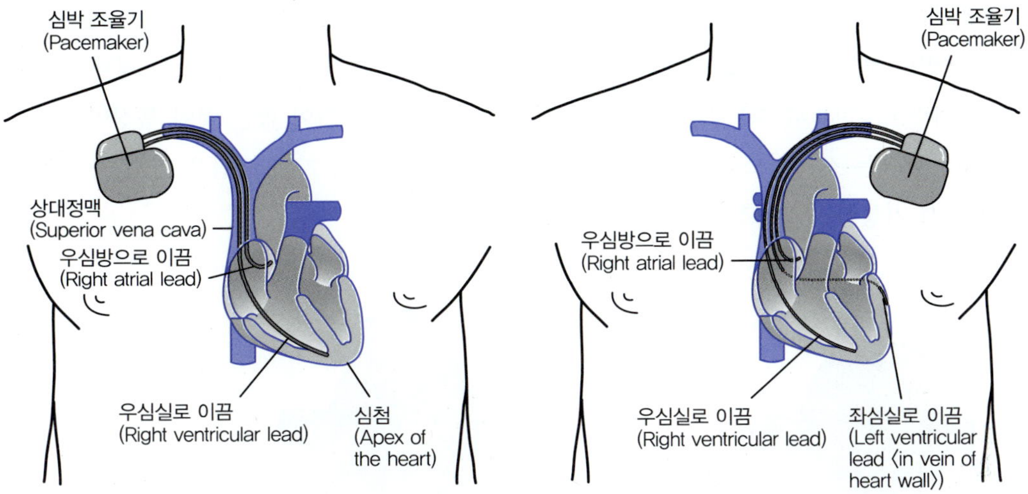

[그림 10-13] 심장박동조율기(Chabner, 2014: 413; 홍준현 외, 2013: 265를 참고)

심실은 심장의 한 부분을 구성하는데 심장에 들어 온 혈액을 전신으로 박출하는 일을 한다. **심실세동(ventricular fibrillation)**이란 심장의 전기 전도계에 문제가 생겨서 심장이 불규칙적으로 박동하는 것이다. 이 경우 실제로는 심장이 떨리기만 할뿐 혈액을 뿜어내지 못한다. 심실세동은 심장이 바로 정상적인 리듬을 되찾지 못하는 경우 생명이 위험해지는 응급질환이다. 수 분 내에 치료를 받지 않는다면 사망하거나 혹은 영구적인 손상을 갖게 된다. 반면 **심방세동(atrial fibrillation)**이라는 부정맥이 발생하면 동방결절에서 정상적으로 나오던 전기 자극은 없어지고 심방의 여러 부위에서 전기 자극이 제멋대로 발생하여 퍼져나가면서 충돌하고 없어지고 새로 발생되는 과정을 계속 반복하게 된다. 이때 전기 자극은 심방의 여러 부위에서 동시에 분당 350회에서 600회 정도로 매우 빠르게 발생하기 때문에 심방근육은 제대로 수축을 하지 못한다. 이 전기 자극 중 일부분이 방실결절을 통하여 심실로 불규칙하게 퍼져나가기 때문에 심장 박동이 매우 불규칙해지게 된다. 이렇게 수축력을 상실한 좌우심방은 시간이 경과하게 되면 늘어나게 되고 이곳을 지나는 피의 흐름은 원활하지 않게 된다. 이들 환자의 일부에서는 심방 내벽에 혈전이 형성되고 이것이 잘 아물지 않는 경우에는 심방 내벽으로부터 분리되어 대동맥 혈관을 따라 흘러가 머리 혈관이나 신체 다른 부위의 혈관을 막아 뇌졸중이나 색전증(embolism) 같은 합병증을 초래한다.

팔로사징(tetralogy of Fallot, TOF)은 Fallot's tetralogy라고도 쓰며 청색아증후군이라고도 한다. 이는 대개 생후 4주 뒤에 나타나는 청색증(靑色症) · 무산소발작(無酸素發作)[4] · 곤봉지(棍棒指)[5] · 심잡음(心雜音) 등 4가지 증상이 특징인 선천성심장질환이다. **심실중격결손을 동반한 폐동맥폐쇄(pulmonary atresia with VSD)**는 팔로사징(TOF)의 한 형태로 간주되며(송애랑 외, 2013: 57-58) 우심실과 폐동맥의 내강 사이에 연결이 없는 것이 특징이다(그림 10-14). 대개는 선천적으로 발생하나 후천적일 수도 있다. 네 가지 결함을 함께 가지고 있는 선천성 기형인 팔로사징의 특징은 다음과 같다.

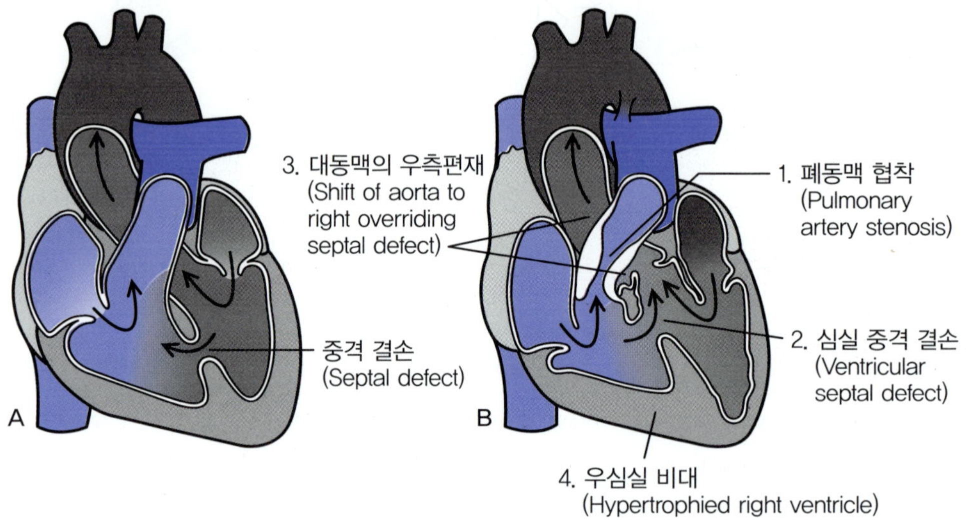

[그림 10-14] 심실중격결손과 팔로사징(Chabner, 2014: 416을 참고)

- 폐동맥협착(pulmonary artery stenosis; PS) : 혈액이 산소를 얻기 위하여 폐로 적절히 갈 수 없음
- 심실중격결손(ventricular septal defect; VSD) : 중격에 있는 틈으로 산소가 적은 피가 좌심실로 가서 대동맥으로 나감
- 대동맥의 우측편재(shift of the aorta to the right) : 대동맥은 심실중격을 뒤엎고 정맥혈과 동맥혈 양쪽을 다 받게 됨
- 우심실 비대(hypertrophy of the right ventricle; RVH) : 좁아진 폐동맥으로 혈액을 펌핑

4) 호흡 곤란과 함께 갑자기 청색증이 나타나며 의식이 흐려지는 증상이다.
5) 손가락 · 발가락 끝이 뭉툭해지는 것이다.

하기 위해 우심실이 더 많은 일을 해야 함[6)]

허혈성 심장질환(ischemic heart disease)이란 심장에 혈액을 공급해주는 혈관인 관상동맥이 좁아져서 심장근육의 일부에 혈액(산소와 영양소) 공급이 부족한 허혈 현상이 발생하는 질환으로서 대표적으로 협심증, 심근경색증 및 돌연사를 포함한다(그림 10-15). 증상으로는 흉통 증상이 전형적으로 나타나지만 때로는 증상이 없을 수도 있다. 허혈성 심장질환은 심장혈관(관상동맥)의 동맥경화증이 주원인이다. 많이 진행되면 심장 기능을 저하시켜 호흡 곤란이 오기도 하고 중증의 부정맥을 유발하여 심장이 갑자기 정지하기도 하는 심각한 질환이다.

동맥경화증(arteriosclerosis)은 증상이 전혀 없이 서서히 진행된다. 혈관은 원래 탄력이 있는 조직이지만 기름기가 쌓이면 탄력을 잃게 되고 딱딱해지는 경향을 가지기 때문에 동맥이 굳는 증세, 즉 동맥경화증으로 불리게 된다. 출생시의 혈관은 완전히 매끄럽게 뚫려 있지만 일생을 통해 기름기가 많은 물질이 혈관 벽에 쌓여 점차 혈관이 좁아지게 된다. 따라서 심장혈관에 동맥경화증이 오면 혈관이 좁아져 심장으로 가는 피가 모자라게 된다. 동맥경화증은 심장뿐 아니라 다른 신체기관에도 일어날 수 있다. 또한 다리로 가는 동맥에 동맥경화증이 오면 종아리나 허벅지에 통증이 올 수 있다. 허혈성 심장질환의 종류는 다음과 같다.

첫째, **안정성 협심증(stable angina)**은 관상동맥이 협착되어 산소공급이 한정되어 있는 상태에서 심근의 산소 수요가 증가하여 가슴 통증(흉통)이 일어난다. 운동, 정신적인 스트레스, 서두르는 행동이나 머리보다 높은 위치에서 손을 사용하는 작업은 혈압이 맥박수를 증가시켜 심장의 활동을 증가시키므로 산소 수요를 증가시키기 때문에 협심증을 쉽게 유발한다. 식사후의 운동, 오한, 발열, 빈맥, 저혈당 및 갑상선 기능항진증과 같은 대사 기능의 증가도 심근의 산소 수요를 높여 협심증을 유발하는 조건이 된다.

둘째, **불안정성 협심증(unstable angina)**은 심한 일과성 심근허혈 증후군으로 안정성 협심증과 심근경색 사이에 위치한다. 보통 경색전 협심증, 가속성 협심증, 급성 관부전 등으로 불린다. 안정성 협심증이 심근의 산소 수요가 증가할 때만 흉통이 발생하는데 반하여 불안정성 협심증은 갑작스러운 관상동맥의 협착으로 인하여 산소의 공급이 한계 이하로 감소함에 따라 발생한다.[7)] 한편 급성 심근경색 환자의 상당수가 심근경색후 초기에 불안정성 협심

6) 참고로 심방중격결손(ASD)이 추가되면 pentalogy of Fallot라 한다.

7) 환자의 2/3에서 죽상경화반의 파열과 이에 따른 혈전 형성으로 급격하게 관동맥 혈류의 저하나 차단이 일

증으로 이행되기 때문에 주의 깊은 치료가 요구된다.

셋째, **이형 협심증(variant angina)**은 관상동맥에 유의한 해부학적인 협착이 없지만 관상동맥 경련으로 인하여 심한 역동적 폐쇄가 발생하여 심근허혈과 협심증을 일으키는 경우를 말한다. 보통 흉통은 새벽이나 아침에 주로 발생하며 낮에는 아무리 심한 활동을 하여도 통증이 없는 경우가 많다. 고정된 협착이 없기 때문에 약물 치료에 반응을 잘한다.

넷째, **급성 심근경색증(acute myocardial infarction)**은 관상동맥이 갑자기 막힘으로 인하여 그 혈관이 혈액을 공급하는 부위의 심근이 죽어가는 심각한 질환이다. 급성 심근경색은 서양에서는 가장 흔한 사망 원인중의 하나이고 우리나라에서도 그 빈도가 증가하고 있다. 선진국의 경우에도 초기 사망률이 10-15%에 이르고 사망자의 약 반수가 발병후 1시간 이내에 사망하는 것으로 알려져 있어서 돌연사의 대표적 질환이다. 관상동맥의 갑작스러운 폐색은 동맥 경화반이 파열되거나 균열이 생기면서 형성되는 혈전에 의해 관상동맥 혈류가 차단되어 발생한다. 심장의 전기가 급격히 변하여 심장이 멈추기도 하고 심장근육의 손상 상태의 크기와 정도에 따라 심장의 펌프능력에 영향을 주기 때문에 신속한 치료가 요구되는 질환이다.

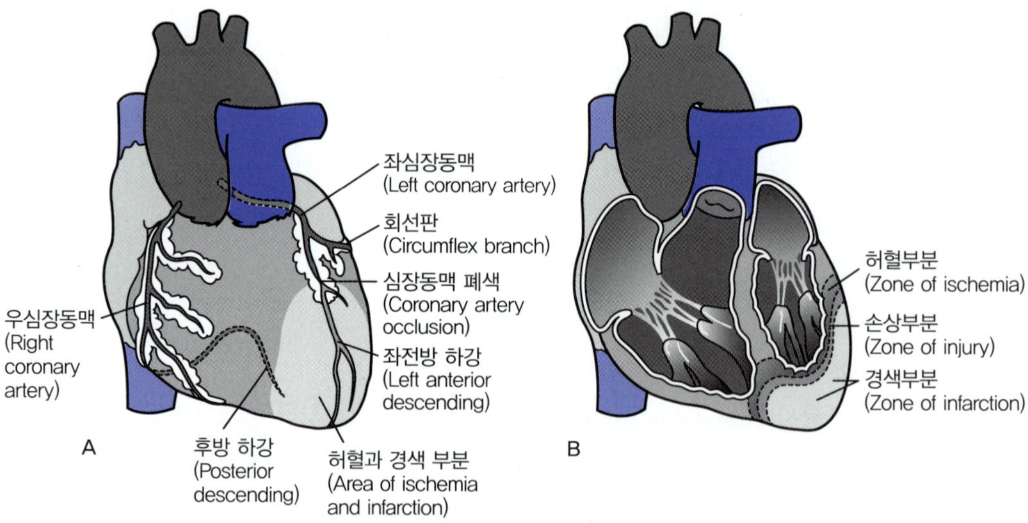

[그림 10-15] 허혈성 심장질환(Chabner, 2014: 418; 홍준현 외, 2013: 269를 참고)

어나게 된다. 급성 심근경색 환자의 30~60%는 입원 전에 불안정성 협심증을 경험한다. 그러므로 불안정성 협심증이 발생하면 급성 심근경색이 발생할 위험이 큰 것으로 보고 신속히 치료하여야 한다.

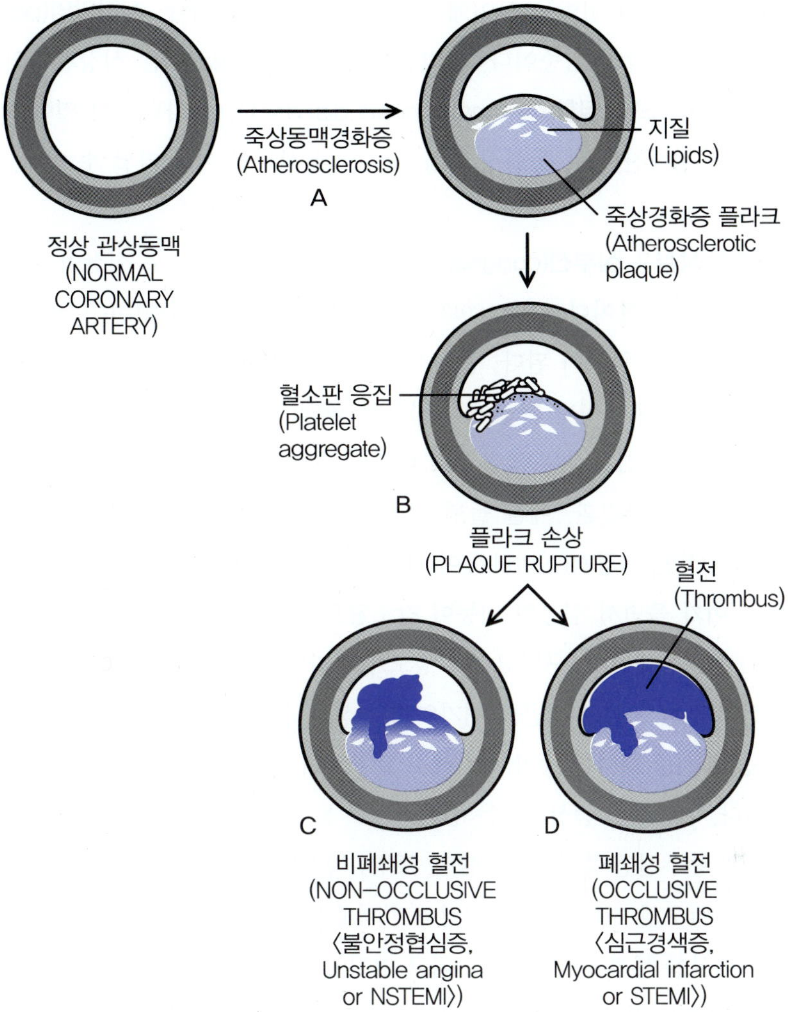

[그림 10-16] 죽상경화증(Chabner, 2014: 419; 홍준현 외, 2013: 271을 참고)

심장동맥질환(coronary artery disease; CAD)은 심장을 둘러싸고 있는 동맥의 질환으로 보통 **죽상경화증**(atherosclerosis)의 결과로 나타난다(그림 10-16). 이것은 혈전성 폐색을 초래할 수 있다(송애랑 외, 2013: 78). **심근경색증**(myocardial infarction; MI)은 심장발작이며 **협심증**(angina pectoris)은 심근의 산소에 있어 공급과 수요의 차이에 의해 나타나는 흉통이다. **심내막염**(endocarditis)은 세균에 의한 심장내막의 염증이고 **고혈압성 심장질환**(hypertensive heart disease)은 혈압이 심장에 영향을 줄 정도로 과도하게 높은 경우이다. **승모판 탈출**(mitral valve prolapse; MVP)은 심장의 수축기 때 승모판이 부적절하게 닫히는 증상이며 **심**

잡음(murmur)은 정상적인 심박동 사이에 들리는 가외의 심음이다. **심장막염(pericarditis)**은 심장을 둘러싸고 있는 막의 염증이다. **판막질환(valvular disease)**은 심장판막의 협착 또는 폐쇄부전이다. **류마티스성 질환(rheumatic heart disease)**은 류마티스성 열에 의한 심질환으로 승모판 협착, 심장잔떨림, 울혈성 심장기능 상실(심부전)이 나타날 수 있다.

울혈성 심장기능상실은 **심부전(congestive heart failure; CHF)**으로 심장이 적절한 양의 혈액을 펌프할 수 없는 질환이다(지제근, 2013: 346). 폐안에 축적된 혈액(왼쪽 심부전)이 폐부종(pulmonary edema)의 원인이 된다. 울혈성 심부전은 자체가 질병이라기보다는 여러 원인으로 인해 심장이 신체조직이나 기관에서 필요한 혈액(특히 산소)을 공급할 수 없는 병태생리학적 상태를 말한다. 심부전은 급성으로 나타날 수도 있고 만성으로 나타날 수도 있는데 흔히 심부전은 다른 심장질환, 예를 들면 만성 고혈압, 관상동맥질환, 판막에 이상이 있는 기계적 결함, 만성적인 부정맥(심방세동이 가장 흔함) 등의 다양한 원인 질환으로 인해서 나타나게 된다. 나이가 들면서 심장의 기능이 감소됨으로써 울혈성 심부전의 발생 위험이 증가하게 되는데 65세 이상 노인 인구의 3–5% 정도에서 나타나고 성인 입원 환자의 5% 정도를 차지한다. 심부전의 흔한 원인은 심근의 비가역적 손상과 심근경색을 초래하는 관상동맥 질환이다. 갑상선 기능 항진증(대사를 증가시켜 산소 요구량이 늘어남)이나 심한 빈혈도 심부전의 원인이 되기도 한다. 일반적인 증상으로는 전반적으로 몸이 좀 약해지거나 피곤하거나 운동을 조금만 해도 힘들고 중추신경 증상(착란, 불면, 두통), 빈맥, 야뇨증 및 청색증 등이 있다. 전신적 울혈, 폐의 울혈, 말초의 저관류, 교감신경의 활성증가로 인한 증상이 나타나게 된다. 대부분 환자는 초기에 좌심실 부전을 먼저 갖게 되고 이것이 우심실의 부담을 증가시켜 결국 우심실 부전을 나타내게 된다. 치료를 위한 약물요법은 이뇨제, 혈관이완제 그리고 강심제 등이 사용가능하다. 많은 경우에 furosemide 같은 이뇨제를 사용하고 혈관이완제는 말초혈관 저항이 상승됐을 경우만 사용하며 이때 기립성 저혈압이나 신장질환이 없을 경우에만 이용된다.

2 혈관[8)]

동맥류(aneurysm)는 동맥벽이 부분적으로 넓어진 상태로 원인은 죽상경화, 고혈압, 선천적

8) 순환계통의 측면에서 동물의 혈관계는 개방 혈관계와 폐쇄 혈관계로 구분된다. 우선 개방 혈관계를 살펴보면 절지동물인 새우의 경우 개방 혈관계에서 산소가 포함된 혈액은 심장으로부터 혈관을 통해 몸의 중요한 부분까지 운반되는데 혈관은 그다지 길지 않고 단순하다. 더구나 모세 혈관이 없으

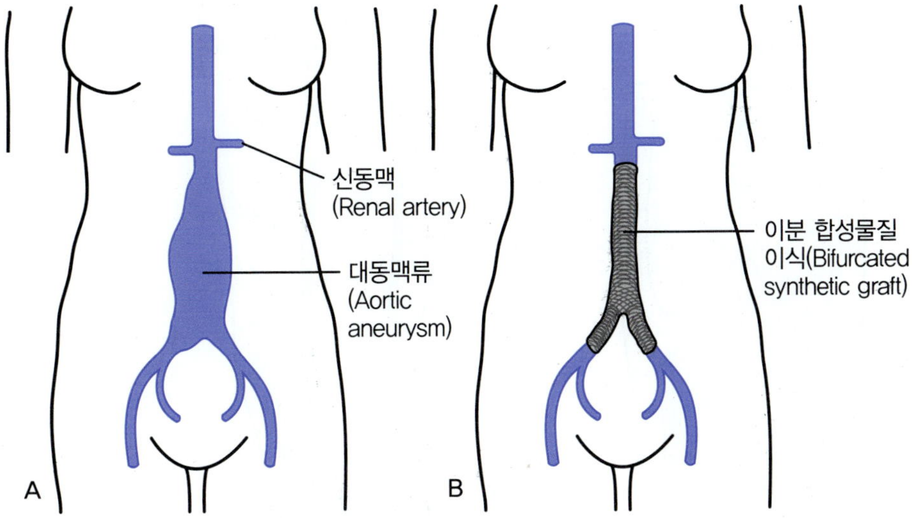

[그림 10-17] 동맥류(Chabner, 2014: 421, 수정보완)

혈관벽의 약화이다(그림 10-17). **고혈압(hypertension, HTN)**은 동맥의 높은 혈압으로 대부분이 본태성 고혈압이나 이차성 고혈압도 있다(지제근, 2004: 37). **말초혈관질환(peripheral vascular disease; PVD)**은 죽상경화증으로 하지의 혈관 막힘을 말한다. **레이노 질환(Raynaud disease)**은 피부 소동맥의 일시적 수축으로 손가락과 발가락이 일시적으로 창백하고 저림(numbness)이 나타난다. **정맥류성 정맥(varicose veins)**은 보통 다리에 나타나는 비정상적으로 불룩하거나 꾸불꾸불한 정맥이다(그림 10-18). **치질(hemorrhoids, piles)**은 항문 가까이에 있는 정맥류성 정맥이다(지제근, 2013: 737).

므로 혈액은 혈관의 말단으로부터 직접 조직 속으로 흘러들어가, 세포 사이에 있는 체강액(체액)과 섞이게 된다. 이렇게 하여 조직 세포에 산소를 공급한 혈액은 정맥에 해당되는 단순한 혈관에 모인 후 아가미를 거치면서 산소를 많이 함유하여 심장으로 다시 돌아온다. 이러한 순환계를 개방 혈관계라고 하며 무척추동물에서 널리 볼 수 있다. 다음으로 폐쇄 혈관계를 살펴보면 환형동물, 원색동물 및 척추동물의 경우 심장에서 나간 혈액은 허파나 아가미에서 가스 교환이 이루어지고, 대동맥을 통하여 몸의 세부에까지 산소를 운반하는데, 동맥과 정맥은 모세 혈관에 의해 연결되어 있어서 개방 혈관계와는 달리 혈액이 조직 속으로 직접 흘러드는 일이 없다. 가스 교환은 모세 혈관의 얇은 막을 통하여 혈액과 조직 세포와의 사이에서 이루어진다. 또 수분이나 영양분 · 노폐물 등도 모세 혈관의 벽을 통하여 조직 세포에 공급되거나 혈액 속으로 들어간다. 모세 혈관은 마침내 정맥으로 이어져, 혈액은 다시 심장으로 돌아온다. 이와 같은 순환계를 폐쇄 혈관계라고 한다.

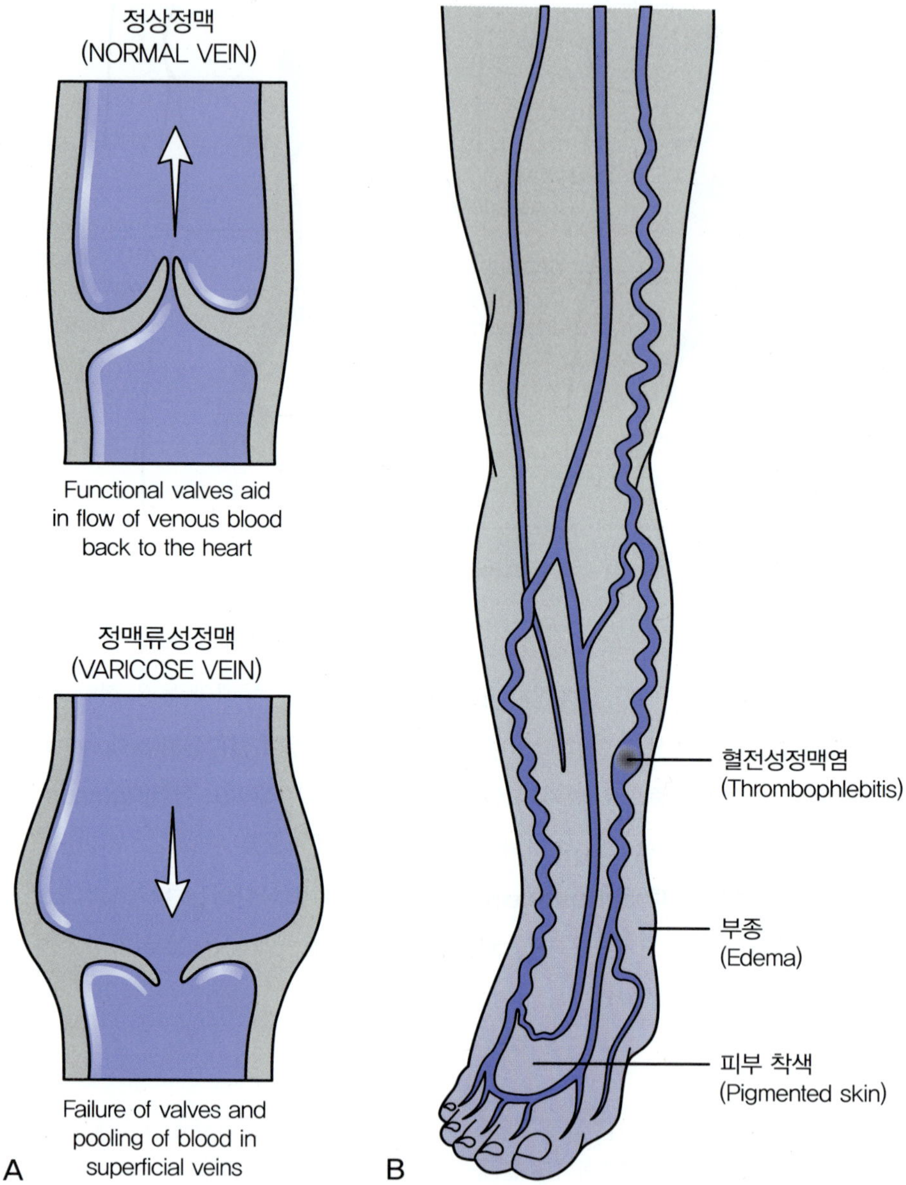

[그림 10-18] 정맥류성 정맥(Chabner, 2014: 423; 홍준현 외, 2013: 275를 수정보완)

말초혈관질환(peripheral vascular disease)이란 인체 내에서 혈액을 펌프질해서 내보내는 심장과 두뇌(대뇌, 소뇌)에 있는 혈관을 제외한 말단 부위의 모든 동맥과 정맥에 나타나는 질환을 총칭한다. 대동맥은 심장에서 뿜어져 나온 동맥혈을 머리, 목, 폐, 척수와 팔, 다리 및 복부 내장 쪽으로 보내주기 위해 여러 개의 동맥혈관 가지(branch vessel)로 갈라지게 되어 말단 조직에 혈류를 공급하는데 신체의 말단 부위인 다리, 팔로 가는 동맥들이 좁아지거나 막히면 다리, 팔 등에 혈액 공급이 감소하거나 차단되어 증상을 나타낸다. 드물지만 배안에 있는 내장으로 가는 동맥(신장 동맥, 간동맥, 상장간막 동맥 등)이 좁아져서 복통이나 이차적 고혈압을 나타내는 경우도 말초혈관질환에 들어간다. 머리나 목으로 가는 경동맥에도 협착이나 폐색이 생길 수 있는데 이럴 때는 흔히 알려진 중풍 증상으로 응급실을 통해 내원하게 되는 경우가 있다. 말초동맥질환의 경우 당뇨병, 고혈압, 고지질혈증과 같은 심혈관계 질환의 위험 인자를 갖고 있거나 담배를 오래 피운 환자들에서 나타나는 경우가 가장 많다. 일반적으로 다리, 발과 같은 하지 혈관들에 가장 병이 많고(만성 하지 동맥 폐색증), 팔과 손의 혈관은 질병의 빈도가 조금 낮으며 간, 신장, 창자동맥 같은 내장 동맥들에도 드물지만 혈관의 협착이나 폐색으로 증상이 생길 수 있다.

6) 임상검사 및 처치에 관한 용어

지질검사(lipid test)는 콜레스테롤과 중성지방 등을 검사하는 것이고 **지방단백 전기영동법**(lipoprotein electrophoresis)은 혈액 샘플로부터 물리적으로 지방단백을 분리하는 과정이다. **혈청효소 검사**(serum enzyme test)는 경색증의 증거를 측정하는 것이다. **심장동맥조영술**(coronary angiography)은 심장동맥에 조영제를 주입하여 심장동맥의 협착정도, 석회화 등을 확인하고 허혈성 심장질환을 진단하는 것이다. **디지털감산혈관조영술**(digital subtraction angiography; DSA)은 비디오와 컴퓨터를 이용하여 혈관 X-ray를 찍는 것이며 **도플러 심초음파계**(Doppler ultrasound flowmeter)는 팔, 목, 다리의 동맥과 정맥에 혈관폐색이 있는지 조사하는 것이다.

혈관조영술(angiography)은 염료를 혈중 또는 심장, 심실로 주입하고 심장과 가슴의 큰 혈관의 X-ray를 찍는 것이다. 심혈관조영술은 협심증을 진단하는 가장 정밀한 검사이다. 먼저 직경이 가는 플라스틱관(도관: 직경 2mm, 길이 약 1-2m)을 정맥 또는 동맥 혈관을 통하여 심장에 도달시킨 뒤 심장 안의 압력과 산소포화도를 각각 측정하고, X-선 조영제를 주사하여 심장구조 및 이상을 알아보는 방법이다. 심장근육에 혈액을 공급하는 관상동맥에 조영제를 주사하여 관상동맥의 형태나 이상을 관찰할 수 있다. 검사 시간은 보통 30분에서 1시간이 소요된다. 심혈관조영술은 대부분의 심장질환을 진단하는데 중요하며 심장의 기능 및 형태에 관해 정확하고 자세한 정보를 제공한다. 때로 그 자리에서 치료 방침을 정하고, 혈관을 넓히는 시술도 시행할 수 있다. 심혈관조영술은 환자의 몸 안에 기구를 삽입하는 검사이기 때문에 드물지만 합병증이 발생할 수도 있다. 그러나 중풍이나 심근경색, 응급 수술과 같은 심각한 합병증은 약 1000명 중에 한 명 정도만 드물게 나타난다.

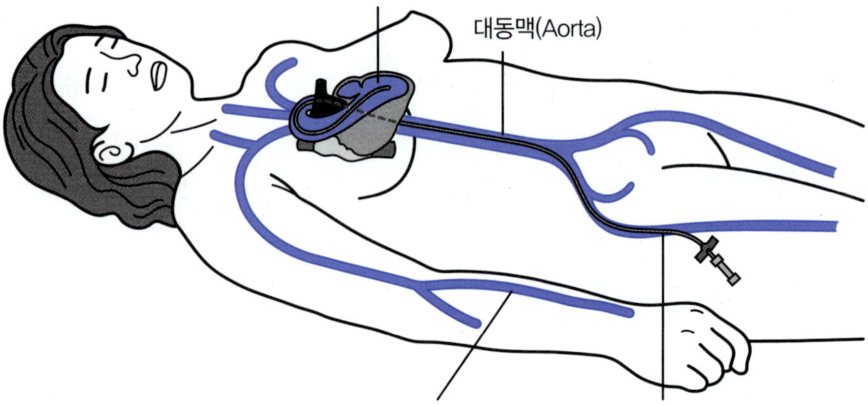

[그림 10-19] 심장도관삽입(Chabner, 2014: 428, 수정보완)

초음파 심장촬영술(echocardiography; ECHO)은 심장의 구조와 움직임을 볼 수 있는 검사이며 **심장 스캔(cardiac scan)**은 방사능 물질을 정맥으로 넣고 심근에 축적되는 것을 측정하는 것이다. Cardiac MRI는 자기파를 심장에 보내 영상을 만드는 것이며 **심전도 검사(electrocardiography; ECG, EKG)**는 심장의 전기적 리듬을 기록하는 것이고 **홀터감시(Holter monitoring)**는 심장 부정맥 검사를 위해 ECG 기계를 몸에 부착하는 것이다(그림 10-19). **스트레스 검사(stress test)**는 신체운동에 대한 심장의 반응 검사이며 **윤상형성술(annuloplasty)**은 판막폐쇄부전의 경우에 판막윤을 줄여주는 재건술이다. **심율동전환(잔떨림제거, cardioversion, defibrillation)**은 가슴에 짧은 전기충격을 주어 부정맥을 멈추게 하는 치료이다. **교련부절제술(commissurotomy)**은 판막 협착시 교련부를 절개하여 통로를 넓혀준다.

심장카테터법, 즉 **심도관법(cardiac catheterization)**은 가늘고 긴 도관을 정맥 또는 동맥으로 밀어 넣고 심장에 이르게 하여 혈류의 압력과 흐름을 찾는데 사용된다(홍준현 외, 2013: 279). 심장카테터법은 유연한 관인 카테터를 동맥이나 정맥에 삽입하여 혈관을 따라 그 관이 심장까지 가도록 하는 방법이다. 심장카테터법은 심장에 약을 주입하거나 심장과 중앙혈관의 혈류와 혈압을 측정하기 위해, 또는 선천성심장질환을 진단하거나 심방 · 심실 사이의 좁아진 통로와 비정상적인 흐름을 조사하기 위해, 심장박동을 회복하거나 조절하기 위해 전극(電極)을 심장 안으로 넣는 수단 등으로 사용된다.

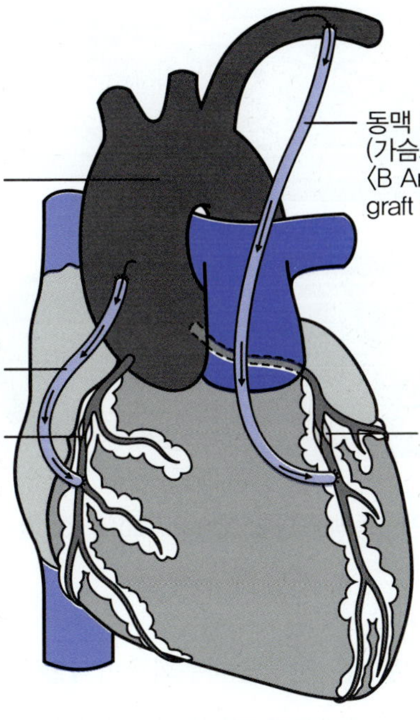

[그림 10-20] 심장동맥우회로이식술(홍준현 외, 2013: 281을 수정보완)

심장동맥우회로이식술(coronary artery bypass graft; CABG)은 동맥과 정맥을 이식하여 심장동맥의 막힌 부위 주변으로 새 길을 만들어 혈액의 흐름을 유지시킨다(그림 10-20). 관상동맥우회로이식술이나 **관상동맥우회술(coronary artery bypass surgery)** 등으로 불리는 이 수술법은 협심증으로 인한 흉통을 완화하고 관상동맥 질환으로 인한 사망을 예방하기 위한 수술이다(송애랑 외, 2013: 62). 동맥이나 정맥을 환자의 관상동맥과 우회이식하여 심근에 혈액을 공급하는 관상동맥 순환을 원활히 하는 수술로서 기계장치를 이용해 대부분 심박이 정지된 상태에서 수술하지만 현재 심장이 뛰고 있는 상태에서도 할 수 있는 오프펌프 수술법이 있다.

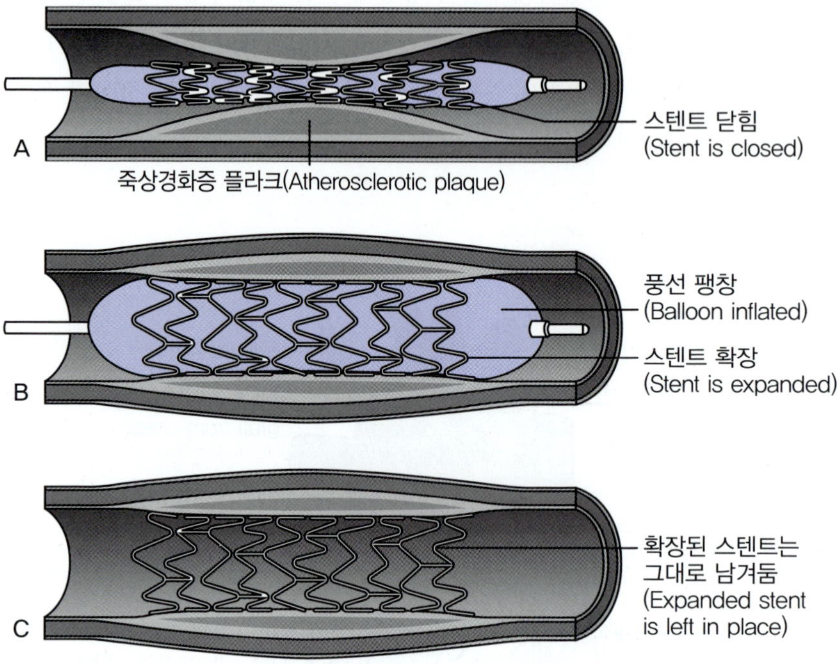

[그림 10-21] 경피적관상동맥중재술(Chabner, 2014: 431; 홍준현 외, 2013: 282를 참고)

관상동맥 질환을 치료하는 방법은 관상동맥우회로이식술(CABG) 말고도 **경피적관상동맥중재술(percutaneous coronary intervention; PCI)**이 이용된다(그림 10-21). 항상 움직이고 있는 심장에 굵기 수 밀리미터의 혈관을 꿰매는 것은 매우 어려운 수술이다. 그렇기 때문에 CABG에는 인공심폐 장치에 의한 체외순환을 사용해 심장을 정지시키고 봉합을 실시하는 것이 일반적이었다. 그러나 안정기(stabilizer)라고 하는 기구를 이용해 심장의 표면을 흡착해 봉합하는 부위만 움직임을 멈추는 것으로 심장이 움직이고 있는 상태인 채 수술하는 것이 가능해졌다. 이 방법을 오프펌프 CABG(OPCAB)라고 부른다. OPCAB의 장점은 인공심폐를 사용하지 않는 것으로 인공심폐의 부작용을 회피할 수 있다. 동맥 경화가 몹시 심하여 인공심폐를 사용할 수 없는 경우에서도 수술을 실시할 수 있는 이점이 있다. 하지만 OPCAB의 단점으로는 수술하기 위해 심장의 움직임을 인위적으로 억제하기 위해서 인공 장치를 통해 심장을 정지시키기 때문에 심장의 기능에 여유가 없는 경우 수술을 실시할 수 없는 것이나 수술 조작 중에 일시적으로 관동맥의 혈류가 감소해 부정맥이 생길 가능성이 있는 것, 수술 의사의 높은 기량이 요구되는 것 등이 있다. 관상동맥우회로이식수술을 받은 환자들은 일반적인 수술 합병증에 더하여 관상동맥우회로이식수술로 발생할 수 있는 합병증의 위험이 있다.

동맥내막절제술(endarterectomy)은 지방축적물과 혈전으로 동맥이 두꺼워졌을 때 동맥 내면의 병든 부분을 절제하는 처치이다. **체외순환(extracorporeal circulation)**은 심장수술을 하는 동안 인공심폐기를 이용하여 혈액을 순환시키는 처치이다. **심장이식술(heart transplantation)**은 심장공여자의 심장을 환자에게 옮기는 수술이며 **심장박동기삽입술(pacemaker implantation)**은 심방실 차단으로 심박동의 자극이 전도되지 못할 때 인공심장박동기를 삽입하는 처치이다. **중격결손교정술(repair of septal defect)**은 심방 또는 심실 사이막에 결함이 있을 때에 교정하는 처치이며 **혈전용해법(thrombolytic therapy)**은 심장동맥 혈전증이 있는 환자의 혈행 내로 약물을 투입하여 응고물질을 용해시키는 치료법이다. **팔로사징후교정술(total correction of TOF)**은 팔로의 4징후를 모두 교정하는 처치이며 **판막대치술(valve replacement)**은 협착 또는 폐쇄부전으로 기능 못하는 판막을 인공으로 대치하는 처치이다.

인공심장(人工心臟, artificial heart 또는 mechanical heart)은 심장의 펌프기능을 대신하는 인공장기이다. 인공심장의 종류는 기능에 따라 분류하면 완전인공심장(total artificial heart; TAH), 보조인공심장(ventricular assist device; VAD), IABP(intra aortic balloon pump)가 있으며 구동방법에 따라 분류하면 공기압축식과 전기기계식이 있다. 현재는 신체 내부 장착의 비박동형 심실보조장치인 3세대 인공심장이 쓰이고 있다. 30억 회라는 엄청난 숫자는 인간의 심장이 평생 동안 맥박치는 횟수인데 무려 2억L의 혈액을 체내에 순환시키고 있다. 그리고 심장의 펌프 작용에는 2가지가 있다. 하나는 우심실에서 혈액을 폐로 보내는 작용이며 나머지는 좌심실에서 혈액을 대동맥을 거쳐 체내로 보내는 작용이다. 이 두 가지 펌프 작용은 압력이 집중되지 않도록 완전히 균형이 유지되어야만 한다. 게다가 절대로 고장이 허용되지 않는다. 이처럼 힘겹고 정교한 일을 장기간에 걸쳐 끊임없이 하고 있는 것이 심장이다. 현대인에게는 불규칙한 생활이 강요되고 도처에 스트레스의 원인이 도사리고 있다. 이와 같은 생활에서 1년에 4000만 회나 규칙적으로 박동 작용을 계속하고 있는 심장에도 좋은 영향을 줄 리가 없어 선진국에서 심장병은 주요 사망 원인이 되고 있다. 새로운 약의 개발, 의료의 진보, 페이스메이커와 인공판 등은 심장병으로 시달리는 사람을 어느 정도까지는 구제해 왔다. 그러나 절망적인 심장병 환자를 살려내기에는 이들 방법으로 불충분하여 결국 다른 사람의 심장을 이식하든지 인공 심장의 도움을 받는 수밖에 없다. 최초의 심장 이식은 1967년 12월 3일, 남아프리카공화국의 크리스천 버나드 박사에 의하여 이루어졌다. 당시 환자는 유감스럽게도 18일밖에 생존하지 못했지만 현재 미국에서는 연간 60회 이상의 심장 이식이 이루어지고 있으며 1년 생존률이 70%, 5년 생존률은 50%로 상당한 성공을 거두고 있다. 그런데 심장 이식을 성공시키기 위해서는 심장 제공자의 뇌가 정지된 직후에 심장이 아직 고동을 계속하고 있는 이른바 '뇌사'의 상태에서 이식해야 한다. 그러나 우리나라에서는 아직 사회적 · 법률적으로 뇌사를 죽음으로 인정하지 않고 있으며 유족의 정서적인 문제도 있어서 심장 이식을 원활하게 할 수 없는 상황이다. 참고로 **심폐소생술(cardiopulmonary resuscitation; CPR)**은 심장의 기능이 정지하거나 호흡이 멈추었을 때 사용하는 응급처치이다. 어떤 원인으로 인해 호흡과 순환이 정지하여 가사상태에 있는 경우 이 기능을 회복시켜 일상생활에 지장이 없는 상태를 확보해 주는 방법이다(지제근, 2004: 277-278, 320).

제10강 문제풀이

1. 다음 중 우심방과 우심실 사이에 있는 판막은?
   ① tricuspid
   ② semilunar valves
   ③ bicuspid
   ④ pericardium
   ⑤ artery

2. 좌심실에서 온몸으로 가는 혈액을 공급하며 산소가 가장 많은 혈관은?
   ① aorta
   ② pulmonary artery
   ③ pulmonary vein
   ④ vena cava
   ⑤ artery

3. 다음 중에서 팔로사징으로 옳지 않은 것은?
   ① pulmonary artery stenosis
   ② ventricular septal defect
   ③ atrial septal defect
   ④ shift of the aorta to the right
   ⑤ hypertrophy of the right ventricle

4. 다음 중 약어의 설명이 올바르지 않은 것은?
   ① PS – pulmonary stenosis
   ② VSD – ventricular septal defect
   ③ CHF – congestive heart failure
   ④ CABG – coronary aortic bypass graft
   ⑤ MI – myocardial infarction

정답	1. ① 2. ① 3. ③ 4. ④

제 11 강

호흡기계

1) 호흡작용

2) 주요 어휘

3) 관련 질환

4) 임상검사 및 처치에 관한 용어

제11강 호흡기계

1) 호흡작용

호흡(respiration)은 숨쉬는 기계적 과정으로 폐와 외부환경 사이의 반복적이고 대부분 무의식적인 공기의 교환이다. 호흡은 늑간근과 가로막의 작용이다. 사람은 신체 안으로 산소를 들이마시고 이산화탄소를 내쉬는 신진대사를 반복하는데 이를 호흡이라 한다. 호흡에 관한 장기가 호흡기이며 허파가 중심이 된다. 평상시 성인이 1분 동안 반복하는 호흡수는 평균 16회이다. 한번에 들이마시는 공기의 양은 500ml 정도이므로 하루에 1만ml 이상의 공기를 사람이 마시는 셈이다. 우리는 무의식중에 항상 호흡을 하고 있다. 이것은 늑간근(갈비사이근육)과 가로막(횡격막)의 운동으로 허파가 스스로 확장과 수축을 하기 때문이다. 이들은 의식적으로 움직이는 경우도 있지만 평소에는 자율신경이 이 작동을 지배한다(지제근, 2013: 1424). 호흡은 외호흡과 내호흡으로 구분된다. **외호흡(external respiration)**은 폐에서의 공기교환인데 산소가 폐의 공기주머니로 흡입되면 폐포를 둘러싸고 있는 미세한 모세혈관 속으로 통과하여 들어가고 세포에서 생성된 가스와 이산화탄소는 폐모세혈관으로부터 폐포공기로 들어가 내쉬는 숨으로 나간다. 반면 **내호흡(internal respiration)**은 모든 인체 장기의 세포에서 일어나는 가스교환인데 산소는 혈류를 통과하고 조직세포 속으로 들어가며 이산화탄소는 조직으로부터 혈류를 통하여 폐로 가서 숨을 내쉴 때 나간다.

호흡이란 공기 중의 산소를 흡입하여 각 조직세포에 보내고 다시 조직세포로부터 대사과정에 의하여 생성된 이산화탄소를 호흡을 통해 외부로 배출하는 것이다(그림 11-1). 내호흡은 세포(미토콘드리아) 안에서 산소를 소비하고 몸 안에서 이루어지는 대사과정에서의 호흡으로 조직호흡이라고도 한다. 반면 외호흡은 외부와 폐포 사이에서의 산소와 이산화탄소의 가스교환과정이다. 호흡기의 구조는 공기—코(입)—인두—후두—기관—기관지—세기관지—폐포—혈액과의 접촉 순이다. 우선 비강은 호흡기계에서 공기와 처음 접촉하는 곳으로 공기를 적당한 온도와 습도로 조절하고 먼지를 제거한다. 콧털이 큰 입자의 먼지나 세균을 걸러내고 비갑개의 점액층에서는 1차로 lysosome이라는 효소가 세균을 파괴하고 용해시킨 다음에 인두부를 통해 입으로 넘어간다. 인두와 후두를 통과하면서 2차로 여과되어 기관지로 보내진다. 기관은 후두에서 이어지는 길이 8-10cm, 지름 1.5cm 정도의 물통과 비슷한 관이다. 인두는 비강에서 이어지는 기도로 구강에도 연결되어 음식물의 통로가 되기도 하며 인두 밑의 끝부분에서는 앞뒤로 움직이는 후두개(epiglottis)라는 돌기가 있어서 음식물이 지나갈 때 뒤로 움직여 후두의 입구를 닫아 음식물이 기관으로 들어가지 못하도록 한다(지제근, 2013: 545).

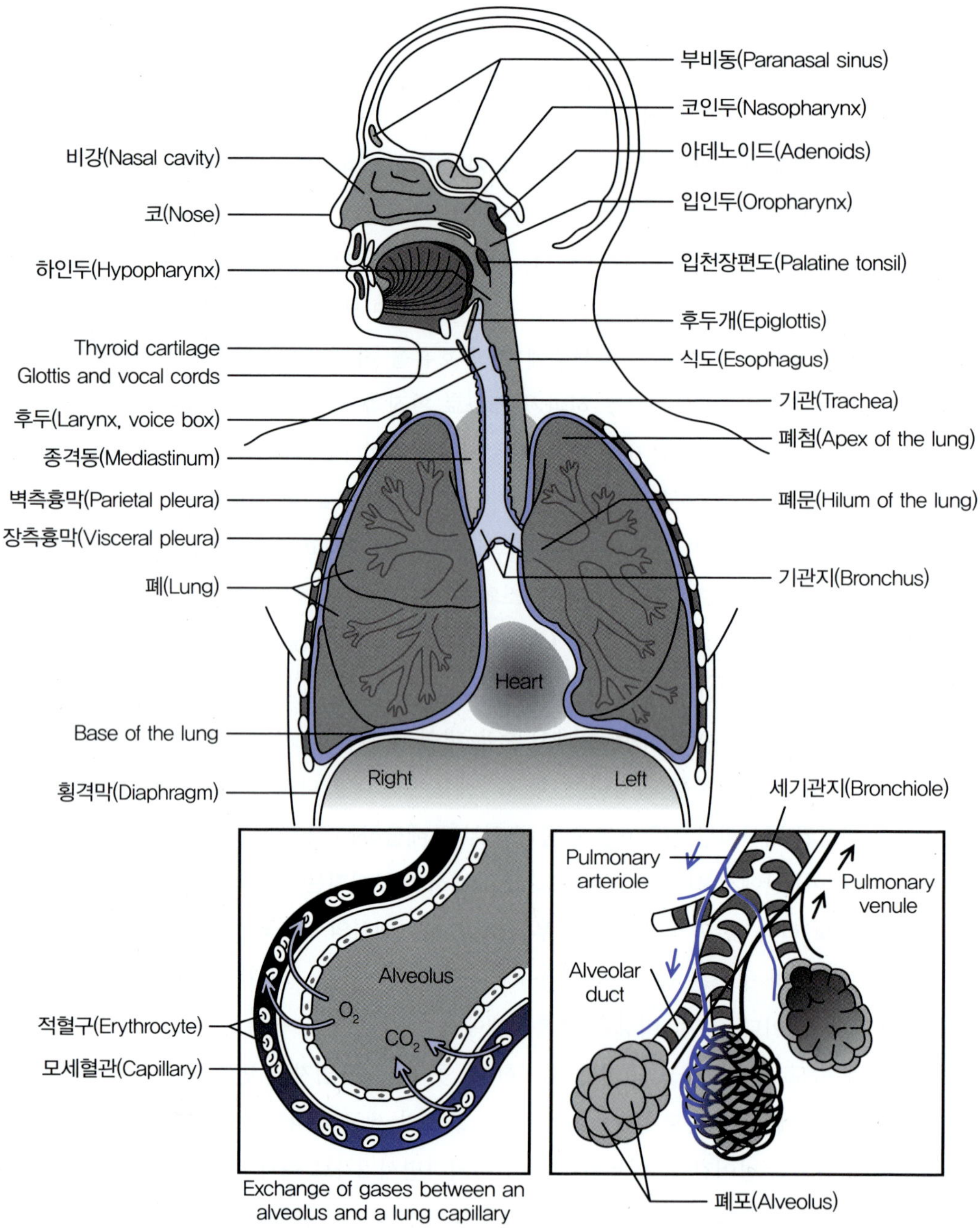

[그림 11-1] 호흡계통(Chabner, 2014: 459; 홍준현 외, 2013: 289를 수정보완)

후두는 인두와 기관지 사이를 말하며 두 겹의 횡문근막으로 된 성대가 있다. 다음으로 공기와 음식물의 통로인 인두는 아랫 부분이 식도와 기관으로 나뉜다. 기관은 후두를 지나 아래로 내려가면 허파와 이어진 근육과 연골조직이 있다.[1] 허파(lungs)는 오른허파와 왼허파가 있는데 양쪽 허파의 모양이 약간 다르고 왼허파가 오른허파에 비해 조금 작은 이유는 왼허파 가까이에 심장이 있기 때문이다(지제근, 2013: 961).

[참고]

기침이란? 기관내벽에는 섬모라는 가느다란 점막돌기가 있다. 공기와 함께 티끌이나 먼지가 침입하여 이 섬모에 붙어서 기관점막을 자극하면 신경이 뻗어 있는 가로막과 늑간근이 갑자기 수축하는데 이것이 바로 기침(cough)이다. 이때 섬모에 붙었던 티끌과 먼지는 식도에서 위로 들어가 소화되는 양이 많으면 점액에 싸여 가래가 되어 입으로 나온다. 또한 콧속에서 코 안 점막에 티끌과 먼지가 붙어 신경을 자극해 밖으로 강제로 내보내는 신체 반응은 재채기이다.

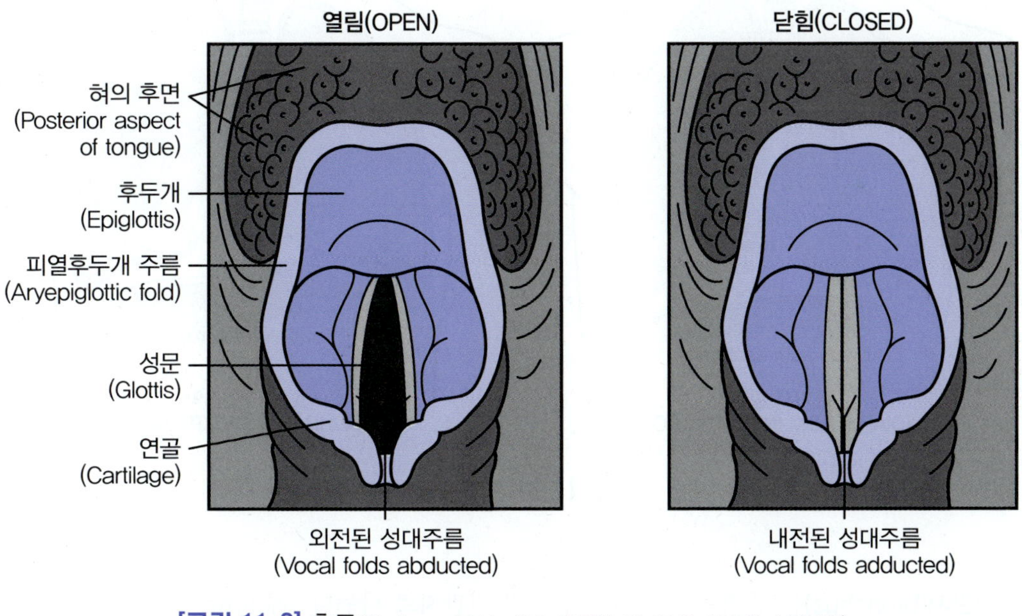

[그림 11-2] 후두(Chabner, 2014: 460; 홍준현 외, 2013: 290을 수정보완)

1) 기관은 또한 허파문이라고 하는 좌우 허파 입구의 바로 앞에 있는데 두 줄기의 기관지로 나누어진다. 각각의 기관지는 허파 내부에서 15–16번의 분지를 반복해 마침내 종말세기관지가 된다. 그리고 17–19번째 분지에 나타나는 세기관지는 허파꽈리(폐포)와 연결되며 이곳에서 산소를 공급하고 이산화탄소를 받는 가스교환이 이루어진다.

호흡계통의 해부생리적 구조를 살펴보면 우선 코(nose)가 있고 비강(nasal cavity)은 내면이 점막으로 이루어져 있으며 **코곁굴(paranasal sinus)**은 머리뼈 내의 공기를 포함하는 빈 공간으로 비강과 통한다. **코인두(nasopharynx)**는 비강 가까이에 있고 아데노이드(adenoids)는 림프조직 덩어리로 **인두편도(pharyngeal tonsil)**이다. **입인두(oropharynx)**는 코인두 밑에 입 가까이에 있고 입천장편도(palatine tonsil)는 입인두에 있는 두 개의 둥근 림프조직 덩어리이다. **하인두(hypopharynx)**는 인두의 세번째 부분으로 **인두후두부(laryngopharynx)**이다. **후두(larynx, voice box)**는 성대가 있으며 여러 연골로 둘러싸여 있다(그림 11-2). 식도(esophagus)는 음식물을 소화시키기 위하여 위로 연결되며 **후두개(epiglottis)**는 혀뿌리에 붙어 있는 연골조각으로 성문을 덮어 뚜껑 역할을 한다. **기관(trachea, windpipe)**은 공기가 후두로부터 지나가는 곳이며 그 길에 **종격동(mediastinum)**이 있다.

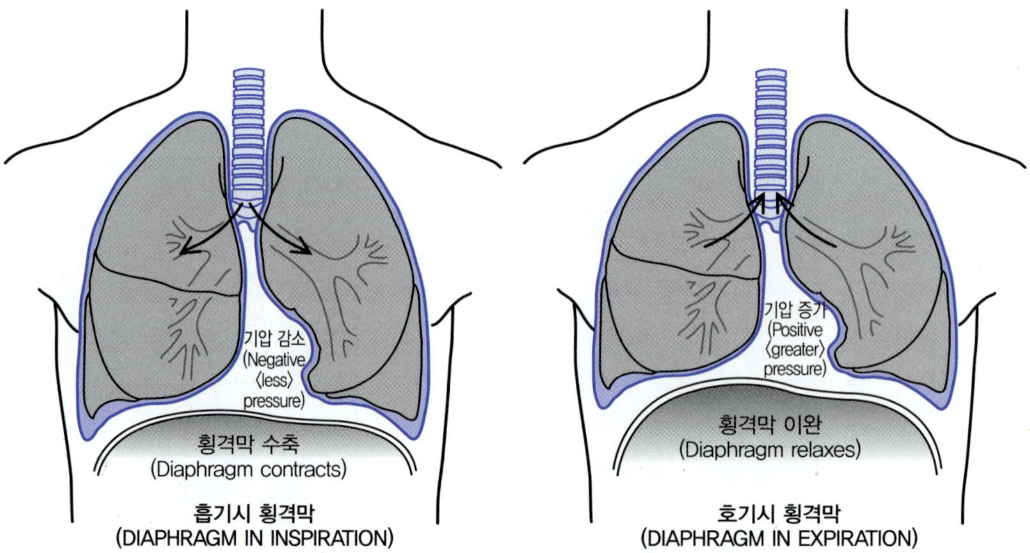

[그림 11-3] 흡기와 호기

기관지(bronchus)는 종격동으로부터 두 개의 기관지로 나뉜다. 폐(lung)에 가면 세기관지(bronchiole)가 있는데 이는 나뭇가지 모양으로 가늘고 섬세하게 나뉜 기관지이고 **폐포(alveolus)**는 세기관지 맨 끝에 달려 있으며 모세혈관과 가스교환을 한다. **모세혈관(capillary)**은 폐포를 둘러싸고 있고 모세혈관을 흐르는 피는 폐포로부터 산소를 받고 탄산가스를 폐포로 보낸다. 산소는 적혈구(erythrocyte)의 단백(헤모글로빈)과 합하여 인체 전체로 퍼진다. 가슴막(pleura)은 폐를 둘러싸고 있는 두 겹의 막인데 **벽측가슴막(parietal pleura)**은 가슴막의 바깥쪽에 있고 **장측가슴막(visceral pleura)**은 안쪽 폐에 가까운 쪽에 있다. 폐첨(apex)은 폐의 맨 위이고 바닥(base)은 폐의 아랫부분이다. **폐의 문(hilum, hilus)**은 혈관, 신경, 기관지가 폐로 들어가고 나가는 중간 부분이고 가로막(diaphragm)은 복강과 가슴강을 나누는 근육성 격막으로 호흡과정을 돕는다. **흡기(inhalation, inspiration)** 시에 아래쪽으로 수축하면서 가슴강이 넓어지고 **호기(exhalation, expiration)** 시에 위쪽으로 이완되면서 가슴강이 좁아진다(그림 11-3).

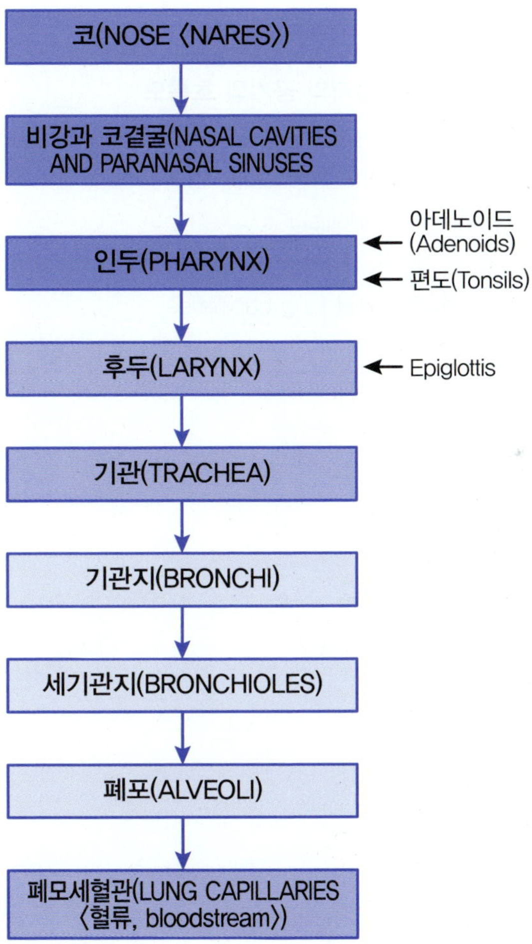

[그림 11-4] 호흡과정(Chabner, 2014: 461)

결국 호흡이란 생명체가 생명 현상을 유지하기 위하여 혈액 순환과 밀접한 협조 아래 모든 신체 조직세포에 적절한 양의 산소를 공급하고 동시에 조직세포로부터 대사산물인 이산화탄소를 몸 밖으로 내보내는 일련의 과정을 말하며 폐포 내의 공기와 혈액 사이의 기체 교환을 외호흡 혹은 폐호흡이라고 하고 혈액과 조직세포 사이의 기체 교환을 내호흡 혹은 조직호흡이라고 한다(그림 11-4). 즉 호흡 운동에 의하여 적절한 환기가 이루어지면 공기 중의 산소는 조직세포내로 이동되고 세포들의 대사과정에 의하여 생성된 이산화탄소는 대기중으로 배출되면서 생명체는 조직이나 혈액내의 산소와 이산화탄소 분압을 일정하게 유지할 수 있다.

[참고] 코에서 폐모세혈관까지의 공기의 흐름도

코 nose → 비강과 코곁굴 nasal cavities and paranasal sinuses
→ 인두 pharynx (아데노이드 adenoids/ 편도 tonsils)
→ 후두 larynx (후두개 epiglottis)
→ 기관 trachea → 기관지 bronchi → 세기관지 bronchioles
→ 폐포 alveoli → 폐모세혈관 lung capillaries

2) 주요 어휘

단어	의미	용어구조	영어 의미	한글 뜻
bronchiolitis	세기관지염	bronchiol/o	bronchiole, small bronchus	세기관지
hypercapnia	고탄산증	capn/o	carbon dioxide	탄산가스
chorditis	성대염	chord/o	vocal cord	성대
pneumoconiosis	진폐증	pneumon/o	lung	폐
		coni/o	dust	먼지
cyanosis	청색증	cyan/o	blue	푸른
epiglottitis	후두개염	epiglott/o	epiglottis	후두개
laryngeal	후두의	laryng/o	larynx, voice box	후두
lobectomy	폐엽절제술	lob/o	lobe of the lung	폐엽
mediastinoscopy	종격내시경술	mediastin/o	mediastinum	종격

해설

Bronchiolitis([brὰŋkiouláitis])는 '세기관지염'으로 'inflammation of the membranes lining the bronchioles'이다. **Hypercapnia**([hàipərkǽpniə])는 '탄산과잉'으로 'the physical condition of having the presence of an abnormally high level of carbon dioxide in the circulating blood'이다. **Chorditis**는 '성대염'으로 'inflammation of the vocal cord'이다. **Pneumoconiosis**([njù:məkòunióusis])는 '진폐증'으로 'chronic respiratory disease caused by inhaling metallic or mineral particles'이다. **Cyanosis**([sàiənóusis])는 '청색증'인데 오염된 물 속에 포함된 질산염이 몸속의 헤모글로빈과 결합해 산소 공급을 어렵게 해서 나타나는 질병이고 **epiglottitis**는 '후두덮개염'이다. **Laryngeal**([lærəndʒí:əl])은 'of or relating to or situated in the larynx'으로 '후두의'이다. **Lobectomy**([loubéktəmi])는 '폐엽절제술'로 'surgical removal of a lobe from any organ of the body'이다. **Mediastinoscopy**는 종격내시경술인데 이때 mediastinum은 'the part of the thoracic cavity between the lungs that contains the heart and aorta and esophagus and trachea and thymus'이다.

단어	의미	용어구조	영어 의미	한글 뜻
adenoidectomy	아데노이드 절제술	adenoid/o –ectomy	adenoids excision	아데노이드 절제
bronchospasm	기관지연축	bronch/o –spasm	bronchial tube, bronchus sudden involuntary contraction	기관지 불수의적 근육수축
adenoid hypertrophy	아데노이드 비후	hyper– –trophy	excessive, above nourishment, development	과잉 영양, 발달
alveolar	폐포의, 치조의	alveol/o	alveolus, air sac	폐포
bronchiectasis	기관지확장증	–ectasis	dilation	확장, 이완

해설

Adenoidectomy([ædənɔidéktəmi])는 'surgical removal of the adenoids'로 '아데노이드 절제'이다. **Adenoid hypertrophy**([ǽdənɔ̀id haipə́ːrtrəfi])는 '아데노이드 비후'인데 아데노이드는 'relating to or resembling lymphatic glands or lymphoid tissue'이다. **Alveolar**([ælvíːələr])는 '폐포의'인데 'pertaining to the tiny air sacs of the lungs'이다. **Bronchospasm**([bráŋkəspæzm])은 '기관지 경련'이며 'a spasm of the bronchi that makes exhalation difficult and noisy'이다. 기관지 경련은 제1형 앨러지 반응으로 일어나는 급성반응으로 기관지가 수축되어 호흡곤란이 온다. 치료를 위해 에피네프린을 정맥주사 한다. **Bronchiectasis**([bràŋkiéktəsis])는 '기관지 확장(증)'이다. 기관지확장증이라는 것은 숨을 들이쉬고 내쉴 때 폐로 전달하는 통로인 기관지가 염증이나 분비물 등으로 폐쇄되었을 때 기관지가 탄성을 잃고 확장된 상태를 보이는 질환이다(송애랑 외, 2013: 129). 탄성을 잃은 기관지가 문제가 되는 것은 폐로의 원활한 가스 교환 역할을 하는데 방해가 되기 때문이다. 기관지확장증의 범위가 넓어질수록 기침이나 가래, 객혈 증상 외에도 호흡까지 영향을 미친다. 더욱이 기관지확장증으로 인해 변형 · 확장된 기관지 조직은 본래의 탄력적인 상태로 회복이 불가능하기 때문에 확장이 진행되기 전의 치료가 중요하다.

단어	의미	용어구조	영어 의미	한글 뜻
phrenic nerve	가로막 신경	phren/o	diaphragm	가로막
pleural effusion	가슴막 삼출	pleur/o	pleura	가슴막
pneumothorax	공기가슴	pneum/o	air	공기
pneumonitis	폐렴	pneumon/o	lung	폐
pneumonectomy	폐절제술	–ectomy	excision	절제
pulmonary	폐의	pulmon/o	lung	폐
rhinorrhea	비루(콧물)	rhin/o	nose	코
pleurodynia (= pleuralgia)	가슴막 통증	pleur/o	pleura	가슴막
		–dynia	pain	통증
rhinoplasty	코성형술	–plasty	surgical repair	형성술
sinusitis	굴염	sinus/o	sinus	동

해설

Phrenic nerve([frénik nəːrv])는 '가로막 신경'으로 'one of a pair of nerves that arises from cervical spinal roots and passes down the thorax to innervate the diaphragm and control breathing'이다. **Pleurodynia**([plùəroudáiniə])는 'pain in the chest caused by inflammation of the muscles between the ribs'로 '흉막통', '측흉통'이다. **Pleural effusion**([plúərəl ifjúːʒən])은 '늑막 삼출액'이다. 삼출액의 경우 염증반응으로 모세혈관의 투과성이 증가되어 발생하는데 폐의 악성 종양, 폐 감염, 폐색전증이 있을 때 이차적으로 발생된다. **Pneumothorax**는 흉막강 안에 공기나 가스가 들어차 흉벽과 허파쪽의 두 가슴막면이 서로 떨어져 있는 상태인 '기흉'이다(지제근, 2013: 1298). 폐렴, 폐섬유증, 폐기종 등 기왕력이 있는 환자에게서 많다. **Pneumonitis**([njùːmənáitis])는 '폐렴', **pneumonectomy**([njùːmənéktəmi])는 '폐절제'이다. **Pulmonary**([pʌlmənèri])는 '폐의'이고 **rhinorrhea**([ràinəríːə])는 'persistent watery mucus discharge from the nose'로 '비루'이다. **Sinusitis**([sàinəsáitis])는 '부비강염'으로 'inflammation of one of the paranasal sinuses'이다. 일명 축농증이라고도 하며 독성 물질이나 세균, 바이러스로 인해 부비강에 염증이 발생하는 질환이다.

단어	의미	용어구조	영어 의미	한글 뜻
paranasal sinuses	코곁굴	para– nas/o	near, beside nose	가까이, 옆에 코
nasogastric tube	코위관, 비강영양튜브	gastric	relating to or involving the stomach	위장의
orthopnea	기좌호흡	orth/o –pnea	straight, upright breathing	바로, 서서 호흡
hypoxia	저산소증	hypo– ox/o	deficient, under oxygen	결핍, 이하 산소
expectoration	객출거담	ex– pector/o	out, away from chest	바깥 가슴
pharyngeal	인두의	pharyng/o	pharynx, throat	인두
dysphonia	발성장애	dys– phon/o	bad, painful voice	나쁜, 통증 있는 목소리

해설

Paranasal sinus는 '부비동(副鼻洞)' 또는 '코곁굴'인데 이는 비강(콧속 공간)과 연접해 있는 뼈 속 공간으로서 공기가 들어 있는 부위이다. 부비동은 뇌 속의 열을 배출해 주고 코 안의 온도를 조절해 주며 노랫소리나 웅변과 같이 큰 소리를 낼 때 공명의 기능을 촉진시켜 소리를 아름답게 한다. **Orthopnea**([ɔːrθάpniə])는 '기좌 호흡'으로 'form of dyspnea in which the person can breathe comfortably only when standing or sitting erect'이다. 기좌호흡이란 심부전증에서 나타나는 특징적인 호흡곤란으로 환자가 누워있을 때 나타나는 호흡곤란 증세이다. **Hypoxia**([haipάksiə])는 'oxygen deficiency causing a very strong drive to correct the deficiency'로 '저산소증'이다. **Expectoration**([ikspèktəréiʃən])은 '가래 뱉어내기'로 'the process of coughing up and spitting out'이다. 거담제(expectorant)는 폐 또는 기관으로부터 점액이나 기타 액의 객출을 촉진하는 약 또는 폐, 기관지, 기관으로부터 점액이나 삼출물을 배출하는 약물이다. **Pharyngeal**([fəríndʒiəl])은 '인두의'이고 **dysphonia**([disfóuniə])는 'speech disorder attributable to a disorder of phonation'로 '발성 곤란'이다.

단어	의미	용어구조	영어 의미	한글 뜻
pansinusitis	범코곁굴염	pan–	all	모든
		sinus/o	cavity	강
thoracentesis	흉강천자술	–centesis	surgical puncture to remove fluid	천자
spirometer	폐활량계	spir/o	breathing	호흡
		–meter	measure	측정
expiration	내쉼, 호기	ex–	outside	바깥으로
atelectasis	무기폐	tel/o	complete	완전한
		–ectasis	dilation	확장, 이완
thoracotomy	가슴절개술	thorac/o	chest	가슴, 흉부
thoracic	가슴의	–ic	pertaining to	~의
tonsillectomy	편도절제술	tonsill/o	tonsils	편도
tracheotomy	기관절개술	trache/o	trachea, windpipe	기관
tracheal	기관의	–al	pertaining to	~의

해설

Pansinusitis는 'inflammation of all of the paranasal sinuses'로 '범코곁굴염'이고 **spirometer**([spaiərámitər])는 'a measuring instrument for measuring the vital capacity of the lungs'로 '폐활량계'이다. **Atelectasis**([ætəléktəsis])는 'collapse of an expanded lung'으로 '폐확장 부전'이다. Thoracotomy([θɔ̀:rəkátəmi])는 'surgical incision into the chest walls opening up the pleural cavity'로 '개흉'이다. **Thoracentesis**는 'removal of fluid from the chest by centesis for diagnostic or therapeutic purposes'로 '가슴천자'이고 **tonsillectomy**([tànsəléktəmi])는 'surgical removal of the palatine tonsils'로 '편도선 절제술'이다. **Tracheotomy**([trèikiátəmi])는 'a surgical operation that creates an opening into the trachea with a tube inserted to provide a passage for air'로 '기관 절개'이다.

단어	의미	용어구조	영어 의미	한글 뜻
empyema	고름가슴(증)	em– –ema	in condition	안의 상태
anosmia	무후각증, 후각상실증	–osmia	smell	후각, 냄새
apnea	무호흡	–pnea	breathing	호흡
dyspnea	호흡곤란	dys–	painful	통증 있는
hyperpnea	과호흡, 호흡항진	hyper–	excessive	과잉
tachypnea	빠른 호흡	tachy–	fast	빠른
hemoptysis	객혈	–ptysis	spitting	침 뱉는 것
asphyxia	질식, 가사	–sphyxia	pulse	맥박
hemothorax	혈액가슴증	–thorax	pleural cavity, chest	가슴
pyothorax	고름가슴	pyo–	pus	농, 고름

해설

Empyema([èmpaiíːmə])는 'a collection of pus in a body cavity'로 '축농증'이다. **Anosmia**([ænάzmiə])는 'absence of the sense of smell'로 '후각 상실증'이다. **Apnea**([ǽpniə])는 'transient cessation of respiration'로 '호흡 정지'이고 **dyspnea**([dispníːə])는 'difficult or labored respiration'로 '호흡 곤란'이다. **Tachypnea**([tækipníːə])는 '다호흡'이고 **hyperpnea**([hàipərpníːə])는 'energetic respiration that occurs normally after exercise or abnormally with fever or various disorders'로 '과호흡'이다. **Hemoptysis**([himάptisis])는 'coughing up blood from the respiratory tract'로 '각혈', '객혈'이다. **Asphyxia**([æsfíksiə])는 호흡기 중의 산소결핍에 의한 생명정지의 절박한 상태로 고이산화탄소증과 저산소증이 동반되는 '질식'이다(지제근, 2013: 124). **Hemothorax**는 'accumulation of blood in the pleural cavity'로 '혈흉'이고 **pyothorax**는 '농흉', '고름가슴'이다.

3) 관련 질환

호흡기계와 관련한 질환들 중에서 **상기도 질환(upper respiratory disorders)**부터 살펴보면 **크루프(croup)**는 주로 어린이와 영유아에게 오는 급성 호흡기 증후군이고 **디프테리아(diphtheria)**는 디프테리아 세균(Corynebacterium diphtheriae)에 의한 목과 상기도의 급성 감염으로 염증이 나타나면서 불투명한 막이 인두와 호흡기에 생긴다(지제근, 2004: 142). 디프테리아는 위막을 형성하는 비인두염 및 후두기관지염으로 발현되는 호흡기 디프테리아 및 피부 디프테리아가 있다. 외독소는 세포 내에서의 단백 합성을 억제하여 심근염(myocarditis), 급성 신괴사(acute tubular necrosis) 및 말초신경병증 등의 합병증이 발생할 수 있으며 현재 법정감염병 제1급이다. **코출혈(epistaxis)**은 자연적 또는 외상에 의해 점막 혈관이 파열되는 코피를 말한다. **백일해(百日咳, pertussis=whooping cough)**는 인두, 후두, 기관에 심각한 세균성 감염을 보이는 질환이다. 백일해는 백일해균으로 일어나는 어린이의 호흡기 전염병이다. 한번 걸리면 평생 면역이 된다. 디프테리아와 마찬가지로 현재 우리나라 법정감염병 제2급이다.

기관지 질환(bronchial tube disorders)을 살펴보면 **천식(喘息, asthma)**은 호흡 곤란을 일으키는 염증성 기도 폐쇄 질환으로 기관지 경련과 좁아짐이 기관지의 기도폐색을 초래한다. 관련 증상에는 발작성 호흡곤란, 천명과 기침 등이 있고 알레르기 또는 감염이 원인이다. 천식 환자는 기도의 폐쇄로 인해 천명(喘鳴, 숨소리가 색색거림), 호흡곤란, 기침 등의 증상을 호소하며 증상은 낮보다 밤에 심해지는 경향이 있다. 또한 과도한 가래 형성으로 숨을 내쉴 때(호기, 呼氣)에 어려움을 겪기도 한다. 소아 천식의 절반은 성인에 이르기까지 이어져 성인 천식으로 지속된다. 천식 소인이 있는 사람은 상기도 감염으로 인한 급성 기도 폐색을 겪을 수 있으며 심할 경우 이로 인해 사망할 수도 있다. 급성기에는 저농도 산소 투여(2L/m 이하), 스테로이드, 아미노필린, 에피네프린 주사 등으로 치료할 수 있으며 심할 경우에는 기도 삽관을 해야 하는 경우도 있다. 천식은 일종의 알레르기 질환으로 현재로서는 천식을 유발하는 항원을 피하는 것이 가장 좋은 예방법이다. 유전적 요인으로 볼 때 천식은 5번 염색체이다. 천식 이외에도 다양한 기관지 질환이 있는데 **기관지 확장(bronchiectasis)**은 폐 하엽의 감염으로 인해 기관지가 만성적으로 확장된 상태로 분비물이 많으나 잘 배출되지 않고 기침, 열, 고약한 냄새의 객담 또는 고름 가래를 만들어 낸다(지제근, 2004: 74). **만성 기관지염(chronic bronchitis)**은 오랫동안 지속되는 기관지의 만성 염증인데 감염과 흡연이 주원인이고 기관지 점막의 분비를 증가시키고 호흡기 통로를 막게 된다. **낭종성 섬유증(cystic fibrosis)**은 외분비샘(췌장, 땀샘, 호흡기점막)의 유전성 질환으로 기도 폐색을 초래한다(지제근, 2004: 93). **기관지원성 암종(bronchogenic carcinoma)**은 기관지에서 발생하는 암적 종양으로 폐암을 말하며 흡연이 주된 원인이다.

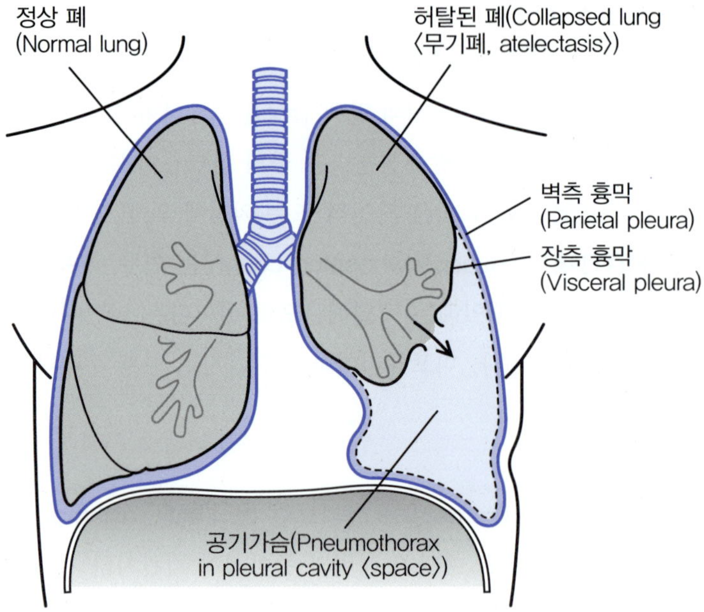

[그림 11-5] 기흉(Chabner, 2014: 466을 참조)

다음으로 **폐질환(lung disorders)**을 살펴보면 매우 다양한데 우선 **무기폐(atelectasis)**는 폐포의 불완전한 확장으로 폐 전부 또는 부분이 허탈되고 기능을 못하며 공기가 없어지는 질환이다(그림 11-5). 원인은 종양이나 분비물에 의해 기관지 또는 세기관지가 폐쇄되어 일어나는데 외상에 의한 가슴상처를 통해 가슴막강에 공기, 액, 혈액이 축적되어 생긴다. 다시 말해 무기폐란 어떤 원인에 의해 정상적으로 폐 안을 채우고 있어야 할 공기가 모두 빠져나가서 폐 일부가 바람 빠진 고무 풍선처럼 되어 버린 상태이다. 가벼운 무기폐에서는 특별한 증상이 나타나지 않을 수도 있지만 넓은 부위의 무기폐가 빨리 진행될 경우에는 저산소증에 따른 호흡곤란, 이차성 호흡기 감염으로 인한 고열 및 오한, 흉통 등이 나타날 수 있다. 그리고 무기폐가 심할 경우에는 저산소증이 심해져서 호흡 부전에 의해 사망에 이르기도 한다. 무기폐는 원인 질환에 따라 폐쇄성 무기폐, 구축성 무기폐, 분산형 무기폐의 형태로 나타나는데 원인 질환은 만성 기관지염, 기관지 확장증, 기관지 천식, 폐렴, 폐암 등이며 **기흉(pneumothorax)**이나 늑막염에 의한 다량의 흉수, 성인형 및 영아형 급성 호흡 곤란 증후군도 원인으로 꼽힌다(지제근, 2004: 81). 무기폐가 발생하면 가스 교환이 전혀 되지 않아 저산소증을 유발하며 세균에 감염되어 합병증이 생길 수 있다(그림 11-6). 무기폐가 발생한 부분은 흉부 방사선 사진에서 공기 음영이 전혀 나타나지 않아 하얗게 보이며 심한 경우 폐용적 감소로 인하여 무기폐가 발생한 쪽의 횡격막이 위로 끌려 올라가게 된다. 무기폐를 유발시킨 원인 질환을 감별하려면 기관지경 검사나 흉부 전산화(컴퓨터) 단층 촬영 등이 필요하다.

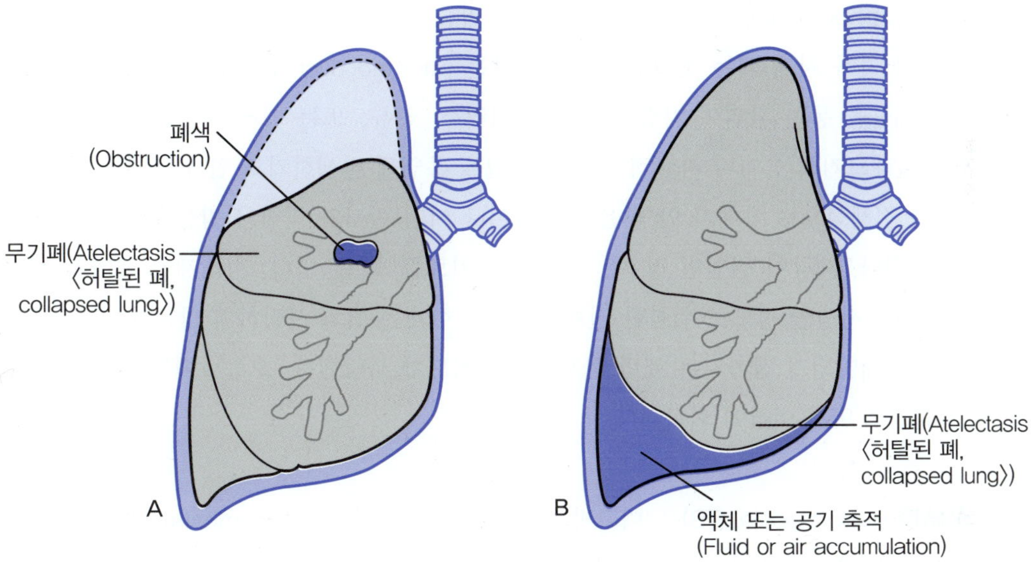

[그림 11-6] 무기폐의 두 가지 형태(Chabner, 2014: 467을 참고)

진폐증(pneumoconiosis)은 먼지에 의한 폐의 비정상적인 상태로 만성염증, 감염, 기관지염증을 동반한다. 흡입된 먼지의 종류에 따른 여러 종류의 진폐증이 있는데 **탄분증(anthracosis)**은 석탄먼지에 의한 흑색폐질환이고 **석면증(asbestosis)**은 석면입자에 의해 발생하며 **규폐증(silicosis)**은 실리카와 유리에 의해 유발된다(지제근, 2004: 62-63). 진폐증은 진폐증을 유발하는 먼지를 흡입하여 폐 안에 축적이 되어 발생하는 폐의 조직반응이라고 정의하고 있다. 진폐증은 국내에서 가장 잘 알려진 직업성 질환이며 아직도 가장 많은 사례보고가 이루어지고 있고 요양 환자도 가장 많은 질환이다. 일반적으로 먼지가 호흡기를 통해 흡수되면 대부분의 먼지는 기관지의 섬모운동으로 밖으로 배출되지만 일부 먼지는 지속적으로 노출되는 경우 밖으로 빠져나가지 못하고 폐 내에 축적되어 염증 반응을 일으키게 되고 지속적인 염증 반응에 의해 섬유화가 나타나게 된다. 이런 상태에 이르면 진폐증 소견이 흉부 방사선 사진에서 확인이 될 수도 있다. 규폐증, 석탄부폐증, 석면폐증이 잘 알려진 진폐증의 종류이다. 석탄부폐증은 석탄합리화 정책 이후 질환의 규모가 줄어들고 있으나 그 외 규폐증은 제조업, 건설업 등에서, 석면폐증은 건축물해체업, 석면 방직공장 등에서 보고되고 있다. 진폐증에서 가장 흔히 그리고 공통적으로 경험하는 증상은 호흡곤란, 기침, 객담 및 흉통 등이다. 특히 석면폐증은 호흡곤란과 흉통이 더 심하다고 알려져 있다.

폐렴(肺炎, pneumonia)은 폐포의 급성감염과 염증으로 인해 나온 고름과 염증성 반응의 산물로 폐가 가득 차게 되는 질환인데 원인으로는 pneumococci, staphylococcus, fungi, virus 등 세균을 통한 감염이 가장 많으며 바이러스, 균류, 또는 기타 미생물도 원인이다. 드물게는 알레르기 반응이나 자극적인 화학 물질을 흡입해 발생하기도 한다. 노인이나 어린 아이, 혹은 전체적으로 상태가 안 좋은 환자들이나 기침 반사가 약한 사람들에게 흡인성 폐렴이 잘 생긴다. 세균이 원인인 경우는 항생제로 치료를 할 수 있다. 항생제가 생기기 전에는 50-90%가 사망할 정도로 위험한 질환이었으나 현재는 거의 사망하지 않는다. 1940년대에 항생제가 개발되기 전까지는 폐렴 환자의 1/3 정도가 사망했다. 오늘날에는 의학적 치료로 폐렴 환자의 95% 이상이 회복된다.

결핵(結核, tuberculosis, TB)은 미코박테륨(mycobacterium tuberculosis), 특히 결핵균에 감염되어 발병하는 흔하고 치명적인 전염병이다(지제근, 2013: 1698). 감염성 질환으로 초기 결핵은 증상이 없으며 진전될 경우 기침, 몸무게 감소, 객혈, 가슴막통증 등이 나타난다. 결핵균은 1882년 미생물학자인 코흐(R. Koch)에 의해 발견되었다. 결핵균은 수천 년 동안 인류에게 질병을 일으켜 왔다. 이 질환은 인체의 어느 곳에나 발생할 수 있는 감염성 급성질환이며 만성질환이다. 결핵은 폐에 잘 걸리는데 혈류나 임파선을 따라 몸의 어느 기관에나 전파되어 영향을 줄 수 있다. 결핵은 환자의 기침, 콧물, 가래로부터 공기를 통해 전염된다. 대부분의 감염자들은 증상이 없으며 그 중 1/10 정도가 발병한다. 이때 치료를 하지 않으면 절반 이상이 병으로 죽게 된다. 전형적인 증상은 피가 섞인 가래를 동반한 기침, 오한, 식은땀, 체중 감소이다. 다른 기관에의 감염은 다양한 증상을 초래한다. 진단은 X-레이, 투베르쿨린 반응, 혈액 검사, 현미경 검사, 체액 배양 등의 방법에 의한다. 결핵의 치료는 어렵고 긴 과정이며 여러 항생제가 투입된다. 필요한 경우, 접촉을 차단하거나 관리하기도 한다. 다제내성 결핵에 있어서 항생제에 대한 내성의 문제가 커지고 있다. 예방은 격리와 백신(보통은 BCG) 접종에 의존한다. 세계 인구의 1/3이 결핵균에 감염되었다고 추정된다. 선진국에서는 더욱 많은 사람들이 결핵에 걸리고 있는데 이는 사람들의 면역계가 면역억제제의 잦은 사용으로 기능이 약해져 있는 경우가 많기 때문이다. 결핵의 분포는 전 세계적으로 균등하지 않다. 아시아와 아프리카에서는 약 80%의 인구가 투베르쿨린 검사에서 양성 반응을 보이지만 미국에서는 5-10%만이 양성 반응을 보이는 것으로 알려져 있다.

다음으로 **가슴막질환**(pleural disorders)을 살펴보면 **중피종(中皮腫, mesothelioma)**은 가슴막에서 생기는 악성 종양으로 늑막에 생기는 경우가 많고 복막 등에도 생긴다. **가슴막유출**(pleural effusion)은 가슴막강에 비정상적으로 액이 누출되는 것인데, 예를 들어 **고름가슴**(empyema), **물가슴**(hydrothorax), **혈액가슴증**(hemothorax) 등이 있다. **늑막염**(pleurisy, pleuritis)은 가슴막의 염증이고 **공기가슴**(pneumothorax)은 가슴막강에 공기나 가스가 축적되는 질환이다. 가슴막질환 중에서 **흉막 삼출증**(exudative pleural disease)은 중등도 이상의 많은 양의 흉막 삼출액이 생겼을 경우에 증상 및 특이적인 이학적 소견을 나타내는 질환이다. 흉막 삼출증에 의해 생기는 증상은 크게 흉막의 염증에 의한 증상, 폐환기역학 장애에 의한 증상 및 가스 교환의 장애에 의한 증상이다. 가장 특징적인 증상은 흉막의 염증에 의한 흉막염성 통증으로 심호흡이나 기침 혹은 흉곽 운동 시에 통증이 악화된다. 오히려 삼출액의 양이 늘어나면서 흉통은 완화되는 것이 특징적이다. 벽측 흉막에만 동통을 감지하는 신경이 있으므로 흉통이 존재한다는 것은 벽측 흉막의 염증을 의미한다. 일반적으로 흉통은 침범된 흉막 부위에 국한되어 나타나는데 이는 벽측 흉막의 동통 신경이 늑간신경에서 기인하기 때문이다. 간혹 늑간신경이 복부까지 분포되어 통증이 복부로 전이되기도 한다. 흉막 삼출증의 다른 증상은 객담배출이 없는 기침이다. 기침의 기전은 흉막 염증에서 기인하거나 흉수가 일차적으로 폐를 압박하고 이것이 기관지 자극으로 이어져 기침반사를 촉진하는 것으로 추측된다. 흉수는 흉막 내의 공간을 차지하고 폐의 용량을 감소시킬 수 있다. 그러나 다량의 흉수는 폐를 압박하여 폐기능을 감소시킨다. 호흡곤란은 흉수의 양에 비해 임상적으로 심한 경우가 많은데 이는 흉통으로 인한 흉막 운동의 감소와 동반된 폐실질 질환에 기인한다. 그러나 한쪽 흉막 전체에 흉수가 생기더라도 환기가 안 되는 폐에 반사적으로 혈액순환이 감소되어 동맥혈가스분석은 임상적으로 적정수준을 유지한다. 폐암 등이 생기면 **엽절제술**(lobectomy)을 시행한다(그림 11-7). **쐐기모양절제**(wedge resection)는 허파의 표면에서 병터를 일부만 절제하여 폐의 기능에 영향을 미치지 않는 방법이며 **구역절제술**

(segmental resection)은 하나의 기관지와 그 안의 허파꽈리들을 절제한다. **폐엽절제술(lobectomy)**은 허파의 엽 전체를 제거하는 방법이고 **폐절제술(pneumonectomy)**은 한 쪽의 허파 전체를 제거한다.

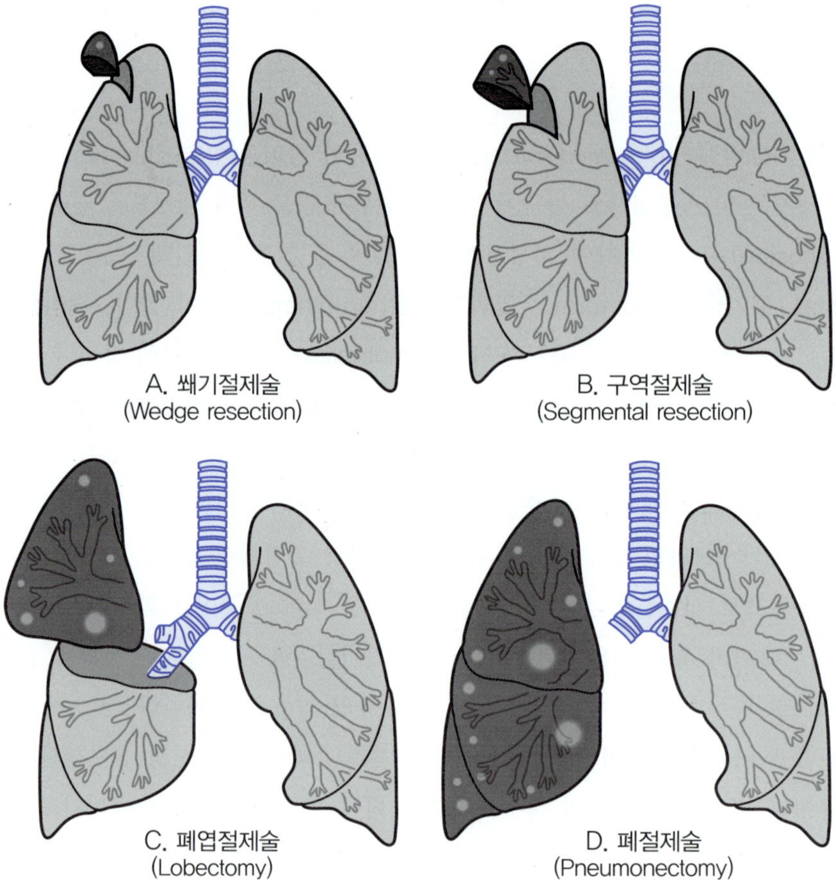

[그림 11-7] 허파의 절제 방법(Chabner, 2014: 464를 참고)

이외에 폐질환을 살펴보면 **폐섬유증(pulmonary fibrosis)**은 결핵, 폐렴, 진폐증 등으로 인한 염증 또는 자극이 원인이며 **기종(emphysema)**은 폐포의 벽 파괴와 함께 폐포의 과잉 확장이 유발되는 질환이다. **폐고름집(pulmonary abscess)**은 폐에 고름이 많이 축적되는 병이며 **폐부종(肺浮腫, pulmonary edema)**은 폐포와 세기관지에 종창과 액이 차는 질환이다. 원인으로는 혈액의 순환장애를 일으키는 심부전이며 고산병으로 생길 수도 있다. 폐렴과의 차

이점은 폐렴이 염증 반응이지만 폐부종은 염증 반응이 아니므로 항생제를 사용하지 않는다는 것이다. 산소투여와 이뇨제로 응급치료를 한다. **폐색전증(pulmonary embolism)**은 응괴물이 폐혈관에 정체되는 질환이다.[2)]

전지구적으로 유행했던 **중증급성호흡기증후군(severe acute respiratory syndrome; SARS)**은 코로나바이러스에 의한 신종 감염성 질환으로 발열, 기침, 호흡곤란, 폐렴 등이 증상이다(지제근, 2013: 1497). 2002년 11월에 중국 광둥성에서 첫 환자가 발생한 이후 홍콩, 싱가포르, 베트남 등으로 확산된 전염병이다. 보통 잠복기는 2~7일이며, 10일 정도 될 수도 있다. 사스가 의심되는 경우는 다음과 같다. 첫째, 38도 이상의 발열 증상이 있고, 둘째, 최근 10일 이내에 사스로 진단 받은 사람과 접촉한 적이 있는 경우, 셋째, 세계보건기구(WHO)에서 지정한 사스가 발생한 국가로 여행을 다녀온 경우이다. 이러한 조건을 만족하는 환자 중에서 흉부 방사선 사진상 이상 증상이 보이면 중증급성호흡증후군의 가능성이 높은 사례로 분류할 수 있다. 확실한 진단을 위해서는 사스-코로나 바이러스를 세포 배양해서 분리해 내거나 역전사 중합효소 연쇄반응(RT-PCR)법을 이용하여 바이러스의 핵산을 검출해야 한다. 한편 **호흡기 세포융합 바이러스(respiratory syncytial virus)**는 소아 및 성인에서 감기, 기관지염, 폐렴, 세기관지염을 야기하는 바이러스로 5세 미만의 소아에서 폐렴을 일으키는 가장 흔한 원인으로 알려져 있다. 호흡기분비물의 흡입, 경구 접촉에 의해서 전염되며 잠복기는 4-5일이다.

4) 임상검사 및 처치에 관한 용어

우선 진단용어(diagnostic terms)와 관련하여 **청진(auscultation)**은 인체 내의 소리를 **청진기(stethoscope)**로 듣는 것이며 **타진(percussion)**은 내면 구조를 측정하기 위하여 표면을 두들겨 보는 행위이다. **가슴막마찰음(pleural rub)**은 가슴막 표면이 서로 마찰하는 움직임으로 생긴 삐걱거리는 소리인데 이는 염증 또는 신생물 세포에 의해 가슴막이 두꺼워졌을 때 나타난다. **건성수포음(rhonchi, wheezes)**은 숨을 내쉴 때 들리는 비정상적으로 지속되는 소리로 좁은 기도에 분비물이 축적되었을 때 들릴 수 있다. **거품소리(rales, crackles)**는 폐포

---

2) 혈액은 항상 정체되지 않고 순환한다. 이러한 혈류의 흐름에 있는 불순물이 폐동맥에 모여 덩어리가 되는 것을 **폐색전(pulmonary embolism)**이라고 한다. 주로 콜레스테롤 찌꺼기인 폐색전에 의해 폐조직의 말초신경이 괴사상태에 이르는 것이 **폐경색(pulmonary infarction)**이다. 폐경색의 증세는 호흡곤란과 가슴통증이다.

내에 액이 있을 때나 숨을 들이 마시면 들을 수 있는 비정상적인 파열음으로 폐부종이나 심부전이 있는 환자에게서 나타난다. **천명(wheezes)**은 흡기나 호기시 좁은 기도에 공기가 통과할 때 나는 지속적 고음의 소리를 말한다. **가래(sputum)**는 기침 또는 목을 깨끗하게 하려고 가슴으로부터 내뱉는 물질이며 **그렁거림(stridor)**은 거칠고 높은 음조의 긴장된 호흡음으로 후두 또는 기관지 폐쇄와 연관된다.

임상검사 관련 용어를 살펴보면 X-ray 검사 중에서 **흉부 X-ray(chest X-ray)**는 이마면(관상면)에서 앞뒷면으로 또는 시상면에서 측면으로 찍는 처치이며 **흉부컴퓨터단층촬영(CT scan of the chest)**은 횡단면 사진이 연속되어 나오는 촬영술이다. **폐혈관 조영술(pulmonary angiography)**은 혈관에 염료를 넣고 폐동맥 또는 폐정맥 사진을 촬영하는 방법이다. 방사능검사 중에서 **폐스캔(lung scan or V/Q scan)**은 방사능 물질을 정맥으로 주사하거나 흡입하여 폐조직에서의 분포를 영상으로 기록하는 것이며 자기공명영상검사 중에서 **흉부 MRI 스캔(MRI scan of the chest)**은 가슴의 자기공명영상검사이다.

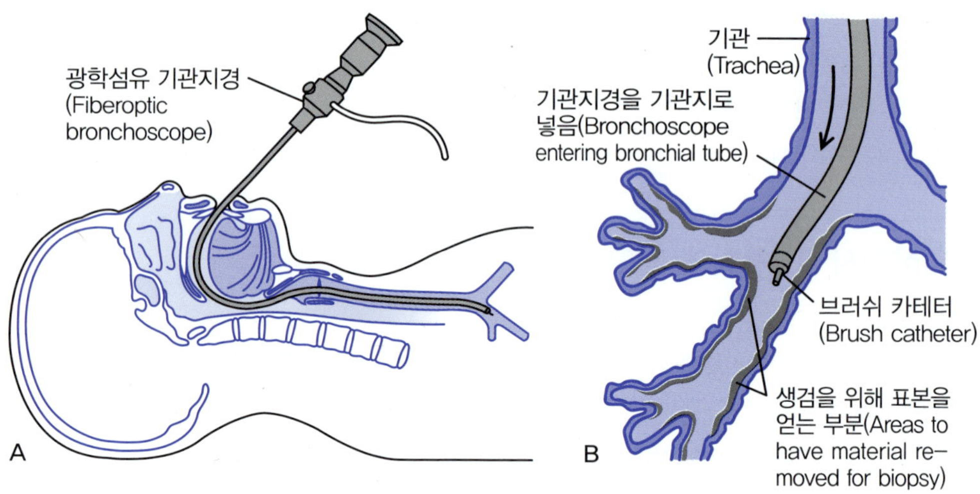

[그림 11-8] 기관지경검사(Chabner, 2014: 477, 수정보완)

기타 처치검사로 **기관지경검사(bronchoscopy)**는 코, 목, 인후, 기관을 통해 기관지로 구부릴 수 있는 섬유광학튜브를 넣어 기관지를 조사하는 것이며(그림 11-8) **기관내삽관(endotracheal intubation)**은 기도 확보를 위하여 기관으로 튜브를 집어넣는 것이다(그림

11-9). **후두경검사(laryngoscopy)**는 후두를 보는 시각적 검사이며 **폐생검(lung biopsy)**은 현미경검사를 위해 폐조직을 절제하여 종양이나 결핵검사를 하는 것이다. **종격동 내시경 검사(mediastinoscopy)**는 복장뼈 위로 절개하고 생검표본을 구하는 것이며 **흉강천자술 (thoracentesis)**은 분석을 위해 가슴막강으로부터 액을 얻고자 할 때 또는 가슴막유출액을 빼내고자 할 때 허탈된 폐를 다시 확장하기 위해 늑골 사이 피부로 가슴막강에 바늘이나 도관을 넣는 방법이다(그림 11-10). **가슴절개술(thoracotomy)**은 폐생검과 폐절제를 할 때 필요하며 **폐기능검사(pulmonary function test; PFT)**는 폐의 호흡기전을 측정하는 검사들이다. 이는 정상 상태에서 폐로 들어오고 나가는 공기의 양 등을 측정한다. 특히 폐기능검사는 여러 호흡기질환의 진단에 도움을 줄 뿐 아니라 질병의 중증도와 치료반응의 객관적인 지표를 제공하는 검사이다. 단순한 폐활량 측정검사부터 정교한 장치를 필요로 하는 복잡한 검사까지 다양한데 대부분의 폐기능검사는 측정치를 예측치와 비교하여 해석한다. 기본적인 폐활량과 폐기능의 중증도 등을 평가할 수 있으며 제한성 환기장애와 폐쇄성 환기장애 등을 감별하는데 중요하다.

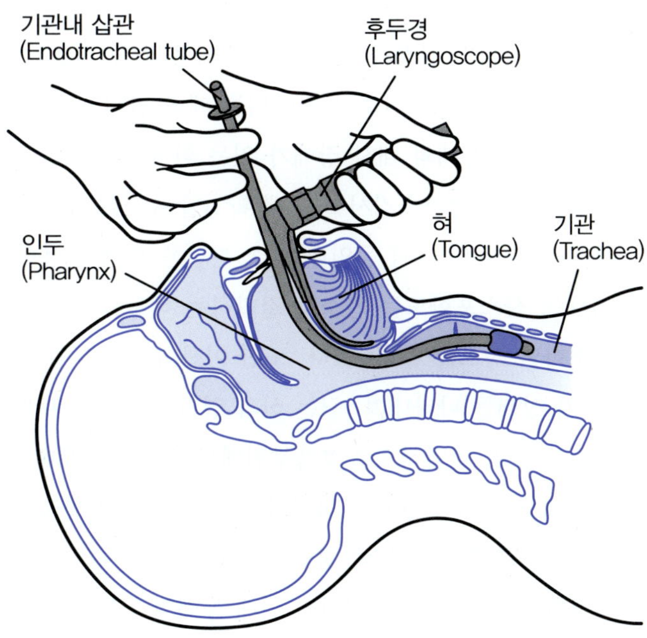

[그림 11-9] 기관내삽관(Chabner, 2014: 478을 참고)

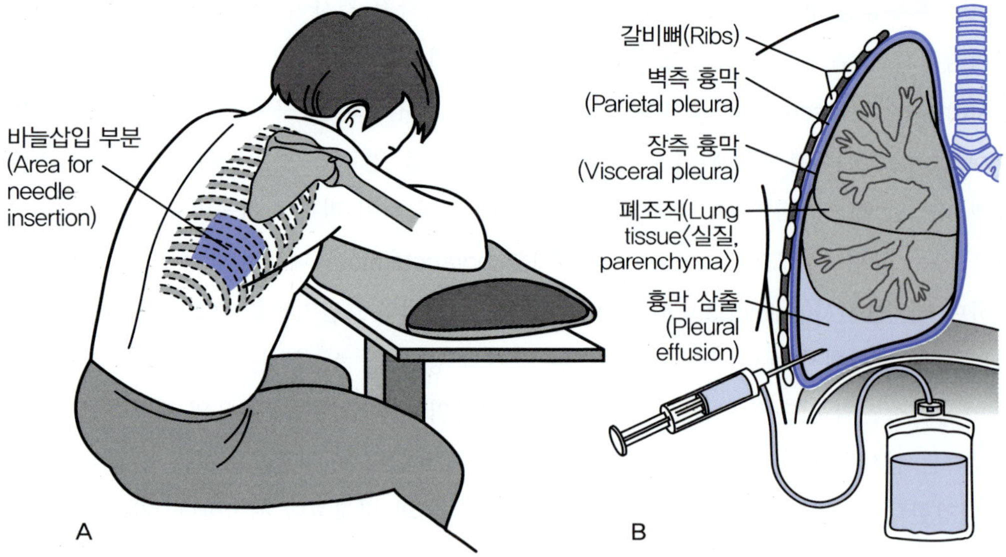

[그림 11-10] 흉강천자술(Chabner, 2014: 479를 참고)

동맥혈가스분석(arterial blood gases analysis; ABGA)은 동맥혈의 산염기의 균형을 보는 일련의 검사인데 동맥 혈액의 가스 분석을 통해 동맥혈에 산소가 전달되는 과정인 산소화, 폐에서 이산화탄소가 제거되면서 폐로 산소가 전달되는 폐포 환기, 기체 교환, 산염기 평형 상태를 알 수 있기 때문에 호흡 장애와 대사 장애가 있는 환자의 상태를 파악하여 치료하는 데 중요한 정보를 제공한다. 동맥혈가스검사를 통해 확인할 수 있는 것은 동맥 혈액의 산소 분압, 산소포화도, 이산화탄소 분압, pH 등인데 산소 분압은 혈액에 용해된 산소의 압력으로 산소화 상태를 나타내며 산소포화도는 산소와 결합하는 헤모글로빈의 포화 정도를 나타내는 것으로 동맥혈 산소화의 정도를 알 수 있다. 또한 이산화탄소 분압은 혈액에 용해된 이산화탄소의 압력으로 환기 상태를 나타내며 pH는 산과 염기의 균형을 나타내는 것으로 혈액 내의 수소 이온 상태를 나타낸다. 일반적으로 호흡부전에서 흔하게 발생하는 저산소혈증과 저산소증은 어떤 질병에 의해 조직에서 필요로 하는 산소량의 공급이 불충분한 상태를 가리키는 것으로 동맥혈가스분석을 통해 산소 부족 정도를 정확하게 알 수 있으며, 환자 상태의 급격한 변화가 있거나 적절한 치료 효과를 판정하기 위해 동맥혈가스검사를 시행하기도 한다.

기관루설치술 또는 기관누공형성술(tracheostomy)은 공기의 통과 촉진 또는 분비물을 제거하기 위하여 목에 입구를 만들어 기관으로 튜브를 넣는 방법이다(그림 11-11). 정상 호흡이 이루어지지 않는 경우 목의 피부와 기도를 연결하여 인공적으로 관을 삽입하여 숨을 쉴 수 있도록 만들어 놓은 것을 기관절개관이라 하고 이러한 기관절개관을 삽입하도록 만들어 놓은 숨구멍을 기관루라고 한다. 후두의 부분절제술을 받은 경우 수술 후 일시적으로 기관절개술이 필요하며 후두 전절제술은 영구적으로 기관루를 가지게 된다. 이를 통하여 호흡이 가능하고 기도 분비물을 제거하는데 수술부위의 붓기가 빠져서 기도가 확보되어 호흡하는 것이 가능하면 기관절개관을 제거할 수 있다. 이는 후두 부분절제술 후의 중요한 재활과정이다.

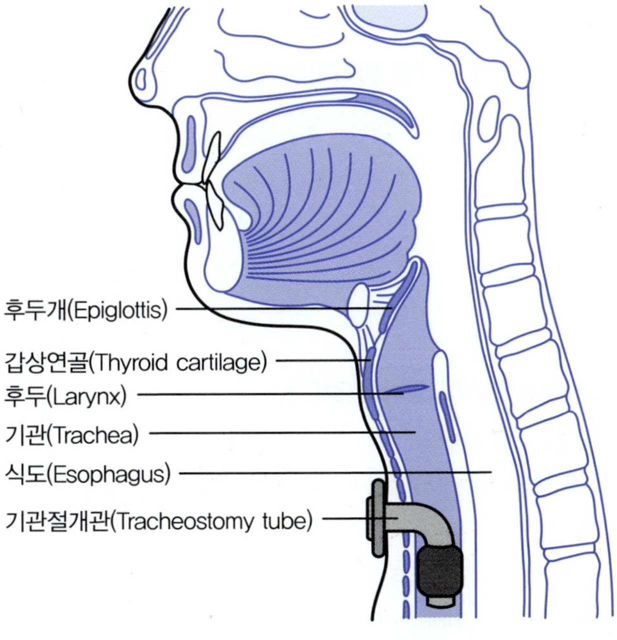

[그림 11-11] 기관누공형성술(홍준현 외, 2013: 380을 수정보완)

이외에 **투베르쿨린 검사(tuberculin test)**는 PPD(purified protein derivative)와 같은 약물을 진피내로 주사하여 결핵 감염 여부를 살펴보는 검사이다. **흉관가슴조루술(tube thoracostomy)**은 가슴절개술 후에 가슴막강에서 계속 배액할 수 있도록 작은 피부절개선을 통해 흉관을 박는 처치이다.

제11강 문제풀이

1. 음식물이 지나갈 때 기관으로 들어가지 못하도록 막는 역할을 하는 것은?
   ① epiglottis
   ② esophagus
   ③ lung
   ④ trachea
   ⑤ vocal cord

2. 성대를 가지고 있으며 연골로 둘러싸인 곳은?
   ① pharynx
   ② adenoids
   ③ bronchus
   ④ mediastinum
   ⑤ larynx

3. 다음 중 호흡기의 연결이 올바른 것은?
   ① nose–larynx–pharynx–trachea–lung
   ② nose–trachea–pharynx–larynx–lung
   ③ nose–pharynx–larynx–trachea–lung
   ④ nose–pharynx–trachea–larynx–lung
   ⑤ nose–larynx–trachea–pharynx–lung

4. 다음 중 먼지에 의한 폐의 비정상적인 상태는?
   ① asbestosis
   ② pneumoconiosis
   ③ silicosis
   ④ anthracosis
   ⑤ pneumothorax

정답	1. ① 2. ⑤ 3. ③ 4. ②

제 12 강

혈 액

제12강 혈 액

1) 혈액

혈액(血液, blood)은 몸 안의 세포에 산소와 영양소를 공급하고 세포의 신진대사에 의해 발생하는 이산화탄소와 노폐물을 회수하여 운반하는 역할을 하는 체액이다. 혈액은 결체 조직의 한 종류로 액체 성분인 혈장과 적혈구, 백혈구, 혈소판과 같은 각종 세포로 이루어져 있다(데이비스, 2008: 278-279). 사람의 경우 혈액 속의 세포 용적은 여성의 경우 약 38%, 남성의 경우 약 46% 정도이다. 사람과 같은 척추동물의 피가 붉은 색인 것은 적혈구 안의 철분이 산소와 결합하여 붉은 색을 띠기 때문이다. 혈액이 하는 역할로는 다음과 같은 것들이 있다.

- 체조직으로 영양소를 운반
- 허파나 아가미에서 호흡을 통해 산소를 받아들이고 이산화탄소를 배출
- 몸의 여러 조직에서 나오는 노폐물을 신장으로 운반
- 내분비계통에서 만들어진 호르몬을 목표 기관까지 운반
- 온혈 동물의 경우 몸 안에서 발생하는 열을 운반하여 체온을 유지
- 질병에 대항하는 면역 인자 보유
- 체내 삼투압과 수분 평형에 관여
- 몸의 수소 이온 농도를 유지

요약하면 혈액은 신체 내 생체조직을 위한 지속적으로 환경 유지(일차적 기능)를 하며 신체 전체에 음식물, 가스, 신체의 노폐물을 나르는 수송체계이다. 예를 들어, 음식물을 소장의 내면세포 → 혈액 → 모든 신체세포에 전달하고 산소의 경우 폐포 → 혈액 → 신체 전체의 세포에 공급하며 노폐물(이산화탄소, 요소 등)과 관련해서는 세포 → 혈액 → 폐, 신장 등으로 배출되게 한다. 그리고 혈액은 단백질, 감염과 싸우는 백혈구, 혈액응고를 돕는 혈소판을 포함하고 있다. 동물의 혈액은 혈장과 혈구로 구성된다. 척추동물의 경우 혈장은 혈액의 약 55% 정도를 차지한다.[1] 혈장의 91%는 물이다. 혈액은 **혈장(plasma)**과 **혈구세포(blood**

1) 혈구에는 적혈구 · 백혈구 · 혈소판이 있으나, 무척추동물에서는 일반적으로 백혈구만 볼 수 있다. 적혈구는 호흡 색소(혈색소)인 헤모글로빈을 포함하고 있는 혈구로서, 낙타 · 라마를 제외한 일반적인 포유류의 적혈구는 한가운데가 들어간 원반 모양이며 핵이 없다. 이에 비하여 낙타 · 라마류의 동물의 적혈구는 타원형이고 한가운데에 핵이 있다. 척추동물의 혈색소는 어느 것이나 적혈구 속에 헤모글로

cell)로 구성되며 세포는 **적혈구(erythrocyte, RBC)**와 **백혈구(leukocyte, WBC)**로 나뉜다. **혈소판(platelet)**과 응고세포인 **혈전구(thrombocyte, clotting cells)**도 있다(그림 12-1).

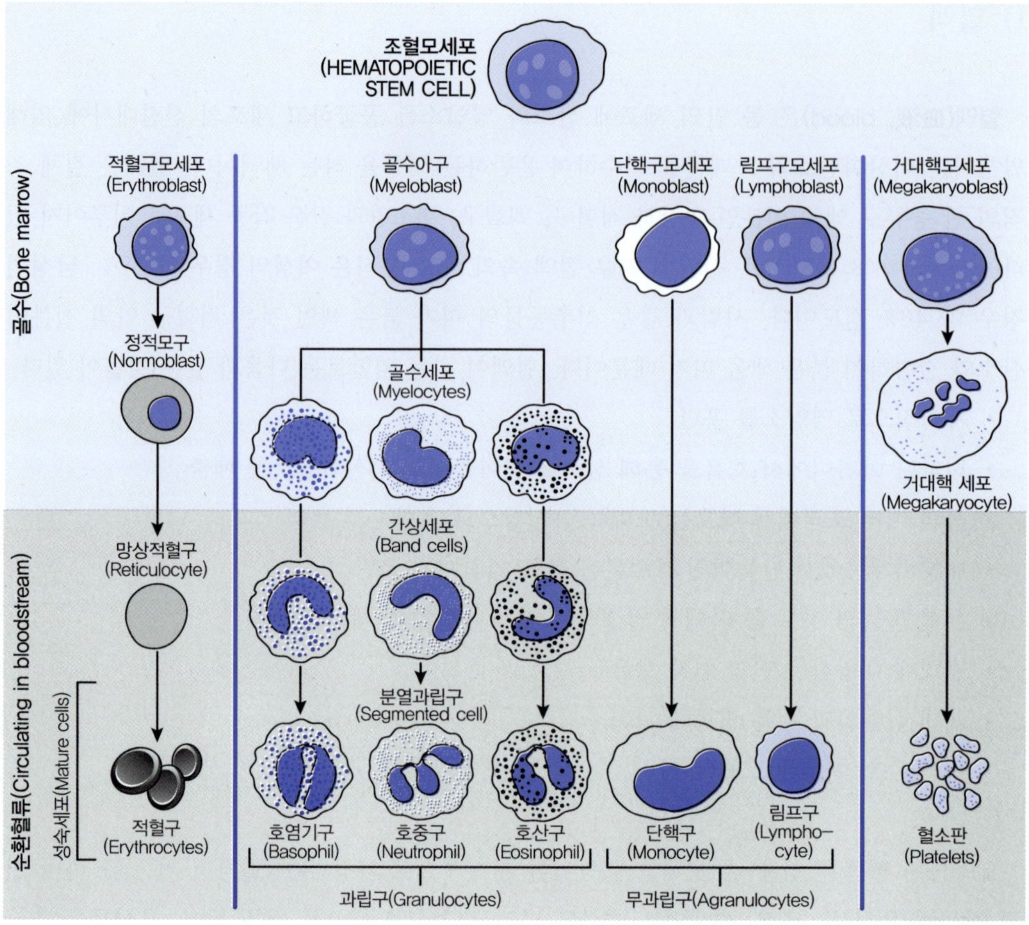

[그림 12-1] 혈액세포의 형성과정(Chabner, 2014: 503; 홍준현 외, 2013: 315를 수정보완)

빈으로 함유되어 있으나 무척추동물의 혈색소는 주로 혈장에 들어 있다. 백혈구는 혈색소를 갖지 않는 혈액 속의 세포를 통틀어 일컫는 것으로 여러 가지 종류가 있으며 혈액을 가진 모든 동물에서 볼 수 있다. 혈소판은 모양이 일정하지 않은 부정형으로서 핵은 없고 혈액 응고 작용에 관계한다. 이러한 혈구, 특히 적혈구를 만드는 기관을 조혈 기관이라고 한다. 양서류 가운데 무미류(無尾類)와 파충류 · 조류 및 포유류에서는 골수가 대표적인 조혈 기관이다. 양서류 가운데 유미류(有尾類)에서는 지라와 몸 속에 흩어져 있는 특정한 종류의 조직이 조혈 기관의 일을 맡아 하고 있다. 한편, 조류나 포유류에서는 발생 단계에 따라 조혈 기관이 변한다. 즉, 배(胚)의 시기에는 간, 배의 후기에는 지라나 골수에서 혈액이 생성된다. 한편, 오래된 혈구는 주로 지라나 간 및 골수에서 파괴된다. 백혈구는 간 · 지라 및 골수에서 만들어져 지라에서 파괴된다.

다음은 사람의 혈액 조성이다(그림 12-2).

	조성		물	염류	혈장단백질
혈장	성분		물	나트륨, 칼륨, 칼슘, 마그네슘, 염화물, 중탄산염 등	알부민, 피브리노겐, 면역 글로불린 등
	기능		용매	삼투압 평형, pH 조절, 막 전압 조절 등	삼투압 평형, pH 조절, 응고, 면역 반응 등

	조성	적혈구	백혈구	혈소판
혈구	$1mm^3$당	500–600만	5–6천	25–40만
	기능	산소와 이산화탄소 수송	외래 세포 파괴 및 항체 생산	혈액 응고

[그림 12-2] 혈액의 조성

혈구에는 적혈구, 백혈구, 혈소판이 있다. 적혈구는 혈색소를 포함하고 있으며 산소와 이산화탄소를 운반한다. 적혈구는 척추동물의 경우 낙타와 같은 특이한 경우를 제외하면 가운데가 움푹한 원반 모양을 하고 있으며 크기는 지름 약 7.5μm 두께 약 1.5μm이다. 적혈구에 있는 혈색소는 철분을 함유하고 있는 포르피린과 구상 단백질인 글로빈의 복합체이다. 혈액은 혈색소 덕분에 동일한 양의 물보다 약 60배 많은 산소를 수용할 수 있다. 백혈구는 적혈구와 달리 자체적으로 세포핵을 지니고 있으며 독자적인 운동을 할 수 있다. 염색하였을 때 세포 내에 알갱이가 염색되는 과립성 백혈구와 알갱이가 염색되지 않는 무과립성 백혈구로 구분된다. 과립성 백혈구로는 염색 특징에 따라 호산성 백혈구, 호염기성 백혈구, 호중성 백혈구가 있고, 무과립성 백혈구로는 림프구와 단핵구가 있다. 백혈구는 골수에 있는 공통 조상 세포인 조혈간세포에서 증식된 뒤 혈액 속으로 유입된다. 혈소판은 골수의 거핵 세포에서 분리되어 나오는 부정형의 조직으로 크기는 약 3–4μm이다. 주된 역할은 손상된 혈관에서 응고 작용을 일으켜 혈액의 손실을 막고 혈관의 재생을 돕는 것이다.

혈구세포(blood cells)는 대부분 **골수강(bone marrow cavity)**에서 기원하는데 산소를 운반하는 적혈구와 감염체와 싸우는 백혈구는 **줄기세포(혈구모세포)(stem cells, hemocytoblasts)**라고 하는 동일한 미성숙 세포에서 생긴다.

적혈구(erythrocytes, red blood cells; RBC)는 **적혈구모세포(erythroblast)** → **정적모구(normoblast)** → **망상적혈구(reticulocyte)** → **성숙 적혈구(erythrocyte)**로 성장하는데 **헤모글로빈(hemoglobin)**을 포함한다. 헤모글로빈은 철분을 포함하는 heme과 단백질 부분인

globin이 합쳐져서 세포가 산소를 나를 수 있도록 한다(그림 12-3). 그리고 산소와 헤모글로빈의 결합으로 혈액은 선홍색을 띤다. 골수에서 기원하며 비장, 간, 골수에 있는 **대식세포(macrophages)**가 낡은 적혈구를 파괴하는 역할을 한다.[2)]

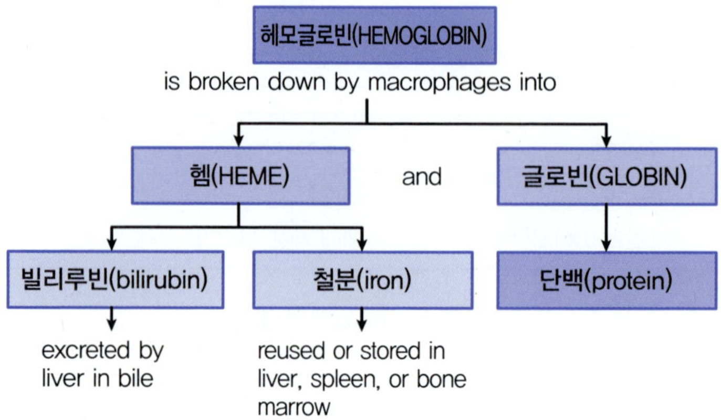

[그림 12-3] 헤모글로빈의 분해 과정(Chabner, 2014: 504를 참고)

백혈구(leukocytes, white blood cells; WBC)는 적혈구보다 수는 적지만 성숙한 적혈구가 한 가지 종류인 반면 백혈구는 5종류이다. **과립구(granulocyte)**에는 heparin(혈액응고를 막는 물질)과 histamine(알레르기 반응에 관련됨)을 포함하는 **호염기구(basophil)**, 식세포(phagocytic cell)가 알레르기 반응에 관여하는 **호산구(eosinophil)**, 그리고 감염 장소에 축적되는 식세포인 **호중구(neutrophil)**가 있다(지제근, 2004: 47). 한편 **무과립구(agranulocyte)**에는 면역반응을 조절하고 항원을 파괴하는 항체를 만드는 **림프구(lymphocyte)**와 대식세포(macrophage)가 되어 세균과 죽은 조직을 소화하는 **단핵구(monocyte)**가 있다(송애랑 외, 2013: 89-92).

2) 혈액에는 여러 가지 물질이 녹아 있어서 무색인 경우는 드물다. 척추동물의 혈액이 붉은색을 띠는 것은 주로 적혈구 속에 포함되어 있는 헤모글로빈 때문이다. 무척추동물 중에도 혈액이 붉은색을 띠고 있는 것이 있으나 이것은 혈장 속에 붉은색의 혈색소가 포함되어 있기 때문이다. 혈액 속에 직접 녹아 있는 산소의 양만으로는 생명 활동에 충분하지 못하므로 산소와 능동적으로 결합하여 보다 많은 산소를 운반하는 혈색소의 존재가 중요하게 된다. 이들 혈색소는 모두 금속 원소를 포함하고 있는 단백질로서 산소 분압이 높은 호흡 기관에서 산소와 결합하며 분압이 낮은 조직 세포에서는 산소를 해리하여 조직 세포에 방출하는 역할을 한다. 이와 같이 혈색소는 산소 분자를 주고받는 일을 하므로 보통 '호흡 색소'라고도 한다. 척추동물의 혈색소는 적혈구 속에 헤모글로빈으로 함유되어 있으나 무척추동물의 다른 종류의 혈색소는 혈장에 들어 있다. 동물의 혈색소에는 헤모글로빈 · 헤모시아닌 · 클로로크루오린 · 헤모에리드린 등 여러 가지가 있다. 갑각류 등의 피가 녹색으로 보이는 까닭은 헤모시아닌에 함유된 구리 때문이다.

혈소판(platelets)은 **혈전구(thrombocyte)**라고도 하며 **적골수(red bone marrow)**에서 거대핵세포의 깨어진 작은 파편이 혈소판을 형성한다. 주요 기능은 혈액의 응고를 돕는 것이다.

2) 혈장과 혈액형

혈장(plasma)은 혈액의 액체부분인데 수분, 용해단백, 당, 노폐물, 염, 호르몬과 기타물질로 이루어진다(그림 12-4). 네 가지 혈장단백은 albumin, globulin, fibrinogen, prothrombin인데 **알부민(albumin)**은 혈액의 적절한 수분 양을 유지하고 **글로불린(globulin)**은 신체 면역계의 일부분으로 항원을 파괴시키는 항체가 있다. 알파(alpha), 베타(beta), 감마(gamma)의 세 종류가 있으며 **면역글로불린(immunoglobulin)**은 항체로서의 역할을 한다 (지제근, 2004: 173).

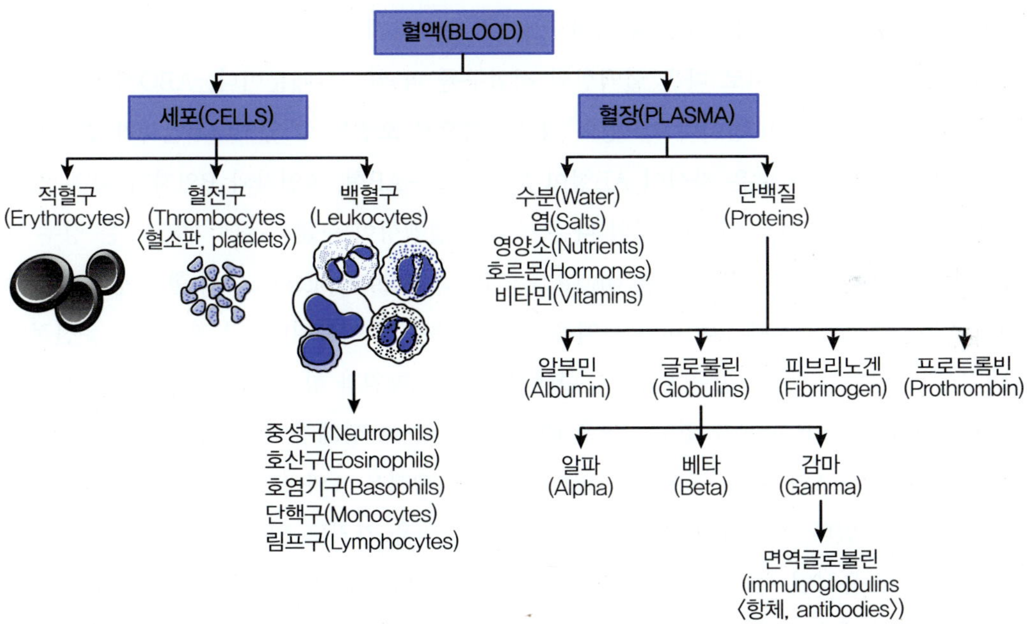

[그림 12-4] 혈액의 조성(Chabner, 2014: 507; 홍준현 외, 2013: 319를 수정보완)

혈장의 약 91%는 물이고 혈장 단백질은 혈장 가운데 약 7%를 차지한다. 일부 항체와 단백질 형태의 호르몬을 제외한 대부분의 혈장 단백질은 간에서 생성된다. 혈장 단백질은 수소이온을 흡수하거나 배출할 수 있어 혈액의 pH를 7.4로 유지하는 역할을 한다. 글로불린은 알파, 베타, 감마의 세 종류가 있으며 이 가운데 알파와 베타는 간에서 합성되고 감마글로불린은 림프계통에서 합성된다. 림프계통에서 합성되는 감마글로불린은 면역 항체로서 중요한 기능을 한다. 혈장 단백질은 알부민, 글로불린, 피브리노겐 등으로 구성되어 있으며 세부적으로는 약 80여 종에 이른다. 알부민은 가용성 단백질 가운데 황산암모늄으로는 침전되지 않는 단순 단백질을 총칭하는 것이고 글로불린은 물에 녹지 않으며 약한 염기성 또는 중성 염류 용액에 녹는 단순 단백질이다. 한편, 피브리노겐은 수용성 단백질로 혈액 응고에 관여하여 혈소판의 침전 속도와 혈액의 점성에 영향을 미친다. 혈장 단백질은 거대 유기 분자와 결합하여 운반 작용을 하는데 알부민은 헤모글로빈의 분해 산물인 빌리루빈을 운반하고 글로불린을 포함하고 있는 지단백질은 콜레스테롤을 운반한다.

혈액형은 적혈구의 세포막에 있는 당단백질의 항원 기능에 따라 혈액의 종류를 구분한 것이다. 1901년 오스트리아의 카를 란트슈타이너(Karl Landsteiner)에 의해 구분된 ABO식 혈액형이 유명하나[3] 사람의 경우 이 외에도 Rh식, MNSs, Lewis Duffy, Kidd 등 500여 가지 항원이 존재한다. 이 가운데 ABO식과 Rh식이 중요하게 다루어지는 것은 수혈을 하였을 때 항원항체 반응으로 서로 다른 혈액형의 적혈구를 파괴하기 때문이다. ABO식에도 많은 돌연변이가 있어 약(弱)A형이나 약B형의 경우 O형으로 오진될 수 있고 AB인자가 결합되어 O형의 배우자와 만나 낳은 자식이 AB형이 되는 시스-AB형, A인자와 B인자가 함께 있는 혈액 등이 생길 수 있다. 인간 이외의 다른 동물도 혈액형이 구분되는데 개와 같은 경우 11가지의 혈액형이 알려져 있다. 전혈(whole blood), 즉 cells과 plasma의 수혈은 상해 후, 수술중 또는 심한 쇼크 후에 잃어버린 혈액을 보상해 주는 데 이용된다. 각 혈액형은 유전적인 항원과 항체인자의 특수조합을 이룬다. 혈액형에 따른 항원과 항체의 유형을 살펴보면 A형은 A 항원과 anti-B 항체가 있고 B형은 B항원과 anti-A 항체가 있으며 AB형은 A와 B항원이 있고 anti-A와 anti-B항체는 없다. 그리고 O형은 A와 B항원이 없고 anti-A와 anti-B항체가 있다. 한편 Rh양성은 적혈구의 Rh항원을 가지고 Rh음성은 적혈구의 Rh항원이 없다. Rh음성인 사람이 Rh양성의 피를 수혈 받으면 Rh양성의 피를 응집시키는 항체가 발달하는데 이후에 다시 Rh양성의 피를 수혈 받으면 응집반응이 나타난다.

3) 한편, 일본과 대한민국 등에서 유행하는 ABO식 혈액형에 따른 성격 구분은 과학적 근거가 없는 것으로 일종의 사이비과학이다. 2006년 성균관대학교 물리학과 교수 김범준은 대한민국에서 성격과 혈액형에는 실제로 아무런 연관이 없다는 조사 결과를 발표하였다(김범준, 〈복잡계로서의 사회와 사회물리학〉, 《복잡계 워크샵》, 삼성경제연구소, 2006, ISBN 89-7633-310-1).

3) 지혈과 혈액응고

신체에 있는 지혈기전은 소혈관이 손상을 입으면 출혈이 나타나지만 1~3분 후에 멈추는 시스템이다. 손상후 곧 지혈(hemostasis)이 되는 것은 혈관수축과 함께 혈소판이 모여 마개(血栓)를 만들어 소혈관을 기계적으로 폐쇄하기 때문이다(지제근, 2013: 737). 상처부위의 collagen이 노출되면 콜라겐은 혈소판을 잡아끌고 혈소판이 콜라겐에 붙는다. 혈소판에서는 혈관수축 물질인 serotonin과 ADP가 유리되어 나오고 손상된 혈관의 구멍이 좁아진다. ADP는 다른 혈소판들을 잡아끌어 혈소판들이 그곳에 집합하는데 이때 혈소판들이 모여 마개를 만들어 출혈을 막는다. 즉, 일시적으로 일차적 지혈이 나타난다. 이어서 혈소판 집합체는 fibrin에 의해 응고물(혈괴, blood clot)로 대체되어 굳게 막히면서 이차 지혈이 작동된다.

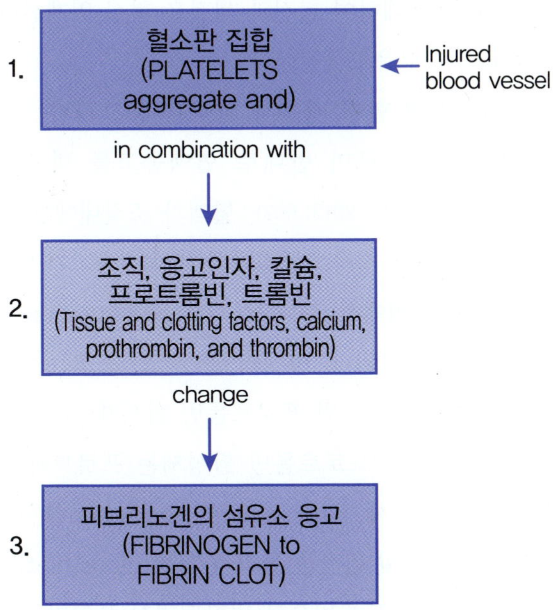

[그림 12-5] 혈액의 응고(Chabner, 2014: 509를 참고)

혈액응고의 원리를 살펴보면 혈장에 용해되어 있던 **섬유소원(fibrinogen)**이 **섬유소(fibrin)**로 전환되고 섬유소원은 서로 당겨져 팽팽해지고 액체(혈청)를 짜내는데 **혈청(serum)**은 섬유소원이 없는 혈장이다(그림 12-5). 그리고 blood clot은 혈청을 짜내고 남은 섬유그물 사이에 혈구가 끼어 있는 붉은 덩어리 응고물이다. **트롬빈(thrombin)**은 섬유소원을 응고물의 지주요소인 섬유소로 전환시키며 혈소판이 깨어질 때 생성된 물질에서 유래되는 thromboplastin에 의해 혈장 단백인 prothrombin이 전환된 것이다. 이 전환에는 칼슘이 수반된다. 혈액 응고의 세 단계를 살펴보면 우선 prothrombin을 thrombin으로 전환시키는 활성화 단계가 있고, fibrinogen을 fibrin으로 전환하는 응고 단계가 이어지며 형성된 fibrin을 굳히는 단계가 마지막이다.

혈액응고(coagulation)의 마지막 과정은 fibrinogen에서 섬유소응괴(fibrin clot)가 형성되는 것이다. **혈소판(platelets)**은 조직 또는 혈관 상해시 상해 부위에서 엉기어 단백(thromboplastin)을 방출하고 thromboplastin은 calcium과 결합된다. 이때 **응고인자(clotting factor)**의 방출은 fibrin clot의 형성을 촉진한다. 혈액의 섬유소가 응괴된 후 blood clot은 단단한 공처럼 변화되고 혈청(serum)이라 부르는 맑은 액을 남기게 된다. 정상적으로 혈전(clot)은 혈관 손상이나 혈류흐름이 방해 받지 않으면 혈관 내에 생기지 않는데 혈류 내의 항응고물질이 혈액응고를 방해하여 혈전과 색전을 형성 억제한다. 한편 조직세포에 의해 생성되는 heparin(헤파린)은 항응고물질이다.

혈액응고의 기전을 정리하자면 혈액 내에서 혈액을 응고시키는데 관여하는 것을 **전응고물질(procoagulants)**이라고 부르며 반대로 혈액응고를 방지하는 것을 **항응고물질(anticoagulants)**이라고 한다(홍준현 외, 2013: 567). 혈액과 조직내에는 이 두 가지의 상반된 두 물질군이 항상 평형을 이루지만 보통 항응고물질이 우세하여 응고가 일어나지 않도록 한다. 그러나 혈관이 손상을 받으면 이 부위에서 전응고물질(procoagulants)이 활성화되어 항응고물질의 작용보다 우세하여 혈액이 응고된다. 혈액의 일반적인 응고는 3가지의 기본과정을 밟는다. 첫째, 혈관이나 혈액이 손상을 받으면 프로트롬빈 활성제(prothrombin activator)라고 불리는 복합물질이 형성된다. 둘째, 프로트롬빈 활성제는 프로트롬빈을 트롬빈(thrombin)으로 변하도록 촉매작용을 한다. 셋째, Thrombin은 fibrinogen을 섬유소사(fibrin thread)로 변화시켜 혈소판이나 혈액세포 및 혈장을 둘러싸 혈병(blood clot)을 형성한다.

혈액응고의 시작은 프로트롬빈이 트롬빈으로 변환되면서 응고가 시작되는데 이에 대한 기전은 매우 복잡하다. 손상된 혈관과 주위조직, 혈액 및 손상된 혈관 내피세포와 내피세포 밖의 콜라겐이나 다른 조직들에 혈액이 노출되면 바로 프로트롬빈 활성제 복합(prothrombin activator complex)이 형성되어 프로트롬빈을 트롬빈으로 변환하게 된다. **프로트롬빈 활성제 복합(prothrombin activator complex)**은 두 가지 방법으로 형성된다. 혈관벽이나 주위 조직의 손상으로 시작되는 외인성 경로(extrinsic pathway)와 혈액자체에서 시작되는 내인성 경로(intrinsic pathway)가 있다.

4) 주요 어휘

단어	의미	용어구조	영어 의미	한글 뜻
granulocyte	과립구	granul/o	granules	과립
hemolysis	용혈	hem/o	blood	혈액
		–lysis	break down, destruction, separation	파괴, 분리
hematocrit	적혈구용적률	hemat/o	blood	혈액
hemoglobinopathy	혈색소병증	hemoglobin/o	hemoglobin	헤모글로빈
anisocytosis	부동세포증	is/o	same, equal	같은, 동등한
		anis/o	unequal size	크기가 다른
		–cytosis	abnormal conditions of cells	세포의 비정상적인 상태
megakaryocyte	거대핵세포	kary/o	nucleus	핵
leukocytopenia	백혈구감소증	leuk/o	white	흰색
		–penia	deficiency	결핍, 감소

해설

Granulocyte([grǽnjulousàit])는 'a leukocyte that has granules in its cytoplasm'으로 '과립성 백혈구', '과립구'이다. **Hemolysis**([himάləsis])는 'lysis of erythrocytes with the release of hemoglobin'으로 '용혈'이다. **Hematocrit**([híːmətoukrit])은 'the ratio of the volume occupied by packed red blood cells to the volume of the whole blood as measured by a hematocrit'으로 '헤마토크릿(적혈구용적률)'이다. **Hemoglobinopathy**([hìːməgloubinάpəθi])는 'a blood disease characterized by the presence of abnormal hemoglobins in the blood'로 '이상 혈색소(증)'이다. **Megakaryocyte**([mègəkǽriousàit])는 'a large bone marrow cell'로 '거대 핵세포', '거핵구'이다.

단어	의미	용어구조	영어 의미	한글 뜻
agglutination	응집(반응)	agglutin/o	clumping, sticking together	엉김
basophil	호염기구	bas/o –phil	base attraction to	염기 끌리는
eosinophil	호산구	eosin/o	red, dawn, rosy	붉은
hypochromia	혈색소감소증	chrom/o	color	색
anticoagulant	항응고약	anti– coagul/o	against clotting	~에 반대하여 응고
coagulopathy	응고장애	–pathy	disease condition	질병상태
cytology	세포학	cyt/o	cell	세포
erythrocytopenia	적혈구감소증	erythr/o –penia	red deficiency	붉은 결핍

해설

Agglutination([əglùːtənéiʃən])은 'a clumping of bacteria or red cells when held together by antibodies (agglutinins)'로 면역학에서 (혈구 · 균체 등의) '응집(작용)'이다. **Basophil**([béisəfìl])은 호염기성 염료로 염색되는 구조물로 '호염기성(好鹽基性) 백혈구'이다(지제근, 2013: 161). 이것은 호중구보다 크기가 약간 작고 보랏빛으로 물드는 대형과립을 가진 백혈구이다. **Hypochromia**([hàipəkróumiə])는 '혈색소감소증'인데 저색소성 빈혈(hypochromic anaemia)은 'anemia characterized by a decrease in the concentration of corpuscular hemoglobin'이다. **Anticoagulant**는 '항응혈제'로 'medicine that prevents or retards the clotting of blood'이다. **Coagulopathy**([kouàgjuláрəθi])는 '응고 장애', '응혈 이상'이다. 한편 **cytology**([saitálədʒi])는 'the branch of biology that studies the structure and function of cells'로 '세포학'이다. **Eosinophil**([ìːəsínəfìl])은 '호산구(好酸球)'인데 'a leukocyte readily stained with eosin'이다. **Erythrocytopenia**는 적혈구의 농도가 정상보다 적은 증상인 '적혈구 감소증'이다(지제근, 2013: 555).

단어	의미	용어구조	영어 의미	한글 뜻
sideropenia	철결핍증	sider/o	iron	철
spherocytosis	구상적혈구증	spher/o	globe, round	구상, 둥근
thrombocytopenia	혈소판감소증	thromb/o	clot	응괴
plasmapheresis	혈장반출	–apheresis	removal, carry away	제거, 나름
leukapheresis	백혈구반출	leuk/o	white	흰색
plateletpheresis	혈소판반출	platelet	essential for blood clotting	혈소판
monoblast	단핵구모세포	–blast	immature, embryonic	배아의
erythroblast	적혈구모세포	erythr/o	red	붉은
macrocytosis	대(적혈)구증	–cytosis	abnormal conditions of cells	세포 수 증가
microcytosis	소적혈구증	micro	extremely small in scale or scope or capability	작은

해설

Sideropenia는 출혈(hemorrhage) 등으로 철분이 부족해져 생기는 '철 결핍증'(a deficiency of iron)이다. **Spherocytosis**는 '구형적혈구증'인데 이것은 적혈구내의 결함으로 인해 적혈구 수명이 단축되는 것을 특징으로 하는 드문 혈액 질환이다. **Thrombocytopenia** ([θràmbəsàitəpíːniə])는 'a blood disease characterized by an abnormally small number of platelets in the blood'으로 '혈소판감소증'이다. **Plasmapheresis** ([plæzməfəríːsis])는 혈액을 혈장과 혈구성분(적혈구와 백혈구 등)으로 분리하고 혈장만을 제거하여 혈구 성분을 다시 체내로 집어넣는 '혈장반출'이다(지제근, 2013: 1288). **Plateletpheresis**는 '혈소판반출'인데 'platelets are separated from whole blood and the rest is returned to the donor'이다. **Monoblast**는 '단핵구모세포'로 'a large immature monocyte normally found in bone marrow'이다. **Erythroblast**([iríθrəblæst])는 '적혈구 모세포'인데 적혈구를 생산하는 세포로 핵을 가지며 정상인의 골수 속에 존재한다(지제근, 2013: 555). 성숙하면서 핵은 농축되어 작아지고 헤모글로빈을 가지면서 세포질이 붉은색을 띠게 된다.

단어	의미	용어구조	영어 의미	한글 뜻
monocyte	단구	mon/o	one, single	한 개
morphology	형태학	morph/o	shape, form	형태
phagocyte	식세포	phag/o	eat, swallow	먹다, 삼키다
myeloblast	골수모구	myel/o	bone marrow	골수
		-blast	embryonic, immature	배아의, 미성숙한
neutropenia	호중구감소증	neutr/o	neutral	산도 염기도 아님
		-penia	deficiency	결핍, 감소증
mononuclear	단구(단핵의)	nucle/o	nucleus	핵
polymorphonuclear	다형핵의	morph/o	shape, form	형태
poikilocytosis	변형적혈구증	poikil/o	varied, irregular	변화된, 불규칙한

해설

Monocyte([mánəsàit])는 'a large phagocytic leucocyte with a spherical nucleus and clear'로 '단핵(單核) 백혈구'이다. **Morphology**([mɔːrfálədʒi])는 'the branch of biology that deals with the structure of animals and plants'으로 '형태학'이다. **Phagocyte**([fǽgəsàit])는 체내에서 기생체(세균 · 균류 · 바이러스)와 비생물체(먼지 · 매연 등)와 자체 노화세포 같은 이물질을 처리하는 세포이다(지제근, 2013: 1259). 백혈구 · 임파구 등의 '식(균)세포'는 이물체를 효소에 의해 분해하거나 체내에서 격리되거나 배출된다. **Myeloblast**([máiələblæst])는 '골수 아구(芽球) 세포'이며 'a precursor of leukocytes that normally occurs only in bone marrow'이다. **Neutropenia**는 'leukopenia in which the decrease is primarily in number of neutrophils'로 '호중구감소증'이다. **Mononuclear**([mànənjúːkliər])는 'having only one nucleus'로 '일핵성(一核性)의', '단핵의'이다. **Polymorphonuclear**([pàlimɔːrfounjúkliər])는 'relating to the crystallization of a compound in two or more different forms'로 '다형핵 백혈구(polymorphonuclear leukocyte)'이다. **Poikilocytosis**는 말초 혈액 내에 변형적혈구가 많이 존재하는 '변형적혈구증가증'이다(지제근, 2013: 1299).

단어	의미	용어구조	영어 의미	한글 뜻
leukemia	백혈병	–emia	blood condition	혈액상태
gamma globulin	감마글로불린	–globulin	protein	단백
thrombolytic therapy	혈전용해요법	–lytic	pertaining to destruction	파괴의
granulocytopenia	과립백혈구감소증	–penia	deficiency	결핍
pancytopenia	범혈구감소증	pan–	all	모든
hemoglobin	헤모글로빈	–globin	protein	단백
myeloid	골수모양의	–oid	resembling, derived from	닮은, 유래된
thrombosis	혈전증	–osis	abnormal condition	비정상 상태
eosinophilia	호산구증가증	–philia	an increase in cell numbers	세포수 증가
neutrophilia	호중구증가증	neutr/o	neutral	산이나 염기가 아닌

해설

Leukemia([ljukíːmiə])는 'malignant neoplasm of blood–forming tissues'로 백혈구계 세포의 종양성 증식인 '백혈병'이다. **Gamma globulin**은 'a plasma protein containing the immunoglobulins that are responsible for immune responses'인데 혈장의 단백질 성분의 하나인 '감마글로불린'이며 이것은 홍역 · 간염에 대한 항체 작용이 있다. **Thrombolytic therapy**는 'therapy consisting of the administration of a pharmacological agent to cause thrombolysis of an abnormal blood clot'으로 혈전용해요법이다. **Granulocytopenia** ([grænjulousàitoupíːniə])는 'an acute blood disorder characterized by severe reduction in granulocytes'로 '과립구 감소증'이다. **Hemoglobin**([híːməglòubin])은 'a hemoprotein composed of globin and heme that gives red blood cells their characteristic color'로 '헤모글로빈', '혈색소'이다. **Thrombosis**([θrambóusis])는 생체 장기조직의 혈관 안을 흐르는 혈액이 점차 국소적으로 응고하는 병적 상태인 '혈전증(血栓症)'이며 이때 혈액응고물이 혈전이다(지제근, 2013: 1650).

단어	의미	용어구조	영어 의미	한글 뜻
electrophoresis	전기영동	-phoresis	carrying, transmission	전달
hematopoiesis	조혈	-poiesis	formation	형성
myelopoiesis	골수성 조혈	myel/o	bone marrow	골수
hemostasis	지혈	-stasis	stop, control	중지
erythropoiesis	적혈구 조혈	erythr/o	red	붉은

해설

Electrophoresis([ilèktroufərí:sis])는 'the motion of charged particles in a colloid under the influence of an electric field'로 콜로이드 입자의 '전기이동(cataphoresis)'이다. **Hematopoiesis**([hì:mətoupɔií:sis])는 'the formation of blood cells in the living body'로 (생체 내에서의) '혈액 생성', '조혈'이다. **Myelopoiesis**([màiəloupɔií:sis])는 'the formation of blood cells in the living body'로 '골수혈구형성'이다. **Hemostasis**([hì:məstéisis])는 'surgical procedure of stopping the flow of blood'로 '지혈(止血)', '울혈'이다. **Erythropoiesis**([irìθroupɔií:sis])는 'the process of producing red blood cells by the stem cells in the bone marrow'로 '적혈구 생성' 또는 '적혈구 조혈(造血)'이다.

5) 관련 질환

이 절에서는 혈액과 관련이 있는 질병들과 병리적 기전을 살펴본다. 주된 질환들은 백혈구가 이상 증식하는 질병인 백혈병, 인슐린 작용이 부족하여 혈액 내에 당분이 과도하게 분포하는 것이 주요 원인인 당뇨병, 혈액 내에 헤모글로빈의 농도가 부족한 질병으로 겸형 적혈구 빈혈증은 적혈구의 모양이 변형된 유전성 질환인 빈혈, 혈액을 응고하는 인자가 부족하여 출혈이 멈추지 않는 유전성 질환인 혈우병, 그리고 인간 면역결핍 바이러스에 의해 백혈구가 감염되어 면역 체계가 작동하지 않는 감염성 질환인 후천성 면역결핍 증후군 등이 있다.

우선 **적혈구 질환(disease of red blood cells)**을 보면 **빈혈(anemia)**은 적혈구 또는 헤모글로빈[4]의 결핍으로 철결핍성 빈혈이 가장 흔하다(그림 12-6). **용혈성빈혈(hemolytic anemia)**은 과잉 파괴로 인한 적혈구의 감소증으로 유전성인 선천성 구상적혈구 빈혈의 경우에는 심한 용혈이 빌리루빈을 축적하여 황달을 초래한다. **무형성빈혈(aplastic anemia)**은 골수세포의 형성부전증으로 혈구 생성이 부전되는데 원인은 불명이거나 벤젠 노출이며 항생제와 관련되어 범혈구감소증(pancytopenia)이 나타난다. **낫적혈구빈혈(sickle cell anemia)**은 적혈구의 비정상적인 형태와 용혈이 특징인 유전성 질환으로 반달형 또는 낫 모양이며 **지중해빈혈(thalassemia)**은 헤모글로빈을 생산하는 능력의 유전적 결함으로 지중해 사람에게 잘 나타난다. **악성빈혈(pernicious anemia)**은 비타민 B12가 신체로 흡수되지 못하므로 성숙한 적혈구가 결핍되는 질환인데 원인은 위액의 내인자(intrinsic factor) 결핍이다. **혈색소증(hemochromatosis)**은 신체 내의 철분의 과잉 침착으로 간비대가 나타나며 피부가 청동빛으로 침착되는 질환이며 **진성적혈구증가증(polycythemia vera)**은 적혈구의 전반적인 증가가 문제되는 질병이다. 참고로 낫적혈구빈혈은 유전자 이상에 따른 헤모글로빈 단백질의 아미노산 서열 중 하나가 정상의 것과 다르게 변이하여 적혈구가 낫모양으로 변하여 악성 빈혈을 유발하는 유전병이다.

---

4) 헤모글로빈은 네 개의 헴(heme) 색소와 각각 알파와 베타로 불리는 두 개의 단백질 사슬로 이루어져 있다. 헤모글로빈은 철을 포함하여 산소와 가역적인 방법으로 결합한다. 헤모글로빈은 세포에서 방출되는 이산화탄소와도 결합하여 세포 조직으로 산소를 해리하고 이산화탄소를 체외로 내보내게 된다. 이때 이산화탄소는 산소와 달리 헴 구조의 다른 부분에 결합하여 헤모글로빈은 산소와 이산화탄소를 동시에 처리할 수 있게 된다. 체내의 이산화탄소는 약 8%가 혈장에 녹아들고 20%는 헤모글로빈과 결합하며 나머지 70%는 적혈구의 다른 부분에 스며들게 된다. 이산화탄소가 적혈구로부터 농도가 낮은 혈장으로 녹아드는 것을 막기 위해 적혈구는 물과 효소를 사용하여 이산화탄소를 탄산으로 변화시키고 이를 다시 중탄산이온과 수소이온으로 분리시킨 다음 중탄산이온은 혈장으로 내보내고 수소이온만을 헤모글로빈과 결합시킨다. 이러한 과정을 염화물 전환이라고 하며 그 결과 혈장의 이산화탄소 농도를 낮추고 주변 조직들로부터 더 많은 이산화탄소를 받아들일 수 있게 된다.

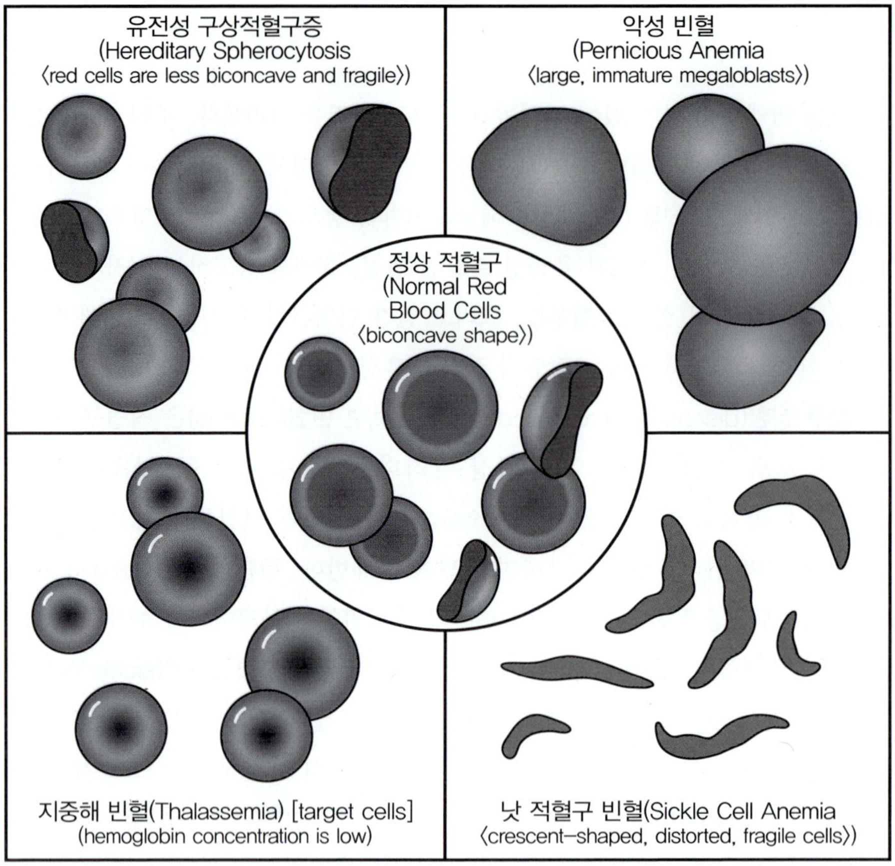

[그림 12-6] 빈혈 환자의 적혈구(Chabner, 2014: 516, 수정보완)

다음으로 **백혈구 질환(diseases of white blood cells)**을 살펴보면 우선 혈액 세포, 특히 백혈구가 이상 증식하는 혈액종양의 일종인 **백혈병(白血病, leukemia)**이 있다. 제대로 성숙하지 못한 백혈구가 대량으로 혈액 속에 존재하므로 백혈병이라 한다(지제근, 2004: 211). 백혈구의 비정상적인 증식에 비해 정상적인 혈구 세포의 수는 극히 적어지게 되어 면역기능은 물론 산소 운반이나 영양 공급과 같은 기본적인 혈액의 기능을 수행할 수 없게 된다. 또한 비정상적인 백혈구는 자가면역 질환과 유사한 반응을 일으켜 정상 조직을 파괴하기도 한다. 방사능 물질을 가까이 하거나 고압선 근처에 거주할 경우 걸릴 가능성이 높다. 백혈병은 세포의 분화정도에 따라 급성과 만성으로 나뉘고, 세포의 기원에 따라 골수성과 림프성으로 나뉜다. 이에 따라 백혈병은 크게 네 부류로 나뉜다: ① 급성 골수성 백혈병(Acute myelogenous leukemia; AML), ② 급성 림프모구 백혈병(Acute lymphocytic leukemia; ALL), ③ 만성 골수성 백혈병(Chronic myelogenous leukemia; CML), ④ 만성 림프모구 백혈병(Chronic lymphocytic leukemia; CLL). **급성 골수성 백혈병(acute myelocytic leukemia; AML)**은 미성숙 과립구(골수모구)가 현저하게 나타나면서 혈소판과 적혈구는 감소하며 **급성 림프성 백혈병(acute lymphocytic leukemia; ALL)**은 미성숙 림프구(림프모구)가 현저하게 나타나는데 어린이와 청소년기에 다발하며 급성으로 발병한다. **만성 골수성 백혈병(chronic myelocytic leukemia; CML)**은 성숙 · 미성숙 과립구가 골수와 혈류에 나타나며 만성 과립구성(granulocytic) 백혈병이라고 불린다. **만성 림프성 백혈병(chronic lymphocytic leukemia; CLL)**은 골수, 림프절, 지라에서 비교적 성숙한 림프구의 수가 비정상적인 상태로 나이가 들어서 나타나며 경과가 천천히 진행된다. 한편 **과립구증가증(granulocytosis)**은 혈중 과립구가 비정상적으로 증가하여 감염이나 염증에 대한 반응으로 나타나는 것으로 호산구증가증(eosinophilia)은 천식 또는 기생충성 감염 등에서 호산구성 과립구가 증가하는 질환이며 호염기구증가증(basophilia)은 일부 백혈병에서 호염기성 과립구가 증가되는 질환이다. 반면 **단핵세포증(mononucleosis)**은 혈액 내에 비정형 백혈구가 존재하며 간비대, 지라비대 등이 나타나는데 직접적인 경구접촉으로 인한 침의 교환으로 전염된다.

혈액응고 장애(disorders of blood clotting)를 살펴보면 우선 **자색반병(purpura)**은 다발성 점출혈과 피부 아래 혈액이 축적되는 질환으로 출혈되어 피부가 붉은 자주빛으로 변색된다. 원인은 혈소판 수의 감소인데 특발성 혈소판 감소성 자색반병은 환자 자신의 혈소판을 파괴하는 항체를 만드는 상태이다. 참고로 출혈은 건강한 성인 남성의 경우 외상을 입어 출혈이 있더라도 전체 혈액의 약 20%(1L)까지는 신체에 큰 무리가 오지 않는다. 그러나 40%에 해당하는 2L 가량의 혈액을 잃었을 경우 쇼크에 빠질 수 있고 뼈가 부러지는 것과 같은 부상을 입었을 때는 내출혈이 일어날 수 있다. 혈액에는 혈소판과 같은 응고 인자가 있어 더 이상 출혈이 일어나지 않도록 손상된 혈관을 막는다. 혈액응고 인자의 이상으로 인체에서 출혈을 일으키는 질환에는 **혈우병(hemophilia)**이 대표적이다(지제근, 2004: 596). 혈우병은 성열성 유전으로 발생되는 유전성 질환으로 대부분 남자에게 나타나는 출혈성 질환이다. 이 질환의 약 85%는 제8 혈액응고인자의 결핍으로 발생되며 이를 혈우병 A라 한다. 미국의 경우 유병률이 만 명당 1명으로 보고되어 있다.

이외에도 혈액 응고 인자 이상으로 인체에서 출혈을 일으키는 질환에는 혈소판 감소증, 간장질환, 비타민 K 부족증 등이 있다. 혈소판감소증은 혈액내 혈소판의 수가 매우 감소되어 출혈성 질환이 발생하는 질환이다. 혈소판감소증의 경우 작은 정맥이나 모세혈관이 파열되는 것이 특징이며 전신 피부에 점상의 작은 출혈이 나타나 **혈소판감소성자반증**

(thrombocytopenic purpura)이라고도 한다. 이 질환을 보면 혈소판은 작은 혈관의 출혈에 매우 중요한 역할을 한다(지제근, 2013: 1649). 간장질환은 대부분의 혈액응고인자는 간장에서 만들어지기 때문에 간염이나 간경화증이 있는 경우 출혈성 경향이 생긴다. 간장질환이 없는 경우에도 비타민 K 부족이 있는 경우 간장에서 비타민 K에 의존하여 형성되는 혈액응고인자의 부족으로 출혈성 경향이 생긴다. 즉 비타민 K는 혈액 응고인자 중 프로트롬빈, 제7, 9, 10인자의 형성에 필요한 것이기 때문에 비타민 K가 부족한 경우 출혈성 경향이 생긴다. 그러나 비타민 K는 인체의 소장에서 박테리아에 의해 일부가 형성되기 때문에 비타민 K 부족에 의한 출혈성 경향은 매우 드물다.

파종성 혈관내 응고(disseminated intravascular coagulation)는 순환계 내에서 광범위하게 응고작용이 활성화되는 질환이다. 주로 패혈성 쇼크 환자에게 나타나는데 이 원인은 체내에 많은 조직이 손상을 받거나 괴사되어 혈액내로 조직트롬보플라스틴이 유리되어 전신적으로 혈관 응고작용이 나타난다. 즉 작은 말초혈관이 혈전으로 막히면 조직으로 산소공급이 나빠지고 이로 인해 조직손상이 악화되어 전혈액응고물질이 분비되므로 응고현상은 지속된다. 패혈성 쇼크의 경우 내독소(endotoxin)를 분비하는 세균에 의해 패혈증이 되는 경우 이 내독소가 응고를 활성화시킨다.

혈전증(thrombosis)은 혈관 안의 피가 굳어 큰 덩어리가 생겨서 혈관이 막혀 피의 흐름이 멎어 갖가지 질병을 일으키는 증상이고 **색전증(embolism)**은 혈관 및 림프관 속으로 운반되어 온 부유물이 혈관 내의 일부나 전부를 막은 상태이다(송애랑 외, 2013: 76). 즉, 혈관내에서 비정상적으로 혈액이 응고되는 현상을 혈전증[5]이라 하며 이 혈병이 그 위치에서 떨어져 다른 곳으로 이동한 것을 색전(emboli)이라 하며 이 색전에 의해 혈관이 막힌 상태를 색전증이라 한다. 좌측 심장, 즉 좌심방이나 좌심실에서 혈전이 발생되어 이 혈전이 떨어져 나가면 결국 뇌(약 75%가 뇌동맥으로 감), 신동맥 또는 사지 동맥으로 가서 색전증을 일으켜 심각한 조직손상이 발생된다. 그러나 정맥계에서 발생된 혈전은 떨어져 색전이 되는 경우 우심방, 우심실을 거쳐 폐로 들어가기 때문에 작은 크기의 색전은 큰 문제를 일으키지 않으나 많은 양의 혈전이 폐로 들어가서 한쪽 폐동맥이나 양측 폐동맥이 폐쇄되면 폐색전증으로 객혈(hemoptysis), 심한 호흡곤란 등으로 사망하는 경우가 있다. 혈액은 혈관내피세포가 정상이고 계속 혈류가 있으면 혈전이 생기지 않는다. 혈전이 형성되는 원인은 첫째, 혈관내막의 손상으로 동맥경화증, 감염 등이 발생하는 경우이다. 둘째, 혈류 속도의 감소(정맥혈의 경우 혈류 속도가 느리나 다리 골절 등으로 움직이지 않으면 정맥혈전이 발생된다), 셋

5) 응고된 혈액 자체는 혈전(thrombi)이라 한다.

째, 응고항진이다. 혈관 내에서 혈액이 응고되는 경우 간장에 있는 Kupffer cell인 대식세포계(macrophage system)에 의해 제거된다. 혈류 속도가 떨어지면 국소적으로 전응고물질(procoagulants)이 증가되어 응고작용을 시작하게 된다.

마지막으로 **골수의 질환**(diseases of bone marrow cells)을 살펴보면 악성 세포가 골수에 침입하여 골 구조를 파괴하는 **다발성 골수종**(multiple myeloma)이 있다. 이것은 면역글로불린을 과잉 생성하며 면역글로불린의 조각인 벤스-존스 단백(Bence Jones protein)이 뇨(尿) 속에 나타나게 만든다. 다발성 골수종은 면역세포의 일종인 형질세포에서 기원하는 혈액암으로 노령층에서 주로 발생하며 비교적 만성경과를 보이나 항암제에 내성이 강한 질환이다. 특징적으로 뼈를 주로 침범하여 뼈의 용해성 병변과 골절 및 통증을 유발시키며 암세포가 단클론성 면역글로불린을 생성하여 이와 연관된 다양한 임상증상을 유발하게 되는데 이를 M-단백이라고 한다. 다발성 골수종의 가장 특징적인 증상은 암세포가 침범하는 뼈의 통증이며 종창 및 압통, 골절 등이 동반된다는 점이다. 늑골 및 흉골의 병적 골절로 인하여 흉부의 변형이 초래되기도 하며 척추의 반복적인 압박골절로 인하여 신장이 감소되는 경우도 있다. 이러한 뼈의 병변은 X-선 사진으로 잘 관찰되며 가장 특징적인 소견은 두개골에서 잘 나타난다.

6) 임상검사 및 처치에 관한 용어

혈액계와 관련된 임상검사를 살펴보면 **전혈구 조사**(complete blood count; CBC)는 적혈구수 조사, 백혈구수 조사, 혈소판 수, 헤모글로빈 검사, 헤마토크리트, 적혈구 검사 등을 포함하는 검사이며 **응고시간**(coagulation time) **측정**은 시험관에서 정맥 혈액이 응고하는데 걸리는 시간을 측정하는 것으로 정상은 15분 미만이다. **적혈구침강속도**(erythrocyte sedimentation rate; ESR) **측정**은 적혈구가 혈장에서 침강되는 속도를 측정하는 것이며 **헤마토크리트 적혈구용적률**(hematocrit, Hct)은 혈액용적에서 적혈구의 비율을 측정하는 것이다. **항글로불린시험 또는 쿰즈시험**(antiglobulin test, Coombs test)은 환자의 적혈구가 항체로 덮여 있는지를 검사하는 것인데 Rh음성인 여성의 태아에서 또는 자가면역 용혈성 빈혈 환자에서 항체의 존재를 측정하는데 쓰인다. **출혈시간**(bleeding time) **측정**은 작게 뚫은 상처에서 혈액이 멈추는데 걸리는 시간을 측정하는 것으로 정상은 8분 이하이다. **백혈구감별(분획) 검사**(white blood cell differential count)는 백혈구 종류에 따른 수를 측정하는 검사로 세포를 염색하여 임상병리사에 의해 현미경으로 검사된다. 헤모글로빈검사 또는 **혈색소검사**(hemoglobin test; Hb, Hgb)는 혈액 표본에서 헤모글로빈의 양을 측정하는 검사이고 **부분**

트롬보플래스틴 시간(partial thromboplastin time; PTT) **검사**는 응고 경로에서 초기에 작용하는 인자의 존재를 측정하는 검사이다. **혈소판수 검사**(platelet count)는 혈소판의 수를 측정하는 것인데 정상치는 25만-40만 개이다. **백혈구수 계산**(white blood cell count)은 백혈구의 수를 측정하는 것이며 **적혈구수 계산**(red blood cell count)은 적혈구의 수를 측정하는 것으로 정상 수치는 4백만-6백만 개이다. **적혈구 형태검사**(red blood cell morphology)는 염색한 혈액 도말표본에서 개별 적혈구의 모양이나 형태를 조사하는 것으로 세포부동증, 변형 적혈구증가증, 낫 모양적혈구, 혈색소감소증 등을 진단할 수 있다. **프로트롬빈 시간**(prothrombin time; PT)은 혈액의 응고능력을 측정하는 검사인데 혈장 표본에 칼슘을 추가하고 피떡이 생긴 것이 보이는데 걸린 시간을 측정하는 것으로 항응고제 등을 사용한 환자에게 추적검사로 사용된다.

혈액계의 임상처치에 대해 살펴보면 우선 **혈액수혈**(blood transfusion)은 전혈 또는 세포를 공여자로부터 구한 후에 공여자와 수혈자의 혈액형을 맞춰보고 전혈이나 세포를 주사하는 것으로 수혈 전에 혈액표본에 간염 또는 후천성 면역결핍증후군 바이러스(AIDS)가 없는지 검사한다. **자가수혈법**(autologous transfusion)은 환자 자신의 혈액 또는 혈액성분을 모았다가 후에 다시 맞는 것이며 **골수생검**(bone marrow biopsy)은 바늘을 골수강에 넣고 약간의 골수를 흡인한 후 골수를 현미경으로 조사하는 것으로 빈혈, 혈구감소증, 백혈병의 혈액질환 진단에 도움을 준다. **분리반출법**(apheresis)은 혈액을 부분별로 분리하여 혈액으로부터 독성 성분이나 자가항체를 제거하거나 혈구세포를 모아들이기 위하여 수행된다. 마지막으로 **골수이식**(bone marrow transplantation)은 조직과 혈액세포가 맞는 제공자의 골수를 백혈병 또는 무형성 빈혈환자에게 주입하는 것으로 절차를 살펴보면 먼저 환자는 방사선 전신조사 또는 공격적 화학요법을 받고 제공자의 골수를 정맥으로 주입받으며 그 결과 환자의 골수강을 다시 살리게 된다(그림 12-7). 이식 후의 문제로는 심각한 감염, 피이식체에 대한 이식성 질환(graft versus host disease), 재발 등이 있다(송애랑 외, 2013: 103). 참고로 조혈모세포(造血母細胞) 또는 조혈줄기세포는 혈액의 주요한 구성성분으로 잠재적으로 분화할 수 있는 세포이다. 조혈모세포는 골수에서 생산되는(단핵구, 대식세포, 호중구, 호염기성 백혈구, 적혈구, 혈소판 등) 세포들과 림프계(T세포, B세포, NK세포) 등으로 분화가 가능하다. 이 세포는 골수조직에 있는 세포들의 중요성과는 달리 상대적으로 작은 비율을 차지하지만 자기 자신을 복제할 수 있는 능력을 지녔기 때문에 혈액의 구성성분을 언제나 생산할 수 있다. 주로 백혈병 환자에게 이식된다.

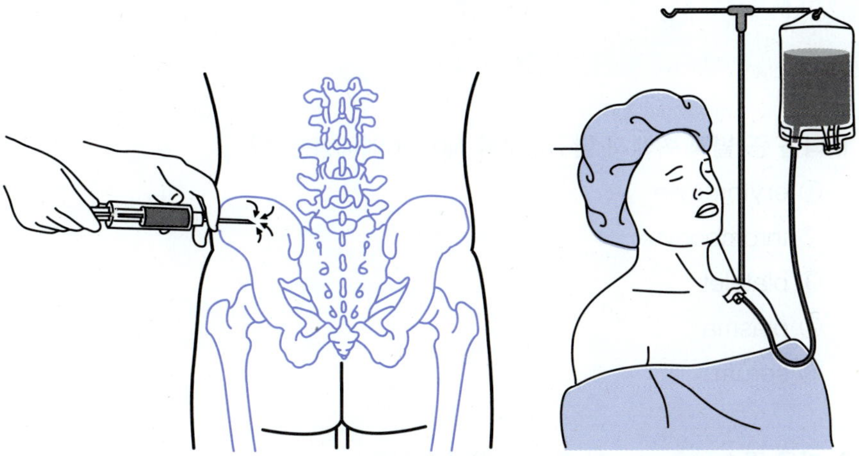

[그림 12-7] 조혈줄기세포이식과 골수이식(Chabner, 2014: 524; 홍준현 외, 2013: 336을 참고)

제12강 문제풀이

1. 다음 중 혈액 속에서 혈구성분을 제외한 액체성분은?
① erythrocyte
② thrombocyte
③ platelet
④ plasma
⑤ serum

2. 다음 중 leukocytes의 종류가 아닌 것은?
① monocytes
② eosinophils
③ fibrinogen
④ lymphocytes
⑤ basophils

3. 다음 중 적혈구가 과도하게 파괴되어 초래되는 빈혈은?
① sickle cell anemia
② aplastic anemia
③ hemolytic anemia
④ thalassemia
⑤ pernicious anemia

4. 혈관 속에 피가 굳어진 덩어리가 생겨 혈관이 막히는 질환은?
① hemophilia
② hemoptysis
③ embolism
④ thrombosis
⑤ leukemia

정답	1. ④ 2. ③ 3. ③ 4. ④

제 13 강

림프계와 면역계

1) 림프계

2) 림프계의 해부학적 구조와 기능

3) 면역계

4) 주요 어휘

5) 관련 질환

6) 임상검사 및 처치에 관한 용어

제13강 림프계와 면역계

1) 림프계

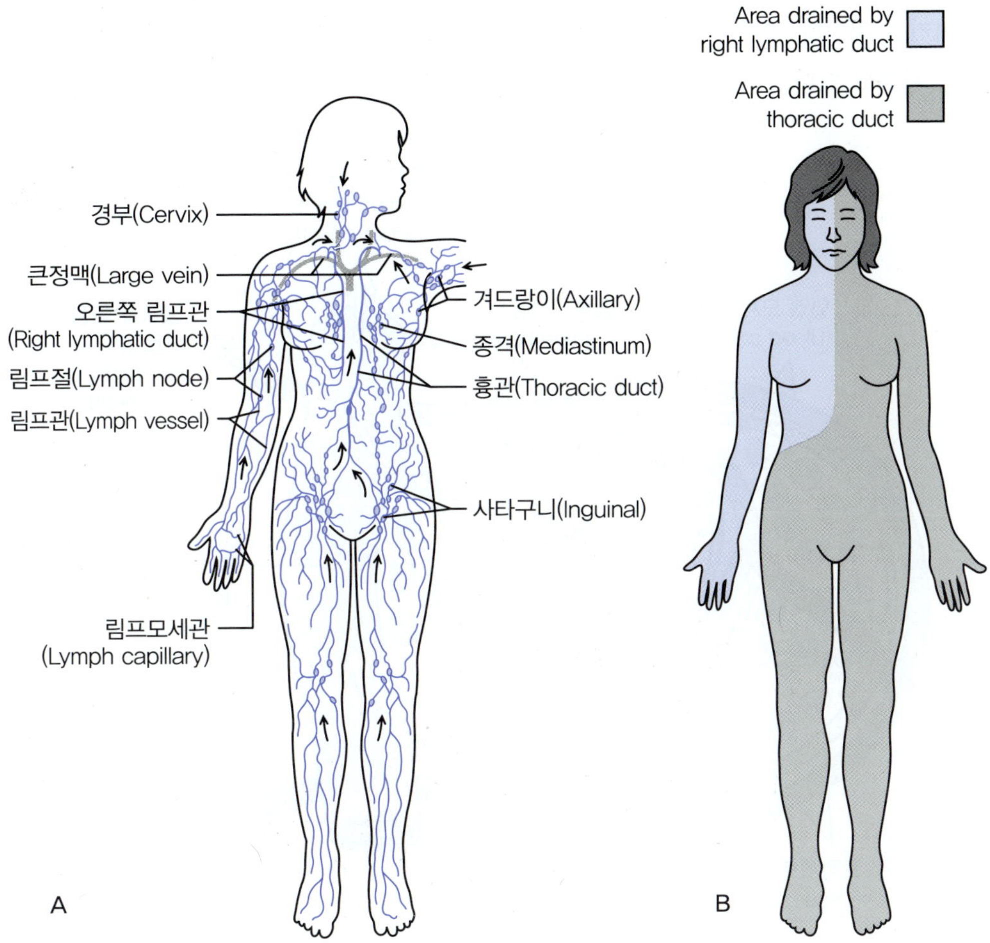

[그림 13-1] 림프계(Chabner, 2014: 548, 수정보완)

림프계(human lymphatic system)는 인간의 중요한 4대 방어체계 중의 하나이다(그림 13-1). 외부에서 침입해 들어온 이물질(항원)에 대하여 림프구라는 세포가 직접 반응하거나 또는 수용성 화학물질을 분비하여 반응함으로써 인체를 보호하는 체계이다. 림프계의 구성은 림프구와 구성세포들이 집단적으로 모여 있는 림프기관, 각 림프기관을 연결하는 림프관, 그리고 림프관 속에 존재하는 혈액과 유사한 림프액으로 이루어진다(데이비스, 2008: 292-295). 기능은 림프구에 의해서 수행되는데 크게 2가지로 나눌 수 있다. 첫째, B림프구에 의한 것으로 항원에 대하여 항체라는 수용성 화학물질을 분비하여 항원을 무력화시키는 체액성 반응이다. 둘째, T림프구에 의한 면역반응으로 세포가 직접 항원과 반응하여 무력화시키는 세포매개성 반응이다. 예방주사의 경우 체액성 면역반응을 이용하여 체내에 미리 항체를 생성시키는 것이다. 이식수술을 했을 때 나타나는 조직거부반응은 세포매개성 면역반응과 밀접한 관계가 있다.

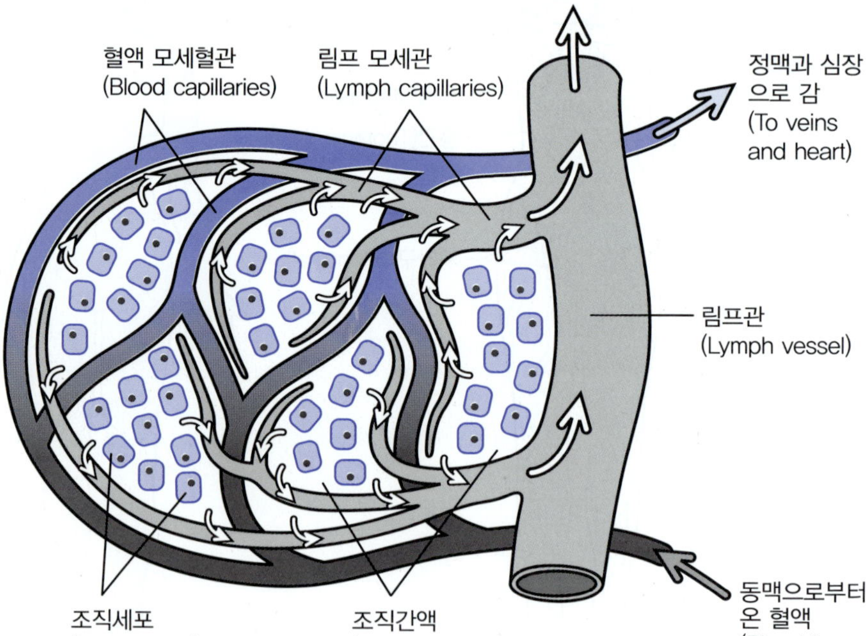

[그림 13-2] 림프관과 조직간액(홍준현 외, 2013: 342를 수정보완)

림프(lymph)는 체세포를 둘러싸고 있는 맑은 수상액으로 신체 전체에 림프관 시스템이 흐르고 있다(지제근, 2013: 964). 림프에 적혈구와 혈소판은 없으나 백혈구(림프구)와 단구는 많다. 이때 체세포를 둘러싸고 있는 액은 **세포간질액(interstitial fluid, ISF, 조직간액)**이라 부르는데 사이질액은 **림프모세관(lymph capillary)**으로 계속 흘러가며 림프모세관의 액은 보다 큰 림프관을 지나 **림프절(lymph node)**을 통과하여 가슴 윗부분의 림프관으로 보내진다(그림 13-2).

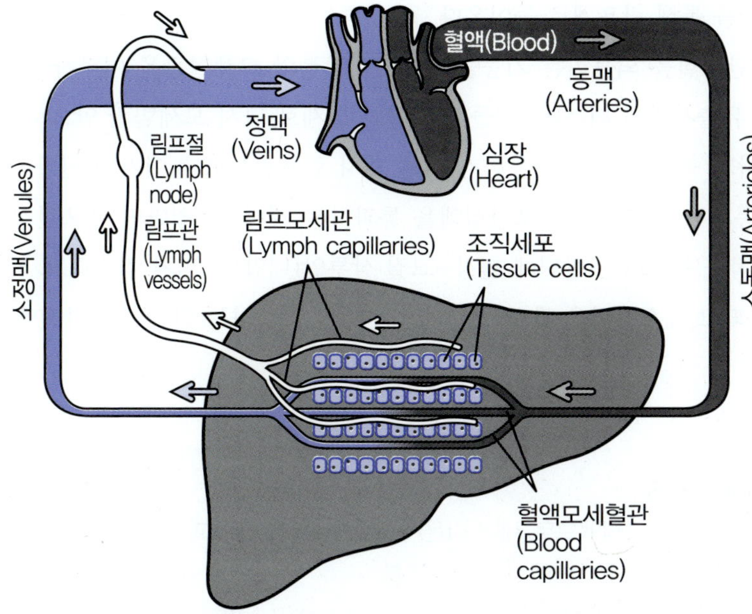

[그림 13-3] 혈액과 림프의 순환(데이비스, 2008: 294; 홍준현 외, 2013: 343을 보완)

림프계의 주요 기능은 다음과 같다(지제근, 2013: 965). 첫째, 과량으로 여과된 체액을 되돌리는 기능을 한다. 보통 모세혈관은 하루에 약 3L 정도를 과량으로 여과시킨다. 즉 하루 동안 20L를 혈액에서 세포간질액으로 여과하지만 17L 정도만 재흡수하기 때문이다. 전체 혈액량은 약 5L이고 혈장은 2.75L 정도이다. 이와 같이 혈액은 반복적인 순환을 통해 끊임없이 혈관을 이동한다. 휴식 상태에서 평균 심박출량은 매일 7,200L의 혈액을 모세혈관으로 통과시키게 되는 것이다. 이 과정에서 하루 약 20L의 혈장이 세포간질액으로 여과되고, 이 중에서 17L는 다시 모세혈관으로 흡수된다. 따라서 3L의 체액이 세포간질액에 남겨지는데 이 여분의 체액이 림프관으로 흡수되어 정맥으로 운반된다(그림 13-3).

둘째, 질병에 대한 방어 기능을 한다. 림프액은 림프계 경로에 존재하는 림프절(lymph node)을 통해 여과된다. 림프절을 통한 림프액의 이동은 질병에 대항하는 인체 방어기전에서 중요한 역할을 한다. 예를 들어, 세포간질액으로부터 들어온 박테리아는 림프절에 존재하는 특정 포식세포에 의해 파괴된다.

셋째, 흡수된 지방을 수송하는 역할을 한다. 림프계는 소화계로부터 지방을 재흡수하는 데 매우 중요한 역할을 한다. 식이성 지방을 소화한 최종 대사산물은 소화계 세포에 의해 지방성 입자로 되돌려진다. 이런 지방성 입자는 너무 크기 때문에 모세혈관을 통과하지 못하고 개시 림프관을 통해 림프계로 들어온다.

넷째, 여과 단백질을 되돌리는 기능을 한다. 대부분의 모세혈관은 여과하는 동안 약간의 혈장단백질을 유출시키게 되는데, 이들 단백질이 실제로 다시 모세혈관 안으로 재흡수 되기에는 너무 입자가 크기 때문에 이동하기 쉬운 개시 림프관으로 들어가게 된다. 만약 단백질이 림프계를 통과하는 것보다 세포간질액을 통과하는 것이 더 쉽다면 세포간질액-교질 삼투압(외압)은 점차 증가하는 반면에 혈장-교질 삼투압(내압)은 점차 감소하게 되고, 그 결과 여과력은 증가되고 재흡수력은 감소하여 혈장 부피가 감소하는 만큼 세포간질액은 증가하게 될 것이다.

[참고] 림프계의 기능

- 모세혈관으로부터 조직액으로 새어 나온 신체에 필요한 단백과 액을 정맥을 통해 혈류 속으로 다시 들어가게 하는 배액시스템의 역할
- 장의 림프관은 작은창자로부터 지방을 흡수하여 혈류로 나름
- 면역계와 관련하여 이물질에 대항하는 방어기전을 가짐
- 림프절, 지라, 가슴샘 같은 기관에서 유래하는 림프구와 단핵구는 항체 생성하거나 식작용을 하여 신체를 보호함

2) 림프계의 해부학적 구조와 기능

림프계의 구조는 림프관과 작은 콩 모양의 림프절 그리고 갑상선이나 비장과 같은 다른 림프 조직과 기관들로 구성되어 있다. 림프관은 세포 사이의 모세관에서 시작되는데 이때 세포와 간 조직을 채우고 있는 체액이 림프 모세관으로 들어와 림프액을 이루게 된다. 심장이 활동적으로 뿜어내는 혈액과는 다르게 림프액은 근육 수축, 호흡으로 발생하는 압력 그리고 림프관 주위의 기관들의 움직임과 같은 다양한 움직임에 의해 운반된다. 림프관 내의 판막은 림프액이 한 방향으로 흐르도록 유지해 준다. 하나씩 살펴보면, 림프(lymph)는 맑은 액으로 염증, 종양 증가를 막는 역할을 하는 림프구와 혈액 세포를 이동시키는 혈액의 물 성분인 혈장으로 구성된다.

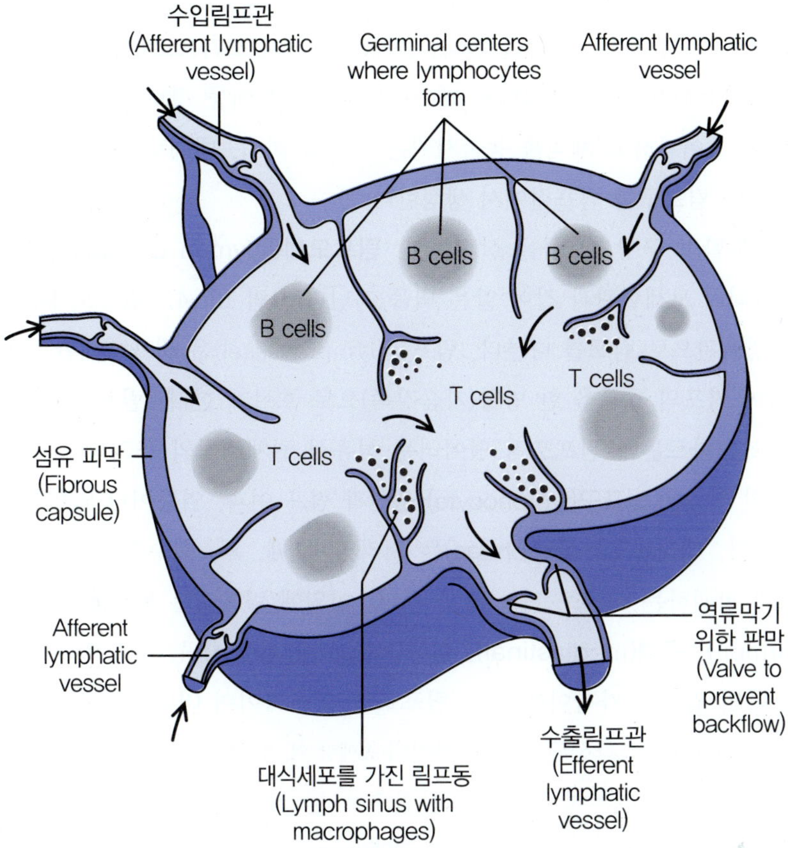

[그림 13-4] 림프절(Chabner, 2014: 549를 참고)

림프관(lymph vessels)은 얇은 관으로 림프액이 몸 전체에 흐르고 혈류로 돌아올 수 있도록 온 몸에 퍼져 있으며 그물 모양으로 되어 있다(지제근, 2004: 154-155). 림프절(lymph nodes)은 작은 콩 모양의 구조로 되어 있는데 전신에 그물 모양으로 퍼져 있는 림프관을 따라 위치하고 있으며 림프절 다발은 겨드랑이, 골반, 목, 복부, 서혜부에서 찾아볼 수 있다(그림 13-4). 림프관 안에 있는 판막의 흐름을 이용하여 림프 흐름이 말초 부위에서 심장 방향으로 흐르게 된다. 이렇게 림프액이 흐르게 하는 추진 과정을 림프관 마디의 반사 작용이라고 하는데 림프관 판막과 판막 사이 한 마디가 림프액으로 채워지면 수축이 일어나 다음 마디로 림프액이 이동하게 된다. 이러한 림프관의 구조를 토대로 진단과 치료가 이루어지며 림프 흐름을 증가시킬 수 있도록 한다.

림프절은 첫째로 모세 혈관에서 흡수되지 않는 체액을 흡수하여 심장으로 이동시켜 몸속 체액을 균형 있게 유지시키는 기능을 한다. 둘째로는 신체 조직으로부터 들어온 노폐물, 불필요한 단백질, 박테리아를 림프절에서 제거한다. 셋째로 이동 경로 곳곳에 위치한 림프절을 통해 노폐물을 여과하고 체액을 농축시키는 기능을 하며, 넷째로 바이러스나 세균과 싸우기 위해 항체인 림프구를 림프절에서 생성한다.

림프계의 해부학적 구성요소들을 살펴보면, **림프모세관(lymph capillary)**은 세포 주위의 공간에서 시작되며 모세혈관과 같이 얇은 벽을 지닌다(그림 13-4). 림프모세관은 조직공간으로부터 큰 림프관으로 림프를 나른다. 림프관(lymph vessel)은 림프모세관보다 벽이 두껍고 판막이 있어 림프의 흐름을 한 방향(가슴강쪽)으로 흐르게 한다. 림프절(lymph node)은 림프관의 경로를 따르는데 림프조직 덩어리는 섬유성 결체조직의 조직낭에 의해 둘러싸여 있다. 림프절의 기능은 **림프구(lymphocyte) 생산**과 림프 여과, 염증이나 암병터로부터 나온 물질을 포획한다. **대식세포(macrophage)**는 지라, 간, 폐, 뇌, 척수와 같은 림프절에 있어 이물질을 삼켜 파괴하는 식세포 기능 등을 한다. 이외에 림프계는 **목부(cervical), 겨드랑이(axillary, armpit), 종격(mediastinal), 샅부(inguinal, groin)** 등으로 이루어져 있다. **편도(tonsil)**는 목의 입인두 가까이에 있는 림프조직 덩어리이며 **아데노이드(adenoids)**는 목의 비인두 가까이에 있는 확장된 림프조직이다(송애랑 외, 2013: 115). 림프관은 모두 가슴강으로 향하여 가고 가슴 윗부분에 두 개의 큰 관으로 들어간다. 그 외에 **오른쪽 림프관(right lymphatic duct), 가슴관(thoracic duct), 큰 정맥(large vein)** 등이 있다. 우림프관과 가슴관은 목에 있는 큰정맥으로 림프를 나르며 혈액계와 합쳐진다.

다음으로 비장과 가슴샘(spleen and thymus gland)은 림프조직으로 이루어진 기관이다(그림 13-5). **비장(spleen, 지라)**은 위에 인접한 좌상복부(LUQ)에 위치하며 대식세포에 의한 낡은 적혈구 파괴와 더불어 지라의 용혈활동으로 인해 빌리루빈이 형성되어 혈중 빌리루빈 수치가 높아진다. 혈중 미생물과 기타 이물질을 여과하며 혈중에서 항원을 여과해내서 림프구를 활성화시키는데 활성화된 림프구는 항체를 생성하여 항원을 삼켜버린다. 혈액, 특히 혈소판을 저장한다. 반면 **흉선(thymus gland, 가슴샘)**은 폐 사이 위의 종격에 놓여 있으며 태생기와 어린 시기에는 크지만 점차 작아진다(지제근, 2004: 5). 태생기나 성장 초기에 중요한 면역 역할을 한다.

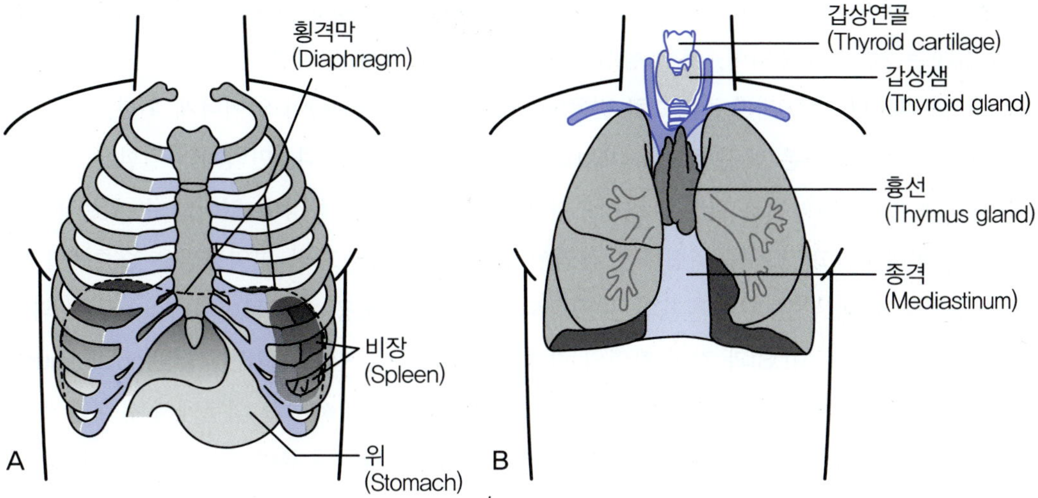

[그림 13-5] 비장과 흉선(Chabner, 2014: 550, 수정보완)

3) 면역계

면역계(免疫系, immune system)는 생물체 내에서 병원체와 종양 세포 등을 탐지한 다음 죽임으로써 질병으로부터 생명체를 보호하는 기능을 지닌 생물학적인 구조나 과정을 의미한다. 바이러스나 기생충과 같은 다양한 요소들로부터 세포를 보호하는데 이러한 기능이 올바르게 작동하기 위해서는 개체 자신의 온전한 세포 또는 조직을 이들로부터 구별해 낼 필요가 있다. 그러나 병원체들이 빠른 속도로 진화하면서 면역계를 회피하기 때문에 이들을 감지하는 것이 간단한 것은 아니다. 이와 같은 난점을 극복하기 위해 병원체를 인지하고 중화시키는 여러 기전들이 발달하였다. 박테리아와 같은 단순한 단세포생물조차도 바이러스 감염에 대항할 수 있는 **효소 시스템(enzyme system)**을 갖추고 있다. 원시적인 진핵생물에서도 기본적인 면역 기전들이 발달하였으며 이와 같은 기전들은 그 후손에 해당하는 식물이나 곤충들에 고스란히 남아있다. 디펜신이라 불리는 항균성 펩티드라든지 **식세포작용(phagocytosis)**과 **보체(complement system)**가 이러한 과정에 관여한다. 인간을 포함한 유악류(柔握類)들은 보다 더 정교한 면역 체계를 갖추고 있는데 대개의 척추동물의 경우 면역계에 다수의 단백질과 세포, 기관, 조직이 관여하여 정교한 네트워크를 이룬다.

인간의 면역계 또한 이와 같은 체계의 일부를 구성하며, 특정한 병원체들을 보다 효과적으로 인지하도록 적응해 왔다. 이와 같은 기작을 '후천 면역' 또는 '획득 면역'이라 부르며 이 과정으로 면역이 가능해진다. 특정한 병원체에의 **1차적인 반응**(primary response)에 짧게는 2일 길게는 2주가 소요되며, 이후 형성된 면역기억으로 인해 동일한 병원체가 두 번째로 침입해왔을 때보다 강화된 수준의 **2차 반응**(secondary response)이 일어나게 된다. 이와 같은 면역의 획득 과정은 백신 주사를 개발하는 이론적 토대가 된다. 면역계의 질환은 질병을 유발할 수 있다. 면역계의 활성이 정상보다 덜할 때 면역결핍 증상이 일어날 수 있는데, 이로 인해 반복적이고 생명을 위협하는 감염이 발생하게 된다. 또한 면역결핍은 중증복합 면역결핍증(SCID)과 같은 유전 질환의 원인이 되거나 약물의 오용, 레트로바이러스 HIV에 의한 후천성 면역결핍증(AIDS)과 같이 감염의 결과가 될 수 있다. 반면 **자가면역질환**(autoimmune diseases)은 면역계가 과도한 수준으로 활성화되어 정상적인 세포를 외부에서 유래한 것으로 잘못 인지하여 공격하는 것이다. 만성 림프구성 갑상선염이나 류마티스 관절염, 제1형 당뇨나 홍반성 낭창이 자가면역질환의 일반적인 예이다.

면역계는 점차 증가하는 특이성을 바탕으로 감염에 대해 계층화된 방어 전략을 구사한다. 기본적으로, 물리적인 장벽이 박테리아나 바이러스와 같은 외부 항원으로부터 개체를 보호한다. 항원이 이와 같은 장벽을 통과하면, **내재면역계**(innate immune system)가 즉각적이지만 비특이적인 반응을 보이게 된다. 내재면역계는 모든 동물 및 식물에 존재한다. 이와 같은 내재면역반응을 병원체가 회피하였을 때에는 내재반응(innate response)에 의해 **적응면역계**(adaptive immune system)가 촉진된다. 면역계는 병원체를 보다 잘 인지하도록 반응의 정도를 조절한다(adapts its response). 더 민감해진 반응 정도는 병원체가 제거된 다음에도 면역기억의 형태로 계속 유지되며, 다음에 동일한 병원체가 다시 침입했을 때 적응면역계가 보다 빠르고 강하게 이 병원체를 처리할 수 있도록 한다. 면역계는 내재면역계와 적응면역계로 구성된다.

내재면역계의 특징은 비특이적인 반응, 즉각적인 최대의 반응 유발, 면역기억 현상의 부재 등이다. 적응면역계의 특징은 병원체 또는 항원에 대한 특이적인 반응, 항원에의 노출과 최대의 반응 사이에 시차 존재, 면역기억 현상의 유도 등이다. 내재면역과 적응면역 모두 자기(self)와 비자기(non-self)를 구분하는 능력에 의존한다. 면역학에서, **자기 분자**(self molecule)는 면역계에 의해 외래 물질로부터 구별될 수 있는 개체 내의 구성 요소를 의미한다. 이와 대조적으로, **비자기 분자**(non-self molecule)는 외래 분자로 인지되는 분자들을 의미한다. 비자기분자의 한 예로 항원(antigen)[1]이 있으며 이들 항원은 특정한 면역 수용기에 결합하여 면역 반응을 이끌어내는 역할을 한다.

1) antibody generator의 줄임말이다.

미생물들과 독소들이 체내로 진입하는 데 성공하였을 때 곧바로 **내재면역계(innate immune system)**가 작용한다. 패턴 인식 수용체가 미생물들 사이에 널리 보존되어 있는 부분을 인지하여 외부의 미생물을 감지하는 방식으로 작용하거나 손상된 세포들이 방출하는 경고성 신호를 같은 종류의 수용체가 이를 인지하여 미생물의 존재 사실을 감지하는 방식으로 작용한다. 각 항원에 특이적으로 작용하지는 않으며 이는 내재면역계가 병원체에 포괄적인 방식으로 작용함을 의미한다. 또한 병원체에 대한 면역이 오랜 시간동안 작동하지 않는다는 특징이 있다. 내재면역계는 대부분의 생물체에서 생체 방어(host defense)를 실현하는데 지배적인 방식이다. **적응면역계(adaptive immune system)**는 초기 척추동물에 이르러 진화하였으며 적응면역계를 통해 항원의 표식을 기억하는 기능을 의미하는 **면역기억(immunological memory)**을 비롯하여 보다 강력한 면역 반응이 가능해진다. 내재면역과는 달리 적응면역계는 항원에 특이적이며 항원제시(antigen presentation) 과정을 통한 비자기항원의 인지를 필요로 한다. 특정한 항원 또는 항원에 감염된 세포에 대한 특이적인 반응이 가능하며 기억세포(memory cell)들은 이와 같이 이미 실현된 반응들을 불러올 수 있다. 병원체가 여러 번 체내에 침입해왔을 때, 이들을 빠르게 제거하는 데 기억세포들이 활용된다.

면역(immunity)은 모든 종류의 유기체와 조직과 장기에 손상을 주는 독소에 저항하는 능력이다 (송애랑 외, 2013: 84-85). 면역계는 이물질에 대항하여 신체의 특수한 방어반응을 마련하는 체계적 반응으로 림프성 장기(림프절, 지라, 가슴샘)와 그 기관의 생성물(림프구, 항체), 대식세포(혈액, 뇌, 간, 림프절, 지라에서 볼 수 있는)를 포함한다. 면역계는 **특이성(specificity)**, **유도성(inducibility)**, **적응 능력(adaptation)**을 모두 실현하는 데 효과적인 구조를 갖추고 있다. 그러나 생체 방어(host defense)에 실패하면 **면역결핍(immunodeficiencies)**, **자가면역(autoimmunity)**, **과민증(hypersensitivities)**과 같은 결과가 나타날 수 있다.

자연면역(natural immunity)은 질병과 싸우는 개체의 능력인데 어떤 종족의 사람 또는 질병으로부터 종을 보호하는 유전적인 특징이다(그림 13-6). 세균의 인체 침입 시에 식세포가 감염장소로 이동하여 세균을 소화하고 신체를 보호하며 이들은 다른 면역세포를 끌어당기는 단백질을 방출한다. 그래서 국소적인 열과 염증을 유발하며 조직과 혈류로부터 나온 대식세포는 죽은 세포와 파편을 처리한다.

후천면역(acquired immunity)은 타고난 자연면역을 가지지 못한 유기체가 신체에 침입했을 때 신체를 보호하기 위한 것으로 치명적인 세균, 바이러스, 독소 등의 침입물질에 대항하여 특수한 면역을 발달시킨다. **후천성 능동면역(acquired active immunity)**은 질병에 걸리면 이물질에 대항하여 항체를 생산하고 후속감염에 대한 보호를 위해 신체에 남는다. 예방 접

좋은 항체 생산을 자극하는 질병의 변형된 병원체 또는 독소를 포함하고 있다. **후천성 수동 면역(acquired passive immunity)**은 기성면역체의 즉각적인 보호가 필요할 때 항독소나 감마글로불린을 주사하는 것이다.

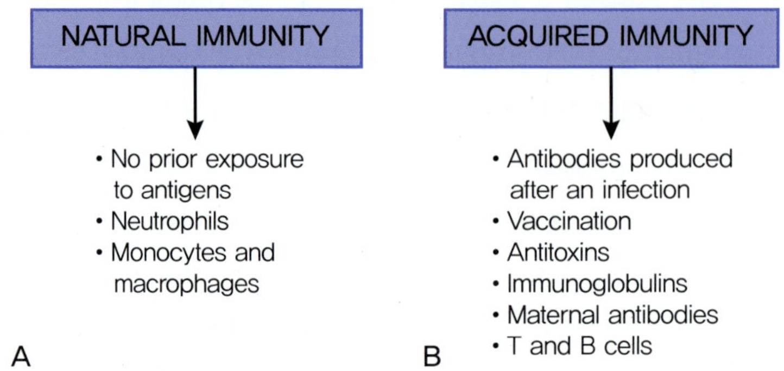

[그림 13-6] 자연면역과 후천면역(Chabner, 2014: 551; 홍준현 외, 2013: 346을 참고)

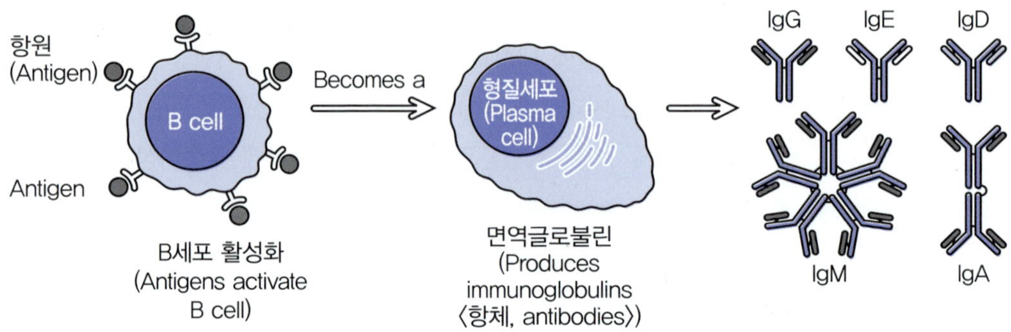

[그림 13-7] 체액성 면역작용(Chabner, 2014: 552, 수정보완)

후천성 능동면역에는 두 가지가 있는데 **체액성 면역(humoral immunity)**은 B림프구에 의해 수행되며 항원에 대한 항체를 생산하여 항원을 비활성화시킨다. B cells는 **형질세포(plasma cell)**로 변형되어 immunoglobulin이라는 항체의 분비면역글로불린(IgM, IgG, IgD, IgE, IgA)을 혈액에서 감염 장소로 이동하여 항원과 반응하여 중성화시킨다(그림 13-7). 반면 **세포매개 면역(cell-mediated immunity)**은 T 세포가 항원과 만나 활성화되어 항원을 삼키고 소화해 버리는 것이다. 이때 T cells는 항원에 부착하여 감염체를 파괴시켜 버리는 세포독성

살세포이고 항원과 반응하는 다른 세포를 돕는 단백질(interleukin과 interferon 등)이며 B세포에 의한 항체합성을 촉진하는 **보조세포(helper cell)**로서 작용하고 항체합성을 저지하는 **억제인자(suppressor)**로서도 작용한다.

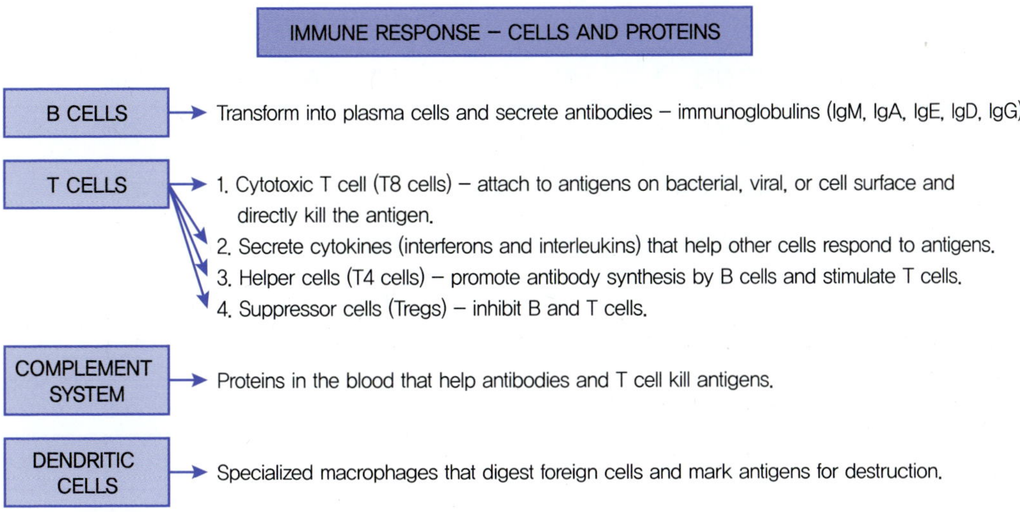

[그림 13-8] B세포와 T세포 림프구의 기능(Chabner, 2014: 553; 홍준현 외, 2013: 347)

한편 **세포매개면역(cell-mediated immunity)**은 면역의 또 다른 유형으로 T cell lymphocyte에 의존한다. T세포는 골수간세포에서 유래하여 흉선호르몬에 의해 활성화되며 림프절과 림프를 포함한 장기로 이동한다(홍준현 외, 2013: 347). 이때 T세포가 항원과 만나면 T세포가 활성화되면서 세균, 바이러스, 진균, 암세포와 같은 항원을 삼켜 소화한다(그림 13-8). 그리고 이와 별도로 T세포는 이식된 장기와 같이 이물조직에 대해서도 반응하며[2], 세균을 파괴하는 interleukin과 interferon이라는 화학물질을 생산한다(지제근, 2004: 414). Helper cell 또는 T4로 불리는 T세포는 항체생성을 자극하며 **억제세포(suppressor cell)**는 B세포 림프구의 활동을 방해하여 항체의 양을 조절한다.

2) 일부 T세포는 세포독성을 가졌으며 살세포(killer cell)라고 부르는 T8이다.

4) 주요 어휘

단어	의미	용어구조	영어 의미	한글 뜻
lymphadenopathy	림프절병증	lymphaden/o	lymph node(gland)	림프절(샘)
		–pathy	disease condition	질병상태
lymphadenitis	림프절염	–itis	inflammation	염증
thymectomy	가슴샘절제술	–ectomy	excision, removal	절제
lymphangiogram	림프관조영상	lymphangi/o	lymph vessel	림프관
splenomegaly	지라비대	splen/o	spleen	지라
		–megaly	enlargement	비대
splenectomy	지라절제술	–ectomy	excision, removal	절제
hypersplenism	지라기능항진	hyper–	excessive	과잉
thymoma	가슴샘종	thym/o	thymus gland	가슴샘
toxic	독성의	tox/o	poison	독소
interstitial fluid	사이질액	inter–	between	사이
		–stitial	standing, position	위치

해설

Lymphadenopathy([limfædənάpəθi])는 'chronic abnormal enlargement of the lymph nodes'로 '림프선 장애(질환)'이다. 그리고 **lymphadenitis**([limfædənáitis])는 'inflammation of lymph nodes'로 '림프선염(腺炎)'이다. **Lymphangiogram**([limfǽndʒiəgræm])은 'an angiogram of the lymph nodes and lymph vessels made after the injection of a radiopaque substance'로 '림프관 조영(造影)도'이다. **Splenomegaly**([spliːnəmégəli])는 'an abnormal enlargement of the spleen'으로 '비장비대증', '거비(巨脾)증'이다. **Hypersplenism**는 '비장기능과다증'이며 'enlarged spleen and a decrease in one or more types of blood cells'이다. **Interstitial fluid**는 신체의 조직세포의 간격을 채우는 액체성분인 '사이질액'이다(지제근, 2013: 862). 이것은 모세혈관벽을 통과하여 혈액과 교통하며 물질교환을 행하며 일부는 혈관으로 되돌아가지만 대부분은 림프관으로 들어가 림프액이 된다.

단어	의미	용어구조	영어 의미	한글 뜻
autoimmune disease	자가면역질환	auto– immun/o	self, own protection	자가 보호
immunology	면역학	–logy	study of	학문
lymphedema	림프부종	–edema	swelling	부종
immunoglobulin	면역글로불린	–globulin	protein	단백
immunosuppression	면역억제	–suppression	the failure to develop some part or organ	억제
lymphopoiesis	림프구생성	–poiesis	formation	생성, 형성
lymphocytopenia	림프구감소증	–penia	deficiency	결핍, 감소
lymphocytosis	림프구증가증	–osis	increase	증가
lymphoid	림프모양의	–oid	resemble, derived from	닮은, 유래한

해설

Immunology([ìmjunálədʒi])는 'the branch of medical science that studies the body's immune system'으로 '면역학'이다. 면역학은 병원체, 숙주, 감염 과정의 메커니즘, 항원 공격에 대한 생체의 반응과 혈청학적 연구를 한다. **Immunoglobulin**([ìmjunouglábjulin])은 'a class of proteins produced in lymph tissue in vertebrates and that function as antibodies in the immune response'로 '면역글로불린'이다. 혈청성분 중에서 면역과 항체작용[3]을 하는 단백질이다. **Lymphopoiesis** ([lìmfəpɔiíːsis])는 'the formation of lymphocytes in the bone marrow and lymph nodes and thymus and spleen'으로 '림프구 생성'이다. **Lymphocytosis**([lìmfəsaitóusis])는 'an abnormal increase in the number of lymphocytes in the circulating blood'로 연령에 따른 정상 림프구 분포보다 증가된 경우인 '림프구 증가증'이다. 소아의 경우 백혈구 백분율에 있어서 출생시 호중구가 많지만 생후 3주부터는 림프구가 더 많아진다. 이와 같은 현상은 생후 4세까지 이어져 림프구가 60%까지 차지한다. 림프구가 많은 어린이는 7,000/uL 이상, 작은 어린이나 영아는 9,000/uL 이상일 경우 림프구 증가증으로 본다.

3) 항원에 선택적으로 반응하는 신체의 기능이다.

5) 관련 질환

우선 **과민증(hypersensitivity)** 관련 질환부터 살펴보면 **알레르기(allergy)**는 신체의 과민성 반응으로 알레르기항원(allergen)에 노출된 후에 면역반응이 나타나 신체를 손상시키는 것이다. 알레르기성 비염, 전신성 아나필락시(anaphylaxis), 과민증까지 다양하게 존재한다. 여기서 **아나필락시(anaphylaxis)**는 단백 또는 다른 물질에 대한 과민증으로 저혈압, 쇼크, 호흡곤란, 후두부종 등이 나타난다.

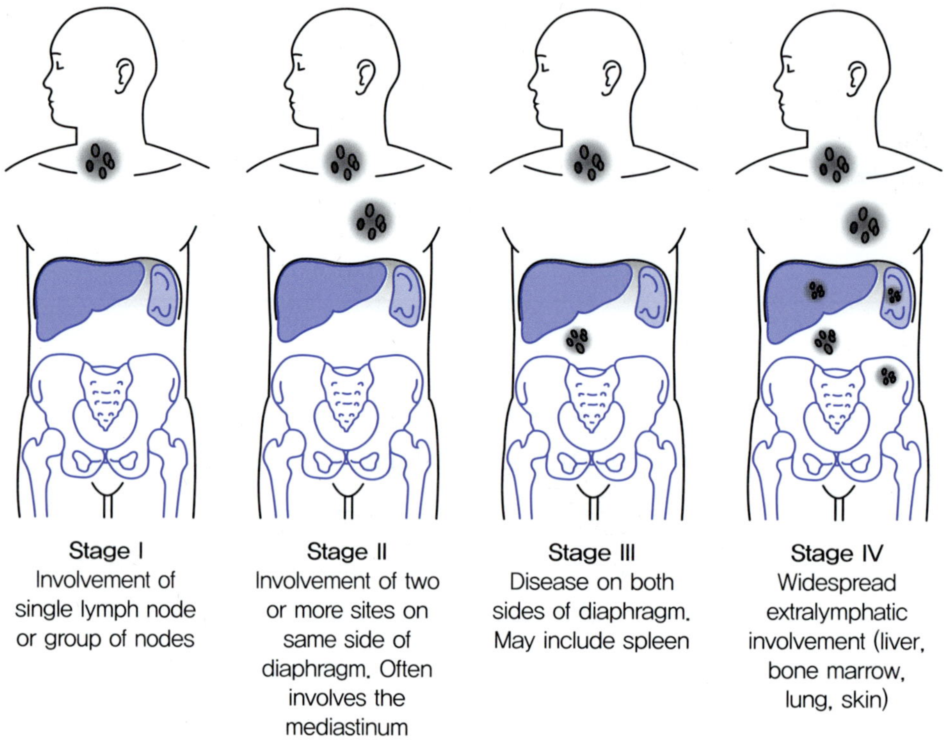

[그림 13-9] 호지킨병(Chabner, 2014: 561)

※ 호지킨병의 병기는 다음과 같다. 1기는 병변이 한 곳의 림프절 영역에 나타난 경우; 2기는 병변이 2군데 이상의 림프절영역에 퍼져있지만 횡격막(폐의 아래쪽에 있는 얇은 근육으로 호흡을 도움)을 경계로 그와 같은 쪽에 머물러 있거나 병변이 림프절 이외의 조직이나 장기에 국소적으로 나타난 경우; 3기는 병변이 횡격막을 경계로 하여 상하 양측의 림프절영역에 나타나며 비장을 포함하여 림프절 이외의 조직이나 장기에 국소적으로 나타나는 경우; 4기는 병변이 림프조직 이외의 장기에 미만성 내지 다발성으로 나타나며 원격 림프절 전이가 수반된 경우이다.

다음으로 **악성질환(malignancies)**을 살펴보면 **다발성 골수종(multiple myeloma)**은 흔히 IgG라는 높은 수준의 특수 면역글로불린과 관련된 혈장세포로 구성된다. 가슴샘종(thymoma)은 가슴샘의 악성종양으로 증상은 기침, 호흡곤란, 삼키기 어려움, 열, 흉통, 몸무게 감소, 식욕부진 등이다. **중증근무력증(myasthenia gravis)**이나 **혈구감소증(cytopenias)**과 관련된다고 알려져 있다. **림프종(lymphoma)**은 림프절과 림프조직의 악성종양이다(송애랑 외, 2013: 86). 특수세포유형과 그 분화정도에 따라 여러 유형의 림프종이 있는데 **호지킨병(Hodgkin lymphoma)**은 지라와 림프절에 있는 림프조직의 악성종양이고 **비호지킨림프종(Nonhodgkin lymphoma)**은 소포성 림프종과 대세포림프종이 있다(그림 13-9).[4] 악성 림프종은 인체의 가장 중요한 면역체계인 림프계에서 발생한 암이며, 백혈병과 함께 대표적인 혈액암 중 하나이다. 백혈병은 골수에서 종양이 시작하여 전신에 파급되는 반면 림프종은 림프절 또는 전신의 어느 장기에서나 발생할 수 있고 대부분 종괴를 확인할 수 있다. 유형에 따라 다양한 임상 예후를 보이는 등의 소견들로 백혈병과 구분되지만 결국에는 골수, 간, 비장 등을 침범하여 백혈병과 유사한 증상과 소견을 보일 수 있다. 악성 림프종은 일반적으로 림프절에서 발생하게 되나 일부에서는 위 및 장기 내의 림프조직에서 발생하며 골수 및 말초혈액을 침범하여 암세포가 나타나는 경우도 있다.

후천성면역결핍증후군(acquired immunodeficiency syndrome; AIDS)은 대표적인 **면역결핍(immunodeficiency) 질환**이다. 이것은 면역체계의 억제와 기회감염, 이차성 신생물, 그리고 신경학적 문제들이 관련된 증후군이다. **인체면역결핍바이러스(human immunodeficiency virus; HIV)**가 원인이며 HIV가 면역력을 저하시킴으로써 정상적으로는 방어할 수 있는 세균이나 기생충에도 감염되며 AIDS와 관련된 감염성 질환들의 기회감염(opportunistic infection)을 발생시킨다.[5] 예를 들어, 칸디다증(candidiasis)과 같이 입이나 소화기계 감염의 원인에 노출되거나 단순성포진(Herpes simplex)처럼 생식기 주변 피부의 물집이 그 원

---

4) 1832년 토마스 호지킨이라는 의사가 림프절에서 발생하는 악성종양을 최초로 보고하였고 이후 그의 이름을 따서 명명되었으나 이후 호지킨 림프종과 임상양상 및 조직학적 소견 등이 상이한 림프절 종양이 발견되어 그것을 비호지킨 림프종으로 구분하였다. 악성림프종의 발병원인은 특정화학물질(제초제, 유기 용매)에 자주 노출되는 직업 종사자나 Epstein-Barr virus, human T-lymphotrophic virus와 같은 바이러스 감염, Helicobacter pylori 세균 감염, 그리고 가족력이 있거나 에이즈 환자인 경우 발병 가능성이 높은 것으로 알려져 있다(홍준현 외, 2013: 355).

5) 에이즈는 신체의 면역과 저항력이 저하되는 질병으로 보통 에이즈 질환으로 인한 사망과 면역력이 약화되어 다른 질병에 함께 감염되어 합병증으로 사망하는 사례가 많다. 우리나라에서는 에이즈에 대해 후천성면역결핍증 예방법이라는 법령을 두어 관리하고 있는데 이 법령 제19조에 따르면 '에이즈에 감염된 사람이 혈액이나 체액을 통해 다른 사람에게 전파매개행위를 하는 것을 금지'하고 있으며 제25조에서는 '이를 위반할 경우 3년 이하의 징역형으로 처벌'하도록 규정하고 있다.

인이 되는 감염이다. 폐렴(pneumonia)이나 결핵(tuberculosis)이 그러하다.

[참고]
에이즈(Acquired Immune Deficiency Syndrome; AIDS)는 HIV라는 바이러스에 감염되어 발병하면 나타나는 전염병이다. HIV는 바이러스를 말하며 에이즈는 면역이 결핍되어 나타나는 상태를 뜻한다. HIV에 걸린 사람을 에이즈 환자라고 부르지 않는데 HIV 감염인이란 HIV에 걸린 모든 사람을 말하며 이 중에서 질병이 나타난 사람을 에이즈 환자라고 부른다. 아무런 치료를 받지 않아도 면역결핍으로 사망에 이르는데 대개 10-12년 정도 걸린다. 그러나 올바른 관리를 한다면 30년 이상 살 수 있다. 그래서 현재 에이즈는 만성질환으로 분류되고 있다. 에이즈 바이러스인 HIV는 레트로바이러스이다. 레트로바이러스는 숙주 세포에 침입하여 자신의 RNA를 DNA로 역전사한 후 숙주 세포의 DNA에 들어가 증식한다. 특히 역전사 과정을 일으키는 역전사 효소는 일반적인 DNA 복제 효소와는 달리 오류정정 기능이 없기 때문에 많은 돌연변이를 일으키게 되어 HIV는 매우 쉽게 변이된다. 임상연구에서도 에이즈에 감염된 환자가 여러 변종의 HIV를 지니고 있음이 확인되었다. HIV 감염자의 50-70%는 감염 후 3-6주 뒤에 독감과 유사한 급성임상증후군을 앓게 된다. 그러나 HIV 감염자는 그 이후 짧으면 3년에서 길면 12년까지 무증상 상태를 보이므로 곧바로 HIV 감염을 인지하지 못하는 경우가 매우 흔하며, 에이즈의 증세가 나타나기 시작하였을 때에는 이미 신체의 면역 체계가 상당 부분 약화되어 있는 경우가 많다. HIV 감염의 진단은 ELISA를 통한 선별검사와 웨스턴 블롯을 통한 확진의 두 단계로 이루어진다. 대개 감염 후 2주 정도면 혈액 속에 HIV 항체를 판별할 수 있으므로, 이때부터 진단이 가능하다. 에이즈는 HIV의 감염으로 생기는 궁극적인 결과이다. HIV는 레트로바이러스의 일종으로서, 인간 생존에 필수적인 기관들인 CD4+ T 세포와 대식세포 그리고 수지상세포들에 우선적으로 감염된다. 특히 HIV는 직간접적으로 CD4+ T 세포들을 파괴한다. 만일 HIV가 CD4+T 세포들을 죽이기 시작하여, 혈액 1μL당 200개 안팎의 T세포 밖에 남지 않게 되면 세포성 면역을 잃은 것으로 보게 된다. 급성 HIV 감염은 곧 임상적 후기 HIV 감염으로 진행하게 되고 결국 에이즈에 이르게 된다. 혈액 내에 남아있는 CD4+ T세포의 수를 측정하여 위와 같은 진행 상황을 파악할 수 있다. 사실 에이즈의 원인인 HIV는 대단히 약한 바이러스이다. 따라서 인간 대 인간의 직접전염경로를 차단하여 에이즈를 예방할 수 있다. 한편 혈액을 통한 HIV 노출은 단 한번으로도 95% 이상이 에이즈에 감염된다. 신생아의 HIV 감염은 약 25%에 이른다. 그러나 항바이러스제제인 zidovudine을 출산 전부터 산모에 투여하고 분만 후에는 신생아에 투여하는 방법으로 감염률을 8.3%까지 낮출 수 있다. 그리고 HIV는 체액, 특히 정액이나 질 분비물, 혈액 또는 타액 등에 섞여서 전염된다. 따라서 HIV 감염 여부가 의심되는 경우 성접촉을 피하고 가능한 한 성행위시 직접적인 점막끼리의 접촉을 막기 위해 콘돔을 사용하는 것이 좋다.

6) 임상검사 및 처치에 관한 용어

림프계와 면역계 관련 임상검사들을 살펴보면 **전기면역영동(immunoelectrophoresis)**은 다발성 골수종과 Waldenstrom macroglobulinemia 환자에서 항체의 이상 유무를 검사하는 것이고 Western blot은 혈청 내에서 HIV(AIDS virus)의 존재를 찾는 검사이다. **ELISA 검사(enzyme-linked immunosorbent assay)**는 효소와 관련된 면역학적 sorbent 검사법으로 AIDS 바이러스에 대한 항체가 혈중에 있는지를 찾아내는 검사이다. 다음으로 임상처치를 보면 **림프관 조영도(lymphangiogram)**는 염료를 주사하고 흉부지역으로 이동하는 림프흐름의 경로를 볼 수 있도록 X-ray를 찍는 것이며 림프종의 단계구분과 진단에 이용된다. **전산화 단층촬영술(CT scan)**은 림프절, 지라, 가슴샘 등의 림프양 기관의 비정상성을 진단하는 컴퓨터단층촬영으로 해당 부위의 횡단면을 보여준다.

제13강 문제풀이

1. 흉선에서 유래하는 림프구로 면역에서 기억능력을 가지는 것은?
① T-cell
② B-cell
③ lymph vessels
④ lymph node
⑤ lymph capillary

2. 가장 큰 림프기관으로 대식세포에 의해 적혈구를 파괴하는 것은?
① tonsil
② spleen
③ adenoid
④ liver
⑤ heart

3. 다음 중에서 어근의 의미가 올바르지 않은 것은?
① lymphadeno-lymph node
② immuno - protection
③ lymphangio-lymph gland
④ lympho- lymph
⑤ spleno-spleen

4. HIV 바이러스에 감염되어 면역세포가 파괴되는 질환은?
① AIDS
② hodgkin's disease
③ pneumonia
④ herpes simplex
⑤ tuberculosis

정답 1. ① 2. ② 3. ③ 4. ①

제 14 강

근골격계

1) 근골격계

2) 뼈

3) 관절

4) 근육

5) 주요 어휘

6) 관련 질환

7) 임상검사 및 처치에 관한 용어

제14강 근골격계

1) 근골격계

뼈는 비교적 단단하고 가벼운 합성 물질이며 수산화인회석이라고 하는 인산칼슘으로 대부분 이루어진 화학구조물이다. 이것은 비교적 높은 압축 강도를 가지고 있지만 인장 강도는 낮다. 뼈는 기본적으로 깨지기 쉬우나 자체 유기성분(주로 콜라겐 때문)에 놀라울 정도의 탄력성을 가진다. 뼈는 내부적으로 망사 구조이며 밀도는 위치마다 다양하다(송애랑 외, 2013: 333-339). 뼈는 치밀질인 곳도 있고 해면질인 것도 있다. 겉질뼈(바깥판)는 치밀하며 골격에서 큰 부분을 차지한다. 뼈의 전형적인 구조는 치밀질 부분에서 볼 수 있으며 가느다란 혈관을 중심으로 하는 동심원상 단면 구조를 가진 원주(圓柱)가 단위 구조를 이룬다. 이것을 하버스관(管) 또는 오스테온(골단위)이라고 한다.[1]

뼈와 근육 관절을 포함하는 신체의 계통을 근골격계라고 한다. **뼈(bone)**는 인체 내부의 장기를 지지하고 보호하는데 근육이 부착된 지점에서 작동하며 신체의 움직임을 돕는다. 뼈의 안쪽 핵심은 조혈조직인데[2] 칼슘과 인 같이 성장에 필요한 광물질을 저장한다. 성인의 뼈는 모두 206개로 주로 관절에 의해 연결되며 골격근 작용에 의한 각종 운동을 할 수 있도록 한다. 몇 가지 기초용어를 살펴보면 **관절(joints)**은 뼈가 만나는 장소이고 **근육(muscles)**은 뼈

---

1) 하버스관의 구조는 철근 콘크리트 기둥에 비유된다. 철근에 해당하는 것은 교원 섬유로 짜여진 바구니이며 그 그물눈을 채우고 있는 시멘트에 해당하는 것이 골질(骨質)이다. 골질은 탄산 칼슘 · 인산 칼슘 등의 무기질과 단백질이 결합된 것이다. 이들 섬유나 골질은 골아 세포가 산출 분비하는데 세포 자신은 점차 이것들에 의해 에워싸여져 갇혀 버린다. 그러나 세포는 가늘고 긴 세포질의 돌기를 골질 속으로 많이 보내 인접 세포와 연락하며, 이들 돌기는 골질이 뚫어놓은 터널(骨細管) 속에 들어가 있다. 이와 같은 상태가 된 세포를 골세포라고 한다. 골세포의 돌기는 원칙적으로 하버스관 중앙의 혈관 쪽을 향해 나 있다. 이들 돌기에 의한 연락은 산소 · 영양 · 불필요한 물질의 수송로를 이루는데, 가장 바깥층의 골세포 돌기가 인접하는 하버스관에 소속하는 돌기와 연락하지 않고 하버스관마다 폐쇄적인 계열을 형성한다. 하버스관은 일생동안 끊임없이 다시 만들어진다. 추측컨대 뼈에 걸리는 힘의 방향이나 성질의 미묘한 변화에 대응하여 다시 만들어지는 것이라고 볼 수 있다. 횡단면으로 이웃해 있는 하버스관의 틈새에 볼 수 있는 불규칙한 줄무늬는 이전에 그곳에 있었다가 지금은 파괴된 하버스관의 흔적이다. 골질 또한 끊임없이 다시 만들어진다는 것이 밝혀지고 있다. 방사성 칼슘을 먹이에 섞어 동물에게 주고 소장(消長)을 관찰한 실험에 의하면 방사성 칼슘은 뼈에 침착(沈着)하지만 일정 시간이 지난 뒤에는 잇달아 배출된다. 인간의 경우는 그 기간이 몇 개월인 사람도 있다. 인이나 단백질 등에 대해서도 같은 결과가 생기기 때문에 골질은 일정 기간이 지난 후에는 완전히 새로운 구성 성분으로 바뀐다. 이와 같이 뼈는 그 구조와 성분 모두 끊임없이 변화하는 살아 있는 조직이다.

2) 조혈조직의 적골수는 혈구세포를 생산한다.

또는 내부 장기와 혈관에 부착되어 운동에 관여하는 물질이다. **정형외과의사(orthopedist)**는 뼈와 근육에 관한 질병을 치료하는 의사이고 **류마티스학자(rheumatologist)**는 관절 질환을 치료하는 의사이다. 미국 등에서 면허를 발급하는 정골의사(osteopathic physicians)는 뼈 질환을 치료하는 의사이고 척추지압요법사(chiropractor)는 척주를 고치기 위해 물리적 수단을 활용한다.

2) 뼈

뼈는 긴뼈, 짧은뼈, 납작뼈, 불규칙뼈, 공기뼈, 혼합뼈로 크게 나뉘어진다(송애랑 외, 2013: 334-337). 긴뼈는 관형구조이며 긴뼈의 가운데 자루를 뼈몸통이라고 한다. 그리고 빈 중앙에는 골수로 찬 골수공간이 있다. 골수공간을 둘러싸고 있는 것은 또한 골수를 포함하고 있는 얇은 해면뼈 층이다. 뼈의 말단은 뼈끝이라고 하는데 거의 해면뼈로 이루어져 있고 치밀뼈의 비교적 얇은 겉질로 싸여 있다. 어린이들의 뼈는 적색골수로 차 있고 점차 자라면서 황색골수로 대치된다. 짧은뼈는 긴뼈와 유사한 구조를 가지고 있지만 골수공간이 없다. 납작뼈는 두개의 치밀뼈판으로 구성되며 가운데에 샌드위치처럼 해면뼈가 있다. 이 해면뼈를 **판사이층(diploe)**이라고 한다. 불규칙뼈는 앞의 뼈의 어떤 형태에도 속하지 않는 뼈를 말한다. 공기뼈는 뼈 안에 공기가 있는 것을 말한다(예: 위턱뼈). 혼합뼈는 위의 뼈 모양이 혼합되어 있는 것이다.

1 형성과 구조

뼈의 형성(formation)을 살펴보면 뼈는 주로 혈관과 신경이 많이 공급되는 **골조직(osseous tissue)**이라 부르는 결합조직으로 이루어져 있다. 골조직은 **골세포(osteocyte)**로 구성되며 태아 발달 동안 태아의 뼈는 **연골조직(cartilage tissue)**으로 이루어져 있어서 유연하고 덜 조밀하다. 골화(ossification)는 배아 발달 시에 연골에 칼슘염이 축적되기 시작하면서 출산 후에도 계속되는데 미성숙한 골세포와 칼슘축적에 의해 연골간질이 계속 대체되어 일어난다. **골아세포(osteoblast)**는 골화가 진행되는 동안에 연골을 대체하는 골조직을 생산하는 미성숙 골세포이다. **파골세포(osteoclast)**는 골조직을 재흡수하거나 소화하는 기능을 갖고 있는 큰 세포이다(지제근, 2013: 1186). 뼈의 형성을 위해서는 골조직에 칼슘(calcium)과 인(phosphorus), 비타민 D의 공급이 필수적이다.

다음으로 뼈의 구조를 살펴보면 뼈는 골막으로 덮여 있고 표층은 단단한 치밀질, 심층은 엉성한 해면질, 중심부는 골수강으로 구성되어 있다. **긴뼈(long bone, 장골)**의 종류에는 넙다리(넙다리뼈), 아래다리(정강뼈와 종아리뼈), 팔(위팔뼈, 노뼈, 자뼈)이 있으며 매우 강하고 다른 뼈와 만나는 끝이 넓으며 근육이 부착되는 큰 표면을 가진다. **짧은뼈(short bone)**는 손목과 발목에서 볼 수 있으며 작고 불규칙한 형태이다(송애랑 외, 2013: 334-337). 편평골 또는 **납작뼈(flat bone)**는 신체의 부드러운 부분에 있는데 어깨뼈, 갈비뼈, 엉덩이 뼈 등이며 **종자골(sesamoid bone)**은 작고 둥근 뼈로 무릎뼈처럼 관절 가까이에서 볼 수 있다.

긴뼈(long bone)를 좀 더 상세하게 살펴보면 **뼈몸통(diaphysis)**은 긴뼈의 중간부분 또는 몸통이고 **골단(epiphysis)**은 긴뼈의 양쪽 끝이다(그림 14-1). **뼈끝선(epiphysial line or plate)**은 뼈가 자랄 때 새로운 골조직에 의해 계속해서 대체되어 연골조직 부분이 나타내는 선인데 골단선은 뼈가 충분히 성장하면 석회화하여 사라진다(송애랑 외, 2013: 336).

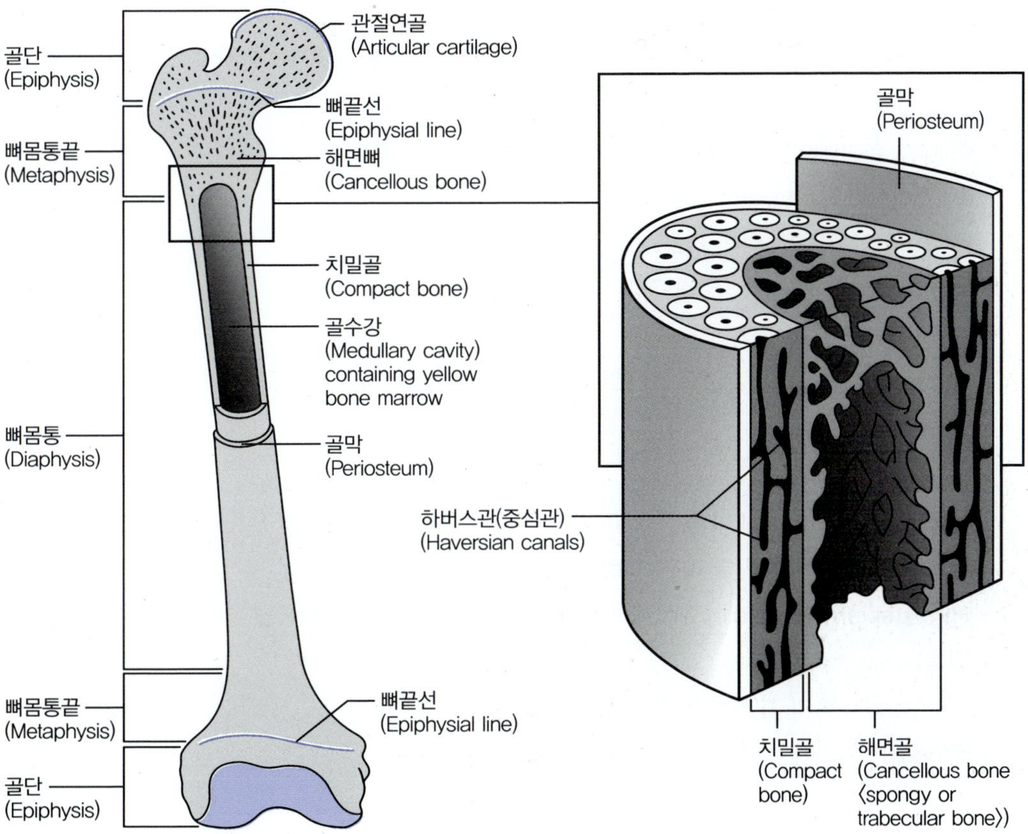

[그림 14-1] 긴뼈(장골)의 구조(Chabner, 2014: 580; 홍준현 외, 2013: 364를 수정보완)

[참고] 뼈 관련 용어들

- **돌기(process)** : 비교적 큰 돌출부나 두드러진 융기
- **관절(articulation)** : 근접한 뼈가 서로 만나는 곳
- **관절돌기(articular process)** : 근접한 뼈가 만나는 돌출부
- **융기(eminence)** : 비교적 작은 돌출부나 융기
- **거친면(tuberosity)** : 거칠거칠한 면이 돌출되거나 융기된 경우. tuberosity가 거친면이 아니라 결절, 융기의 뜻으로 쓰일 때도 있음
- **결절(tubercle)** : 거칠거칠한 면이 돌출되거나 융기된 경우로 거친면보다 작은 경우에 쓰임
- **돌기(trochanter)** : 넓적다리뼈에 있는 특유의 두 거친면
- **가시(spine)** : 비교적 길고 얇은 돌출부나 융기
- **봉합(suture)** : 머리뼈 사이의 관절
- **복사(malleolus)** : 발목에 있는 특유의 두 융기
- **관절융기(condyle)** : 크고 둥근 관절돌기
- **위관절융기(epicondyle)** : 관절융기(condyle)의 근처에 있는 돌출부, 하지만 관절의 일부는 아님
- **선(line), 선(ridge)** : 길고 얇게 튀어나온 돌출부, 종종 거친 면과 함께 있음
- **능선(crest)** : 돌출한 선
- **면(facet)** : 작고 부드러운 관절면
- **구멍(foramen)** : 뼈에 난 열린 구멍
- **오목(fossa)** : 넓고 얇게 패인 지역
- **관(canal)** : 길고 터널 같은 구멍으로 주로 신경이나 혈관의 통로로 사용
- **길(meatus)** : 짧은 관
- **동(sinus)** : 머리뼈에 있는 공간
- **뼈몸통(diaphysis, shaft)** : 뼈의 길고 비교적 곧은 주요 부분으로 일차적인 뼈 발생의 장소
- **뼈끝(epiphyses)** : 뼈의 끝 부분으로 이차적인 뼈 발생의 장소
- **뼈끝판(epiphyseal plate)** : 뼈끝과 뼈몸통의 융합의 흔적인 뼈에 난 얇은 판(성인에게만 있음)
- **머리(head)** : 뼈의 기부(基部, 몸 중심에 가까운)의 관절 끝
- **목(neck)** : 머리와 뼈몸통 사이에 있는 뼈의 부위

뼈의 내부구조를 살펴보면 **골막(periosteum)**은 골단 끝만 제외하고 긴뼈(long bone)의 표면을 덮고 있는 강한 섬유성의 혈관막이다. 뼈를 보호하는 것 외에 뼈의 표층에 혈관을 보내어 뼈의 영양, 성장, 골절시 재생에 관여한다. **관절연골(articular cartilage)**은 긴 뼈 끝을 덮는 얇은 층의 연골로 관절에서 충격 완화의 역할을 한다. **치밀골(compact, cortical bone)**은 뼈의 골막 밑에 있는 딱딱하고 치밀한 층이고 **하버스관(Haversian canals)**은 치밀골 안에서 뼈에 산소와 영양분 같은 물질을 공급하고 이산화탄소 등의 물질을 제거하는 혈관을 포함한 작은 관이다. **골수강(medullary cavity)**은 중심 골수강으로부터 빠져 나가는 터널이고 **황색골수(yellow bone marrow)**는 주로 지방세포로 이루어진다. **해면골(cancellous bone)**은 치밀골보다 덜 치밀하고 구멍이 많은데 해면골의 공간에는 혈관이 풍부한 **적골수(red bone marrow)**가 있다.

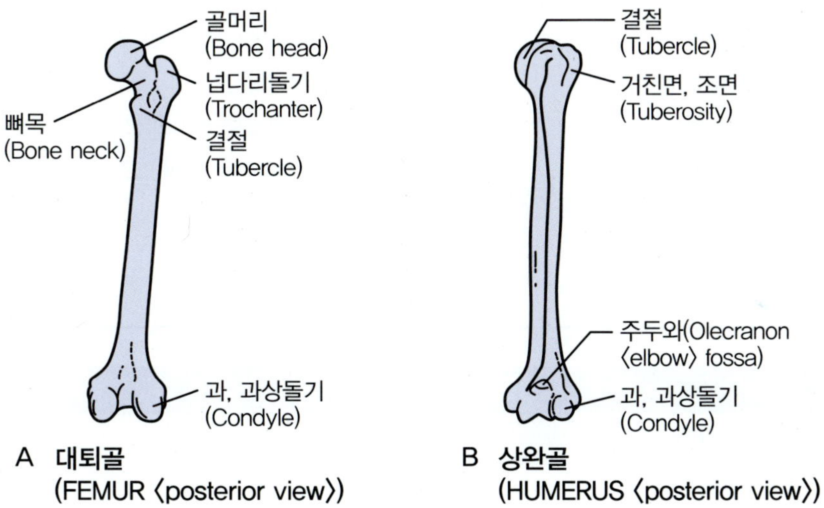

[그림 14-2] 대퇴골과 상완골

2 돌기와 함요

뼈에는 돌기와 함요가 있다. **뼈의 돌기(bone process)**는 근육과 힘줄이 부착되도록 작용하는 뼈가 볼록하게 부푼 곳이다(그림 14-2). **골머리(bone head)**는 목에 의해 뼈몸통으로부터 분리되는 뼈의 둥근 끝부분이며 **결절(tubercle)**은 힘줄 또는 근육이 부착되는 뼈의 작고 둥근 돌기이다. **넙다리돌기(trochanter)**는 넙다리뼈에 근육이 부착되는 큰 돌기이고 **거친**

면(tuberosity)은 근육과 힘줄이 부착되는 뼈의 큰 둥근 돌기이다. 능선(crest) 다음에 부분과 상돌기(condyle)는 관절에서 둥글고 손가락마디 같은 돌기이다.

뼈의 함요(bone depression)는 함몰이나 구멍, 고랑을 이루는 부분인데 주로 혈관이나 신경의 통로이다(송애랑 외, 2013: 338). **오목(fossa)**은 팔꿈치의 오목한 면이나 뇌하수체의 오목한 면 등이고 **구멍(foramen)**은 혈관이나 신경의 통로이다. **굴(sinus)**은 뼈 안에 있는 빈 강이고 **고랑(sulcus)**은 기다란 홈이며 **열구(fissure)**는 갈라진 틈이다. 신체에 있는 206개의 뼈를 표로 요약하면 다음과 같다.

머리의 뼈(bones of head): 23개	
머리뼈(cranial bone): 8개	얼굴뼈(facial bone): 15개
1. 마루뼈(parietal bone): 2	7. 코뼈(nasal bone): 2
2. 관자뼈(temporal bone): 2	8. 누골(lacrimal bone): 2
3. 이마뼈(frontal bone): 1	9. 하비갑개(inferior concha): 2
4. 뒤통수뼈(occipital bone): 1	10. 위턱뼈(maxilla): 2
5. 나비뼈(sphenoid bone): 1	11. 광대뼈(zygomatic bone): 2
6. 벌집뼈(ethmoid bone): 1	12. 입천장뼈(palatine bone): 2
	13. 아래턱뼈(mandible): 1
	14. 서골(vomer): 1
	15. 목뿔뼈(hyoid bone): 1

몸통골격(axial skeleton): 51개	
척추뼈(vertebrae): 26개	4. 엉치뼈(sacrum): 1(5)
1. 목뼈(cervical vertebrae): 7	5. 꼬리뼈(coccyx): 1(3–5)
2. 등뼈(thoracic vertebrae): 12	6. 갈비뼈(ribs): 12*2=24
3. 허리뼈(lumbar vertebrae): 5	7. 복장뼈(sternum, breast bone): 1

팔뼈(bones of upper limb): 32*2=64개	다리뼈(bones of lower limb): 31*2=62개
1. 빗장뼈(clavicle): 1*2	1. 엉덩이뼈(hip bone): 1*2 엉덩뼈(iliac bone), 궁둥뼈(ischium), 두덩뼈(pubis)
2. 어깨뼈(scapula): 1*2	2. 넙다리뼈(femur): 1*2
3. 위팔뼈(humerus): 1*2	3. 무릎뼈(patella, kneecap): 1*2
4. 노뼈(radius): 1*2	4. 정강뼈(tibia, shin-bone): 1*2
5. 자뼈(ulna): 1*2	5. 종아리뼈(fibula, splinter bone): 1*2

6. 손목뼈(carpal bones): 8*2=16	6. 발목뼈(tarsal bones): 7*2=14
7. 손허리뼈(metacarpal bones): 5*2=10	7. 발허리뼈(metatarsal bones): 5*2=10
8. 손가락뼈(digital phalanges): 14*2=28	8. 발가락뼈(phalanges of toe): 14*2=28

3 부위별 뼈의 명칭

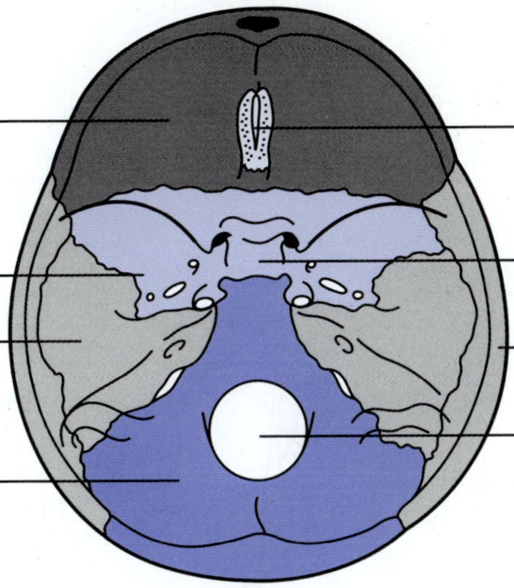

[그림 14-3] 머리뼈(윗면)

우선 **머리뼈(cranial bones)**부터 살펴보면 머리뼈는 뇌의 구성물과 구조를 보호하는데 봉합(suture)이라 부르는 관절로 결합되어 있다(그림 14-3). **숫구멍(fontanelle)**은 출생시 머리뼈의 골화되지 않은 조직으로 이루어진 틈이다. **이마뼈(frontal bone)**는 이마와 눈이 들어 있는 안와의 벽이고 **관자뼈(temporal bone)**는 머리뼈의 아래쪽 측면의 양쪽으로 있는데 오목(fossa)을 포함한다. **관자아래턱 관절(temporomandibular joint; TMJ)**은 관자뼈와 아래턱뼈를 연결하며 **꼭지돌기(mastoid process)**는 귀 뒤의 관자뼈에 있는 둥근 돌기이다. **경상돌기(styloid process)**는 관자뼈 아래로 돌출되어 있으며 **마루뼈(parietal bone)**는 머리뼈의 윗부분 양쪽으로 꼭대기 부분을 이룬다. **뒤통수뼈(occipital bone)**는 머리뼈 뒷면과 바닥을 이루며 마루뼈와 관자뼈가 봉합을 이루게 된다(그림 14-4). **나비뼈(sphenoid bone)**는 박쥐 모양의 뼈로 눈 뒤로 뻗쳐 있으며 머리뼈의 바닥부분을 형성한다(송애랑 외, 2013: 339-340). 이는 마루뼈, 뒤통수뼈, 벌집뼈와 결합되어 머리뼈를 함께 당기는 힘을 받는 곳이다. 말안장, 즉 **터시카(sella turcica)**는 나비뼈의 함몰된 부분으로 뇌하수체가 있는 곳이며 **큰후두구멍(foramen magnum)**은 뒤통수뼈 내면의 척수가 지나는 구멍이다. **벌집뼈(ethmoid bone)**는 비강과 눈의 안와를 형성하고 있는 얇은 해면뼈이다.

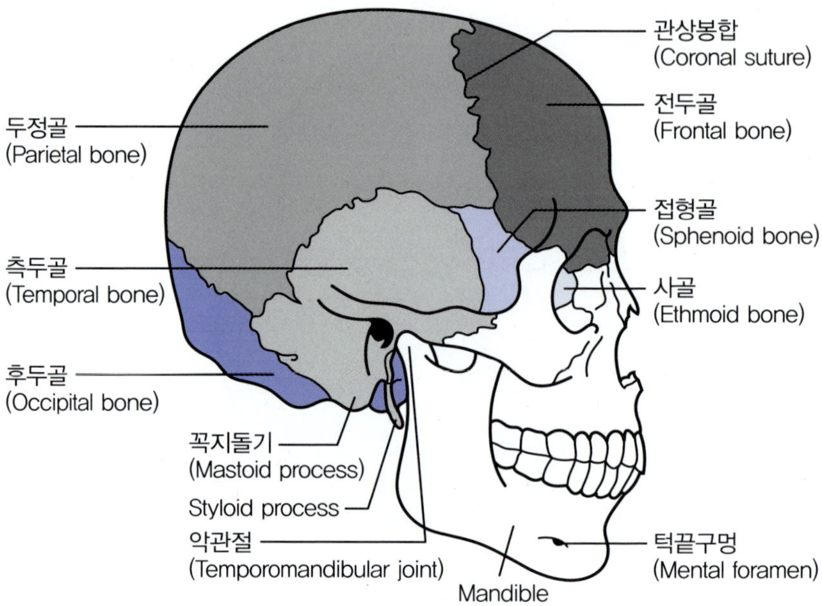

[그림 14-4] 머리뼈(측면)

다음으로 **얼굴뼈(facial bones)**를 보면 얼굴뼈의 한 개만 제외하고는 움직일 수 없는 봉합으로 만난다. 아래턱뼈만이 움직일 수 있는 뼈로 씹거나 말할 때 사용하며 **코뼈(nasal bones)**는 콧마루를 지지하는 얇은 쌍으로 된 뼈이다. **광대뼈(zygomatic bone)**는 볼의 윗부분을 이루는 얼굴 양쪽의 두 개의 뼈이고 **서골(vomer)**은 코사이막의 아래 부분을 이루는 얇은 하나의 평평한 **뼈누골(lacrimal bone)**인데 각 눈의 모서리에 놓인 쌍으로 된 뼈이다. **위턱뼈(maxillary bone)**는 위턱을 이루고 있는 두개의 큰 뼈로 정중면에서 봉합으로 만난다(그림 14-5). **하악골(mandibular bone)**은 관자뼈 부위에서 머리뼈와 만나 양쪽에 관자아래턱관절(TMJ)을 이룬다(송애랑 외, 2013: 340-342).

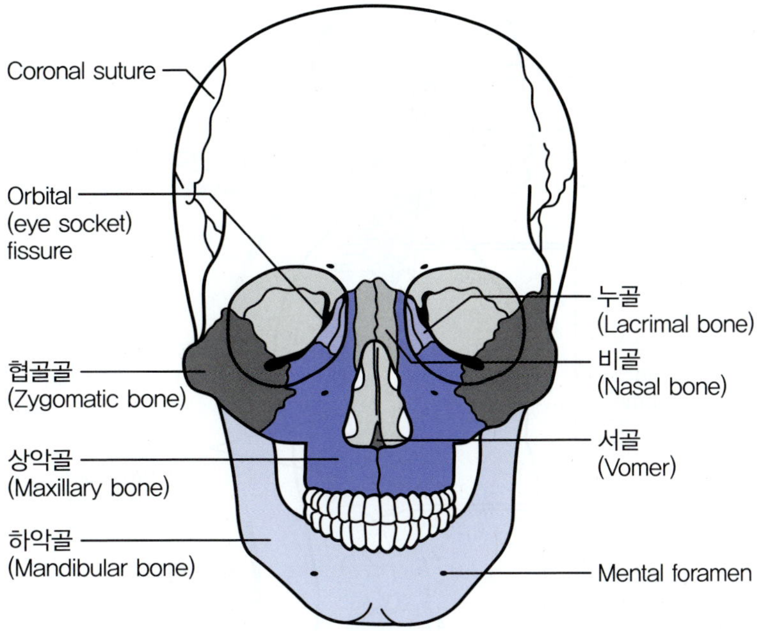

[그림 14-5] 안면골

척주와 척추 관련 뼈를 보면 **척주(vertebral column, spinal column)**는 척추라고 부르는 26개의 뼈로 이루어진다(그림 14-6). **목뼈(cervical vertebrae, C1–C7)**는 척주의 처음 7개의 뼈로 갈비뼈와 관절하지 않으며 **등뼈(thoracic vertebrae, T1–T12, D1–D12)**는 12쌍의 갈비뼈와 관절한다. **허리뼈(lumbar vertebrae, L1–L5)**는 등뼈 중에서 가장 강하고 큰 뼈이고 **엉치뼈(sacrum)**는 약간 굽은 삼각형의 뼈인데 출생시에는 5개가 분리되어 있다가 융합된다. **꼬리뼈(coccyx)**는 4개의 작은 뼈가 결합되어 있다. 한편 척추뼈의 몸통(vertebral body)은 척추뼈 안쪽의 굵은 디스크 모양의 원판 부분이고 **추궁(vertebral arch)**은 척추뼈의 뒷부분으로 **판(lamina)**, **가시돌기(spinous process)**, **가로돌기(transverse process)**로 이루어진다. **신경관(neural canal)**은 척추뼈몸통과 척추궁 사이에 척수가 지나가는 부분이다(그림 14-7).

흉곽의 뼈를 보면 **빗장뼈(clavicle, collar bone, 쇄골)**는 복장뼈와 어깨뼈를 연결하는 신체 양쪽의 가느다란 뼈이다. **견갑골(scapular, shoulder bone)**은 흉곽 뒤쪽에 두 개의 납작한 삼각형 모양의 뼈이고(그림 14-8) **복장뼈(sternum)**는 가슴 가운데서 아래로 확장되는 평평

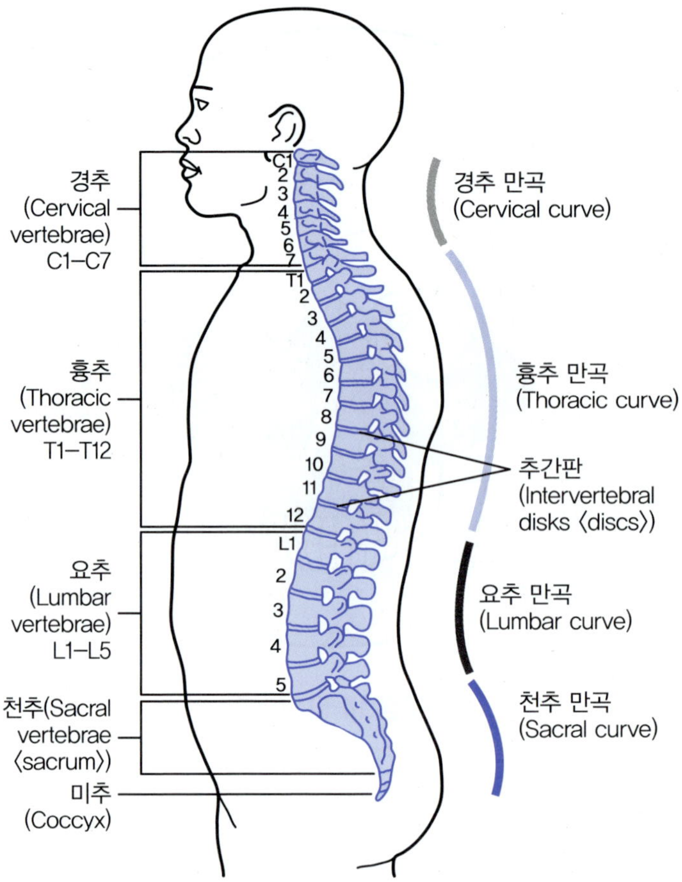

[그림 14-6] 척주

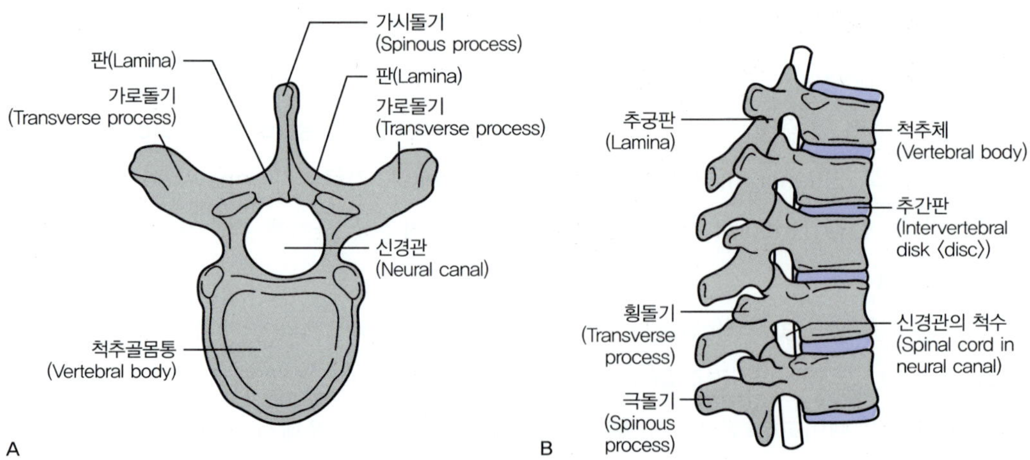

[그림 14-7] 척추의 측면과 단면(Chabner, 2014: 586, 수정보완)

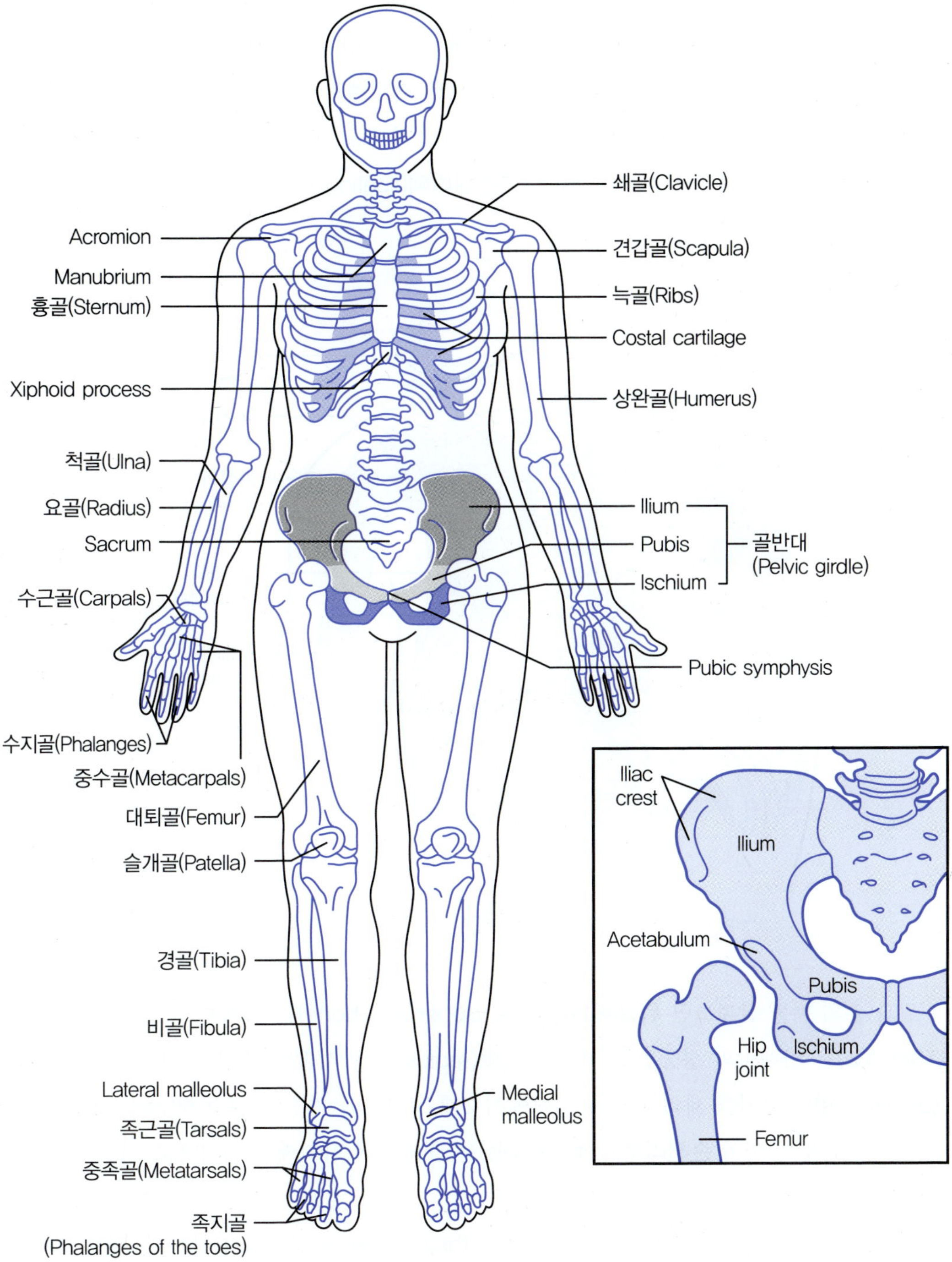

[그림 14-8] 흉곽과 골반, 사지말단의 뼈(데이비스, 2008: 109; 홍준현 외, 2013: 373을 보완)

한 뼈이다(그림 14-9). 한편 **칼돌기(xiphoid process)**는 복장뼈의 맨 아래 부분이다. **갈비뼈(ribs)**는 12쌍이 있는데 첫 7쌍은 **갈비연골(costal cartilage)**이라 부르는 연골 부착을 통해 복장뼈와 만난다. **진성갈비뼈(true ribs)**는 1-7번째의 갈비뼈로 앞으로는 복장뼈, 뒤로는 척주와 만난다. **가성갈비뼈(false ribs)**는 8-10번째의 갈비뼈로 뒤로는 척추와 관절이 있고 복장뼈 대신 7번째 갈비뼈에 부착되어 있다. **부유갈비뼈(floating ribs)**는 11-12번째의 갈비뼈로 전면으로 완전히 떠 있다.

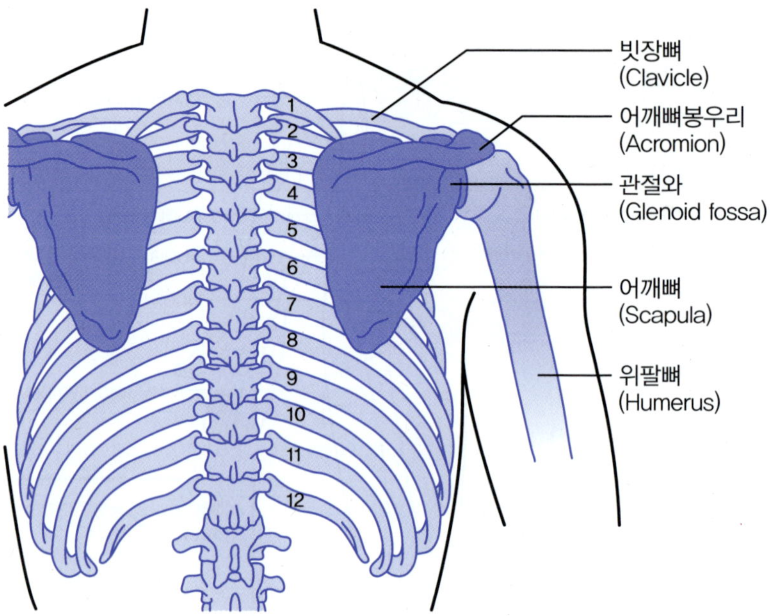

[그림 14-9] 어깨뼈

팔과 손의 뼈를 살펴보면 **위팔뼈(humerus, upper arm bone)**는 어깨뼈, 빗장뼈와 만난다. **자뼈(ulna)**는 아래팔의 정중면쪽 뼈이며 **노뼈(radius)**는 아래팔의 측면쪽 뼈이다. **손가락뼈(phalanges)**는 엄지를 제외한 각 손가락에서 3개의 마디를 가진다. **손목뼈(carpals)**는 손목에 네 개씩 두 줄이며 **손허리뼈(metacarpals)**는 첫째부터 다섯째 손가락으로 이어지는 5개의 뼈이다.

다리와 발의 뼈를 살펴보면 **넙다리뼈(femur, thigh bone)**는 신체에서 가장 긴 뼈로 넙다리뼈의 몸쪽 끝부분에 둥근 넙다리뼈 머리가 엉덩이뼈의 들어간 부위와 만난다. 이 부분을 **절구(acetabulum)**라고 한다. **무릎뼈(patella, kneecap)**는 무릎 앞면에 있는 밤알 모양의 편평골이고 **정강뼈(tibia)**는 아래다리 내측에 있는 기다란 뼈이다. 무릎뼈에서 넙다리뼈와 만나고 발목에서는 안쪽으로 돌출되어 **내측복사(medial malleolus)**를 이룬다. **종아리뼈(fibula)**는 정강뼈 외측에 나란히 서 있는 약간 가는 긴뼈인데 몸쪽 끝과 먼쪽 끝부분에서 정강뼈와 만나며 발목부분에서 바깥으로 돌출되어 **외측복사(lateral malleolus)**를 이룬다. **발목뼈(tarsals)**는 7개의 짧은 뼈로 손목의 손목뼈와 닮았으나 더 크다(그림 14-10). Calcaneus bone는 가장 큰 뼈로 **발뒤꿈치뼈(heel bone)**라고 부른다. **발허리뼈(metatarsals)**는 5개가 있고 발가락뼈와 연결된다. **발가락뼈(phalanges of the toes)**는 엄지발가락이 두 마디, 나머지 4개 발가락은 세 마디뼈로 되어 있다.

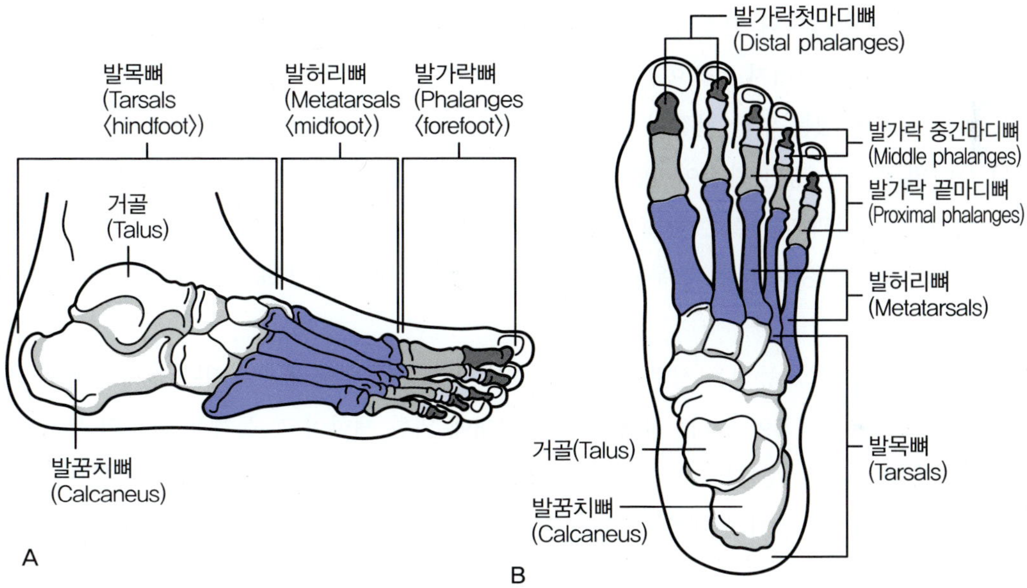

[그림 14-10] 발목뼈와 발가락뼈

골반의 뼈를 살펴보면 **골반연결대(pelvic girdle, hip bone)**는 몸체를 지지하는 큰 뼈로 넙다리뼈 및 엉치뼈와 관절인데 성인의 골반은 세 쌍의 뼈로 융합되어 있다. **엉덩뼈(ilium)**는 가장 위쪽 큰 부분의 뼈로 등쪽으로 두면이 직접 만나지 않고 각각 엉치뼈와 만난다. **궁둥뼈(ischium)**는 골반의 뒷부분으로 궁둥뼈에 부착된 근육은 앉을 때 닿는 면이 된다. **두덩뼈(pubis)**는 앞면에 있고 두개의 두덩뼈가 연골판으로 만나는 융합부분은 두덩뼈 결합이다(송애랑 외, 2013: 347-348). 한편 **골반강(pelvic cavity)**은 골반대에 의해 형성되는 둥근 내부이다. 골반강 내에 직장, 결장, 방광, 여성생식기관이 있다.

3) 관절

관절(關節, joint, articulation)은 2개 이상의 뼈가 서로 맞닿아 연결되어 있는 곳이다. 관절의 가동 범위는 관절두(頭)와 관절와(窩)의 형태에 의해 정해진다. 우선 경첩 관절은 1축 관절이라고도 하며 하나의 축 주위의 회전 운동만이 가능하다. 엄밀하게 말하면 팔꿈치 관절 속의 완척(腕尺) 관절뿐이지만 다른 방향으로의 가동성이 극히 제한되어 있기 때문에 실제로는 하나의 축 주위로 운동을 하게 된다. 턱관절 · 무릎관절 · 거퇴(距腿) 관절 · 손마디관절 등은 거의 경첩 관절에 가깝다. 다음으로 구(球)관절은 경첩 관절의 축이 하나인데 비해 무한개의 축 주위 운동이 가능한 관절이다. 여기에는 어깨 관절 · 고(股)관절 · 가운데 손마디 관절 · 가운데 발마디 관절 등이 있다. 평면 관절은 관절두 · 관절와 모두 평면으로 되어 있어 그 면에서 미끄러져 움직이는 관절이다. 기하학적인 평면이 아니라 곡면으로 되어 있다. 추골 사이에 있는 추간 관절이 여기에 속한다. 그 밖에 수근골(手根骨)이나 족근골(足根骨) 사이의 관절도 평면 관절이지만 가동 범위는 좁다. 그리고 두골과 제1경골과의 관절이나 요골과 수근골과의 관절은 관절면이 타원체로 되어 있기 때문에 그 긴 축 주위의 운동을 주로 하면서도 짧은 축 주위의 운동도 가능하기 때문에 2축 관절 또는 장원 관절이라고도 한다.

관절에서 두 뼈의 가동성은 서로 인접하는 골단의 형태에 의해 제한되지만 실제 관절의 움직임에는 또 다른 제약이 있다. 첫째는 관절 인대에 의한 제한이고, 둘째는 근육의 부착 방법에 의한 제한이며, 셋째는 근육 수축에 의한 제한이다. 이러한 제한 때문에 가동 범위가 현저하게 좁아진다. 먼저 인대에는 가소성과 탄력성이 없기 때문에 길이 이상으로 뻗을 수 없다. 따라서 길이나 방향이 가동 한계를 형성한다. 근육도 부착 방법에 따라서는 뼈의 운동을 방해하기도 한다. 그리고 관절에 붙어 있는 근육이 어떤 상태에 있는지에 따라서도 가동성은 제한을 받는다.

관절의 종류를 자세히 보면 **봉합관절(suture joints)**은 머리뼈의 부동관절이고 **윤활막성관절(synovial joints)**은 자유롭게 움직일 수 있는 보통 관절이다. 구관절은 관절머리와 관절 오목이 모두 반구상의 것으로 엉덩관절이 있고 경첩관절은 무릎관절, 팔굽관절, 발목관절, 발가락 뼈 사이 관절 등이 해당된다. **관절연골(articular cartilage)**은 관절에 있는 뼈표면으로 부드러운 연골면으로 덮여 있다. **윤활막(synovial membrane)**은 관절포 아래에 있고 뼈 사이 윤활막강 내면을 이룬다. **윤활막강(synovial cavity)**은 윤활막에서 생성되는 특수 윤활액으로 차 있다(그림 14-11). 윤활액이란 관절연골에 마찰이 적게 일어나도록 하는데 물과 영양소를 포함한다(송애랑 외, 2013: 362-367).

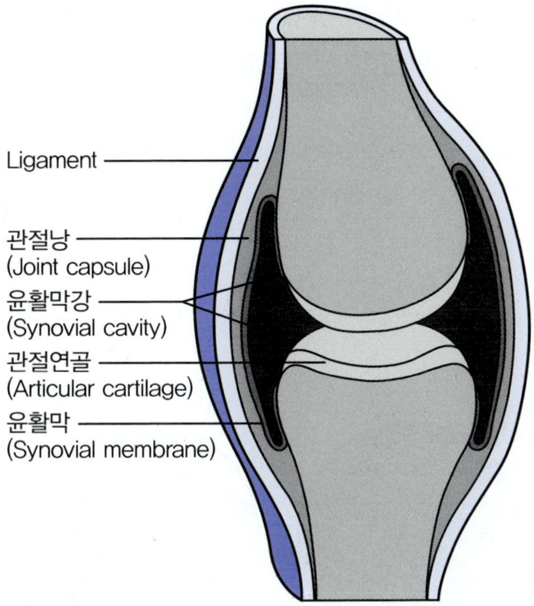

[그림 14-11] 윤활막 관절(데이비스, 2008: 113-114).

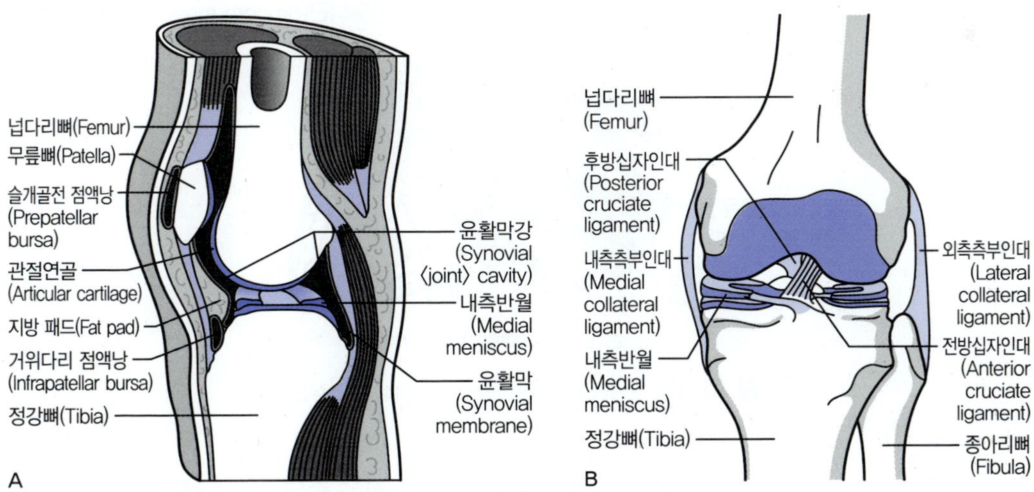

[그림 14-12] 무릎관절과 인대(Chabner, 2014: 603을 참고)

한편 **관절낭(joint capsule)**은 윤활막관절의 뼈에서 섬유성 연골 섬유로 이루어진 것이며 **인대(ligaments)**는 뼈를 관절주머니 주위에 정박시켜 지지력이 있게 한다(그림 14-12). **점액낭(bursae)**은 점액을 싸고 있는 막인데 내면은 윤활막으로 되어 있고 관절 주위에 위치한다. 이것은 **힘줄(tendon), 인대(ligaments), 뼈 사이의 강(cavity)**을 형성하고 관절낭 가까이에 있어 정상적 마찰이 생기는 장소인 이 부분을 매끄럽게 한다. 주로 팔굽관절, 무릎관절, 어깨관절 등에 있다.

4) 근육

근육(筋肉)은 힘줄과 살을 통틀어 이르며 동물의 운동을 담당하는 기관이다(그림 14-13).

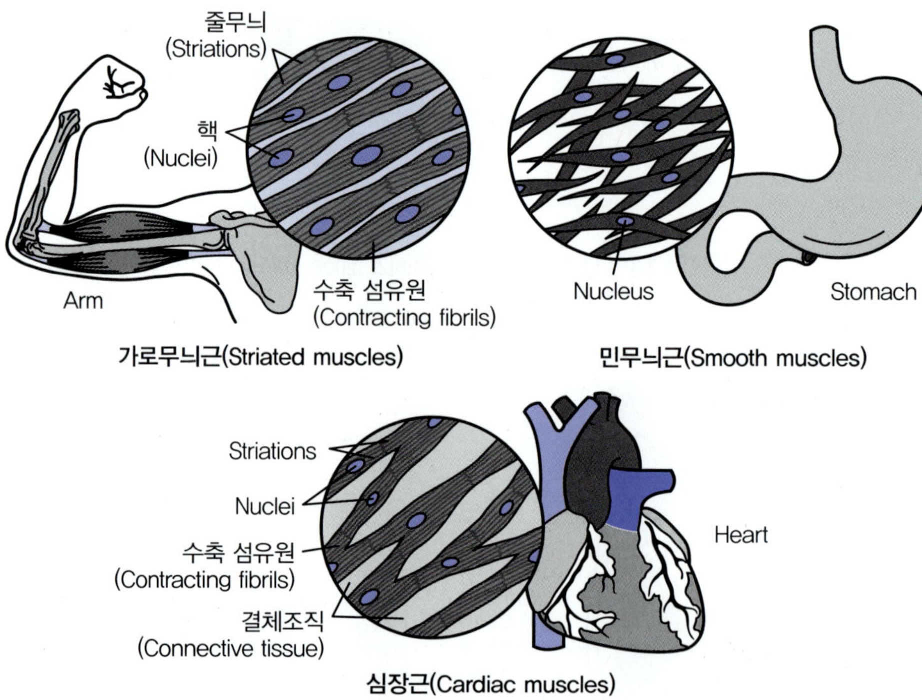

[그림 14-13] 근육의 유형(Chabner, 2014: 611, 수정보완)

근육의 유형을 보면 **가로무늬근(striated muscles, 횡문근)**은 **수의근(voluntary muscle)** 또는 **골격근(skeletal muscle)**인데 얼굴과 눈 등 모든 뼈를 움직이는 근섬유이고 의식적 조절이 가능하다. 가로무늬근섬유는 세포질 내에 어둡고 밝은 띠의 모습을 나타낸다. 가로무늬근 섬유는 한 개마다 약간의 결합조직 섬유에 둘러싸여 있으며, 이것이 모여 작은 다발을 이루고 그 다발이 더 많이 모여 하나의 근육이 된다.[3] **근막(fascia)**은 근육을 싸서 분리하는 섬유성 조직이다. **민무늬근(smooth muscles, 평활근)**은 **불수의근(involuntary muscles)** 또는 **내장근(visceral muscle)**이다. 소화기계, 혈관, 분비샘 같은 내부장기를 움직이는 근섬유이며 의식적 조절이 불가능하다. 세포질 내에 띠가 없는 섬유원을 가지며 관이나 혈관을 얇게 덮고 있다. 한편 **심장근(cardiac muscles)**은 모양이 횡문근, 활동은 평활근과 같지만 줄무늬가 있으나 의식적 조절이 불가능하다.

근육은 근막이라고 하는 결합조직의 막에 의해 많은 근섬유가 싸여 있는 구조로 되어 있다(송애랑 외, 2013: 376-378). 근섬유는 그물 모양의 섬유가 격벽 모양으로 되어 많은 다발로 나뉜다. 근육의 양쪽 끝에는 콜라겐 섬유로 된 힘줄이 있는데 이것에 의해 근육이 뼈에 붙어 있다. 가로무늬가 없는 근육을 통틀어 '민무늬근'이라고 하는데 척추동물의 위나 장 등의 내장 운동에 관계하기 때문에 '내장근'이라고도 한다. 경우에 따라서는 의지와는 상관없이 운동이 진행되므로 불수의근이라고도 한다. 골격근과 심장근은 세포 안에 가로무늬가 있는데 반해, 민무늬근에서는 그 구조를 볼 수 없다. 근세포는 긴 방추형이며 핵은 세포에 1개씩 있다. 민무늬근은 척추동물의 식도 아랫부분에서 장에 이르기까지 소화관 벽이나 요관, 방광 등의 비뇨기계 혈관과 기관에서 볼 수 있다.

심장근은 심장에서만 볼 수 있는 근세포로 이루어진 조직이다. 근원 섬유가 존재하는 것은 가로무늬근과 같지만 길이가 짧고 양끝은 인접 세포와 연결되어 있다. 척추동물의 심장근은 내장근인데 골격근과 같이 가로무늬가 존재하며 근섬유도 골격근과 같은 형태를 가지고 있다. 그러나 근섬유가 갈라져 서로 연결되고 있는 곳은 골격근과 다르다. 이는 신경의 자극이 없어도 자동적으로 수축 · 이완을 반복한다. 그리고 수축하고 있을 때 다른 수축을 일으키는 자극에도 반응하지 않는다. 따라서 골격근에서 볼 수 있는 강직이 일어나지 않는다. 그렇기 때문에 심장에 분포하는 모든 신경을 절단해도 심장의 수축 활동에는 아무런 지장이 없다. 다만 필요에 따라 템포를 빠르게 하거나 느리게 하는 조절은 안 된다. 이는 심장을 주기적으로 수축시켜 혈액을 동맥으로 보내기 위한 중요한 특성이다.

---

3) 근섬유를 이와 같이 묶는 결합조직은 근육 양쪽 끝에서 변형되어 힘줄이라는 구조를 형성한다. 긴 힘줄이 뼈에 접해 있는 곳은 마찰이 경감되기 때문에 속에 활액을 함유하는 건초라는 주머니에 싸여 있다. 힘줄은 그 대부분이 골막으로 끝나는데 일부 섬유는 뼈 내부까지 침입한다. 가로무늬근, 즉 횡문근(橫紋筋)의 섬유를 현미경으로 관찰하면 밝게 보이는 명대와 어둡게 보이는 암대가 번갈아 배열되어 있기에 '가로무늬근'이라고 한다. 이들은 다핵 세포로 주로 척추동물의 뼈에 붙어 뼈를 움직이므로 '골격근'이라고도 하며, 또 의지대로 수축시킬 수 있기 때문에 '맘대로근(수의근)'이라고도 한다. 무척추동물인 곤충류 · 갑각류의 외골격에 붙어 운동을 지배하고 있는 근육도 가로무늬근이다.

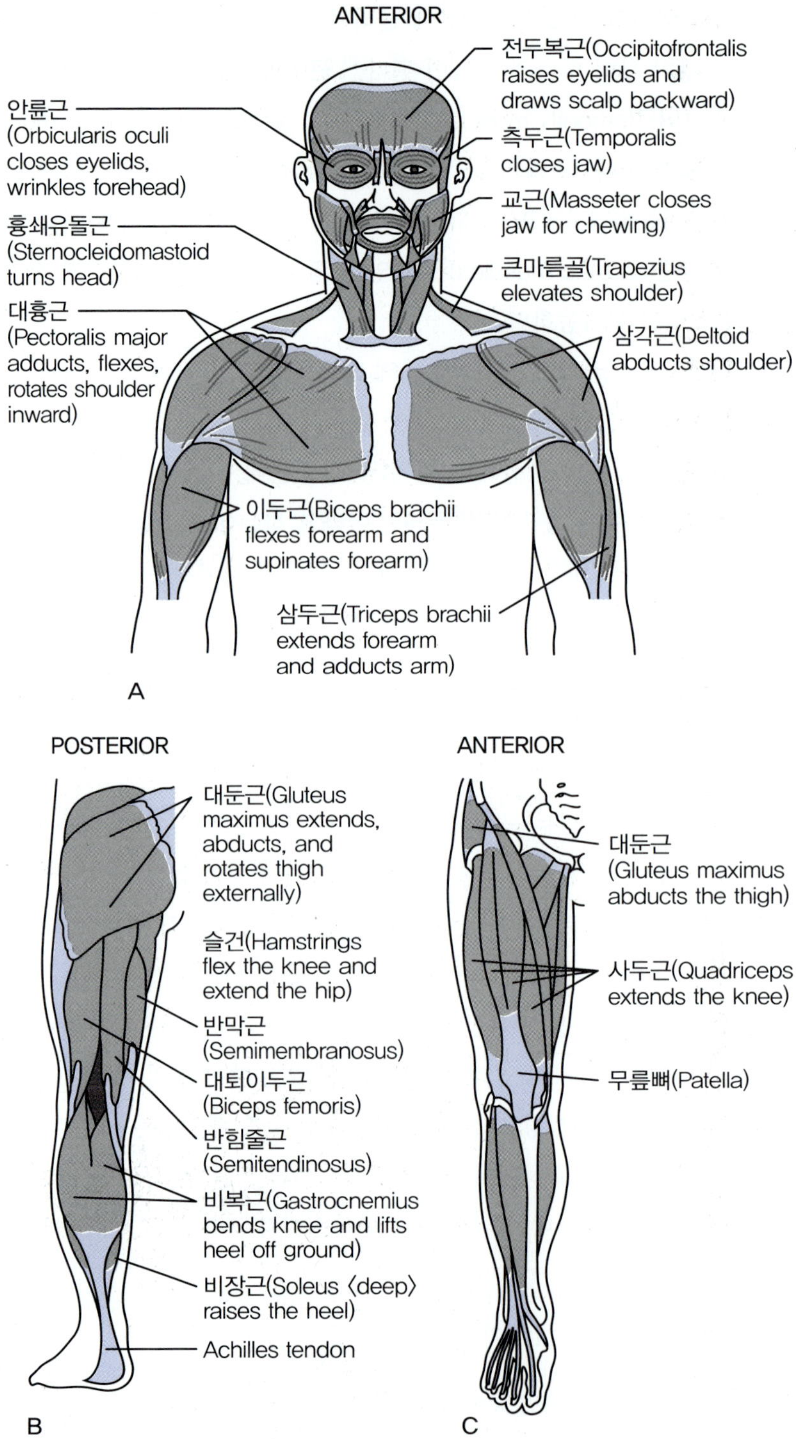

[그림 14-14] 골격근(데이비스, 2008: 137).

골격근의 활동을 살펴보면 **골격근(skeletal, striated muscles)**은 400개 이상으로 우리 몸의 뼈를 움직이는 근육이다(그림 14-14). 관절을 넘어 두 뼈에 걸쳐서 기시부와 정지부를 가진다. **기시부(origin)**는 근머리에 해당하고 **정지부(insertion)**는 근육의 꼬리부분이며 대부분 힘줄로 되어 있고 골막에 부착되어 있다. **이두근(biceps)**은 위팔 이두근의 한쪽인데 기시부는 어깨뼈에 있고 정지부는 노뼈에 있다(그림 14-15). 대부분의 가로무늬근은 양끝이 뼈로 끝나기 때문에 골격근이라고 하는데 안면근이나 외설근(外舌筋)처럼 한쪽이 피하 조직으로 끝나 있는 경우나 내설근(內舌筋)처럼 양끝이 모두 결합조직에 붙어 있는 것도 있다.

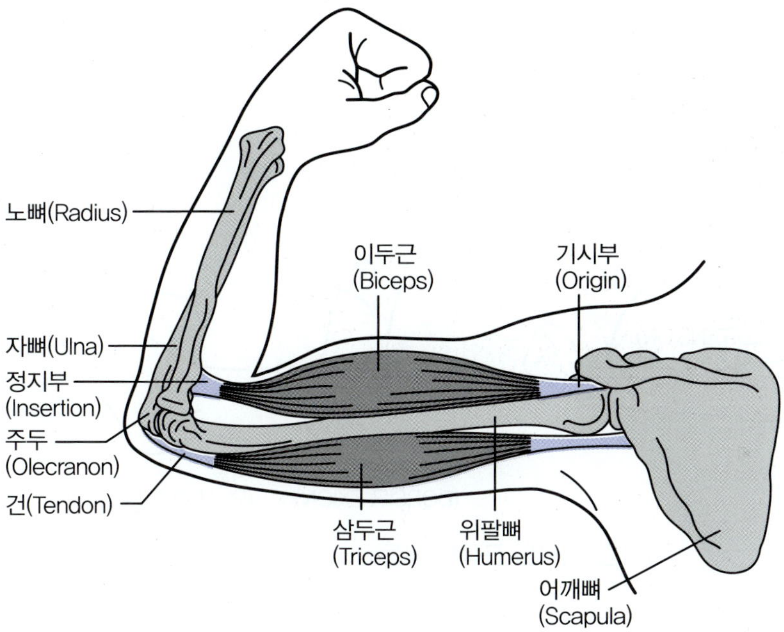

[그림 14-15] 이두근

대항근(對抗筋, antagonistic muscle)은 서로 정반대 운동을 일으키는 근육을 말한다. 반면 같은 종류의 운동을 일으키는 근육을 협력근이라 한다. 가장 기본적인 대항근은 신근(伸筋, extensor)과 굴근(屈筋, flexor)이다. 팔꿈치나 무릎, 손목이나 손가락을 구부리는 것은 굴근이며 이들을 뻗치는 것이 신근이다. 또 동체나 머리를 앞으로 숙이거나 뒤로 젖히는 운동에도 대항근(antagonist)이 존재한다. 상지 · 하지 모두 신근군(群)과 굴근군(群)은 결합조직의 막으로 구획되어 있으며 다른 신경의 지배를 받고 있다. 이들 대항근에는 한쪽이 수축할 때는 다른 쪽이 이완하는 식으로 각각의 지배 신경 사이를 조정하는 역할이 있어 거기에 따라 운동의 정도나 강약이 정해진다. 또 양쪽 근육이 동시에 수축하면 운동은 일어나지 않고 관절은 고정된다.

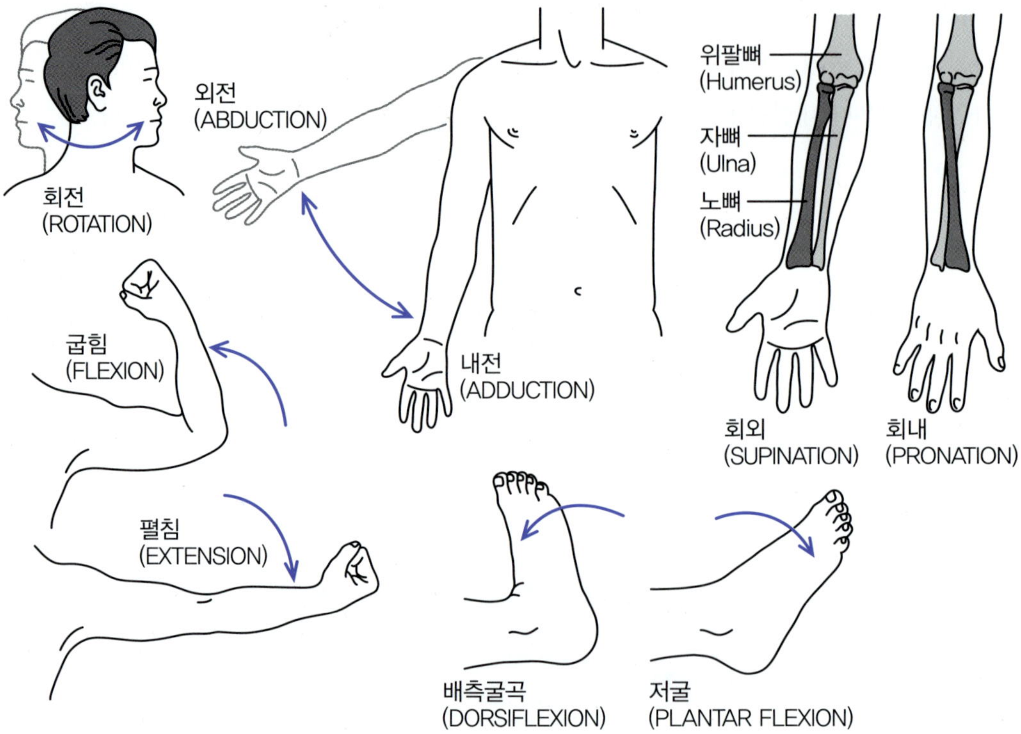

[그림 14-16] 근육의 작동(Chabner, 2014: 614를 보완)

힘줄은 근육을 뼈에 연결하는 결체조직 띠이므로 다양한 활동이 가능한데(데이비스, 2008: 140-143), 굽히기(flexion), 펼치기(extension), 외전(abduction), 내전(adduction), 회전(rotation), 배측굴곡(dorsiflexion), 저굴(plantar flexion), 회외(supination), 회내(pronation)가 그러하다(그림 14-16). 한편 근육은 미오신과 마이오신으로 이루어져 있으며 근육의 운동에는 칼슘 채널이 있어 근육의 운동을 조절한다. 근육을 너무 많이 사용하여 피로를 느끼면 젖산이 분비된다. 이 젖산이 쌓이면 쥐가 나기도 한다.

5) 주요 어휘

단어	의미	용어구조	영어 의미	한글 뜻
osteogenesis	골형성, 골생성	-genesis	formation	형성
scoliosis	척추옆굽음증	scoli/o	lateral curvature	옆굽음
osteitis	골염	oste/o	bone	뼈, 골
spondylitis	척추염	spondyl/o	vertebra	척추
osteoclast	파골세포	-clast	to break	깨뜨리다
spondylosis	척추증	-osis	condition	상태
spondylolisthesis	척추뼈 전위증	-listhesis	slipping	미끄러짐
vertebral	척추의	vertebr/o	vertebra	척추
osteodystrophy	뼈형성장애	-trophy	nourishment, development	영양, 발달
osteoblast	골아세포	-blast	embryonic immature cell	배아의 미성숙세포
osteomalacia	골연화	-malacia	softening	연화

해설

Scoliosis([skòulióusis])는 'an abnormal lateral curve to the vertebral column'으로 '척추측만(側彎)', **Spondylosis**([sp,andil'ousis])는 '척추굳음증', **spondylolisthesis**는 'a forward dislocation of one vertebra over the one beneath it producing pressure on spinal nerves'로 '척추앞전위증'이다. **Osteoblast**([ástiəblæst])는 조골세포(골아세포)인데 척추동물의 경골을 만드는 세포로서 세포 밖으로 골질을 분비하고 스스로는 골질에 싸여 골세포로 변한다. 섬유모세포에서 분화한 것으로 분열능력이 크지만 노화할수록 수가 감소한다. 파골세포(osteoclast)는 골성분을 파괴하며 골조직에서 칼슘이 빠져나가 뼈에 구멍이 나고 부서지기 쉬워지는 과정인 골흡수(bone resorption)와 관련된다. 골조직은 생체내 지지조직의 일종으로 척추동물의 운동기능에 관여하는 것 외에 칼슘의 팽대한 저장고로서 생체의 칼슘항상성의 유지와 더불어 모든 세포의 기능유지에 중요한 역할을 한다. 이와 같은 골격기능을 유지하기 위해서 골격은 항상 파괴와 재생을 반복하여 신선한 상태로 유지되어야 한다. 골흡수를 조절하는 세포는 파골세포이지만 그 형성과 기능을 위해서는 골아세포가 필요하다.

단어	의미	용어구조	영어 의미	한글 뜻
hypercalcemia	과칼슘혈증	calc/o	calcium	칼슘
laminectomy	척추궁 절제술	lamin/o	lamina	판
		–ectomy	excision	절제
lordosis	척추앞굽음증	lord/o	curve	허리뼈에서 앞쪽으로 굽음
myelopoiesis	골수성조혈	myel/o	bone marrow	골수
lumbar	허리의	lumb/o	loins	허리
decalcification	탈회	calci/o	calcium	칼슘
lumbosacral	허리엉치의	lumb/o	lower back	아래쪽 등
kyphosis	척추뒤굽음증	kyph/o	humpback	뒤굽음
lumbodynia	허리통증	–dynia	pain	통증
orthopedic	정형외과의	orth/o	right	올바른, 직각의
		ped/o	child	아이, 어린이

해설

Hypercalcemia([hàipərkælsíːmiə])는 'the presence of abnormally high levels of calcium in the blood'로 '고(高)칼슘혈'(증)이다. 칼슘은 우리 몸에서 골 형성, 호르몬 분비, 근육 수축, 신경과 뇌 기능 조절에 중요한 미네랄 중의 하나로 칼슘 농도가 정상범위 이상 상승하게 되면 신체 기능에 영향을 미친다. 고칼슘혈증이란 흔한 대사합병증으로 혈중 칼슘 농도가 10.5mg/dL 이상이거나 이온화 칼슘이 4.2mg/dL 이상인 경우이다. 고칼슘혈증의 임상증상은 비특이적인데 경도의 고칼슘혈증(12.0mg/dL 이하)은 무증상이지만 예민한 사람에서는 오심, 탈수증, 다뇨증, 변비 및 식욕부진 등이 나타난다. 혈청 칼슘의 농도가 12.0mg/dL 이상 증가하면 전신 쇠약감, 피로, 우울증, 의식 장애, 고혈압, 부정맥, 췌장염이나 궤양 등의 증상이 나타나고 15mg/dL 이상 증가하면 의식을 잃을 수 있다. **Laminectomy**([læmənéktəmi])는 'surgical removal of the bony arches on one or more vertebrae'로 '추궁(椎弓)절제'(술)이고, **kyphosis**([kaifóusis])는 'an abnormal backward curve to the vertebral column'으로 '(척추) 후만증(後彎症)'이다. **Myelopoiesis**는 골수의 형성 또는 그것으로 발생된 세포로 '골수(혈구)형성'이다.

단어	의미	용어구조	영어 의미	한글 뜻
craniotome	개두기	–tome	instrument to cut	자르는 기구
humeral	위팔뼈의	humer/o	humerus	위팔뼈
olecranal	팔꿈치머리의	olecran/o	olecranon	팔꿈치머리
iliac	엉덩뼈의	ili/o	ilium	엉덩뼈
metacarpectomy	손허리뼈절제술	metacarp/o	metacarpals	손허리뼈
ischial	궁둥뼈의	isch/o	ischium	궁둥뼈
femoral	넙다리뼈의	femor/o	femur	넙다리뼈
malleolar	복사의	malleol/o	malleolus	복사
fibular	종아리뼈의	fibul/o	fibula	종아리뼈
mandibular	아래턱뼈의	mandibul/o	mandible	아래턱뼈
maxillary	위턱뼈의	maxill/o	maxilla	위턱뼈
metatarsalgia	발허리뼈통	metatars/o	metatarsals	발허리뼈
		–algia	pain	통증
subpatellar	무릎뼈아래의	patell/a	patella	무릎뼈

해설

Craniotome는 'a tool for drilling holes in the skull'이고 **malleolar** bone은 '복사뼈'이다. 참고로 넙다리뼈(femur, thigh bone)와 대퇴골(大腿骨)은 걷거나 높이 뛸 수 있는 척추동물의 다리에서 가장 몸에 근접한 뼈다. 개나 말 같은 4족 보행동물의 경우는 뒷다리에서만 넙다리뼈가 관찰된다. 넙다리뼈는 사람의 신체에서 가장 길고 큰 뼈인데 머리뼈(skull)의 관자뼈(temporal bone)와 함께 몸에서 가장 강한 뼈이기도 하다. 아래턱뼈 또는 하악골(下顎骨, mandible, inferior maxillary bone)은 머리뼈를 구성하는 뼈의 하나이다. 아래턱뼈는 턱의 아래를 구성하면서 아래 치아를 떠받치는 기능을 한다. 다섯 번째 뇌신경인 삼차신경(trigeminal nerve)의 아래쪽 가지인 아래이틀신경(하치조신경, inferior alveolar nerve)은 턱뼈관(하악관, mandibular canal) 속에서 치아 부위의 감각을 전달한다. 아래턱뼈는 턱관절에서 관자뼈와 두 번 관절한다. 온몸을 통틀어 같은 뼈와 두 번 관절하는 경우는 턱관절이 유일하다. 위턱뼈 또는 상악골(上顎骨, maxilla)은 머리뼈를 구성하는 뼈의 하나이다. 좌우 한 쌍으로 머리뼈 중앙에 자리잡고 있으며 위턱을 형성한다. 위턱뼈의 몸에는 위턱굴이라고 하는 굴이 있다.

단어	의미	용어구조	영어 의미	한글 뜻
epiphysis	골단	–physis	to grow	성장
osteoporosis	골다공증	–porosis	pore, passage	구멍, 통로
osteotome	절골도, 골절단기	–tome	instrument to cut	자르는 기구
carpal	손목뼈의	carp/o	carpals	손목뼈
acetabular	절구의	acetabul/o	acetabulum	절구
pubic symphysis	두덩뼈결합	–physis	to grow	성장
calcaneal	발뒤꿈치뼈의	calcane/o	calcaneus	발꿈치뼈
chondrocostal	갈비뼈연골의	chondr/o	cartilage	연골
supraclavicular	빗장뼈위쪽의	supra–	above	위의
		clavicul/o	clavicle	빗장뼈
subcostal	갈비뼈아래의	sub–	under	아래의
		cost/o	ribs	갈비뼈

해설

Epiphysis([ipífisis])는 'the end of a long bone'로 '골단(骨端)'이다. 빗장뼈(鎖骨, clavicle)를 뜻하는 clavicle은 작은 열쇠라는 의미의 라틴어 clavicula에서 유래하였다. 팔을 밖으로 뻗을 때 빗장뼈가 열쇠가 돌아가듯 움직이기 때문이다. 이것은 어깨뼈와 위팔을 튼튼하게 지지하는 기능을 한다. 빗장뼈가 위팔을 가슴으로부터 멀리 떨어져 있게 함으로써 위팔이 최대한 자유롭게 움직일 수 있다. 빗장뼈는 긴 뼈임에도 불구하고 다른 긴 뼈들과는 달리 뼈속질공간(골수강)이 없고 해면뼈로 이루어져 있다. 두덩뼈(pubis) 또는 치골(恥骨)은 골반(pelvis)을 구성하는 세 뼈 중의 하나로 골반뼈의 가장 앞부분에 위치한다. 두덩뼈는 지방층으로 덮여 있고 해당 부위를 불두덩(mons pubis)이라 일컫는다. 두덩뼈는 두덩뼈몸통(body), 두덩뼈위가지(superior pubic ramus), 두덩뼈아래가지(inferior pubic ramus)로 나눈다. 몸통은 볼기뼈절구(acetabulum)의 1/5을 차지하며 그 바깥면은 반달면(lunate surface)과 절구오목(acetabular fossa)을 형성한다. 두덩뼈에 있는 두덩결합(pubic symphysis)을 통해 좌우 볼기뼈가 서로 결합한다.

단어	의미	용어구조	영어 의미	한글 뜻
pelvimetry	골반계측법	pelv/i	pelvis	골반
phalangeal	수지골의	phalang/o	phalanges	손가락뼈
pubic	두덩뼈의	pub/o	pubis	두덩뼈
peroneal	종아리뼈의	perone/o	fibula	종아리뼈
radial	노뼈의	radi/o	radius	노뼈
tarsalgia	발목뼈통	tars/o	tarsals	발목뼈
scapular	어깨뼈의	scapul/o	scapula	어깨뼈
sternal	복장뼈의	stern/o	sternum	복장뼈
tibial	정강뼈의	tibi/o	tibia	정강뼈
ulnar	자뼈의	uln/o	ulna	자뼈

해설

Pelvimetry는 'measurement of the dimensions of the bony birth canal'로 '골반계측법'이다(지제근, 2013: 1238). 이것은 태아가 산모에게서 정상적인 질식분만(vaginal delivery: 질을 통해서 아이를 낳는 분만법)이 가능한가를 알아보기 위해 필요하다. 정상적인 질식분만이 가능하기 위해서는 산모의 골반모양이 기형이 아니어야 하며 골반의 반경이 태아의 가장 큰 머리반경보다 커야 한다. 수지골(손가락뼈; phalanges)이란 좌우 28개인 둥근 기둥 모양의 손가락을 이루는 뼈를 말하며 3개의 마디뼈인 첫마디 뼈, 중간마디뼈, 끝마디 뼈로 구성된다. 복장뼈(흉골, sternum)는 흉곽을 이루는 중요한 뼈로서 자루, 몸통, 칼돌기 세 부분으로 구성되며 자루(manubrium)와 몸통이 연결되는 곳을 복장뼈각이라고 부른다. 이곳에 부착되는 갈비뼈는 두 번째 갈비뼈이므로 갈비뼈를 세는 기준이 되며 골수 검사를 위한 장소로도 사용된다. **Tibia**([tíbiə])는 'the inner and thicker of the two bones of the human leg between the knee and ankle'로 '경골(脛骨)'이다. 이러한 정강뼈(tibia, shinbone)는 사람의 아랫다리를 이루는 두 개의 뼈 가운데 앞쪽에 있는 굵은 뼈로 종아리뼈와 함께 하퇴골(下腿骨)을 이룬다. **Ulnar**([ʌlnər])는 'relating to or near the ulna'로 '척골의'이다. 척골(尺骨, ulna)은 팔뚝의 새끼손가락 쪽의 뼈를 말하는데 'the inner and longer of the two bones of the human forearm'이다.

단어	의미	용어구조	영어 의미	한글 뜻
ligamentous	인대의	ligament/o	ligament	인대
rheumatologist	류마티스학자	rheumat/o	watery flow	물의 흐름
tendinitis	힘줄염	–itis	inflammation	염증
synovitis	활막염	synov/o	synovial membrane	윤활막
arthrodesis	관절고정술	–desis	to bind, tie together	함께 묶다
tenorrhaphy	힘줄봉합술	ten/o	tendon	힘줄
		–rrhaphy	suture	봉합
tenosynovitis	힘줄윤활막염	–itis	inflammation	염증
spinal stenosis	척추협착증	–stenosis	narrowing	협착
		spinal	of or relating to the spine or spinal cord	척추의

해설

인대(靭帶, ligament)는 관절의 움직임을 활성화하거나 운동을 억제하는 결체조직 섬유이며, 다량의 교질과 탄력성 섬유가 들어 있다. **Rheumatologist**는 'a physician specializing in rheumatic diseases'로 '류마티스학자'이다. 활막염(synovitis)은 관절의 활액막이 외상이나 염증으로 인해 자극을 받아 혈구와 단백질섬유를 함유하는 점액을 생성하여 관절이 붓고 굽히거나 펴는 동작이 제한되는 병이다. 대개 관절을 자유롭게 움직이지 못하며 경련과 통증이 수반된다. 힘줄염(tendinitis)은 힘줄 또는 힘줄집(tendon sheath)의 염증을 말한다. 힘줄염이 있는 부위를 움직이거나 사용하면 아프며 부어오를 수 있으며 오래 지속되는 경우 힘줄에 칼슘이 침착될 수 있다. 한편 척추뼈 속에는 신경(척수)이 지나가는 둘째 손가락 굵기만한 구멍이 있는데 이를 척추관이라 한다. 척추협착증(spinal stenosis)이란 척추관 내벽이 좁아져 다리로 내려가는 신경에 압박이 오면서 통증과 마비가 오는 질환이다. 이 병에 걸리면 서서히 요통이나 하지통증이 일어나고 신경성 간헐적 파행이라 해서 다리가 모호하게 조이고 쑤시고 예리하게 타는 것 같은 통증이 생긴다. 신경성 간헐적 파행은 척추관 협착증의 대표적인 증상이다. 또한 마비, 경련, 저림, 근력 약화 등의 증세가 있다. 허리 디스크는 젤리와 같은 디스크 물질이 신경을 누르는데 반하여 척추관 협착증은 인대, 뼈, 관절 등이 비대해지거나 자라나와 척추관을 좁혀 신경을 누르게 된다.

단어	의미	용어구조	영어 의미	한글 뜻
ankylosis	굳음증	ankyl/o	crooked, stiff	꼬부라진, 경직한
arthroplasty	관절성형술	arthr/o	joint	관절
arthrotomy	관절절개술	–otomy	incision	절개
hemarthrosis	혈관절증	–osis	condition	상태
hydrarthrosis	물관절증	hydr/o	fluid	수분
polyarthritis	다발성관절염	–itis	inflammation	염증
articular cartilage	관절연골	articul/o	joint	관절
bursitis	점액낭염	burs/o	bursa	점액낭
achondroplasia	연골무형성증	chondr/o	cartilage	연골
chondroma	연골종	–oma	tumor, mass	종양
chondromalacia	연골연화	–malacia	softening	연화
		chondr/o	cartilage	연골

해설

Ankylosis([æŋkəlóusis])는 'abnormal adhesion and rigidity of the bones of a joint'로 '관절 강직'이다(지제근, 2013: 81). **Articular cartilage**는 '관절연골'이다. 참고로 인체는 섬유성, 연골성, 활막성의 세 가지 관절이 있다. 가장 흔한 종류의 관절은 관절에 윤활유가 가득 찬 윤활관절(synovial joint)이다. 윤활관절은 뼈의 끝에 초자연골로 된 관절연골이 있다. 퇴행성 관절염은 관절연골의 미세손상과 함께 찾아오는 활막염을 특징으로 한다. 점액낭(mucous cyst)은 소액의 점액을 함유한 주머니로 피부나 건, 인대가 다른 구조로 부드럽게 미끄러지도록 하여 기능을 원활하게 한다. 인체에는 150개 이상의 점액낭이 있으며 특히 뼈가 돌출되어 주위의 연부조직이나 피부와 마찰되는 경우에 잘 발달되어 있다. 점액낭염(bursitis)은 이 점액낭이 염증성 변화에 의해 동통, 종창 등을 일으키는 것으로 흔히 침범되는 부위는 삼각근하, 주두, 둔부이다. 반복적인 만성 외상이나 급성 외상에 의한 조직 손상이 원인이 되며 조직 손상은 염증 반응의 단계를 자극하게 되어 점액낭은 액으로 가득차고 커지게 된다. 이 상태가 치료되지 않으면 섬유근, 반흔조직, 그리고 비후가 생길 수 있다.

단어	의미	용어구조	영어 의미	한글 뜻
plantar flexion	저굴, 족저굴곡	plant/o	sole of the foot	발바닥
rhabdomyoma	가로무늬근종	rhabdomy/o	skeletal(striated) muscle	골격근에 연결된 근육
rhabdomyosarcoma	가로무늬근육종	sarc/o	connective tissue	결체조직
myasthenia gravis	중증근무력증	–asthenia	lack of strength	무력
dorsiflexion	배굴	dorsi–	back	등
polymyalgia	다발성 근육통	poly–	many, much	많다
amyotrophic	근위축의	amyotrophia	progressive wasting of muscle tissues	근위축
abduction	외전	ab– duct/o	away from lead	~로부터 떨어져
adduction	내전	ad–	toward	~쪽으로

해설

Rhabdomyoma([ræbdəmaióumə])는 'benign tumor of striated muscle'로 '횡문근종(橫紋筋腫)'이다. **중증근무력증**(myasthenia gravis)은 신경근육접합부에 있는 아세틸콜린 수용체의 숫자가 줄어들면서 발생하는 질환으로 변동이 있는 근력약화가 특징이다. 최근 진단검사기술의 발전으로 과거보다 유병률이 증가하고 있고 인구 10만 명당 유병률이 14.5명 정도로 보고된다. 우리 몸의 수의적 운동은 대뇌에서 신경을 통해 근육으로 명령을 전달하여 일어난다. 신경을 통한 근육으로의 명령은 아세틸콜린을 전달하는 일인데 중증 근무력증 환자에서는 신경근육접합부의 아세틸콜린 수용체가 자가면역항체에 의해 파괴되어 근력의 약화가 일어난다. 증상은 근력 약화와 피로인데 이는 근육을 사용할수록 심해지며 아침에 가장 경미하고 오후에 심해지며 휴식을 취하게 되면 다소 호전된다. **Dorsiflexion**은 'the act of bending backward'로 '배굴'이다. **Amyotrophic**은 '근위축의'인데 amyotrophic lateral sclerosis는 'thickening of tissue in the motor tracts of the lateral columns and anterior horns of the spinal cord'를 말하며 근위축성 측색 경화증(ALS)이다. 발의 경우 외전(abduction)은 신발 바깥쪽이 먼저 닳는 발의 착지형태이고 내전(adduction)은 신발의 안쪽이 먼저 닳는 발의 착지 형태이다.

단어	의미	용어구조	영어 의미	한글 뜻
fasciectomy	근막절제술	fasci/o	fascia	근막
fibromyalgia	섬유근육통	fibr/o	fibrous connective tissue	섬유성 결합조직
leiomyoma	민무늬근종	leiomy/o	smooth(visceral) muscle	내부장기의 벽, 내면의 민무늬근
leiomyosarcoma	민무늬근육종	sarc/o	connective tissue	결체조직
myalgia	근육통	my/o –algia	muscle pain	근육 고통
electromyography	근전도검사	–graphy	process of recording	기록법
myopathy	근병증	–pathy	disease condition	질병 상태
myocardial	심근의	myocardi/o	heart muscle	심근
myositis	근염	myos/o	muscle	근육

해설

Fibromyalgia는 '섬유 조직염'으로 fibrositis와 동의어이다. **Leiomyoma**는 'benign tumor of smooth muscle'로 '평활근종'(민무늬근종)이다. **Myalgia**([maiǽldʒiə])는 'pain in a muscle or group of muscles'로 '근육 류머티즘'이다. 근육통(筋肉痛)은 근육의 통증으로, 여러 질병과 장애에 의해 발생하는 증상이다. 가장 흔한 원인으로는 근육을 과다하게 사용하였거나 감당할 수 없는 만큼 사용한 경우이다. 근육통은 종종 바이러스 감염에 의해서도 발생한다. 장기간의 근육통은 물질 대사의 근질환에 의한 것일 수 있으며 영양 결핍이나 만성 피로에 의한 것일 수도 있다. 근육통의 가장 흔한 원인은 근육의 과다 사용, 부상 또는 스트레스이다. 여하튼 근육통은 질병, 장애, 약제, 백신 접종의 반응으로도 발생할 수 있다. 근육통은 또한 심장 이식수술 후에 급성 거부 반응의 징후가 되기도 한다. 가장 흔한 원인은 다음과 같다: 부상 또는 염좌, 과다 사용(근육을 너무 많이, 너무 급작스럽게, 너무 자주 사용할 경우), 긴장 또는 스트레스. 이외에 혈압을 낮추기 위한 ACE 억제제나 콜레스테롤을 낮추기 위한 스타틴, 섬유 조직염(fibromyalgia), 전해질 불균형, 독감, 라임병 등의 감염에 의해서 발생하기도 한다. **Myositis**([màiəsáitis])는 'inflammation of muscle tissue'로 '근염(筋炎)'이다.

6) 관련 질환

1 뼈의 질환

근골격계의 질환 중에서 **골절(fracture)**은 뼈가 부러지는 것으로 크게 두 가지로 나뉜다. **폐쇄성 골절(closed fracture)**은 뼈는 부러졌으나 피부의 외상이 없는 경우이고 **개방성 골절(open fracture)**은 골절부위의 피부외상이 있는 골절이다(그림 14-17).

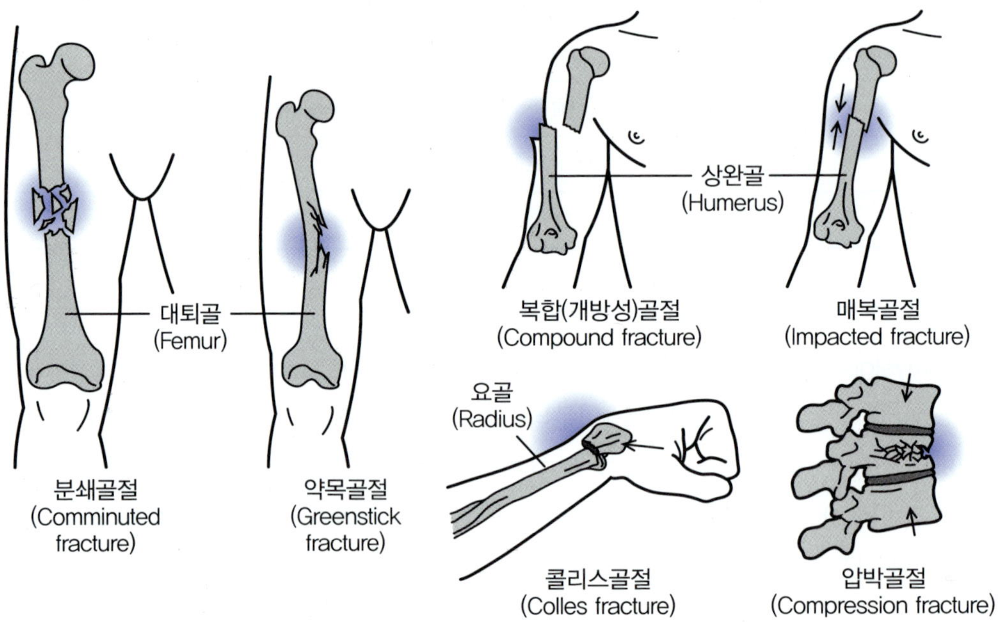

[그림 14-17] 골절의 종류(Chabner, 2014: 599; 홍준현 외, 2013: 386을 수정보완)

한편 **병적 골절(pathological fracture)**은 외상이 아니라 뼈의 질환에서 생기며 **염발음(crepitus)**은 뼈끝이 서로 부딪치거나 거친 연골에 닿을 때 나는 소리이다. 골절의 종류를 살펴보면 **분쇄골절(comminuted fracture)**은 뼈가 산산이 조각이 나거나 으깨지는 골절이고 **압박골절(compression fracture)**은 압박에 의한 골절로 주로 척추에서 일어난다. **콜리스골절(colles fracture)**은 노뼈 아래쪽 끝 손목에 발생하는 것이고 **약목골절(greenstick fracture)**은 나무가 부러진 것 같이 한쪽은 부분적으로 부러지고 다른 부분은 반대편으로 굽으며 휘는 골절이다. **불완전 골절(incomplete fracture)**은 뼈가 금만 가거나 열만 생겨 완전한 골절이 아닌 것이고 **매복골절(impacted fracture)**은 골절된 한쪽의 뼈조각이 다른 쪽에 박히는 골절이다. **함몰골절(depressed fracture)**은 뼈의 한 부분이 내려 앉으면서 나타나는 것이고 **포트골절(pott fracture)**은 종아리뼈 하단의 골절이다(송애랑 외, 2013: 354-356).

척추후만증(kyphosis)은 추체, 추간판 및 주위 근육의 이상으로 인해 흉부의 후만곡이 증가되어 있거나 경부와 요부에서 후만 변형이 보일 때로 척추뒤굽음증이라고 부른다(그림 14-18).[4] 후만증의 주된 원인은 나쁜 자세이며 이를 자세성 후만증이라고 한다. 기타 원인으로는 청소년기 후만증, 선천성 척추 후만증, 원발성 혹은 전이성 종양, 노인성 척추 후만증, 결핵성 척추 후만증, 강직성 척추염, 요부 변성 후만증, 외상이나 광범위한 추궁판 절제술 등이 있다. 선천성 척추 후만증은 척추의 선천성 기형으로 인해 나타난다. 노인성 척추 후만증의 원인은 척추의 퇴행성 변화로 인한 추간판의 변화와 등 근육의 근력 약화, 폐경 후 골다공증과 노인성 골다공증으로 인한 압박 골절 등이다.

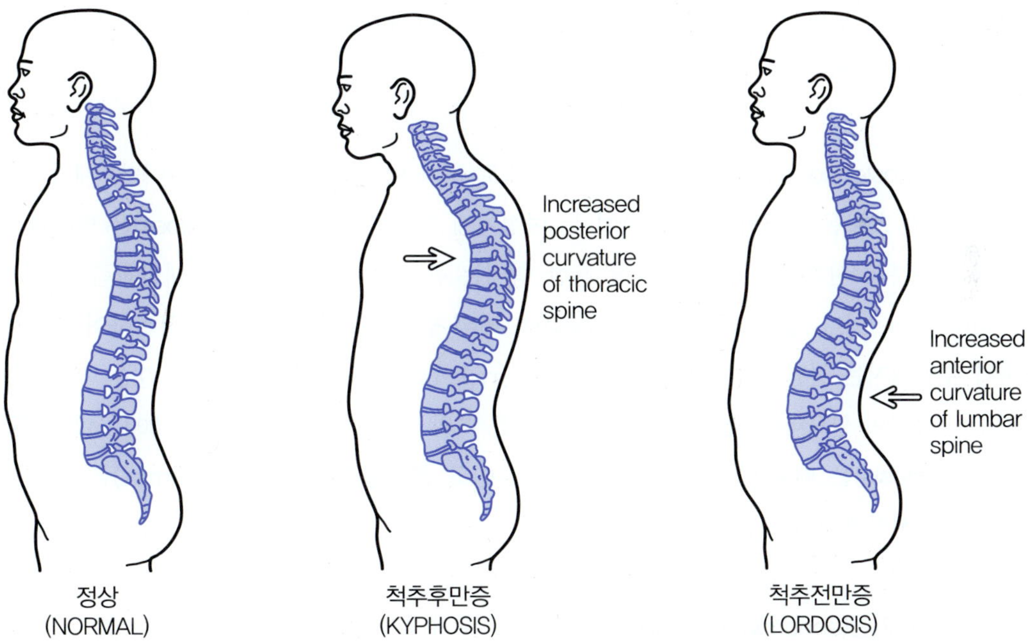

[그림 14-18] 척추후만증과 척추전만증

4) 정상적인 척주는 옆에서 바라보았을 때에 경추부(목쪽)와 요추부(허리쪽)는 앞으로 볼록 나온 모양(전만곡)을, 흉추부(가슴쪽)와 천추부(엉덩이쪽)는 뒤로 휜 모양(후만곡)을 나타낸다(지제근, 2004: 492-493).

유잉종양(Ewing's tumor of bone)은 골수에 생기는 악성종양이다. 주로 30세 이하에 생기며 여자보다 남자가 더 많다. 긴뼈의 뼈몸통 부분에 생기며 길이 성장이 이루어지는 뼈끝에는 생기지 않는다. 증상이나 징후로는 통증이 점점 심해지며 피부가 붓고 누르면 아프고, 종양 속에 있는 조직이 죽으면서 열이 나고 혈액검사에서 백혈구 수가 증가한다. 조직파괴가 심하고 다른 부분으로 빨리 퍼지기 때문에 근치치료(根治治療)를 하더라도 사망률은 약 95%에 이른다.

골원성육종(osteogenic sarcoma)은 뼈로부터 유래하는 악성종양인데 가장 흔한 뼈의 악성종양으로 골아세포가 무절제하게 증식하여 큰 종양을 형성한다(지제근, 2013: 1187). 육종은 근골격계 등에 발생하는 악성종양을 통칭하는 말이다. 따라서 골육종은 뼈에 생기는 악성종양이며 연골육종은 연골에서 근육육종은 근육에서 발생한다. 이러한 육종 가운데 가장 흔한 것이 골원성육종이다. 골원성육종은 인구 약 10만 명당 약 0.8명 정도 발생하는 비교적 드문 암으로 우리나라에서는 1년에 약 100-150명 정도의 새로운 환자가 발생하는 것으로 보고되고 있다. 남자에게서 약간 더 흔하게 발생하며 주로 뼈의 성장이 왕성한 부위인 무릎 주변이나 어깨 부위에 많이 발생한다. 특히 무릎 주변(대퇴골의 끝부분이나 경골의 시작 부분)은 골원성육종의 반 이상이 발생하는 곳이다.

골다공증(osteoporosis)은 뼈의 치밀도의 감소로 뼈가 야위고 약해지는 질환이다. 폐경기의 에스트로겐 호르몬의 결핍 때문에 나이 든 여성에게 잘 일어난다. **기형족(talipes)**은 발목뼈와 발의 뒤부분의 선천성 기형인데 가장 흔한 형태는 곤봉발(clubfoot) 또는 내반첨족(talipes equinovarus)이다. **골연화증(osteomalacia)**은 뼈의 광물질(칼슘)의 양이 부적절하여 생기는 뼈가 유연해지는 질환이다. 골연화증은 구루병(rickets)이라는 소아 질환이며 칼슘, 인, 비타민 D의 공급이 필요하다. **골수염(osteomyelitis)**은 뼈와 골수의 염증이다(지제근, 2004: 42). **뼈돌출증(exostosis)**은 뼈표면에서 일어나는 골성장이고 **골연골종(osteochondromas)**은 골단판 가까이 긴뼈몸통에서 발견된다.

엉덩관절 기형(abnormality of hip joint)은 크게 두 가지가 있다. **내반고(coxa vara)**는 넙다리뼈의 머리와 몸통 사이의 각도가 정상각(120도)보다 작아진 상태이고 **외반고(coxa valga)**는 넙다리뼈의 머리와 몸통 사이의 각도가 정상각보다 커진 기형이다. **무릎관절 기형(abnormality of knee joint)**을 보면 **내반변형 무릎(genu varum)**은 바깥쪽 굽은 다리(O형 다리)이고 외반변형 무릎은 X자 다리(knock knee)이다. **엄지발가락 기형(abnormality of the great**

toe)에는 **내반변형 엄지발가락(hallux varus)**은 엄지발가락이 안으로 굽어 다른 발가락과 멀어진 것이고 **외반변형 엄지발가락(hallux valgus)**은 엄지발가락이 바깥쪽으로 향한 상태이다.

2 관절과 근육의 질환

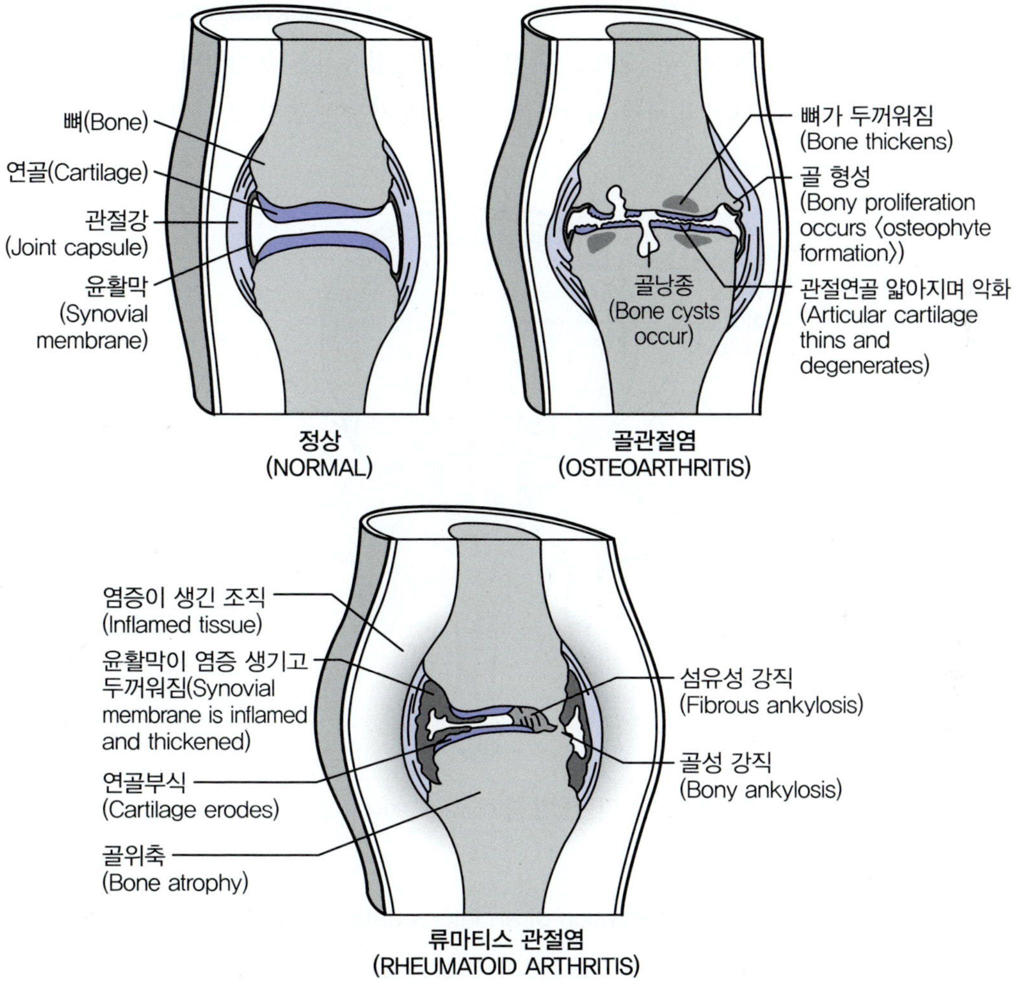

[그림 14-19] 관절염의 종류(Chabner, 2014: 607, 수정보완)

우선 **관절염(關節炎, arthritis)**은 관절의 손상을 수반하는 염증성 질환이다. 관절염은 55세 이상 인구의 거동을 불편하게 하는 주요 원인인데 관절염의 종류는 매우 다양하다. 가장 흔한 것은 골관절염(퇴행성 관절염)으로 관절에 생기는 상처나 감염, 고령 등이 원인이다. 다른 원인으로는 류머티즘성 관절염과 건선(乾癬, psoriasis)이 있다. **류마티스관절염(rheumatoid arthritis; RA)**은 관절에 통증과 염증이 있는 만성질환으로 관절조직, 특히 윤활막에 대한 면역반응이 원인이다(그림 14-19). 남성보다 여성에게 많으며 윤활막은 염증이 생기고 두꺼워져 관절연골이 손상된다. **골관절염(osteoarthritis)**은 관절연골의 상실과 관절표면의 뼈의 비대가 특징인 진행성 또는 퇴행성 관절질환이다(지제근, 2004: 41). 주로 노인의 골반이나 무릎에 나타나며 연골의 상실로 관절강이 좁아진다. **강직성 척추염(ankylosing spondylitis)**은 일차적으로 척추에 나타나는 만성 진행성 관절염으로 관절강직을 동반한다. **통풍성 관절염(gouty arthritis)**은 체내 요산의 과잉 축적이 원인으로 생기는 관절의 염증이다.

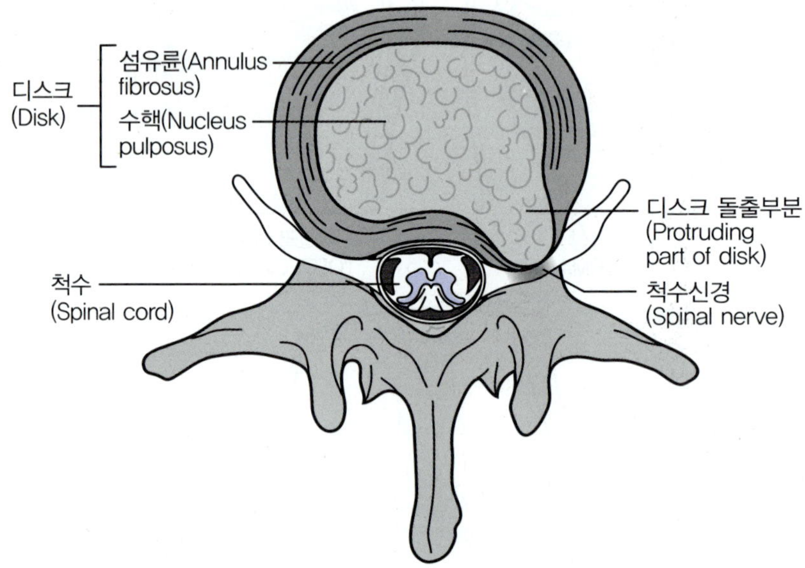

[그림 14-20] 추간판탈출증(Chabner, 2014: 609, 수정보완)

추간판탈출증(椎間板脫出症, herniation of an intervertebral disk; HIVD)은 척추뼈 사이의 섬유원골성 원판이 신경관 또는 척수신경으로 비정상적으로 돌출되는 질환이다(그림 14-20). **허리뼈원판돌출증(herniated lumbar disk; HLD)**은 허리뼈 사이의 원판이 돌출되어 허리통증과 좌골신경통을 유발하며 **목뼈원판돌출증(herniated cervical disk; HCD)**은 목뼈원판이 돌출되어 목의 통증과 팔로 뻗쳐 내려가는 작열감을 유발한다. 추간판 탈출증은 추간판의 일부가 피막을 찢고 탈출한 상태를 말한다. 추체(椎体)와 추체 사이에는 인체에서 가장 큰 무혈관 영역인 추간판이 있다. 추간판은 가운데에 연골세포군과 젤라틴 상태의 수핵(髓

核)이 있으며 주변에는 결합조직과 섬유성 연골로 되어 있는 섬유륜(纖維輪)이 존재한다. 이 수핵이나 섬유륜의 일부 등이 탈출한 상태가 추간판 헤르니아인 것이다. 추간판 헤르니아는 요추나 경추에 많이 일어나고 흉추에는 거의 일어나지 않는다. 이는 흉곽에 의한 추체간의 움직임이 경추나 요추에 비해 적은 것에 기인한다. 요추 추간판 탈출증의 경우 한쪽 다리에 통증이 심하지만 어느 정도 진행된 헤르니아의 경우는 양쪽 모두에 증상이 나타난다. 다리 통증은 해당 추간판 헤르니아에 의한 신경근 압박에 의해 발생한다.

전신성 홍반성 루푸스(systemic lupus erythematosus; SLE)는 관절, 피부, 콩팥, 신경계, 심장과 폐를 침범하는 만성의 염증성 질환이다(송애랑 외, 2013: 408). 결합조직에 침입하며 코와 뺨에 붉은 비늘 발진(rash)이 생긴다. 환자는 보통 여성으로 관절통증, 열, 권태감을 경험한다. 전신 홍반성 루푸스는 전신 홍반성 낭창 또는 SLE라고 불리며 세포핵의 특정 단백질에 대한 자가항체가 생성되고 면역계의 이상에 의해 자신의 세포나 조직이 파괴되는 만성 염증성 자가 면역성 질환이다. 루푸스는 류머티즘 관절염 등과 같이 류머티즘성 질환이다. 그러나 관절이라는 특정부위에만 주로 영향을 주는 류머티즘 관절염과는 달리 루푸스는 관절과 근육뿐만 아니라 피부, 신경조직, 폐, 신장, 심장과 조혈기관 등 모든 조직을 공격대상으로 삼기 때문에 질환의 진행에 대한 예측이 어렵고 다양한 증상으로 나타나 임상적으로도 진단과 치료에 많은 어려움을 겪는다.

팔목터널증후군(carpal tunnel syndrome; CTS)은 다른 말로 반복사용긴장성손상증후군(repetitive strain injury, 反復使用緊張性損傷症候群)이라 하는데 같은 동작을 반복하는 물리적인 행위에 의해 발생하며 반복사용스트레스증후군(repetitive stress injury)이라고도 한다(그림 14-21). 같은 동작을 반복하는 컴퓨터 작업을 과다하게 하는 사람, 단순 노동자나 악기 연주자에게서 많이 나타난다. 최근에는 컴퓨터 사용이 급증하면서 컴퓨터 자판이나 마우스를 반복적으로 사용해 신경이나 근육 등에 손상을 일으켜 발생하는 경우가 많다. 원인은 좋지 않은 자세, 좋지 않은 기술, 부적절한 기구 사용, 휴식시간 부족, 장시간의 과도한 작업, 스트레스 등이다. 경고 증상에는 근력약화, 피로, 지구력 감소, 저린 느낌, 감각저하나 소실, 무거운 느낌, 강직, 손을 쥐거나 펴기 힘들고 자주 손을 마사지하게 될 때, 손이 차고 물건을 집거나 옮기기 힘들다고 느껴질 때 등이 있다. 증상은 대체적으로 손가락이나 손목에 통증이 오지만 어깨, 목 등에 나타날 수도 있다. 또한 유연성이 손실되고, 근력감소 및 소실, 기능장애가 있다. 증상이 나타나는 부위에 따라 주요 질환을 살펴보면 **근근막증후군(筋**

筋膜症候群, myofascial pain syndrome)은 흔히 '담'이라고 알려져 있는 병으로 고개를 무리해서 잘못 돌리거나 자는 자세에 문제가 있을 때 생길 수 있는 질환이다(송애랑 외, 2013: 322). 근육이 딱딱해지거나 저리는 증상이 나타나며 젊은 학생들에게도 많이 발생한다.

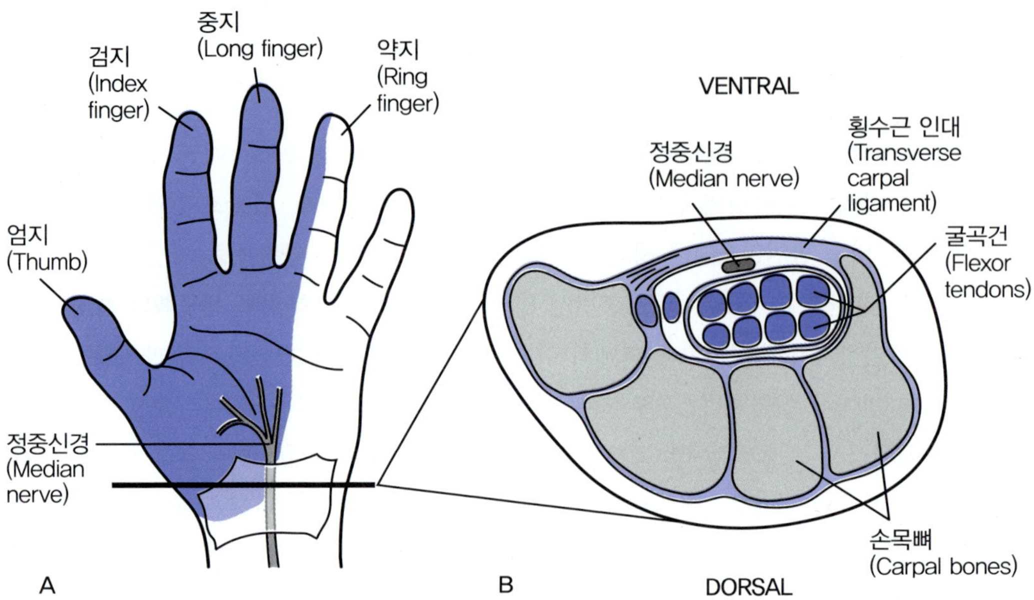

[그림 14-21] 팔목터널증후군(Chabner, 2014: 608; 홍준현 외, 2013: 396을 수정보완)

라임병(Lyme disease, Lyme borreliosis)은 보렐리아 속에 속하는 적어도 3개의 박테리아 종에 의해 발병하는 감염 질환이다(지제근, 2013: 964). 심한 관절염, 근육통, 권태감, 신경과 심장계 증상이 특징인 재발성 장애이다. **신경절(ganglion)**은 손목의 관절낭 또는 힘줄에 있는 낭에 액이 차는 증상이다. **탈구(dislocation)**는 관절로부터 뼈가 제 위치를 벗어나는 증상으로 **부분탈구(subluxation)**는 부분적 또는 불완전 탈구이다. **건막류(bunion)**는 엄지발가락과 첫 번째 발허리뼈 사이 관절의 비정상적 팽창(swelling)이다. **염좌(sprain)**는 통증, 종창, 인대의 손상을 동반한 관절의 외상이고 **좌상(strain)**은 근육의 과잉신장으로 오는 덜 심각한 손상이다.

근육영양장애(muscular dystrophy)는 유전적 질환군으로 신경계의 침범 없이 진행성 쇠약과 근섬유의 퇴행이 특징이다. 근육영양장애가 가장 흔한 형태이다. **다발성 근염(polymyositis)**

은 만성의 염증성 근질환인데 대칭성 근쇠약과 통증, 그리고 눈, 얼굴, 사지에 발진이 동반된다.

7) 임상검사 및 처치에 관한 용어

임상검사부터 살펴보면 **항핵항체검사**(antinuclear antibody; ANA)는 혈장에서 전신성 홍반성 루푸스(SLE) 환자에게서 발견되는 항체를 찾는 검사이다. **혈청크레아틴인키나제**(serum creatine phosphokinase; CPK)는 근기능장애, 심근경색증, 골격근질환 발생시 CPK level이 상승된다. **혈청 칼슘**(serum calcium, Ca)은 혈액(혈청)에서 칼슘의 양을 측정하는 것이고 **혈청 인**(serum phosphorus, P)은 혈청 표본에서 인의 양을 측정하는 것이다. **요산검사**(uric acid test)는 혈액의 요산의 양을 측정하는 검사이다. 높은 수치는 통풍성 관절염(gouty arthritis)을 의미한다.

적혈구침강속도(erythrocyte sedimentation rate; ESR)는 검사튜브 바닥에 적혈구가 떨어지는 속도를 측정하는 것으로 침강속도가 상승되면 류마티스 관절염과 관계가 있다고 볼 수 있다. 적혈구침강속도는 체내에 존재하는 염증의 정도를 간접적으로 측정하는 방법이다. 이 검사는 길고 얇은 수직 관에 혈액 검체를 떨어뜨려서 실제로 적혈구가 침강되는 속도를 측정한다. 보통 적혈구는 천천히 침강하여 투명한 혈장을 거의 남기지 않는다. 비정상 단백이나 섬유소원이나 면역글로불린 등과 같은 급성기반응물질로 불리는 단백의 혈중 농도가 증가하면 적혈구를 더 빨리 침강하게 만들고 적혈구침강속도가 증가하게 된다. 급성기반응물질과 적혈구침강속도는 감염, 자가면역질환, 암과 같은 여러 가지 다른 상태들에서 증가할 수 있다.

류마티스 인자 검사(rheumatoid factor test; RF)는 환자의 혈청에서 발견되는 류마티스 요인을 찾는 혈액 검사이다. 류마티스인자는 다발성 관절염이 류마티스 관절염이 의심될 때 진단적 도움을 줄 수 있지만 류마티스 인자가 양성이라고 해서 곧 류마티스관절염인 것은 아니다. 류마티스인자는 류마티스 관절염 이외의 다른 전신성 류마티스 질환, 만성 염증성 질환, 급만성 염증성 질환에서도 양성으로 나타날 수 있기 때문이다. 하지만 지속적인 상승 증상이나 계속적인 양성 반응이 나타나면 임상적으로 의미가 있는 것으로 여긴다.

임상처치를 살펴보면 **뼈스캔(bone scan)**은 정맥주사로 방사선 인을 주입하고 뼈의 흡수도를 특수 스캐닝 기구로 측정하는 것이다. 과잉 흡수지역은 종양, 감염, 염증, 파괴성 변화가 있는 부분이다. **근전도검사(electromyography; EMG)**는 전기적 자극을 주고 근수축의 강도를 기록하는 과정이며 **근생검(muscle biopsy)**은 현미경 검사를 위해 근육조직을 절제하는 방법이다. **광전자 흡수계측법(photon absorptiometry)**은 광선이 뼈를 통과할 때의 투과도를 측정하는데 뼈의 치밀도 검사로 골다공증 검사에 이용된다. **관절천자(arthrocentesis)**는 관절강에 바늘로 외과적 천자(surgical puncture)를 하는 것이다. 분석을 하기 위해 윤활액을 뺀다. **관절조영술(arthrography)**은 불투명조영제를 주사하고 관절 X-ray를 찍는 것이며 **관절형성술(arthroplasty)**은 넙다리뼈 머리와 절구를 인공삽입물로 대체하는 시술이다. **관절경검사법(arthroscopy)**은 내시경을 통해 관절의 내면을 시각적으로 검사하는 것이며 **골밀도 검사(bone density test)**는 낮은 에너지의 X-ray를 이용하여 척추, 골반 및 손목 등의 뼈의 X-ray 투과정도를 측정하는 것으로 밀도가 감소된 부분은 골다공증을 의심할 수 있다.

제14강 문제풀이

1. 다음 중 긴뼈의 양쪽 끝은?
   ① epiphysial line
   ② diaphysis
   ③ epiphysis
   ④ metaphysis
   ⑤ periosteum

2. 다음 중 척추의 개수가 옳지 않은 것은?
   ① cervical vertebrae – 7개
   ② thoracic vertebrae – 12쌍
   ③ lumbar vertebrae – 7개
   ④ sacrum – 1개
   ⑤ coccyx – 1개

3. 다음 중 뼈의 명칭이 옳지 않은 것은?
   ① clavicle – 빗장뼈
   ② scapula – 어깨뼈
   ③ fibula – 종아리뼈
   ④ femur – 넙다리뼈
   ⑤ carpals – 발목뼈

4. 다음 중 골절된 한쪽의 뼈조각이 다른 쪽에 박히는 골절은?
   ① impacted fracture
   ② pott's fracture
   ③ closed fracture
   ④ compression fracture
   ⑤ comminuted fracture

정답	1. ③ 2. ③ 3. ⑤ 4. ①

제 15 강

피 부

1) 피부계

2) 피부의 구성

3) 피부의 부속기관

4) 주요 어휘

5) 관련 질환

6) 임상검사 및 처치에 관한 용어

제15강 피 부

1) 피부계

피부(皮膚, skin)는 체내의 근육들과 기관을 보호하는 다수의 **상피(epithelial)** 조직으로 이루어진 **외피체계(integumentary system)**이다(송애랑 외, 2013: 389). 피부색소 형성은 인종에 따라 다양하고 피부 타입은 건성 피부에서 지성 피부까지 개인마다 상이하다. 외부환경을 접할 때에 피부는 병원균으로부터 신체를 보호하는 매우 중요한 역할을 수행한다. 피부는 인체의 가장 큰 기관으로 알려져 있다. 피부는 신체의 표면을 덮음으로써 모든 기관 중 가장 큰 면적을 차지한다. 중량에서도 피부는 체내의 어떤 기관 하나보다도 많은 무게를 차지하는데 이는 전체 체중의 15% 가량이 된다. 평균적으로 성인에게서 피부의 표면적은 1.5-2.0m²이고 대부분은 두께가 2-3mm 정도이다. 6.5cm²의 피부는 650개의 땀샘과 20개의 혈관과 60,000개의 멜라닌 세포와 1,000개가 넘는 신경말단을 가지고 있다.

피부와 그 부속기관(털, 손톱, 샘)은 몇 가지 중요한 기능을 한다. 우선 신체 전체를 덮는 보호막으로서 몸의 깊은 조직을 지키는데 피부의 분비물은 약산성으로 세균 침입을 방어하는 신체적 능력을 갖도록 한다. 다음으로 중요한 분비물을 생산하는 두 개의 샘인 **피지샘(sebaceous gland)**과 **땀샘(sweat gland)**을 갖고 있다. 피지샘은 **피지(sebum)**라 부르는 유성 분비물을 생성하며 땀샘은 땀이라고 부르는 수성 분비물을 생성한다. 땀과 피지는 관에 의해 피부구멍으로 배설된다. 피지는 피부표면을 윤활하게 하고 땀은 피부표면에서 증발됨으로써 신체를 차게 한다. 아울러 피부 밑 신경섬유는 통증, 체온, 압각, 촉각 등의 수용기로서의 역할을 한다. 그리고 피부의 몇몇 다른 조직은 신체의 체온유지를 돕는다. 섬유로부터의 흥분은 혈관을 확장시켜 표면으로 혈액을 나르도록 하며 땀샘이 땀을 분비하여 열을 조절한다. 피부의 다른 주요 기능들은 **단열(insulation)**과 체온 조절 기능, 감각 기능, 그리고 비타민 D의 합성과 비타민 B 엽산염(folates)의 보호 기능 등이다. 심하게 손상된 피부는 **반흔 조직(scar tissue)**을 만들기 때문에 치료를 하는데 종종 피부의 변색과 탈색을 일으킨다.

[참고] 피부계의 주요 기능

- **보호** : 신체 방어에서 내부와 외부환경 사이의 해부학적 장벽 기능(피부 내의 랑게르한스 세포들은 적응성 면역체계의 일부)

- **감각** : 많은 수의 신경 말단을 지니고 있어서 더위와 추위, 접촉, 압력, 진동, 그리고 조직 부상에 반응
- **열 조절** : 피부는 필요한 것보다 훨씬 많은 혈액 공급이 가능해서, 복사, 대류, 전도 등에 의한 에너지 손실을 정밀하게 조정. 팽창된 혈관들은 관류(perfusion)와 열 손실을 증가시키는 반면 수축된 혈관들은 피부의 혈액 공급을 크게 줄이고 열을 보존
- **증발의 조절** : 피부는 불투과성(impermeable) 장벽이 있어서 수분을 보유하는데 도움을 줌. 화상을 입으면 이 기능이 손실되어 수분이 매우 부족해짐
- **저장과 합성** : 지질과 수분의 저장고로서의 기능을 하는 동시에 피부 특정 부분에서는 UV 작용을 통한 비타민 D의 합성
- **배설** : 땀에는 요소(urea)가 들어있으며 농도는 소변(urine)의 1/130에 불과
- **흡수** : 산소, 질소와 이산화탄소는 표피에 약간 흡수될 수 있고 약품은 피부를 통해서도 처방될 수 있어 연고나 니코틴 패치나 전리 요법(iontophoresis)과 같은 접착성의 패치(transdermal patch)가 사용됨

2) 피부의 구성

피부는 중층 편평 상피인 표피와 촘촘한 결합 조직인 진피(眞皮), 느슨한 결합 조직인 피하조직으로 구성되어 있다(그림 15-1). **표피(epidermis)**는 엷은 세포막층인데 방수 기능을 제공하고 감염으로부터의 차단막이 되어 준다. **진피(corium or dermis)**는 빽빽한 섬유성 결합조직층으로 피부의 부속물을 위한 공간이다(데이비스, 2008: 90-93). **피부밑조직(subcutaneous tissue)**은 두꺼운 지방인 피하지방층을 포함하고 있다.

세 가지 피부의 층을 하나씩 살펴보자. 우선 표피(皮膚, epidermis)는 피부의 가장 바깥쪽 층이다. 표피는 신체의 표면을 덮는 방수 보호막을 만들며 층상의 비늘 상피세포와 그 밑의 기저층으로 되어 있다(송애랑 외, 2013: 389-390). 진피와 접해 있는 심층부의 세포는 끊임없이 세포 분열을 반복하고 있으며 배아층(胚芽層)이라고도 한다. 신생 세포는 잇달아 위로 밀려 올라가며 그 사이에 변형해 간다. 먼저 유극(有棘) 세포층에서는 많은 돌기로 세포끼리 결합되어 있고 다음 입자층에서 세포는 점차 편평하게 되어간다. 그리고 표층으로 이동하면서 세포는 점점 편평해짐과 동시에 각질화를 일으켜 표층으로 갈수록 핵을 잃고 결국에는 표면에서 떨어져나간다. 이 물질에 땀이나 먼지가 섞인 것이 바로 때이다. 표피의 심층은 알칼리성(pH 7.0-7.4)인데 표층은 지선에서의 분비물 등으로 인해 산성(pH 4.0-5.0)이 되어 미

생물의 번식을 저지한다.

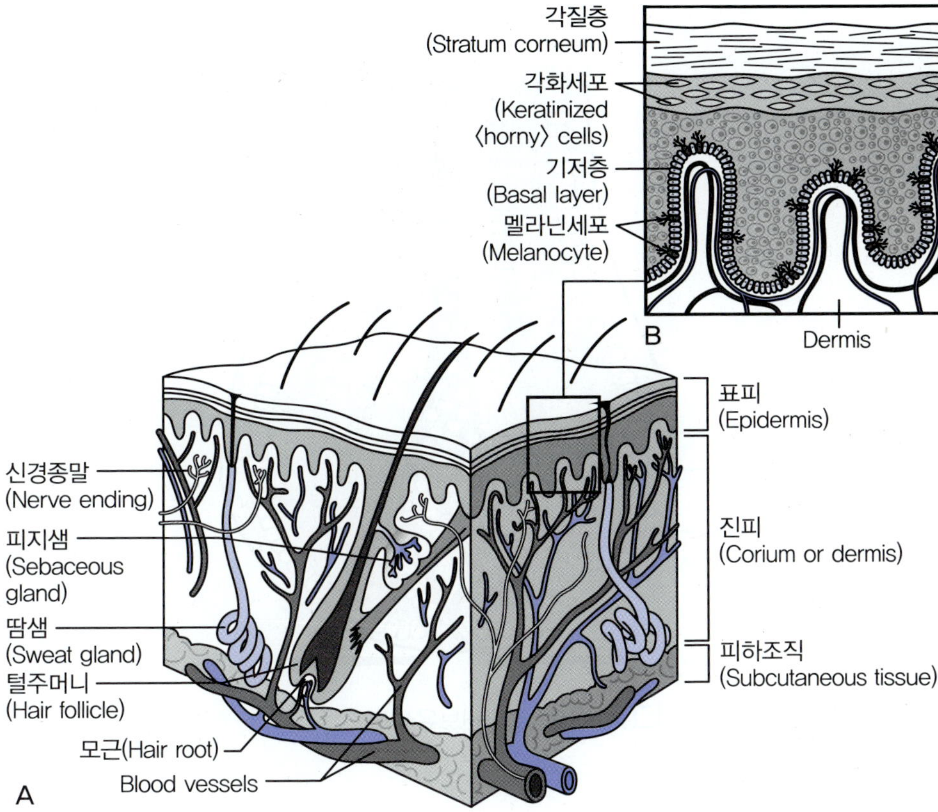

[그림 15-1] 피부의 구성요소들(Chabner, 2014: 653; 홍준현 외, 2013: 413을 수정보완)

표피에는 혈관이 없고 진피로부터의 확산에 의해 영양분을 공급받는다. 표피를 만드는 주된 세포들의 종류로는 **케라틴 생성세포(keratinocyte), 멜라닌 세포(melanocyte), 랑게르한스 세포(Langerhans cell), 메르켈 세포(Merkels cell)**가 있다. 표피는 피부의 가장 바깥층으로 **편평상피(squamous epithelium)**로 구성된다. 여기에는 혈관, 림프관, 결체조직(탄력섬유, 연골, 지방)이 없어 영양분의 공급이 불가하다. **각질층(stratum corneum)**은 외피의 가장 표면층으로 케라틴(keratin) 단백으로 차게 되는데 이를 **각질세포(horny cell)**라고 한다. 보통 3-4주 이내에 피부표면에서 벗겨진다. **기저층(basal layer)**은 표피의 가장 깊은 층으로 기저층 세포가 분열하여 위로 올라가고 새로운 세포가 만들어져 진피의 혈액공급에서 멀어지게 된다. **멜라닌보유세포(melanocyte)**는 표피 기저층의 특수세포로 **흑색소(melanin)**가[1] 표피로 이동하여 피부색이 검어지며 피부암을 유발하는 자외선 복사에 대항한다(그림 15-2).

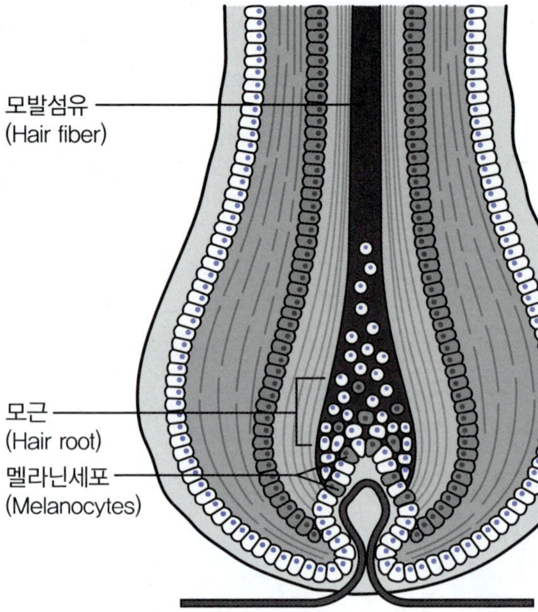

[그림 15-2] 멜라닌보유세포

진피(dermis, corium)는 연결 조직으로 이루어진 표피 밑의 피부 층으로 완충작용을 하여 신체를 압력과 장력(stress and strain)으로부터 보호한다. 진피는 **기저막(basement membrane)**을 통해 표피와 단단히 연결되어 있다. 이것은 또한 접촉과 열을 감지하는 많은 수의 신경 말단을 보유하고 있다. 이것은 모낭, 땀샘, 피지선, 아포크린샘, 림프관, 혈관 등을 담고 있다. 진피 안의 혈관은 표피의 지층인 **기저층(stratum basale)**과 마찬가지로 세포에 영양분을 공급해주고 노폐물을 제거해준다. 표피에 접하는 결합 조직층에서는 교원 섬유가 촘촘한 그물 모양으로 나 있어 매우 튼튼하다. 진피의 일부는 곳곳에서 표피 내부로 들어가 있는데 이를 진피 유두라고 한다. 표피 심층부의 세포는 많지만 멜라닌 색소를 갖고 있는

1) 피부는 멜라닌 세포가 활동하면서 색소를 형성하거나 멜라닌이 생긴다. 이 멜라닌 세포는 햇볕 안의 자외선 중 일부를 흡수한다. 이는 또한 DNA 수리 효소를 가지고 있어 UV 피해를 회복하도록 돕지만 이러한 효소들을 만드는 유전자가 결핍된 사람들은 피부암에 걸릴 확률이 높다. UV 광선으로 인해 생성될 수 있는 신생물인 흑색종은 특별히 위험한데 매우 빠르게 번지고, 종종 사람을 사망에 이르게 할 수도 있다. 사람 피부의 색소 형성은 개체군(인종)에 따라 현저하게 차이가 난다. 이는 사람들을 피부색에 따라 분류하도록 만들었다.

데 진피 중에서 여기에 접하는 부분의 세포에도 멜라닌 색소를 함유하는 것이 있다. 털은 피부 부속 기관의 하나인데 표피의 세포가 진피 속에 깊숙이 침입하여 피하 조직과의 경계에서 결합 조직과 함께 모근을 형성하여 털을 만들어 조직 위로 보낸다. 즉, 진피는 표피에 비해 살아 있는 조직으로 혈관, 림프관, 신경섬유와 부속기관을 포함하며 신경, 혈관, 샘과 같은 조직의 지지를 위하여 결합조직과 섬유를 포함한다. 결합조직 세포의 유형에는 섬유를 생성하는 세포로 상해 복구에서 활동적인 **섬유모세포(fibroblasts, 결합조직형성세포)**, 식세포로 이물질을 삼키고 신체를 보호하는 **조직구(histiocytes, macrophage, 대식구)**, 그리고 히스타민과 헤파린을 포함한 세포로 주로 **교원질(collagen)**로 이루어진 **비만세포(mast cells)**가 있다.

피부의 제일 하층에는 **피하 조직(subcutaneous layer)**이 있다. 신체에는 교원 섬유가 느슨하게 배열된 층이 있는데 여기서 섬유는 일정한 방향성을 가지고 자리를 잡는다. 여기에는 조직액이 있으며 식작용을 가진 세포도 있고 미분화된 결합조직 세포도 볼 수 있다(홍준현 외, 2013: 414). 그 일부는 세포질내에 지방을 축적하여 지방세포가 되며 이것이 모여서 피하 지방을 형성한다. 지각 신경 종말은 접촉 · 압박 · 온도차 등을 자극으로 받아들여 이것을 중추에 전달하는 것이다. 지각 신경의 말단은 피부에 있는 각종 구조로 끝나 있다. 이를 지각 신경 종말이라 부른다. **지방세포(lipocytes)**는 피하조직에 현저하며 많은 양의 지방을 만들고 저장한다.

3) 피부의 부속기관

피부의 부속기관으로 우선 **샘(glands)**은 땀샘과 **피지샘(sebaceous glands)**이 있는데 피부 진피층에 위치한다(그림 15-3). **피지(sebum)**라 부르는 유성물질을 분비하며 성호르몬의 영향을 받아 사춘기에는 비대해지고 늙으면 위축된다. **땀샘(sweat glands)**은 아주 작은 코일의 샘으로 신체 표면에 약 200만개가 있다. 땀 또는 발한은 거의 순수한 물로 1% 미만의 염 성분이 용해되어 있다. 땀에서 나는 냄새는 땀에 세균이 작용할 때 생기며 공기로 증류되어 신체를 차게 한다(송애랑 외, 2013: 391-392).

털(hair)은 딱딱한 단백물질로 채워진 각질세포인 **케라틴(keratin)**이 탄탄하게 그물모양으로 결합한 것이다. 모근에 깊게 놓인 세포는 **모낭(hair follicle)**을 통해 위로 움직이는 각질세포를 생산한다. **멜라닌보유세포(melanocyte)**는 모낭 밑에 위치하여 털섬유 각질세포에 멜라닌 색소를 유지하게 해준다.

손톱과 발톱(nails)은 손과 발가락 끝의 등쪽 표면을 덮고 있는 딱딱한 케라틴판이다. 기저에 있는 손톱뿌리에서의 세포분열로 두께와 길이가 자라는데 **반월(lunula)**은 손톱 밑에 흰

부분이다(그림 15-4). **소피(cuticle)**는 손톱 표면으로 약간 확장되어 좁은 띠를 이루는 표피이며 **손톱주위조직(paronychium)**은 손톱경계 주변의 연조직이다.

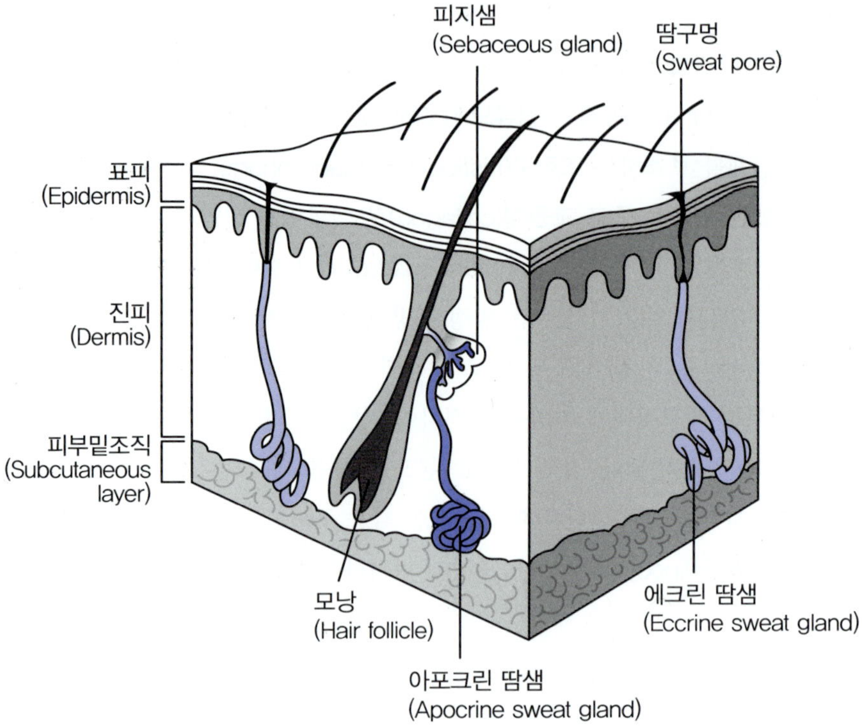

[그림 15-3] 피지샘(Chabner, 2014: 656, 수정보완)

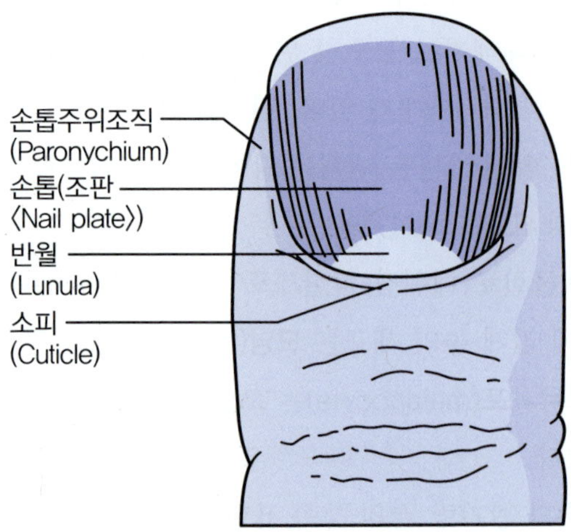

[그림 15-4] 손톱

4) 주요 어휘

단어	의미	용어구조	영어 의미	한글 뜻
erythema	홍반	erythem/o	redness	발적
erythematous	홍반성(의)	erythemat/o	redness	발적
anhidrosis	무한증	hidr/o	sweat	땀
histiocyte	조직구	histi/o −cyte	tissue cell	조직 세포
ichthyosis	비늘증	ichthy/o	scaly, dry(fish−like)	비늘 같은
keratosis	각화증	kerat/o	hard, horny tissue	딱딱한 각질조직
leukoplakia	백반, 백판증	leuk/o −plakia	white plaques	흰색 플라크, 판, 반
lipoma	지방종	lip/o	fat	지방
melanocyte	멜라닌(보유)세포	melan/o	black	검은색
dermatomycosis	피부진균증	myc/o	fungus	곰팡이

해설

Erythema([èrəθíːmə])는 'abnormal redness of the skin resulting from dilation of blood vessels'로 피부와 피하조직에 염증이 생기는 질환인 '홍반'이다. 다형홍반(erythema multiforme; EM)은 급성 자기한정성(self−limited) 발진성 반응으로 주로 단순포진 바이러스(herpes simplex virus; HSV)의 재감염에 의해 발생한다. 전구증상은 거의 없거나 감기증세 등으로 나타날 수 있다. 피부발진은 급격히 발생하며 대부분 3일 이내에 모든 병변이 나타난다. 특징적으로 표적병변(target lesion)이 관찰되는데 표적병변은 중심부에 적자색의 자반 또는 물집이 생기고 그 주위로 부종성 원이 둘러싼다. **Anhidrosis**([ænhidróusis])는 'failure of the sweat glands'로 '무한증'이다. 선천성 무통각증 및 무한증(congenital insensitivity to pain with anhidrosis; CIPA)은 통점 · 냉점 · 온점 등의 감각을 뇌에서 인지하지 못하는 유전성 질환이다. **Ichthyosis**([ikθióusis])는 'any of several congenital diseases in which the skin is dry and scaly like a fish'로 '어린선', '인피증'이다. **Leukoplakia**([lùːkəpléikiə])는 '백반증'이고 **dermatomycosis**([dəːrmətəmaikóusis])는 '피부진균증'(fungal infection of the skin)이다.

단어	의미	용어구조	영어 의미	한글 뜻
adipose	지방의	adip/o	fat	지방
albinism	백피증	albin/o	white	흰
causalgia	작열통	caus/o	burn, burning	탐, 타는 듯한
		–algia	pain	통증
subcutaneous	피부 밑의	cutane/o	skin	피부
epidermis	표피	epi–	above	위쪽의
		derm/o	skin	피부
dermatitis	피부염	dermat/o	skin	피부
dermatoplasty	피부성형술	–plasty	surgical repair	형성술
dermatologist	피부과의사	dermat/o	skin	피부
epidermolysis	표피박리증	derm/o	skin	피부
diaphoresis	발한	diaphor/o	profuse sweating	땀을 많이 흘림(발한)

해설

Albinism([ǽlbənìzm])은 'the congenital absence of pigmentation in the eyes and skin and hair'로 '선천성 색소 결핍증(백피증)'이다. 백피증은 멜라닌 색소의 분포와 합성 대사과정에 결함이 생긴 것으로 출생하면서 피부와 머리카락, 홍채에 색소가 거의 없는 희귀 유전질환이다. **Causalgia**([kɔːzǽldʒiə])는 'a burning pain in a limb along the course of a peripheral nerve'로 '작열통(灼熱痛)'이다. **Epidermis**는 'the outer layer of the skin covering the exterior body surface of vertebrates'로 '표피'이다. **Dermatitis**([də̀ːrmətáitis])는 'inflammation of the skin'으로 '피부염'이다. 피부염은 원인에 따라 다양한데 접촉성 피부염(contact dermatitis)은 피부를 자극하거나 알레르기 반응을 일으키는 물질에 노출되었을 때 나타나는 피부의 염증 반응이다. 자극성 접촉피부염은 피부에 유독(독성)하거나 자극하는 화학물질에 노출되는 경우 발생한다. 소아에서 가장 흔한 자극성 접촉피부염은 기저귀 발진인데 소변이나 대변에 있는 자연 화학물질에 기저귀 착용 부위가 장시간 노출되어 생긴다. **Dermatologist**([də̀ːrmətálədʒist])는 'a doctor who specializes in the physiology and pathology of the skin'으로 '피부과의사'이다. **Diaphoresis**([dàiəfəríːsis])는 'the process of the sweat glands of the skin secreting a salty fluid'로 '발한(發汗)'이다.

단어	의미	용어구조	영어 의미	한글 뜻
onycholysis	손톱박리증	onych/o	nail	손(발)톱
		–lysis	destruction, separation	파괴, 분리
onychomycosis	손(발)톱 진균증	myc/o	fungus	진균
paronychia	손(발)톱 주위염	par–	near, beside	가까이, 옆에
dermatophytosis	백선증	phyt/o	plant	식물
pilosebaceous	모지의	pil/o	hair, hair follicle	모낭
		sebace/o	sebum gland	피지 분비샘
seborrhea	(피)지루	seb/o	sebum	피지
squamous epithelium	편평상피	squam/o	scale like	비늘 같은
steatoma	지방종	steat/o	fat	지방
trichomycosis	모발진균증	trich/o	hair	털

해설

Onycholysis는 'separation of a nail from its normal attachment to the nail bed'로 '손톱박리증'이다. 이것은 손톱판이 손톱바닥으로부터 분리되는 현상으로 발톱에서도 동일하게 나타날 수 있다. 여성에게서 특발성으로 자주 발생하며 박리상태가 오래 지속되면 손톱판이 손톱바닥에 재부착되는 빈도가 낮아질 수 있다. 원인은 갑상샘기능 항진증 및 저하증, 임신, 건선, 아토피 피부염 등이 가능하며 진균이나 retinoid, 항암화학요법에 의해서도 발생 가능하다. **Pilosebaceous**는 'of or relating to a hair follicle and its sebaceous gland'로 '모발피지샘'이다. **Seborrhea**([sèbərí:ə])는 'a condition in which overactivity of the sebaceous glands causes the skin to become oily'로 '지루(증)(脂漏症)'이다. 한편 비뇨기계에서 지루란 조루(早漏, premature ejaculation)의 반대 현상으로 질 내에서 사정이 어렵고 오르가슴에 도달하기 힘든 상태이다. **Squamous epithelium**는 '편평상피'이고 **trichomycosis**는 털진균증이다. 겨드랑이털 진균증(trichomycosis axillaris)은 1-2mm 크기의 작은 결절들이 겨드랑이나 음부의 털줄기에 단단히 붙어있는 질환으로 겨드랑이가 노랗게 변색이 된다.

단어	의미	용어구조	영어 의미	한글 뜻
subungual	손(발)톱 밑	ungu/o	nail	손(발)톱
xanthoma	황색종	xanth/o	yellow	노랑색
xeroderma	피부건조증	xer/o	dry	건성
		–derma	skin	피부
pyoderma	농피증	py/o	pus	농, 고름
leukoderma	백반	–derma	skin	피부

해설

Xanthoma([zænθóumə])는 'a skin problem marked by the development of irregular yellow nodules'로 피부병의 일종인 '황색종(黃色腫)'이다. 황색종은 피부에 리포단백질을 잡아먹는 대식세포가 집합되어 있는 노란색의 혹덩이다. 고지혈증과 함께 일어나며 빈도는 적지만 당뇨병에서 발병하는 경우도 있다. **Xeroderma**([ziərədə́ːrmə])는 'a mild form of ichthyosis characterized by abnormal dryness and roughness of the skin'으로 '피부건조증', '건피증'이다. 색소성 건피증(xeroderma pigmentosum; XP)은 환자들이 햇빛이나 다른 자외선(UV) 광원을 피해야 하는 무기력증이다. UV 광원에 쪼이게 되면 모든 피부암의 위험이 증가되며 XP인 사람들이 빛에 쪼이면 피부에 암이 급격히 증가한다. 소아기에 발생하여 범발성 색반, 모세혈관 확장, 피부의 위축 및 수축을 일으키는 불치의 피부병이다. 최소한의 햇빛 노출에도 주근깨(freckle)나 물집(blister)이 생기는 진행성 장애(developmental disability)이며 정신장애를 갖고 눈과 귀가 멀게 된다. 그리고 안구암, 구강암, 피부암, 흑색종(melanoma) 등을 수반하는 경우도 있다. **Pyoderma**([pàiədə́ːrmə])는 '농포성(膿疱性) 피부염', '농피증'이다. 농가진(impetigo)과 농피증 모두 피부 표면의 감염증인데 주로 A군 베타용혈 사슬알균과 황색포도알균이 원인이다(지제근, 2004: 554, 558). 사슬알균 농가진은 화농성으로 작은 크기의 수포나 농포가 일시적으로 생겼다가 터져서 결국은 피부의 빨간 발진 위에 누런 딱지가 앉는다. 이것을 농피증(pyoderma)이라고 한다. 이러한 병변 위에 다시 이차적으로 포도알균이 증식될 수 있다. 즉, 농가진 중 딱지가 앉아 있는 상태를 농피증이라고 한다.

5) 관련 질환

의학에서 피부와 관련된 학문은 피부병학이라 부른다. 피부는 지속적인 공격에 취약하고 그래서 다음과 같은 다양한 병으로부터 괴롭힘을 당할 수 있다. 종양(tumors)에는 편평 세포 유두종(squamous cell papilloma)과 같은 양성의 피부 종양과 피부암(skin cancer)이 있다. 종양보다는 덜 위험하지만 빈번한 피부질환에는 발진(rash), 물집(blister), 여드름(acne vulgaris), 모공 각화증(keratosis pilaris), athlete's foot과 같은 진균류(fungus) 감염, 병원균(microbe) 감염, 석회증 피부(calcinosis cutis), 동전 버짐(ringworm), 켈로이드(keloid), 옴(scabies), 백피(vitiligo) 등이 있다.

1 피부의 비정상적 상태

베체트병(Behcet disease)은 구강 및 외음부 궤양, 홍채염, 관절통 등의 증상을 동반하는 만성 재발성 질병이다(지제근, 2013: 164). 특징은 전신침범이 가능하고 20-30대에 발병하며 여성보다 남성에게 많다는 점이다. 베체트병은 만성적으로 전신의 여러 장기에 걸쳐 다양하게 나타나는 염증성 질환으로 구강 궤양, 외음부 궤양, 포도막염[2] 등의 세 가지 증상이 수반되는 비교적 희귀한 병이다. 그러나 경우에 따라서는 이외의 임상 증상도 나타날 수 있는데 결절 홍반, 농포, 모낭염 등이 발생하거나 관절통, 근육통 등이 동반되기도 한다. 베체트병은 호전과 악화를 반복하면서 재발되는 질병이며 구강이나 생식기에 나타나는 피부 증상은 종종 자연적으로 치유되기도 하지만 그만큼 재발률도 높은 것으로 보고된다. 이 질환을 가진 사람들은 대부분 중동과 아시아에 사는 사람, 즉 지중해와 동아시아의 고대 무역로인 실크로드 지방에 사는 사람들이다. 터키인들에게서 이 질병의 발생 빈도가 가장 높은데 10만 명당 80명에서 370명의 비율로 발생한다고 한다. 일본, 한국, 중국, 이란, 사우디아라비아 역시 베체트병의 발병 빈도가 높은 편이다. 일본에서는 이 질환이 후천적으로 실명을 하게 되는 주요 원인 중 하나로 간주되기도 하였다. 이 질환은 주로 30~40세 사이에 발병한다. 일본, 한국 등에서는 남성에 비해 여성에서 이 질환의 발생빈도가 높지만 중동국가에서는 남성에게서의 발생 빈도가 더 높고, 특히 젊은 남성에서 예후가 나쁜 것으로 알려져 있다. 정확한 병인은 알려지지 않았으나 유전적 소인, 면역이상, 감염 등 복합적인 요인에 의해 발생

2) 동공 옆에 위치한 색소성 조직인 홍채, 수정체의 두께를 조정하는 모양체, 망막아래층의 맥락막의 3가지를 총칭하여 포도막이라 한다.

하는 것으로 추측되며 최근 자가염증질환(autoinflammation)의 하나로도 분류되고 있다.

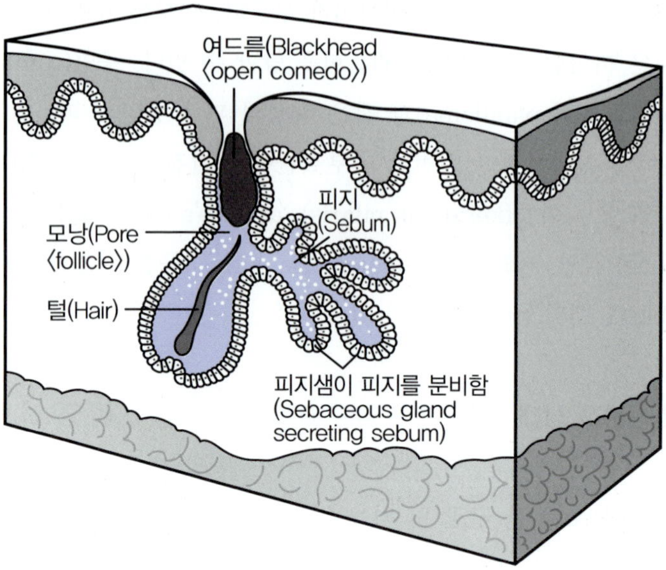

[그림 15-5] 여드름(Chabner, 2014: 665; 홍준현 외, 2013: 425를 수정보완)

여드름(acne)은 피부의 피지선에 나타나는 염증성 질환을 의미한다(그림 15-5). 여드름(acne)은 피부의 구진성, 농포성 발진으로 acne vulgaris는 피부구멍에 피지와 케라틴이 쌓여 생기는 것이며 흑두(blackhead)는 피지가 구멍을 부분적으로 막아버린 것이다. 반면 백두(whitehead)는 이 구멍이 완전히 막힌 것이다. 잘못된 화장, 스트레스, 성 호르몬, 데모덱스균 등이 여드름의 요인들이다. 여드름은 피지가 많이 분비되는 부위에 생기기 매우 쉽다. 여드름은 피지를 분비하는 모공에서 시작된다. 모공 속에 피지나 각질이 모여 검은 여드름(모공이 열리고 내용이 보이는 상태)이나 하얀 여드름(모공이 닫힌 상태)으로 불린다. 검거나 하얀 여드름에서 붉은 여드름으로 바뀌게 하는 것은 피부에 상주하는 세균인 Propionibacterium acnes이다. 이 세균은 피지를 좋아하기 때문에 모공에서 증식하여 피부 안에 염증을 일으키는 단백질을 자극한다. 그러므로 염증이 일어나 붉어지거나 고름이 쌓여 노란 부분이 생긴다. 여기서 더 진행하여 모공에서 분비물이 흘러서 염증이 퍼질 수도 있다. 이때에는 피부의 깊은 부분을 손상하기 때문에 염증이 나아도 흔적이 남을 수가 있다.

화상(burns)은 열 접촉에 의한 조직의 상해로 원인은 불, 스팀 또는 액체, 빛, 전기, 방사선 등이 있다. 화상의 종류에는 표면 표피의 병터, 홍반, 지각과민이 있으나 물집은 없는 **일도 화상(first-degree burns)**, 표피와 진피의 병터, 홍반, 물집, 지각과민이 발생하는 **이도 화상(second-degree burns)**, 그리고 표피와 진피 파괴(괴사), 피부밑조직 손상으로 탄 조직을 남겨서 피부이식이 필요한 **삼도 화상(third-degree burns)**이 있다.

연조직염(cellulitis)은 피부의 급성 감염으로 국소적 발열, 홍조, 통증 및 부종이 나타난다(지제근, 2013: 253). 다른 명칭은 봉와직염(蜂窩織炎)인데 이것은 피부의 피하밑층에 심각한 염증이 유발된 결합조직염이다. 연조직염은 외인성 박테리아로 인해 발증할 수 있으며 이전에 피부가 손상된 적이 있는 부위에 자주 나타난다. 이를테면 물집, 화상, 벌레 물림, 외과상처, 정맥 주사 등을 들 수 있다. 치료할 때에는 영향을 받은 부위를 쉬게 하고 죽은 조직을 떼어내며 항생제를 투여한다.

습진(濕疹, eczema)은 염증성 피부질환으로 홍반성, 구진수포성 병터가 있다. 습진은 표피에 생기는 피부염 또는 염증이다(지제근, 2013: 500). 습진은 지속적인 피부의 상태에 해당되는데 피부 건조와 반복되는 발진이 이에 포함된다. 이때 발적, 부종, 가려움, 건조, 각질, 비늘, 물집, 갈라짐, 분비물, 출혈 등의 증상이 나타나거나 이들이 동시다발적으로 발생한다. 습진에 걸리면 일시적으로 피부의 색깔이 달라보일 수 있는데 이는 손상부위가 치료되었기 때문이며 드물게 흉터가 생기기도 한다. 습진은 건선과는 달리 관절의 굴근에서 흔히 발견된다.

건선(乾癬, psoriasis)은 만성 재발성 피부병의 하나인데 은회색 비늘이 덮여 가렵고 비늘처럼 떨어지는 붉은 반점이 생긴다(송애랑 외, 2013: 404). 건선은 피부에 영향을 주는 자가면역 질환이다. 이 질환은 면역계가 피부 세포를 병원균으로 오해하여 피부 세포의 성장 주기를 빠르게 하는 잘못된 신호를 내보낼 때 발생한다. 건선은 전염되지 않지만 뇌졸중의 위험 증가와 연관되며 혈중 수준의 치료를 통해 개선할 수 있다. 건선에는 판(plaque)을 이루는 발진, 반점성(guttate), 역행성(inverse), 부스럼성(pustular), 홍피성(erythrodermic) 다섯 가지 종류가 있다. 판을 이루는 발진이 가장 흔한 형태로 빨갛고 하얀 색조가 나타난다.

농가진(膿痂疹, impetigo)은 주로 황색포도상구균에 의해 생기는 화농성 피부병이다. 염증성 피부질환으로 소수포, 고름물집, 병터위에 딱지(가피)가 특징이다(지제근, 2013: 822). 원인은 포도알균이나 사슬알균이다. **흉터(cicatrix)**는 상처가 치유된 후 남게 되는 병터이다. **발진성 바이러스 질환(exanthematous viral disease)**은 바이러스 감염에 의한 피부발진으로 예를 들면 풍진(rubella), 홍역(measles), 수두(chicken pox) 등이 있다. **괴저(gangrene)**는 혈액공급의 손실과 관련된 조직괴사이고 **옴(scabies)**은 격렬한 가려움증을 동반한 피부의 전염성 질환으로 옴진드기라는 기생충 감염이 원인이다.

피부경화증(scleroderma)은 피부의 만성 질환으로 결합조직이 딱딱해지고 수축되는 질환으로 섬유성 흉터조직이 피부에 침윤된다. **백선(tinea)**은 진균이 원인인 피부 감염증이다(송애랑 외, 2013: 400). 백선(ringworm)이라고도 부르며 매우 전염성이 강하고 심한 가려움증을 일으킨다. 종류에는 발가락 사이의 감염으로 무좀으로 불리는 발백선(tinea pedis), 머리덮개에 감염이 생긴 머리덮개백선(tinea capitis), 그리고 수염 밑 피부에 감염이 생긴 수염백선(tinea barbae)이 있다. **백반(vitiligo)**은 피부가 부분적으로 탈색 되는 증상으로 멜라닌색소가 사라지는 병이다. **전신성 홍반성 루푸스(systemic lupus erythematosus; SLE)**는 피부, 관절과 내부장기의 콜라겐(교원질)의 만성 염증성 질환으로 뺨과 코 위에 특징적인 나비 모양의 발적을 보인다.

2 피부 신생물

암성 병변으로는 상피기저세포층의 악성종양인 **기저세포암종(basal cell carcinoma)**이 있다. 이것은 가장 흔한 피부암으로 얼굴의 위쪽 코 가까이에 나타나며 느리게 성장하는 종양이기 때문에 거의 전이가 일어나지 않는다. **편평세포암종(squamous cell carcinoma)**은 편평상피세포의 악성종양이고 **악성 흑색종(malignant melanoma)**은 멜라닌세포로 이루어진 암성 성장물이다. 반면 양성 신생물에는 피부의 착색(색소성) 병터인 **모반(nevus, pl: nevi)**이 있고 압력이나 마찰로 인해 표피 각화층의 세포성장이 증가하여 발바닥과 손바닥에 주로 생기는 **굳은살(callus)**이 있다. **티눈(corn)**은 callus의 유형으로 딱딱한 핵을 발달시킨다. **켈로이드(keloid)**는 외상이나 외과적 절개후에 생기는 확대(비대)되고 두꺼운 흉터이다. **각화증(keratosis)**은 표피의 두꺼워진 부분이고 **백판증(leukoplakia)**은 혀와 뺨의 점막조직의 희고 두꺼운 반점으로 전암성 병변이다. **사마귀(verruca)**는 바이러스에 의한 표피의 성장 결과물이다.

카포시육종(Kaposi sarcoma)은 작은 혈관이 자라나 다리, 몸통, 팔, 목 머리에 검푸른 자주빛 반점, 구진과 소결절을 형성한다(지제근, 2013: 897). 이 종양은 AIDS 환자와 관련이 있다. 카포시육종은 피부와 다른 기관에 적자색 또는 청갈색의 반점 · 판(plaque) · 결절 등을 특징으로 한다. 피부의 병변(病變)은 단단할 수도 있고 압축될 수도 있으며 국부적일 수도 있고 넓게 퍼질 수도 있다. 후천성면역결핍증(AIDS) 환자들에게 나타나기 전에는 매우 드문 암으로 간주되었던 이 암은 원래 지중해 출신의 노인들 사이에서 나타났지만 아프리카인들에서도 풍토병의 형태로 발견되었다. 1980년경부터 카포시육종은 AIDS 환자들에게서 점점 더 많이 발견되었다. AIDS에 걸릴 위험이 높다고 확인된 집단 중에서 젊은 남성 동성연애자들은 다른 AIDS 환자들보다 카포시육종이 더 발병하기 쉽다. 미국 애틀랜타의 질병통제 센터(Centers for Disease Control)에 보고된 바에 따르면 카포시육종은 미국 내 AIDS 환자의 거의 절반에서 나타났다. 면역계의 파괴와 하나 이상의 바이러스가 존재하면 이 병의 발생을 촉진시키므로 기회성 종양으로 간주된다.

3 피부 병변

농포(pustule, 고름물집)는 피부의 작은 고름집(abscess)이다. 농포는 모낭상피의 과각화로 인하여 모낭이 막히고 이로 인해 각질과 피지가 정체되어서 발생하는데 피지분비의 증가, 모낭내의 이상각화, 여드름균의 증식, 염증반응이 서로 복합적으로 작용하여 면포가 생기게 된다(지제근, 2013: 1374). 이 면포가 유리, 지방산 등의 성분에 의한 화학적 자극에 의해 염증 반응이 일어난 결과물이 농포이다. 다시 말해 면포가 구진(papule)으로 발전하여 농포(고름물집)에 이르게 된다. 농포는 이것의 전 단계인 구진과 비슷한 크기로 작고 둥그런 모양이지만 안에 고름을 포함하고 있는 것이 구진과 다른 점이다. 농포는 국한성이며 약간 돋아 보이는 발진으로 내부에 있는 고름 때문에 황색 또는 회백색으로 보인다. 농포가 생기는 깊이에 따라 각질하 · 표피내 · 표피하의 세 가지로 나눈다. 보통은 주위 또는 밑바닥에 발적을 수반하며 터지면 가피가 부착된다. 작은 물집이나 수포 내용이 농성으로 변한 것을 이차적 농포라 하며 처음부터 농포로서 원발하는 것을 일차적 농포라 한다. 대표적인 것은 농가진이다.

딱지(crust)는 건조된 피지로 세포의 파편 및 건조된 신체 배출물이나 분비물이 모인 고형물이다. 낭(cyst)은 두꺼운 벽을 가진 폐쇄낭으로 액이나 반고형물질이 들어 있는데 모소낭

(pilonidal cyst), 피지낭(sebaceous cyst) 등이 예이다. **미란(erosion)**은 표피가 헐거나 손상된 것이며 **열구(fissure)**는 홈(구) 또는 균열된 것 같은 갈라진 틈이다. **반점(macule)**은 보통 붉은색의 변색된 편평한 병변으로 주근깨이다. **병변(lesion)**은 질병 또는 외상에 의해 손상 받은 조직의 부분이다. **구진(papule)**은 직경 1cm미만의 작은 고형 융기이고 **폴립(polyp)**은 점막 표면으로부터 줄기로 뻗치는 버섯모양의 성장물이다. **소수포(vesicle)**는 맑은 액이 있는 작은 축적물이고 물집(수포)은 화상, 알레르기, 피부염에서 나타난다. **구진(wheal)**은 부드럽게 융기된 종창성 부분으로 주변 피부보다 붉거나 창백하다. 모기물림 등으로 인한 국지성 또는 알레르기 반응으로 넓은 지역에 나타날 수 있다.

피부와 관련된 증상에서 **가려움증(pruritus)**은 대부분의 피부염 등과 관련이 있는 가려움이고 **자반병(purpura)**은 신체부위로 반상출혈이나 점출혈이 번져 넓게 합쳐지는 증상이다. **탈모증(alopecia)**은 정상적으로 털이 자라는 지역에 털이 없는 것으로 유전인 경우가 많다.

반상출혈(ecchymosis)은 피부에 검푸른 반점이 생기는 것이고 **점출혈(petechia, pl: petechiae)**은 반상출혈보다 작은 점출혈이다. 반상출혈이란 멍(bruise)이라고도 하며 검고 푸른 자국으로 피하 또는 점막, 장액막 밑에서 일어나는 작은 반상의 출혈을 말한다. 대부분 출혈 직후에는 선명한 자주빛이던 것이 시간이 경과하면 점차 갈색으로 변하고 황색이 되었다가 차차 엷어지면서 며칠 내로 없어진다. 대개가 심하게 맞거나(둔기에 의한 타박) 부딪쳐서 살갗 속에 퍼렇게 피가 맺힌 것이다. 그러나 원인 없이 나타나거나 가벼운 외력에 의해 몸의 여러 곳에 출혈이 일어나는 경우도 있다.

궤양(潰瘍; ulcer)은 염증, 괴사로 인해 상피가 탈락하여 조직표면이 국소적으로 결손되거나 함몰된 것을 의미한다. 궤양은 피부 또는 점막의 개방된 진무름으로 **욕창성 궤양(decubitus ulcer)**은 한 자세로 눕는 압력 때문에 생긴다(지제근, 2004: 380). 궤양은 조직의 염증이 진행되어 발생하거나 조직으로의 산소 및 영양분의 공급이 원활하게 이루어지지 못해 발생하게 된다. 궤양은 피부를 비롯하여 소화기 · 호흡기 · 심혈관 · 비뇨생식기 등에 발생하며 궤양의 치료를 위해서는 원인을 근본적으로 치료해야 한다. 소화성 궤양 중 위궤양에는 위액이 반복적으로 역류하는 바레트 궤양(Barrett's ulcer), 심한 화상을 입은 뒤 십이지장에 나타나는 궤양인 컬링 궤양(Curling ulcer), 중추신경계 질환에 수반되는 소화성 궤양인 쿠싱 궤양(Cushing ulcer) 등이 있고 각막궤양, 욕창궤양, 당뇨병성궤양, 동맥경화성궤양,

울혈성궤양, 매독에 의한 궤양, 연성하감(軟性下疳), 아프타구내염(입 안에 생기는 궤양), 베체트병(구강점막 궤양) 등 다양하다.

두드러기(urticaria, hives)는 피부에 붉고 둥근 담마진이 생기는 급성 알레르기 반응이다. 심마진(蕁麻疹)으로도 불리는데 이것은 피부 발진의 일종으로 검붉은 색으로 부풀고 가려운 것이 특징이다(송애랑 외, 2013: 404). 두드러기는 종종 알레르기 반응으로 발생하지만, 알레르기가 아닌 원인으로도 발생하는 경우도 많다. 대부분의 경우 6주 내에 사라지는 두드러기는 알레르기에 의해 유발된 결과이다. 만성적인 두드러기(6주 이상 지속되는 경우)는 드물게 알레르기가 원인이 된다. 만성 두드러기 환자의 대부분은 그 원인이 알려지지 않았다. 어쩌면 만성 특발성 두드러기 환자의 30-40%는 실제로는 자가면역이 원인일 수 있다. 급성 바이러스 감염은 종종 급성 두드러기의 원인이 된다.

6) 임상검사 및 처치에 관한 용어

피부계의 임상검사에는 피부 병터를 긁은 것을 배양시킨 후 진균 성장의 근거를 현미경으로 조사하는 **진균검사(fungal tests)**와 화농성 물질 또는 삼출액 표본을 검사하고 세균 종류를 조사하는 **세균분석(bacterial analyses)** 등이 있다.

임상처치를 살펴보면 **삭피술(dermabrasion)**은 천연두 또는 여드름으로 인한 반흔, 색소성 모반, 잔주름, 문신 등을 제거하기 위해 동결한 표피와 필요량의 진피를 기계적 방법을 이용하여 외과적으로 제거하는 시술이다. **전기건조(electrodesiccation)**는 고주파 전기를 이용하여 탈수 또는 건조시킴으로써 조직을 파괴하는 수술법이고 **한랭요법(cryosurgery)**은 냉동질소액을 묻혀 조직을 파괴하는 처치이다. **긁어냄(curettage)**은 큐렛이라는 기구를 이용해 병터를 긁어내는 시술이고(지제근, 2004: 425) **Mohs surgery**는 현미경으로 악성 종양층을 제거하는 시술이다. **피부생검(skin biopsy)**은 피부 병변을 병리검사실로 보내 조사를 받는 것이고 **펀치생검(punch biopsy)**은 날카롭게 돌아가는 가장자리를 가진 기구로 조직의 핵심을 제거하는 처치이다.

알레르기 질환에 대한 피부검사(skin testing for allergy or disease)를 살펴보면 **소파검사(scratch test)**는 피부를 몇 군데 긁어서 미세한 양의 검사물질을 조사하는 것이고 **피(부)내**

검사(intradermal test)는 반응물질을 피부층 사이로 주사하여 이에 따른 반응을 조사하는 것으로 Mantoux test가 있다. PPD test는 결핵 검사이고 Schick test는 디프테리아 검사이다. **첩포검사(patch test)**는 의심되는 알레르기의 원인 물질을 묻힌 작은 거즈나 여과지를 피부에 놓아 시행하는 것이다.

제15강 문제풀이

1. 혈관과 모관이 있는 연결 조직으로 이루어진 표피 밑의 피부층은?

① basal layer
② epidermis
③ dermis
④ subcutaneous tissue
⑤ stratum

2. 다음 중에서 피부의 부속기관으로 옳은 것은?

① collagen
② lipocytes
③ sebaceous gland
④ keratin
⑤ lacrimal gland

3. 다음 중 용어의 설명이 옳지 않은 것은?

① eczema – 건선
② impetigo – 농가진
③ tinea – 백선
④ verruca – 사마귀
⑤ pustule – 고름물집

4. 혈액 공급의 손실로 조직이 죽는 현상은?

① measles
② chicken pox
③ scabies
④ gangrene
⑤ callus

정답	1. ③ 2. ③ 3. ① 4. ④

제 16 강

감각기관: 눈과 귀

1) 눈과 귀

2) 눈의 해부생리적 구성

3) 귀의 해부생리적 구성

4) 주요 어휘

5) 관련 질환과 병리적 상태

6) 임상검사 및 처치에 관한 용어

제16강 감각기관: 눈과 귀

1) 눈과 귀

눈과 귀(eye & ear)는 피부, 미뢰, **후각부위(olfactory region)**와 같은 감각기관이다. 신경세포는 피부, 미뢰, 후각부위 등의 감각기관으로부터 뇌의 **구심성 감각신경원(afferent sensory neurons)**으로 흥분을 전달한다. 눈과 귀는 외적 · 내적 환경에서 에너지 또는 특수 형태의 자극에 의해 활성화될 수 있는 감각세포의 수용기를 가지고 있다. 눈과 귀의 감각세포는 뇌로 가는 구심성 감각신경원을 따르는 일련의 신경적 흥분에 의한 자극의 반응이다. 신경섬유를 통해 전달된 흥분은 소리와 시각 이미지로 뇌에 인지된다(그림 16-1).

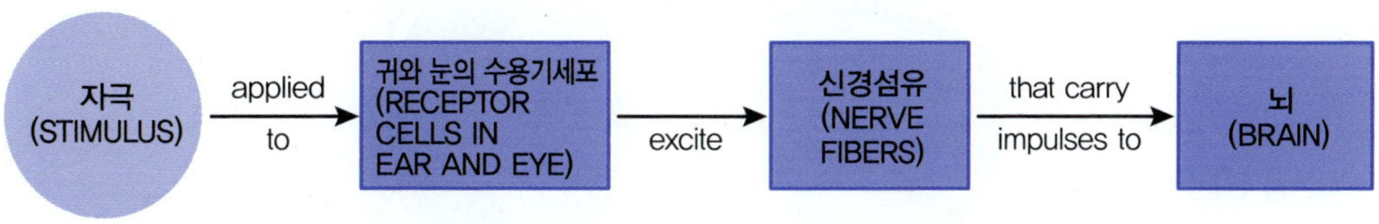

[그림 16-1] 감각기관의 자극전달 과정(Chabner, 2014: 696; 홍준현 외, 2013: 436을 참고)

눈은 빛을 감지하는 시각 기관이다. 다양한 종류의 동물들이 빛을 감지하는 기관을 지니고 있다. 가장 간단한 구조의 눈은 주변의 밝고 어두움의 정도, 즉 명도만을 구분한다. 좀 더 복잡한 형태의 눈은 색을 감지하며 인간과 같이 가장 복잡한 형태의 눈은 시야의 대부분이 겹치는 한 쌍의 눈으로 원근감을 감지한다. 토끼나 카멜레온과 같이 시야가 겹치는 범위가 극히 적은 동물들도 있다.[1)]

귀는 동물이 소리를 듣는 기관이다. 귀는 바깥쪽부터 외이 · 중이 · 내이로 구별된다. 외이와 중이는 청각을 위한 구조이지만 내이는 아래쪽에 있는 와우(蝸牛)만이 청각기이며 위쪽의 전정기관 및 반고리관은 평형 감각기이다. 내이신경은 와우에서 온 전정신경과 합쳐진 것으로 능뇌(菱腦, hindbrain)의 교배부에 들어간다.

1) 척추동물의 대부분과 특정한 연체동물들은 눈 안쪽에 빛을 감지하고 이를 전기적 신호로 바꿔주는 세포들이 있다. 이 세포들을 망막이라고 한다. 망막에 의해 빛은 전기 신호로 전환되어 시신경을 통해 뇌로 전달된다. 대개의 경우 눈의 내부는 유리액이라 불리는 투명한 젤(gel)로 채워져 있고, 외부에 빛을 받아들이는 조직으로 초점을 조절하는 수정체와 빛의 양을 조절하는 홍채가 있다.

2) 눈의 해부생리적 구성

포유동물의 눈의 구조는 역할에 따라 공막(흰자위막), 포도막(혈관막), 망막의 세 층으로 나눌 수 있다. 각막을 포함하는 공막은 안구의 가장 바깥층이며 흰색을 띤다. 공막은 안쪽에 콜라겐성분의 물질을 담고 있어 눈의 모양을 유지시켜 준다. 포도막은 가운데 부분에 위치한 층으로 홍채, 섬모체, 맥락막 등의 조직이 있다. 맥락막의 많은 혈관을 통해 눈의 각 부분에 영양과 산소를 공급한다. 맥락막은 검은 색으로 눈동자 가운데 검게 보이는 부분은 이 때문이다(데이비스, 2008: 186-190).

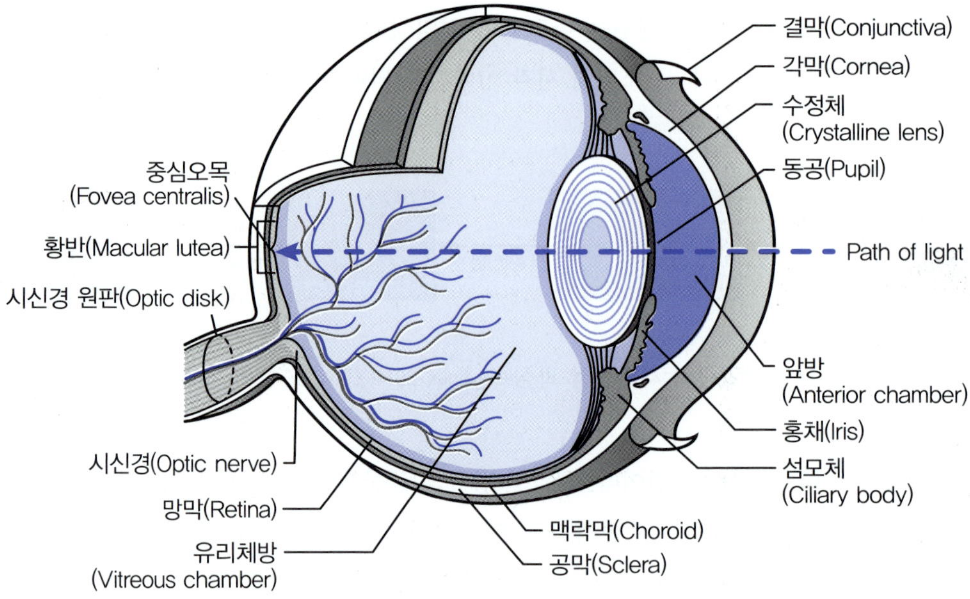

[그림 16-2] 눈의 구조

우선 **안구(鞍具, eyeball)**는 **안와(orbit)** 내의 지방조직으로 보호되는데 하내측에는 시각신경이 연결되고 주변에는 안구의 운동을 관장하는 눈 근육이 있다(그림 16-2). 안구의 본체는 세 겹의 피막과 내부 내용물로 이루어진다. **동공(pupil)**은 눈의 검은 중심으로 광선이 들어오는 곳이다(송애랑 외, 2013: 433-434).

망막(茫漠, retina)은 신경이 분포하여 있는 층으로 눈의 가장 안쪽 층이다. 망막은 눈의 얇고 섬세한 감각 신경층으로 파(wave)의 형태로 빛 에너지가 눈을 통과할 때 **막대세포(rods)**, 또는 **원뿔세포(cones)**라고 부르는 망막의 감각수용세포에 초점을 맞추도록 각막 · 렌즈 · 액에 의해 빛이 굴절된다. 망막에는 원추세포와 간상세포로 불리는 시세포가 있어 눈으로 들어온 빛을 감지한다. 망막 중에서 빛이 직접 도달하는 부분을 황반이라 하며 정교하게 빛을 감지할 수 있다. 망막에 퍼져 있는 시신경은 시신경 원반을 통해 뇌와 연결되는데 이곳은 시세포가 없어 빛을 감지할 수 없다. 이를 맹점이라 한다.

결막(結膜, conjunctiva)은 눈꺼풀 안쪽 내면과 눈의 흰자위에 안구전면을 덮고 있는 점막이다. 결막은 색이 없으므로 혈관이 확장되지 않으면 눈은 희게 보인다. 결막은 눈의 공막을 덮고 있는 기저막과 세포로 구성된 투명한 점막이며 눈꺼풀 내부를 감싸고 있다(송애랑 외, 2013: 434). 결막은 점액과 눈물을 분비하여 눈의 윤활성을 돕는다. 눈물의 양은 눈물샘에서 나는 것보다는 적다(그림 16-3). 결막은 또한 면역감시체계를 돕고 미생물들이 눈에 침입하는 것을 막는다.

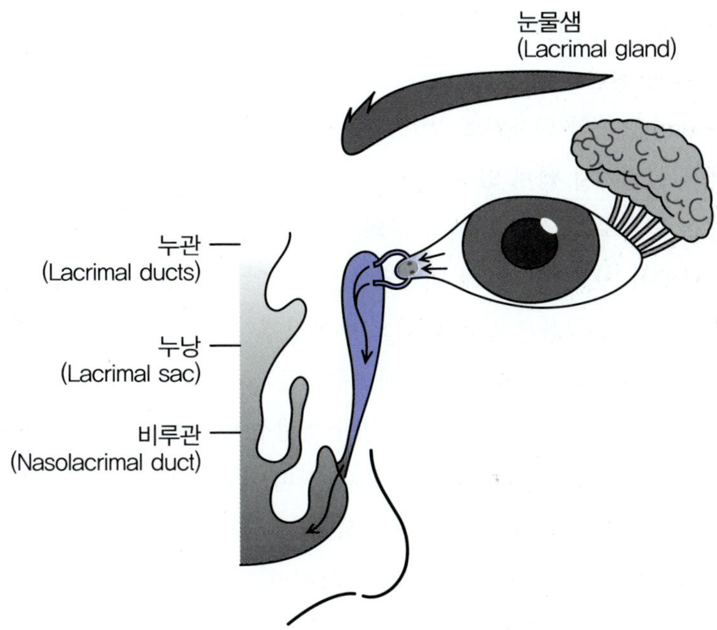

[그림 16-3] 눈물관과 눈물샘

각막(角膜, cornea)은 투명한 섬유성 조직으로 동공과 눈의 색이 있는 부분에 뻗쳐 있다. 각막은 눈 뒤에 있는 감각수용세포로 상에 적절하게 초점이 맞춰지도록 빛을 굴절시키는 기능을 한다(홍준현 외, 2013: 437). 자체 혈관은 없지만 공막과의 연결부 가까이에 있는 혈관으로부터 영양분을 공급 받는다. 각막은 안구 외막의 1/6을 차지하며 빛을 굴절시켜주는 주된 막

중의 하나이다. 강막(强膜)에 이어지며 안구 앞부분에 있는 투명한 부분의 투명도가 저하되면 빛이 안구 내부에 들어갈 수 없게 되어 실명한다. 투명도의 회복이 어려우면 건강한 각막과 교환해야만 시력이 회복된다. 이것이 바로 각막 이식이다. 각막은 각막 뒤의 방수나 주변부의 모세혈관으로부터 영양분을 공급받으며, 말이집이라는 신경 집단이 매우 많이 분포되어 있어 조그만 반응에도 민감하게 반응한다.

홍채(虹彩, iris)는 눈의 색이 있는 부분으로 동공을 둘러싸고 있다. 두 쌍의 홍채근육은 수축에 의해 밝거나 어두운 빛에 반응한다. 홍채는 기질이라고 알려져 있는 색소 유관 조직으로 이루어져 있다(송애랑 외, 2013: 435). 기질은 괄약근 근육(괄약근 동공)과 이어져 있어서 동공과 열린 확장근 근육들을 닫히게 한다. 뒷쪽 표면은 상피막(홍채 색소 상피)으로 덮여 있으나 앞쪽 표면은 상피막이 없다. 루트로 알려진 홍채의 바깥 테두리는 공막과 앞단 섬모체에 붙어 있다. 홍채와 섬모체는 앞단 포도막으로 알려져 있다. 홍채에 포함되어 있는 색소의 양은 눈의 색을 결정한다. 색소가 거의 없을 때 눈은 푸른색이고 색소가 증가함에 따라 짙은 갈색에서 검은색으로 된다.

공막(鞏膜, sclera)은 눈의 흰자위로 강인한 섬유성 지지결합 조직이다. 안구전면의 각막으로부터 눈 뒤에 시신경까지 뻗쳐 있다(지제근, 2013: 1469). 공막은 안구 바깥쪽을 에워싸는 튼튼한 교원 섬유질 막으로 이것에 의해 안구의 모양이 보호된다. 앞면은 투명해져서 각막이 되며 뒤쪽의 한곳에서 시신경 다발에 연결되어 있다. 안구를 움직이는 근육은 공막에 붙어 있다. 이것은 6개의 작은 근육으로 되어 있으며 이것에 의해 안구는 어떤 범위 내에서 자유로운 방향으로 움직일 수 있다. 이 근육은 가로무늬근으로 동안 신경, 활차 신경, 외전 신경 등의 지배를 받는다. 좌우 눈의 움직임에는 강한 연관성이 있어 오른쪽 눈을 오른쪽으로 돌리면 왼쪽 눈도 오른쪽으로 향한다. 따라서 두 눈을 따로 움직이는 것은 불가능하다. 이것을 공동 운동이라 한다. 이것이 잘못된 상태가 바로 사시이다. 또 아주 가까운 것을 볼 때는 양쪽 안구가 모두 안쪽으로 몰리는데 이를 폭주 운동이라 한다.

수정체(水晶體, crystalline lens)는 빛을 굴절시켜 망막에 상을 맺히게 하는 눈의 한 부분이다. 세포가 변화한 섬유로 만들어지며 빛을 굴절시켜 망막에 초점을 모으는 역할을 한다. 초점을 맞추기 위해서는 수정체의 곡률을 바꾸는데 그때 수정체 뒷면은 거의 변화하지 않고 앞면의 곡률이 변화한다. 수정체 앞쪽과 각막 사이의 강소(腔所)를 전안방(前眼房)이라 하며 안방수(림프)가 가득 들어 있다. 뒤쪽 망막 사이의 강소는 유리체가 채워져 있는데 이것은 가느다란 섬유를 함유한 점성이 높은 액체이다. 수정체의 투명도를 상실해가는 병을 백내장이라 한다. 수정체 이상은 원시나 근시도 유발한다.

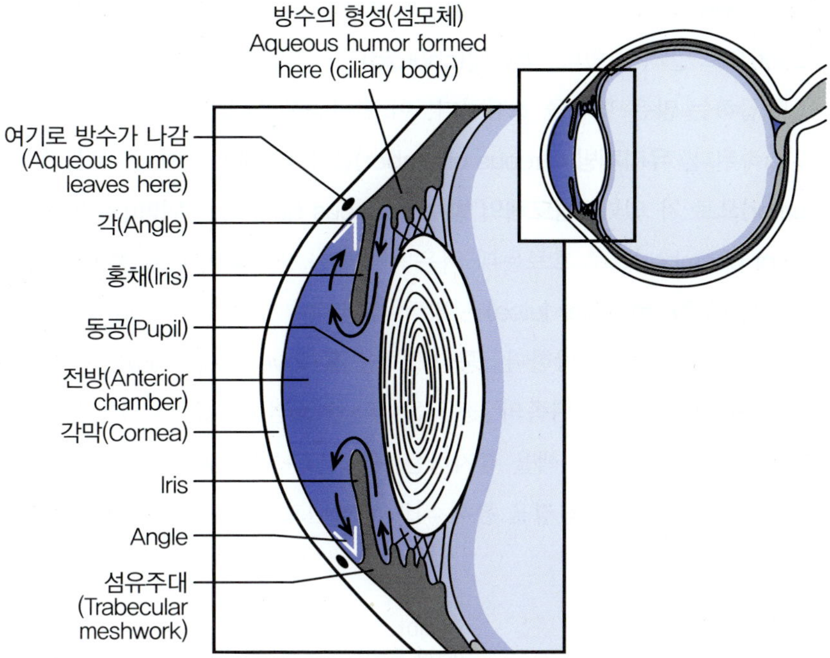

[그림 16-4] 방수의 순환(Chabner, 2014: 709; 홍준현 외, 2013: 451을 보완)

섬모체(ciliary body)는 수정체 양쪽에 있어 렌즈의 모양과 두께를 조절할 수 있다. 수정체는 섬모체에 의해 사물을 멀리 볼 때 얇거나 납작하게 되고 사물을 가까이 볼 때 두껍게 되어 상이 적절하게 초점을 맞출 수 있도록 광선을 굴절시킨다. 섬모체는 **섬모체근(ciliary muscle)**과 섬모체돌기 등으로 이루어진 안구 내부의 조직이다. 수정체를 에워싸는 제방 모양의 구조를 하고 있다. 앞쪽은 수정체 앞면을 따라 뻗어나가 홍채와 연결된다. 섬모체에서는 모양소체라는 가는 섬유가 나와 수정체에 결합하여 수정체를 주위에서 고정한다. 섬모체 내부에는 앞뒤 방향 · 고리 모양 · 방사 방향으로 배열하는 세 가지 섬모체근이 있으며 이 근육의 수축과 이완에 의해 수정체의 곡률을 변화시킨다. 건강한 사람의 경우 이러한 조절은 먼 거리에서 아주 가까운 거리까지 가능하다. 가까운 거리밖에 초점을 맞추지 못하는 것을 근시, 먼거리 밖에 초점을 맞출 수 없는 것을 원시, 결상이 비뚤어지는 것을 난시라고 하며 각각 안경으로 교정한다. 한편 **방수(aqueous humor)의 순환**에 문제가 생기면(지제근, 2004: 204) **녹내장(glaucoma)**이 된다(그림 16-4).

시신경(視神經, optic nerve)은 망막에서 받은 자극을 뇌로 전달하여 시각 정보를 전달하는 신경이다. 빛에너지는 신경흥분파가 생기게 하여 시신경을 통해 눈으로부터 뇌로 전달된다. **시신경 원판**(optic disc)은 시신경이 망막과 만나는 지점으로 빛을 감지할 수 없어 **눈의 맹점**(blind spot)으로 알려져 있다. **맥락막**(choroid)은 공막 안쪽의 내면을 이루는 막으로 눈의 영양분을 공급하는 많은 혈관을 포함한다. 이 혈관층은 색소를 포함하는 홍채와 눈의 전면 섬모체로 계속된다. **유리체방**(vitreous chamber)은 눈의 렌즈 뒤에 큰 부분으로 **유리체액**(vitreous humor)으로 차 있다. **섬모체의 방수**(aqueous humor)는 **뒤방**(posterior chamber)과 **앞방**(anterior chamber)으로 흐르는데 액은 계속해서 생산되어 관을 통해 눈을 떠나 혈류로 들어간다. **황반(黃斑**, macular lutea)은 망막 중심부에 있는 옅은 노란색을 띠는 곳을 말한다. 이 부위가 중심시야에 해당한다. **중심와(中心窩**, fovea centralis)는 수정체오목 또는 황반이라고도 불리며 망막중의 뒤쪽의 빛이 들어와서 초점을 맺는 부위를 말한다(홍준현 외, 2013: 438). 중심와는 망막이 얇고 색을 감지하는 세포인 추체가 많이 모여 있다. 황반부의 시세포는 신경섬유와 연결되어 시신경을 통해 뇌로 영상신호가 전달된다(그림 16-5).

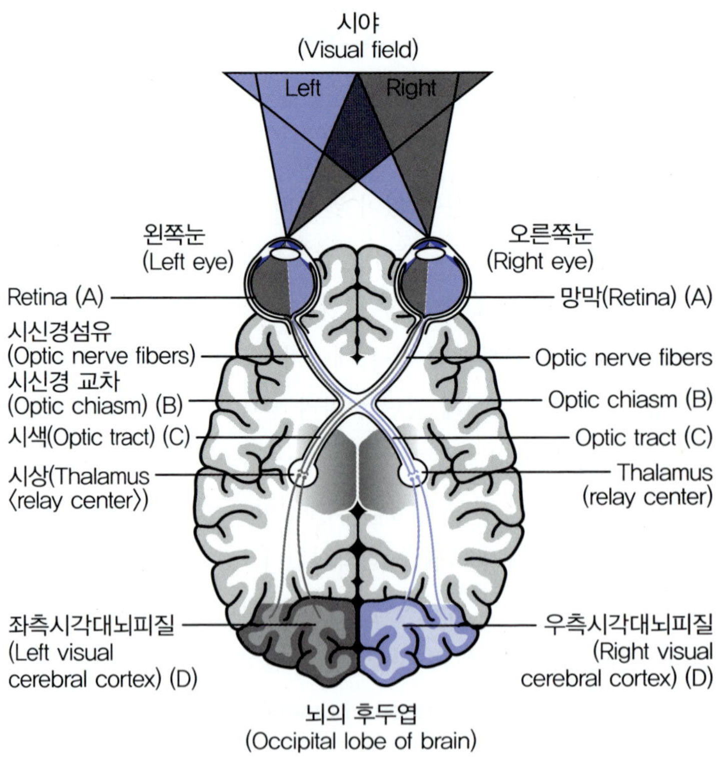

[그림 16-5] 시각경로(Chabner, 2014: 699; 홍준현 외, 2013: 439를 참고)

[시각 경로]

- **막대세포, 원뿔세포가 망막 연접부에서 신경원과 만남**
  → 시신경섬유는 뇌로, 정중면에 가까운 섬유는 시신경교차(optic chiasm)로 감
  → 각 망막으로부터 오는 오른쪽 반의 신경섬유는 시삭(optic tract) 형성
  → 뇌의 시상(thalamus)과 연결
  → 대뇌피질의 오른쪽 시각 영역에서 끝남
- 각 망막으로부터 온 왼쪽 반의 신경섬유는 좌측 시각영역으로 감

눈을 통해 들어온 시각정보는 시각 신경을 통해 그 정보가 뇌로 전달된다. 이 중 90%는 축삭으로부터 **시상(thalamus)**의 가쪽무릎체로 간다. 이 축삭들은 망막의 M, P, K 세포로부터 나온다. 이렇듯 각각의 정보들은 서로 다른 경로로 감각을 받아들이게 된다. 일부 축삭들은 **중간뇌(midbrain)**의 **위둔덕(superior colliculus)**으로 정보를 보내며, 이는 눈의 움직임(신속운동, saccades)을 돕는다. 마지막으로 남은 멜라놉신을 가진 빛 수용체 신경절 세포들은 **망막시상하부로(retinohypothalamic tract; RHT)**를 통해 **덮개앞부분(pretectum)**, 즉 동공반사의 경로로 가며 여기서 생체 리듬과 잠을 조절하는 부분들, 예를 들어 **시각교차위핵(suprachiasmatic nucleus; SCN)**이나 **복외측시각교차전핵(ventrolateral preoptic nucleus; VLPO)**으로 이어진다. 이들 각각은 생체 시계 역할과 수면 조절 기능을 한다.

[빛의 경로]

"눈" 각막(cornea) → 앞방과 방수(anterior chamber and aqueous humor) → 동공(pupil) → 수정체(lens) → 유리체방과 유리체(vitreous chamber and humor) → 망막(retina)

"뇌" → 시신경섬유(optic nerve fiber) → 시신경교차(optic chiasm) → 시상(thalamus) → 대뇌피질(cerebral cortex)

시각 기관에는 **레티날(retinal)**이라고 부르는 빛을 감지하는 **시황(retinene)**이라는 물질이 망막 원뿔이나 막대세포에 존재한다(그림 16-6). 레티날은 빛을 중추신경계가 이해할 수 있는 정보로 바꾸는 기능을 한다. 빛의 존재 하에 레티날은 구조를 바꿔 신경 신호를 만들어낸다. 눈을 통해 들어온 시각정보는 시각 신경을 통해 정보를 뇌로 전달한다.

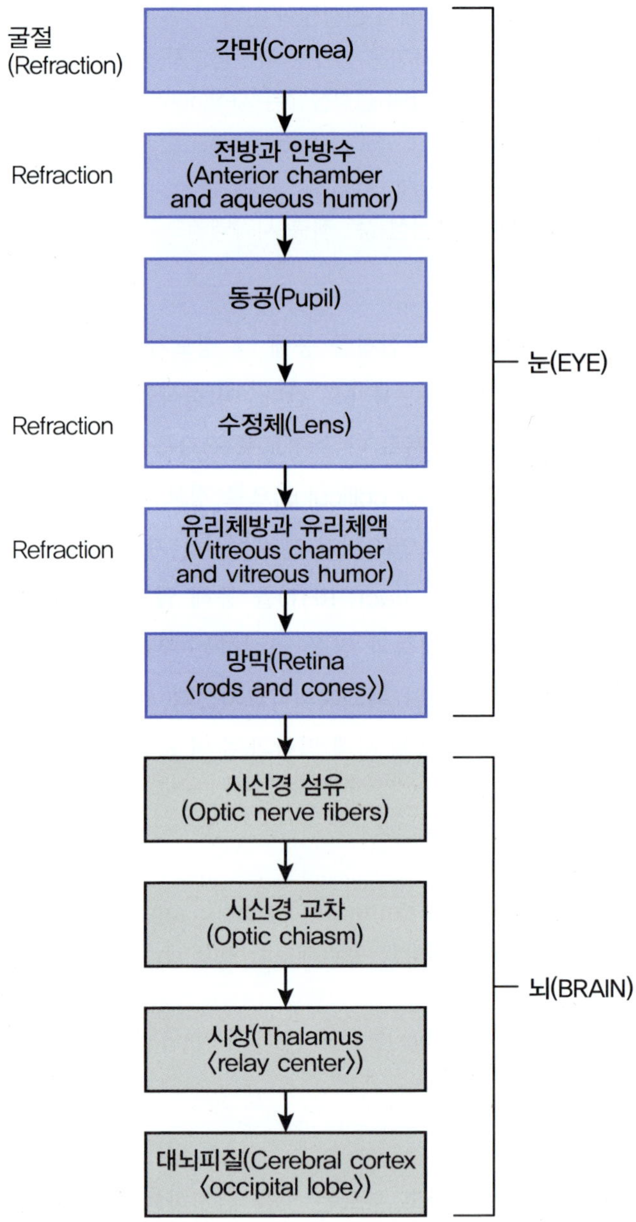

[그림 16-6] 빛의 경로(Chabner, 2014: 700, 수정보완)

3) 귀의 해부생리적 구성

음파를 감각 세포까지 유도하는 각종 구조를 총칭하여 청각기라고 한다. 사람의 귀는 귓바퀴, 외이도(귓구멍), 고막, (세)반고리관, 달팽이관, 유스타키오관으로 구성되어 있다. 깊이에 따라서는 외이 · 중이 · 내이(와우)로 구분한다. 외이에 들어온 공기 진동은 그대로 진행하여 고막을 진동시키고, 그런 다음 중이의 이소골의 지레 운동에 의해 내이에 기계적으로 전달된다. 내이에서는 기계적 운동이 바깥 림프에 전해져 림프에 파동을 가져오며 이것이 코르티 기관에 도달하면 청각 세포를 자극하여 흥분을 일으킨다. 이와 같이 공기의 진동은 직접 청각 세포에 작용하는 것이 아니라 도중에 있는 장치에서 증폭되어 액체 진동으로 바뀐 다음 감각세포에 도달한다.

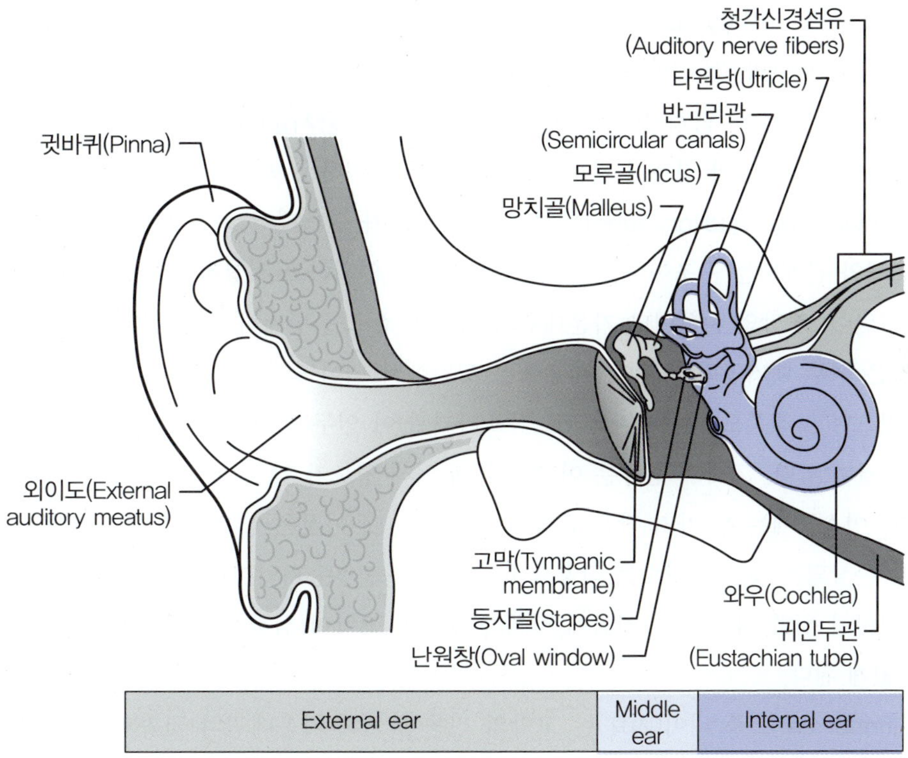

[그림 16-7] 귀의 구조(홍준현 외, 2013: 456을 수정보완)

귀는 **바깥귀(outer ear)**, **가운데귀(middle ear)**, **속귀(inner ear)**의 세 부분으로 나뉘며 바깥귀와 가운데귀는 음파를 전달하고 속귀는 음파를 수용하여 뇌로 전달한다(그림 16-7). 소리

감각을 지각하는 곳은 대뇌피질의 신경섬유이다. 음파는 바깥귀에서 받아들여 귀 안의 특수 수용기세포를 거쳐 신경섬유에 의해 대뇌피질의 청각영역으로 전달된다.

바깥귀(outer ear), 즉 외이(外耳)는 이개(耳介)와 외이도(外耳道)로 이루어진다. **귓바퀴(pinna, auricle)**에서 음파는 밖으로 돌출된 귓바퀴를 통해 **바깥귀길(外耳道, external auditory meatus, auditory canal)**로 들어간다(송애랑 외, 2013: 421). 귀길 내면에는 **귀지(cerumen)**라는 황갈색 왁스 같은 물질을 분비하는 샘이 있는데 귀지는 귀를 윤활하게 하여 보호한다. 보통 귀라고 불리는 것은 이개(耳介, auricle)로 내부에 연골이 있다. 외이도는 이개 중앙의 외이공(外耳孔)에서 고막까지 이어져 있는데 곧지 않고 약간 구부러져 있으며 벽의 바깥 절반은 연골이고 안쪽 절반은 뼈로 되어 있다. 외이에는 외이도선(腺)이 있는데 그 분비물이 귀지의 주성분이다.

가운데귀(middle ear), 즉 중이(中耳)는 외이에 이어지는 골성(骨性)의 방으로 고실(鼓室)이라고도 한다. **고막(tympanic membrane, ear drum)**은 바깥귀길을 지난 음파가 바깥귀와 가운데귀 사이의 막(고막)을 두드려 고막이 진동하고 음파는 가운데귀의 세 개의 작은뼈(귓속뼈)로 전달된다. **망치골(malleus), 모루골(incus), 등자골(stapes)**이 있고 **난원창(oval window)**에서 등자골의 진동이 가운데귀와 속귀를 분리하는 막에 전달된다. **귀인두관(이관)(eustachian tube, auditory tube)**은 소리전달 경로가 진행되어 속귀로 받아들여지기 전에 가운데귀와 관계되는 구조이다. 가운데귀와 인두를 연결하고 정상적일 때는 닫혀있고 삼킬 때는 열린다. 고막의 손상이나 가운데귀와 속귀의 쇼크를 방지하며 정상적으로 가운데귀의 공기압은 외부 대기압력과 같다. 바깥쪽은 고막에서 외이도와 안쪽은 두 겹의 막이 내이와 접해 있으며 아래쪽으로는 이관(耳管; 유스타키관)이 인두(咽頭)로 통한다. 고실에는 세 개의 이소골이 있다. 고막의 진동은 이 이소골에 의해 강도가 약 22배 정도 강해져 내이에 전달된다. 이소골에는 두 가지 작은 근육이 붙어 있는데 이것은 강한 소리(특히 저음)로 인해 내이가 손상되는 것을 막아주는 작용을 한다. 양쪽 고막은 기압이 같아야 하며 이관은 기압을 조정하기 위한 기관이다. 기압에 차이가 생기면 고막이 심하게 긴장하여 정확하게 공진할 수 없게 된다.

속귀(inner ear), 즉 내이(內耳)는 고막의 진동에 의해 가운데귀의 귓속뼈로 전달된 음의 진동은 가운데귀와 속귀를 분리하는 **난원창(oval window)**의 **파동(fluctuation)**을 통해 도달하는 곳이다. 달팽이관 또는 **와우(cochlea)**는 난원창으로부터 속귀로 들어가는 미로의 부분인데 달팽이관에 있는 청각액, 외림프, 내림프의 진동을 통해 음파가 전달된다. 또한 **청각수용기, 코르티기관(organ of Corti)**이 있다. **청각신경섬유(auditory nerve fibers)**는 코르티기관

안의 작은 털세포가 청각액의 진동을 받아 청각신경섬유로 전달된다. 청각기로서의 내이(內耳)는 와우이다. 인간의 와우는 두 바퀴 반의 나선형 터널로 되어 있다. 이 터널은 2층으로 되어 있는데 위쪽은 막(膜)미로, 아래쪽은 골(骨)미로로 구성되어 있다. 등자뼈는 위쪽의 골미로(전정층) 입구에 붙어 있기 때문에 음파는 먼저 이곳 바깥 림프에 전해진다. 이 터널은 맨 앞에서 아래쪽 골미로(고실층)에 연락을 하여 음파는 이곳 바깥 림프를 전달하고 되돌아온다. 이 터널의 출구는 와우창이라 불리는 중이에 펼쳐지고 여기에 제2고막이라는 막이 있다. 음파는 여기서 중이의 공기속으로 사라진다. 막미로에서 만들어진 터널(와우관)과 아래쪽 터널과의 경계가 되는 기저막(基底膜) 위에는 코르티 기관이라는 청각 기관이 있다. 코르티 기관은 길이가 약 3cm인 와우관 전체에 제방 모양으로 발달해 있다. 청각 세포는 유모(有毛) 세포라 불리며 안쪽에 1열, 바깥쪽에 3-4열로 나뉘어 늘어서 있다. 세포 아래 끝부분은 지지 세포에 의해 지탱되며 앞쪽 끝은 지지 세포가 만들어낸 가느다란 섬유에 의해 유지되고 있다. 세포 끝에는 일정한 배열에 따라 소모(小毛)가 나는데 이 소모 가까이에 개막(蓋膜)이라는 투명하고 엷은 막이 코르티 기관 전체를 덮고 있다. 음파는 직접적으로는 바깥 림프에 전해지며 코르티 기관을 적시고 있는 안쪽 림프에는 간접적으로 전해질 뿐이다(그림 16-8). 바깥 림프의 진동이 청각 세포에 전해지는 구조는 그 진동이 기저막을 진동시킴으로써 유모세포를 자극한다. 기저막은 음파의 진동수에 따라 진동하는 장소가 다르다. 낮은 음에서는 와우관의 전체 길이에 걸쳐 진동하지만 높은 음이 될수록 중이에 가까운 위치의 기저막이 강하게 진동하고 그보다 앞에 있는 기저막은 거의 진동하지 않는다.

내이 신경과 청각령(聽覺領)에 대해 살펴보면 와우의 청각 세포에는 지각 신경이 결합되어 있다. 이 신경의 세포체는 와우의 내축부에 있으며 그 축색 돌기는 와우 신경이 되어 와우를 나와 전정 신경과 합류하고 내이 신경이 되어 연수와 교(橋)의 경계에 들어간다. 여기에서 중뇌, 간뇌 등을 거쳐 대뇌피질의 청각령에 도달하면 '들린다'라는 감각을 느끼게 된다. 그러나 들리는 것이 무엇인지, 위험한 것인지 바람직한 것인지 등의 판단은 측두엽의 기억 · 해석 기능이나 두정엽의 인식 기능 등에 따라 일어난다.

신체의 중력에 대해 인지하여 위치를 파악하고 가속도의 변화를 느낄 수 있도록 돕는 기관은 평형 감각기이다. 이러한 정보는 사람이 인지하기 어렵고 소뇌를 통해 반사적으로 조절된다. 두 개의 주머니로 된 전정기와 세 개의 고리 모양 관으로 된 반고리관이 귀에 있으며 이들이 귀가 평형기관의 역할을 하도록 돕는다. 속귀에는 신체의 평형을 담당하는 세 개의 기관인 **반고리관**(semicircular canals), **구형낭**(saccule), **타원낭**(utricle)이 있다. 이 기관들은 감각 털세포, 내림프액을 가지고 신경세포의 흥분을 전달한다(송애랑 외, 2013: 426).

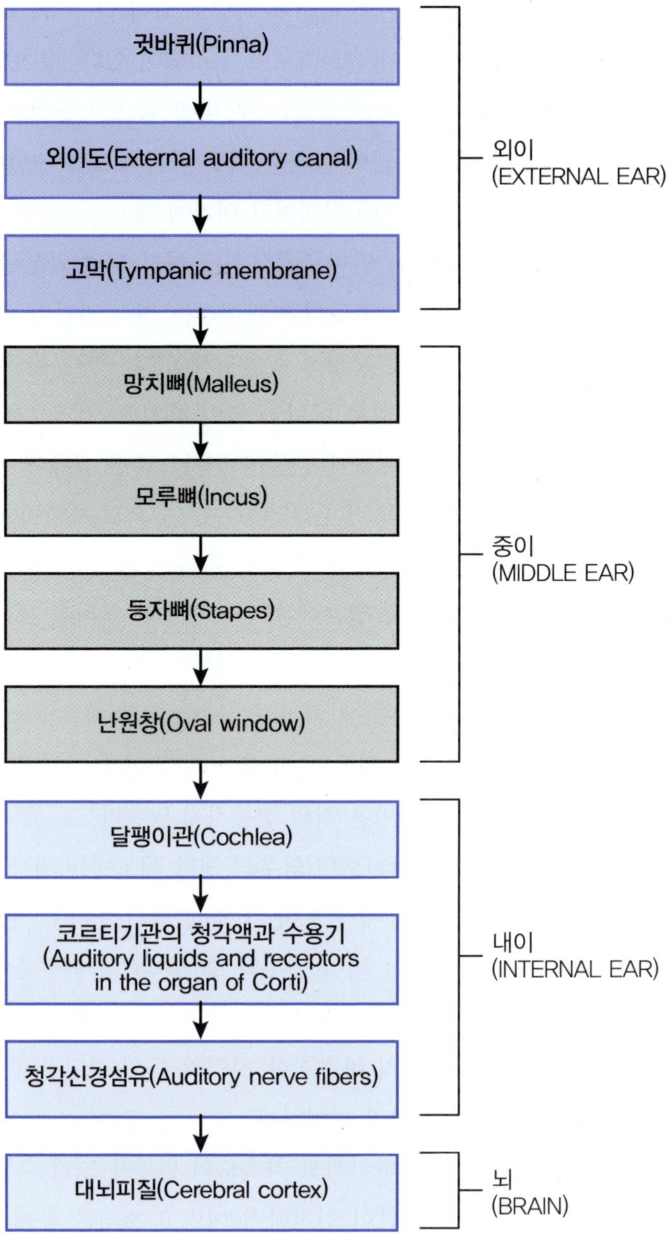

[그림 16-8] 청각의 전달 경로(Chabner, 2014: 718)

[음진동의 경로]

"바깥귀"

귓바퀴(pinna) → 바깥귀길(external auditory canal) → 고막(tympanic membrane)

"가운데귀"

→ 망치골(malleus) → 모루골(incus) → 등자골(stapes) → 난원창(oval window)

"속귀"

→ 와우, 달팽이관(cochlea) → 코르티기관의 청각액과 수용기(auditory liquid and receptor in the organ of Corti) → 청각신경섬유(auditory nerve fibers)

"대뇌"

→ 대뇌피질(cerebral cortex)

※ 참고: 데이비스, 2008: 203.

4) 주요 어휘

단어	의미	용어구조	영어 의미	한글 뜻
ophthalmologist	안과의(사)	ophthalm/o	eye	눈
keratotomy	각막절제술	–otomy	incision	절개
lacrimal	눈물의	lacrim/o	tears	눈물(누)
lacrimation	유루, 눈물	lacrim/o	tears	눈물(누)
ophthalmoplegia	안근마비	–plegia	paralysis	마비
intraocular	안내의	ocul/o	eye	눈
keratitis	각막염	kerat/o	cornea	각막
ophthalmic	눈의	–ic	pertaining to	~의
optic	눈의, 시각의	opt/o	eye, vision	눈
optometrist	검안사	–ist	specialist	전문가
optician	안경사	optic/o	eye, vision	시각
palpebral	안검의, 눈꺼풀의	palpebr/o	eyelid	눈꺼풀

해설

Ophthalmologist([àfθælmáləd ʒist])는 'a medical doctor specializing in the diagnosis and treatment of diseases of the eye'로 '안과의사'이다. **Keratotomy**([kèrətátəmi])는 'surgical incision into the cornea'로 '각막절제술'이다. 굴절 교정 각막 절제술(photorefractive keratectomy; PRK), 레이저 각막상피 절삭성형술(laser–assisted sub–epithelial keratectomy), 레이저 각막절삭 가공성형술(laser epithelial keratomileusis; LASEK)은 안경이나 콘택트 렌즈의 의존성을 줄일 목적으로 사람의 눈을 교정하는 레이저 수술이다.[2] **Lacrimation**([lækrəméiʃən])는 lachrymation와 같은 말인데 뜻은 'shedding tears'이며 (자극이나 병균의 감염에 의한) '눈물 분비'이다. **Ophthalmoplegia**는 'paralysis of the motor nerves of the eye'이며 **optometrist**([aptámətrist])는 'a person skilled in testing for defects of vision in order to prescribe corrective glasses'이다.

2) 최초의 라섹 수술은 1996년 매사추세츠 안과 · 귀 전문 병원(Massachusetts Eye and Ear Infirmary)에서 안과 의사가 집도하였다. 나중에 이 수술은 레이저 각막 절삭을 위한 라섹(LASEK)이라는 용어로 유명해졌다.

단어	의미	용어구조	영어 의미	한글 뜻
aqueous humor	(안)방수	aque/o	water	물
blepharitis	눈꺼풀염	blephar/o	eyelid	눈꺼풀
blepharoptosis	눈꺼풀처짐증	-ptosis	prolapse	처짐, 늘어짐
anisocoria	동공부동증	anis/o cor/o	unequal pupil	부동의 동공
corneal ulcer	각막궤양	corne/o	cornea	각막
dacryoadenitis	눈물샘염	dacry/o	tears, tear duct	눈물(눈물관)
cycloplegic	시력조절 마비의	cycl/o	ciliary body or muscle of the eye	섬모체의
conjunctivitis	결막염	conjunctiv/o	conjunctiva	결막
iritis	홍채염	ir/o	iris	홍채
iridic	홍채의	-ic	pertaining to	~의
iridectomy	홍채절제술	-ectomy	excision, removal	절제

해설

Aqueous humor는 'the limpid fluid within the eyeball between the cornea and the lens'인데 각막과 수정체 사이에 있는 안구의 '수양액(水樣液)'이다. **Anisocoria**는 '동공부동(瞳孔不同)'(증)인데 이는 눈의 동공(pupil)의 크기가 서로 다른 유전성 질환이다. 그러나 동공부동이 후천적으로 노년기에 발생할 경우에는 뇌종양이나 뇌농양(brain abscess), 수막염(meningitis), 녹내장(glaucoma)에 의한 한쪽 눈의 압력 증가 등이 원인일 수 있다. **Cycloplegic**은 '시력 조절 마비의'라는 뜻으로 모양체근의 문제로 발생한다. **Conjunctivitis**([kəndʒʌŋktəváitis])는 'inflammation of the conjunctiva of the eye'로 '결막염'이다. **Iridic**은 'of or relating to the iris of the eye'로 '홍채의'이고 명사형은 iris([áiəris])로 홍채(虹彩)이다. 해부학에서 홍채는 인간의 눈에서 가장 시각적인 부분이며 동공이라고 불리는 개구에 의해 구멍이 뚫려 있어서 팽창 · 수축의 기능을 하는 얇은 두 층의 평활근으로 구성되어 있다. 각막 궤양(**corneal ulcer**)은 외상을 입거나 저항력이 약해져서 세균이 감염되고 그 조직의 표면이 깎여서 깊이 패이는 궤양이다. 감염을 일으키는 병원체로 세균, 진균(곰팡이), 바이러스 등이 있으며 알코올 중독, 당뇨병, 면역력이 저하된 상태에서 잘 발생한다. 염증이 눈의 안쪽까지 파고들어 전방에 고름이 고일 수 있고 각막에 구멍이 뚫리는 각막 천공도 생길 수 있다.

단어	의미	용어구조	영어 의미	한글 뜻
vitreous humor	유리체액	vitre/o	glassy	유리모양의
glaucoma	녹내장	glauc/o –oma	green mass, collection of fluid	녹색 덩어리, 수분축적
diplopia	복시	dipl/o	double	이중
amblyopia	약시	ambly/o	dull, dim	흐린
miosis	축동	mi/o	smaller, less	보다 작은
mydriasis	산동	mydr/o	widen, enlarge	넓게함, 확장
nyctalopia	야맹	nyct/o –opia	night vision	밤 시각
photophobia	눈부심, 수명, 광선공포증	phot/o –phobia	light fear	빛 두려움

해설

Vitreous humor는 'the clear colorless transparent jelly that fills the posterior chamber of the eyeball'로 '(안구의) 유리체액'이다. **Glaucoma**([glɔːkóumə])는 'an eye disease that damages the optic nerve and impairs vision'으로 '녹내장'이다. 녹내장(綠內障)이란 시신경 위축증의 형태를 띠면서 망막 신경총 세포를 포함하여 시신경에 생기는 질환의 총칭이다. **Diplopia**([diplóupiə])는 'visual impairment in which an object is seen as two objects'로 '복시(複視)'이다. 반대말은 사물이 하나로 보이는 haplopia([hæplóupiə]), 즉 '단시(單視)' 또는 '정상시'이다. **Amblyopia**([æmblióupiə])는 'visual impairment without apparent organic pathology'로 '약시(弱視)'이다. **Miosis**([maióusis])는 '동공축소'이고 **mydriasis**([mədráiəsis])는 'reflex pupillary dilation as a muscle pulls the iris outward'로 '산동(散瞳)', '동공산대'이다. **Nyctalopia**([nìktəlóupiə])는 '야맹증'(night blindness)이다(지제근, 2013: 1143). 야맹증(夜盲症)은 상대적으로 적은 빛에서 사물을 보기가 어렵거나 아예 보지를 못하는 증상이다. 야맹증은 태어날 때부터 존재할 수 있지만 손상이나 영양 불균형(이를테면 비타민 A의 부족)에 의해 초래될 수도 있다. 때로는 암순응(暗順應, dark adaptation)을 충분히 하지 못하는 것이 원인일 수도 있다.

단어	의미	용어구조	영어 의미	한글 뜻
papilledema	유두부종	papill/o –edema	optic disc, nipple–like swelling	시신경 유두 부종
aphakia	무수정체증	a–	not	무(無)의
scleritis	공막염	–itis	inflammation	염증
pupillary	동공의	pupill/o	pupil	동공
uveitis	포도막염	uve/o	vascular layer of the eye	혈관층(홍채, 섬모체, 맥락막)
retinitis	망막염	retin/o	retina	망막
phacoemulsification	초음파유화술	phac/o phak/o	lens of the eye	렌즈, 수정체
diabetic retinopathy	당뇨병(성)망막병증	–pathy	disease condition	질병 상태
corneoscleral	각공막의	corne/o scler/o	cornea sclera	각막 공막(눈의 흰부분)

해설

Papilledema는 'swelling of the optic disc'로 시각신경의 '유두부종'이다. 유두부종이란 염증 소견을 동반하지 않는 시신경 유두(optic disk)의 종창인데 대개 뇌부종, 뇌종양, 수두증 등에 의해 뇌척수액의 압력이 상승되어 발병한다. **Aphakia**([əféikiə])는 'absence of the natural lens of the eye'로 '무수정체증'이고 **scleritis**([skliəráitis])는 'inflammation of the sclera'이다. **Uveitis**([jù:viáitəs])는 'inflammation of the uvea of the eye'로 '포도막염'이다. 눈은 세 가지 막으로 둘러싸여 있는데 가장 바깥쪽의 하얀막은 공막(鞏膜, sclera)이고 가장 안쪽에 신경이 분포하는 막은 망막(茫漠, retina)이며 중간에 있는 막은 포도막이다. 포도막은 혈관이 많으며 빛의 양을 조절하는 홍채, 수정체를 받쳐주는 모양체, 그리고 야외의 광선을 차단하는 맥락막으로 구성되어 있는데 포도막 부위에 염증이 발생하면 망막, 유리체, 공막은 물론 수정체와 각막에도 손상이 발생할 수 있다.[3]

3) 참고로 사람의 망막은 카메라의 필름에 흔히 비유된다. 하지만 필름과 다른 점도 있는데 망막은 일부분이 빛을 받고 나머지 부분이 그림자로 되어 있어 물체를 자세하게 식별하게 해준다는 점이다. 망막에 있는 간상세포는 적은 양의 빛에도 민감하여 어두운 곳에서도 물체를 식별할 수 있다. 밝은 곳에 있다가 어두운 곳에 조금 있으면 적응되어 사물을 구별하게 할 수 있는 것 또한 이 세포 덕분이다. 추상세포를 식별하고 색상에 반응하여 망막 뒤의 시신경을 통해 뇌에 각각의 색에 해당하는 정보를 보내어

단어	의미	용어구조	영어 의미	한글 뜻
presbyopia	노안	presby/o	old age	노인
		–opia	vision	시각
scotoma	암점	scot/o	darkness	암소
xerophthalmia	건성안	xer/o	dry	건조한
hyperopia	원시	–opia	vision	시각
hemianopsia	반맹(증)	hemi–	half	반의
		–opsia	vision	시각
esotropia	내사시	eso–	inward	안쪽의
		–tropia	to turn	~을 향한

해설

Presbyopia([prèzbióupiə])는 'a reduced ability to focus on near objects caused by loss of elasticity of the crystalline lens after age 45'로 '노안(老眼)'이다. **Scotoma**([skətóumə])는 'an isolated area of diminished vision within the visual field'로 시야의 '암점(blind spot)'이다. **Xerophthalmia**([ziərafθǽlmiə])는 'abnormal dryness of the conjunctiva and cornea of the eyes'로 '안구 건조증'이며 종종 전신적인 비타민 A의 결핍에 의해 발생한다. **Hyperopia**([hàipəróupiə])는 'abnormal condition in which vision for distant objects is better than for near objects'로 '원시'이며 hypermetropia와 같은 말이다. **Hemianopsia**는 'blindness in one half of the visual field of one or both eyes'로 '편측(片側) 시야결손', '반맹(半盲)'이다. 즉 반맹은 응시하고 있는 점을 경계로 하여 한 눈 또는 두 눈의 시야의 오른쪽 반 또는 왼쪽 반이 안 보이는 상태이다. **Esotropia**([èsətróupiə])는 'strabismus in which one or both eyes turn inward toward the nose'로 '내사시(內斜視)', 즉 cross–eye이다(지제근, 2013: 562).[4]

우리가 물체의 색을 보고 생각하게 해준다. 반면에 카메라는 빛이 적은 곳은 식별이 어렵기 때문에 플래시로 인공적인 빛을 만들어 준다.

4) 내사시란 눈이 안으로 몰리는 경우를 말하며 생후 6개월을 기준으로 해서 선천성 내사시와 후천성 내사시로 구분한다. 후천성 내사시는 크게 둘로 분류하여 조절성과 비조절성 내사시로 나눌 수 있다. 조절 내사시는 물체의 상을 정확히 보기 위해 수정체가 조절을 할 때 부수적으로 두 눈의 모임이 발생하여 내사시가 되는 고굴절 내사시이다. 이 경우 대개 고도 원시이다. 비조절 내사시는 원인이 발견되지 않는 경우가 많으며 일부 소아 환자에게 열병, 심리적 충격, 육체적 충격 등이 있은 후 발생한다.

단어	의미	용어구조	영어 의미	한글 뜻
otomycosis	귀곰팡이증	ot/o	ear	귀
		myco–	fungus	곰팡이류
otopyorrhea	농이루	pyo–	pus	고름
		–rrhea	flow, discharge	방출
salpingopharyngeal	귀인두관의	salping/o	eustachian tube, auditory tube	귀인두관
stapedectomy	등자골절제술	staped/o	stapes	가운데귀의 세번째 뼈
tympanoplasty	고실형성술	tympan/o	ear drum, tympanic membrane	고막
hyperacusis	청각과민	–acusis	hearing	청력
macrotia	큰귀증	–otia	ear condition	귀의 상태
presbycusis	노년난청	–cusis	hearing	청각
otolaryngologist	이후두전문가	laryng/o	larynx	후두
microtia	작은귀증	micro–	small	작은

해설

Otomycosis는 '귀진균증(眞菌症)'으로 진균이 외이도나 고막에 기생하여 생기는 질환이다. **Otopyorrhea**는 귀에서 다량의 배농이 생기는 '농이루' 또는 '귀고름'이라 불린다. **Stapedectomy**([stæpidéktəmi])는 'surgical removal of the stapes of the middle ear'로 '등골(鐙骨) 적출'(술)이다. **Tympanoplasty**는 'surgical correction or repair of defects or injuries in the eardrum or the bones of the middle ear'로 '고실성형'이며 **hyperacusis**([hàipərəkjúːsis])는 'abnormal acuteness of hearing due to increased irritability of the sensory neural mechanism'으로 '청각 과민(過敏)'이다. **Presbycusis**([prèzbikjúːsis])는 '노인성 난청(難聽)'이고 **otolaryngologist**([òutoulæriŋgálədʒist])는 'a specialist in the disorders of the ear or nose or throat'로 '이비인후과 의사'이다. 작은귀증(microtia)은 바깥귀의 모양이 작게 태어나는 질환이고 반대로 귀가 크게 태어나는 질환은 큰귀증(macrotia)이라고 한다.

단어	의미	용어구조	영어 의미	한글 뜻
audiogram	오디오그램, 청력도	–gram	record	기록
audiometer	청력계, 소리측정계	audi/o	the sense of hearing	청각
auditory	청각의	audit/o	hearing	청각
mastoiditis	꼭지염	mastoid/o	mastoid process	꼭지돌기
aural discharge	이루	aur/o	ear	귀
myringitis	고막염	–itis	inflammation	염증
postauricular	이후부의	auricul/o	ear	귀
acoustic	청각의, 청음의	acous/o	hearing	청각
cochlear	달팽이관의, 와우의	cochle/o	cochlea	달팽이관
myringotomy	고막절개(술)	myring/o	ear drum, tympanic membrane	고막
		–otomy	incision	절개
otic	귀의	ot/o	ear	귀

해설

Audiogram은 'a graphical representation of a person's auditory sensitivity to sound'로 '청력도'이며 청력의 검사결과를 표시하는 차트로 청력 손실 정도를 특정 주파수에서 dB 단위로 표시한다. **Audiometer**([ɔ̀:diάmitər])는 'an instrument used to measure the sensitivity of hearing'으로 '청력계'이다. **Mastoiditis**([mæ̀stɔidáitis])는 'inflammation of the mastoid'로 '꼭지염', '유돌염'이다. 이 병터는 주로 중이염이 만성으로 발전했을 때 나타나는데 원래 공기로 들어차 있어서 까맣게 표시되어야 하는 꼭지돌기 부분이 염증으로 하얗게 나타난다. **Aural discharge**는 '이루', '귓물'이며 **cochlear**([kάkliər])는 'of or relating to the cochlea of the ear'로 '달팽이관의'이다. 달팽이관은 내이에 속한 청각을 담당하는 기관으로 달팽이관이 없거나 손상된 청각 장애인을 위해서 인공 달팽이관(인공 와우) 수술을 한다. **Myringotomy**는 'surgical incision into the eardrum'으로 '고막절개술'이다. 이것은 중이에 있는 고름과 압력을 제거하기 위하여 고막에 절개를 실시하는 수술로 일반적으로 청력의 손실 없이 약간의 흉터만 남기고 아문다. 주로 소아에서 중이에 물이나 고름이 차는 중이염이 발생하는 경우에 주로 시행한다.

5) 관련 질환과 병리적 상태

1 눈의 질환과 병리적 상태

백내장(白內障, cataract)은 안구의 수정체가 혼탁해져 시력장애를 일으키는 질환인데 주로 퇴행성 안질환으로 노화와 관계가 있다(송애랑 외, 2013: 444). 수정체가 혼탁해지는 정도는 다양하며 이에 따라 눈으로 들어온 빛이 수정체를 제대로 통과하지 못하게 되어 시야가 뿌옇게 보이는 증상이 나타난다. 노인성 백내장은 senile cataracts라고 부른다. 노인성 백내장의 경우 발병 초기에 수정체의 굴절력이 증가하게 되어 근시가 나타나며 증상이 더 진행될수록 파란색을 잘 보지 못하게 된다. 백내장은 일반적으로 천천히 진행되지만 궁극적으로는 실명에 이를 수 있다. 대개 양쪽 눈에 모두 영향을 주지만 대부분 한쪽 눈에 먼저 증상이 나타난 후에 다른 쪽에도 발병하게 된다. 지속적으로 높은 용량의 부신피질 스테로이드 호르몬을 투여하는 것도 원인일 수 있다.

녹내장(綠內障, glaucoma)이란 시신경 위축증의 형태를 띠면서 망막 신경총 세포를 포함하여 시신경에 생기는 질환의 총칭이다(지제근, 2004: 99). 망막과 시신경이 손상 받으며 방수가 혈류 속으로 들어가지 못해 전후방의 안압이 상승한다. 치료되지 않은 녹내장은 영구적으로 시력에 영향을 줄 수 있다. 주로 눈 안의 안방수의 증가로 인한 유체 압력 상승과 관련되어 있다. 녹내장은 망막 신경절 세포(retinal ganglion cell; RGC)의 손실을 동반한 시신경 손상을 특징으로 하며 여러 위험 인자 중 안압 상승이 유일하게 치료가 가능한 증상이다. 비록 안압이 질환형성의 주된 이유가 되지만 어떤 환자는 비교적 낮은 안압 상태에서도 병이 생기고 반대로 어떤 이는 수년간 상당히 높은 안압 상태에서도 녹내장이 전혀 생기지 않기도 한다.

당뇨병(성) 망막병증(diabetic retinopathy)은 미세동맥류, 출혈, 망막정맥의 이완, 혈관으로부터 망막으로 액체의 누출 시에 edema가 나타나고 시력이 흐려지는 질환이다.[5] 지방성

5) 당뇨병이란 체내 인슐린의 절대량이 부족하거나 그 작용이 부족하여 혈당량이 높아진 상태가 장기간 계속됨으로써 여러 가지 대사이상과 만성 합병증을 초래하게 되는 질환이다. 신장, 신경, 망막과 전신의 크고 작은 혈관들을 손상시켜 만성 합병증을 일으키는데 당뇨병환자의 약 반수 이상에서 눈을 침범하여 당뇨망막병증을 일으키며 성인에서 실명을 일으키는 원인이 된다. 비증식성 당뇨망막병증은 초기의 망막변화로서 당뇨망막병증 환자의 약 80-90%가 여기에 속한다. 고혈당으로 망막의 미세혈관이 손상되고 결국 모세혈관이 차단되어 영양공급과 노폐물제거가 불가능하게 된다. 이로 인해 망막이 붓고(부종) 노폐물(삼출물)이 축적되며 시력감퇴를 유발한다. 방치할 경우 시력에 중요한 황반부위가

삼출물(exudates)이 노란 흰색 반점으로 망막에 나타난다. **다래끼(hordeolum)**는 눈꺼풀기름샘의 국소적, 화농성, 염증성 포도알균 감염이고 **콩다래끼(chalazion)**는 눈꺼풀의 작고 딱딱한 낭성 응어리로 피지샘의 만성 염증으로부터 시작된다. **황반 퇴행(macular degeneration)**은 망막 황반의 황폐와 심한 중심시력의 상실을 초래하는데 원인은 유전성이거나 약물 유도 및 연령과 관계된다. **망막박리(retinal detachment)**는 망막의 두 층이 서로 분리되는 것이며 (그림 16-9) **망막색소변성(retinitis pigmentosa)**은 진행성 망막경화증 또는 색소침착과 위축(무영양증)이다. 특징은 망막의 색소성 흉터의 침착, 유전성 질환으로 시력 감소, 야맹증과 관계가 있다(데이비스, 2008: 199). **사시(strabismus)**는 눈의 비정상적인 편위로 원인은 한 눈의 위치를 조절하는 근육의 약화로 두 눈이 같은 방향을 바라보지 못하는 것이다. 내사시(esotropia)는 한 눈이 안쪽으로 향하는 것이며 외사시(exotropia)는 한 눈이 바깥을 향하는 것이다. 반면 상사시(hypertropia)는 한 눈이 위로 편위되는 것이다.

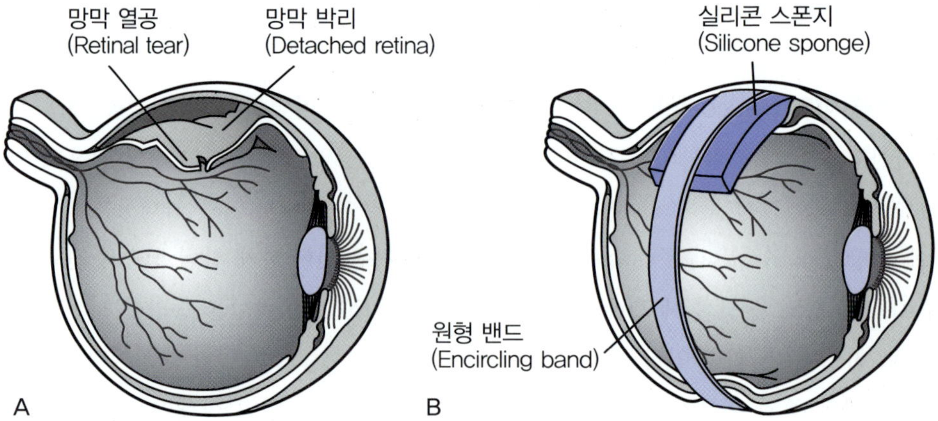

[그림 16-9] 망막 박리와 공막 죄임술(Chabner, 2014: 715, 수정보완)

붓거나 망가지게 되어 시력을 잃게 되며 결국 증식성 당뇨망막증으로 진행된다. 이는 당뇨망막병증 환자의 10-20%에서 발생하며 비증식성 당뇨망막증이 심해지면 망막의 많은 부분에 혈액공급이 중단되고 혈관 신생인자가 분비되어 망막에 비정상적인 신생혈관들이 나타나 증식하게 되는데 이 혈관들은 쉽게 출혈을 일으키고, 출혈된 피가 흉터로 변하여 망막을 잡아당기고 황반을 망가트려 시력을 잃게 한다. 처음에는 신생혈관의 출혈로 경미한 유리체 출혈이 생기면 눈앞에 떠다니는 그림자가 생기거나 파리가 날아다니는 것 같은 비문증이 나타나지만 출혈이 악화되면 초자체가 혈액으로 가득차서 앞이 보이지 않게 된다. 출혈된 피는 자연히 흡수되기도 하지만 흡수되지 않고 오래 가면 망막박리 등 더 큰 이상을 일으켜서 회복되지 않는 실명을 유발한다(송애랑 외, 2013: 445).

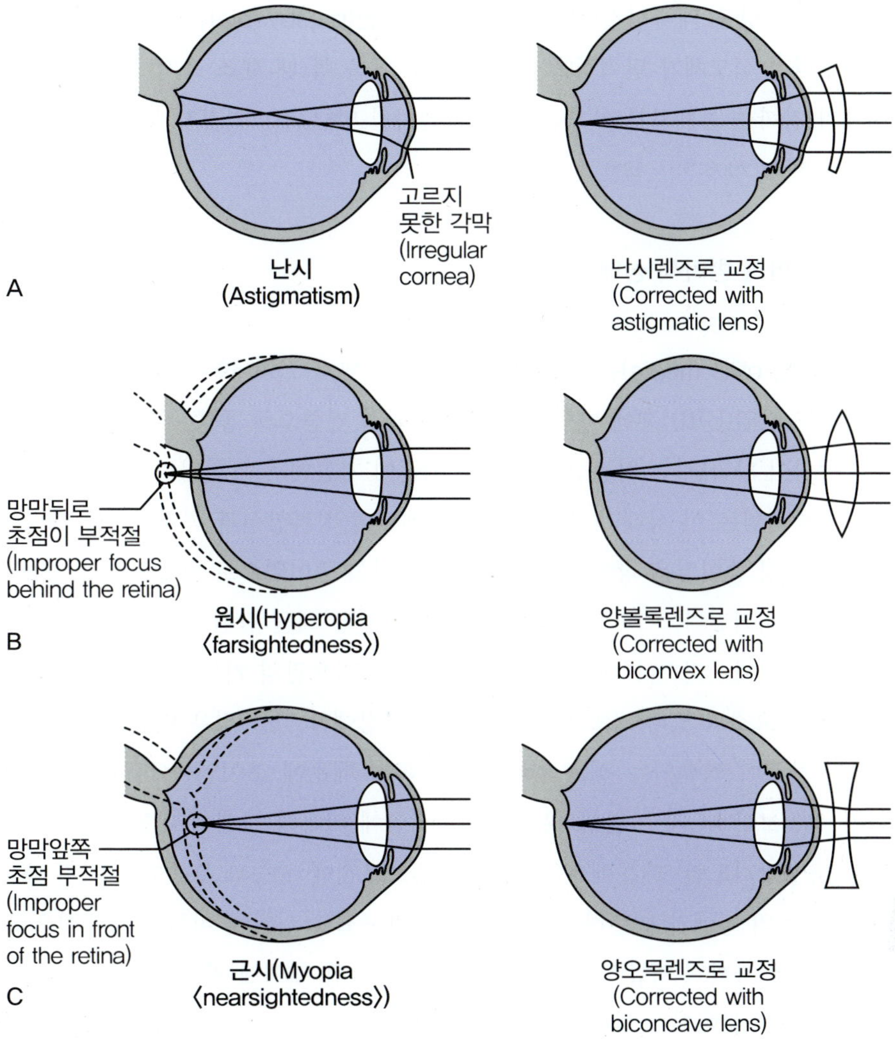

[그림 16-10] 원시와 근시, 난시의 교정(Chabner, 2014: 707, 수정보완)

안구의 굴절이상과 관련해서 살펴보면 **근시(myopia)**는 안구가 너무 길거나 렌즈의 굴절력이 너무 강해 망막에 적절한 상을 맺을 수 없는 것으로 망막의 앞쪽에서 초점이 모아져 상이 흐리게 감지된다. 오목안경(concave glasses)으로 교정이 가능하다. **원시(hyperopia)**는 안구가 너무 짧거나 렌즈의 굴절력이 약한 것으로 나란히 들어온 빛이 망막 뒤에서 초점을 맞추어 흐린상을 나타낸다. 볼록렌즈(convex lens)로 초점을 맞출 수 있다. **난시(astigmatism)**는[6] 눈의 각막이나 수정체의 만곡(굴곡) 결함으로 광선이 망막에 명료하게 초점을 맞추지 못

6) 참고로 각막 질병은 다음과 같다: 각막염(keratitis), 각막 찰과상(corneal abrasion), 각막 이상증

하여 결과적으로 상을 왜곡시킨다(그림 16-10). **노안(presbyopia)**은 노인성 시력부전으로 연령 증가에 따라 섬모체가 탄력성을 잃고 가까운 곳을 볼 때 렌즈 초점 조절이 불가능해진다. 수정체가 가까운 물체로부터 오는 빛을 굴절시킬 만큼 두꺼워지지 못하여 상이 망막 뒤에 맺힌다(데이비스, 2008: 197-198).

2 귀의 질환과 병리적 상태

중이염(中耳炎, otitis media)은 가운데귀에 염증이 생겨 일어나는 질환이다. 급성 중이염은 흔히 상기도 감염(URI) 후에 발생하는 중이의 급성 염증으로 통증, 열, 고막이 붉고 움직이지 않는 증상이 나타난다. 화농성 중이염은 세균이 가운데귀로 침입하여 고름이 형성되며 만성 화농성 중이염은 이 상태가 만성적으로 진행되어 청력상실과 꼭지돌기염 예방이 필요하게 된다. 장액성 중이염은 장액이 축적되는 비감염성 중이염으로 바깥귀길의 기능장애 또는 폐쇄 결과로 나타난다. 이처럼 중이염의 발병 원인은 세균 감염 외에 매우 다양하다. 밝혀진 바에 따르면 바이러스나 세균 등의 감염, 유스타키오관의 기능부전, 알레르기, 그리고 환경적 · 유전적 요소가 있다. 유스타키오관의 기능 장애가 있을 경우 비인강에서 중이강 쪽으로 오염된 물질이 역류되는 것을 막아주지 못하기 때문에 중이염이 더욱 빈번히 발생한다. 소아가 성인보다 더 자주 발생하는 이유는 성인에 비하여 감염에 대한 면역기능이 미숙하고 잦은 감기(상기도염) 때문에 비인강 내의 림프조직에 염증과 부종이 생기기 때문이다. 그리고 이관기능의 장애가 빈번하게 발생하고 이관구조도 성인에 비하여 상대적으로 더 넓고 짧으며 수평에 가까워 역류성으로 감염되기 쉽고 이관 개폐에 관여하는 연골이나 근육의 발달이 미숙하기 때문이기도 하다.

청신경종(acoustic neuroma)은 제8뇌신경에 생기는 양성종양으로 전정신경 부위의 신경막세포에 생기는 종양이다. 초기 증세는 이명, 귀울림, 현기증, 어지러움, 청력감소이다. 청신경종은 암과 같은 악성종양은 아니지만 뇌와 청신경을 누르면 심한 신경증상을 유발할 수 있다. 청신경 종양은 전정신경(vestibular nerve)을 둘러싸고 있는 슈반 세포에서 기원한 양성종양으로 초기에는 내이도 내에서 발견되는 경우가 많고 종양이 커지면서 내이도가 확장되고 여러 방향으로 자라 주위 뇌신경 및 뇌간, 소뇌를 압박하고 변위시킨다. 대부분 한쪽에

(corneal dystrophy), 각막궤양(corneal ulcer), 각막 신혈관 형성(corneal neovascularization), 후치쓰씨 근육이영양증(Fuchs' dystrophy), 원추각막(keratoconus)

발생하고 유전적 소인과는 연관이 없지만 제2형의 신경섬유종증 환자에서는 양측성으로 발생한다. 30세 이후의 성인에서 주로 발생하며 여성이 남성에 비해 2배 가량 발생률이 높고 20세 미만의 젊은 연령층에 발생하는 경우 대부분이 양측성으로 발생하는 제2형의 신경섬유종증이다.

진주종(cholesteatoma)은 대부분 만성 중이염의 결과로 중이의 주머니에 피부세포와 콜레스테롤이 축적된 낭 같은 덩어리가 생기는 질환이다. 진주종은 피부조직이 비정상적으로 고막 안쪽에 생기는 것으로 진주처럼 작은 모양이다. 진주종은 크게 진성진주종과 가성진주종으로 나눌 수 있다. 진성진주종은 중이염과 관계없이 두개골을 파괴하는 종양이며 가성진주종은 중이와 밀접한 관계가 있다. 이것은 피부 조직이 고막 안쪽으로 침입하여 각질(keratin)을 형성하면서 주위의 뼈나 조직을 파괴하면서 진행하는 병으로 주로 코의 뒤쪽에서 귀의 안쪽으로 연결되는 이관이라는 구조의 기능장애로 발생하는 경우가 대부분이다. 증상은 처음에는 악취가 나고 귓속에서 진물이 나온다. 진주종이 점차 커지게 되면 귀 안에 압박감이 생기며 청력이 떨어지고 어지러운 증상이 나타나며 경우에 따라서는 한쪽 얼굴에 마비가 생긴다. 그리고 진주종이 이루의 배출을 방해할 경우에 동통이 나타나며 외이도에 압력을 가했을 때 눈동자가 떨리는 현상도 나타난다.

메니에르 병(Ménière's disease)은 달팽이관 내의 림프 압력이 올라가는 것이 특징인 속귀의 질환으로 현기증과 이명을 동반한다(홍준현 외, 2013: 462). 진행성 청력상실, 두통, 메스꺼움, 발작도 나타나는데 원인은 아직 불분명하다. 내이는 청각을 담당하는 달팽이관과 평형을 담당하는 전정기관으로 구별할 수 있다. 달팽이관과 전정기관은 서로 연결되어 있고 감각상피세포가 있는 부위는 림프액이라는 액체로 차 있다. 림프액의 분비와 흡수는 항상 일정해야 하는데 메니에르 질환은 림프액의 분비와 흡수에 장애를 가져와서 림프액의 양이 증가된다. 그리고 증가된 림프액에 의해서 손상을 받아 어지러움과 청력소실이 나타난다. 메니에르 질환의 어지러움은 주위가 빙빙 돌아가는 어지러움으로 흔히 구역질과 구토가 동반된다. 심한 어지러움의 지속시간은 대개 20분 이상이면서 하루를 넘기지는 않는다. 어지러움의 발생 시기를 예측하기는 어려우나 대개 몸이 피곤하거나 스트레스를 받을 때 한쪽 귀가 먹먹해지고 잡음(이명)이 들리다가 어지러움이 발생되는 경우가 많다. 메니에르 질환은 어지러움과 함께 반드시 청력소실이 동반된다. 청력소실은 초기에는 저주파수 영역에서 시작되지만 병이 진행하면서 모든 주파수 영역에서 신경성 청력소실을 가져온다. 초기에는 청력이 변동하는 경우가 있어서 어지러움이 발생할 때에 청력이 떨어지나 상태가 좋은 경우에는 청력이 회복되기도 한다. 청각증상으로는 청력소실 외에 귀가 먹먹한 증상과 이명이 있다. 이들 증상도 어지러움이 발생하면 커지게 되고 어지러움의 빈도가 낮아지면 작아진다.

난청(deafness)은 청력이 상실되는 질환으로 신경성 난청(nerve deafness)은 와우(cochlea)와 청신경의 장애로 인해 발생하고 전음성 난청(conductive deafness)은 가운데귀의 속뼈와 고막의 장애로 인해 발생한다. 혼합성 난청은 신경성 및 전음성 난청이 혼합되어 나타나고 선천성 난청(congenital deafness)은 임신 초기에 풍진 및 기타 바이러스 감염으로 발생한다.

귀경화증(otosclerosis)은 중이 안에 있는 이소골(耳小骨, auditory ossicles)의 하나인 아부미골이 경화하여 난청이 되는 질병이다(홍준현 외, 2013: 462-463). 즉, 귀 미로의 골조직 경화로 난원창 근처에 뼈가 형성되어 귀속뼈의 등자골에 고정 또는 강직되는 증상이다. 그러나 **전음성 난청(conductive deafness)**이 나타난다. **이명(귀울림, tinnitus)**은 귀에서 나는 소음(울리는 소리, 윙윙, 시끄러운 소리)으로 원인은 노년난청, 메니에르병, 귀경화증, 만성이염, 미로염, 기타 질환 등이다. **현기증 또는 어지러움(vertigo)**은 자신 또는 외부 물질이 불규칙하게 회전하는 움직임이 지각되는 이상증상이다.

6) 임상검사 및 처치에 관한 용어

진단적 시술부터 살펴보면 **플루오레신 혈관조영술(fluorescein angiography)**은 정맥으로 플루오레신 염료를 주사하고 망막의 황반부분 병터를 찾기 위해 혈액의 움직임을 검안경으로 관찰하는 시술이다. **세극등 안검사(slit lamp ocular examination)**는 세극등을 현미경으로 확대하여 눈의 앞쪽 구조를 조사하는 것이고 **안압측정(tonometry)**은 눈의 장력 또는 압력을 측정하는 것으로 녹내장을 찾는데 이용된다. **시력검사(visual acuity test, clearness test)**는 시각의 명료성을 검사하는 것으로 점차적으로 크기가 감소하는 시력검사표를 환자에게 읽히는 것이고 **시야조사(visual field examination)**는 눈을 고정시키고 앞을 똑바로 볼 때 보이는 대상의 면적을 측정하는 것이다. **검안경 검사(ophthalmoscopy)**는 눈 내부의 시력검사 동공을 확장시켜 검안경으로 각막, 수정체, 망막의 병터를 파악하는 것이다.

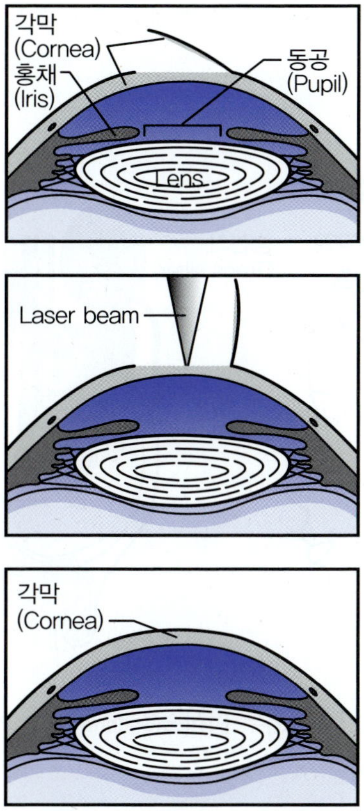

[그림 16-11] LASIK 교정술

치료와 관련해서 **공막 죄임술(scleral buckle)**은 Silicone suture로 띠를 만들어 공막을 망막 박리 부분 위로 붙여주는 처치로 띠는 망막의 두 부분을 밀어준다. **유리체 절제술(vitrectomy)**은 유리체를 제거하고 맑은 용액으로 교체하는 것인데 당뇨성 망막병증의 합병증으로 유리체 안에 혈액과 흉터조직이 쌓였을 때 이용된다. **각막이식술(keratoplasty)**은 corneal transplant라고도 하는데 시력을 회복시켜 주기 위해 상처 입고 혼탁한 각막을 정상적인 투명한 각막으로 치환하는 시술이다(지제근, 2004: 7). **적출술(enucleation)**은 안구 전체를 적출하는 수술로 눈의 악성종양치료 또는 상해, 녹내장 등의 질병으로 실명한 눈에 통증이 심할 때 실시한다. **라식(LASIK)**은 근시와 원시 및 난시에 있어 굴절 이상을 교정하는 엑시머 레이저 수술이다(그림 16-11). **레이저 광응고(laser photocoagulation)**는 고에너지 빛을 이용하여 눈 내부 조직(혈관)의 응고를 자극하는 데 사용되며 당뇨성 망막병증과 관련된 황반 퇴행 치료에 유용하다. **초음파유화술(phacoemulsification)**은 초음파의 진동으로 렌즈를 깨트려 초음파 probe로 흡인하는 처치로 대표적인 백내장 수술 기법이며 수술과 동시에 안내렌즈를 삽입한다.

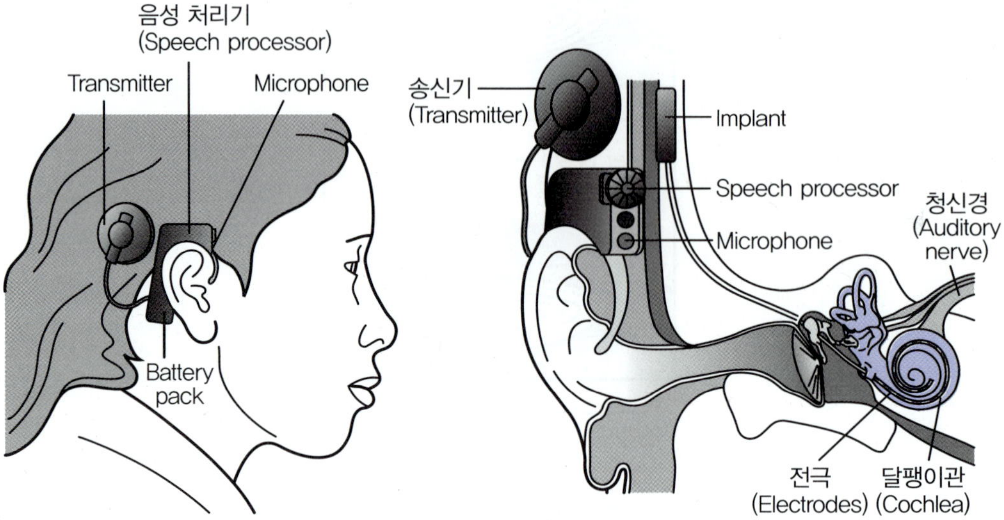

[그림 16-12] 인공와우 이식술(Chabner, 2014: 725, 수정보완)

인공와우 이식술(cochlear implantation)은 고도로 난청 이상의 청력이 소실된 환자를 대상으로 전기적 자극을 청신경에 직접 제공함으로써 잔존하는 청신경을 자극해 음을 감지해 주는 장치이다(그림 16-12). 즉, 와우이식술은 신경성 난청환자에게 기구를 심어 주어 소리를 들을 수 있게 한다. 보청기를 사용해도 도움을 받지 못하는 고도난청환자에게 아주 작은 전극을 달팽이관내에 삽입하여 전기적인 에너지를 가함으로써 잔존하는 청신경을 자극해 대뇌에서 소리를 인식하도록 하는 것이다. 인공와우 이식기는 몸 안에 이식하는 내부기기와 몸 바깥에 있는 외부기기로 나눌 수 있으며 내부기기는 영구적으로 귀 뒤에 위치시키고 전극을 와우 내로 삽입시킨다. 외부기기로는 마이크로폰과 어음처리기, 전파코일로 구성된다. 소리가 전달되는 과정을 보면 주위의 소리가 마이크로폰을 통해 감지가 되면 이는 어음처리기로 보내어져 소리를 코드화시키며 코드화된 소리는 전파코일을 통해 피부를 가로질러 내부기기인 수용자극기로 신호를 보낸다. 내부기기는 이를 전기적인 자극으로 변환하여 전극을 통해 달팽이관 내부를 적절히 자극하게 된다.

청력검사(audiometry)는 청력계로 특수 주파수를 주어 각 주파수에 대한 환자의 청력을 측정하고 결과는 청력도(audiogram)로 나타난다. **귀 체온측정(ear thermometry)**은 고막으로부터의 적외선을 탐지하여 고막의 체온을 측정하는 것이며 **이경검사(otoscopy)**는 이경으로 귀를 보며 조사하며 **음차검사(tuning fork test, Rinne test)**는 진동원을 꼭지돌기에 놓고 바깥귀길 정면에서 뼈와 공기의 전도를 검사한다. **Weber test**는 두 귀의 뼈전도를 검사한다.

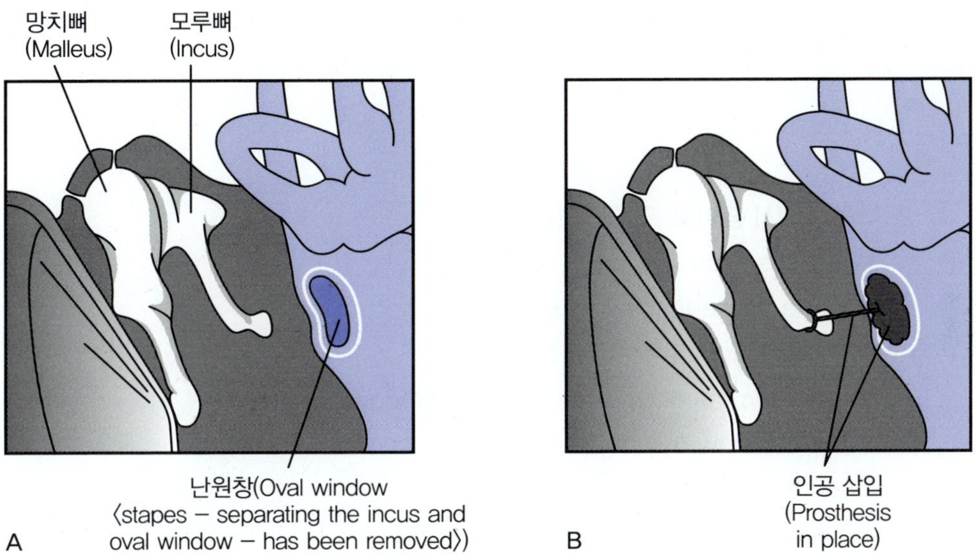

[그림 16-13] 등자골 절제술(Chabner, 2014: 721; 홍준현 외, 2013: 460을 참고)

한편 **등자골 절제술(stapedectomy)**은 등골을 완전히 적출한 후에 보철물이나 지방, gelform 등으로 대치하는 수술이다(그림 16-13). **등자골 가동술(stapes mobilization)**은 경화된 등자골 족판을 직접 골절하는 방법이며 **내이 개창술(fenestration)**은 외이도를 통해 들어가 내이에 작은 창을 형성하는 시술이다. **고실성형술(tympanoplasty)**은 중이 안의 모든 병소를 제거한 다음 6-9개월 후에 청력을 증진시킬 목적으로 시행하는 시술이다.

제16강 문제풀이

1. 눈으로 들어오는 빛의 양을 조절하는 것은?
   ① crystalline lens
   ② sclera
   ③ iris
   ④ cornea
   ⑤ pupil

2. 다음 중에서 중이로 구성된 것은?
   ① malleus, incus, stapes
   ② pinna, malleus, oval window
   ③ incus, stapes, cerebral cortex
   ④ tympanic membrane, incus, oval window
   ⑤ oval window, tympanic membrane, cerebral cortex

3. 바깥귀와 가운데귀의 경계에 위치하는 막은?
   ① cerumen
   ② pinna
   ③ tympanic membrane
   ④ stapes
   ⑤ oval window

4. 안구의 수정체가 혼탁해져서 시력장애를 일으키는 질환은?
   ① myopia
   ② strabismus
   ③ diabetic retinopathy
   ④ cataract
   ⑤ glaucoma

정답	1. ③ 2. ① 3. ③ 4. ④

제 17 강

내분비계

1) 내분비계
2) 내분비계의 해부생리적 구조
3) 갑상샘과 부갑상샘
4) 부신과 췌장
5) 뇌하수체 등
6) 주요 어휘
7) 관련 질환
8) 임상검사 및 처치에 관한 용어

제17강 내분비계

1) 내분비계

내분비계(内分泌系, Endocrine system)는 동물의 몸에서 호르몬을 분비하는 기관들의 모임이다. 이 기관들은 몸의 물질 대사, 생장, 조직을 통제한다. 내분비 계통의 이상에 대한 학문 분야를 내분비학이라고 하는데 내과학이라는 더 넓은 분야에서 파생된 학문이다(지제근, 2013: 524). 호르몬은 세포 외 전달 물질로 따로 운반하는 관이 없는 형태로 혈액이나 림프관 속으로 스며들어 이동하며 표적 기관에 도달해 적절한 작용을 한다. 이러한 내분비 계통의 이상은 전반적 생리기능의 저하와 이상현상을 야기한다.[1)]

내분비계는 신체의 여러 다른 영역에 분포된 **샘(glands)**으로 이루어진다. 이들은 혈류 속으로 호르몬을 방출하는데 **호르몬(hormone)**은 유기체의 여러 다양한 기능을 조절한다. 뼈의 성장, 성기와 생식세포의 성숙, 신체 각 세포내의 대사율 조절 등이 그것이다. 특히 뇌 가까이에 내분비샘이 있어 다양한 종류의 호르몬을 분비하고 다른 내분비샘을 조절한다. 호르몬은 **수용체(receptor)**에 결합되어 작용하는데 수용체는 호르몬이 기능하는 다양한 **표적조직(target tissue)**에 있는 인식 장소이다. 호르몬은 각각 고유의 수용체를 가지며 **내분비샘(endocrine glands)**은 혈류 속으로 직접 호르몬을 분비하는 샘이고 **외분비샘(exocrine glands)**은 관을 통해서 호르몬을 내보내는 샘이다. 내분비샘에 해당하는 예들로는 이자, 부신, 갑상샘, 뇌하수체 등이 있다.

2) 내분비계의 해부생리적 구조

내분비샘은 관 없이 혈류로 직접 호르몬을 분비하는 샘이다. **갑상샘(thyroid gland)**, **부갑**

1) 내분비계 교란물질(内分泌界 攪亂物質, endocrine disruptors, hormonally active agents, endocrine disrupting chemicals, endocrine disrupting compounds: EDCs)은 생체 외부에서 들어와 내분비 기관 안에서 호르몬의 생리 작용을 교란시키는 화합물을 말한다. 잘 알려진 것으로는 다이옥신, PCB, PAH, 푸란, 페놀, 그리고 살충제나 농약에 포함된 DDT 등이 있다. 환경호르몬 피해의 대표적 예로 젖병과 같은 음식용기나 CD의 재료로 쓰이는 비스페놀A가 여성호르몬(에스트로겐)과 유사한 작용을 함으로써 남성에게서 무정자증을 유발하게 하고 여성에게서는 이상 성징후가 나타나게 하는 등의 작용을 할 수 있다. 현재 비스페놀A는 프탈레이트계 가소제와 함께 정부가 규정한 위험한 환경호르몬으로 분류되어 있다.

상샘(parathyroid glands, 4개), **부신(adrenal glands, 1쌍)**, **췌장(이자, pancreas)**, **뇌하수체(pituitary gland)**, **여성의 난소(ovaries in female, 1쌍)**, **남성의 고환(testes in male, 1쌍)**, 뇌 중심부에 놓여 멜라토닌(뇌와 성선자극호르몬 방출에 영향) 분비에 영향을 주는 **송과선(pineal gland)**과 종격 안 복장뼈 뒤에 위치하여 림프샘과 비슷한 구조로 신생아의 면역반응 발달에 중요한 **흉선(thymus gland)**이 있다(그림 17-1).

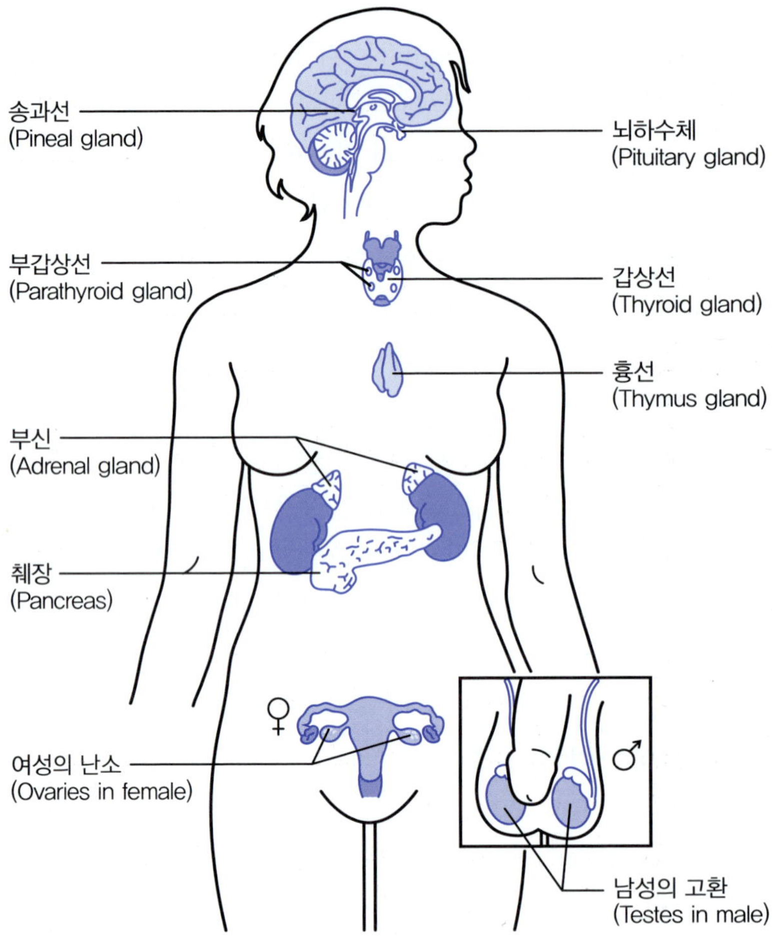

[그림 17-1] 내분비계

뇌하수체(腦下垂體)는 척추동물의 내분비계에서 중심적인 작용을 하는 내분비샘으로 전엽 · 중엽 · 후엽의 세 부분으로 되어 있으며 각각 작용이 다른 호르몬이 분비된다. 전엽에서는 성장 호르몬(STH) · 갑상선 자극 호르몬(TSH) · 부신 피질 자극 호르몬(ACTH) · 여포 자극 호르몬(FSH) · 황체 형성 호르몬(LH) · 젖분비 자극 호르몬(LTH)이 분비된다. 한편 중엽에서는 색소세포 자극 호르몬(MSH)이 분비되는데 중엽은 사람의 경우 성인이 되면 퇴화하므로 그 기능이 분명치 않다. 후엽에서는 자궁 수축 호르몬(옥시토신)과 항이뇨 호르몬(바소프레신)이 분비된다(송애랑 외, 2013: 461-466).

갑상선(甲狀腺)에서는 **티록신(thyroxin)**이라는 호르몬을 분비한다. 티록신은 항온 동물에서는 물질 대사, 특히 이화 작용의 속도를 조절한다. 부갑상선(副甲狀腺)은 상피소체라고도 한다. 부갑상선에서는 파라토르몬을 분비하는데 이것은 체액 속의 칼슘과 인의 대사를 조절한다. 파라토르몬이 과다하게 분비되거나 칼슘 섭취를 오래 하지 못하면 뼈가 약해지고 파라토르몬이 부족할 경우에는 혈액 속의 칼슘양이 감소되어 신경과 근육의 과민성을 초래하는 테타니병(tetany disease)에 걸리게 된다.

부신수질(副腎髓質)에서는 교감 신경의 지배하에 아드레날린(에피네프린)과 노르아드레날린이 분비된다. 아드레날린은 교감 신경의 신경 말단에서 분비되는 것과 같은 것으로서 혈압 상승, 심장 박동 증가 등 교감 신경이 지배하는 기관의 작용을 촉진한다. 또 간의 글리코겐을 분해하여 혈당량을 높여준다. 노르아드레날린은 동맥을 수축함으로써 혈압을 높이는 구실을 한다.

부신피질(副腎皮質)에서는 뇌하수체 전엽 호르몬의 지배를 받아 스테로이드 계통의 호르몬인 코르티코이드를 분비한다. 코르티코이드는 동물이 스트레스를 견디는데 도움이 되는 호르몬으로 신장의 세뇨관에 작용하여 물 · 무기 염류의 재흡수를 촉진하는 무기질 코르티코이드, 글리코겐, 단백질을 포도당으로 분해하여 혈당량을 높이는 당질 코르티코이드 등이 있다.

이자는 소화 효소와 호르몬을 만들어내는데 이자의 '랑게르한스섬'이라는 세포군에서 호르몬이 분비된다. 랑게르한스섬에는 α세포와 β세포가 있는데, α세포에서는 글루카곤을, β세포에서는 인슐린을 분비한다. 글루카곤은 글리코겐을 포도당으로 분해되도록 촉진함으로써 혈당량을 높이는 반면 인슐린은 포도당을 글리코겐으로 합성되도록 촉진함으로써 혈당량을 낮추는 작용을 한다.

생식샘은 1쌍의 난소와 정소로 난소에서는 자성 호르몬을 정소에서는 웅성 호르몬(안드로겐)을 분비한다. 자성 호르몬에는 성숙한 여포에서 분비되는 여포 호르몬(에스트로겐)과 황체에서 분비되는 황체 호르몬(프로게스테론)이 있다. 에스트로겐은 여자의 제2차 성징을 나타나게 하고 성주기를 조절하며 프로게스테론은 배란의 억제, 젖샘 발육 및 임신 유지 등에 관여한다. 안드로겐에 대표적인 것이 테스토스테론인데 이것은 생식 기관을 발달시키고 남자의 제2차 성징을 나타나게 한다.

내분비샘 이외의 장기에서도 몇 가지 호르몬이 분비된다.[2] 콩팥에서는 골수에서 적혈구 생성을 자극하는 Erythropoietin과 혈압 상승에 관여하는 Renin이 분비되며 위장관에서는 위산과 효소의 분비를 자극하는 Gastrin과 췌장 효소를 분비하는 Secretin, 그리고 쓸개의 수축 자극에 관여하는 췌장효소인 Cholecystokinin을 분비한다. 피부에서는 위장관에서 칼슘의 흡수를 자극하고 뼈와 혈중 칼슘의 양을 유지하는 vitamin D를 생성한다. 신체세포는 Prostaglandin을 생성하는데 자궁수축을 자극하고 혈소판 응집과 위산분비를 조절하며 혈압을 내리는 호르몬이다.

3) 갑상샘과 부갑상샘

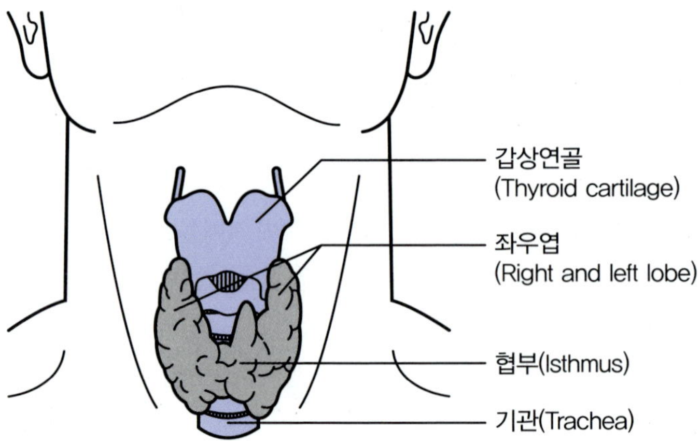

[그림 17-2] 갑상선

갑상샘(thyroid gland)은 사람의 몸에서 호르몬을 분비하는 내분비 기관 중 가장 크며 갑상샘 호르몬을 만들어 몸의 기능을 적절하게 유지하는 일을 하는 중요한 기관이다. **좌우엽(right and**

2) 생물이 내부 환경의 항상성을 유지하는 데는 신경계와 함께 호르몬이 중요한 역할을 한다. 호르몬은 체내의 내분비샘에서 극히 미량이 만들어져 체액 속으로 나와 몸의 여러 가지 작용을 조절하는 물질이다. 신경 세포에서 분비되는 신경 분비물도 호르몬이다. 호르몬의 화학적 성분은 대부분이 스테로이드 계통의 물질(스테로이드계 호르몬에는 성호르몬과 부신 피질 호르몬이 속한다)이나 또는 아미노산이나 폴리펩티드 등의 단백질(단백질계 호르몬에는 뇌하수체 · 갑상선 · 부갑상선 · 이자 · 부신 수질 호르몬과 가스트린 · 세크레틴 등)이다. 호르몬은 작용에 따라 대사 호르몬 · 성호르몬 · 작동호르몬 · 형태형성 호르몬 등으로 구분한다.

left lobe)으로 구성되며 기관(trachea) 양쪽에 있다(그림 17-2). **갑상연골(thyroid cartilage)**이라 부르는 연골의 큰 부분인 Adam's apple 바로 밑에 위치한다. 갑상샘은 목의 한가운데의 앞으로 튀어나온 물렁뼈 바로 아래쪽에서 기도 주위를 나비 모양으로 둘러싸고 있다.[3] 뒤쪽으로 부갑상샘이 좌우 2개씩 4개가 붙어 있다. **협부(isthmus)**는 기관의 복측 표면에서 두개의 엽을 연결하는 좁고 긴 부분으로 선조직으로 되어 있다. 갑상샘은 갑상샘 호르몬을 만들고 저장해 두었다가 필요할 때마다 혈액으로 내보내는 일을 한다. 갑상샘 호르몬은 사람에게 없어서는 안 되는 물질로 인체의 대사 과정을 촉진하여 모든 기관의 기능을 적절히 유지시키는 일을 하는데 예를 들어 열을 발생시켜 체온을 일정하게 유지시키거나 태아와 신생아의 뇌와 뼈의 성장 발달에 도움을 준다. 갑상샘 호르몬은 몸안의 여러 대사를 섬세하게 조절하여 만들어진 에너지가 제대로 쓰이게 한다. 즉, 심장의 박동을 증가시키고 스트레스에도 적절히 대응하게 하며 적혈구 생성도 늘려 충분한 산소 공급이 이루어지도록 하고 근육과 뼈의 기능도 좋게 유지한다. 또한 다른 호르몬들이 유기적으로 기능할 수 있도록 도와준다.

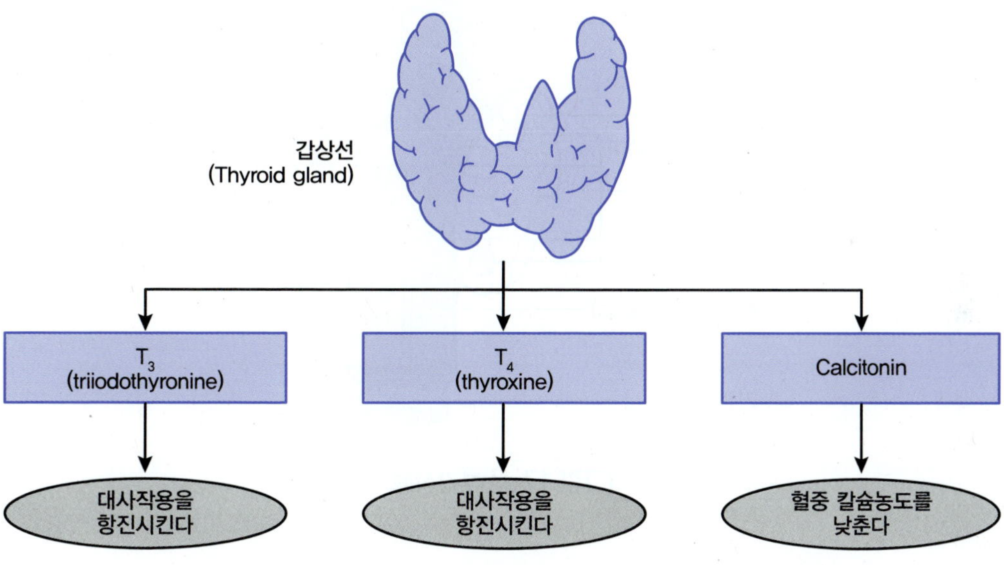

[그림 17-3] 갑상선 호르몬의 작용(홍준현 외, 2013: 471을 수정보완)

갑상샘(thyroid glands)은 tetraiodothyronine(T4, 4요도 타이로닌) 또는 타이록신(thyroxine)이 혈중에 농축되어 대사항진을 돕고 triiodothyronine(T3, 3요도 타이로닌)은

3) 한 쪽 날개의 크기는 넓이 1-2cm, 두께 2-3cm, 높이 5cm 정도이고 무게는 모두 합해서 15-20g 정도이다. 보통은 근육으로 둘러싸여 있어서 겉으로 봐서 볼 수 없고 거의 만져지지 않는다. 나비 모양인 2개의 좌우 양날개와 이 날개를 서로 연결하는 좁은 연결부분으로 구성되어 있다.

세포의 대사에 있어 큰 효능이 있다(지제근, 2004: 18). calcitonin(thyrocalcitonin)은 혈중 칼슘의 수준이 높을 때 분비되는데 칼슘이 혈중에서 뼈 속으로 들어가도록 하여 혈중 칼슘의 수치를 정상으로 되돌린다(그림 17-3).

부갑상샘(parathyroid glands)은 4개의 작은 난원형(oval body)으로 되어 있으며 갑상샘(thyroid gland)의 뒷면에 놓여 있으며 호르몬을 만드는 내분비기관이다(그림 17-4).[4] 부갑상샘에서 만드는 부갑상샘 호르몬은 혈액 속의 칼슘 이온의 양을 조절하는 일을 한다. 위장관에서 칼슘의 흡수를 돕고 콩팥에서 칼슘 흡수를 증가시키고 인의 재흡수를 억제하여 혈중 칼슘 수치를 상승시키고 인산염의 농도를 감소시킨다. 또한 비타민 D의 전환을 증가시킨다. 부갑상샘 호르몬의 분비가 지나치면 골다공증과 다른 조직의 석회화를 일으킨다.

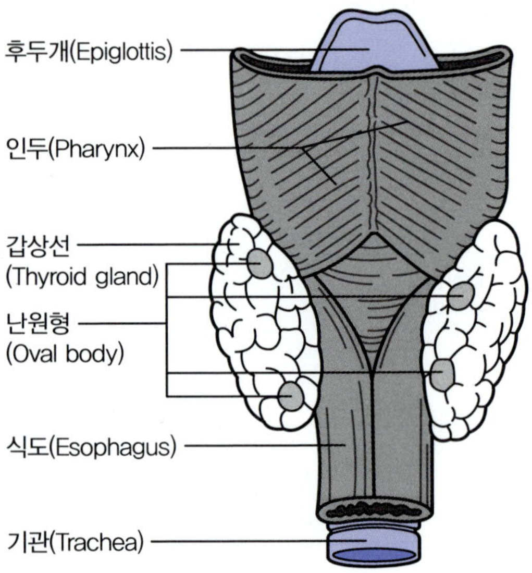

[그림 17-4] 부갑상샘

부갑상샘에서 분비되는 **부갑상샘 호르몬(Parathyroid hormone; PTH)**은 뼈로부터 칼슘(광물질)을 혈중으로 보내 혈중칼슘 수치를 조절하여 신체의 **항상성(homeostasis)**에 기여한다(그림 17-5). PTH 분비가 상승되면 뼈 속 칼슘이 혈류로 들어가 칼슘 수준을 정상적으로 유지시킨다. 반대로 칼슘 과다 섭취, 비타민 D 과잉으로 혈중칼슘 수치가 너무 높아지면 PTH

4) 보통 사람은 좌 · 우 갑상샘 아래 위로 한 개씩 총 4개의 부갑상샘을 갖고 있고 길이는 약 5mm 노란색 쌀알 모양으로 4개의 평균 무게는 남자는 120mg, 여자는 142mg이다.

분비가 감소되고 칼슘이 혈중에서 뼈로 들어가 칼슘 수준을 정상적으로 유지한다(송애랑 외, 2013: 463).

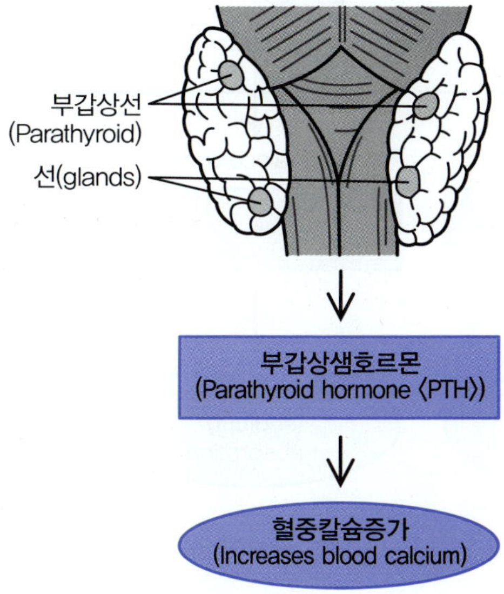

[그림 17-5] 부갑상샘의 호르몬(Chabner, 2014: 752을 참고)

4) 부신과 췌장

부신(副腎, adrenal gland)은 콩팥(kidney)의 꼭대기에 있는 두 개의 작은 샘으로 바깥쪽 부분이자 스테로이드 호르몬(corticosteroids)을 분비하는 **부신피질(adrenal cortex)**과 안쪽 부분이면서 카테콜라민(catecholamines) 호르몬을 분비하는 **부신수질(adrenal medulla)**로 이루어져 있다.[5] 성인의 부신은 피질이 거의 90%를 차지하고 있다. 부신피질에서는 뇌하수체에서 분비된 부신피질자극호르몬의 자극을 받아 코르티솔, 알도스테론 및 안드로겐 등의 스테로이드호르몬을 만들고 수질은 특수한 신경세포로 구성된 내분비기관으로 에피네프린, 노르에피네프린 등의 소위 카테콜아민들을 만든다.

부신피질(adrenal cortex)에서는 Corticosteroids로 알려진 세 종류의 스테로이드 호르몬을 분비한다(그림 17-6).

5) 하나의 무게가 평균 4.5g, 너비 25㎜, 길이 50㎜, 두께 5㎜ 정도이다.

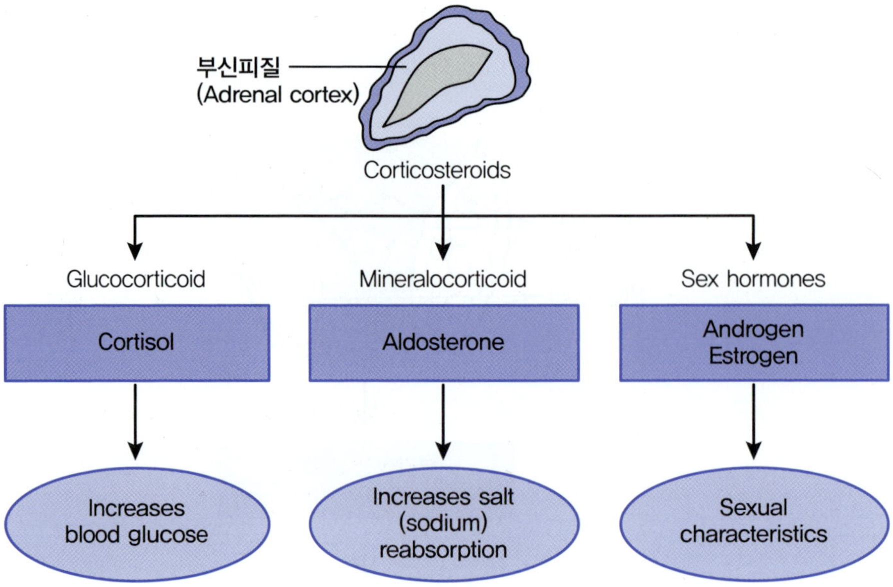

[그림 17-6] 부신피질 호르몬(Chabner, 2014: 753 참고)

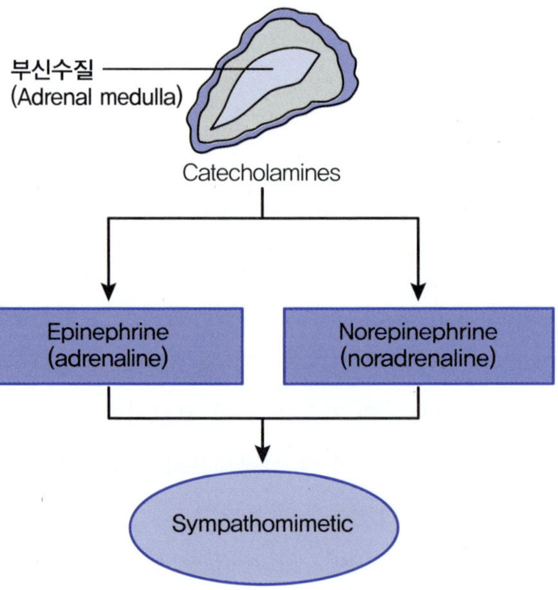

[그림 17-7] 부신수질 호르몬(Chabner, 2014: 753 참고)

첫째, **광질코르티코이드(mineralocorticoids)**는 인체에 포함된 **전해질(electrolyte)**의 양을 조절하는데 피, 조직, 물, 염의 적절한 균형은 생체의 정상적 기능을 위해 필수적이기 때문이다. **알도스테론(aldosterone)**은 가장 중요한 광질코르티코이드 호르몬으로 신장세관에서 혈류 속으로 sodium(Na+)의 재흡수를 증가시키고 potassium(K+)의 분비를 자극한다. 둘째, **당류코르티코이드(glucocorticoids)**는 모든 신체세포 내의 당, 지방, 단백질 대사에 중요한 영향을 주는데 강력한 항염증 효과가 있다(지제근, 2004: 68). **코르티솔(cortisol)**은 가장 중요한 당류코르티코이드 호르몬으로 지방과 단백질로부터 새로 당을 만드는 과정인 글루코오스신 합성을 위해 세포의 능력을 증가시킨다(송애랑 외, 2013: 464-466). 혈류와 세포의 당, 지방, 단백의 양을 조절한다. **코르티손(cortisone)**은 cortisol과 비슷한 호르몬으로 류마티스 관절염을 치료하는데 쓰인다. 셋째, **남성호르몬(androgens)**과 **여성호르몬(estrogens)**이 분비된다. Progestins은 수염 또는 유방 발육 등의 2차 성징을 유지하며 생식에 필요한 호르몬이다. 난소와 고환에서도 생성되는데 여성에게서 adrenal androgens의 분비가 과잉되면 남성화(virilism)가 촉진되며 남성에게서 adrenal estrogens, progestin이 과잉되면 여성화(feminization)가 촉진된다. Epinephrine(adrenaline)은 심장활동을 증가시키고 기관지를 확장시키며 glycogen으로부터 당을 생성한다. Norepinephrine(noradrenaline)은 혈관수축과 혈압을 상승시킨다. 참고로 epinephrine, norepinephrine은 **교감신경흥분제(sympathomimetic agents)**인데 교감신경계의 활동을 일으키고 복사하기 때문이다(그림 17-7).

부신피질 질환은 부신피질 호르몬의 과다분비로 인한 기능항진증과 과소분비로 인한 기능감퇴증으로 나눌 수 있는데 후자는 **에디슨병(Addison's disease)**이라고 불린다. 부신피질 기능항진증은 양쪽 부신이 모두 커지는 선천성 질환이나 부신 종양 · 비대 등에 의한 후천성 질환 때문에 생긴다. 여자아이에게 선천성 부신비대가 있으면 남성화와 가성반음양(假性半陰陽, pseudohermaphroditism)이 되며 남자아이는 성적으로 조숙해진다. 후천성 부신기능항진증은 **쿠싱증후군(Cushing's syndrome)**이나 부신성기증후군(副腎性器症候群, adrenogenital syndrome)으로 나타난다. 쿠싱증후군은 살이 찌고 얼굴이 달처럼 둥그스름해지며 월경이 없어지고 고혈압 · 당뇨병 · 골다공증 등과 같은 질환이 생기며 피부가 얇아지고 쉽게 멍이 들며 전신에 힘이 없어지고 때로는 정신적인 장애도 나타난다(송애랑 외, 2013: 475). 부신성기증후군은 여자의 경우 수염이 나거나 근육이 발달하는 등의 남성화가 진행되고 사춘기 이전의 남자는 성적으로 조숙해진다.

[참고] 코르티솔(cortisol)

부신피질에서 분비되는 코르티솔은 스트레스에 대응하여 분비되며 몸에 저장되어 있던 에너지, 특히 포도당과 아미노산을 동원함으로써 당질대사에 밀접하게 관련되어 있어 당류 코르티코이드라고 부른다. 그리고 림프구 등의 면역계를 억제하는 등 면역계의 통솔에 주역을 담당하고 있다. 알도스테론은 염류 코르티코이드라고 부르며 몸에 체액이 부족하면 신장(콩팥)에서 레닌을 만들고 이것이 간에서 나온 안지오텐시노겐에 작용하여 만들어지는 안지오텐신의 자극에 의해 분비되어 신장에 가서 작용하여 염분의 재흡수를 촉진하는 역할을 맡고 있다.

[참고] 카테콜아민(catecholamine)

부신수질에서 나오는 카테콜아민은 스트레스에 대해 급히 반응하는 호르몬으로 혈압을 상승시키고 심장의 박동을 증가시켜 혈액의 순환을 증대시키며 간과 지방조직 등에 저장되어 있는 포도당과 지방산 등의 에너지를 동원하여 근육 등 필요한 장기에 공급하는 효과를 나타내 전투태세를 갖추게 한다. 에피네프린과 노르에피네프린이 이에 해당된다. 흔히 싸우거나 도망가기 위한 급격한 에너지의 동원을 부신수질이 맡고 있으며 코르티솔도 역시 에너지 동원에 기여하되 면역계를 일시 억제하는 역할을 한다.

췌장(膵臟, pancreas)은 위(stomach) 뒤의 첫째와 둘째 허리뼈 부분에 놓여 있다. 이자(胰子)라고도 불리며 소화 및 분비 기관으로 소화 효소와 탄산수소나트륨을 담고 있는 이자액을 분비하며 인슐린, 글루카곤, 소마토스타틴 같은 호르몬을 분비하는 내분비샘이기도 하다. 호르몬은 이자의 **랑게르한스섬(islet of Langerhans, 췌장소도)**이라는 세포군에서 분비된다(그림 17-8). 랑게르한스섬은 호르몬을 생성하는 췌장의 특수세포로 α세포와 β세포가 있는데 α세포에서는 글루카곤(glucagon)을 β세포에서는 인슐린(insulin)을 분비한다.[6] 글루카곤은 글리코겐을 포도당으로 분해되도록 촉진함으로써 혈당량을 높이는 반면 인슐린은 포도당을 글리코겐으로 합성되도록 촉진함으로써 혈당량을 낮추는 작용을 한다. 다시 말해 **인슐린(insulin)**은 혈당이 정상치보다 높을 때 췌장의 섬세포(islet cell)에서 분비되어 혈당을 낮추며 간에서 glucose(당)가 glycogen(당분의 전분 저장형태)으로 전환되도록 자극한다. **글루카곤(glucagon)**은 당 수치가 너무 낮을 때 혈중에 방출되어 혈당을 올린다(지제근, 2013: 683). 그리고 간에 저장된 glycogen을 glucose로 바꾸어 당의 수치를 올려준다.

6) 랑게르한스의 섬세포(islet cells) 중에서 Alpha cells는 전체의 10-30%로 붉게 염색되며 glucagon을 생성한다. 반면 Beta cells는 전체의 60-90%로 푸르게 염색되며 insulin을 생성한다.

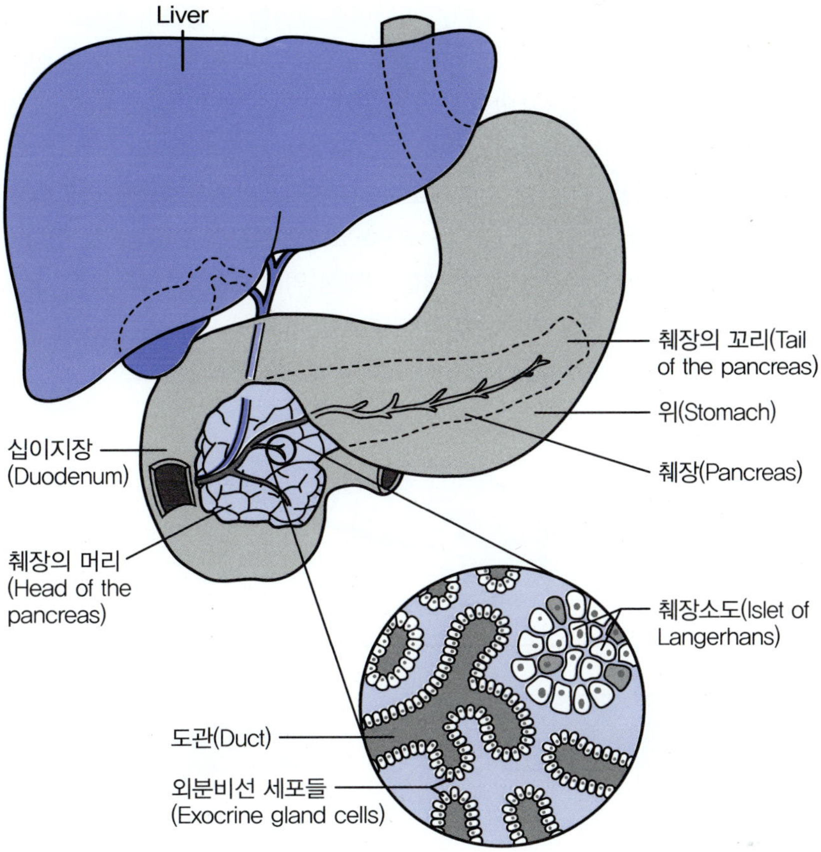

[그림 17-8] 췌장과 랑게르한스섬(Chabner, 2014: 754, 수정보완)

[참고] 랑게르한스섬(islets of Langerhans)

랑게르한스섬은 척추동물의 췌장에 있는 불규칙하게 생긴 내분비조직이다. 사람의 췌장에는 약 100만 개 정도의 섬이 있다. 이 섬들은 4가지 형태의 세포로 이루어져 있는데 그 가운데 3가지(α · β · δ 세포)는 중요한 호르몬을 분비한다는 사실이 알려졌으나 C-세포라고 부르는 4번째 세포는 그 기능이 알려져 있지 않다. 수가 가장 많은 β세포는 탄수화물 · 지방 · 단백질 대사의 조절에 중요한 호르몬인 인슐린을 만들어낸다. 인슐린은 여러 대사 과정에서 중요한 기능을 담당하는데 세포가 포도당을 흡수하여 대사하도록 촉진시키며 간에서 만들어진 포도당이 혈액 속으로 나오는 것을 억제하며 근육세포가 단백질의 기본성분인 아미노산을 흡수하는 과정을 촉진시키고 지방이 분해되어 혈액 속으로 나오는 것을 억제한다. 소마토트로핀

(somatotropin)이나 글루카곤도 β세포의 인슐린 분비를 유발할 수 있으며 혈중의 포도당이 증가했을 경우나 식사 후처럼 혈당량이 증가할 경우에 혈당량을 떨어뜨리기 위해 인슐린을 분비한다. 인슐린을 만들어내는 β세포의 기능에 장애가 오거나 혈당량을 조절하기에 불충분한 양이 생산되면 당뇨병이 생기게 된다(그림 17-9). α세포에서는 글루카곤이 분비되는데 인슐린과 반대로 간에서 포도당을 분비시키고 지방조직으로부터 지방산의 방출을 촉진한다. 바꾸어 말하면 포도당과 지방산은 인슐린의 분비를 촉진하고 글루카곤의 분비를 억제한다. δ세포에서는 소마토트로핀과 인슐린, 글루카곤에 대한 강력한 억제제인 소마토스타틴(somatostatin)이 분비되는데 이것의 대사 조절 기능은 아직 분명하지 않다.

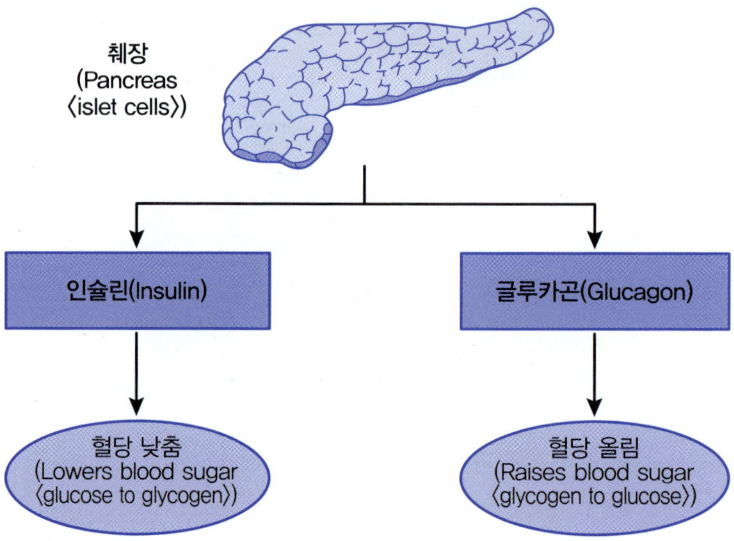

[그림 17-9] 랑게르한스섬의 호르몬 작용(Chabner, 2014: 755를 참고)

5) 뇌하수체 등

뇌하수체(pituitary gland, hypophysis)는 간뇌의 시상하부 아래쪽에 매달려 있는 내분비기관의 하나이다(그림 17-10).[7] 다른 호르몬들의 분비를 조절하는 호르몬이며 직접 많은 호르몬들을 분비하는 기능을 하는 내분비기관이다. 포유류의 경우 뇌하수체는 크게 전엽, 중

7) 사람의 경우 지름은 약 1cm, 무게는 0.5g 정도이다. 작은 콩만한 크기로 뇌의 기저부분의 터어시카(sella turcica)에 놓여 있다.

엽, 후엽의 세 엽으로 나뉠 수 있다. 다만, 인간은 중엽이 퇴화하여 전엽과 후엽으로만 나뉜다. **전엽(anterior lobe)**은 **선하수체(adenohypophysis)**로 인두에서부터 위로 자라 올라와 형성되며 샘(gland) 같은 특이성을 가진다. **후엽(posterior lobe)**은 **신경하수체(neurohypophysis)**로 뇌의 기저부분에서 자라 내려온 것으로 신경성 조직으로 되어 있다. 시상하부(hypothalamus)는 뇌하수체와 가까우며 시상하부로부터 전달된 신호가 뇌하수체에 의한 분비를 조절한다(지제근, 2004: 298). 신경하수체는 시상하부에서 기원하며 신경하수체에서 끝나는 신경섬유에 의해 조절된다. 선하수체는 방출인자와 억제인자 등 시상하부에서 분비되는 특수호르몬에 의해 조절된다.

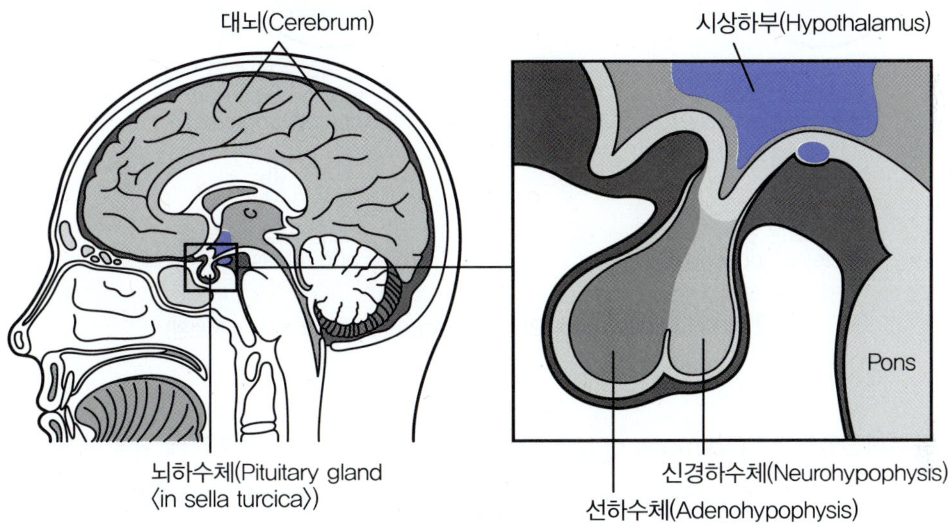

[그림 17-10] 뇌하수체(홍준현 외, 2013: 477을 수정보완)

뇌하수체 전엽과 후엽은 서로 확연히 다른 기능을 하며 발생 기원 또한 다르다. 뇌하수체 전엽의 기원은 발생(發生) 단계의 구강으로부터 유래한다. 생체 조직에 영향을 미치는 호르몬뿐 아니라 다른 내분비샘의 활성에 영향을 미치는 샘자극호르몬도 분비된다. 뇌하수체 전엽에서 분비되는 호르몬들은 다음과 같다: 우선 샘자극호르몬에는 갑상선자극호르몬(TSH), 부신피질자극호르몬(ACTH), 여포자극호르몬(FSH), 황체형성호르몬(LH)이 있고 다음으로 생장호르몬(GH 또는 STH), 프로락틴(PRL), 엔돌핀, 엔케팔린이 있다(그림 17-11).

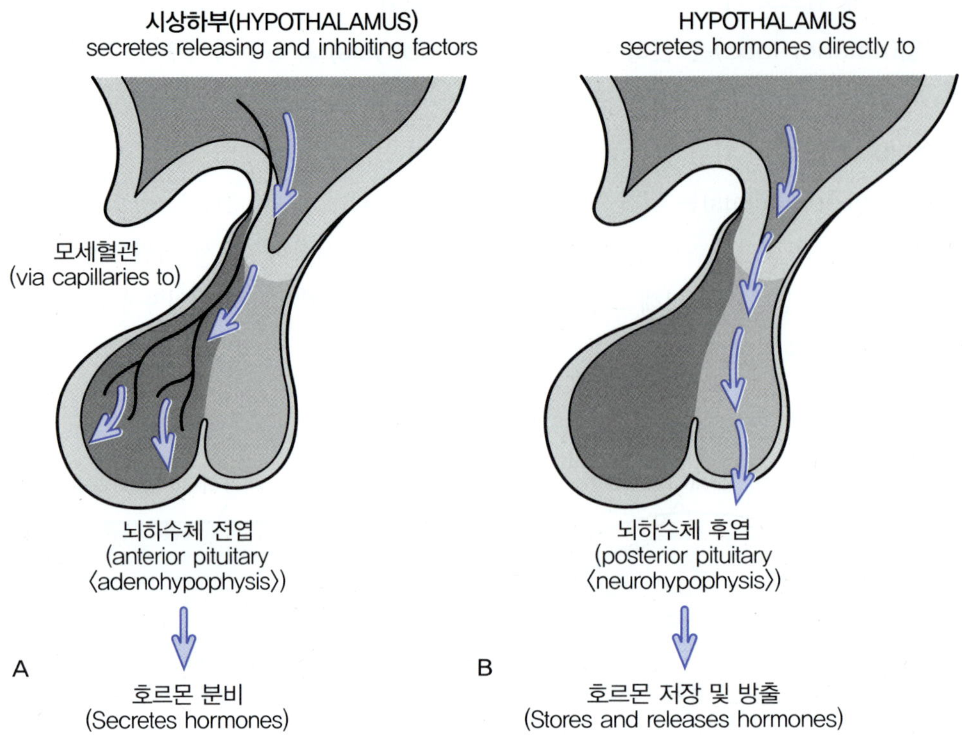

[그림 17-11] 뇌하수체의 호르몬(Chabner, 2014: 756, 수정보완)

뇌하수체전엽호르몬(hormone of anterior pituitary gland)에는 골조직에 활동하여 신체 성장을 가속시키는 **성장호르몬(growth hormone; GH, somatotropin)**, 부신피질의 성장을 자극하여 스테로이드 호르몬의 분비를 증가시키는 **부신피질자극호르몬(adrenocorticotropic hormone; ACTH)**, 갑상샘의 성장과 타이록신의 분비를 자극하는 **갑상샘자극호르몬(thyroid-stimulating hormone; TSH, thyrotropin)**, 유방조직의 성장을 촉진하여 출산 후 모유생산을 자극하고 유지시키는 **프로락틴호르몬(prolactin; PRL)**, 멜라닌의 형성을 자극하여 피부의 색소침착을 증가시키는 **멜라닌세포자극호르몬(melanocyte-stimulating hormone; MSH)**, 여성의 난소와 남성의 고환의 성장과 호르몬 분비에 영향을 주는 **성선자극호르몬(gonadotropic hormone)**에는 여성의 **난포자극호르몬(follicle-stimulating hormone; FSH)**, 난소의 난자 성장과 호르몬 생산, 배란 등을 자극하는 **황체형성호르몬(luteinizing hormone; LH)**, 남성의 고환에서 testosterone 생산을 자극하는 **간질세포자극호르몬(interstitial cell-stimulating hormone)** 등이 있다(그림 17-12).

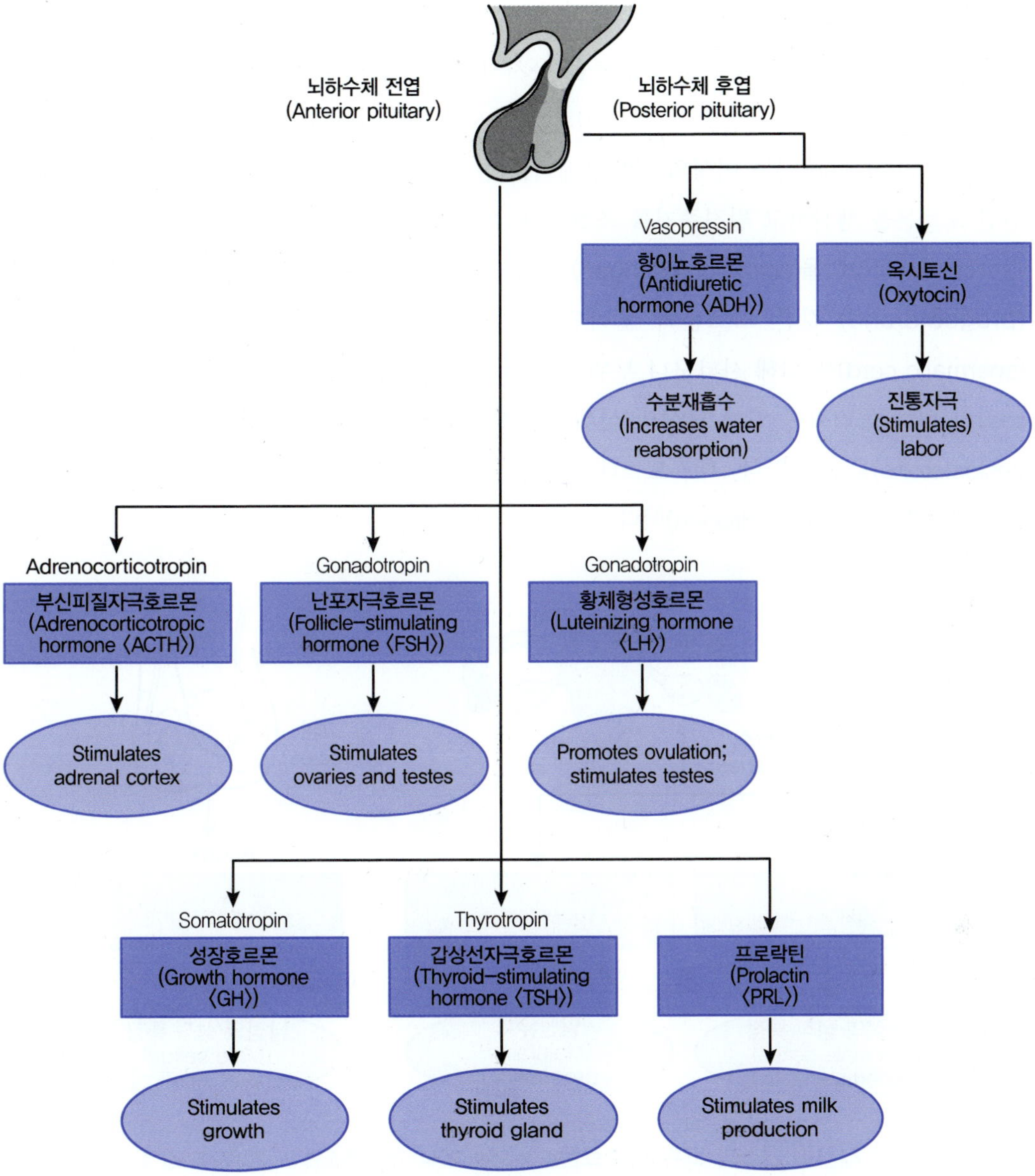

[그림 17-12] 뇌하수체 전엽과 후엽의 호르몬(Chabner, 2014: 757)

뇌하수체 후엽의 기원은 발생(發生) 단계의 시상하부로부터 유래한다. 뇌하수체 후엽에서는 호르몬을 직접 합성하지 않으며 시상하부에 있는 뉴런에서 만들어진 신경호르몬을 저장해 두었다가 필요할 때에 분비한다. 뇌하수체 후엽 호르몬(hormone of posterior pituitary gland)에는 신장세관에서 수분의 재흡수를 자극하고 소동맥을 수축시켜 혈압을 상승시키는

항이뇨호르몬(antidiuretic hormone; ADH) 또는 **바소프레신(vasopressin)**과(지제근, 2004: 192) 출산 동안에 자궁수축을 유도하고 진통을 유지시키며 젖샘이 젖을 생산하도록 하는 **옥시토신(oxytocin)**이 있다.

이외에 **난소(ovaries)**는 여성의 하복부에 위치한 두 개의 작은 샘으로 난자와 여성 성징의 원인 호르몬을 생산하고 월경주기를 조절한다. 체모나 유방발육과 같은 2차 성징 발현에 관여하는 **에스트라디올(estradiol, estrogen)**, 임신 중 자궁의 준비와 유지를 맡는 **프로제스테론(progesterone)** 같은 호르몬이 분비된다(그림 17-13). 남성의 고환(testes)은 **정삭(spermatic cord)**에 의해 사타구니 부위에 걸린 두 개의 작은 난원형의 샘이다. **음낭(scrotal sac)**에 의해 둘러싸여 있고 남성의 **성세포 정자(spermatozoa)**와 남성호르몬 **테스토스테론(testosterone)**을 생산한다. 테스토스테론은 남성의 2차 성징의 성장 자극을 촉진시키는 **남성 스테로이드 호르몬(androgen)**이다(송애랑 외, 2013: 466).

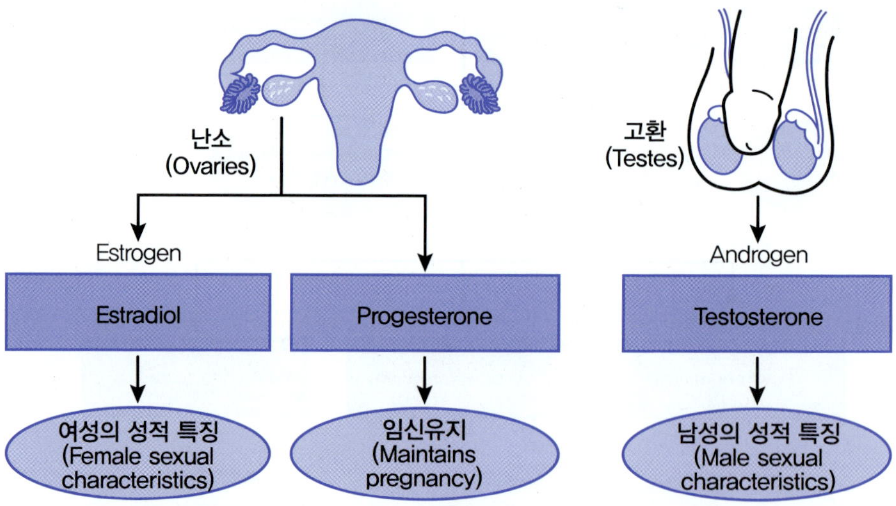

[그림 17-13] 난소와 고환의 호르몬(Chabner, 2014: 759; 홍준현 외, 2013: 479를 참고)

6) 주요 어휘

단어	의미	용어구조	영어 의미	한글 뜻
hypercalcemia	고칼슘혈증	calc/o	calcium	칼슘
thyroiditis	갑상샘염	thyroid/o	thyroid gland	갑상샘
hypocalcemia	저칼슘혈증	–emia	blood condition	혈액 상태
estrogenic	에스트로젠의	estr/o	female	여성
corticosteroid	코르티코스테로이드	cortic/o	cortex	피질
endocrinologist	내분비학자	end/o	in, within	안의
		crin/o	secrete	분비
polydipsia	다음다갈증	poly–	many, much	많은, 다량의
		dips/o	thirst	갈증
glucagon	글루카곤	gluc/o	sugar	당
		–agon	assemble, gather together	모으다

해설

Hypercalcemia([hàipərkælsíːmiə])는 'the presence of abnormally high levels of calcium in the blood'로 '칼슘 과잉혈증'이다. **Corticosteroid**([kɔ̀ːrtikoustíərɔid])는 corticoid와 동의어이며 'a steroid hormone produced by the adrenal cortex or synthesized'이다.[8)] **Endocrinologist**([èndoukrənάlədʒist])는 'physician who specializes in the diagnosis and treatment of conditions affecting the endocrine system'이다. **Glucagon**([glúːkəgὰn])은 '글루카곤'으로 췌장의 α세포로부터 분비하는 호르몬이며 간의 글루코오스 분해를 촉진하여 혈당값을 상승시킨다.

8) 당질 코르티코이드 또는 글루코코르티코이드(glucocorticoid)는 부신피질에서 생성되는 부신피질 호르몬이다. 기술적인 용어로 코르티코스테로이드는 글루코코르티코이드와 염류코르티코이드 모두를 말하지만(부신피질에서 생산) 종종 글루코코르티코이드의 동의어로 사용되곤 한다. 코티솔은 가장 중요한 인간 글루코코르티코이드이다. 코티솔은 생명에 중요하며 심장혈관, 대사, 면역, 항상성 기능의 중요한 다양성을 지지하고 조절한다. 합성 글루코코르티코이드는 다양하게 활용 가능하며 글루코코르티코이드 결핍 시에 대체 치료나 면역체계를 억제하는데 사용된다.

단어	의미	용어구조	영어 의미	한글 뜻
adrenopathy	부신병증	adren/o	adrenal glands	부신
		–pathy	disease condition	질병상태
gonadotropin	생식샘자극호르몬	gonad/o	sex glands (ovaries and testes)	생식샘
		–tropin	hormone	호르몬
hypogonadism	생식샘기능저하증	hypo–	deficient, under	결핍
adrenalectomy	부신절제술	adrenal/o	adrenal glands	부신
pancreatectomy	췌장절제술	pancreat/o	pancreas	췌장
hypopituitarism	뇌하수체 기능저하증	pituitar/o	pituitary gland	뇌하수체
parathyroidectomy	부갑상샘절제술	parathyroid/o	parathyroid gland	부갑상샘
adenectomy	샘절제술	aden/o	gland	샘
thyrotropic hormone	갑상샘자극호르몬	thyr/o	thyroid gland	갑상샘
androgen	남성호르몬, 안드로젠	andr/o	male	남성

해설

Adrenopathy는 'any disease of the adrenal glands'이다. **Gonadotropin**([gounædətróupin])은 'hormone secreted by the anterior pituitary gland and placenta'로 '성선 자극 호르몬'이다. **Hypopituitarism**([hàipoupətjú:ətərìzm])은 'underactivity of the pituitary gland'로 '하수체 기능 저하증'이다. **Thyrotropin hormone**은 '갑상샘자극호르몬'이며 thyrotropin releasing hormone stimulation test는 갑상샘자극호르몬 분비 자극검사이다. **Androgen**([ǽndrədʒən])은 'male sex hormone that is produced in the testes and responsible for typical male sexual characteristics'로 '남성 호르몬'이다. 안드로겐은 남성의 고환에서 생성되는 테스토스테론이다. 남성에 있어서 고환의 세정관(sperm–producing tubules)을 둘러싼 결합조직에 위치한 레이딕세포(leydig cell)는 안드로겐을 생산 · 분비하는 역할을 한다.

단어	의미	용어구조	영어 의미	한글 뜻
oxytocin	옥시토신	toc/o	childbirth	출산
epinephrine	에피네프린	–in, ine	a substance	물질
thyrotoxicosis	갑상샘 중독증	toxic/o	poison	독
glycosuria	당뇨	–uria	urine condition	소변 상태
antidiuretic hormone	항이뇨호르몬	ur/o	urine	소변
steroid	스테로이드	ster/o	solid structure	고체 구조
glucagon	글루카곤	gluc/o –agon	sugar assemble, gather together	당 모으다
adrenocorticotropin	부신피질자극 호르몬	–tropin	stimulating the function of	활동기능을 자극
euthyroid	정상갑상샘 기능의	eu–	good, normal	정상의

해설

Oxytocin([ɑ̀ksitóusn])은 '자궁 수축 호르몬', '진통(陣痛) 촉진제'이며 'hormone secreted by the posterior pituitary gland'이다. 에피네프린(**epinephrine**)은 'a catecholamine secreted by the adrenal medulla in response to stress'이다. **Thyrotoxicosis**([θàiroutaksəkóusis])는 'an overactive thyroid gland'로 '갑상선 (기능)항진증'(hyperthyroidism)이다. **Glycosuria**([glàikousjúəriə])는 'the presence of abnormally high levels of sugar in the urine'으로 '당뇨'이며 **antidiuretic hormone**는 'hormone secreted by the posterior pituitary gland and also by nerve endings in the hypothalamus'이다. **Steroid**([stíərɔid])는 'any of several fat–soluble organic compounds having as a basis 17 carbon atoms in four rings'로 지방 용해성의 유기 화합물인 '스테로이드'이다. 스테로이드는 지방산을 함유하지 않고 5개 또는 6개의 탄소로 이루어진 고리가 네 개 결합된 공통의 기본 구조를 가진 지질이다. 동물에 많은 콜레스테롤은 세포막의 중요한 구성 성분이며 또한 생체막이나 부신 피질 호르몬 및 담즙산의 모체이다.

단어	의미	용어구조	영어 의미	한글 뜻
homeostasis	항상성	home/o	sameness	동일
myxedema	점액수종	myx/o	mucus	점액
hormonal	호르몬의, 호르몬성의	hormon/o	hormone	호르몬
hyperglycemia	고혈당증	glyc/o	sugar	당
hypoinsulinism	인슐린분비감소증	insulin/o	insulin	인슐린
glycogen	글리코겐, 당원	glyc/o	sugar	당
hypokalemia	저칼륨혈증	kal/i	potassium (an electrolyte)	칼륨 (전해질)
prolactin	프로락틴, 유즙분비호르몬	lact/o -in	milk substance	유즙 물질
hypophysectomy	하수체적출술	phys/o	growing	성장
somatotropin	소마토트로핀, 성장호르몬	tropin	hormone	호르몬

해설

Myxedema([mìksədíːmə])는 'hypothyroidism marked by dry skin and swellings around lips and nose as well as mental deterioration'으로 '점액수종(粘液水腫)'인데 성인의 갑상선호르몬 부족에 대한 생리적 반응이다. **Hyperglycemia**([hàipərglaisíːmiə])는 'abnormally high blood sugar usually associated with diabetes'이다. **Hypokalemia**([hàipoukeilíːmiə])는 'abnormally low level of potassium in the circulating blood leading to weakness and heart abnormalities'로 '칼륨 감소혈(減少血)'(증)이다. **Prolactin**([proulǽktin])은 'gonadotropic hormone secreted by the anterior pituitary'로 '유선자극 호르몬'(lactogenic hormone)이다. 프로락틴(PRL)은 젖의 생성과 분비를 일으키며 임신 5주 후부터 분비가 시작되어 임신 말기에 최고조에 달한다. 다만 임신 중에는 태반에서 분비되는 프로게스테론과 에스트로겐으로 인해 프로락틴이 높음에도 젖이 분비되지 않는다. **Hypophysectomy**([haipàfiséktəmi])는 'surgical removal of the pituitary gland'다. **Somatotropin**([soumætətróupin])은 'a hormone produced by the anterior pituitary gland'로 '성장 호르몬'이다.

단어	의미	용어구조	영어 의미	한글 뜻
oxytocin	옥시토신	oxy–	rapid, sharp, acid	빠른, 날카로운
panhypopituitarism	범뇌하수체 기능저하증	pan–	all	모든
triiodothyronine	삼요오드 타이로닌, T3	tri–	three, 3	숫자 3
tetraiodothyronine	사요오드 타이로닌, T4	tetra–	four, 4	숫자 4

해설

Oxytocin([àksitóusn])은 'hormone secreted by the posterior pituitary gland(trade name Pitocin); stimulates contractions of the uterus and ejection of milk'다. 옥시토신(OXT, OT)은 다양한 동물들의 뇌하수체 후엽에서 분비되는 신경전달물질 호르몬으로 보통 자궁수축 호르몬이라고 부른다. 자궁 내의 근육을 수축시키는 작용에 많이 사용되어 자궁 수축제나 진통 촉진제로 쓰며 유선의 근섬유를 수축시키는 작용을 하여 젖의 분비를 촉진하는 데에도 사용된다. 범하수체 기능저하증(**panhypopituitarism**)은 뇌하수체 전엽에서 분비되는 호르몬이 모두 부족한 것이 특징이다. 뇌하수체의 75–90%가 파괴되었을 때 발생하는데 뇌하수체호르몬 부족을 대치하지 않으면 치명적이다. 범하수체 기능저하증의 원인은 도개인두 종양, 염색세포 선종, 호산성 선종 등의 원발성 뇌하수체 종양이다. 이러한 비분비성 종양이 커지면 건강한 분비세포를 파괴하여 뇌하수체 전엽 호르몬의 분비 저하를 가져온다. 다른 요인은 혈관이상, 전이성 종양, 침윤성과 육아조직성 질환, 시상하부의 기능 저하 등이다. 갑상선은 목 앞쪽 후두 바로 아래에 위치한 내분비계 중요 기관이며 갑상선호르몬(T4)과 트리요오드타이로닌(T3)을 분비하며 체내 세포의 에너지 사용을 조절한다. 갑상선 호르몬에는 티록신과 트리아이오도 타이로닌이 들어있어 열, 당질, 단백질은 물론 비타민과 무기질을 대사시키고 중추신경계를 발달시킨다. 갑상선은 티록신(T4)과 삼요오드타이로닌(T3)의 두 가지 갑상선 호르몬을 생산한다. 성인에서 갑상선 호르몬은 체온과 대사 항상성을 유지하는 데 중요한 역할을 한다.

7) 관련 질환

우선 갑상샘과 관련한 신생물(neoplasms) 질환에는 **갑상샘암종(thyroid carcinoma)**이 있다. 갑상샘암종은 매우 느리게 성장하나 널리 전이가 되는 종류도 있다. 방사성 요오드 추적 스캔을 통해 선종, 암종을 구분할 수 있고 진단을 위해 미세침 흡인, 외과적 생검, 절제 등을 활용한다. 갑상선암(甲狀腺癌, thyroid neoplasm, thyroid cancer)은 갑상선호르몬을 생산하고 칼슘 농도를 조절하는 기능이 있는 갑상선에서 생기는 악성종양이다. 최근 들어 급격히 증가하고 있는 추세인데 갑상선암의 종류는 유두상암, 여포암, 수질암, 미분화 등이 있다. 이중에서 분화암은 주로 갑상선호르몬생성과 관련이 있는 선조직에서 발병하고 수질암은 칼슘대사와 관련이 있는 조직에서 발현한다. 갑상선암의 밝혀진 원인은 방사선이며 청소년기에 편도염이나 여드름 등의 치료를 위해서 두경부에 방사선을 쬐었던 경험이 있는 경우에 유병률이 높다(송애랑 외, 2013: 472). 또한 여성이 남성보다 많이 발생하는데 갑상선에도 여성호르몬 수용체가 있으므로 자가면역질환과 관련이 있을 수 있다. 진단은 초음파를 통해서 확인한다. 불명확한 경계, 어두운 색상, 석회화, 초음파영상에서 세로의 모습(taller than wide) 등은 모두 악성일 확률이 높다. 이러한 병변이 확인되면 초음파유도상세침생체검사(ultrasound guided fine needle aspiration biopsy 또는 FNAC)를 한다. 한편 갑상선내의 모낭에 생기는 여포상암은 진단적 검사만으로는 악성여부를 판단할 수 없어서 수술을 한다.

갑상샘(thyroid gland)과 관련된 질환에는 우선 갑상샘종, 고이터(goiter)로 알려져 있는 **갑상샘 비대증(thyroid hypertrophy)**이 있다. 갑상샘종은 갑상샘이 붓는 질병이다. 90% 가량이 아이오딘 결핍증이 원인이다. 갑상선 기능 저하증의 결과로 나타나는 경우가 대부분이지만 갑상샘 과다증 때문일 수도 있다. 갑상샘 조직이 비정상적으로 커진 것을 갑상샘종이라고 부르며 호르몬 분비 기능에 이상이 생긴 갑상샘종은 대사장애의 한 종류이다. 특히 태아기 또는 출생 초기에 갑상샘호르몬 결핍은 성장과 발달에 크게 영향을 미치는데 실제로 유전적 청력 상실 중에서 약 10%가 갑상샘호르몬 결핍으로 인하여 발생한다. 갑상샘종의 주원인은 요오드 결핍이다. 요오드는 갑상샘호르몬을 만드는데 필요하기 때문이다. 체내에 갑상샘호르몬이 부족하면 이 정보가 시상하부와 뇌하수체에 전달되어 갑상샘자극호르몬(thyroid stimulating hormone; TSH)의 분비가 촉진된다. 이 밖에도 종양이나 염증, 자가면역질환 등에 의해 갑상샘종이 유발되는 경우가 있다. **지방유행성 갑상샘종(endemic goiter)**은 요오드가 결핍된 식사를 할 때 나타나며 아교질(colloid)이 모자라는 요오드를 보충하기 위해 갑상샘이 비대해진다. **결절성 · 선종성 갑상샘종(nodular or adenomatous goiter)**은 소결절, 선종, 과형성이 나타나며 일부 환자에서 빠른 맥박, 진전, 신경질, 다한증을 동반하는 갑상샘기능항진증으로 발전한다(송애랑 외, 2013: 470).

갑상샘은 분비과다(hypersecretion)와 분비저하(hyposecretion) 두 가지가 문제된다. 전자는 **갑상샘기능항진증(hyperthyroidism)**, 후자는 **갑상샘기능저하증(hypothyroidism)**이다. 갑상샘기능항진증은 갑상샘의 과잉 활동으로 갑상샘중독증(thyrotoxicosis) 또는 Graves disease가 일반적 유형이다. 이 경우 갑상샘 실질의 과형성으로 호르몬이 과잉 생산되고 세포 대사율이 증가하여 발한, 체중감소, 빠르고 불규칙한 심박동, 설사, 습한 피부, 안구돌출증 등이 나타난다. 갑상샘기능저하증은 갑상샘의 과소 활동으로 갑상샘절제술, 지방유행성, 갑상샘종, 방사선에 의한 선파괴로 발생한다(지제근, 2004: 16-17).

점액부종(myxedema)은 성인에서 나타나며 갑상샘의 위축과 함께 호르몬이 생성되지 않는다. 그리고 피부 밑 점액의 축적으로 피부가 마르고 부어오르며 혈중지방의 양이 증가되어 죽상경화증으로 진전될 수 있다. **크레틴병(cretinism)**은 영아와 소아기에 발병하며 신체적으로나 정신적으로 비정상적 성장을 보인다. 골격 성장이 연조직보다 저하되어 짧고 비만한 모습을 띠게 된다(송애랑 외, 2013: 471-472).

부갑상샘(parathyroid glands)은 갑상샘 질환처럼 분비과다와 분비과소에 따라서 **부갑상샘기능항진증(hyperparathyroidism)**과 **부갑상샘기능저하증(hypoparathyroidism)**이 존재한다.[9] 전자는 부갑상샘호르몬의 과잉 생산으로 유발되며 칼슘이 뼈를 떠나 혈류로 들어가 과칼슘혈증이 되어 콩팥과 심장에 해를 주는 질환이다. 증상으로는 뼈의 탈회(decalcify), 낭성섬유골염에서와 같이 골절과 낭종의 발생, 신석증이 나타날 수 있다. 원인은 부갑상샘의 증식 또는 종양이다. 후자의 경우에는 부갑상샘호르몬의 생산 결핍이 문제인데 칼슘이 뼈에 남아 있고 혈류로 가지 못해 저칼슘혈증으로 나타난다. 부갑상선기능저하증은 부갑상선에서 분비되는 부갑상선호르몬이 부족한 결과로 혈중 칼슘농도가 감소하고 인 농도가 증가하는

9) 갑상선과 부갑상선은 비슷한 위치에 있고 이름도 비슷하지만 기능은 많이 다르다. 갑상선은 성장, 발육, 생식, 운동, 체온 등 우리 신체의 전반적인 기능을 조절하는 갑상선 호르몬을 분비하는 곳이고 부갑상선은 갑상선 뒤에 위치하는데 4개이며 우리 몸의 칼슘대사에 관여하는 호르몬을 분비하는 곳이다. 부갑상선기능항진증은 부갑상선 호르몬이 다량 분비되어 혈중 칼슘 농도가 높아지는 질환이다. 부갑상선기능항진증의 원인은 4개의 부갑상선 중 한 개에 양성 종양이 생겼을 때, 부갑상선 세포가 증식했을 때, 부갑상선암일 때, 유전성 질환, 만성 신부전 등이 걸렸을 때이다(지제근, 2004: 224-225).

질환이다. 부갑상선호르몬이 부족한 경우 이외에도 부갑상선호르몬에 대한 저항성 때문에 부갑상선호르몬이 제대로 작용을 하지 못해 혈중 칼슘이 감소하고 인이 증가하는 경우도 있으며 이를 가상부갑상선기능저하증이라고 부른다. 태어날 때부터 부갑상선이 없거나 적절한 기능을 수행하지 못하는 선천성 부갑상선기능저하증의 경우 아직 정확한 원인은 알려지지 않았다. 후천적으로 발생하는 부갑상선기능저하증의 가장 흔한 원인은 수술이며 드물게 방사선 치료나 자가면역질환에 의해서 생기기도 한다. 이것은 수술 중에서도 특히 갑상선암이나 갑상선기능항진증을 치료하기 위한 수술 후에 생기는 경우가 가장 흔하다. 부갑상선기능저하증의 증상은 혈중칼슘농도가 감소하여 생겨나는데 증상은 신경근육의 흥분성이 증가하여 근육의 경련을 일으키는 강직(tetany) 증세이다. 강한 경련이나 조임 현상 그리고 입술과 손가락에 발생하는 저린 증상, 얼굴, 손, 팔, 인후, 발 등에 근육경련과 더불어 발작증상도 나타날 수 있다(송애랑 외, 2013: 473).

부신피질(adrenal cortex)의 분비과다는 **부신(성) 남성화(adrenal virilism)**를 유발한다. 이것은 부신남성호르몬의 과잉 생산증인데 성인 여성의 adrenal hyperplasia, tumor 등이 원인이다. 증상은 무월경, 털과다증, 여드름, 목소리 굵어짐 등이다. 반면 부신피질의 과소분비는 부신기능부전증인 **에디슨병(Addison disease)**을 유발한다. 이는 부신피질의 과소분비 증상으로 원인은 Mineralocorticoid와 glucocorticoid의 생산량 저하이다. 증상은 Hypoglycemia, Hyponatremia, 쇠약, 체중감소, 피부의 검은색 침착 등이다. 에디슨병은 부신부전증(adrenal insufficiency)으로도 불리는데 부신피질이 결핵이나 암 또는 원인불명으로 부신피질호르몬의 분비가 감소하여 일어나는 질환이기 때문이다. 부신수질(adrenal medulla)의 분비과다는 **크롬친화세포종(pheochromocytoma)**을 유발한다. 이는 부신수질의 종양으로 거무스름한 색으로 염색된다. 종양세포는 에피네프린, 노르에피네프린을 과잉 생산하며 고혈압, 두근거림, 심계항진, 심한 두통, 땀, 안면 홍조, 근육연축 등이 증상으로 나타난다.

쿠싱 증후군(Cushing's syndrome)은 뇌하수체 선종, 부신 과증식, 부신 종양, 이소성 부신피질자극호르몬 분비증 등의 여러 원인에 의해 만성적으로 혈중 코티솔 농도가 과다해지는 내분비 장애이다. 부신피질이 ACTH의 과도한 자극을 받아 과형성 증식되며 비만, 달덩이 같은 얼굴(moon-like fullness), 등쪽 흉부에 지방 과잉축적, 고혈당증, 고나트륨혈증, 저칼륨혈증, 골다공증, 고혈압 등이 증상이다. 원인은 ACTH 과잉분비, 부신피질의 종양,

임상에서의 글루코코티코이드제제 사용 등이다. 쿠싱증후군은 부신피질로부터 코티졸을 과잉 생산하게 하는 증상이다. 쿠싱증후군은 과도한 혈중 ACTH로 인해 생기는 ACTH 의존성 쿠싱증후군과, ACTH 농도와 무관한 ACTH 비의존성 쿠싱증후군으로 나눈다. ACTH 의존성 쿠싱증후군은 뇌하수체 종양의 ACTH 과다분비로 인한 뇌하수체 의존성 쿠싱증후군과 외부 종양의 ACTH 방출호르몬(corticotropin releasing hormone; CRH) 혹은 ACTH의 과다 분비로 인한 이소성 쿠싱증후군으로 다시 나뉜다. 특별히 뇌하수체 의존성 쿠싱증후군을 쿠싱병이라고 한다.

뇌하수체 전엽(pituitary gland, anterior lobe)에서 호르몬 분비과다는 사춘기 이후에 사지가 커지는 **선단거대증(acromegaly)**을 야기할 수 있다. 이는 성인에서 나타나는 뇌하수체의 샘종에 의해 생기며 손, 발, 얼굴, 턱의 뼈를 비정상적으로 길게 자라게 한다. **거인증(gigantism)**은 사춘기 이전에 뇌하수체의 과잉활동이 신체를 비정상적으로 크게 자라도록 하는 질환으로 뇌하수체의 양성 샘종이 성장호르몬을 과잉 생산하게 하여 유발된다(지제근, 2004: 23). 반면 호르몬 분비저하는 성장호르몬이 선천적으로 과소 분비되는 **난쟁이증(dwarfism)**을 유발하며 여기에 이환된 어린이는 지능은 정상이나 뼈는 자라지 못한 채로 남는다. **범하수체기능저하증(panhypopituitarism)**은 뇌하수체 호르몬 전부가 결핍되는 질환으로 동맥성 동맥류와 터어시카의 종양 등이 원인이다. 한편 **뇌하수체 후엽(pituitary gland, posterior lobe)**의 호르몬 분비과다는 **항이뇨호르몬분비이상증후군(syndrome of inappropriate ADH; SIADH)**을 유발하는데 이는 항이뇨호르몬(ADH)의 과잉분비로 신체의 수분축적을 과다하게 한다. 원인은 종양, 약물작용, 두부손상이다. 반면 후엽의 호르몬 과소분비는 **요붕증(diabetes insipidus)**을 낳을 수 있다. 이는 항이뇨호르몬의 불충분한 분비로 ADH의 결핍으로 인해 신장세관이 필요한 물과 염을 재흡수하지 못하며 증상은 다뇨증, 다음다갈증이다.

췌장(pancreas)의 호르몬 분비과다는 **고인슐린혈증(hyperinsulinism)**을 낳는다(송애랑 외, 2013: 474). 이는 저혈당증의 원인이 되는 인슐린의 과잉 분비로 췌장의 종양, 과량의 인슐린 투여 등이 원인이며 저혈당증, 실신, 졸도, 경련, 의식상실 등이 증상이다. 고인슐린혈증(인슐린 분비과잉)은 혈액 속에 인슐린이 너무 과한 질환으로 고인슐린혈증은 인슐린저항성을 부르고 인슐린저항성은 결과적으로 고인슐린혈증을 부른다.[10] **인슐린저항성(insulin**

10) 인슐린은 혈당을 내리는 작용을 하며 이것이 부족하면 혈당이 올라가고 당뇨병이 되지만, 한편으로는 식욕을 증가시키며 식사량을 많게 하고 간과 지방 조직에서 지방 합성을 증가시키며, 또한 혈액중의

resistance; IR)은 혈당을 낮추는 인슐린의 기능이 떨어져 세포가 포도당을 효과적으로 연소하지 못하는 것을 말한다. 인슐린저항성이 높을 경우 인체는 너무 많은 인슐린을 만들어 내고 이로 인해 고혈압이나 고지혈증은 물론 심장병 · 당뇨병까지 초래할 수 있다. 특히 제2형 당뇨병에서는 근육과 지방조직에서 인슐린의 증가를 알아채지 못하여 인슐린이 제대로 작용하지 않는다.

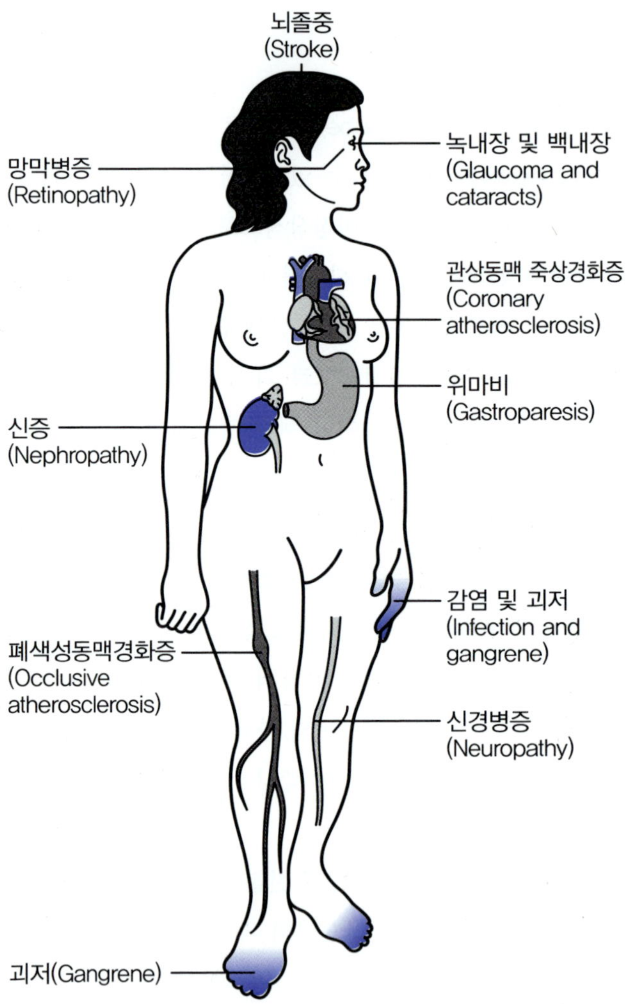

[그림 17-14] 당뇨병의 이차합병증(Chabner, 2014: 772)

지방이 지방조직으로 흡수되는 것을 왕성하게 해준다. 인슐린은 일단 지방 조직에 축적된 지방을 분해하기 어렵게 하여 강력한 지방축적 효과를 나타내므로 인슐린의 분비과잉은 비만의 원인이 될 수 있다.

췌장의 호르몬 과소분비는 세포의 당, 전분, 지방대사 촉진하는 인슐린의 결핍이자 저항상태인 **당뇨병(diabetes mellitus; DM)**을 낳는다. 두 가지 종류가 있는데 **Type I 당뇨병(insulin-dependent diabetes mellitus; IDDM)**은 인슐린의존성 당뇨병이자 청소년형 당뇨병으로 췌장의 베타섬세포 파괴와 신체인슐린의 결핍을 발생시킨다. 증상은 야윔(thin), 다뇨증, 다음다갈증, 다식증이다. **Type II 당뇨병(non-insulin-dependent diabetes mellitus; NIDDM)**은 인슐린비의존성 당뇨병으로 비만형 성인에서 발생한다. 인슐린 활동에 대한 표적조직의 저항 결과이다(홍준현 외, 2013: 494-496). 두 가지 형의 당뇨병 모두 합병증을 일으킬 수 있는데 일차적 합병증에는 지방이 부적절하게 타서 혈중에 케톤과 산이 축적되는 **케토산증(ketoacidosis)**, 혈당 농도가 너무 높거나 환자가 인슐린을 충분히 받지 못하여 발생하는 **혼수(coma)**, 환자에게 인슐린을 과다하게 투여했을 때 나타나는 **저혈당증(hypoglycemia)**, 인슐린의 과다사용 또는 저혈당 상태인 **인슐린쇼크(insulin shock)**가 있다. 이차적 합병증의 경우 신체 부위별로 열거하면 눈에는 녹내장, 백내장, 당뇨병성 망막병증, 시력상실, 실명 등이 발생할 수 있고 콩팥에는 당뇨병성 콩팥병증이, 혈관에는 죽상경화로 혈관이 파괴되어 졸중, 심장질환, 말초혈관의 국소빈혈이 발생할 수 있다(그림 17-14). 신경에는 신경 파괴로 당뇨병성 신경병증이 발생할 수 있고 급성 합병증으로는 당뇨성 혼수를 일으키기도 한다.

8) 임상검사 및 처치에 관한 용어

내분비계의 임상검사를 살펴보면 **공복시 혈당 검사(fasting blood sugar; FBS)**는 금식한 환자의 혈액에서 당분 수준을 측정하여 당뇨병을 진단하는 검사이다. **혈청과 소변검사(serum and urine tests)**는 혈액의 혈청과 소변에서 내분비 질환을 진단하는데 중요한 물질을 측정하는 것이며 경구당부하 내성 검사는 당분을 마시고 시간 단위로 혈액을 채취하는 검사이다. **갑상샘기능검사(thyroid function tests)**는 혈중의 T4, T3와 TSH 호르몬의 수치를 측정하는 검사이다.

임상처치에는 뇌하수체와 다른 내분비샘의 횡단면을 관찰하여 병리적 상태의 진단에 유용한 CT scans(computed tomography), Graves disease의 증거로서 안구돌출의 정도를 측정하는 검사인 **안구돌출측정법(exophthalmometry)**, 방사성 요오드를 경구로 투약하여 갑상샘으로 방사성 요오드가 흡수되는 것을 측정하는 **방사성 요오드 흡수검사(radioactive iodine uptake)**, 방사성 화합물을 투약하고 갑상샘에 집중시켜 스캐너로 투시되는 종양이나 소결절을 찾는 **갑상샘 스캔(thyroid scan)**, 그리고 뇌하수체가 있는 머리뼈 바닥부분과 와(fossa)를 X-ray로 찍는 skull X-ray and tomography of sella turcica 등이 있다.

제17강 문제풀이

1. 다음 중에서 갑상선 호르몬끼리 연결된 것은?

① T3, PTH
② T4, calcitonin
③ PTH, calcitonin
④ T3, aldosterone
⑤ calcitonin, adrenaline

2. 혈당이 정상치보다 높을 때 혈당을 낮추기 위해 분비되는 호르몬은?

① glucagon
② insulin
③ estrogens
④ cortisol
⑤ calcitonin

3. 출산 동안에 자궁수축을 자극하고 진통을 유지하는 호르몬은?

① prolactin
② vasopressin
③ oxytocin
④ androgen
⑤ cortisone

4. 뇌하수체 전엽에 호르몬 분비과다로 사지가 커지는 질환은?

① diabetes mellitus
② coma
③ dwarfism
④ acromegaly
⑤ gigantism

정답	1. ② 2. ② 3. ③ 4. ④

제 18 강

종양학

1) 종양

2) 종양의 병리학적 분류

3) 주요 어휘

4) 종양의 치료

5) 임상검사 및 처치에 관한 용어

제18강 종양학

1) 종양

종양(tumor)은 비정상적으로 자라며 전이되는 종기나 상처를 말한다. 종양은 인체세포가 제한 없이 과도하게 증식하는 질환이며 암과는 구분된다. 왜냐하면 **양성 종양**(benign neoplasm)과 **상피내암**(carcinoma in situ, **또는 조기암** pre-malignant)은 다르기 때문이다. **악성종양**(malignant tumors)을 암이라고 한다. 이것은 성장하며 커지는 암세포이며 주변 정상조직을 침범하고 파괴한다. 혈액의 흐름이나 림프관을 통해 체내 어디든지 전이가 가능한데 여성 사망의 주요 원인은 폐암, 유방암, 결장암, 직장암이고 남성 사망의 주요 원인은 폐암, 결장암, 직장암, 전립샘암이다. **신생물**(neoplasm)은 조직이 비정상적으로 성장하고 전이되는 것을 이른다. 원인은 보통 유전적인 돌연변이이다. 대부분의 신생물은 종양을 일으키지만 백혈병이나 **상피내암**(carcinoma in situ)이 되기도 한다. 종양은 양성(benign) 상피내암[1]일수도 있다. 어떤 종양이 양성인지 악성인지는 해부병리학에서 생검이나 수술 표본을 가지고 분석해서 판단한다.

종양(신생물)은 정상조직에서 기원하는 종괴나 증식물이며 진행성이고 위협적인 악성종양과 비진행성이고 치명적이지 않은 양성종양이 있다.

양성종양	악성종양
느리게 성장	급속히 성장
피낭으로 둘러싸임	피낭 없음
팽창성 (주위 조직 침범 X)	침윤성 (장기를 넘어 인접장기까지 침범)
고분화 (정상 모조직과 닮음)	역분화, 탈분화, 미분화
전이되지 않음	전이됨

암(癌, cancer)은 세포가 조절되지 않아 성장을 계속하는 질병으로 폐암 · 위암 · 유방암 · 대장암 등이 있다. 암은 어느 조직에서나 발생할 수 있지만 머리카락이나 손발톱 등과 같이 성장이 없는 죽은 세포조직에서는 발생이 안 된다. 또한 조직별로 발생빈도가 다른데, 예를 들어 유방암의 경우에는 왼쪽 상단에는 40%의 발병률을 가지나 오른쪽 하단에는 20% 정도에 지나지 않는다. 암이 발생하는 원인은 아직도 정확히 밝혀진 바 없다. 하지만 지금까지

1) 조기암 또는 암으로 보이지만 암이 아닐 수도 있다.

알려진 바에 따르면 정상적인 세포의 유전자나 암 억제 유전자에 돌연변이가 생겨서 나타난다. 대표적인 암 억제 유전자인 p53 유전자의 경우는 자연발생적인 원발성 종양의 약 50%에서 이 유전자의 돌연변이가 관찰되었다. 그러나 특정 유전자 몇 개의 변이로만 암이 일어나는 것이 아닌 것은 확실해 보인다. 유전자 치료를 통해 정상 p53 유전자를 암세포에 주입했을 경우 환자의 상태가 호전되지 않는 것처럼 암은 대표적인 만성질환의 하나로 복잡한 원인에 의하여 발생한다. 다만 몇 가지 발암원들의 잠재적이거나 직접적인 위험성에 대하여 지속적으로 연구하여 원인을 규명하면 암의 예방이나 표적치료에 도움이 될 수 있다. 폐암은 장기적인 흡연(간접흡연 포함)이나 도시 공해 등이 발암원이라고 추정되며 간암은 지나친 음주 등이 원인으로 추정된다. 또한 벤젠과 같은 일부 방향족 탄화수소가 강력한 발암원임이 밝혀졌으며 폴리염화비닐을 태울 때 나오는 다이옥신 또한 치명적이다(홍준현 외, 2013: 507-510).

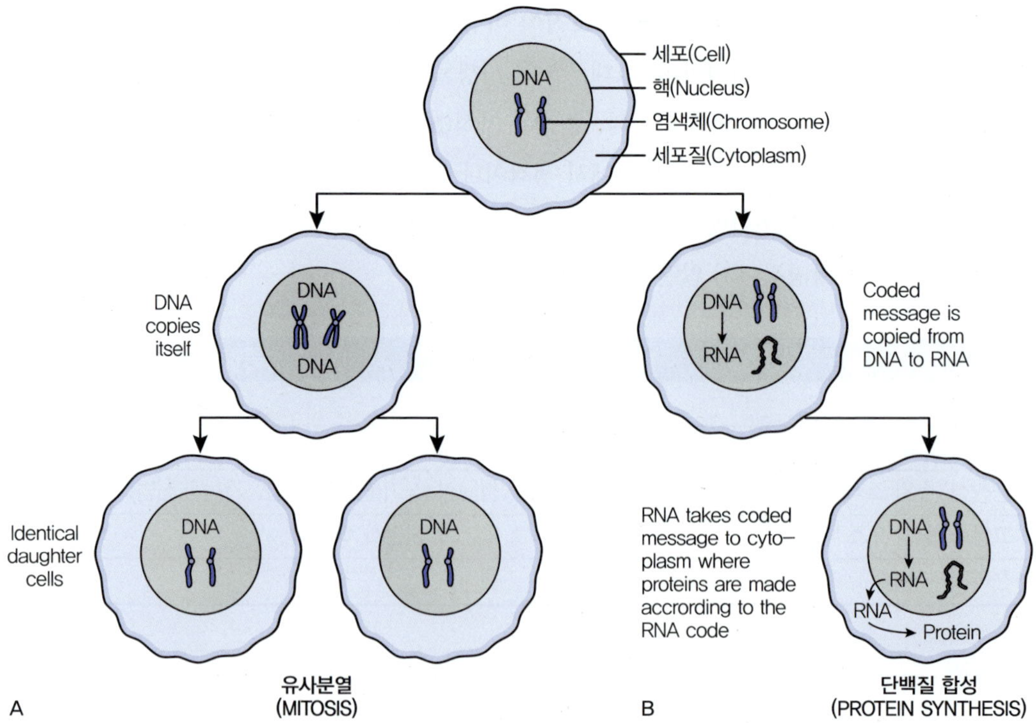

[그림 18-1] DNA의 기능(Chabner, 2014: 800; 홍준현 외, 2013: 508을 참고)

암 발생 원인을 규명함에 있어서 유전인자, 즉 세포 중 DNA의 작용이 중요하다. DNA란 새로운 세포를 생산하고 세포의 증식능력을 통제하는 것인데 여기에는 **유사분열(mitosis)** 또는 **자기복제(self-replication)** 기전이 있다(그림 18-1). DNA는 유전자를 통해 새로운 단백질을 **합성(protein synthesis)**하는데 세포가 분화할 때 똑같은 DNA가 새로운 두 개의 세포에 전달되도록 자신을 복사한다. 따라서 DNA는 단백질 합성을 통해 세포의 생명기능을 지시하는 역할을 한다. 복제주기 사이에 분자정보를 세포질에 전달하고 세포가 성장하도록 단백질(호르몬, 효소 등)을 만든다. 방식은 핵 내에서 메시지가 DNA로부터 RNA로 복사되는 것인데 RNA는 세포내에서 특별한 단백질을 만들게 하는 메시지를 가지고 세포질로 나온다. 이때 세포가 악성으로 변할 경우 유사분열이 장애를 받는다. DNA는 세포들이 이동하여 인접조직을 침범하고 전이하도록 하는 새로운 메시지를 생성한다. DNA 변화의 원인에는 독성화학물질, 태양열, 상해 등 환경적 요인 또는 바이러스, 박테리아 감염 등의 요인이 있고 이러한 변화들이 세포내에 정착되면 낭세포로 전달된다. 즉, 세포의 유전적인 변화는 **돌연변이(mutation)**에서 악성종양으로 바뀌는 것이다(지제근, 2013: 1082). 암세포들은 apoptosis 또는 세포소멸 과정이 없으면 해체 없이 영원히 존재하게 된다.

정상세포의 유전자에 애초 태어나면서부터 암 유전자가 있다는 가설(假說)을 증명하기 위해서는 'RNA로부터 DNA가 만들어지는 법은 없다'라는 **유전학의 센트럴 도그마(central dogma)**의 일부를 뒤집어 놓을 필요가 있다.[2] 모든 생명 활동의 근원은 DNA상의 유전자에 기록된 유전 정보에 있다. 이것으로부터 RNA를 중개하여 효소와 호르몬 등의 단백질이 합성되어 삶을 영위할 수가 있다. 유전 정보의 흐름은 'DNA → RNA → 단백질'이라는 일방통행이며 역류(逆流)하지는 않는다. 이것은 1958년 DNA 2중 나선구조의 발견자 중 한 사람인 영국의 크리크 박사가 생물학의 원리로서 '센트럴 도그마'라고 부른 것이다. 또한 이것은 획득형질(성장 과정에서 학습 등에 의하여 얻은 성질과 능력)은 유전하지 않는다는 말이기도 하다. 그런데 1970년에 바이러스 학자 볼티모어 등은 RNA로 DNA를 만드는 현상을 증명하여 노벨 의학 생리학상을 받았다. 이리하여 암은 건강한 사람이 가지고 있는 암의 '종(種)'이 발아(發芽)해서 일어난다는 것이 밝혀졌다. 그리고 이 암 유전자가 지금으로부터 1000만 년 전에 지중해 연안의 서아프리카 지방으로 침입하였다는 것이 밝혀졌다. 레트로 바이러스라

2) 암은 정상적인 세포가 갑자기 잘못되는 것에서 비롯한다. 암 바이러스는 암을 일으키는 설계도 RNA를 가지고 있는데 이 RNA가 정상 세포의 DNA에 파고들어가 DNA와 결합해 버리면 정상 세포는 암을 일으킨다. 그러므로 이 암을 일으킨 세포의 DNA에는 반드시 암 바이러스의 RNA가 들어 있다. 백혈병(白血病)을 일으킨 생쥐의 세포의 DNA를 조사한 결과에서도 틀림없이 백혈병 바이러스의 RNA가 들어가 있음이 확인되었다. 다음으로 백혈병을 일으키지 않은 정상 세포의 DNA를 똑같이 조사해 보면 정상 세포이므로 백혈병 바이러스의 RNA가 잠입해 있을 리 없지만 정상 세포의 DNA에 백혈병 바이러스와 똑같은 RNA가 발견되었다. 암 바이러스에 감염되지 않은 정상 세포에 암 유전자가 남몰래 잠입해 있었던 것이다. 다시 말해서 정상 세포도 선천적으로 암의 설계도를 유전자에 지니고 있는 것이다(http://www.scienceall.com/?infomation=분자생물학의-중심원리-센트럴-도그마).

는 암을 일으키는 바이러스가 당시 맹위를 떨쳐 거의 대부분의 동물과 인류의 조상의 유전자 속으로 들어가 그것이 유전되어 오늘날 우리의 몸에 전해져 왔다는 것이다(그림 18-2).

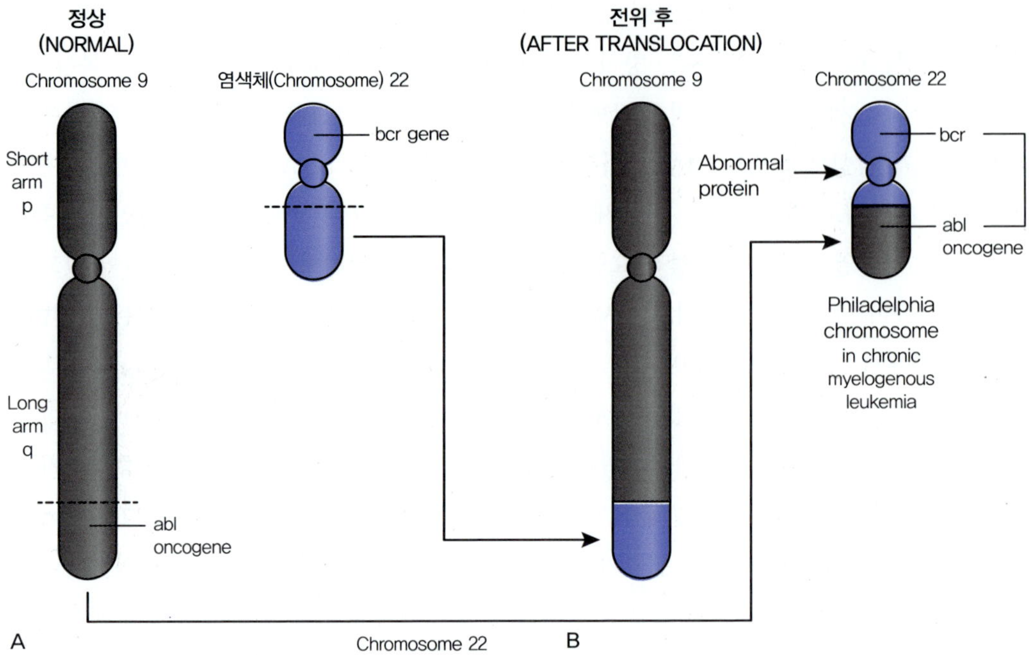

[그림 18-2] 종양유전자의 전위(Chabner, 2014: 802를 참고)

암을 발생시키는데 **환경적 요인(environmental agents)**과 **유전적 요인(heredity)**은 중요하다.[3] 환경요인들에는 탄화수소, 살충제, 염료, 화공약품, 절연체 호르몬 등의 **화학적 발암물질(chemical carcinogens)**, 태양열, X-rays, 방사성 물질, 핵분열 등의 방사선(radiation),

3) 인간은 태어나면서부터 암 유전자를 지니며 게다가 생활환경에는 암을 일으키는 물질이 적지 않다. 발암 물질뿐만 아니라 태양 광선에 포함되는 자외선, 갖가지 방사선, 물리적인 연속 자극, 암을 일으키는 바이러스, 체내의 호르몬 이상, 200종에 이르는 유전형 등이 암을 일으키는 원인이 된다. 암의 메커니즘이 속속들이 밝혀져도 암 정복이 간단하지 않은 이유가 여기에 있다. 암은 세포의 병이다. 인간의 몸에는 약 60조 개의 세포가 있는데 모든 세포는 세포핵에 유전자라는 생명의 설계도를 지니고 있다. 60조 개의 세포 모두가 완전히 똑같은 유전자를 지니고 있는데 코의 세포는 코밖에 만들지 않는다. 상처가 생기고 피부에 결손부(缺損部)가 생기면 주위의 세포가 분열 증식하여 그것을 메운다. 모두 메우고 나면 증식이 멈춘다. 그런데 암이 된 세포는 어디든 관계없이 한정 없이 분열 증식하여 불어나고 중요한 장기에 침윤(浸潤)하여 죽음에 이르게 한다. 그리고 혈액이나 림프액을 타고 여기저기로 마구 전이(轉移)된다. 코의 세포가 발로 옮겨가 발에 코를 만드는 법은 없는 것으로도 알 수 있듯이 전이는 암의 특성이다. 이와 같은 암의 무서운 행태도 처음에는 겨우 1개의 정상 세포의 잘못으로부터 비롯된다. 1개라고는 하지만, 1개가 2개, 2개가 4개, 4개가 8개로 기하급수적으로 불어나는 것이 암세포이다.

종양원성 바이러스, RNA 바이러스 같은 바이러스(viruses), 그리고 유전자 활성화를 통해 돌연변이로 변화되는 발암 유전자가 있다. 유전적 요인은 인체 내부에서 기원하며 부모에게서 자손으로 전달된다. 망막아세포종, 결장폴립증후군 등이 그러한 예인데 원인은 DNA 조각의 손실 또는 DNA 코딩 서열의 변화이다. **억제 유전자(suppressor genes)**의 유전 또는 후천적으로 얻어진 비정상성도 원인일 수 있다. 정상인은 억압유전자가 성장 조절, 분화 증진 및 암을 일으키는 발암유전자를 억제하지만 암 환자들은 정상 억압유전자의 상실로 세포분화를 파괴시켜 암이 유발된다.

암 유전자의 모습이 밝혀지고 나서 발암 물질은 정상세포의 유전자에 숨어 있는 암 유전자의 잠을 깨우는 작용을 하는 것이라고 간주되었다. 그와 같은 발암 물질은 담배에 많이 함유되어 있으며, 이전에 두부의 방부제로서 사용되고 있던 AF-2, 어묵 등에 쓰이던 과산화수소, 쓰레기 소각장에서 나오는 연기, 디젤 엔진의 배기가스 등 우리의 생활환경에 매우 많다. 이와 같은 발암 물질이 어떻게 해서 암을 일으키는가에 대해서는 최근 발암의 2단계설이 유력해지고 있다. 발암 물질은 2가지 유형이 있는데, 그 하나가 초발인자(初發因子: initiator)이다. 먼저 초발인자가 정상 세포의 유전자에 작용한다. 보통 이대로는 암이 되지 않지만 이어서 촉진인자(促進因子: promoter)가 계속적으로 작용하면 암이 된다는 것이다. 그러나 초발인자만으로도 그것이 강력하고 장기간에 걸쳐 성장한다면 단독으로 암을 일으킨다. 담배 연기에는 초발인자와 촉진인자 양쪽이 모두 함유되어 있는 것으로 알려져 있다.

2) 종양의 병리학적 분류

암은 조직발생에 기초하여 세 가지로 분류되는데 **암종(carcinomas)**, **육종(sarcoma)**, **혼합조직 종양(mixed tissue tumors)**이 그것이다(홍준현 외, 511-512). 암종은 피부, 각종 샘, 소화기, 비뇨기 생식기관을 포함한 인체의 상피조직에서 유래하며 모든 악성 암의 거의 90%가 이러한 암종이다. **육종(sarcomas)**은 암종처럼 많지는 않지만 뼈, 지방, 근육, 연골, 골수, 면역체계(림프)의 세포와 같은 지지, 결합조직에서 유래한다. 모든 악성 신생물의 5%를 차지한다. **혼합조직 종양(mixed-tissue tumors)**은 상피조직과 결체조직으로 분화될 수 있는 조직에서 유래하며 다른 형태의 세포들로 구성된다. 콩팥, 난소, 고환에서 발견된다. 종양은 발암 과정을 통해 정상 세포가 전암성 상태를 거쳐 악성세포로 성장하며 증식, 침윤, 전이된다(그림 18-3).

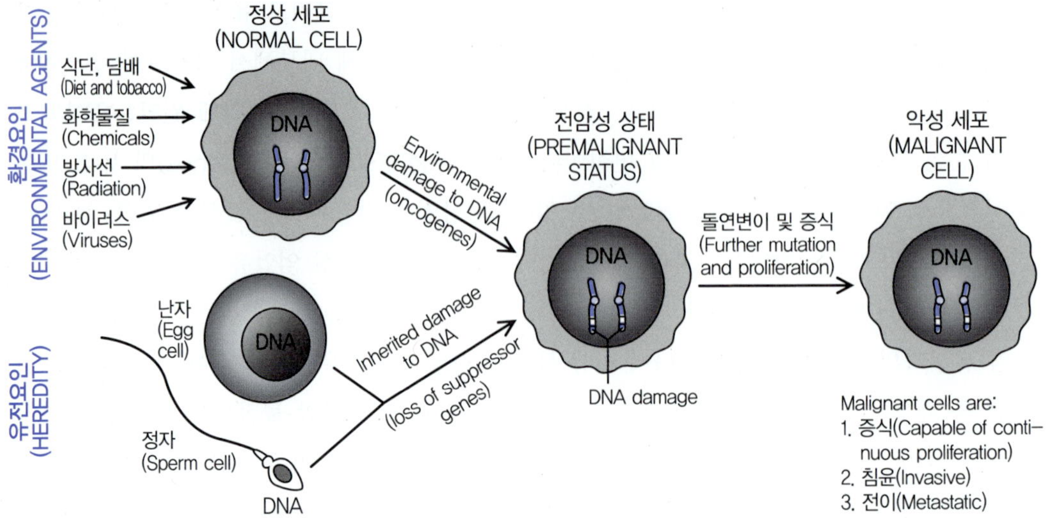

[그림 18-3] 발암 과정(Chabner, 2014: 803을 참고)

잘 알려진 암으로 다음과 같은 것들이 있다. **위암(胃癌, stomach cancer)**은 동양 사람들이 주로 걸리는 암이다. 소금에 절이거나 훈제한 식품, 질산, 아질산염 가공식품이나 그 함량이 높은 채소류 또는 식수, 그리고 맵고 짠 음식이 위암 발생률을 높일 수 있다. **간암(肝癌, liver cancer)** 중에서 원발성 간암은 간에 일차적으로 발생하는 악성종양을 의미한다. 병리학적으로 간세포암종, 담관상피암종, 간모세포종, 혈관육종 등 다양한 종류의 원발성 간암이 있으나 간세포암종과 담관상피암종이 대부분을 차지한다. 술을 많이 마시는 사람이 주로 걸리는 암이다. **폐암(肺癌, lung cancer)**은 담배를 피우는 사람들이 걸리기 쉬운 암이다. 담배를 피우지 않아도 간접 흡연으로 걸릴 가능성도 있다. 그 외에는 유전, 석면, 라돈 가스 등의 영향으로 폐암에 걸리기도 한다. **췌장암(膵臟癌, cancer of the pancreas)**은 췌장에 생긴 암세포로 이루어진 종괴를 말한다. 췌장암에는 여러 종류 중에서도 췌장관에서 발생하는 췌관선암이 90% 정도를 차지하고 있어 일반적으로 췌장암이라고 하면 췌관선암이다. **대장암(大腸癌, colorectal cancer)**은 서양인이 잘 걸리는 암이고 **유방암(乳房癌, breast cancer)**은 유방 내에만 머무는 양성종양과 달리 유방 밖으로 퍼져 생명을 위협할 수 있는 악성종양이다. 유방에 있는 많은 종류의 세포 중 어느 것이라도 암이 될 수 있으므로 유방암의 종류는 매우 많다. 하지만 대부분의 유방암이 젖줄과 젖샘에 있는 세포 중에서도 유관세포에서 기원하므로 일반적으로 유방암이라 하면 유관과 소엽의 상피세포에서 기원한 암이다. 기타 후두암, 식도암, 방광암, 직장암, 구강암, 자궁암 등이 있다.

종양의 유형은 육안적으로나 현미경적으로 설명할 수 있다(홍준현 외, 2013: 514). 우선 육안적 설명을 살펴보면 **폴립모양의(polypoid) 종양**은 바닥에서 외부로 뻗어나가는 성장을 하는데 **무경(sessile) 폴립**은 광범위한 바닥에서 뻗어 나가며 **경성(pedunculated) 폴립**은 간상이나 줄기에서 뻗어 나간다. **궤양화(ulcerating) 종양**은 외부조직의 괴사로 개방되어 표면이 노출되는데 궤양성 종양은 대개 위, 유방, 결장, 피부에서 발생한다. **낭포성(cystic) 종양**은 액체로 채워진 열려 있는 큰 공간에서 형성되는데 점액성 종양은 점액질로 채워지며 장액성 종양은 혈청과 비슷한 수용성 액체로 채워진다. **균상발육(fungating) 종양**은 버섯과 같은 성장형태를 보이는데 종양세포 위에 다른 세포가 쌓이는 형식으로 조직표면에서 튀어나오게 된다. **염증성(inflammatory) 종양**은 붉게 부어오르고 열이 나는데 주로 유방에서 발생한다. **수질(medullary) 종양**은 크고 연한 육질종양과 관련되는데 갑상샘과 유방의 종양은 주로 수질성이다. **괴사성(necrotic) 종양**은 죽은 조직인데 혈액공급보다 과성장한 종양은 어떤 형태이건 괴사된다. **사마귀모양의(verrucous) 종양**은 잇몸의 종양으로 대개 사마귀 모양이다.

다음으로 현미경적 설명을 살펴보면 **상피내암(carcinoma in situ)**은 인접조직을 침범하지 않은 국소적 종양세포로 자궁목암은 상피내암에서 시작한다(지제근, 2013: 231). **미분화(undifferentiated) 종양**은 정상적인 성숙세포에서 보이는 전형적인 미세구조가 없는 종양이다. **소포(follicular) 종양**은 작고 미세한 샘모양의 낭을 형성하는데 갑상샘 종양이 그러한 예이다. **확산성(diffuse) 종양**은 종양이 침범한 조직 전체에 걸쳐 균일하게 번져 나가는 특성을 보이는데 악성 림프종은 림프절에 대해 확산성 침범을 보인다. **형성장애(dysplastic) 종양**은 세포가 비정상적으로 형성되는데 피부의 형성장애성 모반이 그러한 예이다. **유표피(epidermoid) 종양**은 편평상피 세포(얇은 판 같은)와 유사하며 호흡기계에서 빈발한다. **소결절성(nodular) 종양**은 밀도가 낮은 부분에 메워진 세포집단이 여러 곳에 형성되는 악성림프종이다. **포상(alveolar) 종양**은 종양세포가 작고 미세한 낭포를 닮은 형태로 대개 근육, 뼈, 지방, 연골종양에 많다. **유두상(papillary) 종양**은 작으면서 손가락이나 유두 같이 세포가 자라는 것으로 방광암이 그러하다. **다형성(pleomorphic) 종양**은 여러 종류의 세포로 구성되는데 혼합세포종양이 예이다. **경성암(scirrhous) 종양**은 밀도가 높은 종양으로 섬유성 조직이 과다하게 자라는데 대개 유방암이나 위암에서 발견된다.

암의 증상은 크게 세 가지로 나눌 수 있다. 우선 국소적 증상은 평상시에 보이지 않는 종류의 종기, **출혈(hemorrhage)**, 아픔이나 궤양(ulcer)이다. 주변의 조직을 누르게 되면 **황달(jaundice)** 증상이 일어날 수 있다. 다음으로 전이 증상은 림프절이 커지고 기침, **각혈(hemoptysis)**, **간 비대(hepatomegaly)**, 뼈의 손상, 신경학적인 증세가 나타난다. 이미 진행된 암이 고통을 유발하기도 하지만 초기 증상은 아닌 경우가 많다. 마지막으로 시스템적인 증상은 체중 감소, 식욕 저하, 피로나 경우에 따라서는 체중 증가, 체력 감퇴(cachexia, wasting), 과도한 땀흘림, 자면서 식은땀을 흘림, 빈혈, 또는 암 활동 중의 호르몬 변화 등이다.

종양은 **분화도(grade)**와 **병기(stage)**에 따라서 나누게 되는데 이것은 예후에 영향을 주고 특별한 치료방법을 결정하는데 도움을 주기 때문이다. 우선 분화도는 종양세포가 현미경에서 보이는 모양에 따르는데 특히 성숙도나 분화정도에 따라 결정된다. 1단계는 분화가 아주 잘된 것으로 정상 모조직을 닮아 있다. 2단계와 3단계는 1단계 고분화도와 4단계 미분화도 중간의 모양이고 4단계는 미분화되거나 역분화되어 종양이 유래한 조직을 알아내기 어려운 단계이다. 한편, 암성종양의 병기는 종양이 번진 정도에 근거한다. TNM 병기분류법[4]이 대표적인데 T는 종양의 크기와 국소적으로 전파된 정도, N은 종양의 침범을 받은 주변 림프절의 수, M은 종양세포의 **전이(metastasis)** 여부를 의미한다.

---

4) Leslie H. Sobin 등의 저술에 따르면 TNM 병기분류법은 다음과 같다: "The TNM Classification of Malignant Tumours (TNM) is a cancer staging system that describes the extent of a person's cancer. T describes the size of the original (primary) tumor and whether it has invaded nearby tissue, N describes nearby (regional) lymph nodes that are involved, M describes distant metastasis (spread of cancer from one part of the body to another). The TNM staging system for all solid tumors was devised by Pierre Denoix between 1943 and 1952, using the size and extension of the primary tumor, its lymphatic involvement, and the presence of metastases to classify the progression of cancer. TNM is developed and maintained by the Union for International Cancer Control (UICC) to achieve consensus on one globally recognised standard for classifying the extent of spread of cancer. The TNM classification is also used by the American Joint Committee on Cancer (AJCC) and the International Federation of Gynecology and Obstetrics (FIGO). In 1987, the UICC and AJCC staging systems were unified into a single staging system."
출처: http://as.wiley.com/WileyCDA/WileyTitle/productCd-1444332414.html

3) 주요 어휘

단어	의미	용어구조	영어 의미	한글 뜻
medullary tumor	수질종양	medull/o	soft, inner part	부드러운, 내부의
mucositis	점막염	mucos/o	mucous membrane	점막
		–itis	inflammation	염증
mutagenic	변이유발의	mutagen/o	causing genetic change	유전적 변화를 일으키는
oncology	종양학	onc/o	tumor	종양
mutation	(돌연)변이	mut/a	genetic change	유전적 변화
papillary	유두상의	papill/o	nipple–like	유두모양
fungating tumor	균상종양	fung/o	fungus, mushroom	진균
pharmacokinetics	약력학	pharmac/o	chemical, drug	약물
		–kinetic	movement	움직임
dysplastic	형성장애의	dys–	bad, painful	나쁜
		–plas/o	formation	형성

해설

Medullary tumor는 암의 병리학적인 분류중 하나인 '수질성 종양'으로 여러 기관의 암에서 나타나는데 주로 갑상선암이나 유방암에서 빈번하다. **Medullary**([médəlèri])는 'containing or consisting of or resembling bone marrow'로 '골수의'이다. **Mucositis**는 'the painful inflammation and ulceration of the mucous membranes lining the digestive tract, usually as an adverse effect of chemotherapy and radiotherapy treatment for cancer'으로 '점막염'이다. **Oncology**([aŋkálədʒi])는 'the branch of medicine concerned with the study and treatment of tumors'로 '종양학'이다. **Papillary**는 '유두모양의'인데 'a tiny outgrowth on the surface of a petal or leaf'인 유두(papilla, 여드름)이다. 균상종양(**fungating tumor**)은 'a small dry crusted area needing only a gauze pad or a large ulcerated area with profuse fluid and capillary bleeding'이다. **Pharmacokinetics**([fὰːrməkoukinétiks])는 체내에서의 약물의 흡수 · 분포 · 대사 · 배설을 연구하는 '약물동태학(藥物動態學)'이다.

단어	의미	용어구조	영어 의미	한글 뜻
cachexia	악액질	cac/o	bad	나쁜
		–hexia		습관
carcinoma in situ	정상소재암	carcin/o	cancer	암
cystic tumor	낭종성 종양	cyst/o	sac of fluid	액체의 낭포
electrocauterization	전기소작법	cauter/o	burn, heat	타다, 열
follicular	소포의, 여포의	follicul/o	small glandular sacs	작은 샘 낭
chemotherapy	화학요법	chem/o	chemical, drug	약물
alveolar	포상의	alve/o	small sac	소포
cryosurgery	동결외과	cry/o	cold	한랭한
fibrosarcoma	섬유(성)육종	fibr/o	fibers	섬유
		sarc/o	flesh, connective tissue	결체조직
		–oma	tumor	종양

해설

Cachexia([kəkéksiə])는 'any general reduction in vitality and strength of body and mind resulting from a debilitating chronic disease'를 의미하는데 암 등 만성병으로 인해 건강이 좋지 못한 상태인 '악액질(惡液質)'이다. **Carcinoma in situ**는 'a cluster of malignant cells that has not yet invaded the deeper epithelial tissue or spread to other parts of the body'이다.[5] **Electrocauterization**는 'the process of destroying tissue using heat conduction from a metal probe heated by electric current'로 전기를 이용해 병변을 소작하는 '전기소작법'이다. **Follicular**([fəlíkjulər])는 '소포의'인데 소포(follicle)는 'any small spherical group of cells containing a cavity'이다. alveolar([ælví:ələr])는 'pertaining to the tiny air sacs of the lungs'로 '폐포(肺胞)의'이다. **Cryosurgery**([kràiəsə́:rdʒəri])는 원치 않는 조직을 파괴하기 위해 초저온을 활용하는 '동결외과', '한랭수술'이며 **fibrosarcoma**([fàibrousa:rkóumə])는 '섬유 육종(肉腫)'이다.

5) 한국표준질병사인분류는 세계보건기구(WHO)의 국제질병분류(International Classification of Diseases) 체계를 따르고 있는데 국제질병분류에서 사용하는 "Carcinoma in situ"라는 용어를 "정상 소재의 암종", "상피내의 신생물" 또는 "상피내 암종"이라는 용어로 혼용하고 있다.

단어	의미	용어구조	영어 의미	한글 뜻
angiogenesis	혈관형성	angi/o	vessel	혈관
		–genesis	formation	형성
adenocarcinoma	선암종	aden/o	gland	선, 샘
		–oma	mass, tumor	종양
hyperplasia	증식	–plasia	formation, growth	형성
apoptosis	세포소멸	apo–	off, away	분리
neoplasm	신생물	–plasm	formation, growth	형성, 증식
myelosuppression	골수억제	myel/o	spinal cord, bone marrow	척수, 골수
		–suppression	to stop	억제
biological therapy	생물학적요법	–therapy	treatment	치료
anaplasia	역형성, 퇴형성	ana–	backward	뒤쪽으로
		–plasia	formation, growth	형성

해설

Adenocarcinoma([ædənoukaːrsənóumə])는 'malignant tumor originating in glandular epithelium'으로 '선암(腺癌)'이다. 선암은 선(腺)을 구성하고 있는 세포에서 발생하는 암인데 위 · 장 · 기관지 · 자궁(체부) · 담낭 등의 점막을 비롯하여 전립선 · 고환 · 난소 · 갑상선 · 이자의 선 조직이나 배설관에서 발생한다. 암 중에서 가장 많이 발생하는 위암의 대부분이 이 형을 나타내지만 자궁경관암의 대부분은 편평상피암(扁平上皮癌)이고 선암은 드물다. **Hyperplasia**([hàipərpléiʒiə])는 'abnormal increase in number of cells'로 세포의 '이상과형성', '증식(增殖)'이다. **Apoptosis**[6]는 세포가 스스로를 파괴하는 일반적이고 예정된 자기파괴 과정인 '세포자멸사'이다. **Neoplasm**([níːəplæzm])은 'an abnormal new mass of tissue that serves no purpose'로 '신생물(新生物)', '종양'이다. 신생물은 정상 세포가 어떤 자극에 의해 변형되어 자율적이고 무절제한 증식으로 생긴 조직 덩어리이다. 골수억제(**bone marrow suppression**)[7]는 골수 기능의 저하이며 말초순환의 RBC, WBC, PLT의 감소를 유발한다.[8]

6) A type of cell death in which the cell uses specialized cellular machinery to kill itself.
7) The decrease in cells responsible for providing immunity, carrying oxygen, and those responsible for normal blood clotting.
8) RBC의 감소는 빈혈이나 피로감을, WBC의 감소는 호중구감소증(neutropenia)을, PLT 감소는 혈소판

단어	의미	용어구조	영어 의미	한글 뜻
pleomorphic	다형성의	ple/o	many, more	많은
polypoid tumor	폴립모양의 종양	polyp/o	polyp	폴립
		–oid	resembling	닮은
epidermoid	유표피종	epi–	upon	위로
		derm/o	skin	피부
radiotherapy	방사선 요법	radi/o	rays, X–rays	엑스선
osteosarcoma	골육종	oste/o	bone	뼈, 골
brachytherapy	근접치료	brachy–	near	가까운
scirrhous	경성암의	scirrh/o	hard	단단한
xerostomia	입안마름증	xer/o	dry	건조한
		stom/a	mouth	입, 입구
retinoblastoma	망막아(세포)종	retin/o	retina	망막
		–blastoma	immature tumor	아세포종
neuroblastoma	신경아세포종	neur/o	nerve	신경

해설

Pleomorphic은 다태성(多態性, pleomorphism)과 관련되는데 동일한 화학 복합물의 결정이 각기 다른 종류로 존재하는 것이다. **Epidermoid**([èpidə́:rmɔid])는 '유표피종'으로 유피낭종(dermoid cyst)과 유사하며 대개 양성이고 중년의 어른에게서 호발한다. 수술적 치료가 필요하며 완전히 적출하지 못하면 재발 확률이 높다. 유피낭종은 외배엽, 중배엽, 내배엽에서 유래된 성숙된 조직을 함유하고 있는 양성 성숙난소 기형종으로서 가장 흔한 요소는 피부모낭과 털, 피지선과 땀분비선, 치아의 외배엽에서 유래된 조직들의 특징적인 소견을 보인다. **Osteosarcoma**([àstiəsa:rkóumə])는 '골육종'(malignant bone tumor)이다. 골육종은 종양 자체가 뼈에서 발생한 원발성 악성종양의 대표적인 질환이며 종양세포에 의해 정상 뼈조직이 파괴되고 종괴를 형성하며 주위조직(근육, 신경, 혈관, 인접 뼈)으로 퍼진다. **Scirrhous**([skírəs])는 '경성암'(硬性癌, scirrhous carcinoma)이다. **Xerostomia**([zìərəstóumiə])는 'abnormal dryness of the mouth resulting from decreased secretion of saliva'로 '구강 건조증'이다.

감소증(thrombocytopenia)과 출혈(hemorrhage)을 일으킨다.

4) 종양의 치료

암은 초기에 발견하면 절제 수술만으로 완치가 가능하며 재발률도 낮다. 초기에는 절제가 용이하고 약 반응률도 높기 때문이다. 전이를 시작한 암은 치료가 힘들며 사망률도 높다. 암은 조기 예방이 중요하며 금연, 금주와 같은 건강행태와 식습관이 필요하다.[9] 종양의 치료방법에는 **수술**(medical surgery), **방사선 치료**(radiation therapy), **화학요법**(chemotherapy), **생물학적 요법**(biological therapy) 등이 있다.

우선 수술은 대부분의 암환자에게서 종양이 전이되기 전에 발견되면 시행한다. 원발암을 수술로 절제하는데 원발암 주변으로의 전이나 합병증을 방지해 준다(홍준현 외, 2013: 517). **냉동요법**(cryosurgery)은 악성조직을 냉동시켜서 파괴하는 방법으로 뇌, 방광종양을 치료하는데 사용된다. **절제생검**(excisional biopsy)은 종양과 정상조직의 일부를 제거하는데 진단을 위해 표본을 채집하거나 크기가 작은 종양의 경우 치료적 수술로 사용된다. **내용제거술**(exenteration)은 종양제거와 함께 종양이 유래한 장기와 체강 내 조직 모두를 광범위하게 제거한다. **전기소작법**(electrocauterization)은 악성조직을 태워서 파괴하는 방법으로 직장이나 결장의 치료에 주로 사용된다. **절개생검**(incisional biopsy)은 진단적 검사를 위해 종양 일부를 제거하며 **방전요법**(fulguration)은 고주파 전류로 발생된 전기 불꽃으로 조직을 파괴한다. **일괄차단절제술**(en bloc resection)은 림프절을 포함한 광범위한 주위 조직과 종양을 함께 제거하는데 변형근치유방절제술, 결장절제술, 위절제술 등이 있다.

다음으로 방사선 치료는 종양조직에 전리방사선을 최대 투여하고 주변 조직에는 최소량을 투여하여 선별적으로 종양을 제거하는 방법이다(홍준현 외, 2013: 517-519). 그러나 나머지 정상세포의 손상을 감수해야 하며 과량의 방사선 투여는 DNA 손상을 초래한다. 하나씩 살펴보면 **분할법**(fractionation)은 적은 횟수로 다량 조사하기보다는 소량을 반복해서 조사하는 방사선 치료이고 **선형가속기**(linear accelerator)는 인체 깊숙이 위치한 종양을 치료하기 위해 고에너지 엑스선을 방출하는 대형 기구이다. **양자치료**(proton therapy)는 고도로 집중된 고에너지를 조사하는 방법이고 **전자광선**(electron beams)은 피부나 표면의 종양을 치료하기 위한 저에너지 광선이다. **근접치료**(brachytherapy)는 종양조직 자체나 조직강 내에 방사선 동위원소를 직접 주입하여 치료하는데 **강 내 치료**(intracavitary therapy)는 조직강 내에 주입하는 방식이고 **간질성 치료**(interstitial therapy)는 종양조직 자체에 주입하는 방법이다. 한편

9) 한편 숲 속으로 들어가 암이 자연 치유된 경우도 있는데 이는 나무가 내놓는 물질, 즉 피톤치드의 역할이 크다고 추정된다. 피톤치드가 자연살해세포(NK세포)의 활성을 돕기 때문이다.

방사선으로 치유가능한 종양(radiocurable tumor)은 방사선 치료로 완전히 근절될 수 있는 종양으로 대개 전이가 없는 국소종양들이다. 예를 들어 림프종이나 호지킨 질환이다. 반면 **방사선 저항성 종양(radioresistant tumor)**은 세포를 파괴시키기 위해 다량의 방사선을 필요로 하는 종양이다. **외부 방사선 치료(external beam radiation, teletherapy)**는 가장 보편화된 방사선치료 방법으로 종양에 방사선을 원격 조사한다. **방사선 감수성 종양(radiosensitive tumor)**은 주위 정상조직에 심각한 손상을 초래하지 않고 방사선으로 세포가 파괴되는 종양으로 조혈계와 림프계 종양이 그러하다. **방사선 감작제(radiosensitizers)**는 엑스선에 대한 종양의 감수성을 증가시키는 약물이다. 방사선 치료에는 부작용과 합병증이 따른다. 탈모증(alopecia), 폐의 섬유화, 점막염(mucositis), 골수억제(myelosuppression), 구역질 및 구토(nausea and vomiting), 폐렴(pneumonitis), 입안마름증(xerostomia) 등이 그것이다.

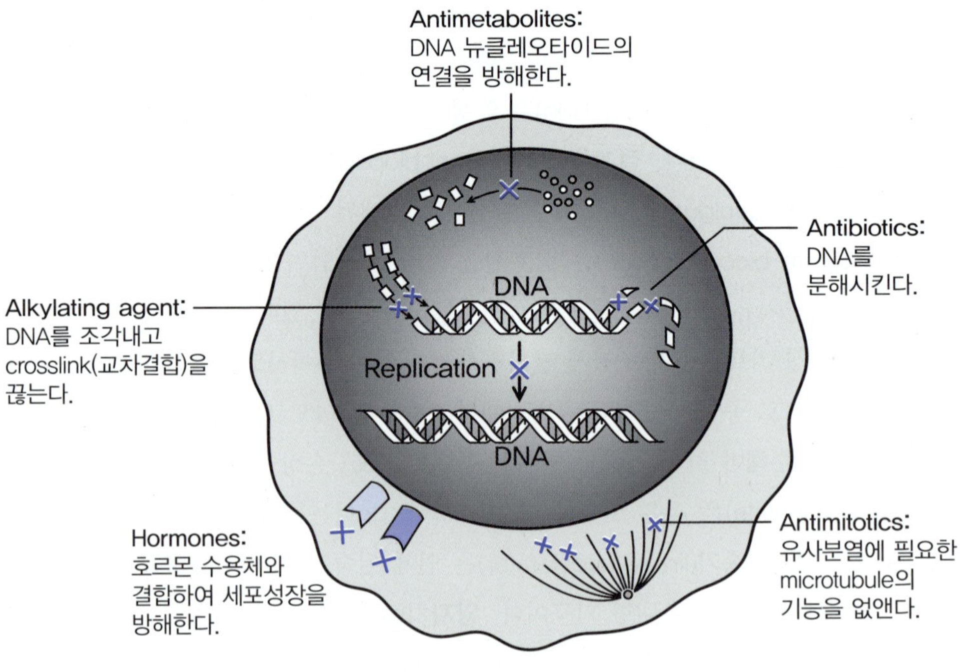

[그림 18-4] 항암제의 기능(Chabner, 2014: 817을 참고)

화학요법은 약물을 사용해서 암을 치료하는 방법이다. 융모막암종, 고환암, 급성 림프구성 백혈병, 호지킨병 등의 환자를 치유시키는데 유용하며 단독으로 사용하거나 또는 수술과 방사선 치료를 병행한다. **약력학(pharmacokinetics)**은 체내(혈장, 요 등의 체액)에서 약물의 등장과 소멸을 연구하는 분야이고 목적은 정상세포에 손상을 주지 않으면서 대규모의 종양세포를 파괴하는 약물의 개발이다. **복합 화학요법(combination chemotherapy)**은 특정한 암을 죽이기 위해 두 가지 이상의 항암제를 사용하는 방법이다. 항암제로 사용되는 약물의 종류를 살펴보면 **알킬계 약물(alkylating agents)**은 알킬기 화합물이 두 개 이상으로 구성된 합성 화합물로 DNA 분자에 달라붙어 DNA 합성과정을 방해한다(그림 18-4). **항대사약(antimetabolites)**은 DNA의 필수물질의 합성을 방해하거나 DNA 복제를 직접 차단한다. 항생제(antibiotics)는 박테리아나 진균에서 만들어지는데 세포내에서 DNA, RNA와 결합하여 정상복제를 방해한다. **항유사분열제(antimitotics)**는 세균, 곰팡이, 산호초 등의 식물과 동물에서 추출하며 유사분열에 필수적인 세포의 구조적 단백, 미소관의 기능을 차단시킨다. **호르몬제제(hormonal agents)**는 암을 성장시키는 호르몬을 차단한다(홍준현 외, 2013: 519-520).

생물학적 요법은 종양세포와 싸우는 인체 자체의 방어기전을 사용하여 암세포를 파괴하는 방법이다. 면역체계의 요소들을 회복, 증진, 모방, 조종하는 방법을 활용한다. **생물학적 반응 변경인자(biological response modifiers)**에는 인터페론(림프구에서 생성), 단클론성 항체(생쥐세포에서 만들어지고 인간종양에 결합), 집락-자극요인(조혈세포 자극, 화학요법의 효과를 역으로 만듦), 인터류킨(종양을 파괴하도록 면역체계 자극) 등이 있다. **분화제제(differentiating agents)**는 종양세포를 분화, 성장, 정지, 사멸시키는 신약들로 예를 들어 ATRA(all-transretinoic acid)는 급성 전골수성 백혈병에 상당히 잘 반응한다.

5) 임상검사 및 처치에 관한 용어

암과 관련된 임상검사부터 살펴보면 암은 정상 세포의 일부가 돌연 이상분열을 일으켜 과다 증식하는 질환이다. 체내에 암이 생기면 건강할 때에는 거의 없는 특정 단백질이나 효소, 호르몬 등이 증가해 암 존재 여부를 파악하는 단서가 된다. 이런 특수한 물질을 종양표지자라고 한다. 대부분의 종양표지자는 단백질이지만 최근 들어 유전자 발현 패턴이나 유전자 자체도 표지자로 이용되기 시작하고 있다. 종양표지자는 주로 혈액이나 암 조직에서 측정하지만 조직액, 소변, 암에 감염되지 않은 주변조직 등 여러 부위에서 검출할 수 있다. **단백질 표지자 검사(protein marker tests)**는 혈액 내 또는 종양세포 표면에서 단백질의 수준을 측정하는 검사이다. 암 진단 또는 치료 후 재발 여부를 확인할 수 있다. 주요한 단백질표지자 검사는 다음과 같다.[10)]

10) 오상철, 종양 표지자의 임상적 유용성, 대한내과학회지 2012; 83(2): 197-199 등을 참조하여 정리.

[주요한 단백질표지자 검사]

- acid–phosphatase : prostate cancer
- alpha–fetoprotein : liver and testicular cancer
- beta–HCH : choriocarcinoma and testicular cancer
- estrogen receptor : breast cancer
- 15.3 and 29.7 : breast cancer
- 19.9 : pancreatic cancer 등
- CA–125 : ovarian cancer
- CEA : colorectal and GI cancer
- PSA : prostate cancer

종양표지자는 암의 조기검진, 종양의 확진, 예후 판단, 치료 방법 결정, 치료경과 평가, 암 재발 감시에까지 이용되는 유용한 검사 수단이다. 하지만 아직까지 종양표지자 검사에는 많은 한계점이 존재한다. 우선 대부분의 종양표지자들은 암세포에서만 생성되는 물질이 아니기 때문에 종양이 없는데도 주변의 여러 조건에 의해 종양표지자 농도가 증가할 수도 있다. 또 사람마다 종양의 발생 및 진행 과정에 차이가 나기 때문에 종양이 있는데도 종양표지자의 농도가 높지 않은 환자들은 이러한 표지자만으로 암을 적시에 진단할 수 없다. 뿐만 아니라 암 종류별로 딱 맞아떨어지는 고유의 종양표지자가 존재하지는 않는다. 현재 임상적으로 가장 많이 활용되는 종양표지자 검사들은 다음과 같다.

1 알파태아단백(alpha–fetoprotein, AFP)

AFP는 난황과 태아의 간에서 만들어지며 출생 후 급격히 줄어들어 생후 6~12개월이면 거의 측정되지 않는다. 혈청 AFP 농도가 현저히 증가한다면 간세포암, 생식기종양, 난소나 고환의 배아세포종양, 위장관암, 담관세포종, 간전이 암 등을 의심해볼 수 있다. 간경변증, 급성 및 만성 간염, 선천성 담도폐쇄증 등의 질환에서도 AFP 농도가 증가하는 것으로 알려져 있다.

2 전립선특이항원(prostate specific antigen, PSA)

혈액검사로 PSA 농도를 측정하면 전립선암을 진단할 때 유용하다. PSA는 전립선 세포에서 만들어지는 당단백질로 전립선 조직에 밀집돼 있기 때문에 혈청에서는 매우 낮은 수치를 보인다. 염증이나 암 등에 의해 전립선의 정상적인 구조가 파괴되면 혈중 PSA 농도가 상승한다.

3 암태아성항원(carcinoembryonic antigen, CEA)

CEA는 세포접착(cell adhesion)에 이용되는 당단백질(glycoprotein)의 한 종류다. CEA는 태아의 발생 단계에서 생성되지만 출생 전에 생산이 멈춘다. 건강한 성인의 혈액에서 CEA는 검출되지 않으나 대장암, 유방암, 폐암에서 주로 증가되지만 림프종, 흑색종(melanoma), 간 · 위 · 신장 · 난소 등 다른 부위의 암, 간염, 만성폐쇄성폐질환(chronic obstructive pulmonary disease; COPD), 류마티스성 관절염 등을 앓고 있거나 흡연자인 경우에 상승된 농도를 보일 수 있다.

4 티로글로불린(thyroglobulin)

티로글로불린은 갑상선에서 생성되는 단백질로 티록신(thyroxine) 등 갑상선호르몬을 생산하는 데 쓰인다. 정상 농도 범위는 성별과 나이에 따라 달라지며 갑상선 관련 질환과 갑상선암이 있는 경우 티로글로불린 농도는 상승한다.

5 베타-2-마이크로글로불린(beta-2-microglobulin, B2M)

B2M 단백질은 사실 정상적인 유핵세포의 표면에도 존재하는 단백질이지만 종양세포가 이 단백질을 표면에서 떨어뜨려 조직내 농도가 증가하게 된다. 비특이적인 종양표지자로 위암 등 소화기암과 다른 고형암, 다발성골수종(multiple myeloma), 만성 림프구성 백혈병(chronic lymphocytic leukemia; CLL), 비호지킨림프종(lymphoma) 등 여러 종양에서 증가한다. 또한 신장질환이나 간염을 가진 환자의 경우에도 B2M 농도가 정상인보다 높을 수 있다.

6 CA19-9

CA19-9는 당지질 분자인데 변형된 형태의 루이스(Lewis) 항원이다. 혈액을 채취해 시행하는 CA19-9 검사는 결장암(colorectal cancer)을 진단하기 위해 처음 개발되었다. CA19-9는 췌장암(pancreatic cancer)에서 가장 많이 측정되나 담낭암(gallbladder cancer), 담도암(bile duct cancer), 위암(gastric cancer), 간암 등 여러 위장관 관련 종양에서 모두 증가된다. 또 갑상선(thyroid) 질환, 류마티스성 관절염(rheumatoid arthritis), 염증성 장질환(inflammatory bowel disease; IBD) 등 암이 아닌 질환에서도 증가될 수 있다.

다음으로 임상처치를 살펴보면 **섬유광학적 결장경검사(fiberoptic colonoscopy)**는 섬유광학적 내시경을 이용하여 결장을 들여다보며 검사하는 방법으로 결장과 직장의 암 검사 및 전암성 폴립 제거에 널리 활용된다. **림프관조영술(lymphangiography)**은 발의 림프관에 조영제를 주사한 후 림프절의 확대나 림프계의 차단여부를 확인하는 검사로 종양의 유무를 검사하기 위해 림프계에 엑스선 사진을 찍는다. **골수 생검(bone marrow biopsy)**은 적은 양의 골수조직을 흡입하여 현미경으로 암성 세포의 유무를 검사하며 **복강경검사법(laparoscopy, peritoneoscopy)**은 종양유무를 확인하기 위해 복강을 검사하는 방법이다. **유방조영술(mammography)**은 유방암 진단을 위한 X-ray 검사이고 **골수 또는 줄기세포 이식(bone marrow or stem cell transplant)**은 정맥을 통해 환자에게 골수 또는 줄기세포를 주입해 주는 시술인데 자가이식(autologous transplant)은 이전에 채취한 환자 자신의 골수를 재주입하는 것이고 동종이식(allogeneic transplant)은 살아있는 공여자의 골수를 채취하여 환자에게 주입하는 방법이며 줄기세포이식은 stem cell이라는 미분화혈구를 환자의 말초혈액에서 수집, 보존 후에 항암제 치료 이후 골수와 혈구를 심어주기 위해 줄기세포를 재주입하는 것이다. **탈락세포 진단법(exfoliative cytology)**은 질환의심 부위에서 세포를 긁어내어 현미경으로 검사하는 Pap test이다. **침 생검(needle biopsy)**은 문제되는 조직에 주사침을 박아 조직의 중심부를 제거하는 처치이다. **병기결정 개복술(staging laparotomy)**은 악성 질병의 정도를 결정하기 위해 복강을 충분히 살펴볼 수 있도록 복부를 광범위하게 절개하는 방법이고 **방사성 핵종주사법(radionuclide scans)**은 방사성 핵종이라는 방사성 물질을 정맥내로 주사하고 문제 장기의 그림을 찍는 것이다. 예를 들어, 간이나 비장은 방사성 물질이 불규칙하게 분포할 경우 간질환의 가능성이 높다. 뼈는 방사능이 비정상적으로 집중된 부분에서 전이 가능성을 판단할 수 있다. 이러한 주사에 사용되는 방사능 물질은 gallium-67, rose Bengal, technetium-99 등이다.

제18강 문제풀이

1. 다음 중에서 악성종양의 특징이 아닌 것은?

① 빠르게 성장
② 피막 형성
③ 전이성
④ 침윤성
⑤ 탈분화

2. 뼈, 지방, 근육 등의 지지결합조직에서 유래하는 암종은?

① liver cancer
② carcinoma
③ sarcoma
④ papillary
⑤ polyp

3. TNM 병기분류법의 해석으로 올바른 것은?

① T: 종양의 크기, N: 림프절 전이, M: 타장기 전이
② T: 종양의 크기, N: 타장기 전이, M: 림프절 전이
③ T: 림프절 전이, N: 전파 정도, M: 종양의 크기
④ T: 분화도, N: 림프절 전이, M: 타장기 전이
⑤ T: 타장기 전이, N: 림프절 전이, M: 분화도

4. 다음 중에서 종양표지자와 질환이 잘못 연결된 것은?

① AFP – 간세포암, 생식기종양
② CA19-9 – 췌장암
③ CEA – 대장암, 유방암
④ thyroglobulin – 갑상선암
⑤ PSA – 대장암

정답	1. ② 2. ③ 3. ① 4. ⑤

제 19 강

영상의학과 핵의학

1) 개괄

2) 방사선학

3) 핵의학

4) 주요 어휘

5) 임상검사 및 처치에 관한 용어

제19강 영상의학과 핵의학

1) 개괄

방사선학(放射線學, radiology)은 렌트겐학으로도 불리는데 X-선 연구와 관계된 의학의 전문분야이다. X-선은 에너지원에서 생성되는 보이지 않는 에너지 파동이며 질병의 진단과 치료에 활용된다. X-선은 파장이 10-0.01 나노미터이며, 주파수는 30×1015 헤르츠에서 30×1018 헤르츠 사이인 전자기파다. 이는 자외선보다 짧은 파장의 영역인데 독일의 물리학자이자 노벨상 수상자인 뢴트겐이 처음 발견하였다. 엑스선은 투과성이 강하여 물체의 내부를 볼 수 있으므로 의료 분야 및 비파괴 검사 등에 널리 쓰인다.

핵의학(核醫學, nuclear medicine)은 방사성 핵종을 함유하는 의약품, 즉 방사성 의약품을 사용하여 인체의 생리적 및 병리적 상태를 진단하거나 치료하는 의학의 한 분야이다. 핵의학은 **진단분야**(diagnostics)와 **치료분야**(therapeutics)로 나눌 수 있고 진단분야는 다시 **핵의학영상진단법**(diagnostic nuclear medicine imaging), **방사면역측정법**(radioimmunoassay), **생물학적 검사법**(biological test)으로 구분된다. 핵의학검사를 위해 사용하는 기기로는 **양전자방출단층촬영기**(positron emission tomography; PET), **단일광자방출단층촬영기**(single photon emission computed tomography; SPECT), **감마카메라**(gamma camera), **감마카운터**(gamma counter), **베타카운터**(beta counter) 등이 있다.[1] 참고로 방사능은 고속의 입자와 에너지를 포함한 광선을 방출하는 물질로 **알파입자**(alpha particles), **베타입자**(beta particles), **감마선**(gamma rays)[2]이 있다. 한편 **방사선 종양학**(radiation oncology)은 외부의 고에너지 광선을 사용하거나 내부에 주입된 방사능 물질을 사용하여 질병을 치료하는 학문이다.

방사선학과 핵의학 관련 의사들을 살펴보면 **방사선의사**(radiologist)는 진단방사선과 전문의이고 **핵의학자**(nuclear physician)는 진단핵의학과 전문의이다. **방사선종양의사**(radiation oncologist, radiotherapist)는 방사선 치료 전문의이다. 방사선 치료분야 보건의료 인력들을 몇 가지 살펴보면 **방사선기사**(radiologic technologists)는 **방사선촬영기사**(radiographers), **핵의학기사**(nuclear medicine technologists), **방사선치료기사**(radiation therapy technologists)의 세 종류가 있다.

---

1) 2008년 대한핵의학회 통계에 의하면 핵의학영상검사 중 SPECT와 감마카메라를 이용한 검사가 75%, PET를 이용한 검사가 25%였다.

2) 감마선은 질량이 없다는 점에서 x-선과 유사하다.

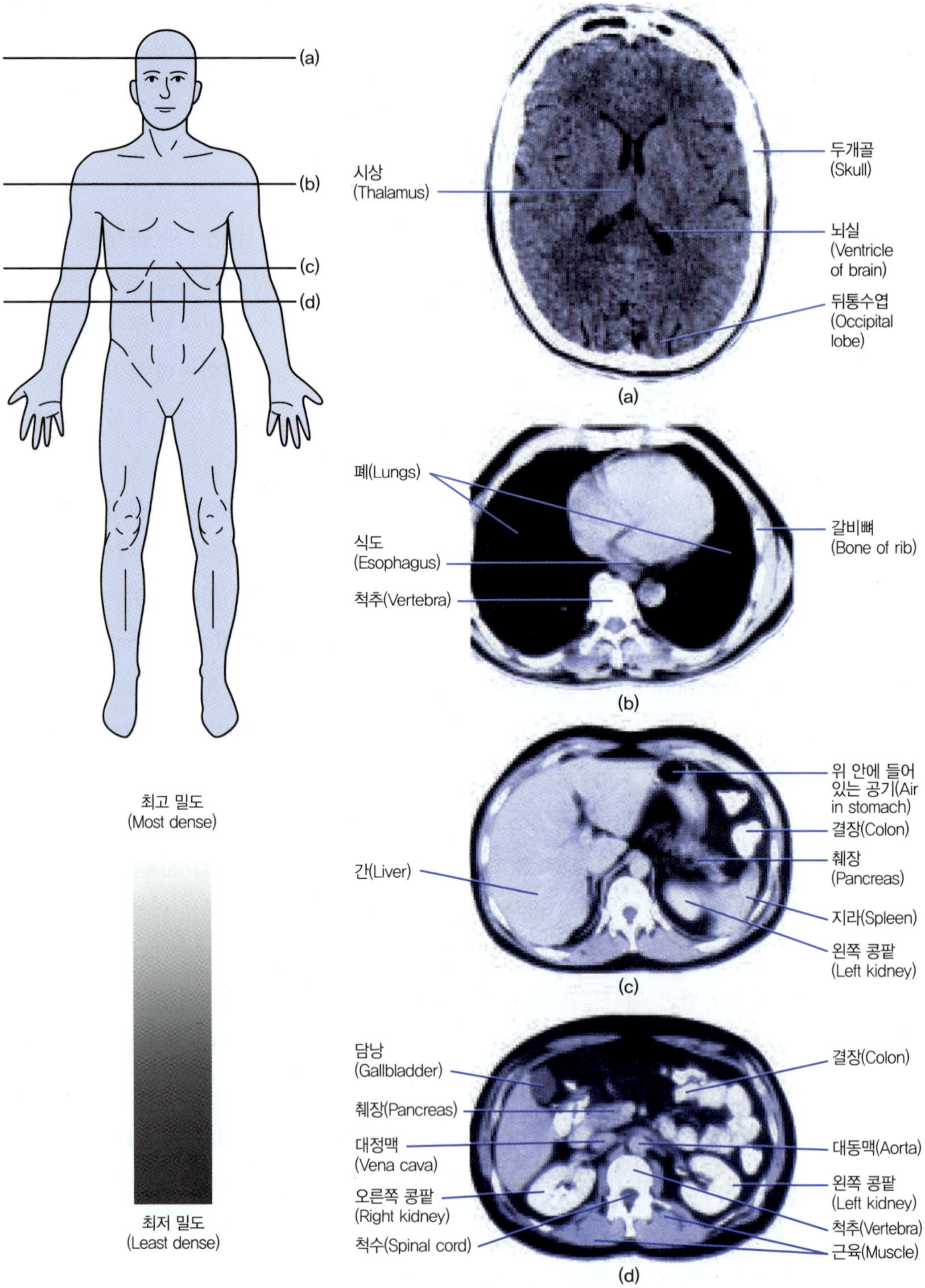

[그림 19-1] 인체 부위별 CT 스캔(Chabner, 2014: 853; 홍준현 외, 2013: 539를 참고)

2) 방사선학

방사선학은 기본적으로 X-선의 특성을 활용한다. **감광판(photographic plate)**이 X-선 아래에 놓이면 X-선은 장애를 받지 않고 공기를 투과하여 감광판의 은박을 노출시켜 검게 변화된다. 이것은 인체의 여러 장기를 각기 정도가 다르게 투과한다. 공기<지방<물<금속 순으로 밀도가 높아지며 투과력은 이에 반비례한다. 따라서 방사선 비투과성으로 인해 칼슘을 포함하는 뼈는 X-선 영상에서 밝게 나타난다. 방사선은 **직선운동(travel in straight lines)**을 하는데 이 특성을 통해 감광판에 정확한 음영을 만들고 X-선 광선이 방사선 치료시에 정확하게 병변부위로 향한다. **방사선의 산란(scattering of radiation)**은 또 다른 특징인데 고밀도의 물질에서 산란이 심하고 방사선 투과성 물질에서 산란이 적게 발생한다. 아울러 방사선은 보거나 듣거나 만져서 감지할 수 없는 **불가시성(invisibility)**을 가진다. 그래서 X-선에 노출된 근로자들은 필름배지를 착용하여 폭로량을 감지하고 기록한다. 한편 **이온화(ionization)** 특징은 X-선 에너지가 물질 내부에서 재배열 및 파괴를 일으켜 중립적 입자가 이온입자로 변화되는 특징으로 암세포를 죽이고 종양의 증식을 멈추게 할 수 있다(송애랑 외, 2013: 507-514).

방사선학은 다양한 진단 기술을 가진다. 우선 X-선의 경우 CT라 불리는 **전산화 단층촬영술(computed tomography)**은 전산화 단층촬영기(CT scanner)가 인체의 특별한 단면을 주변에서 여러 각도로 이온 X-선을 보내면 인체 투과에 따라 X-선의 흡수가 감지되고 흡수능력이 컴퓨터에 전달되어 정보를 종합한 후 하나의 합성된 영상을 투사하는 기술이다(그림 19-1). 뼈조직의 질환에 감수성이 높으며 내부 장기의 영상을 제공한다. **대조검사(contrast studies)**는 인체조직의 자연적 밀도 차이 때문에 X-선 필름상에 대조적인 음영상이 만들어지는 원리이다(그림 19-2). 그러나 복부의 소화기계와 같이 밀도가 동일한 물질로 구성된 인접 장기를 통과할 때는 구분이 불가능한데 이때는 조영제를 주사하여 해당 부위를 가시화할 수 있다. **황산바륨(Barium sulfate)**은 물과 혼합되는 금속성 분말로 상부와 하부위장관검사에 사용된다. **바륨섭취 상부위장관검사(Barium swallow, upper GI series)**는 황산바륨을 경구섭취하여 식도, 위, 십이지장을 가시화하는 검사이다. **소장검사(small bowel series, follow-through)**는 바륨이 작은창자를 통과함에 따라 연속적으로 바륨의 경로를 추적하는 검사이다. **바륨관장(Barium enema)**은 황산바륨을 함유하는 관장제를 사용하여 큰창자의 통로를 관찰하는 검사이다(홍준현 외, 2013: 538-542).

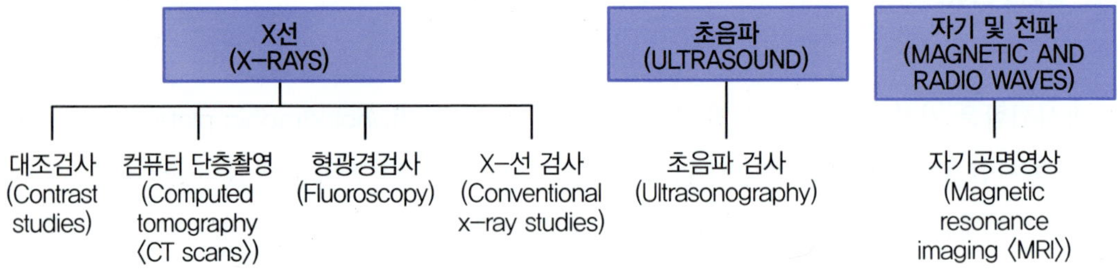

[그림 19-2] 영상의학 검사의 방법들(Chabner, 2014: 859; 홍준현 외, 2013: 544를 수정보완)

요오드 화합물 검사는 최대 50%의 요오드를 함유하는 방사선 비투과성 액체가 검진에 사용되는 것이다. **동맥조영술(arteriography)**은 방사선 비투과성 조영제를 직접 동맥 주사한 후 얻어지는 동맥의 X선 영상이고 **관절조영술(arthrography)**은 조영제나 공기를 관절에 주사한 후 X선을 촬영한다. **혈관조영술(angiography)**은 수용성 조영제를 혈관과 심장의 방에 주사한 후 얻어지는 혈관과 심장의 X선 영상이다. **기관지조영술(bronchography)**은 요오드유 현탁액을 기관을 통해 기관지에 주사한 후 X선 촬영을 하며 **담관조영술(cholangiography)**은 조영제를 정맥 내에 주사하면 간에서 담관으로 향하는데 이때 쓸개와 담관을 X선 촬영한다. 쓸개 절제 후 담관의 개방성 검사를 위해 시행하는 경우가 많다. **담낭조영술(cholecystography)**은 방사선 비투과성 물질을 경구 투여한 후에 쓸개와 담관을 X선 촬영하는 것인데 결석을 찾는데 활용된다. **계수공제혈관조영술(digital subtraction angiography; DSA)**은 조영제를 주사한 혈관의 X선 영상을 두 번 촬영 후에 컴퓨터를 사용해 영상에서 분명하지 않은 음영들을 공제하여 만들어내는 방법이다. **림프관조영술(lymphangiography)**은 조영제를 발이나 손의 림프계로 주사한 후에 X선 촬영하는 것이며 **척수조영술(myelography)**은 방사선 비투과성 조영제를 척수를 둘러싼 거미막 하강에 주사한 후 X선 촬영을 한다. **자궁관조영술(hysterosalpingography)**은 질을 통해 조영제를 자궁 내에 주사한 후에 X선 촬영을 한다. **콩팥깔대기조영술(pyelography)**은 조영제를 정맥내 주사(정맥내 콩팥깔대기조영상, intravenous pyelogram; IVP)하거나 또는 조영제를 직접 요도, 방광, 요관에 주사(역행성 콩팥깔대기조영상, retrograde pyelogram)한 후에 X선 촬영을 한다. **정맥조영술(venography)**은 조영제를 정맥 내에 주사한 후 X선 촬영을 한다.

한편 **단층촬영법(tomography)**은 인체에서 원하는 단면을 X-선 촬영하는 대신 단면의 앞, 뒤 조직을 지우는 것으로 환자가 가만히 있는 동안 기계의 초점이 깊이를 변화시키며 촬영한다(그림 19-3). **형광경검사(fluoroscopy)**는 감광판 대신 형광판을 사용하여 환자를 투과하는 X-선에서 가시적 영상을 유도하는데 X-선과 같은 이온방사선이 형광을 만들어 낸다. 이때 뼈와 같은 비투과성 조직은 형광판에서 어두운 음영상으로 나타난다. **중재방사선학(interventional radiology)**은 환자가 형광경검사나 초음파 검사를 하고 있을 때 방사선의사가 수행하는 치료적 과정인데, 예를 들어 배농관 삽입, 고름집의 배농, 터진 혈관막기, 폐색, 항생제와 항암제 주입 등이 그러하다.

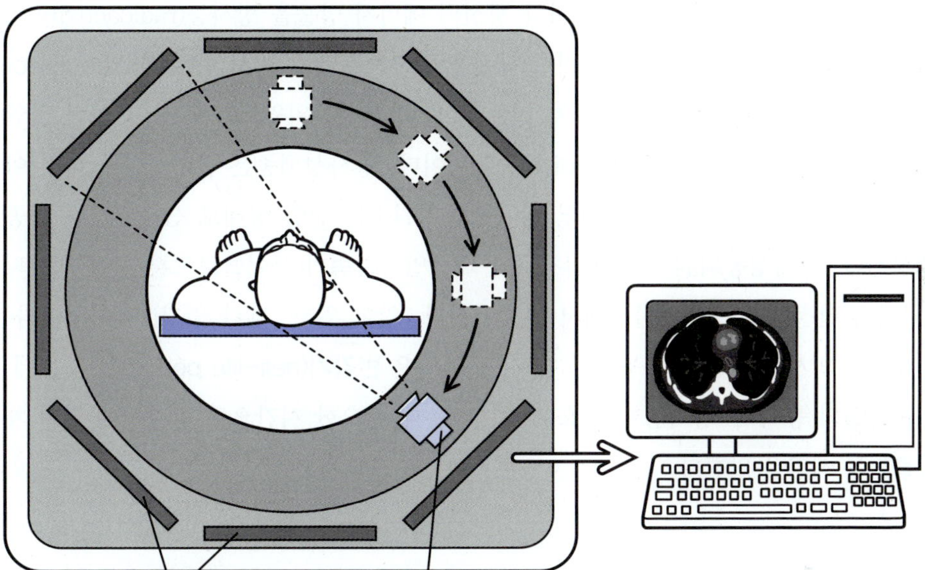

[그림 19-3] CT 단층촬영

자기공명영상(magnetic imaging or magnetic resonance imaging; MRI)은 시상, 관상(전두), 횡단면(단면)의 영상을 제공하며 측면은 CT와 비슷하다. 핵이 평형위치를 되돌아오는 원리에 따라 핵이 회전하면서 전파를 방출하여 영상을 만들어낸다. 뇌부종 탐지, 척수 영상 직접 투사, 흉부와 복부의 종양 탐지, 심혈관계 가시화에 유용하다.

초음파(ultrasound) 검사는 인체조직을 맞고 반사된 고주파를 이용하여 임상검사에 활용하는 것인데 음파를 잘 전달시키기 위하여 광유로 피부를 얇게 덮고 기구를 장치한다. 음파가 각종 체내 조직을 치면 반사음파가 만들어져 탐지기에 반향을 보내는 원리이다. **초음파 촬영상(sonogram, echogram)**은 초음파가 만들어낸 기록이다. 검사 기구는 짧고 반복적인 음파를 방출하며 초음파가 인체 조직들을 다른 속도로 움직여 밀도가 상이한 조직 사이의 경계를 탐지한다. 장점은 음파가 이온화되지 않으며 조직에 손상을 입히지 않는다는 점이다.

3) 핵의학

우리는 물질의 내부에서 나오는 입자나 광선의 에너지 방출을 방사능(radioactivity)이라고 하며 물질이 해체되면서 고에너지 입자나 광선을 방출하는 것을 **방사성동위원소(radioisotope)** 라고 부른다. 동위원소 중에 방사능이 있는 것을 방사성동위원소라고 하며 이런 불안정한 원자핵을 가진 원자는 **방사선핵종(radionuclide)**이다. 방사성핵종은 감마선이나 다른 아원자 입자를 방출하며 방사성 감쇠를 한다. 방사성동위원소는 천연 상태로 산출되거나 인공적으로 합성된다. 방사성동위원소는 핵원자로나 대전입자가속기(사이클로트론)에서 생산되거나 붕괴되어 불안정해진 방사선물질에서 만들어진다. 알파 입자, 베타 입자, 감마선이라는 세 가지 형태의 방사능 방출이 가능하다. 방사능 물질은 **반감기(half-life period)**를 갖는데 이는 방사능 물질의 붕괴 후 방사능이 반으로 줄어드는데 필요한 시간으로 방사능 물질이 체내에서 방출되는 시간을 말한다.

NUCLEAR MEDICINE TESTS

IN VITRO	Radioimmunoassay
IN VIVO	Tracer Studies: Bone scan Lung scan (ventilation/perfusion) Lymphoscintigraphy Positron emission tomography (PET) Radioactive iodine uptake (RAIU) Single photon emission computed tomography (SPECT) ^{99m}Technetium–sestamibi scan ^{201}Thallium scan Thyroid scan

[그림 19-4] 핵의학의 체외 검사와 체내 검사(Chabner, 2014: 864; 홍준현 외, 2013: 549를 참고)

방사성동위원소를 이용한 진단 및 치료 분야를 핵의학이라고 한다(송애랑 외, 2013: 514-516). 핵의학 분야는 혈액 채취 후 동위원소를 이용하여 각종 혈액 성분을 검사하는 **체외 검사(in vitro)**, 진단목적에 따라 의약품을 동위원소와 표지하여 인체에 주사한 후 체내에 분포한 방사의약품으로부터 방출되는 감마선 또는 X선을 계수하거나 영상을 얻어서 진단하는 **체내 검사(in vivo)**, 동위원소에서 발생되는 에너지가 암 등의 세포 내에서만 에너지를 방출하고 투과력이 매우 적어 암 치료 등에 이용하는 치료분야, 동위원소를 계수하고 영상을 만들어내며 동위원소가 인체에 미치는 영향 등에 관련된 물리 및 기기 분야, 그리고 진단과 치료목적에 맞는 방사의약품을 개발하는 화학분야로 구분된다(그림 19-4).

시험관내 검사는 방사선 화학물질을 사용하여 혈액과 소변을 분석하는데 **방사선면역측정법(radioimmunoassay; RIA)**은 방사선 화학물질과 항체를 결합시켜 환자의 혈액 내에서 호르몬과 약물을 탐지하는 대표적인 체외 검사(in vitro)이다. 체내 검사(in vivo)는 신체에서 방사능 물질의 양을 추적하여 환자에게 직접 투입한 후 장기의 기능을 평가하고 영상으로 촬영한다. 추적자 검사(tracer studies)는 특별한 방사선핵종을 화학물질과 혼합하여 투여한다. 감마 카메라(gamma camera)는 여러 장기와 조직, 체액 내에서 방사선 의약품의 분포와 위치를 탐지한다.

섬광조영술(閃光造影術, scintigraphy)은 방사능물질의 분포를 추적하고자 영상으로 만들어내는 기술인데 방사선동위원소를 체내에 소량 투여하여 침착하는 상태를 나타내는 분포도이다. 몸속의 형광 물질에 감마선을 쬐어 그 섬광을 측정할 수 있다. 혈류 혹은 장기의 기능 상태나 병변의 유무도 가려낸다. 섬광도(scintiscan)는 섬광조영술을 통해 만들어진 영상인데 방사선 약품은 체내의 특별한 장기의 영상을 얻고자 여러 경로로 투약된다. 예를 들어, 폐 스캔은 정맥내로 주입하거나 제논-133 가스를 흡입한다. 전자는 **관류조사(perfusion studies)**이고 후자는 **환기조사(ventilation studies)**이다.

핵의학 물리분야 중 영상과 관련된 분야는 평면 영상을 얻느냐 또는 단층촬영 영상을 얻느냐에 따라 감마 카메라 또는 방출단층촬영장치로 나눈다. 또한 영상을 얻기 위하여 단일광자를 내는 동위원소를 이용하느냐 또는 양전자를 내는 동위원소를 이용하느냐에 따라 영상 시스템이 달라지며 단일광자를 영상하는 경우 **단일광자방출전산화단층촬영장치(single photon emission computed tomography; SPECT)**, 양전자를 이용하는 경우 **양전자방출단층촬영장치(positron emission tomography; PET)**라 부른다.

방사선핵종을 사용하는 여타의 진단과정을 살펴보면 뇌 스캔(brain scan)은 방사선의약품을 정맥주사하고 두 시간 후에 뇌를 스캔하여 영상을 얻는 방법이다. 혈뇌장벽이 종양 등에 의해 손상되면 약품이 뇌로 들어가 뇌스캔을 볼 수 있는데 뇌경색, 고름집, 종양, 혈종을 진단한다. **갈륨스캔(gallium scan)**은 방사선 동위원소인 갈륨-67을 주사하며 종양이나 고름집을 진단하는 방법이다. **간-지라 스캔(liver and spleen scans)**은 간과 지라를 보기 위해 방사선의약품을 정맥 내에 주사한 후 감마카메라로 영상을 찍는다. 이때 종양이나 고름집이 있는 부위는 빈 공간으로 나타난다. **심혈관계스캔(blood and heart scan)**은 방사선의약품을 정맥 내에 주사하고 추적자가 심장과 혈관을 통과하면 혈액의 흐름을 영상화하는 검사이다. **골 스캔(bone scan)**은 방사선의약품을 통해 인산염이 들어 있는 물질을 확인하여 악성종양의 골격계 전이를 파악한다. 갑상샘의 방사선 동위원소 요오드를 섭취하는 방사선핵종 진단검사는 방사선 요오드복합물을 캡슐로 경구 섭취한 후 갑상샘 호르몬을 체내에서 생성하는 동안 갑상샘이 섭취하는 방사능의 양을 정상치와 비교한다. 이를 통해 갑상샘이 호르몬을 합성하는 비율을 알 수 있다. **단일광자방출 전산화 단층촬영(single-photon emission computed tomography; SPECT)**은 방사선 추적자를 정맥내로 주사하고 여러 방향에서 합성하여 3차원 영상을 생성하는데 간종양, 심장허혈 감지, 척추 질환을 검사하는데 유용하다. **양전자방출 단층촬영술(positron emission tomography; PET scan)**은 인체에 양전자를 방출하여 방사능 분포에 대한 단면영상을 만들어낸다. CT와 비슷하지만 조영제나 X-선 대신 방사선 동위원소를 사용하며 졸중, 간질, 알츠하이머질환, 뇌종양 같은 신경계질환이나 심장, 폐, 복부질환과 같은 질환을 진단하는데 활용된다.

4) 주요 어휘

단어	의미	용어구조	영어 의미	한글 뜻
pyelogram	콩팥깔대기조영상	pyel/o	renal pelvis	콩팥깔대기
angiogram	혈관조영사진(상)	angi/o –gram	vessel record	혈관 기록
hysterosalpingogram	자궁관조영(촬영)상	salping/o	uterine tubes	자궁관
myelogram	척수(강)조영상	myel/o	spinal cord, bone marrow	척수
in vitro	시험관 내	vitr/o	glass	유리
in vivo	생체 내	viv/o	life	생명
computed tomography	전산화단층촬영술	tom/o –graphy	to cut process of recording	자르다 기록과정
radiolucent	방사선투과성	radi/o –lucent	X–rays to shine	X–선 빛나는

해설

Angiogram([ǽndʒiougræm])은 'an X–ray representation of blood vessels made after the injection of a radiopaque substance'이다. **Myelogram**([máiələgræm])은 'X–ray film of the spinal cord and spinal nerve roots and subarachnoid space'로 '척수 조영상(造影像)'이다. 생체 내에서 실험하는 것은 in vivo이고 시험관 등과 같이 실험실 환경에서 하는 것은 in vitro이다. 사람의 몸에서 혈구나 조직을 떼어내서 실험하면 이미 in vitro이며 원래 살아있는 생물체 내에서 무슨 반응을 본다면 in vivo이다. 한편 **radiolucent**([rèidioulúːsnt])는 'almost complete transparent to X–rays or other forms of radiation'으로 '방사선(X선) 투과성의'라는 뜻이다. 전산화 단층촬영(CT) 검사는 특별한 X–선 장비와 정교한 컴퓨터를 사용하여 인체의 단층 이미지를 제공한다. 인체 내부장기, 뼈, 연조직 및 혈관에 대한 CT 검사는 일반 X–선 촬영(흉부 X–선 또는 흉부 방사선 사진과 같은)에 비하여 해상도가 좋고 더 많은 정보를 알려준다. 일반 X–선 촬영사진은 3차원인 물체를 2차원인 영상으로 나타내며 CT는 모든 3차원에 대한 영상을 제공한다.

단어	의미	용어구조	영어 의미	한글 뜻
fluoroscopy	형광경검사	fluor/o	luminous, fluorescence	형광의
radioisotope	방사성동위원소	is/o top/o	same	같은 장소
radiopharmaceutical	방사성약물(의)	pharmaceut/o	drug	약물
sonogram	초음파사진	son/o	sound	소리
radioresistant	방사선(능)저항성	radi/o	X-rays	X-선
tomography	단층촬영술	tom/o	to cut	자르다
radiosensitive	방사선(능)감수성	radi/o	X-rays	X-선
scintigraphy	섬광조영술	scint/i	spark	불꽃
roentgenology	엑스선(의)학, 방사선의학	roentgen/o	X-rays	X-선
therapeutic	치료적	therapeut/o	treatment	치료

해설

Radioisotope([rèidiouáisətòup])는 'a radioactive isotope of an element'이며 '방사성 동위원소'이다. **Fluoroscopy**([fluərάskəpi])는 'examination of body structures using a fluoroscope'로 'X선 형광 투시법' 또는 '투시 진단'이다. 이러한 형광경 검사는 X선이나 감마선을 충돌시키면 반짝거리는 특성을 띠는 형광물질을 포함하는 표면으로 만들어진 기구이며 눈에 보이지 않는 광선으로 만들어진 상을 가시광선으로 볼 수 있도록 변형시킨다. **Sonogram**([sάnəgræm])은 'an image of a structure that is produced by ultrasonography'이며 초음파를 이용한 인체의 장기 기록도(圖)이다. **Tomography**([təm άgrəfi])는 '단층 X선 사진 촬영기'를 말하며 'obtaining pictures of the interior of the body'이다. **Scintigraphy**([sintígrəfi])는 '섬광조영술(閃光造影術)'인데 이는 방사성 동위원소를 몸 안에 소량 투여하여 침착 또는 분포하는 상태를 나타내는 분포도이다. 몸 속의 형광 물질에 감마선을 쬐어 그 섬광을 측정하여 얻을 수 있으며 혈류 혹은 장기의 기능 상태나 병변의 유무 등을 가려내는 데 사용된다. **Roentgenology**([rèntgənάlədʒi])는 'X선학', '뢴트겐선학'이다. **Therapeutic**([θèrəpjúːtik])은 'tending to cure or restore to health'로 '치료(법)의' 또는 '치료의 힘이 있는'이다.

단어	의미	용어구조	영어 의미	한글 뜻
cineradiography	방사선영화촬영술	cine-	movement	움직임
		radi/o	X-rays	X-선
		-graphy	process of recording	기록과정
ultrasonography	초음파검사법	ultra-	beyond	넘어서
		son/o	sound	소리
radiopaque	방사선 비투과성	-opaque	obscure	희미한
echocardiography	초음파심장조영술	echo-	a repeated sound	반복된 소리

해설

Cineradiography는 '방사선영화촬영술'인데 X-선 촬영을 아주 짧은 간격으로 계속해서 찍고 이를 재구성하여 영화와 같이 움직이는 영상을 만드는 X-선 촬영술이다. **Ultrasonography**([ʌltrəsənágrəfi])는 'using the reflections of high-frequency sound waves to construct an image of a body organ'으로 '초음파검사법'이다. 이것은 조직 내에 비추어진 초음파의 반사를 기계로 기록하여 신체의 내면을 보는 것으로 다른 방사선 검사와 달리 인체에 무해하다. 그리고 인체 내에 있는 종양이 안에 액체가 찬 낭성 종양인지 세포로만 차 있는 고형 종양인지를 감별 가능하다. **Radiopaque**([rèidioupéik])는 'not transparent to X-rays or other forms of radiation'으로 '방사선(X선) 불투과성의'라는 뜻이다. 한편 **echocardiography**([ékoukὰ:rdiágrəfi])는 'a noninvasive diagnostic procedure that uses ultrasound to study to structure and motions of the heart'로 '초음파 심장 검사법'이다(지제근, 2013: 496). 이것은 고주파 음파를 사용해서 심장의 내부 구조의 영상을 만들어내는 진단 기술이며 초음파 심장동태진단법이라고도 한다. 원리는 가슴 표면에 부착한 변환기의 전기적 충격이 신체조직은 침투하지만 조직 밀도의 변화가 생긴 부위에서는 반사되어 초음파 광선으로 전환시키는 특성에 근거한다. 반사된 음파는 가슴에 장치된 수용기로 감지되어 전기적 충격으로 바뀌어 음극선 오실로스코프의 영상에 투사된다. 다양한 깊이에서 나오는 음파는 심장의 벽과 판막 및 관련 운동을 조밀한 영상으로 보여준다. 이를 통해 판막질환과 선천성 심장 이상을 비롯한 여러 심장질환을 진단할 수 있다.

5) 임상검사 및 처치에 관한 용어

X-선은 방사선촬영을 하고자 하는 인체 부위를 잘 보기 위해 환자와 필름과 X-선관이 가장 좋은 배합을 이루도록 방향을 설정해야 한다. **전후면(AP view, anteroposterior)**은 환자를 등을 대고 눕는 자세, 즉 앙와위를 취하며 X-선 광선이 앞에서 뒤로 통과하게 필름을 환자 바로 아래에 놓는다(그림 19-5). **후전면(PA view, posteroanterior)**은 환자가 똑바로 서서 방사선 기계에 등을 돌리고 필름은 흉부에 놓는다. **사면(oblique view)**은 X-선 광선이 수직선에서 각도 있게 위치하는데 전후면이나 후전면에서 보이지 않는 부위를 보여주거나 추가적으로 제시한다. **측면(lateral view)**은 방사선이 신체의 한쪽 면에서 다른 면으로 통과하면서 우측면을 찍을 경우 X-선 광선은 좌측에서 오른쪽으로 인체를 통과하는 방법이다(데이비스, 2008: 74-79).

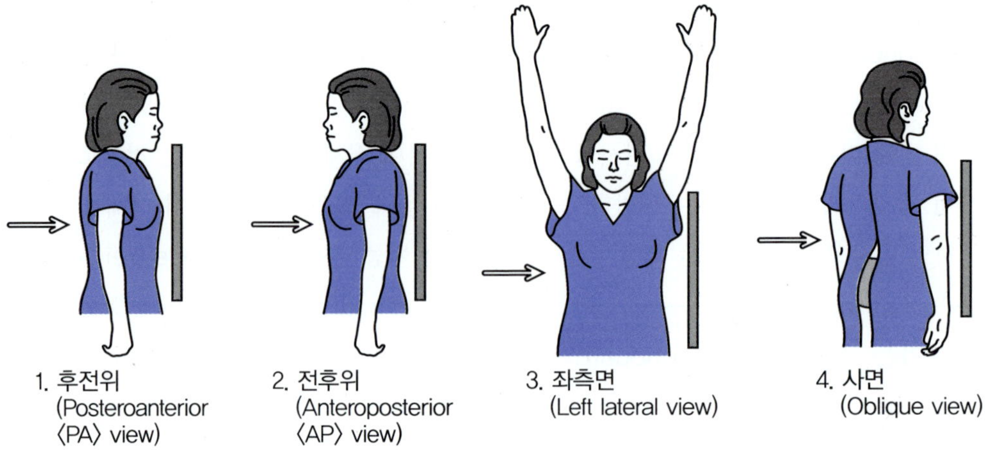

[그림 19-5] X-선의 촬영방향(Chabner, 2014: 859를 참고)

방사선 검사에서 환자의 위치나 신체부위를 설명하는 용어를 정리하면 아래와 같다.

- 굴곡(flexion) : 신체의 일부를 구부림
- 내번(inversion) : 내부로 향하는 것
- 내전(adduction) : 신체의 일부가 중심축이나 신체를 향하여 당김

- 복와(prone) : 얼굴을 아래로 향하고 배를 대고 눕는 것
- 신전(extension) : 고정된 사지를 뻗거나 곧게 하는 것
- 앙와(supine) : 얼굴을 위로 향한 채 등을 대고 눕는 것
- 외번(eversion) : 외부로 향하는 것
- 외전(abduction) : 신체의 일부가 중심축이나 신체에서 밖으로 향하게 함
- 측면와위(lateral decubitus) : X-선 광선을 수평으로 하고 측면으로 누움
- 횡와(recumbent) : 가로로 눕는 것(앙와 또는 복와)

제19강 문제풀이

1. 다음 중에서 식도, 위, 십이지장을 가시화하는 검사는?
   ① upper GI series
   ② small bowel series
   ③ barium enema
   ④ contrast studies
   ⑤ CT scanner

2. 자기장을 발생하는 자석통 안에 들어간 후 고주파를 쏘이는 검사는?
   ① X선 검사
   ② MRI
   ③ ultrasonography
   ④ fluroscopy
   ⑤ CT scans

3. X-선을 방사하여 형광판상에 나타나는 영상을 보고 내부를 검사하는 방법은?
   ① radioisotope
   ② scintigraphy
   ③ sonogram
   ④ fluroscopy
   ⑤ ultrasonography

4. 다음 중에서 환자위치를 설명하는 용어로 올바르지 않은 것은?
   ① supine: 앙와위
   ② abduction: 외전
   ③ recumbent: 외번
   ④ lateral decubitus: 측면와위
   ⑤ adduction: 내전

정답 1. ① 2. ② 3. ④ 4. ③

제 20 강

정신의학

1) 정신의학

2) 정신의학적 증상과 장애

3) 주요 어휘

4) 정신치료와 약물요법

제20강 정신의학

1) 정신의학

정신의학(精神醫學, psychiatry)은 정신질환을 연구하고 치료하는 의학의 한 분야이다. 우리나라 의료법 시행규칙상의 명칭은 정신건강의학이다. 더 포괄적으로는 정신과학으로 불리는데 이는 정신질환의 진단, 치료, 예방을 다루며 외과, 내과, 소아과학, 산과학과 비교될 수 있는 임상의학의 전문영역임을 보여준다. 정신의학의 분야는 사회정신의학, 정신병리학, 임상정신의학, 생물정신의학, 정신신체의학, 행동과학 등이다. 정서적 문제에 대한 낮은 인식과 사회적 터부시, 그리고 정신과 치료에 대한 부정적 인식 등을 바탕으로 정신의학은 발전해 왔다.[1] 정신건강의학은 사람의 행동과 사고, 감정 등의 이상에 대한 진단과 치료를 담당하는 분야이다. 이러한 각종 정신장애의 원인으로 중추신경계의 생물학적 이상, 정신역동적 측면, 사회심리학적 측면 등이 복합적으로 작용하는 것으로 알려져 있다. 대표적인 정신의학 질환 중에 하나는 **우울증(憂鬱症, melancholia, depression, hypochondria)**이다. 현재 우리나라의 우울증 환자는 약 100만 명에 달하는 걸로 추정하고 있지만 치료를 받고 있는 사람은 1/3에 머물러서 문제가 되고 있다. **정신과의사(psychiatrist)**는 정신치료의 방법과 실무를 배우며 **소아정신과의사(child psychiatrist)**는 어린이를 전문적으로 다룬다. **법의학정신과의사(forensic psychiatrist)**는 범죄인의 정신상태를 분별하는 등 정신과학의 법적부분을 전문적으로 다룬다. **정신분석전문의(psychoanalysts)**는 정신분석이라는 특수 심리치료기법을 활용한다(홍준현 외, 2013: 586-587).

정신의학은 심리학(psychology)과 구분되는데 임상심리학(clinical psychology), 실험심리학(experimental psychology), 사회심리학(social psychology) 등의 전문분야를 가지는 심리학 중에서 특히 임상심리학과 비교된다. 이는 환자의 정신건강과 지능의 여러 양상을 평가한다. 검사방법으로는 **주제지각검사(thematic apperception test; TAT)**, **인격투사검사(projective test)**, **성인지능 테스트(Wechsler adult intelligence scale; WAIS)**, **지능검사(intelligence test)**, **그림투사검사(graphomotor projection test)**, **사람그리기 검사(draw a person test)** 등을 활용한다.

임상심리학에서는 투시적 성격검사와 객관적 성격검사가 구분된다. 우선 투시적 성격검사

---

1) 이 분야의 부정적 이미지를 없애기 위해 신경정신과에서 정신건강의학과로 명칭을 바꾸었다.

는 개인들이 가지고 있는 특이성을 판별하는데 피험자에게 모호한 자극을 제시하고 그에 대한 반응을 측정하여 개인 내면의 독특성을 투시한다. 로샤검사는 데칼코마니 양식에 대칭적인 잉크 얼룩으로 된 무채색 또는 유채색 카드를 제시하고 피험자에게 이 그림이 무엇인지 반응을 본다. 한편, **주제통각검사(thematic apperception test; TAT)**는 1935년 하버드 대학교에서 만든 투사적 검사인데 피험자가 동일시할 수 있는 인물과 상황을 묘사한 30매의 그림카드와 1매의 공백카드를 가지고 피험자에게 카드마다 어떤 일이 일어나고 있는지와 인물들의 생각과 느낌은 어떤지 상상력을 발휘하여 이야기를 만들어 보도록 한다. 반면 개인의 독특성보다 사람들이 공통적으로 가지고 있는 특성이나 차원을 측정하는 객관적 성격검사는 자기보고형 검사이다. 대표적으로 **다면적 인성검사(the Minnesota multiphasic personality inventory; MMPI)**가 있는데 이는 1943년 비정상적인 행동을 객관적으로 측정하기 위해 만들어졌다. 검사는 정신의학적인 진단적 분류를 하기 위해 개인의 행동을 설명하고 성격특성을 유추하는 556개 문항으로 구성되어 있다. 그리고 검사의 타당도를 측정하는 4개 척도와 병리적 특성을 평가하는 10개의 임상척도가 포함되어 있다. MMPI는 인성의 양상을 나타내는 문제를 내고 정답여부를 가리는데 성인이나 사춘기의 심리적 장애를 객관적으로 측정하는 방법으로 널리 이용된다.

2) 정신의학적 증상과 장애

프로이드(Sigmund Freud)는 인격을 세 가지 유형으로 구분했는데 **이드(Id)**는 무의식적 본능과 출생 이후에 나타나는 정신적 에너지로 유아의 사고에서 두드러지며 특정 정신과 환자에게도 조절할 수 없는 행동으로 나타난다. **자아(Ego)**는 인격에 중심적인 조정 능력을 행사하며 상황에 대한 현실판단을 한다. 필요할 경우 만족의 대상이나 상황이 일어날 때까지 욕구나 충동을 연기하는 부분이다. **초자아(Superego)**는 내부양심이자 인격의 도덕적 부분으로 규율을 통제한다. 죄의식은 초자아적 기준에 배치되는 행동이나 사고에서 일어난다. 프로이드는 갈등이 인격의 충돌이나 정신과적 장애로 나타난다고 보았다. 그에게서 부정과 같은 **방어기전(defense mechanism)**은 갈등을 일으키는 불안을 피하려고 사람들이 이용하는 기법이다(홍준현 외, 2013: 588-589).

프로이드는 심리학과 정신의학의 기초를 만드는데 공헌하였으나 현대적 정신의학에서 논의되는 정신질환은 이보다 과학적이고 체계화되어 있다. 우선 **정신병(psychosis)**은 정신질환의 핵심인데 망상(delusion), 환각(hallucination), 괴기한 행동을 증상으로 보인다.

망상(delusion)은 논리적 이성이나 증거에 의해 바로 잡을 수 없는 잘못된 확신이고 **환각**(hallucination)은 실재하지 않는 것을 지각하는 증상이다. **전환**(conversion)은 불안이 신체 증상으로 나타나는 것이며 **해리**(dissociation)는 실제 객체로부터 분리된 불편한 느낌으로 정서적 스트레스를 피하기 위해 다른 물체나 행동으로 주의가 향하는 것으로 정신과적 통합이 결함되는 증상이다. **황홀감**(euphoria)은 과장되게 너무 행복한 느낌이며 **불안**(anxiety)은 불안감, 초조, 고민, 이유 없는 근심, 걱정 등의 감정으로 가슴이 자주 두근거리고 조이게 되며 호흡곤란과 질식감이 동반되어 나타난다. **기억상실증**(amnesia)은 과거 기억을 일시적으로나 상당 기간 잃어버리는 것이며 **불안정성**(labile)은 변하기 쉬운 급격한 정서변화의 경험이다. **조증**(mania)은 과잉 흥분상태로 활동항진상태, 흥분, 동요를 말한다. **함묵증**(mutism)은 육체적 결함이나 정서적 문제로 인한 발성불능 또는 발성 거부이고 **강박**(obsession)은 무의식적으로 지속되는 정서와 충동이다. **편집증**(paranoia)은 피해망상 또는 과대망상이거나 둘 다가 혼합된 망상이다. **무관심**(apathy)은 감정(정서)이 없거나 흥미 또는 정서적 몰입의 결여이다. **자폐증**(autism)은 타인에 대한 반응의 심한 결핍으로 자신의 내면사고에 몰입하고 퇴행과 언어발달의 지체가 나타난다. **강박**(compulsion)은 반복적 행동을 수행하려는 참을 수 없는 충동이다.

주요한 정신의학적 장애를 살펴보면 다음과 같다. 우선 **외상후 스트레스 장애**(post traumatic stress disorder; PTSD)란 충격적인 사건을 경험하고 난 후에 불안상태가 지속되는 경우를 말한다(지제근, 2013: 1318). **강박장애**(obsessive-compulsive disorder)는 원하지 않는 생각, 즉 강박사고와 행동을 반복하게 되는 불안 장애이다. 반복되는 강박적 사고나 강박적 반복 행동이 환자를 지배하는데 시간을 소모하게 하고 개인의 사회적 기능을 심각하게 방해한다. **급성 스트레스 장애**(acute stress disorder)는 외상 후 스트레스 장애와 매우 유사한 증상을 나타내는 장애로서 외상적 사건 경험 후 해리성 증상이 2일 이상 4주 이내의 단기간 동안 나타나는 장애이다.[2)]

공포장애(phobic disorders)는 특수한 물체 또는 상황과 관련된 비합리적 두려움으로 두려움의 대상은 보통 공포의 원인인 무의식적 갈등이며 환자의 관심을 갈등으로부터 전환시켜 무의식에 머물게 한다(지제근, 2013: 1267). **광장공포증**(agoraphobia)은 혼자 있는 것 또는 도움을 청하기 곤란한 공공장소에 있는 것에 대한 두려움으로 불안을 야기한 상황을 피하기 위하여 정상 행동에 제한을 받는다. **사회공포증**(social phobia)은 다른 사람이 자신을 자세히 살피는 것에 대한 두려움으로 환자는 이러한 공포 때문에 대인관계를 회피한

2) 참고로 미국에서 불안 장애의 유병률은 약 29%이다(Kessler, Berglund, Demler et al., 2005).

다. 주된 증상은 얼굴 붉힘, 손의 떨림, 오심, 긴급뇨 등이다. 기타 공포증에는 밀폐공포증(claustrophobia), 고소공포증(acrophobia), 동물공포증(zoophobia) 등이 있다.

공황장애(panic disorder)는 갑자기 엄습하는 강렬한 불안, 즉 공황발작을 반복적으로 경험하는 장애를 말한다. 흔히 첫 공황발작은 피곤, 흥분, 성행위, 정서적 충격 등을 경험한 후에 나타나는 경향이 있으나 대부분의 경우 예측하기가 어렵고 갑작스럽게 나타난다. 공황발작은 10-20분간 지속되다가 빠르게 또는 서서히 사라진다.

불안장애(不安障碍, anxiety disorders)는 불쾌한 긴장, 신체적 정신적 번민, 괴로운 느낌, 행동회피 등을 경험하며 공황발작은 상당한 두려움이나 불편감이 나타나게 된다. 공포장애, 강박장애, 외상후 긴장장애 등이 그러한 예이다. 불안은 부정적인 결과가 나타날 수도 있는 위협적이고 위험한 상황에서 우리가 경험하게 되는 불쾌하고 고통스러운 정서적 반응이다. 불안장애는 병적인 불안으로 인하여 과도한 심리적 고통을 느끼거나 현실적인 적응에 심각한 어려움을 겪는 경우를 말한다. 불안을 느끼면 우리는 부정적 결과가 일어나지 않도록 긴장하고 경계를 하며 조심스러운 행동을 하게 된다. 그래서 위협적인 상황을 벗어나게 되면 안도감을 느끼고 긴장을 풀며 편안한 기분으로 되돌아가게 된다. **범불안 장애(generalized anxiety disorder; GAD)**는 과도한 불안과 걱정이 적어도 6개월 동안 나타나는 장애로 불안한 느낌이 과도하고 광범위하게 그리고 다양한 신체증상을 동반하여 지속되는 특징이 있다. 역학적으로 유병률은 3-8%이며 여자가 남자보다 2배 정도 많다고 한다. 참고로 **신체성 장애(somatoform disorders)**는 반복적인 검사결과에도 이상이 없지만 지속적으로 의학적 검사를 요구하는 것으로 **건강염려성 장애(hypochondriasis)**가 해당된다. 실제 질환이 없는데 신체의 아픔을 호소하고 불편감이 있다고 생각하는 것이다(홍준현 외, 2013: 589-590).

비정상적으로 오는 인식(사고, 인지, 추리, 판단)의 장애로 섬망과 치매(delirium and dementia)가 있다. **섬망(譫妄, delirium)**은 주변상황을 잘못 이해하는 등 생각의 혼돈이나 방향상실이 일어나는 정신의 혼란 상태이다. 일시적이면서 갑작스런 의식의 장애와 정신의 착란상태로 산만하고 부적절한 언어, 감각의 잘못된 인지, 기억부전 등이 증상이다(홍준현 외, 2013: 590). 원인은 약물중독 또는 금단증상, 간질발작, 뇌타박상, 대사장애 등이다. 섬망환자는 졸린 상태에 있으며 나른해 하고 가상적인 재난에 대해 두려워한다. 또 무시무시한 상상의 동물을 본다든지 건물이 불에 타고 있다는 생각 등의 환각으로 괴로워하는 경우도 있고 미친 것 같은 흥분상태가 뒤따르기도 한다. 섬망은 보통 중독 · 발열 · 심부전(心不全) 및 대뇌에 부상을 당했을 때 등 뇌에 나쁜 영향을 끼치는 신체적 결함으로 인해 일어난다. 진정제를 많이 복용하거나 바르비투르산(barbiturate: 진통 · 최면제로 쓰임) 중독자가 갑자기 사용을 중단했을 경우에도 섬망상태가 나타날 수 있다. 특징적인 몸떨림이 나타나기 때문에 진전섬망(振顫譫妄)이라고도 부르는 알코올 섬망(alcoholic delirium)은 단순히 술을 많이 마시는 것뿐만 아니라 악성피로, 음식섭취 부족, 탈수 등도 원인이 된다. 알코올섬망 환자는 섬망상태에 이르기 전에 구토와 불안 때문에 몸이 심하게 쇠약해지는 것이 보통이다.

치매(癡呆, dementia)는 성장기에는 정상적인 지적 수준을 유지하다가 후천적으로 인지기능의 손상 및 인격의 변화가 발생하는 질환이다(지제근, 2013: 422). 인격변화, 판단, 기억, 추론 등 지적 능력의 일반적 상실이 나타나는데 원인은 뇌손상을 포함한 돌이킬 수 없는 진행성 상태, Alzheimer disease, 뇌혈관질환 등이다. 치매는 진행되는 과정에서 우울증이나 인격장애, 공격성 등의 정신의학적 증세가 동반되기도 한다. 노화, 알코올 과다 섭취에 따른 알콜성 치매, 열성 유전자의 발현 등이 치매의 위험인자이다.

해리장애(dissociative, conversion disorders)를 살펴보면 우선 해리성정체장애(解離性正體障碍, dissociative identity disorder)란 자신의 행동을 지배하는 둘 이상의 인격체가 자신 내면에 존재하는 증상이다(지제근, 2013: 357). 다중인격을 대체하는 말로 기억이나 인격의 일부가 분리되어 육체를 장악한다. 해리성정체장애는 실제로 인격이 여러 개 존재하는 것이 아니라 정신상태의 일부가 육체를 장악하는 증상이다. 기억, 주체성, 환경에 관하여 만성적으로 또는 갑자기 장애가 오는데 무의식적 갈등의 고통이나 불안을 모두 잊게 된다. 이 질병이 자기방어인 것은 자신의 욕구를 대체 해소하고 자신의 자의식을 보호하기 때문이다. 자신의 욕구 중 현실에서 규제되고 자제되고 있는 욕구가 표면으로 나타나는 것이 보통이며 각 인격 간에 성격, 기호 등은 서로 반대에 가까울 정도로 차이를 보인다. 대표적 증상은 현실에서의 이탈(derealization), 정체성 혼란(identity confusion), 정체성 변화(identity alteration), 환청(hearing voice), 기억상실(amnesia), 이인증(depersonalization), 연령퇴행(age regression), 자동 최면 경험(autohypnotic experience) 등이다. 해리성 기억상실(dissociative amnesia)은 자신의 중요한 정보조차 기억하지 못하는 증상이며 해리성 배회증(dissociative fugue)은 가정 또는 일상적 일터로부터 갑자기 도주하는 증상이다.

먹는 행위의 심각한 장애는 **섭식장애(eating disorders)**이다. 우선 섭식장애(攝食障碍, eating disorder)는 다이어트 장애라고도 한다. 폭식 또는 거식, 음식에 대한 조절감 상실, 음식에 대한 과도한 집착, 영양결핍 상태에도 불구하고 음식 섭취를 거부하는 등 주로 무리한 다이어트에 의하여 촉발되는 식사 행동상의 장애를 말한다. 크게 거식증과 폭식증으로 나눌 수 있다. 또한 체중 증가에 대한 지나친 두려움이나 마른 몸매에 대한 강한 욕구 때문에 계속 굶거나 약을 먹는 부적절한 체중조절 행위 등 극단적 다이어트에 비정상적 집착을 보이는 증상을 일컫기도 한다(홍준현 외, 2013: 591).

거식증(拒食症, anorexia nervosa)은 살이 찌는 것에 대한 거부감 때문에 섭식을 제대로 하지 못하는 병을 말하며 여기에는 아예 식사를 제대로 하지 않고 계속 굶기만 하는 유형과 굶다가 배고픔을 견디지 못해 미친 듯이 폭식을 한 뒤에 억지로 구토를 하는 유형이 있다. 거식증에 걸리게 되면 심신 양면으로 심각하게 쇠약해지며 거식증으로 숨진 경우가 적지 않은 데서 알 수 있듯이 대단히 위험한 병이다. 소화기뿐 아니라 영양실조에 따르는 면역력 약화로 건강에 돌이킬 수 없는 해를 끼칠 수 있다. 한편 거식증 환자들의 사인 중에는 거식증 자체가 아니라 이로 인한 우울증 상태에서의 자살 시도로 목숨을 잃는 경우가 더 빈번하다.[3)]

폭식증(暴食症, bulimia nervosa)은 거식증과 원인은 비슷하지만 형태는 다른 질병이다. 거식증과 폭식증을 구분하는 기준은 체중이다. 거식증의 경우 심각한 체중 미달과 이로 인한 무월경이 나타난다. 폭식증은 소비된 음식의 양이 비정상적으로 많은 것이 특징이며 섭취한 음식을 몸에서 제거하는 부적절한 활동(구토, 관장제 오용, 단식, 과도한 운동)을 하기 때문에 정상체중을 유지한다. 참고로 신경성 식욕부진증(anorexia nervosa)은 체중증가에 대한 심한 두려움으로 신체 형태 또는 크기의 인지에 있어 장애를 가진다. 증상은 지나치고 강박적인 과잉활동과 함께 의식적이고 무자비한 다이어트 시도, 무월경증이다.

기분장애(mood disorders)는 기분 또는 감정의 변화로 감정이 지속적으로 우울해지거나 기분이 고양되는 것으로 양극성 장애와 우울장애가 있다. **양극성 장애(兩極性障碍, bipolar disorder) 또는 조울증(躁鬱症, manic-depressive disorder)**은 조증과 우울증이 교대로 나타나는 질병으로 감정의 장애를 주요 증상으로 하는 내인성(內因性) 정신병이다. 조증(躁症)은 기분이 대개 주체할 수 없을 정도로 좋아지는 게 주요한 특징이고 이러한 기분이 오래 지속된다. 대개 행복하고 주변에 일어나는 일들이 긍정적으로 보인다. 심지어는 악재나 불행이 연속으로 잇달아 일어난다고 해도 웃으면서 지나가기 일쑤이다. 이 증상을 나타내는 사람은 이룰 수 없는 과대한 계획을 세우고 반드시 그걸 이룰 수 있다고 믿으며 자신만만하다. 그렇지만 이 계획이 흐트러지거나 좌절될 경우에는 신경질적이거나 예민하게 변해 하찮은 일에 분노를 표출하고 본인 또는 타인에게 해를 끼친다. 양극성 장애는 우울 에피소드와 번

3) 미국 정신의학회의 진단 기준에 따르면 나이와 키에 비해 최소한의 정상범위 내에서 체중을 유지하는 것에 거부감을 느끼고 체중미달임에도 불구하고 살찌는 것에 대해 공포감을 느끼며 현재의 심각한 체중 미달을 부인하고 자기평가를 외모와 체중에 과도하게 치중하며 여성의 경우 3회 이상 월경이 없을 때에는 거식증을 의심할 수 있다. 반면 통제가 불가능한 폭식 양상이 계속 되풀이되고 폭식 후 체중 증가를 막으려는 행동이나, 자신의 외모, 체중에 대한 불만족감이 3개월 이상 지속될 경우 폭식증 증세일 수 있다.

갈아 일어나는 한번 이상의 조증 에피소드가 특징이다. 양극성 장애 환자에게서는 우울증도 주기적으로 나타난다. 이때의 주요한 특성은 우울감, 이유 없는 불안함과 초조함, 아무것도 하고 싶지 않는 무기력과 절망들이다. 참고로 경조병(hypomania)은 조증과 감정상태가 비슷하나 집중도가 조금 낮으며 기분순환증(cyclothymia)은 양극성 장애의 경미한 유형이다.

우울장애(depressive disorder)는 조증의 병력 없이 우울 에피소드가 나타나는 질환인데 심한 불쾌감(dysphoria)과 식욕장애, 몸무게 변화, 수면장애, 자살에 대한 생각 등이 특징인 기분변조(dysthymia) 질환이다. 우울증(major depression)은 우울감과 절망감, 흥미나 쾌락의 현저한 저하, 저하되거나 증가된 식욕과 체중, 수면양의 감소나 증가, 신체적 초조 또는 활동 속도의 지체, 성욕의 상실이나 피로감, 부적절한 죄책감과 책임감, 무가치감, 집중력의 저하 또는 우유부단함, 죽음이나 자살에 대한 생각 등이 2주 이상 지속되고 사회생활에 장애를 일으키는 증상을 말한다.

인격장애(人格障碍, personality disorders)는 자신에 관련되고 인지되는 방법을 형성하는 인격이 사회적으로 제대로 기능하지 못하는 장애이다(홍준현 외, 2013: 592). 주로 습관, 성격, 사고방식 등이 사회적 기준에서 극단적으로 벗어나서 사회 생활에 문제를 일으키는 경우를 말한다. 인격장애는 대인관계에서의 부적응, 타인을 괴롭히는 경향, 자기중심적인 인간관계 등을 나타낸다. DSM-IV-TR에 따르면 인격장애는 사회의 기대에서 현저히 벗어난 내적 경험과 행동이 지속적으로 표출되며 인지(자신, 타인, 사건의 지각과 해석 방식), 정동(정서 반응의 범위, 강도, 가변성, 적절성), 대인관계 기능, 충동 조절 영역에서 두 개 이상의 일탈이 나타나면 인격장애로 볼 수 있다. 참고로 반사회적(antisocial)이라는 것은 다른 사람에 대한 관심과 애착이 없고 도덕적 기준이 미약한 것을 말하며 자기애적(narcissistic)이라는 것은 스스로를 중요하고 독특하다고 생각하는 과대감각이다. 편집장애(paranoid)는 자주 화를 내며 다른 사람을 계속해서 의심하고 믿지 못하는 증세이며 정신분열적(schizoid) 성격은 정서적으로 차고 냉담하며 강한 감정이 종종 나타난다.

정신분열증(schizophrenia)은 현실로부터 이탈되어 혼란에 빠진 사고와 갈등의 내부세계로 들어가기 때문에 보통의 사회생활과 인간관계를 유지하는 것이 어려워지는 질환이다(홍준현 외, 2013: 593). 뇌의 활동이 장애를 받아 현실을 올바르게 판단하는 능력이 방해를 받거나 감정의 통제와 올바른 의사 결정을 할 수 없게 된다. 우리나라 인구의 1% 정도가 일생 동안 정신분열증 진단을 받은 적이 있는 것으로 추정된다. 발병전 환자는 다른 사람들과는 다르게 생각하고 느끼는 대인관계 장애나 충동 조절 같은 어려움을 가진 경우가 빈번하다. 정신분열증 환자들은 이러지도 못하고 저러지도 못하는 양가감정을 느끼는 경우가 많아 예측할 수 없고 일관성이 없는 급격한 행동변화를 자주 보이며 변덕스럽고 충동적인 행동을 한다. 또한 의지의 약화로 우유부단하고 능동성과 자발성이 없으며 목표를 끈기 있게 추구하지 못하게 된다. 정신분열증 환자에게서는 듣고, 보고, 냄새 맡고, 맛을 보고 감촉을 느끼는 오감 중 어떤 감각에서도 이상이 나타날 수 있다. 제일 흔한 것은 환청으로 이는 주변에 아무도 없고 또한 주위의 사람이 자기에게 말한 적이 없는데도 사람의 말소리가 귀에 들리는 현상이다. 정신분열증 환자들이 보이는 증상을 살펴보면 망상(delusion)은 이성에 의해 바로 잡을 수 없는 잘못된 확신이고 환각(hallucination)은 외부 세계에 존재하지 않는 감각이며 단조로운 정감(flat affect)은 정서의 외부표현이 단조로운 목소리나 표정 없는 얼굴로 점철된다. 정신분열증은 정서박리를 통해 외부세계에 대한 대인기능이 제대로 작동하지 못하여 자폐증이 나타난다. 정신분열증의 유형에는 혼란된 말과 행동, 단조롭고 부적절한 감정이 특징인 해체성(disorganized type) 또는 파과형(hebephrenic), 말을 하지 않고 움직이지도 않으며 외부환경에 대한 반응도 없는 긴장형 혼미(catatonic stupor)가 특징인 긴장형(catatonic type), 현저한 과대망상 또는 피해망상과 환각이 특징인 망상형(paranoid type)이 있다.

성적 질환(sexual disorder)과 **성 정체성 질환(gender identity disorders)**을 살펴보면 우선 **성도착증(性倒錯症, sexual perversion)**은 이성보다 사물이나 동성에 대해 성적 흥미를 보이며 정상적인 성교가 아닌 다른 성적 행동이나 상상을 통해 성행위가 이루어지는 정신질환이다. 변태성욕(paraphilias)은 반복되는 집중적 성충동, 환상 또는 특이한 대상, 활동 또는 상황의 성적 행동으로 비정형 성도착증(atypical paraphilia)으로도 불린다. **노출증(露出症, exhibitionism)**은 낯선 사람 앞이나 공공 장소에서 자신의 성기를 반복적으로 노출시키는 경향으로 노출 당시 성적 흥분이나 만족을 얻는다. **소아애(小兒嗜好症, pedophilia)**는 사춘기 이전 또는 사춘기 초기 아이와의 성적 공상으로 흥분을 얻는 증상이다. **여성물건애(女性物件愛, fetishism)**는 여성의 물건을 통해 성적 만족을 찾는 것으로 성적 각성과 만족을 위한 자극제로 어떤 물건에 의존한다. **성기능장애(sexual dysfunctions)**는 성적욕구의 장애 또는 성적 반응에서의 성 심리적 변화인데 신체적 장애에 기인하지 않는 발기부전, 조기 사정(조루), 성교통증 등이 예이다. **성적피학증(性的被虐症, sexual masochism)**은 성 상대자로부터 매를 맞고 묶이거나 고통을 당함으로써 성적 만족을 얻는다. 반대로 **성적가학증(性的加虐症, sexual sadism)**은 상대방을 학대하면서 성적 만족을 얻는다(지제근, 2004: 7). **관음증(觀淫症, voyeurism)**은 타인의 나체나 성행위를 몰래 봄으로써 만족을 얻는 성적 도착증이다. **의상도착증(衣裳倒錯症, transvestism)**은 주로 성적 흥분을 얻기 위해 남성이 여성의 옷을 입는 증상이다. 한편 수간(獸姦, zoophilia)은 동물과의 성관계에서 성적 흥분을 추구하는 것이다.

성적 동일성 장애로는 이성이 되고 싶다는 욕망과 함께 자기 성에 대한 지속적 번민을 특징으로 하는 소아기의 성적 동일성 장애(child gender identity disorder)와 본인의 해부학적 성에 대한 불편감을 가지고 있으면서 자신과 반대되는 성으로 인정받고 싶은 욕망인 성전환증(transsexualism)이 있다.

물질관련 질환(substance-related disorders)은 사람의 중추신경계에 영향을 주는 물질의 주기적 복용과 관련된 증상과 변화를 특징으로 한다(그림 20-1). **신체적 의존성(physical dependence)**은 약물을 갑자기 끊었을 때 금단증상이 시작되는 것이며 정신적 의존증(psychological dependence)은 부작용에도 불구하고 약물을 계속해서 먹으려는 강박관념이다(홍준현 외, 2013: 596-597). **내성(tolerance)**은 의존성의 주요한 증거인데 약물의 효과가 감소되는 것을 말한다. 약물오용과 의존성에 관련된 물질들을 살펴보면 암페타민(amphetamines)은 불안, 사회적 격리, 서맥, 혈압감소, 근무력 증상을 나타내며 경구로 복용하거나 또는 정맥주사에 이용되는데 benzedrine, dextroamphetamine, 각성제 등이 예이다. 알코올(alcohol)은 불안정한 언어, 협조 불능, 의식혼탁, 혼수 등의 증상을 보이는데 **정신활성약물(cannabis, cocaine, heroin, amphetamines)**의 이용이나 오용과 관련된다.[4] **아편유사제(opioids)**는 마취제나 진통제로 처방되는데 증상은 동공수축, 황홀감, 졸음이다. 종류에는 heroin, morpine, codeine, methadone 등이 있다. 코카인(cocaine)은 주로 코카인 염산염 분말로 사용하며 코로 마시면 점막을 통해 혈류로 흡수된다. 이것은 혈관수축, 빈맥, 고혈압, 황홀감을 생성시키는 흥분제로 정맥주사로 맞거나 헤로인과 섞어 사용한다. **대마초(cannabis, marijuana)**는 대마로부터 추출된 정신활성 합성물로 마리화나, 하쉬쉬, 정제된 delta-9-tetrahydrocannabinol(THC)가 해당되며 증상은 황홀감, 식욕증가, 빠른맥, 판단력 이상이다. **환각제(hallucinogens)**에는 lysergic acid diethylamide(LSD), mescaline (peyote), phencyclidine(PCP) 등이 있는데 중추신경의 흥분상태, 과잉활동, 환각 등을 일으킨다. 분노를 가라앉히고 긴장이완, 황홀감, 최면의 효과를 주는 약물에는 진정제(sedatives), 최면제(hypnotics), 불안제거약(anxiolytics) 등이 있다. 이들을 복용하면 불분명한 말, 차고 끈적끈적한 피부, 혼수상태 등이 나타나는데 barbiturates(phenobarbital, secobarbital), diazepam, meprobamate 등이 예이다.

4) 익명의 알코올중독자들(alcoholics anonymous; AA)은 입원치료가 끝나 통원치료를 하고 있거나, 외출이나 교통수단 이용이 가능하다면 다른 정신과적 치료와 병행하여 만성질환인 알코올 중독을 다스리기 위해 교류하는 지지모임이다.

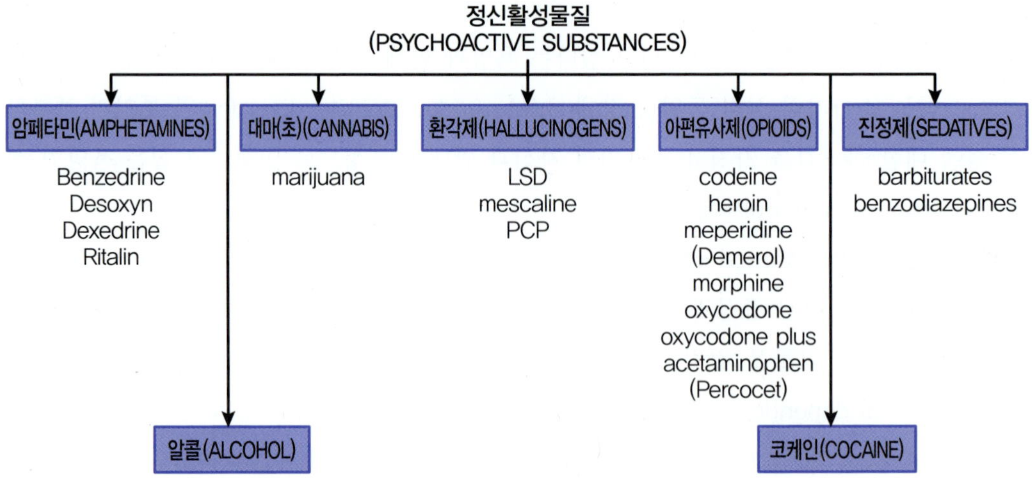

[그림 20-1] 정신활성물질(Chabner, 2014: 932를 참고)

[참고] 알코올 의존증(alcoholism)

알코올 의존증은 정신 질환으로 알코올 음료에 의존증이 있어 정상적인 생활에 어려움이 있는 상태이다. 알코올 의존증은 의학적으로 주의 깊게 취급되는데 생리학적 원인과 심리학적 원인으로 분류된다. 체내의 알코올 대사 과정에서 발생하는 이소퀴놀란스와 테트라하이드로는 모르핀과 비슷한 물질로 동물 실험에서 알코올 선호를 높인다. 이 물질로 인해 알코올 의존증 환자는 술을 끊을 경우 오한, 구토, 무력감 등의 금단 증상을 겪는다. 우리나라 통계청에 따르면 알코올 남용 유병률은 남성 23.7%, 여성 1.3%였으며, 알코올 의존은 각각 19.2%, 0.9%였다. 섭취한 알코올은 위에서 25%, 장에서 75%가 흡수된다. 알콜은 간에서 90–98% 대사되며 나머지는 소변, 땀 등으로 배출된다. 간에서 일어나는 알코올 대사는 대부분 알코올 탈수소효소에 의해 아세트알데히드로 산화되고, 일부분은 미토콘드리아에서 MEOS(microsnal ethanol–oxidizing system)에 의해 산화된다. 아시아인의 절반은 알코올 탈수소효소가 변이되어 있어 술을 마신 후 짧은 시간 내에 혈중 아세트알데히드 수치가 올라가 알코올 홍조를 보인다.

3) 주요 어휘

단어	의미	용어구조	영어 의미	한글 뜻
schizophrenia	정신분열증	schiz/o	split	갈라짐
		phren/o	mind	마음
psychosis	정신증	psych/o	mind	마음
psychotherapy	정신치료	–therapy	treatment	치료
schizoid	분열성, 분열병질의	schiz/o	split	갈라짐
paraphilia	성욕도착증	para–	abnormal	비정상의
		phil/o	attraction to	이끌림
psychosomatic	심신의(정신신체의)	psych/o	mind	마음
		somat/o	body	신체
somatoform disorder	신체형 장애	–form	resembling	닮음

해설

Schizophrenia([skìtsəfríːniə])는 'any of several psychotic disorders characterized by distortions of reality and disturbances of thought and language and withdrawal from social contact'로 말과 행동이 극도로 분열증적인 '정신분열증'을 의미한다.[5)] **Psychosis**([saikóusis])는 'any severe mental disorder in which contact with reality is lost or highly distorted'로 '정신병' 또는 '정신이상'이다. **Paraphilia**([pærəfíliə])는 'abnormal sexual activity', 즉 '성적 도착'이다. **Somatoform disorder**는 내과적 이상이 없는데 다양한 신체증상을 계속 호소하는 '신체화 장애'이다.[6)]

5) 정신분열병이란 사고(思考), 감정, 지각(知覺), 행동 등 인격의 여러 측면에 걸쳐 광범위한 임상적 이상 증상을 일으키는 정신 질환이다. DSM–IV의 진단기준에 따르면 정신분열증은 망각, 환각, 혼란스러운 언어, 긴장성 행동, 무언증 중에서 두 개 이상의 증상이 한 달 넘게 지속되어야 한다.

6) 신체화 장애 환자는 증상에 대해서 모호하고 과장되게 느껴서 여러 진단적 검사를 받게 되지만 이러한 증상을 뒷받침할 수 있는 신체적인 질환은 발견할 수 없다. 증상은 운동마비 · 실명과 같은 신경과적인 증상을 비롯하여 복통과 같은 위장증상, 월경통, 불감증, 현기증 및 통증 등이 나타나고, 여기에 수반하여 불안장애 · 우울증 · 약물남용 등의 증상도 나타난다.

단어	의미	용어구조	영어 의미	한글 뜻
hallucinogen	환각제	hallucin/o	hallucination, to wander in the mind	환각의
hypomania	경조병	hypo-	deficient, less than, below	부족한, 이하의
		-mania	obsessive preoccupation	강박적 몰두
psychiatrist	정신과의사	psych/o	mind	마음
		iatr/o	treatment	치료
mental	정신의	ment/o	mind	마음
anxiolytic	불안제거약	anxi/o	uneasy, anxious, distressed	불안한, 걱정스러운
neurosis	신경증	neur/o	nerve	신경
		-osis	condition (usually abnormal)	비정상적 상태
autism	자폐증	aut/o	self	자신

해설

Hallucinogen([həlúːsənədʒənl-dʒèn])은 뇌신경계에 작용하여 실제로 존재하지 않는 이상한 감각인 환각을 유발하는 '환각제(幻覺劑)'이다.[7] **Hypomania**([hàipəméiniə])는 정신장애 때문인지 환경 변화에 의한 것인지 구분되지 않을 만큼 표정이 생기 있고 동작도 원활한 가벼운 조병상태인 '경조병(輕躁病)'이다. **Anxiolytic**([æŋzioulítik])은 불안을 제거하는(anxiety relieving) '불안 완화제'이다.[8] **Neurosis**([njuəróusis])는 'a mental or personality disturbance not attributable to any known neurological or organic dysfunction'으로 우리가 흔히 노이로제라고 부르는 '정신 신경증'이다. **Autism**([ɔ́ːtizm])은 'an abnormal absorption with the self'인데 의사소통과 사회적 상호작용 이해 능력에 저하를 일으키는 신경발달 장애로 '자폐증(自閉症)'이다.

7) 브리태니카 사전에 따르면 환각제는 다음과 같이 설명된다: "Hallucinogen is a psychoactive drug that induces hallucinations or altered sensory experiences."

8) Antihistamines, Hydroxyzine, Benzodiazepines, Lorazepam 등이 있다.

단어	의미	용어구조	영어 의미	한글 뜻
dysphoria	불쾌	dys– –phoria	bad, painful feeling, bearing	통증의 느낌
cyclothymia	순환성 기분장애	cycl/o –thymia	recurring sequence mind	순환 마음
apathy	무관심, 냉담	a–, an–	no, not	없는
catatonic stupor	긴장성 혼미	cata– ton/o	down tension	아래 긴장
euphoria	도취감, 쾌감	eu– –phoria	good, well feeling, bearing	좋은 정서
dysthymia	기분변조, 기분부전증	–thymia	mind	마음
hypochondriasis	건강염려증	chondr/o	cartilage	연골
hypnosis	최면법	hypn/o	sleep	수면

해설

Dysphoria([disfɔ́ːriə])는 'abnormal depression and discontent'로 심리정서적인 '불쾌', '불안'이다. **Cyclothymia**([sàikləθáimiə])는 'a mild bipolar disorder that persists over a long time'로 순환기질의 '조울증'이다. 순환성 기분장애는 경조증과 심하지 않은 우울증이 반복한다. 참고로 양극성 장애(bipolar disorder)는 두 가지 유형이 있는데 제I형은 조증과 심한 우울상태가 주기적으로 반복되며 일반적으로 우울증이 더 현저하다. 제II형 양극성 장애는 경한 조증과 심한 우울증이 나타나지만 심한 조증은 나타나지 않는다. 그러나 단극성 우울장애와는 구분된다. **Euphoria**([juːfɔ́ːriə])는 'a feeling of great elation'로 심리적으로 행복감이 과도하여 스스로 도취되는 증상이다. **Dysthymia**([disθáimiə])는 'mild chronic depression'으로 '기분 변조'이다. 이러한 기분부전증은 기분부전장애라고 불리며 우울증의 한 형태이다. **Hypnosis**([hipnóusis])는 'a state that resembles sleep but that is induced by suggestion'으로 '최면'이다.

단어	의미	용어구조	영어 의미	한글 뜻
psychogenic	심인(성)의	psych/o –genic	mind produced by	마음 ~생성의
kleptomania	도벽(도벽광)	klept/o –mania	to steal obsessive preoccupation	훔침 강박적 몰두
pyromania	방화벽(방화광)	pyr/o	fire, heat	불, 열
paranoia	편집증	para– no–	abnormal mind(nous)	비정상적인 마음
agoraphobia	광장공포증	agora– –phobia	marketplace fear(irrational and often disabling)	시장 두려움
neuroleptic drugs	신경이완제	–leptic	to seize hold of	~을 (움켜)잡다
xenophobia	외인(타인)공포증	xen/o	stranger	낯선 사람

해설

Psychogenic([saikədʒénik])은 'of or relating to the psychological cause of a disorder'로 '심인성의'이다. **Kleptomania**([klèptəméiniə])는 'an irresistible impulse to steal in the absence of any economic motive'로 '병적 도벽'이다. 도벽(盜癖)은 습관적으로 타인의 물건을 훔치는 행위이다. 반면 **pyromania**([pàirəméiniə])는 'an uncontrollable desire to set fire to things'로 '방화광(放火狂)'이다. **Paranoia**([pærənɔ́iə])는 'a psychological disorder characterized by delusions of persecution or grandeur'로 '편집광'(과대망상광)이다. 도벽이나 방화광, 편집광 모두 이러한 반사회적인 행동이나 집착에서 심리적 쾌감을 얻는 정신질환이다. **Agoraphobia**([ægərəfóubiə])는 'a morbid fear of open spaces'로 '광장(廣場)공포증'이다. 이것의 반대말은 claustrophobia([klɔ̀ːstrəfóubiə])로 '폐쇄공포증'이다. 이들은 광장이나 밀실 같은 상황에서 공황발작 등이 생길 경우 도움을 받기 어려운 장소에 있다는 것에 대한 불안증이다. **Xenophobia**([zènəfóubiə])는 'a fear of foreigners or strangers'로 '외국인 혐오증'이다. 이것은 외국인 또는 이민족을 혐오 또는 배척하는 것으로 이방인이라는 의미의 '제노'(xeno)와 혐오를 의미하는 '포비아'(phobia)가 합성된 말이다.

4) 정신치료와 약물요법

정신치료요법(psychotherapy)을 살펴보면 **놀이요법(play therapy)**은 놀이를 통해 어린이가 직접 대화할 수 없었던 갈등이나 느낌을 표현하도록 유도한다. **가족요법(family therapy)**은 내부갈등을 해결하고 이해시키려는 가족의 치료법이고 **집단요법(group therapy)**에는 심리극(psychodrama)이 유명한데 비슷한 환자집단이 토론과 상호작용을 통해 자신에 대한 통찰력을 얻는 것이다. **인지행동요법(cognitive behavior therapy)**은 훈련과 반복에 의해 행동양식의 변화와 반응을 보는 것으로 불안을 제거하고 두려움 치료에 사용된다. **정신분석(psychoanalysis)**은 환자의 무의식적인 정서가 나타나게 하여 행동에 변화를 주고 내부갈등을 풀도록 하는 심리치료인데 자유연상(free association), 감정 전이(transference), 꿈의 해석(dream interpretation)이 있다. **성치료법(sex therapy)**은 성기능 부전에 쓰이는데 불감증(frigidity), 발기부전(impotence), 조루(premature ejaculation)가 예이다. **전기경련요법(electroconvulsive therapy; ECT)**은 주로 심한 우울증이나 양극성 장애에 이용되는데 전류를 뇌에 통하게 하여 경련과 무의식을 유도하는 치료법이다.

약물요법(drug therapy)은 약물을 이용하여 정신질환을 억제하거나 증상을 감소시킨다. **신경안정제(神經安定劑, tranquilizer)**는 기능항진 · 불안 · 긴장 상태를 완화시키는데 사용되는 화합물이다. 신경안정제는 화학적으로 네 종류로 나뉜다. 첫째, 페노티아진계는 클로르프로마진이 가장 오래된 약물이다. 둘째, 알칼로이드계에는 레세르핀이 유명하다. 셋째, 디페닐메탄계에는 베낙티진이 있고 넷째, 프로판디올계에는 메프로바메이트가 대표적이다(홍준현 외, 2013: 600).

항우울제(antidepressants)는 SSRIs(selective serotonin reuptake inhibitors)의 경우 프로작(fluoxetine) 같은 약으로 기분, 의식, 신체적 활동, 수면의 패턴을 향상시키며 Tricyclic antidepressants는 세 개의 연합된 고리형의 화학구조를 갖는데 신경말단 부위에서 신경전달물질을 흡수한다. Monoamine oxidase(MAO) inhibitors는 신경전달물질을 감소시키는 MAO 효소를 억제한다. Atypical antidepressants는 기타 항우울제이다. 이들은 우울 증상을 전화시키는데 도움을 준다.

항불안제와 항공황제(antianxiety and antipanic agents)에는 benzodiazepines가 불안, 긴장, 공황발작 증상을 감소시킨다. **항강박장애제(anti-obsessive-compulsive disorders agents)**는 강박장애를 완화시키며 **항정신병제(antipsychotic, neuroleptics)**는 정신적 증상이나 행동을 교정하는데 phenothiazines가 있다. **최면제(hypnotics)**는 수면을 유도하고 불면

증을 완화시키는데 benzodiazepines가 예이다. **기분 안정제(mood stabilizers)**에는 Lithium 같은 것이 있는데 조증을 완화하며 양극성 장애를 치료하는데 사용된다. **흥분제(stimulants)**는 집중력부족, **활동항진장애(attention-defect hyperactivity disorder; ADHD)**가 있는 아동에게 처방된다. **신경이완제(neuroleptic)**의 부작용은 장기복용시 **지발성 디스키네시아(tardive dyskinesia)** 같은 질환이 발생할 수 있다는 점이다.

제20강 문제풀이

1. 다음 중에서 피해망상과 과대망상이 혼합된 질환은?

① hallucination
② paranoia
③ anxiety
④ amnesia
⑤ mania

2. 다음 중 용어의 해석이 올바르지 않은 것은?

① euphoria – 황홀감
② mutism – 함묵증
③ obsession – 강박
④ autism – 해리
⑤ compulsion – 강박

3. 대표적인 섭식장애의 하나로 살을 빼려는 행동을 지속적으로 하는 것은?

① anorexia nervosa
② bulimia nervosa
③ mood disorders
④ dissociative
⑤ dementia

4. 조증의 병력 없이 우울 에피소드가 나타나는 질환은?

① voyeurism
② pedophilia
③ schizophrenia
④ personality disorders
⑤ depressive disorder

정답	1. ② 2. ④ 3. ① 4. ⑤

부록

약어목록

약어	본디말	뜻
AB	Abortion	유산
ABGA	Arterial blood gases	동맥혈 가스분석
ABO	Three main blood types	중요한 세 개의 혈액형(ABC형)
AC joint	Acromioclavicular joint	봉우리 빗장뼈 관절
ACTH	Adrenocorticotropic hormone	부신피질자극호르몬
AD	Right ear(Latin, auris dextra)	오른쪽 귀
AD	Alzheimer disease	알쯔하이머병
ADH	Antidiuretic hormone; vasopressin	항이뇨호르몬
AF	Atrial fibrillation	심방잔떨림
AFB	Acid–fast bacillus	결핵의 원인이 되는 균
AFP	Alpha–feetoprotein	알파태아단백
AIDS	Acquired immunodeficiency syndrome	후천성 면역결핍증후군
alkphos	Alkaline phosphatase	알칼리성 인산효소(포스파타제)
ALL	Acute lymphocytic leukemia	급성 림프성 백혈병
ALS	Amyotrophic lateral sclerosis	근위축성 축삭경화증
ALT	Alaninetransaminase	간기능 효소검사
AML	Acute myelogenous leukemia	급성 골수성 백혈병
ANA	Antinuclear antibody	항핵항체
Angio	Angiography	혈관조영술
AOM	Acute otitis media	급성 중이염
AP	Anteroposterior	전후의
ARDS	Adult (or acute) respiratory distress syndrome	급성 호흡곤란증후군
ARF	Acute renal failure	급성 콩팥기능상실
AS	Aortic stenosis	대동맥(판)협착증
AS	Left ear(Latin, auris sinistra)	왼쪽 귀
ASD	Atrial septal defect	심방중격결손
AST	Aspartic acid transaminase (Enzyme tests of liver function)	간기능 효소검사
AU	Both ears(Latin, uterque)	양쪽 귀

약어	본디말	뜻
AV, A-V	Atrioventricular	방실의
Ba	Barium	바륨
baso	Basophils	호염기구(백혈구)
BBB	Bundle branch block	각블록
BE	Barium enema	바륨관장 X-ray
BM	Bowel movement	장운동
BMR	Basal metabolic rate	기초대사율
BMT	Bone marrow transplant	골수이식
BP	Blood pressure	혈압
BPH	Benign prostatic hyperplasia	양성 전립샘 증식
BRBPR	Bright red blood per(through) rectum; hematochezia	혈변배설
Bronch	Bronchoscopy	기관지내시경검사
BUN	Blood urea nitrogen	혈액뇨질소
bx	Biopsy	생검
C1-C7	Cervical vertebrae	목뼈
Ca	Calcium	칼슘
Ca	Cancer	암
CABG	Coronary artery bypass graft	심장동맥 바이패스 이식술
CAOD	Coronary artery obstructive disease	심장동맥 폐색성질환
CAPD	Continuous ambulatory peritoneal dialysis	지속적 활동성 복막 투석
CAT	Computerized axial tomography	전산화 축성 단층촬영술
Cath	Catheter, Catheterization	도관법
CBC	Complete blood count	전혈구계산치
CCU	Coronary care unit	심장동맥질환 집중치료실
CD4+	protein on Tcell helper lymphocyte that is infected with HIV in AIDS	에이즈바이러스, HIV에 감염되는 T세포 림프구에 있는 단백
CEA	Carcinoembryonic antigen	암태아성 항원
CHD	Congenital heart disease	선천성심장질환

약어	본디말	뜻
chemo	Chemotherapy	화학요법
CHF	Congestive heart failure	울혈성 심장기능상실
CIN	Cervical intraepithelial neoplasia	자궁목 상피내신생물
CIS	Carcinomainsitu	상피내암
CKD	Chronic kidney disease	만성 콩팥 질환
CLL	Chronic lymphocytic leukemia	만성 림프성 백혈병
CMF	Cytoxan, methotrexate, 5-fluorouracil	복합 화학요법
CML	Chronic myelogenous leukemia	만성 골수성 백혈병
CMV	Cytomegalovirus	에이즈에서 HIV에 함께 감염된 기회감염의 원인이 되는 바이러스
CNS	Central nervous system	중추신경계
COPD	Chronic obstructive pulmonary disease	만성 폐쇄성 폐질환
CPK	Creatine phosphokinase	심장이나 골격근 손상시 혈류로 방출됨
CPR	Cardiopulmonary resuscitation	심폐소생술
CR	Complete response	완전한 반응
CRF	Chronic renal failure	만성 콩팥기능상실
Crypto	Cryptococcus	크립토콕커스
CS	Cesarean section	제왕절개술
C-section	Cesareansection	제왕절개술
CSF	Cerebrospinal fluid	뇌척수액
C-spine	Cervical spine films	목뼈영상
CT scan	computed tomography	컴퓨터 단층촬영
CTA	Clear to auscultation	청진시 깨끗함
CTS	Carpal tunnel syndrome	팔목터널증후군
CVP	Central venous pressure	중심정맥압(상대정맥의 도관으로 측정)
CVS	Cerebrovascular accident	뇌혈관사고
Cx	Cervix	자궁목
CXR	Chest X-ray	흉부 방사선 사진

약어	본디말	뜻
cysto	Cystoscopic examination	방광경 검사
D&C	Dilation(Dilatation) and curettage	확장 및 긁어냄
Decub	Decubitus(lying down)	와위
Derm	Dermatology	피부과학
DES	Diethylstilbestrol	다이에틸스틸베스테롤
DI	Diabetes insipidus	요붕증
DI	Diagnostic imaging	진단적 영상
DIC	Disseminated intravascular coagulation	파종성 혈관내 응고
diff.	Differential count(white blood cells)	백혈구 감별 계산
DLE	Discoid lupus erythematosus	원판상 홍반성 루푸스
DM	Diabetes mellitus	당뇨병
DNA	Deoxyribonuleic acid	디옥시라이보핵산
DOE	Dyspnea on exertion	운동시 호흡곤란
DPT	Diphtheria, Pertussis, Tetanus	디프테리아, 백일해, 파상풍
DRE	Digital rectal examination	수지 직장검사
DSA	Digital subtraction angiography	계수 공제 혈관조영술
DTR	Deep tendon reflexes	깊은 힘줄반사, 심부건반사
DUB	Dysfunctional uterine bleeding	기능부전성자궁출혈
DVT	Deep venous thrombosis	심부 정맥혈전
EBV	Epstein–Barr virus	엡스타인–바르 바이러스
ECC	Extracorporeal circulation	체외순환
ECC	Endocervical curttage	속자궁목 긁어냄
ECG, EKG	Electrocardiogram	심전도
ECHO	Echocardiography	초음파 심장촬영술
EDC	Estimated date of confinement	분만예정일
EEG	Electroencephalogam	뇌전도
EGD	Esophagogastroduodenoscopy	식도, 위, 십이지장경 검사
ELISA	Enzyme–linked immunosorbent assy	혈청내 HIV 바이러스의 유무를 찾는 검사

약어	본디말	뜻
EMB	Endometerialbiopsy	자궁내막생검
EMG	Electromyogram, Electromyography	근전도, 근전도검사
ENT	Ears, nose, and throat	이비인후과(학)
eos	Eosinophil	호산구
ER	Estrogen receptor	에스트로젠 수용체
ERCP	Endoscopic retrograde cholangio–pancreatography	내시경적 역행성 담관췌장조영술
ERT	Estrogen replacement therapy	에스트로젠 보상 치료법
ESR	Erythrocyte sedimentation rate	적혈구 침강속도
ESRD	End–stage renal disease	말기콩팥병
ESWL	Extracorporeal shock wave lithotripsy	체외 충격파 쇄석술
ETT	Exercise tolerance test	운동내성검사
FBS	Fasting blood sugar	공복시 혈당
FHT	Fetal heart tones	태아심박동
FSH	Follicle–stimulating hormone	난포자극호르몬
FVC	Forced vital capacity	강제폐활량
Fx	Fracture	골절
G	gravida(Pregnant)	임신
GB	Gallbladder	쓸개(담낭)
G–CSF	Granulocyte colony–stimulating factor	과립구 집락자극인자
GH	Growth hormone	성장호르몬
GI	Gastrointestinal	위장관의
GM–CSF	Granulocyte macrophage colony stimulating factor	과립구대식세포 집락자극인자
GTT	Glucose tolerance test	당부하 내성검사
GU	Genitourinary	생식비뇨기의
GYN	Gynecology	부인과
H, Hg, Hgb	Hemoglobin	헤모글로빈, 혈색소
HCD	Herniated cervical disk	목뼈 원판 전위

약어	본디말	뜻
HCG, hCG	Human chorionic gonadotropin	융모성 성선자극호르몬
Hct	Hematocrit	적혈구 용적
HD	Hodgkin disease	호지킨병
HD	Hemodialysis	혈액투석
HDL	High-density lipoproteins	고밀도지단백
HEENT	Head, eyes, ears, nose, throat	머리, 눈, 귀, 코, 목
Histo	Histoplasmosis	히스토플라스마증
HIV	Human immunodeficiency virus	인체면역결핍바이러스
HLD	Herniated lumbar disk	허리뼈 원판 전위
HNP	Herniated nucleus pulposus	수핵탈출
HPV	Human papilloma virus	인체유두종바이러스
HSG	Hysterosalpingography	자궁자궁관촬영술
HSV	Herpes simplex virus	단순포진 바이러스
IBD	Inflammatory bowel disease	염증성장질환
ICP	Intracranial pressure	두개내압
ICSH	Interstitial cell-stimulating hormone	사이질세포자극호르몬
ICU	Intensive care unit	집중치료실(중환자실)
IDDM	Insulin-dependent diabetes mellitus	인슐린의존성 당뇨병
IgA, IgD, IgE, IgG, IgM	Immunoglobulin	면역글로불린
IHD	Ischemic heart disease	허혈성 심장질환
IM	Intramuscular	근육내의
IPPB	Intermittent positive-pressure breathing	간헐적 양압환기법
IUD	Intrauterine device; contraceptive	자궁내 기구(피임기구)
IUP	Intrauterine pregnancy	자궁내 임신
IVP	Intravenous pyelogram	정맥내 콩팥깔대기조영상
K	Potassium	포타슘(칼륨)
KS	Kaposi sarcoma	카포시육종

약어	본디말	뜻
KUB	Kidney, ureter and bladder	콩팥, 요관, 방광 X-ray 검사
L1-L5	Lumbar vertebrae	허리뼈
LAT	Lateral	측변
LBBB	Left bundle branch block	좌각차단
LDH	Lactate dehydrogenase	근육이 죽으면 나오는 효소
LDL	Low-density lipoproteins	저밀도지단백
LE cell	Lupus erythematosus cell	LE세포, 홍반성 루푸스세포
LFTs	Liver function tests; alkphos, bilirubin, AST(SGOT), ALT(SGPT)	간기능 검사
LGI	Lower gastro intestinal series	하부소화관시리즈
LH	Luteinizing hormone	황체형성호르몬
LLL	Left lower lobe	폐의 좌하엽
LMP	Last menstrual period	최종 월경기
LP	Lumbar puncture	허리뼈천자
LS Films	Lumbosacral spine films	허리, 엉치뼈 필름
LV	Left ventricle	좌심실
LVH	Left ventricular hypertrophy	좌심실 비대
lymphs	Lymphocytes	림프구
MAI	Mycobacterium avium-intracellular	에이즈 환자에서 볼 수 있는 세균성 질환의 원인
MCH	Mean corpuscular hemoglobin	평균 적혈구 혈색소량(헤모글로빈량)
MCHC	Mean corpuscular hemoglobin concetration	평균 적혈구 혈색소 농도
MCV	Mean corpuscular volume	평균 적혈구 용적
mets	Metastases	전이
MI	Myocardial infarction	심근경색
mono	Monocytes	단구, 단핵세포
MR	Mitral regurgitation	승모판 역류
MRI	Magnetic resonance imaging	자기공명영상

약어	본디말	뜻
MS	Multiple sclerosis	다발성경화증
MSH	Melanocyte-stimulating hormone	멜라닌세포자극호르몬
MUGA	Multiple-gated acquisition scan	심장기능 방사능검사
multip	Multipara; multiparous	다산부(경산부의)
MVP	Mitral valve prolapse	승모판 탈출
Na	Sodium	나트륨
NED	No evidence of disease	질병의 증거가 없음
NG tube	Nasogastric tube	코위튜브
NHL	Non-Hodgkin lymphoma	비호지킨 림프종
NIDDM	Non-insulin-dependent diabetes	인슐린비의존성 당뇨병
NPO	Nothing by mouth(nulla per os)	금식
NSCLC	Non-small cell lung cancer	비소세포 폐암
NSR	Normal sinus rhythm	정상동리듬
OB	Obstetrics	산과
OMPC	Otitis media purulent, chronic	만성 화농성 중이염
OPCs	Oral contraceptive pills	경구피임약
Ortho	Orthopedics, Orthopaedics	정형외과학
P	Phosphorus	인
PA	Posteroanterior	후전의
PAC	Premature atrial contraction	심방조기수축
Pap smear	Papanicolaou smear	파파니콜라우 도말검사
Para2-0-1-2	Woman's reproductive history: 2 fullterm infants, 0 preterm, 1 abortion, 2 living children	여성의 분만력: 2 만삭 분만, 0 조산, 1 유산, 2 생존아
Path	Pathology	병리학
PCP	Pneumocystis carinii pneumonia	에이즈 관련성 기회감염
PD	Peritoneal dialysis	복막 투석
PDA	Patent ductus arteriosus	동맥관 개방
PE tube	Polyethylene ventilating tube placed in the eardum	고막에 놓는 환기 튜브

약어	본디말	뜻
peds	Pediatrics	소아과학
PEEP	Positive end expiratory pressure	기도의 압력이 대기압보다 높게 유지되게 하는 인공호흡기
PET	Positron emission tomography	양전자 방출 단층촬영술
PFT	Pulmonary function test	폐기능검사
PID	Pelvic inflammatory disease	골반염증성질환
PKU	Phenylketonuria	페닐케톤뇨증
PMN, PMNL	Polymorphonuclear leukocyte	다형핵백혈구, 다형핵구
PMS	Premenstrual syndrone	월경전 증후군
PND	Paroxysmal(sudden) nocturnal dyspnea	발작성 야간 호흡곤란
poly	Polymorphonuclear leukocyte	다형핵백혈구, 다형핵구
PPD	Purified protein derivative	결핵검사에 사용되는 물질
PR	Partial responses	종양의 크기는 원래의 반이됨
primip	Primipara; Primiparous	초산부(초산의)
PRL	Prolactin	프로락틴, 황체자극호르몬
prot.	Protocol	원부
PSA	Prostate specific antigen	전립샘 특이항원
PSCT	Peripheral stem cell transplant	말초줄기세포 이식
PT	Prothrombin time	프로트롬빈시간
PTCA	Percutaneous transluminal coronary angioplasty	피부경유 내강경유 심장동맥 확장술
PTC	Percutaneous transhepatic cholan–giography	피부경유 간경유담관조영술
PTH	Parathyroid hormone(parathormone)	부갑상샘 호르몬
PTT	Partial thromboplastin time	부분트롬보플래스틴시간
PUD	Peptic ulcer disease	소화성 궤양 질환
PUVA	Psoralen–ultraviolet A light therapy	PUVA(소랄렌–자외선 A) 광선요법
PVC	Premature ventricular contraction	심실조기수축
RA	Rheumatoid arthritis	류마티스관절염

약어	본디말	뜻
rad	Radiation absorbed dose	방사선 흡수량
RBBB	Right bundle branch block	우각차단
RBC	Red blood cell(red blood count)	적혈구 계산
RDS	Respiratory distress syndrome	호흡곤란증후군
RF	Rheumatoid factor	류마티스인자
RIA	Radioimmunoassay	방사선면역측정법
RIND	Reversible, ischemic neurological deficit	회복될 수 있는 허혈성 신경학적 결손
RNA	Ribonucleic acid	라이보 핵산
ROM	Range of motion	운동범위
SA, S-A	Sinoatrial	동방의
SARS	Severe acute respiratory syndrome	중증급성 호흡기증후군
SC	Subcutaneous	피부밑의
SCLC	Small cell lung cancer	소세포폐암
segs	Segmented, mature white bloodcells	분엽핵구(성숙 백혈구)
SGOT	Serum glutamic oxaloacetic transaminase	간기능 효소 검사
SGPT	Serum glutamic pyruvic transaminase	간기능 효소 검사
SIADH	Syndrome of inappropriate ADH	항이뇨호르몬 분비이상증후군
SLE	Systemic lupus erythematosus	전신성 홍반성 루푸스
SOB	Shortness of breath	숨이 참
SOM	Serous otitis media	장액성 중이염
SPECT	Single-photon emission computed tomography	단일광자방출 전산화 단층촬영술
STD	Sexually transmitted disease	성매개 감염성 질환
subcut	Subcutaneous	피부 밑의
T&A	Tonsillectomy and adenoidectomy	편도선과 아데노이드절제술
T1-T12	Thoracic vertebrae	등뼈
T3	Triiodothyronine	삼요드타이로닌
T4	T cell lymphocyte that is destroyed by the AIDS virus	에이즈바이러스에 의해 파괴되는 T세포 림프구

약어	본디말	뜻
T4	Thyroxine	타이록신
T8	T cell lymphocyte(cytoxic or killer cell)	T세포 림프구(세포독성, 살세포)
TAH-BSO	Toral abdominal hysterectomy with bilateral salpingo-oophorectomy	양측 자궁관-난소 절제술을 동반한 전체 복부 자궁절제술
TB	Tuberculosis	결핵
TENS	Transcutaneous electrical nerve stimulation	급, 만성 통증을 덜기 위해 피부를 통하여 신경에 전기적 자극을 주는 기구
TFT	Thyroid function test	갑상샘기능검사
TIA	Transient ischemic attack	일과성 허혈발작
TMJ	Temporomandibular joint	관자아래턱 관절
TNM	Tumor, nodes, metastases	종양, 림프절, 전이
Toxo	Toxoplasmosis(parasitic infection associated with AIDS)	톡소플라스마증 (에이즈 관련된 기생충성 감염)
tPA	Tissue plasminogen activator	혈전방지제(조직 플라스미노젠 활성제)
TPN	Total paraenteral nutrition	전비경구적 영양
TRUS	Transrectal ultrasound	직장경유 초음파검사
TSH	Thyroid stimulating hormone	갑상샘자극호르몬
TURP	Transurethral resection of the prostate	요도경유 전립샘절제술
UA	Urinalysis	소변검사, 요분석검사
UC	Uterine contractions	자궁 수축
UGI	Upper gastrointestinal(series)	상부위장관(조영술)
URI	Upper respiratory infection	상기도 감염
US, U/S	Ultrasound	초음파
UTI	Urinary tract infection	요로 감염
V/Q scan	Ventilation-perfusion scan(lung scan)	폐모세혈관을 통해 폐환기 면적과 혈액환류를 조사하는 방사능검사
VCUG	Voiding cystourethrogram	배뇨성요도방광조영상
VEGF	Vascular endothelial growth factor	혈관내막성장인자
VLDL	Very low density lipoproteins	초저비중지(질)단백

약어	본디말	뜻
VQ	Ventilation-perfusion scan of the lungs	폐의 환기, 환류스캔
VSD	Ventricular septal defect	심실중격결손
VT	Ventricular tachycardia	심실 빠른맥
WBC	White blood cell(white blood cell count)	백혈구계산
XRT, RT	Radiation therapy	방사선 요법
^{131}I	Radioactive iodine	방사선 요오드
17-OH	17-hydroxycorticosteroids	17-하이드록시코르티코스테로이즈
5-FU	5-fluorouracil	5-플로오로우라실
67Ga	Radioactive gallium	방사선 갈륨(전신뼈스캔에 사용)
99mTc	Radioactive technetium	방사능 테크네튬

REFERENCE

참고문헌

[국내문헌]

강성구,「인체생물학」, 아카데미서적, 2004.

강영희,「생명과학대사전」, 아카데미서적, 2008.

권오길,「달과 팽이」, 지성사, 2005.

권석만,「현대이상심리학」(2판), 학지사, 2013.

김범준, 복잡계로서의 사회와 사회물리학, 〈복잡계 워크샵〉, 삼성경제연구소, 2006.

김상균,「동물해부생리학」, 유한문화사, 2006.

다비-앨런 샤브너, 박경한 외 옮김,「필수의학용어」, 범문에듀케이션, 2013.

송애랑 외,「알기 쉽게 풀이한 의학용어」(2판), 아카데미아, 2013.

애듀팩토리 편집부,「의무기록사 의학용어」, 애듀팩토리, 2013.

윌리엄 K. 펄브스 외, 홍영남 외 옮김,「생명 생물의 과학」, 라이프사이언스, 2012.

용강정부,「수의임상병리」, 기전연구사, 2000.

이성주,「인체의 신비」, 살림, 2003.

조지 B. 존슨, 전병학 옮김,「생명 과학」, 동화기술, 2007.

지제근,「의학용어사전」(2판), 아카데미아, 2013.

______,「알기 쉬운 의학용어 풀이집」(3판), 고려의학, 2004.

진 T. 데널 & 필리스 E. 데비스, 이창현 외 옮김,「체계적인 학습방법으로 익히는 의학용어」, 메디컬코리아, 2011.

화학용어사전편찬회,「화학용어사전」, 일진사, 2006.

홍준현 외,「최신의학용어」, 현문사, 2013.

후아니타 데이비스, 조진만 외 옮김,「기초 의학용어」, 메디컬코리아, 2008.

[국외문헌]

Alberts B, et al. *Molecular Biology of the Cell*(5th Ed). New York and London: Garland Science, 2007.

Beck G, Habicht GS. Immunity and the Invertebrates. *Scientific American*, pp. 60~66. (Accessed July 16, 2010).

Chabner D-E. *The Language of Medicine* (10th Ed). New York: Elsevier, 2014.

Campbell GR, Pasquier E, Watkins J, et al. The glutamine-rich region of the HIV-1 Tat protein is involved in T-cell apoptosis. *Journal of Biological Chemistry* 2004; 279(46): 48197-48204.

Hack WW, et al. Previous testicular position in boys referred for an undescended testis: further explanation of the late orchidopexy enigma? *BJU International* 2003; 92: 293-296.

Halkitis PN, Pandey Mukherjee P, Palamar JJ. Longitudinal modeling of methamphetamine use and sexual risk behaviors in gay and bisexual men. *AIDS and Behavior* 2008; 13(4): 783-791.

Kaleebu P, French N, Mahe C, et al. Effect of human immunodeficiency virus (HIV) type 1 envelope subtypes A and D on disease progression in a large cohort of HIV-1-positive persons in Uganda. *Journal of Infectious Diseases* 2002; 185(9): 1244-1250.

Kessler RC, Berglund P, Demler O, Jin R, Merikangas KR, Walters EE. Lifetime prevalence and age-of-onset distributions of DSM-IV disorders in the National Comorbidity Survey Replication. *Archives of General Psychiatry* 2005; 62(6): 593-602.

Kim KS, et al. Incidence, risk factors and spontaneous descent of cryptorchidism. *Korean Journal of Urology* 2003; 44: 1203-1207.

Komaroff AL, et al. *Harvard Medical School Family Health Guide*. New York: The Free Press, 2004.

Laga M, Nzila N, Goeman J. The interrelationship of sexually transmitted diseases and HIV infection: Implications for the control of both epidemics in Africa. *AIDS* 1991; 5(Suppl 1): S55-S63.

Litman GW, Cannon JP, Dishaw LJ. Reconstructing immune phylogeny: New perspectives. *Nature Reviews Immunology* 2005; 5(11): 866-879.

Mastro TD, de Vincenzi I. Probabilities of sexual HIV-1 transmission. *AIDS* 1996; 10(Suppl A): S75-S82.

Matzinger P. The danger model: A renewed sense of self. *Science* 2002; 296(5566): 301-305.

Mayer G. *Immunology: Innate (non-specific) immunity*. USC School of Medicine, 2006.

Medzhitov R. Recognition of microorganisms and activation of the immune response. *Nature* 2007; 449(7164): 819-826.

Morgan D, Mahe C, Mayanja B, Okongo JM, Lubega R, Whitworth JA. HIV-1 infection in rural Africa: Is there a difference in median time to AIDS and survival compared with that in industrialized countries?. *AIDS* 2002; 16(4): 597-632.

Pancer Z, Cooper MD. The evolution of adaptive immunity. *Annual Review of Immunology* 2006; 24: 497-518.

Quinones-Mateu ME, Mas A, Lain de Lera T, Soriano V, Alcami J, Lederman MM, Domingo E. LTR and tat variability of HIV-1 isolates from patients with divergent rates of disease progression. *Virus Research* 1998; 57(1): 11-20.

Retief FP, Cilliers L. The epidemic of Athens, 430-426 BC. *South African Medical Journal* 1998; 88(1): 50-53.

Ridge JA, Glisson BS, Lango MN, et al. Head and Neck Tumors. In: Pazdur R, Wagman LD, Camphausen KA, Hoskins WJ (eds). *Cancer Management: A Multidisciplinary Approach* (11th ed). Cmp United Business Media, 2008.

Rothenberg RB, Scarlett M, del Rio C, Reznik D, O'Daniels C. Oral transmission of HIV. *AIDS* 1998; 12(16): 2095-2105.

Shuster CN. A blue blood: the circulatory system. In: Shuster CN Jr., Barlow RB, Brockmann HJ. *The American Horseshoe Crab*. Harvard University Press, 2004: pp. 276-277.

Smith AD. (ed). *Oxford Dictionary of Biochemistry and Molecular Biology*. Oxford University Press, 1997.

Taneri S, Zieske JD, Azar DT. Evolution, techniques, clinical outcomes, and pathophysiology of LASEK: Review of the liter ature. *Survey of Ophthalmology* 2004; 49(6): 576-602.

Tang J, Kaslow RA. The impact of host genetics on HIV infection and disease progression in the era of highly active antiretroviral therapy. *AIDS* 2003; 17(Suppl 4): S51-S60.

The Franklin Institute Inc. Blood? The Human Heart. Retrieved 19 March 2009.

Tovanabutra S, Robison V, Wongtrakul J, et al. Male viral load and heterosexual transmission of HIV-1 subtype E in northern Thailand. *Journal of Acquired Immune Deficiency Syndrome* 2002; 29(3): 275-283.

[신문기사]

'에이즈' 알고도 임신 수직 감염, YTN, 2003년 10월 18일.

혈액형이 성격 결정?, 한겨레신문, 2008년 5월 26일.

의학용어 〈제2판〉 　　값 30,000원

2014년 12월 20일 1판1쇄 발행
2021년 6월 30일 2판1쇄 발행

편저자 : 정 민 수
발행인 : 주 영 일
발행처 : **계 축 문 화 사**

서울특별시 종로구 통일로12길 16-17
우편번호 : 03029
TEL : 735-2257 · 738-9746
FAX : 723-9025
E-mail : gyechuk@hanmail.net
홈페이지 : http://gyechuk.co.kr
1973. 10. 31 등록번호 제300-1973-8호
ISBN 978-89-5629-643-2 93510

THE LANGUAGE OF MEDICINE

| 의학용어 | 단어장

정 민 수 편저

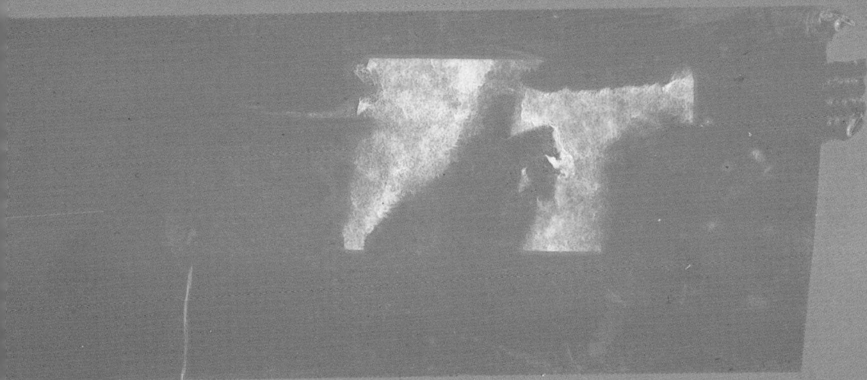

계축문화사

제1강

학습 오리엔테이션

abdomen: 배, 복부
alveolar: 허파꽈리, 폐포
appendix: 맹장(충수돌기)
artery: 동맥
ascites: 복수(배에 물이 차는 증상)
biliary tract: 담관, 담도, 쓸개길
bradycardia: 서맥(분당 맥박이 60회 이하인 상태)
bradypnea: 호흡완만, 느린 호흡
caseous: 치즈 모양의, 건락의
cerebral infarction: 뇌경색
cerebromalacia: 뇌연화(뇌에 중풍이 온 경우 그 자리에 물이 차게 됨)
cervical cancer: 자궁경부암
concave: 오목한
convex: 볼록한
chronic obstructive lung disease: 만성 폐쇄성 폐질환(COPD)
crest: 능선
cyst: 낭포
disc herniation: 추간판 탈출증
dislocation: 탈구(ball and socket 중 ball이 빠져나간 것)
diverticulum: 게실
emphysema: 폐기종

empyema: 축농증(농흉)
endometrial cancer: 자궁내막암
esophageal varix: 식도정맥류
esophagus: 식도
fluid: 체액
gangrene: 괴저(조직이 방대하게 사멸한 것)
gall bladder: 담낭(GB)
GI tract(gastrointestinal tract): 위장관
granuloma: 육아종
impetigo: 농가진
interosseous ligament: 골절간 인대(뼈와 뼈 사이에 있는 인대)
leprosy: 한센병
lymphadenitis: 림프절염
lymphadenopathy: 림프절종
lymphangitis: 림프관염
lymphedema: 림프부종
necrosis: 괴사
osteitis: 골염
osteoarthritis: 골관절염
osteology: 골학, 골해부학
osteoplasty: 골성형술
ovarian cancer: 난소염
parasite: 기생충
phytotomy: 식물해부학
pleural effusion: 가슴막삼출, 흉막삼출
pneumothorax: 기흉(氣胸)
polyp: 폴립(점막에 발생하는 버섯 모양의 종양)
polypectomy: 용종절제술(-ectomy는 무엇을 떼어내는 절제술)
pulmonary edema: 폐수종 또는 폐부종
pus: 농, 고름
sinusitis: 축농증(부비동염, 부비강염)

sprain: 단순 염좌(삔 것)
staphylococcus: 포도알균
tachycardia: 빈맥
tachypnea: 빈호흡, 과다호흡
tuberosity: (뼈의) 융기
uterine myoma: 자궁근종
varicose varix: 하지정맥류
vein: 정맥
vessel: 혈관
zootomy: 동물해부학

기타
RBC: 적혈구, WBC: 백혈구, PLT: 혈소판(=blood platelet, thrombocyte)
benign은 양성, malignant는 악성
chest surgeon = CS
thoracic surgeon = TS

[복부의 위치와 장기들]
RUQ: gall bladder(쓸개), liver(간)
LUQ: stomach(위장), spleen(비장)
RLQ: large bowel(대장), appendix(충수)
LLQ: large bowel(대장)

제2강

의학용어의 기본 구조

aeroneurosis: 항공신경증
amygdalectomy: 편도선절제술
angiorrhexis: 혈관파열
angiotomy: 혈관절개술
antrotomy: 유돌동절개(술)
arthrodesis: 관절유합술
arthrology: 관절학
blepharoedema: 안검부종
blepharoptosis: 안검하수
bronchoscopy: 기관지경검사
cartilage: 연골(=gristle), 연골부 조직
cerebromalacia: 뇌연화증
cheilitis: 구순염
cheilosis: 구순구각염
chiromegaly: 손거대증
cholangitis: 담관염, 쓸개관염
cholelithotomy: 담석제거술
coccygeal: 꼬리뼈, 미골
colostomy: 결장조루술
cystoscopy: 방광경검사
cystostomy: 방광창냄술(요로전환술)
cytoplasm: 세포질(細胞質)[세포 내부를 채우고 있는 균일하면

서 투명한 점액 형태의 물질]
encephalitis: 뇌염
enterospasm: 창자연축
esophagoscopy: 식도경검사
gastroduodenostomy: 위십이지장연결(술), 위십이지장문합(술)
gastroptosis: 위하수
histologist: 조직학자 cf) historians: 역사학자
hysterorrhexis, metrorrhexis: 자궁파열
iliac: 장골, 엉덩뼈
inguinal: 서혜부, 사타구니
jejunum: 공장
karyotype: 핵형(核型)[개체나 종에 따른 염색체의 수와 형태 및 크기에 대한 유전학 용어]
kidney: 신장, 콩팥
larynx: 후두, 발성기관
lumbar: 허리, 요추의
lumbosacral: 요추와 천추부의(=허리엉치뼈의)
mediastinum: 두 폐 사이의 종격(縱隔)
myomectomy: 근종적출술
nephrolithotomy: 신절석술
nephroptosis: 신장하수
neurosis: 신경증
palatorrhaphy: 구개봉합술
paracentesis: 천자술
perineorrhaphy: 회음봉합술
sacral: 엉치뼈, 천골
sialolithotomy: 타석제거술
tenodesis: 힘줄고정술
thoracentesis: 흉강천자
thoracotomy: 개흉(술)
umbilical: 배꼽의, 탯줄의

ureter: 요관(수뇨관)
urethra: 요도
urinary bladder: 방광
urinary calculus: 요석
vasculitis: 혈관염

제3강

신체에 관한 일반용어

angiitis: 혈관염, 맥관염
angiotomy: 혈관절개술
blepharedema: 안검부종(=hydroblepharon)
blepharoplasty: 안검성형술
blepharoptosis: 안검하수
catabolism: 이화작용
cephalitis: 뇌염
cheilitis: 구순염
cheilosis: 구각미란증(비타민 B의 결핍에 의한 입술의 병적 상태)
cholangitis: 담관염
cholecystitis: 담낭염
cholecystogram: 담낭조영도
chondrectomy: 연골절제술
chondroma: 연골종
chondrosarcoma: 연골육종
coronal plane: 관상면
costectomy: 늑골절제술
craniectomy: 머리뼈절제술, 두개절제술
dacryadenitis: 누선염
dactylitis: 지염, 가락염(손, 발가락의 염증)
encephalitis: 뇌염
enteritis: 장염

frontal plane: 이마면
gallbladder: 담낭
glycemia: 혈당증
hematemesis: 토혈
hematoma: 혈종
hemophilia: 혈우병
hypochondria: 건강염려증
lipoma: 지방종
liposuction: 지방제거술
lithiasis: 결석증
lithotripsy: 쇄석술
ophthalmodesmitis: 안건염
sagittal plane: 시상면(=median plane)[신체나 기관을 좌우대칭으로 이등분하는 면]
transverse plane: 가로면, 횡단면

제4강

의학용어 분석

abruptio placenta: 태반조기박리
adenitis: 림프선염
adenoid: 선양의, 아데노이드의
anemia: 빈혈증
anesthesia: 마취, 무감각증
angiocardiography: 혈관 심장 촬영법
antibiotic: 항생 물질(예: penicillin, streptomycin 등)
apnea: 무호흡
asthenia: 쇠약증
chondritis: 연골염
chronic myelocytic leukemia: 만성골수성백혈병(CML)
colostomy: 결장조루술
deficiency: 결핍증
dissolution: 파경, 해소, 해체(접미사 -lysis와 뜻이 통함)
epiglottis: 후두개
erythroblastosis fetalis: 태아 적아구증, 신생아 용혈성 질환
exophthalmia: 안구 돌출(=exophthalmos)
familial adenomatous polyposis: 가족성 용종증(FAP)
Fowler's position: 파울러 자세
groin: 사타구니, 성기 [참고] inguin: 사타구니의
hyperthyroidism: 갑상선 기능 항진
inflatable: 부풀리는

laparotomy: 개복술
lipectomy: 지방제거술
lipemia: 지질혈증
lipoma: 지방종
lithiasis: 결석증
lower extremities: 발
metritis: 자궁염
metrorrhagia: 자궁출혈
metrorrhexis: 자궁파열
-mycin: 균류에서 채취한 항생 물질
myelitis: 골수염
-oid: 무엇을 닮은
omphalo: 배꼽, 탯줄의
-otomy: 절개술을 의미하는 접미사
palatine tonsils: 구개편도, 입천장편도
pancytopenia: 재생 불량성 빈혈
paracentesis: 천자
paralysis: 마비
pharyngeal tonsils: 인두편도
pharynx: 인두
pneumococcus: 폐렴구균
pneumoconiosis: 진폐증
pneumonia: 폐렴
pneumoperitoneum: 공기배증
pneumothorax: 기흉
prolapse: 탈출증
pyelitis: 신우염
pyometritis: 화농성자궁염
pyonephrosis: 고름콩팥증
relapse: 재발
remission: 완화, 차도

spondylitis: 척추염
stoma: 작은 구멍
-stomy: opening to form a mouth를 의미하는 접미사
subarachnoid hemorrhage: 지주막하 출혈
systemic lupus erythematosus: 전신 홍반성 루푸스(SLE)
thyroid gland: 갑상선
trachelitis: 자궁경염
tracheloplasty: 자궁경관형성술
trachelorrhaphy: 자궁경봉합술(찢어진 cervix uteri를 봉합하는 수술)
-trophy: 영양, 발달
upper extremities: 손
xerophthalmia: (전신의 비타민 A 결핍에 의한) 안구건조증

제5강

소화기계

achalasia: (식도의) 이완불능
anal sphincter muscle: 항문조임근(항문괄약근)
aphagia: 연하불능[음식물을 삼킬(swallowing) 수가 없는 상태]
aphthous stomatitis: 아프타성 구내염
appendix: 맹장, 충수
belching: 트림
bile: 담즙(지방을 유화시키는 소화 효소)
cecum: 맹장, 막창자
cementum: (치아의) 시멘트질
cheilodynia: 구순통
cholestasis: 담즙정체
cystic fibrosis: 낭포성 섬유증
deciduous tooth: 젖니, 유치
dentin: 상아질
diverticulum: 게실
duodenum: 십이지장
dysphagia: 연하곤란(음식물을 삼키기가 어려운 상태)
enamel: 에나멜, 법랑질
esophageal atresia: 식도폐쇄(증)
esophageal varices: 식도정맥류
esophagotracheal fistula: 식도기관루
gallbladder: 담낭

gastroesophageal reflux disease: 역류성 식도염(GERD)[=reflux esophagitis]
G-I tract: 위장관(=alimentary tract, =digestive tract)[1]
gingivalgia: 치은통
glossitis: 설염
halitosis: 구취
hematemesis: 토혈(혈액구토)
ileum: 회장
imperforated esophagus: 식도폐색
larynx: 후두
liver: 간
oddi sphincter muscle: 오디 괄약근(십이지장 벽에 위치하여 담즙의 배출을 조절)
oral leukoplakia: 입 백반증
pharynx: 인두
pulp: 치수
pyloric stenosis: 유문협착증
pyrosis: 가슴앓이
rectum: 직장, 곧창자
regurgitation: 역류, 구토
rugae: 주름
stomach: 위
stomatitis: 구내염, 입안염
teeth crown: 치관(치아에서 시멘트질로 덮여 있는 치아의 부분)[2]
tenesmus: 잔변감
thrush: 아구창
tonsil: 편도(인두 점막층의 아래 부분에 위치해 있는 림프조직의 덩

1 소화의 순서: oral cavity – pharynx – esophagus – stomach – duodenum – jejunum – ileum – cecum – ascending colon – transverse colon – descending colon – sigmoid colon – rectum – anus

2 치아는 바깥쪽으로부터 에나멜 – 상아질 – 시멘트질로 구성됨

어리)
villi: 융모(small intestine에 있는 특징적인 것으로 영양소 흡수에 관여)
xerostomia: 구강건조증(xero=건조한)

제6강

비뇨기계

acromegaly: 말단비대증
adrenal cortex: 부신피질
adrenal medullar: 부신수질
afferent: [기관 · 혈관 등이] 도입된, 수입성인, 들어오는; [신경이] 구심성인(↔efferent)
albuminuria: 알부민뇨증
arteriosclerosis: 동맥경화증
arteriovenous fistula: 동정맥루
bladder: 방광
bright's disease: 신장염(=glomerulonephritis)
calyces: calyx의 복수형[calyx: ① 꽃받침 ② 악 ③ 배상 기관 => 신배]
calyx: 신배
capillary: 모세관의, 모세혈관의
catecholamine: 카테콜아민
congestive heart failure: 울혈성 심부전
cortex: 피질(신장 단면의 바깥부분)
cortisol: 코티솔
cystitis: 방광염
dehydration: 탈수증
dilatation: 팽창(=dilation)
dysuria: 배뇨곤란

edema: 부종
efferent: [혈관 등이] 수출[도출(導出)]성인, 나가는; [신경이] 원심(성)인(↔ afferent)
electrolyte: 전해액, 전해질, 전해물
ematuria: 혈뇨
erythropoietin: 적혈구 생성 촉진 인자
frequency: 빈뇨[소변을 자주 보는 것(24시간 소변량은 관계 없음)]
glomerular capsule: 사구체주머니[=보우먼주머니(bowman's capsule)]
glomerular: 신사구체의
glomeruli: 사구체
glomerulonephritis: 사구체신염
glomerulus: 신사구체, 토리, 신소체[=bowman's capsule(보우만주머니)][3]
hilum: 신문(신장 안쪽의 오목한 곳으로 혈관과 요관이 통과함)
hydronephrosis: 수신증[4]
hypernephroma: 성인에게 보이는 신장암
hypoalbuminemia: 저알부민혈증
meatus: (귀 · 코 등의) 도(道), 끝에 있는 구멍
micturition: 배뇨[소변이 체외로 유출되는 것(urination, voiding)]
multiple myeloma: 다발성 골수종
nephrolith: 신장결석
nephromalacia: 신장연하증
nephromegaly: 신장비대증, 콩팥비대증
nephron: 네프론, 신단위(腎單位 또는 신원)[5]
nephropathy: 신장병증

---

3 신세뇨관은 proximal tubule(근위 곱슬세뇨관), henle's loop(콩팥세관고리), distal tubule(원위 곱슬세뇨관), collectiong duct(집합관)으로 구성됨

4 요로폐쇄의 원인이며 신장의 소변이 신우에서 나가지 못하고 실질의 위축현상을 보임

5 신소체(renal corpuscles)와 신세뇨관(renal tubule)으로 구성됨

nephrosclerosis: 콩팥경화증, 신장경화증
nephrotic syndrome: 신증후군(다량의 단백질이 소변으로 유출되어 나타나는 질환)
nitrogen: 질소, 기호 N
nitrogenous: 질소의
prostatomegaly: 전립선비대증
proteinuria: 단백뇨
pyelonephritis: 신우신염
pyo, pus: 농
pyuria: 농뇨
renal calculus: 신장결석
renal insufficiency: 신부전
renal neoplasia: 신장 종양
renal papillae: 신장유두
renal pelvis,ureter cancer: 신우요관암
renal pelvis: 신우(=pyelo)
retention: 정체(방광 내 고여 소변 유출이 안 됨)
tenesmus: 이급후증(소변배설이 시원스럽지 않고, 꺼림칙하며 통증이 따름)
thrombus: 혈전
tubule: 작은 관, 세관
urea: 요소(尿素)
ureter: 요관
ureteroileostomy: 요관회장문합술
urethra: 요도
urethritis: 요도염
urinary retention: 요정체
urinary tract obstruction: 요로폐색
urolithiasis: 요로결석
vinegar: 식초

void: 빈, 공허한, …의 (내용물을) 비우다, [변을] 배설하다(evacuate), …을 방출하다.
Wilm's tumor: 빌름스 종양(신장의 악성종양으로 소아에게 발생함)

제7강

여성생식기계

abdominal dropsy: 부종
abruptio placenta: 태반 조기 박리
adenomyosis: 자궁선근증
alpha feto protein: 알파태아단백(AFP)
anal fistula: 치루
breech presentation: 둔위(볼기태위)
cachexia: 악액질
cerebrospinal fluid: 뇌척수액
cesarean section: 제왕절개
chlamydia trachomatis: 클라미디아
chorionic villus sampling: 융모막 채취(CVS)
colposcope: 질확대경
conception: 수태(정자와 난자의 결합)
contraception: 피임[임신을 막는 것(pregnancy 상태가 아님)]
cranial cavity: 두개강
cryocauterization: 동결소작술
dermoid cyst: 난소기형종
digital tomosynthesis: 디지털 영상합성법[6]
dysmenorrhea: 월경곤란
dystocia: 난산

6 유방주위로 둥글게 움직이면서 3차원 영상을 찍어 치밀유방에서 유방암을 찾기에 용이함

ectopic pregnancy: 자궁 외 임신
endometrial cancer: 자궁내막암
endometritis: 자궁내막염
estrogen replacement therapy: 호르몬 대체요법(ERT)
fetal macrosomia: 거대아(출생시 체중 4kg 이상)
fetal presentation: 태위(태아위치)
footling presentation: 족위(발태위)
genital wart: 생식기 사마귀
gestosis: 임신중독증(=pregnancy toxemia)
graffian follicle: 성숙난포
gravida: 임부(임신이 된 여자)
gravidity: 임신력
hypersensitiveness: 과민성
implantation: 착상(수정란이 자궁 내 자리를 잡음=임신)
in vitro fertilization: 체외수정법(IVF)
incompetent internal os of cervix: 자궁경관무력증(IIOC)
infertility: 불임
infiltrating cancer: 침윤성 암
intrauterine defect: 자궁내 장치(IUD)
ischuria: 요저류
laparoscopic supracervical hysterectomy: 복강경적 질상부 자궁 적출술(LSH)
leiomyoma: 평활근종
leukorrhea: 대하(자궁경부암 시에 나타나는 흰색 분비물)
liomyo-, smooth muscle: 평활근
liposuction: 지방흡입술
loop electrocautery excision procedure: 고리전기절제술(LEEP)
low birth-weight infant: 저체중아
menarche: 초경
menolipsis: 일과성 무월경, 월경 정지
menorrhagia: 월경과다

menstruation: 월경[7]
metrorrhagia: 자궁출혈
nausea: 오심, 구역질, 메스꺼움
neisseria gonorrhoeae: 임균
oliguria: 핍뇨, 요량감소증
ovarian cystic tumor: 난포성 낭종
ovulation: 배란(성숙 난포가 터지면서 난자가 난소 밖으로 나오는 현상)
palpation: 촉진
papilledema: 유두부종
parity: 출산력(임신 20주 지난 분만횟수를 뒤에 숫자로 적음)
pelvic inflammatory disease: 골반 내 감염증(PID)
perineal region: 회음부
peritoneum: 복막 cf) perineum: 회음
placenta previa: 전치태반
polycystic ovary syndrome: 다낭성 난소증후군
preeclampsia: 자간전증
premature birth: 조산
pressure pain: 압통
primigravida: 초임부(처음 임신한 여자)
radical hysterectomy: 근치자궁절제술
radioisotope: 방사성 동위원소
recto, rectum: 직장
rectovesical fistula: 직장방광루
reproductive cycle: 생식주기
rhabdomyo-, strated muscle: 횡문근
rhabdomyoma: 횡문근종
rhinorrhea: 비루
robotic hysterectomy: 로보틱 자궁절제술(=da Vinci surgery)

7 자궁내막에서 일어나는 주기적인 생리적 출혈로 에스트로겐과 프로게스테론의 중지로 인해 자궁내막이 탈락되는 것임

rupture of membrane: 양막 파열(=amniorhexis)
salpinx: 난관
shoulder presentation: 어깨태위
stem cell: 줄기세포
sterilization: 불임법
submucosal myoma: 점막하근종
tenderness: 압통
the herniated cervical disk: 목 디스크
total abdominal hysterectomy: 복식전자궁절제술(TAH)
total vaginal hysterectomy: 질식전자궁절제술(TVH)
tubal patency: 자궁관 열림 검사
tubo-ovarian abscess: 난관난소농양
uterine myoma: 자궁근종(=fibroids)
uterine tube: 수란관, 난관
vaginal discharge: 대하증
ventricle: 뇌실
vesico: 방광(=bladder)
water retention: 수분저류

제8강

남성생식기계

anorchism: 무고환증
aspermia: 무정액증(=azoospermia)[8]
azoospermia: 무정자증(정자가 없는 상태)
balanitis: 귀두염
bartholins gland: 큰질어귀샘, 바르톨린샘
bleb: 농포
blister: (화상으로 인한) 물집이 생기다
chancre: 경성하감(매독의 초기증상으로 보이는 궤양성 병변)
chancroid: 연성하감(성적 접촉으로 전염되는 성병)
choriocarcinoma: 융모암
colon bacillus: 대장균(bacilli는 복수형)
conjoined twins: 결합쌍둥이(siamese twins, 샴쌍둥이)
cowper's gland: 쿠퍼선(전립선 밑에 위치하여 진득한 무색의 액체를 요도로 배출함)
cryptoorchid: 정류고환
cryptorchism: 잠복고환증(고환이 복강에서 내려오지 못한 상태)
dandruff: 비듬
diphtheria: 디프테리아
dyspermasia: 정액장애
ejaculatory duct: 사정관
epigenetic variation: 후성학적 변이

8 일상에서는 둘을 혼용해서 씀. 단, 정자는 정액의 부분이므로 구분하기도 함

epispadias: 요도상열증, 요도위열림증
erectile dysfunction: 발기장애
flare: 발적
foreskin: 포피
genitalia: 생식기, 외음부
gonococcus: 임균
greater vestibular gland: 큰질어귀샘, 대전정선
hematuria: 혈뇨
hydrocele: 음낭수종
hydrocelectomy: 음낭수종절제술
hyperspermia: 다정액증
hypospadia: 요도하열(남성의 요도가 음경 하부쪽으로 열려있는 상태)
impotence: 발기부전
meatus: 요도구
nongonococcal urethritis: 비임균성 요도염
oligospermia: 정자감소증(정자수가 극히 적은 상태)
orchiopexy: 고환고정술
peritoneum: 복막
phimosiectomy: 포피절제술
phimosis: 포경
pneumococcus: 폐렴구균
prostate gland: 전립샘
pruritus: 소양증, 가려움증
retarded ejaculation: 지루증
scanty urination: 소량월경
scrotum: 음낭
seborrheic dermatitis: 지루성 피부염
seminoma: 정상피종(=spermocytoma)
spermatic cord: 정삭
staphylococcus: 포도상구균

streptococcus: 연쇄상구균
syphilis: 매독(penicillin으로 치료)[9]
teratoma: 기형종
the incontinence of urine: 요실금
tunica albuginea: 백막
ulcer: 궤양
undescended testicle: 정류고환
urethral stenosis: 요도협착(narrowing)
urethral stricture: 요도폐쇄(obstruction)
urethritis: 요도염
varicocele: 정삭정맥류
varicocelectomy: 정맥낭종절제술
vas deferens: 정관(정자를 정낭으로 운반하는 기능)
voiding: 배뇨(=micturition, =urination)

9 매독은 천연두(small pox)와 비교하여 great pox로도 불림

제9강

신경계

Alzheimer disease: 알츠하이머병
analgesia: 통각 상실증
anticoagulant: 항응고제
aphasia: 실어증
arachnoid: 지주막
astrocyte: 성상교세포
atheromatous plaque: 죽경화판
aura: 조짐
basal ganglia: 기저핵
carotid endarterectomy: 경동맥내막절제술
causalgia: 작열통
cellulitis: 봉와직염(결합조직염의 일종)
cerebral concussion: 뇌진탕
cerebral contusion: 뇌좌상
cerebral embolism: 뇌색전증
cerebral infarction: 뇌경색
cerebral palsy: 뇌성마비
cerebral thrombosis: 뇌혈전(증)
cerebrospinal fluid: 뇌척수액(CSF)
chicken pox: 수두(=varicella)
choreic movement: 무도병 운동
confusion: (정신의) 착란상태

delusion: 망상
diplegia: 양측마비
diplopia: 복시
dopamine: 도파민
dura mater: 경막
dysarthria: 눌어증(조음곤란증)
dyskinesia: 이상운동증
encephalitis: 뇌염
encephalocele: 뇌탈출
endorphin: 엔도르핀
ependymal cell: 뇌실막세포
facial tics: 안면경련
ganglia: 신경절(ganglion은 단수형)
grand mal seizure: 대발작
hallucination: 환각
hemiplegia: 편마비
huntington's chorea: 헌팅톤무도병
hydrocephalus: 수뇌증(뇌수종), 수두증(뇌 안의 뇌척수액 증가)
hypoxia: 저산소증
meninges: 뇌막(meninx의 복수형)
meninges: 수막(뇌와 척수를 싸고 있는 세 겹의 막)
meningocele: 수막류
meningococcus: 수막염균
meningomyelocele: 척수수막류(수막척수탈출증)
mental deterioration: 의식저하
microgliacyte: 미세아교세포
migraine: 편두통
mole: 모반
neuroglial cell: 신경교세포
oligodendroglia: 핍지교세포
paraplegia: 대마비

Parkinson's disease: 파킨슨병
photophobia: 눈부심
pia mater: 연막
plexus: 신경총, 신경얼기
postganglionic neuron: 절후뉴런
preganglionic neuron: 절전뉴런
radiating pain: 방사통
referred pain: 연관통
sciatica: 좌골신경통
serotonin: 세로토닌
spinal paralytic poliomyelitis: 척수전각염
stiff neck: 경부강직
tetraplegia: 사지마비(=quadriplegia)
thoracolumbar: 흉요, 등허리
torpor: 무기력
transient ischemic attack: 일과성허혈발작(TIA)[10]
tremor: 떨림
ventriculoperitoneal shunt: 뇌실복강션트(지름길)
vertigo: 현훈, 어지럼증(=dizziness)

10 혈전뇌졸중(thrombotic stroke)의 전조증상임

제10강

심혈관계

anastomosis: 동맥문합술
aneurysm: 동맥류
angina pectoris: 협심증
angiogram: 혈관조영상
aorta: 대동맥
aortic stenosis: 대동맥협착
aortic valve: 대동맥판
arrhythmia: 부정맥[11]
arteriosclerosis: 동맥경화증
atherosclerosis: 죽상경화증

---

11 심장 부정맥은 출생 전 태아기에서부터 시작하여 고령에 이르기까지 모든 연령층에서 나타나는 심장 박동 리듬에 이상이 있는 질환임. 부정맥의 올바른 진단과 치료가 중요한 이유는 드물기는 하나 부정맥으로 인하여 환자가 급사하거나 졸도를 일으켜 부상을 입거나 사고를 일으킬 위험성이 있기 때문임. 사실 운동중이거나 평소에 건강하던 사람의 돌연사는 많은 경우 심장 부정맥이 그 원인이라는 설이 유력함. 부정맥의 종류는 크게 세 가지로 나누어 생각할 수 있는데 ① 불규칙한 심박동(irregular heart rhythm) ② 서맥(심장박동이 너무 느린 경우, bradycardia) ③ 빈맥(심장박동이 너무 빠른 경우, tachycardia)이 있음. 심장을 평생 동안 뛰게 하기 위해서는 심장 근육에 지속적으로 주기적인 전기 자극이 있어야 하는데 심장 내에서 이러한 전기적 활동을 처음 시작하는 주발전소(impulse formation) 역할을 하는 곳이 우심방에 있는 동방결절(sinus node, SA node)임. 이렇게 동방결절에서 생겨난 전기 활동이 심방근육에 자극을 주어 심방을 수축시키고 심방과 심실의 경계에 이르러서 일종의 정거장 역할을 하는 방실결절(atrioventricular node, AV node)로 전기 자극을 전달함(conduction). 그리고 방실결절에서는 좌심실과 우심실 같은 일정한 전도로를 통해서 심실근육에 전기자극을 전달하여 심실 근육이 수축함에 따라서 심장이 폐와 몸으로 피를 내 보내게 됨

atrial septal defects: 심방중격결손(ASDs)
atrium: 심방
atrioventricular node: 방실결절(AV node)
bacterial endocarditis: 세균성 심장내막염
bicuspid valve: 이첨판
brachycardia: 서맥[12]
bundle of His: 히스속
coronary artery bypass graft: 심장동맥우회로 이식술(CABG)
cardiac murmur: 심잡음(心雜音)[13]
cardiomegaly: 심장 비대
cardium: 심장
congestive heart failure: 울혈성 심장기능상실(CHF)
coarctation of the arota: 대동맥 협착증
congestive heart disease: 울혈성 심부전
coronary arteries: 관상 동맥
coronary: 관상동맥의
cyanosis: 청색증
diastole: 이완기
electrocardiogram: 심전도(EKG, ECG)
endocardium: 심장 내막
fibrillation: 세동, 심장 질환에 의한 섬유성 연축
fibrillation: 잔떨림
flutter: 된떨림
heart attack: 심근경색, 심장마비
heart block: 심장 박동의 나쁨(심장 내에서의 흥분 전도 장애)

---

12 심장 박동수가 정상보다 느린 서맥의 경우는 건강한 아이가 깊이 잠들었을 때나 운동선수에게서 정상적으로 나타남. 그러나 병적으로 심장 박동수가 매우 느리게 되는 원인으로는 크게 두 가지가 있는데 첫째로는 동방결절에서의 전기자극의 형성이 원활하지 못한 경우(sinus bradycardia)와 둘째로는 심근염이나 심장 수술 후에 방실결절에서 심실로 전기 자극이 전달되지 못하고 차단되는 경우(AV block)를 들 수 있음

13 심장을 통하는 혈류에 의해서 발생되는 일정한 길이의 잡음

hemorrhoids: 치질
hypertension: 고혈압(HTN)
ischemia: 국소빈혈, 허혈
ischemic heart disease: 허혈성 심질환
myocardial infarction: 심근경색증(MI)
mitral insufficiency: 승모판 부전증
mitral regurgitation: 승모판 폐쇄기능 상실
mitral stenosis: 승모판 협착
mitral valve: 승모판
murmur: 잡음
myocardium: 심근
pacemaker: 심박 조율기[14]
palpitation: 두근거림, 심계 항진
patent ductus arteriosus: 동맥관열림증, 동맥관개존증
patent foramen ovale: 개존 난원공(開存卵圓孔)[15]
patent ductus arteriosus: 동맥관개방(PDA)
pericardiocentesis: 심막천자
pericardium: 심낭, 심막
persistent foramen ovale: 지속성 난원공(PFO)
phlebotomy: 정맥절개술
precordial pain: 명치 동통
pulmonary vein: 폐정맥
peripheral vascular disease: 말초혈관질환(PVD)
Raynaud's disease: 레이노질환

14 전기 신호를 보낼 수 있는 여러 신경들 중에서 특별히 심장 안에 심장 박동의 박자를 맞춰 신호를 방출하는 부분을 페이스 메이커라고 함. 제세동기는 페이스 메이커가 여러 원인으로 고장났을 때 이를 리셋시키는 것으로 페이스 메이커를 다시 설정하여 정상적인 박동을 유도하는 장치임. 그런데 이 페이스 메이커에 문제가 생겨 자연스러운 박동 조절이 되지 않으면 인공 심박동기가 필요함

15 출생 후 얼마 안 가서 닫히게 마련인 심장의 난원공(foramen ovale)이 열린 채로 있는 것

Raynaud's phenomenon: 레이노 현상[16]
rheumatic arthritis: 류마티스성관절염
sinoatrial node: 동방결절(SA node)
semilunar valve: 반월판
septum: 중격
sphygmomanometer: 혈압계
stethoscope: 청진기
systole: 수축기
tachycardia: 빈맥
tetralogy of fallot: 팔로의 4징후[17]
thrombolysis: 혈전용해
thrombophlebitis: 혈전(성) 정맥염
thrombosis: 혈전증
tricuspid valve: 삼첨판
valves: 판막[18]
varicose veins: 이상 확장된 정맥, 정맥류, 정맥류성 정맥
vena cavae: 대정맥
ventricle: 심실
ventricular septal defects: 심실중격결손(VSDs)

---

16 손의 소동맥 수축에 의한 일시적 혈액 부족으로 손가락 · 손의 일부가 창백해지는 현상

17 심장의 선천적인 4중 기형은 다음과 같음: 첫째, 심실 격벽 결손; 둘째, 대동맥의 오른편 전위(轉位)로 인해 대동맥에 양쪽 심실로부터 혈액이 유입됨; 셋째, 폐동맥판의 협착; 넷째, 우심실의 비대

18 판막은 모두 네 개로 각각 대정맥과 우심방 사이의 삼첨판, 우심실과 폐동맥 사이의 폐반월판, 폐정맥과 좌심방 사이의 이첨판, 좌심실과 대동맥 사이의 대동맥 반월판임. 대정맥부터 살펴보면, 대정맥에서 들어오는 피는 우심방으로 감. 우심방이 수축하면서 이때 대정맥과 우심방 사이의 삼첨판이 열리고, 우심실과 폐동맥 사이의 폐반월판은 닫혀야 함. 폐 반월판이 안 닫힌다면 폐동맥에서 혈액이 올 수도 있음. 우심실로 들어온 혈액은 폐동맥으로 나가야 함. 이때 우심실이 수축하면 삼첨판은 닫히고 폐반월판이 열리게 됨. 폐를 돌아 좌심방으로 들어오는 폐정맥이 올 때는 이첨판이 열리고 대동맥 반월판이 닫히게 됨. 좌심실로 들어온 혈액은 좌심실이 수축하고 이첨판이 닫히고 대동맥 반월판이 열리면서 대동맥으로 나가게 됨. 이것이 심장의 박동과 판막의 관계임

* 심장벽의 혈관

심장 내부에는 혈액이 흐르고 있는데 이 혈액에서 심근 등이 산소나 영양을 받아들이는 것은 거의 불가능함. 그것은 혈액이 빠른 속도로 흐르고 있기 때문에 두꺼운 근육으로 된 내부와의 사이에서 물질교환을 할 시간적 여유가 없기 때문임. 심근의 영양은 관상동맥에 의해 보급됨. 이 동맥은 대동맥 기부에서 대동맥판 바로 근처까지 가지가 갈라지며 대동맥의 첫 가지임. 관상동맥은 좌우 2개가 나오는데 약 60% 정도의 사람이 오른쪽 관상동맥이 약간 굵고 깊. 관상동맥은 심방과 심실 사이의 경계에 있는 홈(관상구)을 따라 달리며 그 도중에 심방과 심실로 가지를 보냄. 관상정맥은 동맥과 거의 나란히 달리며 심장 뒷면에 있는 관상 정맥동에 모여 우심실로 들어감

- 대동맥(Aorta): 심장의 좌심실에서 온몸으로 혈액을 보내는 혈관
- 대정맥(Vena Cava): 전신에서 모인 혈액을 심장의 우심방으로 보내주는 혈관
- 심방(Atrium): 심장에서 정맥과 연결되어 있는 부분
- 심실(Ventricle): 심장에서 동맥과 연결되어 있는 부분
- 반월판(Semilunar Valves): 우심실과 폐동맥 및 좌심실과 대동맥 사이에 있음
- 삼첨판(Tricuspid): 우심방과 우심실 사이에 있음
- 이첨판(Bicuspid): 좌심방과 좌심실 사이에 있음
- 심근(Myocardium): 심장벽의 중층(심근층)을 이루고 있는 두꺼운 근육
- 정맥(Vein): 몸의 각 부분에서 혈액을 모아 심장으로 보내는 혈관
- 동맥(Artery): 심장 박동에 의해 밀려나온 혈액을 온몸으로 보내는 혈관
- 심장막(Pericardium): 심장을 싸고 있는 이중의 낭상막(囊狀膜)으로 심낭(心囊)이라고도 함

제11강

호흡기계

Adam's apple: 목 중앙에 튀어나온 후골
adenoids: 아데노이드
anosmia: 후각 상실증
anthracosis: 탄분증
aphasia: 실어증
aphonia: 실성증, 무성증
apnea: 무호흡
arterial blood gases: 동맥혈가스분석
asbestosis: 석면증
asphyxia: 질식
asthma: 천식
atelectasis: 무기폐
auscultation: 청진법(청진기로 하는 진찰)
bradypnea: 느린호흡
bronchospasm: 기관지연축
Cheyne-stokes breathing: 체인-스토크스 호흡[19]
chorditis: 성대염
croup: 크루프
diphtheria: 디프테리아

---

19 코를 고는 것 같은 깊은 호흡과 무호흡 기간이 반복 교대하는 현상으로 유소아와 노인층에서는 수면중에 정상적으로 나타나곤 함. 병적으로는 심부전, 요독증, 약물에 의한 호흡부전증, 뇌손상(대뇌 양측반구와 간뇌의 손상) 등에 의해 일어남

dysphagia: 삼킴곤란
dysphasia: 실어증(뇌의 이상으로 말을 하고 이해하는 데 어려움을 겪는 증상)
dysphonia: 발성장애
dyspnea: 호흡 곤란(=dyspnoea)
emphysema: 폐기종
empyema: 고름가슴(농흉, 축농)
epiglottis: 후두개, 후두덮개
epiglottitis: 후두덮개염
epistaxis: 코출혈
eupnea: 정상호흡
expectoration: 가래뱉음(객담)
hemoptysis: 객혈
hemothorax: 혈액가슴증(혈흉)
hiccup: 딸꾹질
hydrothorax: 물가슴(수흉증)
hyperpnea: 과호흡
hypoxia: 저산소증
laryngitis: 후두염
larynx: 후두(=voice box)
mediastinum: 종격동
nasalgia: 비강
neonate atelectasis: 신생아 무기폐
orthopnea: 기좌호흡(직립 이외의 자세에서는 호흡이 곤란한 상태)
percussion: 타진
pertussis: 백일해(=whooping cough)
pharyngeal tonsil: 인두편도
pharyngitis: 인두염
pharynx: 인두
pleural effusion: 가슴막 유출
pleurodynia: 측흉통

pneumoconiosis: 진폐증
pneumonia: 폐렴
pneumostomy: 공기절개술
pneumothorax: 기흉
pulmonary embolism: 폐색전증
pulmonary fibrosis: 폐섬유증
pulmonary function test: 폐기능검사(PFT)
pyothorax: 고름가슴증(농흉)
rale: 거품소리(=crackles)
respiration: 호흡
rhinodynia: 비통(鼻痛)
rhinorrhea: 비루(鼻漏)[20]
rhonchus: 건성수포음(=wheezes)
rubeola: 홍역(measles), 풍진
severe acute respiratory syndrome: 중증급성호흡기 증후군(SARS)
silicosis: 규폐증
sinusotomy: 동절개술
stethoscope: 청진기
stridor: 그렁거림
tachypnea: 빈호흡
tonsil: 편도선
tonsillectomy: 편도절제술
tracheitis: 기관염
tracheotomy: 기관절개술
tuberculin test: 투베르쿨린 검사(PPD로 실행)
tuberculosis: 결핵(TB)
varicella: 수두
variola: 천연두(=smallpox)
whooping cough: 백일해

20 코 점액이 지나치게 많이 나오는 증상(맑은 콧물)

제**12**강

혈액

acute hemolytic anemia: 급성 용혈성 빈혈(체내 적혈구의 파괴로 생기는 빈혈)
acute lymphocytic leukemia: 급성림프성백혈병(ALL)
acute myelocytic leukemia: 급성골수성백혈병(AML)
agglutination: 응집
agranulocyte: 무과립구
anemia: 빈혈
apheresis: 분리반출법
aplastic anemia: 무형성 빈혈, 재생 불량성 빈혈(골수 파괴 등으로 인한)
basophil: 호염기구
basophils: 호염기성 세포(특히 백혈구)
bone marrow: 골수
chronic myelocytic leukemia: 만성골수성백혈병(CML)
complete blood count: 전혈구 조사(CBC)
congenital hemolytic anemia: 선천성 용혈성 빈혈
ecchymosis: (타박에 의한) 반상(斑狀) 출혈
embolism: 색전증
eosinophil: 호산구
eosinophils: 호산 백혈구
erythroblast: 적혈 모세포(적아구)

erythroblastosis fetalis: 태아 적아구증[21]
erythrocyte sedimentation rate: 적혈구침강속도(ESR)
erythrocyte: 적혈구(RBC)
erythrocytopenia: 적혈구감소
erythrocytosis: 적혈구 증가(증)
erythropenia: 적혈구 감소(증)
granulocyte: 과립구
granulocytes: 과립성 백혈구, 과립구(=polymorph)
granulocytosis: 과립구증가증
hematocrit: 적혈구용적률
hematoma: 혈종
hemochromatosis: 혈(액)색소 침착증(청동색 피부 · 간경변 · 심한 당뇨병 등의 증상을 유발함)
hemoglobin test: 혈색소검사(Hb, Hgb)
hemoglobin: 헤모글로빈
hemolysis: 용혈
hemolytic anemia: 용혈성 빈혈(체내 적혈구의 파괴로 생기는 빈혈)
hemolytic disease of the newborn: 신생아 용혈성 질환(태아 적아구증)
hemophilia: 혈우병(혈액응고 인자의 결핍으로 인한 유전 질환)
Hodgkin's disease: 호지킨병(무통성 경부 림프절 종대를 보이는 원인불명의 악성 림프종)
hypochromia: 혈색소감소증
iron deficiency anemia: 철 결핍성 빈혈증
jaundice: 황달
leukemia: 백혈병
leukocytopenia: 백혈구감소증
leukocytosis: 백혈구 증가(증)
leukopenia: 백혈구 감소(증)

21 모체와 태아와의 혈액형 부적합으로 인해 발생하는 태아혈액 질환

lymphocytes: 림프구, 임파 세포
lymphocytic leukemia: 림프성백혈병
lymphocytosis: 림프구 증가증
monocyte: 단핵 백혈구
multiple myeloma: 다발성 골수종
neutrophil: 호중구
nevus: 모반(母斑)(=birthmark)
pancytopenia: 범혈구감소증
partial thromboplastin time: 부분트롬보플래스틴 시간(PTT)
pernicious anemia: 악성 빈혈
petechiae: 점상(點狀) 출혈
phagocyte: 식세포
plasma: 혈장
platelet: 혈소판
poikilocytosis: 변형적혈구증
polycythemia vera: 진성 적혈구 증가(증)
polycythemia: 적혈구 증가(증)
polymorphonuclear: 다형핵의
purpura: 자색반병
Raynaud's phenomenon: 레이노 현상[22]
reticulocyte: 망상 적혈구
reticulocytosis: 그물적혈구증가(증), 망상적혈구증가(증)
sarcoidosis: 유육종증(림프절 · 폐 · 뼈 · 피부에 육종 같은 것이 생김)
secondary hemorrhage: 2차 출혈
serum: 혈청
sickle cell anemia: 겸상 적혈구성 빈혈(흑인의 유전병)
spherocytosis: 구상적혈구증
thalassemias: 지중해 빈혈[23]

---

22 손의 소동맥 수축에 의한 일시적 혈액 부족으로 손가락 · 손의 일부가 창백해지는 현상

23 지중해 연안 여러 나라에서 흔히 볼 수 있는 유전성의 용혈성 빈혈

thrombin: 트롬빈(혈액 속에서 응혈 작용을 하는 효소)
thrombocyte: 혈전구(=clotting cells)
thrombocytopenia: 혈소판감소(증)
thrombocytosis: 혈소판증가증(말초혈액중 혈소판수의 증가)
thrombosis: 혈전증
leukocyte: 백혈구(=WBC)
white blood cell count: 백혈구수 계산

제13강

림프계와 면역계

acquired immunodeficiency syndrome: 후천성면역결핍증후군 (AIDS)
acquired passive immunity: 후천성 수동면역
adenoids: 아데노이드
afferent lymphatic vessel: 수입림프관
albumin: 알부민
allergy: 알레르기
anaphylaxis: 아나필락시
antibodies: 항체
antigen: 항원
autoimmune diseases: 자가면역질환
autoimmunity: 자가면역
axillary: 겨드랑이(=armpit)
cervical: 경부
diaphragm: 횡격막
efferent lymphatic vessel: 수출림프관
erythroblast: 적혈 모세포, 적아구
erythrocytosis: 적혈구 증가(증)
erythropenia: 적혈구감소(증)
fibrinogen: 피브리노겐(섬유소원)
globulin: 글로불린(혈장 단백질)
helper t-cell: 항원을 인식함에 있어 b 세포를 돕고 항체생산을 자

극하는 림프구
hemolysis: 용혈(적혈구가 파괴되어 hemoglobin이 분리되어 나오는 현상)
hemorrhage: 출혈(=bleeding)
hemostasis: 지혈(止血)
heparin: 헤파린(간장 안에서 혈액의 응고를 방지하는 물질)
histiocyte: 조직구, 대(大)식세포
human immunodeficiency virus: 인체면역결핍 바이러스(HIV)
hypersensitivity: 과민증
hypersplenism: 지라기능항진
immunoglobulin: 면역글로불린
inguinal: 서혜부, 샅부(=groin)
interstitial fluid: 조직간액(ISF)
leukocytosis: 백혈구 증가(증)
lymph capillary: 림프모세관
lymph node: 림프절
lymph vessel: 림프관
lymph: 림프[24]
lymphadenitis: 림프절염
lymphadenopathy: 림프절병증
lymphocytopenia: 림프구감소증
lymphocytosis: 림프구증가증
lymphoma: 림프종
lymphopoiesis: 림프구생성
macrocytosis: 대(적혈)구증
mediastinal: 종격
myasthenia gravis: 중증무력증
plasma cell: 형질세포
poikilocytosis: 변형적혈구증가증

24 림프는 면역반응을 통해 신체를 보호함. 적혈구와 혈소판은 별개의 것이며 림프조직에는 림프구와 단핵구의 두 가지 백혈구가 다량으로 함유되어 있음

prothrombin: 프로트롬빈(혈액 속의 응혈소)
reticulocytes: 망상 적혈구(호염기성의 망상구조를 나타내는 미숙적혈구)
spleen: 비장, 지라(혈구 생산과 파괴 기능을 갖고 있는 인체의 가장 큰 림프 기관)
splenomegaly: 지라비대
suppressor cell: 억제세포
T and B cell: T세포 B세포
T-cell: 흉선에서 만들어지는 특수한 림프구
thymectomy: 가슴샘절제술
thymus gland: 가슴샘
thyroid cartilage: 갑상연골

* 면역세포의 종류

- macrophage: 대식세포(세균과 바이러스를 먹어치움)
- dendritic cell: 수지상세포(순찰을 하면서 적의 침입을 알림)
- neutrophil: 호중구(끈끈한 유전물질을 쏴서 적을 죽임)
- B-cell: 림프구 B세포(항체를 적에게 명중시켜 제거)
- cytotoxic T-cell: 킬러 T세포(바이러스에 감염된 세포 가까이에 가서 제거)

제14강

근골격계

abduction: 외전
achondroplasia: 연골무형성증
adduction: 내전
adhesive capsulitis: 유착관절낭염
ankylosis: 굳음증
arthrography: 관절조영술
arthroplasty: 관절성형술
articular cartilage: 관절연골
articulation: 관절
atrophic arthritis: 위축성관절염
bunion: 건막류
bursa: 점액[활액]낭
cancellous bone: 해면골
carpal bones: 수근골(손목뼈)
carpal tunnel syndrome: 손목골[수근골] 증후군[25], 팔목터널증후군(CTS)
cartilage tissue: 연골조직
cervical vertebrae: 목뼈
charcot joint: 샤르코관절, 신경병관절병증
chondroma: 연골종
chondromalacia: 연골연화

25 장기간의 신경 압박에 의한 손과 손가락 통증

coccyx: 꼬리뼈
Colles' fx.: 콜리스 골절(요골 하단부위의 골절로 밑의 골편이 후방으로 전위)
comminuted fracture: 분쇄골절
compression fx.: 압박골절
coxa valga: 외반고(펴진넙다리뼈)[26]
coxa vara: 내반고
decalcification: 탈회
depressed fracture: 함몰골절
dorsiflexion: 배굴
epiphysis: 골단
ethmoid bone: 벌집뼈
Ewing's tumor of bone: 유잉종양
fascia: 근막
femur: 넙다리뼈
fibula: 종아리뼈
fissure: 열구
foramen: 구멍
formation: 뼈 형성
fossa: 오목
fracture: 골절
frontal bone: 이마뼈
ganglion: 신경절
genu valgum: 외반슬, 밖굽이무릎, x각
genu varum: 내반슬, 안굽이무릎, o각
gout: (팔 · 다리 관절에 생기는) 통풍
gouty arthritis: 통풍성 관절염
greenstick fracture: 약목골절
hallus valgus: 외반족

26 대퇴골의 두부와 경부의 축과 대퇴골간의 축에 의한 각도가 상당히 증대하였기 때문에 생기는 엉덩이의 변형

hallus varus: 내반족
hallux varus: 내반변형 엄지발가락
hallux; valgus: 외반변형 엄지발가락
herniation of an intervertebral disk: 추간판탈출증(HIVD)
humerus: 상완골(위팔뼈)
hypertrophic arthritis: 비후성관절염
iliac bone: 엉덩뼈
impacted fracture: 매복골절
intervertebral disks: 추간판
ischium: 궁둥뼈
joints: 관절(=articulation)
kyphosis: 척추뒤굽음증
leiomyoma: 민무늬근종, 평활근종
ligament: 인대
lordosis: 척추앞굽음증
lumbar vertebrae: 요추
mandible: 아래턱뼈
maxilla: 위턱뼈
medullary cavity: 골수강
metatarsal bones: 중족골(중수골)
myasthenia gravis: 중증근무력증
myoblastoma: 근(육)모세포종, 근아세포종
myofibroma: 근(육)섬유종, 평활근종
myopathy: 근병증
occipital bone: 뒤통수뼈
orthopedist: 정형외과의사
ostalgia: 뼈통증, 골통
osteitis: 골염
osteoarthritis: 골관절염
osteoblast: 골아세포
osteochondroma: 뼈연골종, 골연골종

osteoclast: 파골세포
osteocyte: 골세포
osteogenesis imperfecta: 골형성 부전증
osteogenesis: 골형성
osteomalacia: 골연화
osteomyelitis: 골수염
osteoporosis: 골다공증(에스트로겐의 결핍으로 인함)
parietal bone: 마루뼈
patella: 무릎골
periosteum: 골막
pubis: 두덩뼈
radius: 노뼈, 요골
rhabdomyoma: 가로무늬근종, 횡문근종
rhabdomyosarcoma: 횡문근육종
rheumatoid arthritis: 류머티스성 관절염
rheumatologist: 류마티스학자
sacrum: 엉치뼈
scoliosis: 척추옆굽음증
sinus: 굴
skeletal muscle: 골격근
smooth muscles: 민무늬근, 평활근
sphenoid bone: 나비뼈
spinal stenosis: 척추협착증
spondylitis: 척추염
spondylolisthesis: 척추뼈전전위증
sprain: 염좌
sternum: 복장뼈
strain: 좌상
striated muscle: 가로무늬근, 횡문근
sulcus: 고랑
suture: 봉합

synovial cavity: 윤활막강
Synovial membrane: 윤활막
synovitis: 활막염
systemic lupus erythematosus: 전신성 홍반성 루푸스(SLE)
talipes: 기형족
tarsal bone: 발목뼈
temporal bone: 관자뼈
tendon: 힘줄
tennis elbow: 테니스 엘보(팔을 심하게 자주 비튼 탓에 생기는 팔꿈치 부위의 염증)
thoracic vertebrae: 흉추
tibia: 정강뼈
ulna: 척골(자뼈; 팔의 아랫마디에 있는 두 뼈 가운데 안쪽에 있는 뼈)
vertebral: 척추의
visceral muscles: 내장근
voluntary muscle: 수의근
xiphoid process: 칼돌기

제15강

피부

adipose: 지방의
albinism: 백피증
alopecia: 탈모증(=baldness)
anhidrosis: 무한증
athletes foot: 무좀
baldness: 대머리, 탈모증(=alopecia)
bedsore: 욕창, 욕창성 궤양(=decubitus ulcer)
bleb: 수포(=bulla, blister, vesicle)
burn: 화상
callus: 굳은살[27]
causalgia: 작열통
cicatrix: 반흔, 아문 상처, 흉터
collagen: 교원질, 콜라겐(피부나 뼈에서 발견되는 단백질 성분)
corium: 진피(=dermis)
decubitus ulcer: 욕창성 궤양
dermatitis: 피부염
diaphoresis: 발한
ecchymosis: 반상출혈
eczema: 습진

---

27 압력이나 마찰로 인하여 표피각화층의 세포성장이 증가하는 것으로 손, 발바닥에 주로 생김

epidermis: 표피[28]
epithelial: 상피
erosion: 미란
erythema: 홍반(피부가 비정상적으로 붉게 되는 것)
exanthema: 발진(=eruption)
fibroblasts: 섬유모세포
gangrene: 괴저
heparin: 헤파린(간장 안에서 혈액의 응고를 방지하는 물질)
histamine: 히스타민
hives: 두드러기(=urticaria)
ichthyosis: 비늘증
impetigo: 농가진
itching: 가려움증(=pruritus)
keratin: 케라틴(손톱, 머리털, 피부 등 상피 구조의 기본을 형성하는 단백질)
keratinocyte: 켈틴 생성세포
keratosis: 각화증
Langerhans cell: 랑게르한스세포
leprosy: 나병, 문둥병
leukoderma: 백반
leukoplakia: 백반, 백판증
lipocytes: 지방세포
lipoma: 지방종
lunula: 반월
macule: 반점
mast cells: 비만세포
melanocyte: 멜라닌 세포
miliaria, prickly heat: 땀띠, 한진
onychomycosis: 손발톱 진균증

28 표피의 구조: 각화층(stratum corneum), 투명층(stratum lucidum), 과립층(stratum granulosum), 유극층(stratum spinosum), 기저층(stratum basale)

papule: 구진(피부면에서 원추상으로 융기된 발진)
paronychia: 손발톱 주위염
petechia: 점상출혈
petechiae: 점상출혈(점출혈)
prickly heat: 땀띠
pruritus: 가려움증(소양증, =itching sense)
psoriasis: 건선[29]
purpura: 자반
pustule: 농포
pyoderma: 농피증
ring worm: 백선
scabies: 옴
scleroderma: 피부 경화증(경피증)
sebum: 피지
squamous epithelium: 편평상피
steatoma: 지방종
subcutaneous: 피부 밑 조직
tinea: 백선
urticaria: 두드러기(=hives)
verruca: 사마귀
vitiligo: 백반
wart, verruca: 사마귀
wart: 사마귀
xanthoma: 황색종
xeroderma: 피부건조증

29 건선은 만성 염증질환으로 빠른 표피 증식과 교체를 보이며 원인불명임. 두피, 무릎, 팔꿈치에 많으며 여름에 호발함

제16강

감각기관(눈과 귀)

amaurosis: 흑내장
amblyopia: 약시
anisocoria: 동공부동증
aphakia: 무수정체
astigmatism: 난시
auditory: 청각의
blepharochalasis: 눈꺼풀피부늘어짐(증), 안검이완(증)
blepharoplasty: 안검 미용성형(술)
blepharoplegia: 눈꺼풀마비, 안검마비, 상안검마비
blepharoptosis: 눈꺼풀처짐, 안검하수
cataract: 백내장
chalazion: 다래끼(맥립종), 산립종(콩다래끼)
cholesteatoma: 진주종
choroid: 맥락막
choroiditis: 맥락막염
ciliary body: 섬모체
cochlea: 와우, 달팽이관
coloboma: 안조직결손(안검, 홍채, 맥락막의 선천적 결손)
congestion: 충혈
conjunctiva: 결막
conjunctivitis: 결막염
cornea: 각막

crystalline: 수정체
dacryoadenitis: 누선염
dacryocystitis: 눈물주머니염(누낭염)
detachment: 박리
diabetic retinopathy: 당뇨병 망막병증
diplopia: 복시
ectropion: 안검 외반[30]
emmetropia: 정상시
entropion: 안검 내번[31]
esotropia: 내사시
eustachian tube: 귀인두관(=auditory tube)
exotropia: 외사시
eyelid: 눈꺼풀
glaucoma: 녹내장
hordeolum: 다래끼, 맥립종[32]
hydrophilia: 친수성
hydrophobia: 공수병, 광견병
hypermetropia: 원시(=hyperopia)
hyperopia: 원시
hypotropia: 하사시[33]
incus: 모루골
iridectomy: 홍채절제술
iridocyclitis: 홍채 모양체염
iris: 홍채
keratitis: 각막염
lacrimal abscess: 눈물주머니고름집(누낭농양)

---

30 눈꺼풀이 뒤집혀 안구 결막이 외면으로 노출된 상태. 눈을 감지 못하고 시력이 나빠짐

31 눈꺼풀속말림. 눈꺼풀의 가장자리가 안쪽, 즉 안구측으로 구부러진 것

32 안검의 피지선에 포도상구균의 감염으로 생기는 국소성 화농성의 염증(동의어: stye)

33 지속적으로 한 눈의 시축이 아래쪽으로 편위되어 있는 사시

lacrimation: 눈물
macular: 황반
malleus: 망치골
mastoiditis: 꼭지염
Meniere's disease: 메니에르 병
miosis: 축동
mydriasis: 산동
myopia: 근시
myringitis: 고막염
nyctalopia: 야맹
olfactory: 후각부위
ophthalmoplegia: 눈근육마비, 안근마비
organ of corti: 코르티기관
otopyorrhea: 농이루
papilledema: 유두부종
photophobia: 수명, 광선공포증
photopilia: 호광증
pinna: 귓바퀴(=auricle)
presbycusis: 노년난청
presbyopia: 노안
pupil: 동공
pupillary: 동공의
retina: 망막
retinitis pigmentosa: 색소성 망막염
retinitis: 망막염
retinohypothalamic tract: 망막시상하부로(RHT)
salpingopharyngeal: 귀인두관의
sclera: 공막
scleritis: 공막염
stapes: 등자골
strabismus: 사시

thalamus: 시상
trachoma: 트라코마(과립성 결막염)
trichiasis: 눈썹 난생증, 모뇨증
tympanic membrane: 고막(=ear drum)
tympanoplasty: 고실형성술
uvea: 포도막
uveitis: 포도막염
xerophthalmia: 건성안, 안구건조증

제17강

내분비계

acromegaly: 선단거대증
Addison's disease: 에디슨병
adenohypophysis: 뇌하수체 전엽, 선하수체
adrenal cortex: 부신피질
adrenal gland: 부신(아드레날린과 다른 호르몬들을 분비함)
adrenal medulla: 부신수질
adrenocorticotropic hormone: 부실피질자극호르몬(ACTH)
adrenocorticotropin: 부신피질자극호르몬
adrenopathy: 부신병증
aldosterone: 알도스테론
androgen: 남성호르몬
antidiuretic hormone: 항이뇨호르몬(ADH)
arginine vasopressin: 바소프레신(AVP)[34]
catecholamine: 카테콜라민
cortisol: 코르티솔
cretinism: 크레틴병[35]
cushing's syndrome: 쿠싱증후군
diabetes insipidus: 요붕증
diabetes mellitus: 당뇨병(DM)

---

34 뇌하수체 후엽에서 분비되는 호르몬으로 항이뇨호르몬(antidiuretic hormone, ADH)으로도 알려져 있음

35 알프스 산지의 풍토병으로 불구가 되는 백치증으로 주로 갑상선종 형태로 나타남

dwarfism: 난쟁이증
endocrine system: 내분비계통[36]
epinephrine: 에피네프린
euthyroid: 정상갑상샘 기능의
exophthalmic goiter: 안구 돌출성 갑상선종
exophthalmometry: 안구돌출측정법
follicle-stimulating hormone : 난포자극호르몬(FSH)
galactosis: 유즙생성
gigantism: 거인증
glucagon: 글루카곤
goiter: 고이터
gonadotropin: 생식샘자극호르몬
growth hormone: 성장호르몬(GH, =somatotropin)
gynecomastia: (남성의) 여성형 유방
homeostasis: 항상성
hypercalcemia: 고칼슘혈증
hyperparathyroidism: 부갑상샘기능항진증
hypoglycemia: 저혈당증
hypogonadism: 생식샘기능저하증
hypokalemia: 저칼륨혈증
hypoparathyroidism: 부갑상샘기능저하증
hypophysis: 뇌하수체
hypothyroidism: 갑상선 기능저하증
isthmus: 협부
luteinizing hormone: 황체형성호르몬(LH)
mastocytosis: 비만 세포증
mastoplasia: 유방발육, 유방조직의 발육
melanocyte-stimulating hormone: 멜라닌세포 자극호르몬(MSH)

36 동물의 몸에서 호르몬을 분비하는 기관들의 모임을 말함. 척추동물의 내분비기관에는 뇌하수체, 갑상샘, 부갑상샘, 가슴샘, 부신, 췌장, 랑게르한스섬, 정소의 간세포, 난소의 황체, 태반, 난소 등이 해당됨

myxedema: 점액 수종
neurohypophysis: 신경하수체
oxytocin: 옥시토신
pancreas: 췌장
pancreatectomy: 췌장절제술
panhypopituitarism: 범뇌하수체기능저하증
parathyroid gland: 부갑상선
parathyroid hormone: 부갑상선 호르몬(PTH)[37]
parathyroidectomy: 부갑상샘절제술
pineal gland: 송과선
pituitary gland: 뇌하수체(=hypophysis)
polydipsia: 다음다갈증
prolactin: 프로락틴[38]
somatotropin: 소마토트로핀
spleen: 비장, 지라
T3(triiodothyronine): 삼요오드타이로닌
T4(tetraiodothyronin): 사요오드타이로닌
thymus gland: 흉선
thymus: 흉선, 가슴샘
thyroid cartillage: 갑상연골
thyroid gland: 갑상샘

37 부갑상샘에서 만드는 부갑상샘 호르몬은 비타민 D와 칼시토닌이라는 호르몬과 함께 체내의 칼슘과 인의 대사를 조절함. 혈액의 칼슘농도가 높으면 칼슘수용체가 활성화되어 호르몬의 분비가 감소하고, 혈액의 칼슘 농도가 낮아지면 부갑상선세포에서 호르몬 분비가 증가함. 부갑상선호르몬은 주로 뼈와 신장, 장에서 작용하며 비타민 D와 상호작용함. 뼈에서 혈액으로 칼슘 이동을 증가시키고 위장관과 신장에서 칼슘 흡수를 촉진시키며, 인산염의 분비 또한 촉진시켜 혈중 인산염의 농도를 감소시킴. 결론적으로 부갑상선호르몬의 분비는 칼슘수치를 상승시키고 비타민 D의 전환을 증가시킴. 과다하게 부갑상샘 호르몬이 분비되면 뼈의 칼슘 농도가 낮아져 골다공증과 다른 조직이 석회화될 수 있음. 한편 에피네프린은 부신수질 호르몬임

38 프로락틴은 뇌하수체에서 분비되는 호르몬임. 여성에서는 유즙을 분비하는 호르몬으로 임신 5주부터 분비되며 임신 말기에 최고조에 달하며 유선을 발달시키는 역할도 함. 반면 남성에서의 프로락틴은 남성호르몬 분비를 자극함

thyroid stimulating hormone: 갑상샘자극호르몬(TSH, =thyrotropin)[39]
thyroiditis: 갑상샘염
thyrotoxicosis: 갑상샘 중독증
thyroxin: 티록신
vasopressin: 바소프레신

39 뇌하수체가 TSH를 분비하면 갑상샘에서 갑상샘호르몬의 합성 및 분비가 촉진됨. 다시 말해, 혈중 갑상선 호르몬이 감소하면 시상하부는 갑상선 자극 호르몬 방출 호르몬을 분비함. 이 호르몬은 뇌하수체에서 TSH의 분비를 자극함. TSH는 목의 기관에 납작하게 붙어있는 나비모양의 작은 샘인 갑상선에서 T4와 T3의 생성과 분비를 자극함

제18강

종양학

acoustic neuroma: 청신경종
adenocarcinoma: 선암종
alpha-fetoprotein: 알파태아단백(AFP)
alveolar: 포상
anaplasia: 역형성
angiogenesis: 혈관형성
barium enema: 바륨 관장(BE)
Bright's disease: 사구체신염(=glomerulonephritis)
calcinoembryonic antigen: 암태아성항원(CEA)
carcinoma in situ: 상피내암
chemotherapy: 화학요법
chondroma: 관절연골종
colonic polyposis: 결장 폴립증(폴립은 점막층에 발생한 종양)
colostomy: 결장조루술[40]
craniopharyngioma: 머리인두종(뇌하수체병)
Crohn's disease: 크론병(국소소장염, =regional enteritis)
cryosurgery: 냉동요법
cul-de-sac: 맹낭(=douglas pouch)[41]
cystic tumor: 낭종성 종양

---

40 대장암(colon cancer) 환자의 경우 종양부위 제거 후 장과 복부 표면사이에 외과적 으로 통로를 만들어 주는 수술

41 자궁의 종양을 검사하는 부위로 직장과 자궁 사이의 함몰된 곳

diffuse: 확산
diverticulectomy: 게실절제(술)
dysplastic: 형성장애
electrocauterization: 전기소작법
enterolith: 장석(腸石)
epidermoid: 유표피
esophageal varices: 식도정맥류
Ewing's sarcoma: 유윙 종양[42]
exostosis: 외골증(뼈나 치아의 표면에 생기는 이상한 뼈혹)
fiberoptic gastroscope: 굴곡위내시경
fibrosarcoma: 섬유육종
follicular: 소포
gastroduodenostomy: 위 십이지장 문합(술)
glioma: 신경아교종(뇌종양을 대표하며 가장 빈도가 높음)
hemoptysis: 각혈
hemorrhage: 출혈
hypernephroma: 성인에게 보이는 신장암
hyperplasia: 증식
inflammatory: 염증성
intracerebral tumor: 뇌내종양
jaundice: 황달

42 이 질환은 1921년에 James Ewing에 의해서 처음 기술된 질환으로서 주로 뼈에 발생하며 소아와 청소년에서 골육종 다음으로 흔하게 발생하는 흔한 악성 골종양임. 유잉육종은 팔다리, 척추 혹은 골반 등의 중심뼈에 발생하며, 뼈가 아닌 연조직에 발생하기도 함. 20세 이하의 인구 중에서 백만 명 당 연 2.9명에서 발생하고 남성에게서 여성보다 약간 더 발생빈도가 높음(남성:여성=55:45). 원인은 명확히 알려져 있지 않지만 인종적으로는 아시아인이나 흑인보다 백인에서 발생빈도가 높은 것으로 보고되고 있음. 우리나라에서는 15세 이하 소아청소년 연령에서 연간 13명 가량의 유잉육종 신환이 발생함. 유잉육종의 경우 특별한 유전질환이나 선천성 질환과의 관련성도 아직까지 밝혀진 바 없음. 일부에서 유전과 방사선이 원인으로 제기되고 있으며 80–95%의 환자에서 염색체 11번과 22번의 전위[t(11;22)(q24;q12)]를 발견할 수 있음

Krukenberg's tumor: 크루켄베르크 종양[43]
leiomyosarcoma: 평활근육종
leukocytosis: 백혈구증가증
liver-function examination: 간 기능 검사(LFT)
lymphosarcoma: 림프 육종
meningioma: 수막종
metastases: 전이
Mile's op.: 직장암 환자의 수술
mucositis: 점막염
multiple myeloma: 다발성 골수종[44]
necrotic: 괴사성
neoplasm: 신생물
neuroblastoma: 신경아세포종
non-Hodgkin's disease: 비호지킨병
oncology: 종양학
osteochondroma: 뼈연골종
osteoid osteoma: 유골종
osteosarcoma: 골육종
papillary: 유두상
pituitary adenoma: 뇌하수체샘종
pleomorphic: 다형성
polypoid tumor: 폴립모양의 종양
procotoscopy: 직장경검사법
prostate specific antigen: 전립선특이항원(PSA)
protein marker tests: 단백질 표지자 검사

---

43 크루켄베르크 종양은 대개 가임기 여성에게 발생하며 위암에서 난소로 전이되어 생김(난소의 속발성 종양)

44 비정상 혈장세포가 골수 내에서 생성되는 혈액계 종양 질환임. 골수에서 면역체계를 담당하는 백혈구의 한 종류인 형질세포(plasma cell)가 비정상적으로 분화, 증식되어 나타나는 혈액암으로 특히 뼈를 침윤하는 것이 특징으로 뼈를 녹여 잘 부러지게 할 수 있고 골수 침범으로 인해 골수의 기능을 감소시키기도 함. 따라서 백혈구, 적혈구, 혈소판의 수가 감소하여 감염, 빈혈, 출혈이 일어날 수 있음

pyloromyotomy: 유문근층절개(술)
radiation therapy: 방사선 치료
regional enteritis: 지방성 장염
retinoblastoma: 망막아종
rhabdomyosarcoma: 횡문근육종(근아세포의 증식에 의한 골격근의 악성 종양)
sarcoma: 육종
sigmoidoscopy: 구불창자내시경검사
skeletal muscle: 골격근(횡문근)
thrombocytosis: 혈소판증가증
ulcerating: 궤양화
undifferentiated: 미분화
verrucous: 사마귀모양의
visceral muscle: 내장근(평활근)
Wilm's tumor: 빌름스 종양(신장의 악성종양으로 소아에게 발생함)
xerostomia: 입안마름증

제19강

영상의학과 핵의학

abduction: 외전
angiography: 혈관조영술
AP view: 전후면(=anteroposterior view)
arteriography: 동맥조영술
arthrography: 관절조영술
barium enema: 바륨관장
bronchography: 기관지조영술
cholangiography: 담관조영술
cholecystography: 담낭조영술
computed tomography: 전산화 단층촬영술
eversion: 외번
extension: 신전
lateral decubitus: 측면와위
lateral view: 측면
MRI magnetic imaging: 자기공명영상(MRI: magnetic resonance imaging)
myelography: 척수조영술
PA view: 후전면(=posteroanterior view)
positron emission tomography: 양전자방출단층촬영장치(PET)
prone: 복와
pyelography: 콩팥깔대기조영술
radioimmunoassay: 방사선면역측정법(RIA)

radiology: 방사선학
recumbent: 횡와
single photon emission computed tomography: 단일광자방출전산화단층활영장치(SPECT)
sonogram: 초음파(=echogram)
supine: 앙와
tomography: 단층촬영법
ultrasound: 초음파 검사
venography: 정맥조영술

제20강

정신의학

acrophobia: 고소 공포증
affective disorders: 정동장애(기분의 불안정을 특징으로 하는 일종의 정신병)
agoraphobia: 광장 공포증
Alzheimer's disease: 알츠하이머병
amnesia: 기억상실증
amphetamine: 암페타민(각성제의 일종)
anorexia cachexia: 식욕부진-악액질증후군[45]
anorexia nervosa: (사춘기 여성의) 신경성 무식욕증, 거식증
anxiety disorders: 불안장애
anxiety: 불안(감), 염려
apathy: 무관심
attention-defect hyperactivity disorder: 활동항진장애(ADHD)
aura: 전조
autism: 자폐증
bipolar disorder: 양극성 장애
bulimia: 폭식증
child psychiatrist: 소아정신과의사
claustrophobia: 밀실 공포증
compulsion: 강박
conversion disorder: 전환 장애

45 암의 전신증상으로 영양실조, 근육허약, 산성증 및 중독증 등이 특징임

conversion: 전환장애
delirium: 섬망
delusion: 망상
delusional disorder: 편집증(=paranoia)
dementia: 치매
depression phobic disorders: 공포장애
dissociation: 해리
dissociative: 해리장애(=conversion disorders)
dissociative disorders: 해리장애
dysphoria: 불쾌감
euphoria: 극도의 행복감이나 희열
euphoria: 황홀감
fetishism: 여성물건애(=idolomania)
gender dysphoria: 성별 불쾌감(자기가 다른 성(性)으로 잘못 태어났다고 느끼는 상태)
hallucination: 실제로 없는 자극을 있는 것 같이 잘못 받아들이는 환각증
hypochondria agoraphobia: 광장공포증
hypochondriasis: 건강염려성장애
hysteria: 히스테리(과잉흥분반응)
illusion: 착각
Korsakoff's psychosis: 코르사코프 정신병[46]
labile: 불안정성
mania: 조증
masochism: 피학대 성욕 도착증
melancholia: 우울증
post traumatic stress disorder: 외상후 스트레스 장애(PTSD)
mental retardation: 정신지체
mutism: 함묵증

46 코르사코프 정신병은 만성 알코올 중독에서 나타나는 건망 증후군임

panic disorder: 공황장애
paranoia: 편집증
paraphilia: 성욕도착증
pedophilia: 소아애
personality disorders: 인격장애
phobia: 공포증
psychiatrist: 정신과의사
psychiatry: 정신의학
psychoanalysts: 정신분석전문의
psychosis: 정신병증
sadism: 가학증
schizophrenia: 조현병
senile dementia: 뇌세포의 위축으로 인한 노년 치매
somatoform disorders: 신체형장애[47]
transsexualism: 성전환
voyeurism: 관음증
xenophobia: 외국인 혐오(증)

47 주된 호소가 심한 만성 통증이고 전환장애의 진단기준에 맞는 것이 특징인 정신장애임